U0916935

Clinical Pancreatology
for Practising Gastroenterologists and Surgeons

临床胰腺病学

〔西〕J. Enrique Domínguez-Muñoz　主编
赵玉沛　主译
张太平　王自法　杨尹默　副主译

天 津 科 技 翻 译 出 版 公 司

著作权合同登记号：图字：02-2006-74

图书在版编目(CIP)数据

临床胰腺病学/(西)多明戈(Domínguez, J.)著；赵玉沛主译.—天津：天津科技翻译出版公司，2007.5

ISBN 978-7-5433-2120-5

Ⅰ.临… Ⅱ.①多… ②赵… Ⅲ.胰腺疾病—诊疗 Ⅳ.R576

中国版本图书馆 CIP 数据核字(2007)第 038749 号

授权单位：BLACKWELL PUBLISHING LTD.
出　　版：天津科技翻译出版公司
出 版 人：蔡 颢
地　　址：天津市南开区白堤路 244 号
邮政编码：300192
电　　话：022-87894896
传　　真：022-87895650
网　　址：www.tsttpc.com
印　　刷：山东新华印刷厂临沂厂
发　　行：全国新华书店
版本记录：889×1194　16 开本　28 印张　850 千字
2007 年 5 月第 1 版　2007 年 5 月第 1 次印刷
定价：135.00 元

(如发现印装问题，可与出版社调换)

主译简历

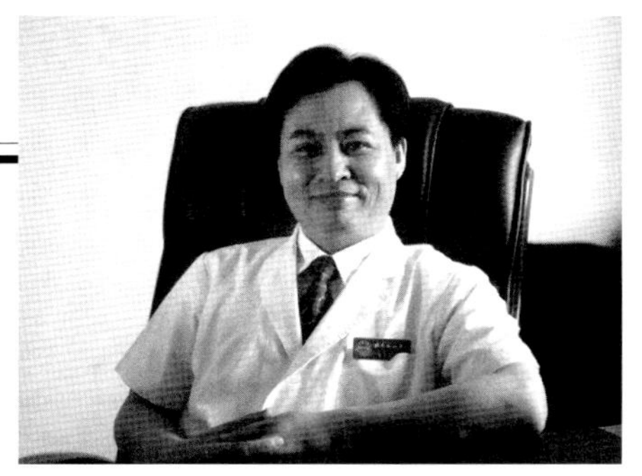

赵玉沛教授,男,1954年生于吉林省长春市。1982年毕业于白求恩医科大学医疗系,1987年毕业于中国协和医科大学研究生院。1988~1990年在美国加州大学洛杉矶医学院做访问学者。1982年起在中国医学科学院中国协和医科大学北京协和医院外科工作,现任业务副院长、外科学系教授、主任医师、博士生导师,兼任国家科技支撑计划首席科学家,享受国务院政府特殊津贴。

目前担任中华医学会常务理事、中华医学会外科学会主任委员、中华医学会胰腺外科学组组长、北京医学会普外专业委员会主任委员、中华国际医学交流基金会副理事长、中国医师协会常务理事、中国社会工作协会常务理事、中国医院协会理事、学术委员会副主任委员、吴阶平医学基金会及《中国医学论坛报》理事等。同时担任《中华外科杂志》执行主编,《美国外科年鉴》中文版主编,《中华普通外科杂志》等十余种杂志的副主编。2005年被美国外科医师协会聘为国际委员。2006年当选为国际胃肠与肝胆外科学会副主席。

近年来承担国家和部级科研课题20余项,发表论文200余篇,主编和参加专著编写10余部。

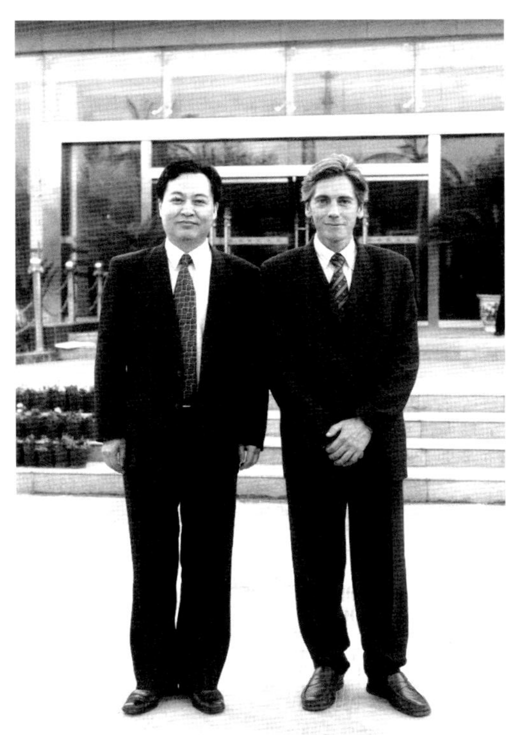

本书主译赵玉沛教授与原著主编J. Enrique Domínguez-Muñoz教授在青海西宁召开的第十一届全国胰腺外科学术研讨会期间合影留念,摄于2006年9月。

译者序

《Clinical Pancreatology》——《临床胰腺病学》是一部由 Enrique Domínguez-Muñoz 教授主编的胰腺疾病专著，由于参与编写工作的都是具有多年经验的胰腺病学专家，所以本书是代表目前国际胰腺病学诊治最新发展水平的一本参考书。全书既有基本理论，又有最新进展，对临床常见的胰腺疾病进行了全面、详细的描述，并有许多附图和照片。每个章节均提供了与该章节关系最为密切的文献目录作为推荐阅读。该书实用性强，不但对从事胰腺疾病的专科医师具有很好的参考价值，而且对普通内、外科医师和相关的放射、病理、超声以及放疗科医师均会有所裨益，成为医疗科研的得力助手。

为了翻译此书，我们组织了北京协和医院、北京大学第一医院、第四军医大学唐都医院和西安交通大学第一附属医院的近60位中青年医师参与编译和审校，整个团队齐心协力，付出了艰辛的劳动，在较短的时间内完成了本书的编译。在此，我衷心地感谢这个优秀团队中每一位成员，以及为本书及时出版而努力工作的编辑。

由于译者水平和时间所限，某些译文的错误在所难免，恳请全国同道予以指正。

赵玉沛

2007年1月于北京

译者名单

姓名	单位
万世奇	中国医学科学院北京协和医院外科
王　青	第四军医大学唐都医院普通外科
王自法	武警总医院肝移植研究所
王胜智	第四军医大学唐都医院普通外科
王维斌	中国医学科学院北京协和医院外科
王歆光	北京大学第一医院外科
王鹏远	北京大学第一医院外科
邓　标	西安交通大学医学院第一附属医院外科
丛　林	中国医学科学院北京协和医院外科
付　雍	西安交通大学医学院第一附属医院外科
冯　宾	中国医学科学院北京协和医院外科
冯　晨	中国医学科学院北京协和医院外科
史继荣	北京大学第一医院外科
叶京明	北京大学第一医院外科
宁　力	中国医学科学院北京协和医院外科
田　敏	西安交通大学医学院第一附属医院外科
田孝东	北京大学第一医院外科
龙　笑	中国医学科学院北京协和医院外科
乔　庆	第四军医大学唐都医院普通外科
刘占兵	北京大学第一医院外科
孙　宇	北京大学第一医院外科
庄　岩	北京大学第一医院外科
戎　龙	北京大学第一医院外科
汤坚强	北京大学第一医院外科
阎长青	中国医学科学院北京协和医院外科
吴文铭	中国医学科学院北京协和医院外科
宋一民	中国医学科学院北京协和医院外科

张　隽	北京大学第一医院外科
张太平	中国医学科学院北京协和医院外科
李金茂	第四军医大学唐都医院普通外科
杜　潇	中国医学科学院北京协和医院外科
杜锡林	第四军医大学唐都医院普通外科
杨尹默	北京大学第一医院外科
杨盈赤	中国医学科学院北京协和医院外科
沈松杰	中国医学科学院北京协和医院外科
陈　革	中国医学科学院北京协和医院外科
陈焕年	北京大学第一医院外科
周　涛	中国医学科学院北京协和医院外科
周正飞	北京大学第一医院外科
郑永昌	中国医学科学院北京协和医院外科
郑启军	北京大学第一医院外科
姜　勇	北京大学第一医院外科
胡　亚	中国医学科学院北京协和医院外科
赵玉沛	中国医学科学院北京协和医院外科
徐协群	中国医学科学院北京协和医院外科
郭俊超	中国医学科学院北京协和医院外科
高　嵩	北京大学第一医院外科
高红桥	北京大学第一医院外科
曹　越	中国医学科学院北京协和医院外科
董　瑞	第四军医大学唐都医院普通外科
谢学海	北京大学第一医院外科
褚延魁	第四军医大学唐都医院普通外科
樊　庆	北京大学第一医院外科
樊　超	西安交通大学医学院第一附属医院外科
潘　博	中国医学科学院北京协和医院外科

作者名单

Guido Adler MD
Professor of Internal Medicine
Chief, Department of Internal Medicine I
University of Ulm
Ulm
Germany

Åke Andrén-Sandberg MD PhD
Professor of Surgery
University of Bergen and Stavangar Hospital Trust
Stavanger
Sweden

Emiliano Astudillo MD
University of Barcelona
Hospital Clinic
Barcelona
Spain

Costas Avgerinos MD
Consultant Surgeon
Agia Olga Hospital
Athens
Greece

Emil J. Balthazar MD
Professor Emeritus of Radiology
New York University
New York, NY
USA

Peter A. Banks MD
Professor of Medicine
Harvard Medical School;
Director, Center for Pancreatic Disease
Brigham and Women's Hospital
Boston, MA
USA

Jennifer Barro MD
Senior Fellow in Gastroenterology
Stanford University School of Medicine
Stanford University Hospital
Stanford, CA
USA

Claudio Bassi MD
Professor of Surgery
University of Verona
Hospital G.B. Rossi
Verona
Italy

Marchelle J. Bean MD
Instructor
Johns Hopkins University Outpatient Center
Baltimore, MD
USA

Hans G. Beger MD FACS
Professor of Surgery
University of Ulm
Ulm
Germany

Dale E. Bockman PhD
Professor and Chairman Emeritus
Department of Cellular Biology and Anatomy
The Medical College of Georgia
Augusta, GA
USA

Edward L. Bradley III MD
Professor of Clinical Sciences (Surgery)
Florida State University College of Medicine
Tallahassee, FL
USA

William R. Brugge MD
Gastrointestinal Unit
Massachusetts General Hospital
Boston, MA
USA

Markus W. Büchler MD FRCS
Professor and Chairman
Department of General Surgery
University of Heidelberg
Heidelberg
Germany

Giovanni Butturini MD
University of Verona
Hospital G.B. Rossi
Verona
Italy

Julio Calvete-Chornet MD PhD
Department of Surgery
University Hospital Clinic

Valencia
Spain

David L. Carr-Locke MD FRCP
Director of Endoscopy
Harvard Medical School and Brigham and Women's Hospital
Boston, MA
USA

Gregorio Castellanos MD PhD
Department of Surgery
Virgen de la Arrixaca University Hospital
Murcia
Spain

Gleydson Cesar-Borges MD
University of Barcelona
Hospital Clinic
Barcelona
Spain

Guido Costamagna MD FACG
Full Professor of Surgery
Digestive Endoscopy Unit
Catholic University
Rome
Italy

Harry Cuppens PhD
Center for Human Genetics
Leuven
Belgium

Christos Dervenis MD
Department of Surgery
Agia Olga Hospital
Athens
Greece

Pierluigi Di Sebastiano MD
Consultant Surgeon
Department of General Surgery
University of Heidelberg
Heidelberg
Germany

J. Enrique Domínguez-Muñoz MD PhD
Associate Professor of Medicine
Department of Gastroenterology
University Hospital of Santiago de Compostela
Santiago de Compostela
Spain

Massimo Falconi MD
Consultant Surgeon
University of Verona
Hospital G.B. Rossi
Verona
Italy

Antonio Farré MD PhD
Senior Consultant in Gastroenterology
Hospital de la Santa Creu i Sant Pau
Barcelona
Spain

Laureano Fernández-Cruz MD FRCS (Ed)
Professor of Surgery
University of Barcelona
Hospital Clinic
Barcelona
Spain

Carlos Fernández-del Castillo MD
Associate Professor of Surgery
Harvard Medical School and Massachusetts General Hospital
Boston, MA
USA

Elliot K. Fishman MD FACR
Professor of Radiology and Oncology
Director, Diagnostic Imaging and Body Computed Tomography
Johns Hopkins University Outpatient Center
Baltimore, MD
USA

Ulrich R. Fölsch MD
Director, Department of Internal Medicine
University of Kiel
Kiel
Germany

Helmut Friess MD
Vice-Chairman, Department of General Surgery
University of Heidelberg
Heidelberg
Germany

Isabella Frigerio MD
General Surgeon
University of Verona
Hospital G.B. Rossi
Verona
Italy

Rosa Gelabert MD
University of Barcelona
Hospital Clinic
Barcelona
Spain

Paula Ghaneh MB ChB MD FRCS
Senior Lecturer in Surgery
University of Liverpool
Liverpool
UK

Marc Giovannini MD
Chief of Endoscopic Unit
Paoli-Calmettes Institute
Marseille
France

Luisa Guarner MD
Consultant Gastroenterologist
Vall d'Hebrón University Hospital
Barcelona
Spain

Lucio Gullo MD
Professor of Internal Medicine
University of Bologna;
Director, St. Orsola Hospital
Bologna
Italy

Werner Hartwig MD
Consultant Surgeon
Department of General Surgery
University of Heidelberg
Heidelberg
Germany

Naoki Hiki MD
Department of General Surgery
University of Ulm
Ulm
Germany

Oscar Joe Hines MD
Associate Professor of Surgery
University College of Los Angeles School of Medicine
Los Angeles, CA
USA

Karen M. Horton MD
Associate Professor
Johns Hopkins University Outpatient Center
Baltimore, MD
USA

Tomas Hucl MD
Department of Medicine II
University of Heidelberg Hospital at Mannheim
Mannheim
Germany

Matthew M. Hutter MD
Instructor in Surgery
Harvard Medical School;
Assistant in Surgery
Massachusetts General Hospital
Boston, MA
USA

Julio Iglesias-García MD
Department of Gastroenterology
University Hospital of Santiago de Compostela
Santiago de Compostela
Spain

Clement W. Imrie BSc MB ChB FRCS
Consultant Surgeon and Professor of Pancreatobiliary Surgery
Glasgow Royal Infirmary
Glasgow
UK

Ramon E. Jimenez MD
Assistant Professor of Surgery
University of Connecticut Medical School and Hartford Hospital
Hartford, CT
USA

Stefan Kahl MD
Consultant Gastroenterologist
Otto-von-Guericke University
University Hospital of Magdeburg
Magdeburg
Germany

Karlheinz Kiehne MD PhD
Department of Internal Medicine
University of Kiel
Kiel
Germany

Günter Klöppel MD
Professor of Pathology and Head of Pathology Department
University of Kiel
Kiel
Germany

Jörg Köninger MD
Consultant Surgeon
Department of General Surgery
University of Heidelberg
Heidelberg
Germany

Markus Kosmahl MD
Consultant Pathologist

University of Kiel
Kiel
Germany

Richard A. Kozarek MD
Chief of Gastroenterology and Director of the Gastrointestinal Unit
Virginia Mason Medical Center
Seattle, WA
USA

Glenn Krinsky MD
Associate Professor of Radiology
New York University
New York, NY
USA

Beat M. Künzli MD
Department of General Surgery
University of Heidelberg
Heidelberg
Germany

Richard S. Kwon MD
Gastroenterology Fellow
Center for Pancreatic Disease
Brigham and Women's Hospital
Harvard Medical School
Boston, MA
USA

Paul G. Lankisch MD FRCP FACG
Department of Internal Medicine
University Hospital of Lüneburg
Lüneburg
Germany

René Laugier MD
Department of Gastroenterology
Hospital La Timone
Marseille
France

Peter Layer MD PhD
Professor of Medicine
Chairman and Director, Department of Medicine
Israelitic Hospital
Hamburg
Germany

Bernhard Lembcke MD
Department of Medicine
St. Barbara Hospital
Gladbeck
Germany

Nicholas R. Lemoine MD PhD FRCPath
Director, Institute of Cancer and Cancer Research UK Clinical Centre
Barts and the London School of Medicine
London
UK

Markus M. Lerch MD FRCP
Professor and Chair
Department of Gastroenterology, Endocrinology, and Nutrition
University of Greifswald
Greifswald
Germany

Zhanbing Liu MD
Department of General Surgery
University of Ulm
Ulm
Germany

Salvador Lledo-Matoses MD PhD
Department of Surgery
University Hospital Clinic
Valencia
Spain

Félix Lluis MD PhD
Chairman, Department of General and Digestive Surgery
University General Hospital
Alicante
Spain

Matthias Löhr MD
Professor of Medicine and Molecular Gastroenterology
University of Heidelberg Hospital at Mannheim
Mannheim
Germany

Colin J. McKay MD FRCS
Senior Lecturer in Surgery
West of Scotland Pancreatic Unit
Glasgow Royal Infirmary
Glasgow
UK

Peter Malfertheiner MD
Professor and Head of the Department of Gastroenterology, Hepatology, and Infectious Diseases
Otto-von-Guericke University

Magdeburg
Germany

Isidro Martínez MD
University of Barcelona
Hospital Clinic
Barcelona
Spain

Juan Martínez PhD
Department of Gastroenterology
University Hospital of Alicante
Alicante
Spain

Ulrike Melle MD
Department of Medicine
Israelitic Hospital
Hamburg
Germany

Fabio F. di Mola MD
Department of General Surgery
University of Heidelberg
Heidelberg
Germany

Joachim Mössner MD
Professor of Medicine
Head of Department of Internal Medicine II
University Hospital of Leipzig
Leipzig
Germany

Bernd Mühling MD
Department of General Surgery
University of Ulm
Ulm
Germany

Salvador Navarro MD
Consultant, Department of Gastroenterology
Hospital Clinic
Barcelona
Spain

John P. Neoptolemos MA MB BChir MD FRCS
Professor of Surgery
Head of Division of Surgery and Oncology
University of Liverpool
Liverpool
UK

Joanne Nyarangi
Department of General Surgery
University of Heidelberg
Heidelberg
Germany

Georgios I. Papachristou MD
Gastroenterology Fellow
University of Pittsburgh Medical Center
Pittsburgh, PA
USA

Konstantina Paraskeva MD
Consultant Gastroenterologist
Agia Olga Hospital
Athens
Greece

Pascual Parrilla MD PhD
Department of Surgery
Virgen de la Arrixaca University Hospital
Murcia
Spain

Paolo Pederzoli MD
Professor of General Surgery
University of Verona
Hospital G.B. Rossi
Verona
Italy

Miguel Pérez-Mateo PhD
Professor of Medicine
Head of Department of Gastroenterology
University Hospital of Alicante
Alicante
Spain

George Perides PhD
Assistant Professor of Surgery
Tufts University School of Medicine
Boston, MA
USA

Raffaele Pezzilli MD
Department of Gastroenterology
St. Orsola Hospital
Bologna
Italy

Antonio Piñero MD PhD
Department of Surgery
Virgen de la Arrixaca University Hospital
Murcia
Spain

Bertram Poch MD
Department of General Surgery
University of Ulm

Ulm
Germany

Parviz M. Pour MD
Professor of Pathology
University of Nebraska Medical Center
Omaha, NE
USA

Michael G.T. Raraty MB BS PhD FRCS
Lecturer in Surgery
University of Liverpool
Liverpool
UK

Howard A. Reber MD
Professor of Surgery
Chief, Gastrointestinal Surgery
University College of Los Angeles School of Medicine
Los Angeles, CA
USA

Luis Sabater-Ortí MD PhD
Department of Surgery
University Hospital Clinic
Valencia
Spain

Roberto Salvia MD PhD
Consultant Surgeon
University of Verona
Hospital G.B. Rossi
Verona
Italy

Nora Sartori MD
University of Verona
Hospital G.B. Rossi
Verona
Italy

Alexander Schneider MD
Attending Physician
Department of Medicine II
University of Heidelberg Hospital at Mannheim
Mannheim
Germany

Thomas Seufferlein MD
Consultant, Department of Internal Medicine I
University of Ulm
Ulm
Germany

Manfred V. Singer MD
Professor of Medicine and Chairman
Department of Medicine II
University of Heidelberg Hospital at Mannheim
Mannheim
Germany

Roy M. Soetikno MD
Associate Professor of Medicine
Stanford University School of Medicine
Stanford, CA
USA

Antonio Soriano MD
Medical Researcher, Department of Gastroenterology
Hospital Clinic
Barcelona
Spain

Michael L. Steer MD PhD
Professor of Surgery, Anatomy, and Cellular Biology
Tufts University School of Medicine
Boston, MA
USA

Andrea Tringali MD
Consultant Gastroenterologist
Digestive Endoscopy Unit
Catholic University
Rome
Italy

Waldemar Uhl MD FRCS
Professor of Surgery and Chairman
Ruhr University and St. Josef Hospital
Bochum
Germany

Enrique Vazquez-Sequeiros MD PhD
Consultant Gastroenterologist
Ramón y Cajal University Hospital
Madrid
Spain

Carmen Villalba-Martín MD
Abdominal Radiologist
University of Santiago de Compostela
Conxo Hospital
Santiago de Compostela
Spain

Andrew L. Warshaw MD
W. Gerald Austen Professor of Surgery
Harvard Medical School;
Surgeon-in-Chief and Chairman
Department of Surgery
Massachusetts General Hospital

Boston, MA
USA

Markus A. Weigand MD
Department of General Surgery
University of Heidelberg
Heidelberg
Germany

Frank Ulrich Weiss PhD
Head of the Laboratory of Molecular Gastroenterology
University of Greifswald
Greifswald
Germany

Jens Werner MB
Senior Surgeon
Department of General Surgery
University of Heidelberg
Heidelberg
Germany

Frederik Wenz MD
University of Heidelberg Hospital at Mannheim
Mannheim
Germany

David C. Whitcomb MD PhD
Professor of Medicine, Cell Biology, Physiology, and Human Genetics
Chief, Division of Gastroenterology, Hepatology, and Nutrition
University of Pittsburgh
Pittsburgh, PA
USA

Martin Wirtz MD
Surgical Resident
Department of General Surgery
University of Heidelberg
Heidelberg
Germany

Zhengfei Zhou MD
Department of General Surgery
University of Ulm
Ulm
Germany

献　给

我想将本书献给所有在我的临床工作中帮助和支持的朋友们，以及那些不仅在我的职业生涯更在人生道路上帮助我成长的人们。在他们中间，我要特别感谢 Peter Malfertheiner 教授和 Fernando Carballo 教授，他们曾经并且永远是我的良师和益友。

编辑此书需要付出很大的时间和精力，这要感谢热爱、理解和支持我的妻子 Victoria，以及我的孩子们：Irene 和 Enrique。

最后，我想将这本书献给我的父母，Enrique 和 Concepción。

J. Enrique Domínguez-Muñoz

序 言

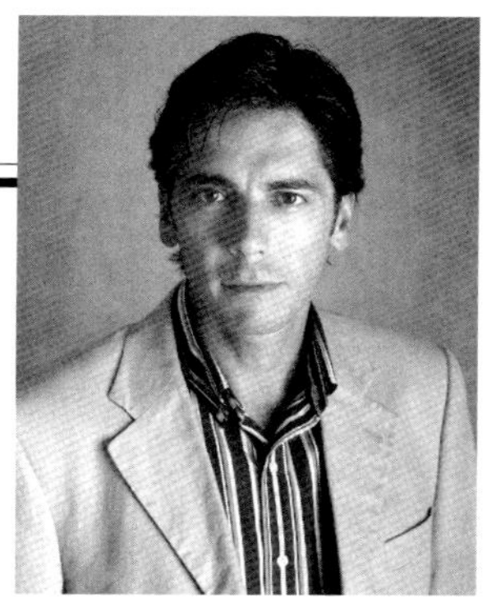

在多数胃肠病学家和外科医生看来，胰腺在某种程度上一直是个隐蔽的器官。胰腺疾病通常难以诊断，治疗棘手，效果欠佳。急性胰腺炎的死亡率仍较高，慢性胰腺炎发病初期的诊断依然具有挑战性，囊性纤维化的治疗远未令人满意，而对胰腺癌则一直疗效很差。

近几十年来，对于胰腺及其固有难题的探索促使胃肠病学家、外科医生、放射学家、病理学家及其他学科的专家从他们不同的专业角度深入研究胰腺疾病的分子生物学、基因学、生理学、病理学、诊断和治疗策略。全世界致力于胰腺疾病研究的科学家迫切需要专业的书籍和刊物。

近年来，胰腺病学取得了许多重要进展，并且改变了胰腺病患者的临床进程。然而在临床工作中，除了胰腺疾病专家，多数胃肠病学家和外科医生难以将最新的研究进展用于临床治疗。事实上胰腺病学书籍和刊物专业性很强，对于非胰腺病学家来说，其中的大多数知识不能直接应用于临床并且理解困难。因此，普通的胃肠病学家和外科医生很难掌握最新的胰腺疾病相关进展。

《临床胰腺病学》的目的就是为临床胃肠病学家和外科医生提供关于目前胰腺疾病诊疗策略的最新知识。这本书由许多简明扼要的章节构成，提供了清晰、论据充足并且经验丰富的临床实践知识。所有章节均由致力于胰腺疾病研究的国际知名胃肠病学、外科学、放射学和病理学专家撰写。因此，这是一本胰腺病学专家给予临床医生的权威书籍。每个章节均提供了关系密切的文献目录作为推荐读物，使读者更易掌握所读内容的细节。

作为编者，笔者深深地感激每一位作者为此书所做的贡献和努力，正是他们为读者提供了一本高质量的参考书。我还要感谢Blackwell科学出版社团队的支持、耐心和技术。最后，特别感谢索尔韦制药公司全球医药主管Friederike Henniges对于这项工作的热情帮助。

J. Enrique Domínguez-Muñoz

前　言

随着胰腺病学知识的不断积累，以及相关基础与临床研究的进展，胰腺疾病诊断与治疗方面的许多观点和思路正在悄然改变。现在所面临的挑战就是如何让治疗胰腺疾病的临床胃肠病学家和外科医生了解这些进展，造福患者。

这是一部由Enrique Domínguez-Muñoz主编的临床胰腺病学综合专著，通过精心挑选的编者都是具有多年经验的胰腺病学专家，对胰腺疾病的处理具有丰富的临床经验。

有关胰腺炎和胰腺肿瘤的章节对相关临床问题进行了深入细致的讨论，并且提供了临床工作中对这些胰腺疾病的处理方法。不同的诊治观念都得以均衡地、客观地阐述。临床概念解释透彻，读者可以通过清晰的图解和准确的阐述加以理解。治疗部分的撰写也非常出色，同时强调了多科协作的重要性，这一点对于胰腺疾病领域的临床工作尤为重要。部分章节提出了一些有争议的论点，虽然意见不一，但这些观念的提出将进一步促进未来的临床科研工作。

值得庆幸的是Enrique Domínguez-Muñoz教授细致选择的专题与我们在面对急、慢性胰腺疾病时所必需考虑的问题非常一致。我认为这本书不但是专科医师，而且是与胰腺疾病相关的所有临床医生的一部重要参考读物。

Peter Malfertheiner

目　　录

第 1 部分　急性胰腺炎

第 1 章　急性胰腺炎临床定义与分类 …… 3

第 2 章　急性胰腺炎的发病机制 …… 10

第 3 章　急性胰腺炎的病理生理：临床关键点 …… 21

第 4 章　急性胰腺炎的临床诊断 …… 27

第 5 章　急性胰腺炎病因诊断原则 …… 32

第 6 章　急性胰腺炎严重程度及预后的早期评估 …… 38

第 7 章　影像学在急性胰腺炎的诊断、临床分期及相关并发症检测中的应用 …… 45

第 8 章　急性胰腺炎的基础治疗 …… 64

第 9 章　急性胰腺炎的疼痛治疗指南 …… 68

第 10 章　胰腺炎急性期营养支持治疗的目的、时机、方式与疗程 …… 75

第 11 章　急性胰腺炎治疗中抗生素的预防性使用：原理、指征及临床应用方案 …… 80

第 12 章　急性胰腺炎炎症反应的机体调节：前景展望 …… 84

第 13 章　急性胰腺炎患者早期行内镜下乳头括约肌切开术的应用原则 …… 90

第 14 章　急性胰腺炎的外科治疗指征 …… 100

第 15 章　急性坏死性胰腺炎的外科治疗 …… 106

第 16 章　胰腺假性囊肿的治疗：何时观察？何时引流？如何引流？ …… 112

第 17 章　胰腺脓肿的治疗方法 …… 118

第 18 章　腹腔镜手术在急性胰腺炎治疗中的价值 …… 123

第 19 章　如何防止急性胰腺炎的复发 131
第 20 章　急性胰腺炎临床治疗的普遍观点 138

第 2 部分　慢性胰腺炎和囊性纤维化

第 21 章　慢性胰腺炎临床的定义与分类 145
第 22 章　慢性胰腺炎的流行病学:低发病率?低诊断率? 151
第 23 章　慢性胰腺炎的发病机制:有诱因的遗传病? 155
第 24 章　慢性胰腺炎的病生理学 163
第 25 章　胰腺囊性纤维化的遗传学和临床相关性如何? 172
第 26 章　酒精性胰腺损伤的相关机制 177
第 27 章　为什么慢性胰腺炎很难确诊——早期诊断的临床要点 184
第 28 章　影像学检查对慢性胰腺炎并发症诊断与分期的作用:
MRCP与MRI能否完全取代ERCP与CT? 190
第 29 章　超声内镜在慢性胰腺炎诊断中的地位 199
第 30 章　组织学和/或细胞学检查结果是否应作为诊断慢性胰腺炎的金标准? 204
第 31 章　胰腺功能检查对慢性胰腺炎、囊性纤维化及胰腺外分泌功能不全的
临床诊断和分期是否必需?怎样进行临床常规应用? 209
第 32 章　慢性胰腺炎患者的随访:采取的措施及可预期的并发症 216
第 33 章　慢性胰腺炎疼痛的保守治疗:临床治疗指导 221
第 34 章　内镜治疗慢性胰腺炎疼痛:真正有效还是仅仅可行? 227
第 35 章　慢性胰腺炎消化不良的治疗:实践指南 234
第 36 章　囊性纤维化患者营养不良的治疗:获得良好结果的处理手段 238
第 37 章　与胃肠手术、糖尿病、AIDS相关的胰腺外分泌功能不全的治疗 242
第 38 章　慢性胰腺炎的手术适应证与手术时机 248
第 39 章　慢性胰腺炎的外科治疗:术式选择与疗效 255
第 40 章　慢性胰腺假性囊肿的处理:何时观察?何时引流?如何引流? 262

第 3 部分　胰腺癌

第 41 章　胰腺癌的流行病学特征 …… 271
第 42 章　胰腺癌发生的分子生物学机制:临床相关概念 …… 289
第 43 章　胰腺癌发生的遗传学基础:哪些内容可能和临床相关? …… 295
第 44 章　胰腺癌的临床评估:早期诊断是否可行? …… 301
第 45 章　肿瘤标记物能够给胰腺癌带来什么? …… 310
第 46 章　胰腺癌的临床分期 …… 315
第 47 章　影像学在胰腺癌诊断与分期中的应用 …… 319
第 48 章　超声内镜在胰腺癌诊断及可切除性评价中的作用 …… 329
第 49 章　胰腺癌根治术前的病理组织学诊断是否必需? …… 339
第 50 章　腹腔镜与腹膜细胞学检查在胰腺癌术前分期中的应用 …… 343
第 51 章　胰腺癌的疼痛治疗原则 …… 348
第 52 章　可切除胰腺癌的最佳手术方案 …… 356
第 53 章　可切除胰腺癌的综合治疗:辅助治疗及新辅助治疗 …… 363
第 54 章　内镜技术在不可切除胰腺癌治疗中的应用 …… 373
第 55 章　胰腺癌的姑息性化疗及放疗 …… 381
第 56 章　胰腺癌的新兴疗法及基因治疗 …… 387

第 4 部分　胰腺囊性肿瘤

第 57 章　胰腺囊性肿瘤的谱系及分类 …… 395
第 58 章　胰腺囊性肿瘤的诊断与鉴别诊断 …… 403
第 59 章　超声内镜在胰腺囊性肿瘤诊治中的应用 …… 410
第 60 章　胰腺囊性肿瘤的治疗方法 …… 415

PART

I

第 1 部分
急性胰腺炎

1 急性胰腺炎临床定义与分类

Edward L. Bradley III

概　　述

急性胰腺炎的表现具有多样性，病理表现可从轻微胰腺水肿到整个胰腺坏死，以及从局限性腹膜后炎症到全身多脏器功能不全综合征。根据其病理改变的程度和范围，急性胰腺炎可以表现出从轻微腹部不适到器官功能衰竭。

由于病理改变和临床表现的多样性，临床上对于急性胰腺炎的认识存在着相当多的混淆。20世纪的大部分时间，既没有判断急性胰腺炎病理变化程度的标准，也没有任何关于急性胰腺炎及其并发症的具有临床实用性的定义。这些缺陷不仅使得科研人员和临床医生难以达成共识，而且也引发了经常互相冲突的治疗方案。例如，在20世纪80年代的一次关于“胰腺脓肿”的文献资料的检索中，共找到45篇文章，但是只有11篇文章提供了“胰腺脓肿”这一有关文章主题的定义。然而，更为严峻的问题是，这11篇文章关于“胰腺脓肿”的定义竟然各不相同。显而易见，每位作者都认为自己对于“胰腺脓肿”的定义是被他人广泛引用的，这一点正如刘易斯·卡洛尔所著的《爱丽丝漫游仙境》一书中矮胖子这一角色所言：“当我差字遣词时，字义全由本人决定，分毫不差！”

经过对这些关于“胰腺脓肿”的定义进行深入分析，我们可以发现一系列描述胰腺炎后继发感染的名词，例如炎性液体聚积、胰腺假性囊肿、胰腺周围脓肿、胰腺坏死感染等都已经被统归于“胰腺脓肿”这一概念之中。分类上的混乱必然导致诊断和治疗方面的巨大困难。比如，将针对胰腺假性囊肿的治疗方案错误地应用于胰腺坏死性感染的治疗，当然很难取得满意的疗效。与此同时，混乱甚至互相矛盾的定义也常常影响着临床上对于急性胰腺炎并发症的治疗方案。

由于科技水平所限，我们难以及时了解急性胰腺炎的自然病程和演变过程，这一切使得关于急性胰腺炎及其并发症的定义一直难以达成共识。胰腺的解剖位置较为隐蔽，而早期无创性影像学检查又存在很多缺陷，所以我们都是通过尸体解剖和外科学研究来认识急性胰腺炎的病理改变。由此可见，这些研究所获得的资料很难体现轻型急性胰腺炎的病理学表现。缺乏对胰腺炎严重程度的判断和精确定义已成为临床上阻碍急性胰腺炎治疗的两大难题，而第一个难题只有通过对急性胰腺炎的严重程度的判定来解决。

严重程度

1974年John Ranson发表了关于急性胰腺炎危险程度分级的文章，具有开创性意义。对100位急性胰腺炎患者的43项临床和实验室指标进行连续性监测，并且根据发病率或死亡率的变化，他指出11项“预后指标”与临床严重程度有显著相关性。在随后的几年，这些Ranson标准被应用于判断急性胰腺炎患者的危险程度。由于某些疾病的危险程度在整个病程中有较大变化，这使得对疾病的危险程度分级不仅需要对临床指标进行对比，还需要对预后进行预测。因此，疾病危险程度分级对于疾病严重程度的判定无疑是非常必要的。目前，我们应该增添第三个决定危险程度的因素：治疗方案的优化选择。

尽管Ranson标准在对比大样本患者严重程度中体现出了一定的实用性，但是对于预测患者个体的严重程度依然存在局限性，大概会出现1/3的错误率。除了对于评价患者个体的严重程度存在局限性以外，我们还经常忽略一个问题，即该标准仅适用于入院48小时以内的患者。进一步说，这一标准在入院48小时以后实际上已不再有效。但是直到今天，我们依然可以听到例如“在第3天、第4天还有4项Ranson指标阳性”这样不正确的叙述。鉴于对个体临床应用的局限性，以及入院后48小时内使用的限定性，毫无疑问，Ranson标准的使用已经越来越少了。

在随后的几年中，一些关于评估急性胰腺炎个体病程严重程度的观点相继被提出，这些观点的提出或是基于体征，或是根据实验室检查、影像学特点、病程的发展，或者是这几种因素的联合。理想化的关于急性胰腺炎个体病程严重程度评估的体系应该是稳定且精确的，无风险、简单、易于操作并且廉价的。虽然不断探索，但是迄今还没有研究出能够满足各项理想化指标的评估体系。

到目前为止，急性生理和慢性健康评分标准(APACHEⅡ体系)可能是评估急性胰腺炎个体病程严重程度的最佳体系。APACHEⅡ体系的可靠性在大量关于急性胰腺炎起病的临床实例中得到证实，8分及其以上提示急性重症胰腺炎。首先，临床研究表明APACHEⅡ体系所评估的急性胰腺炎的严重程度有80%的准确性。其次，APACHEⅡ体系可以被应用于患者病程的各个时段，例如，起病初始、病程第2天、第5天等等。最后，通过纵向比较APACHEⅡ体系的一系列指标的变化，我们可以判断治疗方案的效果(图1.1)。尽管较之于Ranson标准有较多临床方面的优势，但是由于APACHEⅡ体系需要评估15个项目(每一个项目下又有若干亚级)以计算评分，使其显得过于庞大和臃肿。由于在记录方面的复杂性，APACHEⅡ体系更加适于实施监护的ICU环境，或者是大规模的临床研究。

近期，还有另外一些关于评估严重程度的体系被提出。前一时期，外科学家们经过改进，提出坏死性胰腺炎的发展是决定急性胰腺炎临床严重程度和幸存患者预后的最关键因素这一观点。这些临床病理学观察来源于对急性重症胰腺炎患者实施切除术或清创术的几家欧洲医院外科。随后，此类临床病理学观察在国际上得到认可，判定坏死性胰腺炎的研究方法引起了广泛的关注(表1.1)。

大部分检测坏死性胰腺炎的方法是基于生物化

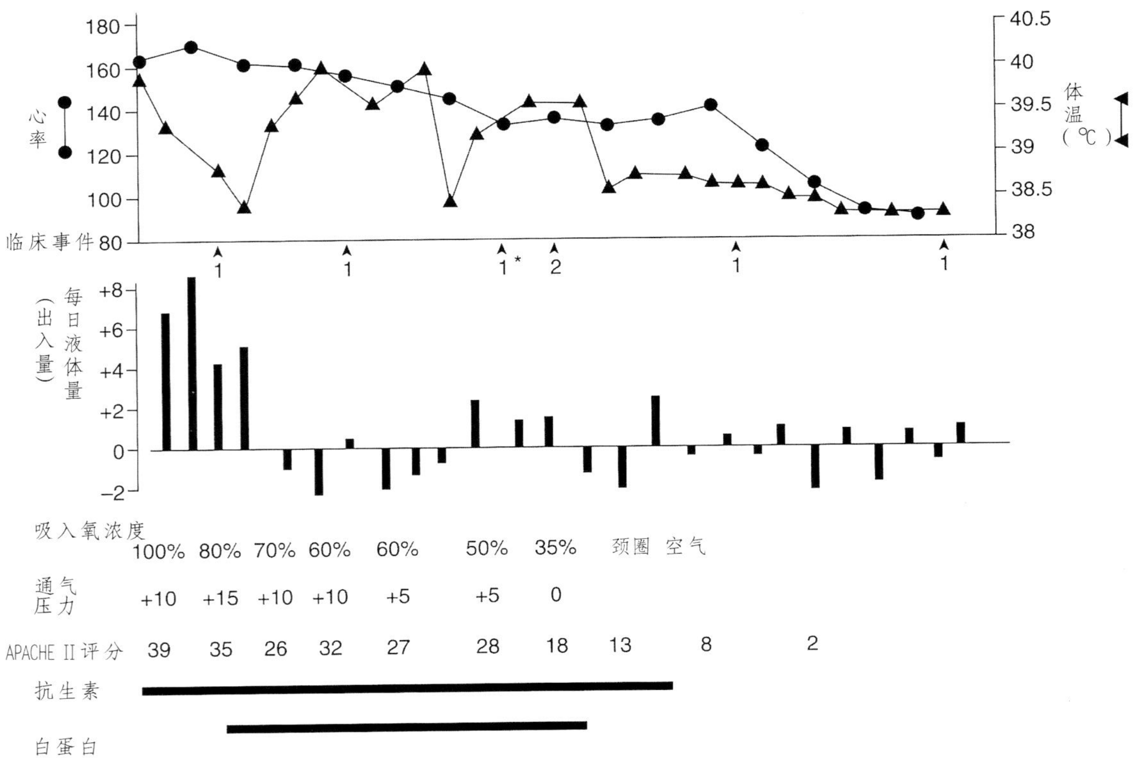

图1.1 57岁，男性，急性重症胰腺炎患者，发生胰腺无菌性坏死的临床指标示意图。由图可见，Apache II系列评分在开始积极的支持治疗后就不再升高了。

临床操作编号：1: 增强CT；2: 气管切开；*：细针穿刺细菌学检查。

学原理。尽管有可行性，但是绝大多数方法可靠性差，难于操作，耗时或是价格昂贵。唯一的例外就是C-反应蛋白（CRP）。如果同时发现血清胰酶达到120mg/dL，就可以确诊为坏死性胰腺炎。虽然价格便宜，但是CRP实验直到坏死性胰腺炎发生48小时以后才呈阳性，所以CRP实验不能应用于早期临床诊断。

目前，增强CT(CECT)被广泛认为是确诊坏死性胰腺炎最可靠的方法(图1.2)。当非增强部分超过胰腺实质的30%时，CECT判断坏死性胰腺炎的准确率超过95%。然而，当胰腺实质没有非增强部分时，CECT检查并不能确定其为真正阴性。换句话说，当患者的CT检查提示阴性，而他仍有可能患有坏死性胰腺炎，只不过其坏死部分小于胰腺实质的30%。这一观察与关于急性胰腺炎的现代组织病理学研究相一致，即虽然坏死性胰腺炎的微病灶是衡量临床上急性胰腺炎的尺度，但是即使胰腺实质多个散在坏死病灶的联合有时也不足以引发临床意义上的坏死性胰腺炎。

表 1.1　一些可提示坏死性胰腺炎的指标

血清学指标
正铁白蛋白/高铁白蛋白
纤维蛋白原
血氧分压(PaO_2)
乳酸脱氢酶*
低钙血症
核糖核酸酶 I
脱氧核糖核酸酶
α_1 抗胰蛋白酶
α_2 微球蛋白
补体 C3、C4
C 反应蛋白(CRP)*
胰腺特异性蛋白
磷脂酶 A_2
胰蛋白酶原激活肽
游离脂肪酸
碳酯水解酶
纤粘连蛋白
绝对淋巴细胞数
IL-6
多形核弹性蛋白
酶临床表现
Grey-Turner 征，Cullen 征
诊断性腹腔穿刺
影像学检查
腹部增强 CT*
核磁共振*

*是在临床上较为方便且可靠的诊断胰腺坏死的方法，因而受到作者推荐。

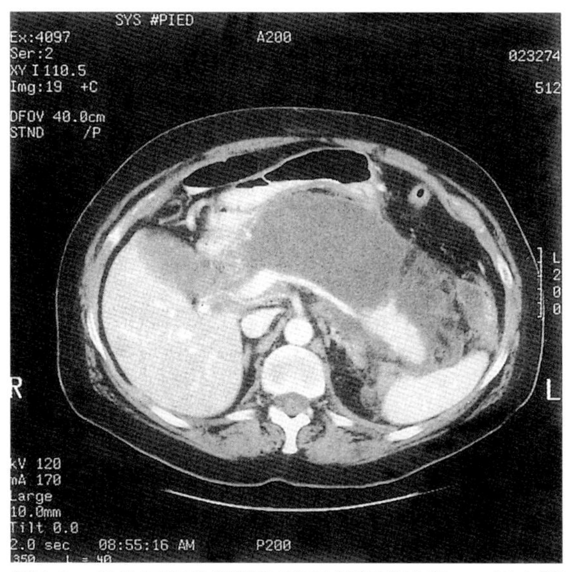

图1.2　急性坏死性胰腺炎患者的腹部增强CT。图中胰腺组织仅胰尾部分有所增强，提示胰头与胰体部有较多坏死组织。因正常胰腺组织可以达到与肝脾组织相同的增强程度，故对比可疑坏死胰腺组织与临近的肝脾组织增强程度的差异常有助于诊断胰腺坏死。

CECT不但被用于检测坏死性胰腺炎，而且将其应用于临床严重程度判定的体系也已经被提出。尽管这些基于影像学指标的严重程度评价体系在分组比较坏死性胰腺炎方面体现出较大的实用性，但是在评价个体患者方面依旧没有进步。从临床的角度来看，一个重症胰腺炎患者必然存在坏死性胰腺炎，这一点无需影像学指标。尽管CECT检查对于检测坏死性胰腺炎非常精确，但是它既不廉价也不是完全无风险，所以只被用在坏死性胰腺炎必须被确诊的情况。

临床重症急性胰腺炎的特定阶段取决于坏死性胰腺炎的发生，这一点我们必须清楚。除外有关预后的临床研究的需求，最主要的原因还是这些患者需要针对坏死性胰腺炎进行特异性治疗。由于有10%的非坏死性急性胰腺炎(间质性，或水肿性胰腺炎)临床表现也很危重，所以区别这两种病理类型是必要的。目前,对于一位患有临床急性重症胰腺炎的患者大概有2~3种主要的治疗原则需要早期制定:①这位患者是否应进入ICU环境;②是否应预防性使用抗生素;③是否应急诊行内镜下Oddi括约肌切开术。对于前两个问题,如果我们清楚临床急性重症胰腺炎的特定阶段是否由坏死性胰腺炎来决定,那么对于临床决策是非常有实用性的。急性间质性胰腺炎不需要预防性使用抗生素,而且很少需要ICU监护。由于是否实施内镜下Oddi括约肌切开术主要取决于是否存在胆管炎或胆道梗阻,所以即便我们知道坏死性胰腺炎的存在,对于做出这一决断也不是非常重要。然而,一些内镜专家对于确诊为坏死性胰腺炎的患者通过内镜下行胰胆管造影,实施Oddi括约肌切开术仍然心存疑虑,担忧这一操作会造成医源性感染。

此外,我们预测在不久的将来,会出现像血小板拮抗因子Lexipafant一样能够缓解急性胰腺炎症状的物质。由于绝大多数急性水肿性胰腺炎可以通过合适的支持治疗而痊愈,所以在应用这些昂贵的药物之前必须获得胰腺坏死的证据。我们认为将来一定会出现治疗坏死性胰腺炎更完善的方案,只是更加迫切需要解决的是严重程度分级和坏死性胰腺炎的监测。

急性胰腺炎及其并发症的定义

自Edwin Smith Papyrus起,正确的诊断才能得出正确的治疗这一理念已成为无需证明的公理。尽管有其他的逻辑组合,例如错误诊断—错误治疗,正确诊断—错误治疗,但是患者或者偶尔通过错误诊断—正确治疗能够取得好转或者通过正确诊断—正确治疗取得更理想的进展。鉴于正确诊断对于有效治疗的关键性,所以精确诊断对于治疗的必要性自不必言。

反过来说,精确的临床诊断又取决于对疾病特定病程精确而可靠的定义。如果没有精确的定义,紧密联系的病程就会难以区分。此外,不仅精确的诊断需要,临床治疗也需要对疾病进行精确定义,并且能够通过临床检测来确定。

我们知道对于"胰腺脓肿"不精确的定义已经给临床治疗带来不少困难,还有另外一个例子就是"胰腺蜂窝织炎"。自1973年,这一名词第一次被用来描述炎性组织所构成的无菌肿块,随后的作者用这个名词去形容急性胰腺炎患者所出现的其他类型的肿块,例如坏死性肿块,甚至炎性液体聚积。结果,"蜂窝织炎"这个名词已不再成为形容无菌性炎症的专有名词,完全根据作者的喜好,不恰当地被应用于无菌性或感染性、水肿性或坏死性的四种可能性组合之一。长久以来,相似而又不精确的定义导致我们对胰腺炎认识的含混不清。

近100年来,从Fitz在1889年第一次描述急性胰腺炎及其并发症病理学改变,到20世纪80年代无创性影像学检查出现之前,我们在胰腺炎性疾病的诊断和治疗方面进展缓慢。直到无创性影像学检查的应用,急性胰腺炎及其并发症才能够被我们充分了解。在这些新技术的帮助下,我们不必非得通过组织活检或是尸检以获得临床病理学资料,无创性的影像学资料同样可以提供相似的资料;20世纪80年代影像学技术的突破性进展的确为我们揭示了由于胰腺炎症引起的腹膜后病变,并加深了我们对胰腺炎的认识。

1992年,在亚特兰大举行了有关急性胰腺炎的国际研讨会,以解决关于急性胰腺炎定义混乱的问题。共有来自15个国家,六大领域(病理学、解剖学、放射线学、胃肠病学、内科学、外科学),40位享誉世界的专家参与此次会议。他们的主要任务是提出关于急性胰腺炎及其并发症的统一定义,以及相应的循证医学治疗方案。此次研讨会提出的定义随后被世界各医学团体所接受,其概述列于表1.2,下文我们将详细讨论。

急性胰腺炎

定义

急性胰腺炎是胰腺的急性炎症过程,伴随胰腺组织和其他远隔器官的病变。

临床表现

大多数情况下,急性胰腺炎发病急骤,主要症状是上腹痛,腹部体征可以从轻度压痛到反跳痛不等。急性胰腺炎通常伴有呕吐、发热、心动过速、白细胞增多、血和(或)尿淀粉酶升高。

病理

病理改变的严重程度可以从显微镜下胰腺实质间质水肿、脂肪坏死到肉眼观察发现的胰腺和胰周组织坏死、出血不等。因此,急性胰腺炎的这些病理改变代表了一个统一整体;范围从间质水肿和组织学最轻的改变到最严重的肉眼所见的融合性坏死。

表 1.2　急性胰腺炎及其并发症的亚特兰大临床定义

急性胰腺炎
轻型
重症
脏器功能衰竭
间质水肿性胰腺炎
坏死性胰腺炎
无菌性
感染性
急性液体积聚
急性假性囊肿
胰腺脓肿
叶状脂肪坏死

临床讨论

尽管所有人都讲求客观现实的重要性，但是一小部分急性胰腺炎患者仍然需要确定临床诊断。必须排除其他引起血淀粉酶增高的因素，因为重大的外科手术引起的血淀粉酶增高可以被误诊为急性胰腺炎。如果不能确定腹部体征究竟是由于急性胰腺炎引起的，还是由于腹部手术创伤所致，则CT发现胰腺/胰周组织水肿和坏死是急性胰腺炎的特有征象。如果没有胰腺/胰周组织的水肿，则需排除急性胰腺炎，而要寻找腹部的其他病因。

急性重症胰腺炎

定义

急性重症胰腺炎伴有胰腺功能衰竭和(或)并发症，如坏死、脓肿或假性囊肿。

临床表现

腹部查体可以发现明显的腹痛、反跳痛、腹胀、肠鸣音减弱或消失，也可扪及上腹部肿块，极少数情况下可以见到腰部瘀斑(Grey Turner征)或脐周瘀斑(Cullen征)。急性重症胰腺炎严重度评估标准：Ranson标准在3分或3分以上，APACHE Ⅱ标准在8分或8分以上。脏器功能损害，有休克（收缩压<90mmHg)、肺功能不全(PaO_2 <60 mmHg)、肾功能衰竭(补液后肌酐>2mg/dL)或消化道出血(>500mL/24小时)。系统并发症，如弥散性血管内凝血(血小板<100 000/mm^3，纤维蛋白原<100 mg/dL，纤维蛋白降解产物>80μg/mL)，或严重代谢紊乱(血钙<7.5 mg/dL)。局部并发症，如坏死、脓肿及假性囊肿将在下文介绍。

病理

在大多数情况下，急性重症胰腺炎的病理改变为胰腺坏死(详见下文)。少数情况下间质胰腺炎(水肿性)也可发展为临床上的重症急性胰腺炎。

临床讨论

重症急性胰腺炎一旦发作就可以有明显的临床表现。从轻型急性胰腺炎缓慢发展为重症者很少见。APACHE Ⅱ系统在急性胰腺炎病程的任何时期都可作为严重度评估标准，而Ranson标准在疾病发生48小时后就无效了。急性重症胰腺炎需要在重症监护室进行持续的监护。

轻型急性胰腺炎

定义

轻型急性胰腺炎是指胰腺的功能损害轻、病情可以痊愈，且没有急性重症胰腺炎特征的一种疾病。

临床表现

当有足够的体征和实验室检查可以快速确诊此病，且给予适当的液体疗法，轻型急性胰腺类患者都会有较好的疗效。但是若在治疗48~72小时后疗效不佳，可能提示有胰腺的其他并发症。如果行动态CT检查，增强的胰腺实质并不能说明是坏死(详见下文)。

病理

轻型急性胰腺炎最明显的大体和组织学特点就是胰腺间质水肿，但显微镜下有时可以见到胰腺实质的坏死，胰周脂肪组织的坏死也可存在。

临床讨论

鉴于大约75%的病例的临床过程都不复杂，因此适当的支持疗法是可以使其痊愈的。同样也要查清是否是胆结石导致急性胰腺炎的发作，以防止该病的反复发作。

急性积液

定义

急性积液发生在急性胰腺炎病程的早期（两周以内），局限于胰腺内部或在胰腺周围，通常缺乏含有肉芽和纤维组织的壁。

临床表现

重性胰腺炎患者通常合并急性积液，发生率约占30%~50%，但是半数以上会自行消退。急性积液通常都是通过影像学检查发现的，体格检查很少有阳性体征。影像学表现为不规则影，而不是界限清楚的外周有壁包裹的积液影。

病理

急性积液中细菌或多或少存在，但其精确的组成目前并不明了。急性积液在影像学检查中表现为没有境界清楚的壁，这可以和假性囊肿（或胰腺脓肿）相鉴别。

临床讨论

急性积液有转变为假性囊肿和胰腺脓肿的倾向。但是我们仍然不知道为什么大多数可以消退，而其余小部分转变为假性囊肿或脓肿。最重要的一点就是随时观察积液的发展动态。

胰腺坏死

定义

胰腺坏死是指胰腺实质局部或广泛的失活，通常都伴有胰周脂肪组织的坏死。

临床表现

鉴于临床表现越严重，胰腺坏死的可能性就越大，因此客观的证据是必不可少的。动态CECT是现今诊断胰腺坏死的金标准，无论是局限性或弥漫性坏死，边界清楚的非强化的胰腺实质（>3cm或>胰腺的30%）是CT诊断胰腺坏死必需的标准。静脉给药增强后正常组织的强化密度是50~150HU，而坏死的胰腺组织不超过50HU。还可以通过观察比较胰腺的密度和脾脏的密度这种半定量的方法来获知胰腺的增强值，因为正常胰腺组织和脾脏的密度是相近的。若密度不均匀，表示在胰周组织有脂肪坏死、液体聚集和出血。因此，胰周脂肪组织坏死范围的判断不能完全依赖于CT。尽管动态CT诊断胰腺坏死的准确率为95%，我们仍然不能完全相信这种辅助检查。胰腺坏死也可以由磁共振来诊断，但费用相对昂贵。

病理

肉眼观，局限性和弥漫性失活的胰腺实质和胰周坏死脂肪组织是非常明显的。脂肪坏死可以是表浅斑片状的，也可以是深在融合性的。胰腺和胰周组织的出血也可出现。镜下观，可以看到间质脂肪细胞坏死、小血管损坏，伴随腺泡细胞、胰岛细胞和胰管的损害。而胰腺实质的坏死很少累及整个胰腺。通常，坏死只局限于胰腺表面，中心很少受累。不典型的情况下，胰周的坏死脂肪组织被包裹在小腔里，通常会被误诊为假性囊肿或无菌性脓肿。坏死的脂肪组织不含胰酶，且稠厚，这可以和胰腺假性囊肿鉴别；而且脂肪组织不含细菌，这就可以和胰腺脓肿相鉴别。

临床讨论

临床上，区分无菌性胰腺坏死和感染性胰腺坏死是至关重要的，因为感染性坏死使死亡风险增加了三倍。此外，被确诊患有无菌性胰腺坏死的患者通常可以不用外科治疗，而感染性坏死者如果不采取外科引流的手段，无一例外都有致命危险。因为无菌性和感染性坏死患者的临床表现和实验室检查通常很相近，所以最好的鉴别方法是经皮细针穿刺细菌学检查。这项技术既安全又准确，一旦细菌培养结果阳性，患者则需要行外科手术。

急性假性囊肿

定义

假性囊肿是继发于急性胰腺炎、胰腺损伤或慢性胰腺炎后，由非上皮细胞构成的囊壁包裹胰液而形成。

临床表现

假性囊肿很少能在腹部触诊到，通常都是通过影像学检查发现的。CT或超声显示它们为圆形或卵圆形，且和急性积液相比有境界清楚的囊壁。

病理

与急性积液相比,囊壁包含肉芽和纤维组织。假性囊肿中富含胰酶,且通常情况下是无菌的。

临床讨论

从急性胰腺炎的发病到假性囊肿的形成需要4周或更长的时间。关于这一点,急性假性囊肿是在急性胰腺炎发作后开始的液体聚集, 过程持续4周,并且由境界清楚的囊壁包裹。积液过程短,而且没有清楚的囊壁者通常被称为急性积液。与之形成对比的是,慢性假性囊肿有境界清楚的囊壁,但发生在没有先行急性胰腺炎发作时的患者。假性囊肿中可以含细菌,但通常没有临床意义,因为细菌仅代表污染,而非临床感染。如果存在化脓性物质,则该病变被称为胰腺脓肿更为合适。

胰腺脓肿

定义

胰腺脓肿是指继发于急性胰腺炎、胰腺损伤后,局限于腹腔内胰周的脓液聚集, 无或仅有少部分胰腺坏死。

临床表现

临床表现差异很大, 但最常见的是感染的表现。胰腺脓肿通常在急性胰腺炎发生4周或4周以后出现。

病理

胰腺或胰周有脓液、细菌或真菌培养阳性,且没有或仅极少部分胰腺坏死, 这些可以和感染性坏死相鉴别。胰腺脓肿可能是局限性坏死后继发液化和感染的结果。因此,胰腺脓肿和感染性坏死在临床表现和坏死范围上是有区别的。

临床讨论

过去,所有的胰腺感染均被叫做“胰腺脓肿”。鉴于以下两点原因, 区分胰腺脓肿和感染性坏死是至关重要的: 感染性坏死的死亡风险是胰腺脓肿的两倍,并且两种疾病各有其特定的治疗方法。继发于胰腺手术的脓肿并不能叫做胰腺脓肿, 而是更精确地被归类为手术后脓肿。

结 论

自从亚特兰大定义在十年前被提出以来, 许多科学家已经论证了其有效性和临床实用性。因此这些临床定义才得以在世界范围内被广泛接受。一方面, 可以认为亚特兰大定义在过去的几年中被相对完整地保存了下来。另一方面,随着新概念的发展和获得更多的临床信息, 这些临床定义在未来将毫无疑问地有所变化。

但是, 急性胰腺炎发作严重程度的研究将会继续进行,许多有潜力的方法正在研究中。迄今为止,尽管有它的局限性,APACHE Ⅱ 系统仍然有很重要的临床价值。

(邓标 潘博 译 宋一民 赵玉沛 校)

推荐读物

Balthazar EJ, Robinson DL, Megibow AJ. Acute pancreatits:value of CT scanning in establishing prognosis. *Radiology* 1990; 174:331-336.

Bradley EL Ⅲ. A clinically based classification system for acute pancreatits: summary of the International symposium on Acute pancreatitis, Atlanta, Georgia, September 11-13, 1992. *Arch Surg* 1993; 128:586-590.

Bradley EL Ⅲ (ed). *Acute pancreatits: Principles and practice*. New York: Raven Press, 1994.

Kloppel G, von Gerkan R, Dreyer T. Pathomorphology of acute pancreatits. In: KE Gyr, MV Singer, H Sarles (eds) *Pancreatits: Concepts and Classifications*. Amsterdam: Elsevier, 1984.

Ranson JHC, Rifkind KM , Roses DF, Fink SD, Eng K, Spencer FC. Prognostic signs and the role of operative management in acute pancreatits. *Surg Gynecol Obstet* 1974; 139:69-81.

2 急性胰腺炎的发病机制

Micheal L.Steer, George Perides

概　　述

胰腺炎是胰腺实质发生的一种不同程度的急性或慢性炎症。重症胰腺炎常合并全身损害，临床常见的为急性肺损伤，亦称成人呼吸窘迫综合征（ARDS），在胰腺局部则常并发脓肿和假性囊肿形成。目前关于急性胰腺炎的发生机制的学说大多是建立在动物模型基础上的，本章将对相关学说及其实验进行选择性回顾，重点介绍本实验室研究进展，对其他实验室及工作人员的研究也将简要概述。

急性和慢性胰腺炎的病理

急性胰腺炎的病理特点为弥漫性或局灶性炎症损害。重症胰腺炎常伴有广泛的腺泡细胞、导管细胞和胰腺细胞坏死，轻型胰腺炎无坏死或程度相对较轻。两者都可出现胰腺实质及胰周水肿和脂肪坏死，但前者常有出血坏死。胰腺导管的破坏致胰液外渗促进了胰腺炎进展和假性囊肿的形成。

与急性胰腺炎不同，慢性胰腺炎的病理改变主要为纤维组织增生和胰腺慢性炎症。胰腺的内外分泌功能均有不同程度损害，并伴有周围神经炎改变。同时也可出现坏死及假性囊肿等并发症。

对于急性胰腺炎和慢性胰腺炎的关系，过去一直存在争议，在某种程度上，这种争论仍在持续。由于不同的病理及临床改变，过去人们认为急慢性胰腺炎有不同的发病机制，现在认为慢性胰腺炎病理及胰腺功能的改变主要是由于急性胰腺炎反复发作的结果。根据坏死纤维化假说，反复发作的急性胰腺炎和胰腺坏死是导致慢性胰腺炎中纤维增生的原因。如果假说成立，那么两者在发病早期的细胞损害是一样的。因此，随着病情的发展，后期若出现纤维增生或慢性炎症改变，则提示向慢性胰腺炎进展，相反，若出现组织和细胞形态及功能的恢复，则提示仅为急性炎症过程。

胰腺炎相关肺损伤的病理

急性重症胰腺炎外周损害包括肺脏、肾脏、肝脏及其他器官。目前研究主要集中于急性肺损伤，因为它使得急性重症胰腺炎两周内的死亡率高达60%，其病理改变与败血症、休克、重度烧伤和严重缺血再灌注所致的肺脏改变一致，临床称为ARDS。镜下可见中性粒细胞淤滞于肺微血管，II型肺泡上皮细胞大量坏死，肺泡膜增厚，肺泡/血管基底膜通透性增高，血管渗漏增加和肺间质水肿。

急性胰腺炎的病因

多数急性胰腺炎的发生与其他疾病过程相关，表2.1收集了急性胰腺炎的病因。大约80%急性胰腺炎患者与无节制饮酒和胆管结石有关。其中过度饮酒在慢性胰腺炎发病中更常见。但是，正如前面所说，饮酒所

表 2.1　急性胰腺炎的病因学

胆管结石	过度饮酒
药物	蝎螯伤
内窥镜下逆行胰胆管造影	外伤
感染	寄生虫
特发性胰腺炎	高脂血症
高钙血症	缺血
术后胰腺炎	

致的慢性胰腺炎早期改变与急性胰腺炎相同。

除此以外，大约10%~15%的急性胰腺炎患者的发病是由多因素引起的，包括药物的过量使用、胰腺创伤、高脂血症、高血钙、胰腺缺血、胰管逆行注射或ERCP等。胰腺或十二指肠乳头周围大的创伤或炎症也可导致胰管梗阻而引发胰腺炎。另外，还有Oddi括约肌的功能障碍及胰管内高压。最近，有报道少数患者的发病具有特殊的遗传背景，他们携带有遗传性胰腺炎的突变基因，或表达突变的囊性纤维化跨膜转导调节因子（CFTR）。

尽管努力寻找急性胰腺炎的病因，临床上还是有10%~15%的患者无明确发病原因，称其为特发性胰腺炎。随着时间的推移和进一步的研究发掘，最终均可找到病因。最近报道，某些潜在的胆管疾病如胆管微晶体或泥沙沉积可能为其病因。另外自身免疫因素在一些特发性胰腺炎发病中也有重要作用

发病机制

在胰腺炎治疗中，如何阻止疾病的发展和减少病变的损伤程度，需要我们深入了解其具体的发病机制，特别是了解胰腺炎早期组织细胞的变化和炎症损伤的进程。总地来说，包括以下三种机制：①毒性或代谢性；②基因性；③机械性。

毒性或代谢性

急性胰腺炎早期有胰腺腺泡细胞的毒性或代谢性损害，这在过度饮酒和药物滥用所致患者中较常见。但是，酒精和药物具体如何对腺泡细胞产生毒性损害仍不明确。高血钙和蝎子咬伤所致患者中，也与该细胞的毒性或代谢性损害有关。理论上讲，高血钙可引起细胞内离子钙浓度上升。激活细胞内储存的消化酶系统，引起细胞损伤和胰腺炎。蝎子咬伤人体后，进入体内的毒素通过激活钠离子通道，促进胰液的大量分泌，导致胰腺炎发作。其他有明确病因的胰腺炎患者大多是通过基因或机械性致病机制发病的。

基因性

最近，研究者们提出基因改变在急性胰腺炎发生过程中有重要作用，并且许多急性胰腺炎高发家族已经确认，他们的首次发病年龄均偏小，且进展为胰腺癌的风险高，尤其在父系遗传家族中更加明显。研究发现，很多家族性胰腺炎的发病与阳离子胰蛋白酶原基因突变有关，突变后胰蛋白酶原大量表达，并且不受胰蛋白酶抑制因子影响，具有强大的自身激活功能，从而导致腺泡细胞内活化的胰蛋白酶水平上升，引起发病。有些高发家族患者含有分泌型胰蛋白酶抑制因子SPINK1基因突变，所表达的胰蛋白酶抑制因子没有功能，从而导致腺泡细胞内大量胰蛋白酶的分泌失去抑制，最终导致胰腺炎的发生。

发生囊性纤维化跨膜转导调节因子（CFTR）突变的患者也具有较高的急性胰腺炎发病风险。有研究报道，在过度饮酒的人群中，发生CFTR突变的人群更易发病，且在特发性胰腺炎人群中CFTR较常见。无论是过度饮酒还是自身因素所致，关于CFTR突变与急性胰腺炎发生的具体机制仍然不清，但是从另一方面也说明了为什么过度饮酒的人群中仅有部分人发生胰腺炎。同样，基因突变还可能参与并易化了胆管结石诱发急性胰腺炎的过程，这就解释了为什么急性胰腺炎的发生仅出现于少部分胆结石患者中。

机械性

胆管结石通过终末胰胆管系统排入十二指肠，反复刺激可导致胆源性胰腺炎的发生，但是，胆石的排出与胰腺炎发生的具体机制不完全清楚。一般来说，目前有三种理论用于解释。最早是1901年，Opie在一例胰腺炎患者的尸检中首次发现胆石嵌顿于胆管下端，且在胰管内发现胆汁样液体。由此，他提出胆源性胰腺炎的发生为胆汁反流入胰管所致，即“共同通道理论”。这一理论开始被广泛应用，但后续的研究对其可靠性从以下几方面提出了质疑：①大多数胆源性胰腺炎患者缺乏能够引起胆管远端结石嵌顿、胆汁反流所必需的足够长的胰胆管“共同通道”；②通常情况下，胰管内压高于胆管内压，在胆管下端梗阻时，应为胰液反流入胆管；③胰管内压正常时，反流的胆汁及胆肠混合液对胰腺并不造成损害，除非胰管内压升高。基于以上方面，Opie的“共同通道”理论应用受限，目前基本上已被淘汰。

第二个理论是“十二指肠反流”理论，该理论认为胆石通过Oddi括约肌进入十二指肠时，牵拉括约肌导致功能障碍，引起富含胰酶的十二指肠液反流入胰管。但是在内镜或外科手术切开Oddi括约肌后导致医源性Oddi括约肌功能不全的患者并无胰腺炎

的反复发生。因此该理论在很大程度上值得怀疑。

第三个理论是“管内高压”理论，它也是由Opie于1901年在对另一例胰腺炎患者尸检后提出的，他发现这例患者生前有胆石阻塞胰管，没有胆汁反流。他提出胆石可能造成一个封闭的胰管空间，胰液持续分泌入胰管内，使管内压不断上升，导致胰管破裂及胰液渗入实质。该理论被广泛接受，但它仍不能完全解释胰腺炎的发生，因为在大多数情况下，分泌入胰管的胰液大部分为未激活的酶原或前体物质，对胰腺并无损伤作用。因此，胰管高压理论的详细机制并不完全清楚。另一方面，胰管内高压对胰腺可能还有其他作用，如果这些作用可以激活酶原的话，就可以很好解释胆源性胰腺炎的发生。

急性胰腺炎最早发生病变的部位

直到最近，急性胰腺炎最先发生病变的部位仍不清楚，目前存在三种观点：①病变起始于胰管周围，因为此处为胰液外渗最先侵蚀的部位；②病变起始于胰腺小叶周边区域，因为此处对缺血最敏感；③病变起始于胰腺腺泡细胞。

显然，通过人体实验研究病变的起始部位不可行，因为临床上大多数的患者在胰腺损伤的最初数分钟内尚未诊断，且此时对其行胰腺活检更是行不通。甚至，胰腺炎的诊断常在急性发作24小时或更晚才得以确定。进一步说，检测早期急性胰腺炎患者的胰腺组织是完全不可能的。所以，大多数研究者逐渐认识到建立模拟胰腺炎的动物模型非常必要。但困难的是，大多数实验动物不能耐受重症胰腺炎，只能制作轻型胰腺炎模型。美洲的负鼠模型是个例外，它通过结扎胰管或胆胰共同通道，5~7天后成功建立了重症胰腺炎的动物模型。有趣的是，在分别结扎胰管、胆胰共同通道或两者同时结扎建立的负鼠模型中发现，胰腺炎的严重程度随时间的进展而加重。这之种结扎方法虽然都有胰管梗阻，但只有结扎了共同通道的模型在理论上具有胆汁反流入胰管的可能性，最终的结果说明共同通道理论在胰腺炎发生中的作用有限。

我们使用结扎了胰胆管的负鼠模型进行试验，研究胰腺炎早期病变部位。在我们的研究中，将结扎后24小时内的动物按预定的时间间隔分批处死，光镜下观察胰腺组织变化。发现最早发生病变的为腺泡细胞。在结扎3小时后，腺泡细胞出现失去极性，染色性质发生改变并有早期坏死。结扎后6小时，细胞大量坏死。结扎后12小时整个胰腺小叶出现坏死、出血和中性粒细胞浸润。结扎24小时后胰腺大片坏死，并出现广泛的炎症反应。所以我们认为至少在负鼠模型中最早病变的部位是腺泡细胞。

腺泡细胞的生物学特性

急性胰腺炎最早的病变部位是腺泡细胞，如果与临床相符，那么可通过检测胰腺腺泡细胞的生物学变化早期诊断胰腺炎。首先我们有必要对腺泡细胞的正常生理特性进行简要回顾。腺泡细胞功能多样，本节主要介绍目前认可的与急性胰腺炎发病相关的生理特性。

腺泡细胞内蛋白的合成、转运和分泌(图2.1)

胰腺腺泡细胞是体内最有活力的蛋白合成细胞，其中90%为消化酶和酶原。这些蛋白分泌入胰管内，然后排入十二指肠。分泌蛋白、结构蛋白和其他运载蛋白合成后集结于粗面内质网进行折叠并完成其三级结构的组装。最后它们通过转运小泡到达高尔基体。

消化酶和酶原通过高尔基体到达高尔基体的成熟面，并在膜结合的浓缩泡内包装，最后转运至细胞的管腔面准备释放。在此过程中，中央含有消化酶致密电子核心的酶原颗粒逐渐释放。在细胞的管腔面，含有酶原颗粒的小泡膜与细胞质膜融合，并形成一小裂隙，这样小泡内的颗粒物(如消化酶、酶原颗粒)自然流入腺管管腔内。胞质中管腔侧的丝状肌红蛋白细胞骨架在胞饮过程中起了至关重要的作用。若干扰或阻断F-肌动蛋白的表达，则腺泡细胞的分泌功能将受损。

新合成的溶酶体水解酶在通过高尔基复合体时，发生糖基化和6-磷酸甘露糖修饰，并与高尔基复合体上的特异受体结合，从而与其他新合成的蛋白分离，然后以出芽的方式形成运输小泡，离开高尔基体成为前溶酶体。在酸性环境下，溶酶体水解酶与其受体分离，随后含有水解酶的运输小泡与前溶酶体融合，而未结合的6-磷酸甘露糖的特异受体则运回到高尔基体形成受体循环，以转运其他带有6-磷酸甘露糖的水解酶。

保护机制

总的来说，胰腺腺泡细胞在酶的合成、胞内转运

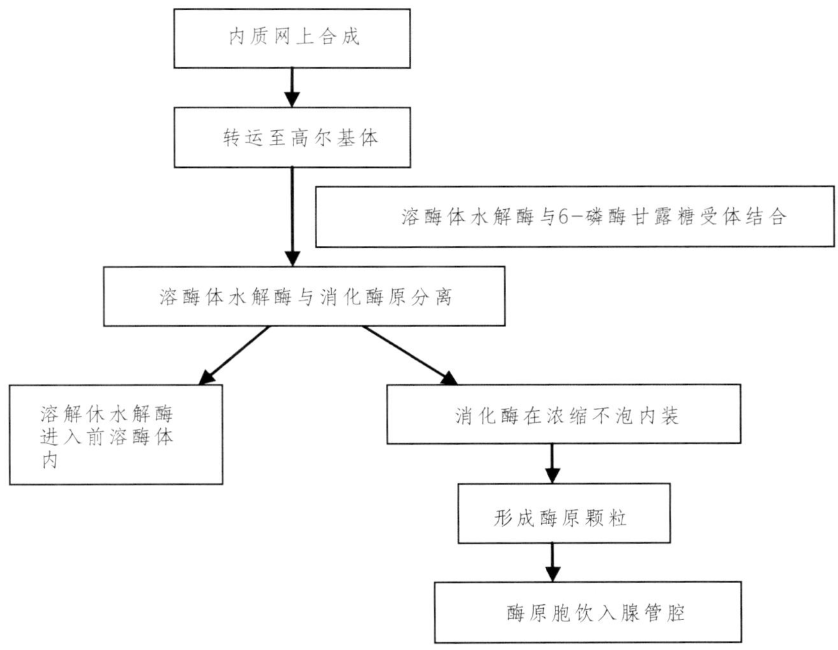

图2.1　正常蛋白转运及小泡内共存现象。

及分泌过程中有两点很关键,可能与急性胰腺炎的发生有密切关系,特别是在腺泡细胞自身消化理论的指导下。第一点是从内质网汇集、胞内转运、自管腔面分泌过程中,新合成的消化酶和酶原始终被限制在膜性细胞器内。酶原很有可能被激活,而与其共同转运的蛋白水解酶抑制因子未被激活，引起腺泡细胞损伤。而且在转运过程中,包被的外膜亦可能受损引起消化酶外溢。第二点是溶酶体水解酶与其他消化酶、酶原的转运是分开进行的,急性胰腺炎的发生可能与此过程失控有关。很多研究都发现组织蛋白酶B(一种溶酶体水解酶)可以激活胰蛋白酶原,生成胰蛋白酶,进一步激活其他消化酶。将溶酶体水解酶与消化酶、酶原分离后能够显著降低胞内酶原被激活的概率。

胰腺炎腺泡细胞功能变化

实验模型(表2.2)

由于人体实验研究的困难，对急性胰腺炎进展过程中腺泡细胞生物学变化的研究几乎毫无例外地采用动物模型研究。至20世纪70年代中期,大多数研究者仍采用向胰管内逆行注射损害性液体(如胆汁、胆汁胰酶混合物、胆汁胰酶血液混合物或胆盐等)的方法建立胰腺炎模型。不理想的是,由于此法诱发的急性胰腺炎严重程度很难控制，常造成广泛的胰腺坏死，对研究胰腺腺泡细胞微结构生物学改变造成很大困难。后来对此法进行改进后可以仅诱发胰腺组织的亚大块坏死，更大的进展是开发出另外三种稳定的动物模型。

1975年，Lombardi等报道，给雌性小鼠喂养缺乏胆碱且含0.5%乙硫氨酸的食物，连续5天后均诱导成功出血坏死性胰腺炎。由于此模型诱发的胰腺炎进展缓慢且无明显侵袭性，故可很好地用于研究胰腺腺泡细胞的功能变化、炎症介质的产生和胰腺炎伴发肺损伤的机制。而且该法建立的胰腺炎模型,在胰腺细胞形态学改变上与临床相似。另外,研究者可通过调整小鼠饮食中乙硫氨酸的量来控制胰腺损伤的严重程度,所以广泛地用于研究重症胰腺炎。但是，它最大的问题是临床上基本不可能存在由于进食乙硫氨酸而诱发胰腺炎的病例。

20世纪70年代初,Solcia等发现给动物喂食高剂量的促胰液素(CCK)或十肽菌素类似物如蛙皮素可诱发胰腺炎。这一发现并未受到广泛的重视，直到

表 2.2　急性胰腺炎的实验模型

逆胰管注射诱导模型
胆碱缺乏、富含乙硫氨酸食物诱导模型
促胰酶素或其类似物鲑皮素最大程度促分泌诱导模型
美洲负鼠胰管结扎诱导模型

1977年Lample和Kern发现给大鼠注入过量的蛙皮素可以极大程度地刺激胰酶的分泌，诱发水肿型胰腺炎的发生，这一发现才被广泛应用。镜下可见胰腺广泛水肿，腺泡细胞空泡形成，此模型胰腺炎进展速度快，但可重复性好，胰腺炎与肺损伤之间关系明确。将大鼠换为小鼠后，胰腺炎症状加重，持续时间缩短，虽然胰腺水肿程度减轻，但可出现广泛的腺泡细胞坏死、出血和炎症反应，且所致的肺损伤程度加重。促分泌急性胰腺炎动物模型因其简便、易操作、花费少和重复性高而被广泛采用。蛙皮素诱导3~12小时后即可出现胰腺炎及其相关肺损伤的表现。除此以外，小鼠或大鼠胰腺腺泡细胞的体外试验也可通过CCK或蛙皮素进行诱导。同样道理，与食物诱导的胰腺炎类似，此模型的临床意义也有限。

为了联系临床，Senninger和Moody创建了一种通过结扎胰胆管诱发的急性胰腺炎模型。尽管大多数动物结扎后仅引起胰腺外分泌功能萎缩和相对较轻的损害，但在美洲负鼠身上可引起胰腺广泛的出血和坏死。这一模型最大的特点是其与临床的关系紧密，镜下形态学改变与临床胆源性胰腺炎类似。此外，细胞生物学研究发现它引起的细胞损害进展较缓慢，可从几小时到几天不等。但是它的一个主要问题是美洲负鼠为野外放养，不易处理，易被寄生虫感染且无近亲交配，个体之间差异较大，研究时必须增加动物数量以尽可能降低个体差异。基于以上原因，尽管此模型贴近临床，但是并没有得到广泛使用。

蛋白合成和酶的释放

利用促分泌和食物诱导的动物模型，研究者已经了解到胰腺炎进展过程中腺泡细胞蛋白合成的过程，但发现在不同的模型中存在差异。食物诱导的胰腺炎模型中蛋白和酶的合成没有明显变化，而在促分泌诱导模型中，一些实验认为没有蛋白合成的变化，但近来的蛙皮素诱导的分泌试验中发现腺泡细胞蛋白合成减少。

胰酶分泌变化情况可以在多种方法诱导的胰腺炎模型中监测到，如食物诱导的胰腺炎，各种大、小鼠及负鼠的蛙皮素诱导的胰腺炎，导管注射诱导的胰腺炎等。另外，对胰腺腺泡体外进行蛙皮素或CCK超极量符合实验中也可检测胰酶的分泌情况，胰腺组织的胰酶分泌在上述实验中均受到了明显的抑制。研究推测这种普遍的胰酶分泌抑制可能是胰腺炎早期发生、发展变化的基础病变之一。

胞内转运

研究人员在食物诱导的胰腺炎和大、小鼠的促分泌诱导胰腺炎模型中研究细胞内新合成蛋白（如消化酶、消化酶原、溶酶体水解酶等）的转运情况，发现它们发生的胞内转运变化基本相同。溶酶体水解酶在与消化酶分选、隔离的过程中受到干扰，致使小泡内出现两类酶同时共存现象。其发生机制在不同的实验模型中存在差异（图2.2）。在食物诱导模型中，共存现象是由于酶原颗粒和溶酶体的分泌自噬融合形成的。在促分泌模型中，是由于酶原颗粒与溶酶体分泌自噬融合及蛋白合成后在通过高尔基体的过程中缺乏对溶酶体水解酶分选这两方面共同作用的结果。大鼠和小鼠体外蛙皮素促分泌实验认为这种现象是由于胞内酶的转运过程受到干扰引起的。

同样，在负鼠胰胆管结扎的胰腺炎模型中，也发现消化酶与溶酶体水解酶共存现象，但在此模型中，不是由于胞内转运过程受到干扰产生的，而是由于溶酶体对消化酶和酶原再摄取引起的。

共存与消化酶的激活

无论是动物模型还是临床急性胰腺炎患者活检得到的病理组织均证实胰腺腺泡细胞内有激活的消化酶，且一致认为活化的消化酶在胰腺炎发生中非常重要，它可直接导致腺泡细胞的破坏。通过实验我们发现，消化酶与溶酶体水解酶共存于胞内小泡中，因此导致消化酶原的激活，因为溶酶体水解酶中的组织蛋白酶B可以激活胰蛋白酶原，形成胰蛋白酶，并继而激活其他消化酶原。至少在胰腺炎动物实验中已经证实只要两者共存于一个小泡内，就有消化酶原的激活。且在后来的很多实验模型中均发现共存现象出现于腺泡细胞损伤之前。

尽管如此，共存现象在消化酶原的激活及胰腺炎的启动中的详细机制还需要大量长期的研究。以下是一些目前尚待解决的问题：

1 生理状态下，由于细胞内转运的不完全，存在溶酶体水解酶和消化酶原少量共存的现象，因此共存本身并没有重要的病理意义。

2 在应用某些药物或其他干扰措施时，可以诱发共存现象，但是并不引起腺泡细胞内酶原的激活或胰腺炎的发作。

3 两者在小泡内共存的程度与胰腺炎的严重

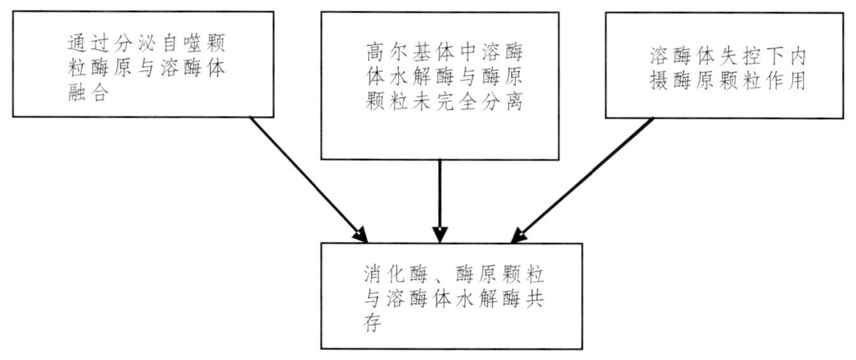

图2.2 共存现象的机制。

程度无相关性,说明共存可能没有重要的病理意义。

4 虽然两者在腺泡细胞小泡内共存,但是局部的微环境并不适合组织蛋白酶B激活胰蛋白酶原以及胰蛋白酶激活其他消化酶原。因为在腺泡细胞小泡内pH值约为5.5~6.0,明显高于组织蛋白酶B的最适pH值,同样它又低于胰蛋白酶的最适pH值。

总之,以上问题在某种程度上提示,共存现象在急性胰腺炎发生中可能只是表面现象。还有人提出它可能是急性胰腺炎发生的结果而不是原因,于是人们又开始致力于研究共存现象是否真的为胰腺炎发生早期至关重要的因素,得到了一些新的发现:

1 在胰腺炎中,共存现象出现于消化酶原激活之前并早于胰腺细胞的损伤。

2 胰酶的激活均发生于有共存现象的部位。

3 阻断共存可以阻止酶原的激活和细胞破坏。

4 阻断酶原的激活及抑制活化了的胞内消化酶均不能阻断共存现象的发生。

5 抑制或消除溶酶体水解酶可以阻止酶原的激活和细胞破坏,减轻胰腺炎损伤的程度。

总之,这些发现为共存理论提供了有力的证据,而且目前关于它触发胰腺炎的观点已被广泛接受,但是,正常生理状态下存在的少量共存现象又说明它本身并不会引起胰腺细胞的破坏和/或胰腺炎发作。因此提示可能还有其他机制参与消化酶原的激活。其中在各个动物模型中都发现存在腺泡细胞消化酶分泌的抑制现象,推测它有可能为胰腺炎启动的另一机制。

腺泡细胞损伤

胰腺炎早期出现腺泡细胞形态学改变,机制不完全清楚。高浓度蛙皮素刺激胰腺腺泡细胞的体外实验发现,当抑制胰蛋白酶时可以阻止腺泡细胞损伤,甚至减轻胰腺炎严重程度。这些发现提示在病变的最早期,腺泡细胞损伤可能是由于胞内消化酶如胰蛋白酶的激活所致。似乎在胰腺炎后期除了消化酶的损伤以外,趋化至胰腺损伤部位的炎症细胞所释放的氧自由基加重了炎症损伤。

腺泡细胞内介质

图2.3为在急性胰腺炎发生过程中起重要作用的信号通路和细胞内介质。其中大多数研究结果是建立在促分泌剂(如蛙皮素)诱导的啮齿动物(如大鼠或子鼠)模型之上的,也有人提取其腺泡细胞进行相关的体外实验。

生理剂量或不会引起胰腺炎的最大有效量的蛙皮素作用于腺泡细胞表面的高亲和CCK-A受体,激活膜上磷脂酶C,引起4,5—二磷酸磷脂酰肌醇(P_1P_2)水解为1,4,5—三磷酸肌醇(IP_3)和甘油二酯,后者激活蛋白激酶C,同时IP_3与内质网上的相应受体结合,触发胞内储存的Ca^{2+}浓度一过性升高。超高浓度的蛙皮素可以引发胰腺炎,它可与腺泡细胞表面的低亲和力的CCK-A受体结合,通过不明机制,最后引起胞浆内Ca^{2+}浓度持续上升,这种变化是内储存池Ca^{2+}大量释放及胞外,Ca^{2+}大量内流所致。超高浓度的蛙皮素也可激活蛋白激酶C和腺苷酸环化酶,引起腺泡细胞内cAMP水平上升,活化蛋白激酶A。此外,它还激活参与启动胰腺炎的许多下游分子,包括:酪氨酸激酶、促炎转录因子、细胞骨架蛋白以及磷脂酰肌醇-3激酶(PI3K)。

Ca^{2+}

Ca^{2+}在超高浓度蛙皮素刺激腺泡细胞的体外实

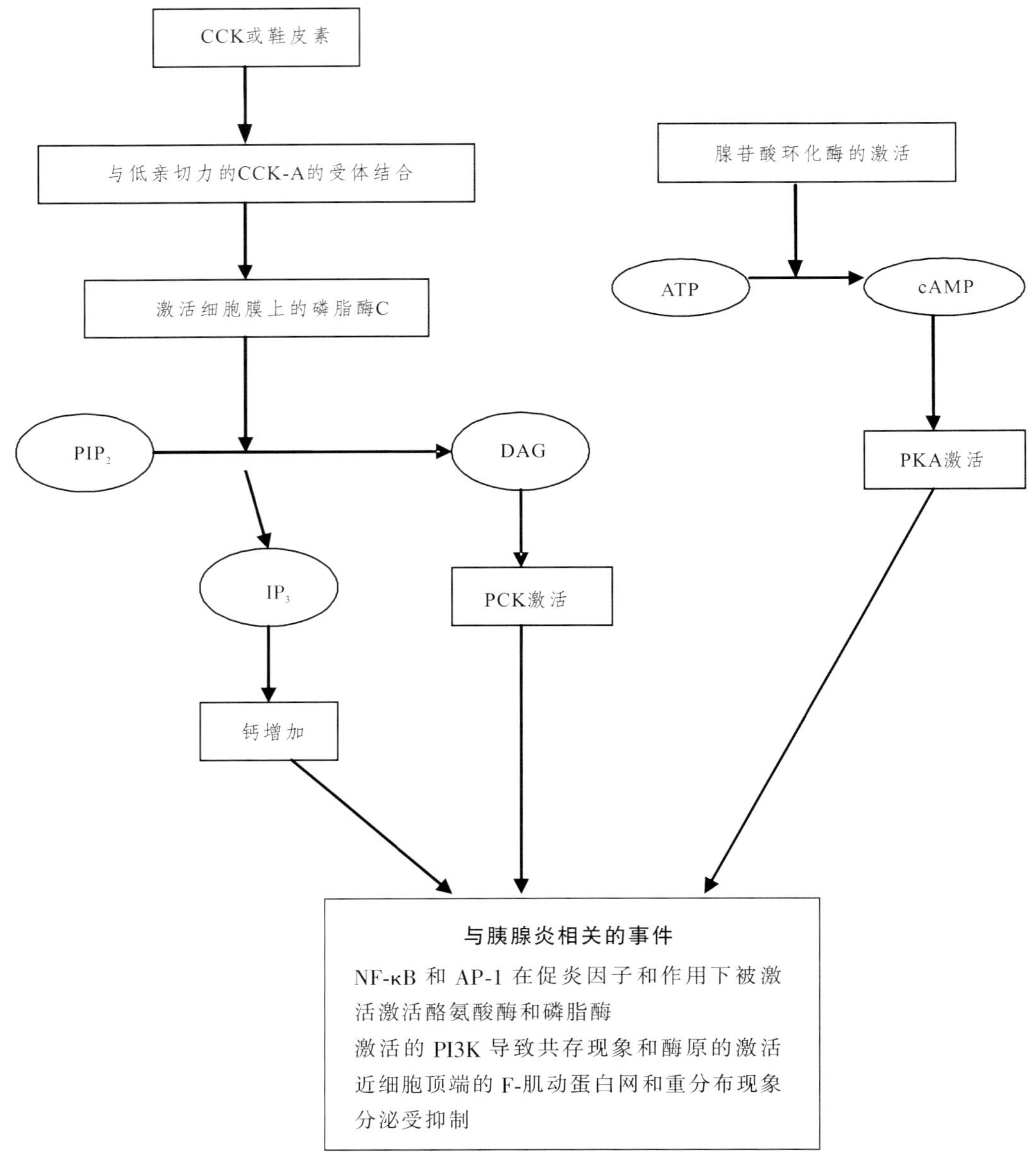

图2.3 急性胰腺炎中细胞内介质及通路。cAMP:循环AMP；CCK:促胰酶素；DAG:甘油二酯；IP_3:1,4,5-三磷酸肌醇；PI3K:磷脂酰肌醇3-激酶；PIP_2:4,5-二磷脂酰肌醇；PKA:蛋白激酶A；PKC:蛋白激酶C。

验中，胞内Ca^{2+}浓度持续升高对于酶原的激活和腺泡细胞的损伤具有至关重要的作用，去除体外培养基中Ca^{2+}或预先加入Ca^{2+}螯合剂BAPTA可以阻止酶原激活及细胞损伤。Ward等认为在蛙皮素诱发的胰腺炎模型中，胞内Ca^{2+}升高，本身就足以激活酶原和损伤细胞，并指出这与临床所见一致。他们同时还提出造成持续胞内高钙的原因有胰管高压、饮酒、缺氧、高血钙、高血脂、病毒感染及药物滥用。然而这种论断招到很多反对意见。大多数学者包括我们认为Ca^{2+}的变化在胰腺炎形成中是必要的，但是它本身并不足以引起胰腺炎的病理变化。

蛋白激酶C和酪氨酸激酶

蛙皮素诱导激活的磷脂酶C水解PIP_2产生甘油二酯，蛋白激酶C为甘油二酯的下游作用靶点，在静息状态下，它位于细胞浆中，一旦激活，便聚集于胞膜下，使调控细胞代谢信号通路的蛋白磷酸化。酪氨酸激酶为另一类通过磷酸化修饰方式调控细胞代谢的受体依赖性激酶，两者可通过一些共同通路在维护细胞形态、促进细胞分泌、释放促炎因子等过程中发挥调控作用。体外试验发现，抑制蛋白激酶C或者酪氨酸激酶可以干扰暴露于超高浓度蛙皮素下的腺泡细胞胰蛋白酶原的活化，但其详细机制尚不明确。

磷酸肌醇-3激酶

磷酸肌醇-3激酶（PI3K）是1988年Cantley等发现的一种重要的磷酸激酶，可催化胞膜上的磷脂酰肌醇3’羟基端的磷酸化，以此调控大量的下游代谢通路。目前明确的有三类分子。第一类为G蛋白或酪氨酸激酶偶连受体通路的下游靶点，活化后产生3，4—二磷酸磷脂酰肌醇，3，5—二磷酸磷脂酰肌醇，3，4，5—三磷酸磷脂酰肌醇。并导致下游主要调控蛋白Akt/PKB的激活。第二类PI3K参与生长因子受体通路的下游调节，活化后的产物与第一类分子相同。第三类PI3K为一组活酶，仅使磷脂酰肌醇活化，产生3—磷酸磷脂酰肌醇。在酵母菌中，第三类PI3K可以调控胞内空泡的转运；最近研究报道，在哺乳动物细胞中，它还具有调控胞内溶酶体转运的功能。

在最近研究中，我们发现在促分泌剂和结扎胰管诱发的胰腺炎动物模型中，抑制PI3K可以减轻胰腺炎的严重程度，在高浓度蛙皮素刺激胰腺腺泡细胞的体外研究中已发现PI3K的抑制可以阻止腺泡细胞内酶原的活化和共存现象，但是对高浓度促分泌剂诱导的NF-κB对细胞骨架的改变没有影响。我们认为参与的PI3K分子可能为第三类分子，并且它在促进共存现象中扮演重要角色。Pandol等在后续的研究中已经证实以上观点，即在促分泌诱导的实验中，抑制PI3K可阻止消化酶的激活并减轻胰腺损伤。但是他们认为参与的PI3K可能为第一类分子，且指出它们是通过激活AKt/PKB发挥作用的。目前，相关的PI3K为哪一类分子还需进一步确认，但是无论怎样，抑制PI3K可用于胰腺炎的预防和治疗。

蛋白激酶A

超高浓度的CCK或蛙皮素刺激胰腺腺泡细胞后活化腺苷酸环化酶，使ATP转化为cAMP。cAMP是非常重要的第二信使，它至少有三个下游靶点，其中最重要的是蛋白激酶A。腺泡细胞腺苷酸环化酶也可被其他激素激活，如胰泌素。最近，Gorelick等研究发现，胰泌素处理后的腺泡细胞对蛙皮素的敏感性增加，当两者同时作用时常量的蛙皮素即可诱使腺泡细胞内消化酶原的活化。他们的研究发现胰泌素的这种作用是与通过cAMP介导的蛋白激酶的活化有关，初步的研究已经证实以上观点。在其他的胰腺炎动物模型或临床研究中，cAMP和蛋白激酶A是否仍扮演着同样重要的角色还有待证实。

胰腺损伤程度的决定因素

临床上，急性胰腺炎病情轻重不一。绝大多数急性胰腺炎患者病情较轻，可自行恢复，复发率低，基本无死亡。另一方面，大约20%的患者可进展为重症胰腺炎，且其中大部分合并有全身病变，如急性肺损伤，临床称之为ARDS。

无论轻型还是重症胰腺炎，其早期改变均为腺泡细胞内酶原的活化及腺泡细胞的损伤，且这些改变常发生于临床之前。所以干扰早期病变的措施只有预防价值，而对已经进展为重症胰腺炎的患者无治疗作用。与早期胰腺损伤不同，大多数学者认为最终决定胰腺损害程度的因素为叠加于早期病变基础上的促炎因子的释放（表2.3）。从胰腺炎起病数小时至数天，这段时期被称为“窗口期”，此期介于早期腺泡损伤与后期促炎因子释放之间，为临床医师治疗胰腺炎的最佳时期，此期抗炎因子释放，调节并控制炎症反应进展，从而减少对胰腺的损伤。所以目前研究的热点便集中于寻找调节胰腺炎症损伤的决定因素，到目前为止，一系列代谢通路和重要介质已经明确。

促炎转录因子

在超高浓度蛙皮素刺激下的腺泡细胞中，无论体内还是体外研究，其最早的变化之一便是促炎转录因子（NF-κB,AP-1等）、应激相关激酶（MAPK、ERK等）及癌基因（c-fos、c-jun、c-myc等）的活化。这在其他胰腺炎动物模型和临床胰腺炎患者中也同样存在，只是研究这种变化的相关实验没有及时报道。在促分泌剂诱导的动物模型中，促炎转录因子及其下游激酶的活化与促分泌剂结合低亲和力的CCK受体有关，并且其活化不依赖于腺泡细胞内消化酶的激活。事实上，这些转录因子的激活在胰腺炎启动的早期就已出现，甚至可能在腺泡内消化酶激活之前就已进行。

NF-κB或许是目前研究最多最深入的参与实验动物性胰腺炎早期阶段的转录因子。PI3K在NF-κB活化中的作用不明确，有研究报道PI3K在NF-κB的

表2.3 急性胰腺炎严重程度的决定因素

促炎症反应
转录因子:NF-κB, AP-1
应激激活的激酶:MAPK, ERK, JUNK
血小板激活因子
肿瘤坏死因子α
作用于CCR-1受体的配体
P物质
黏附因子:细胞间黏附分子-1, 血小板选择蛋白, 内皮细胞选择素中性粒细胞
环氧化酶-2产物
白介素:IL-1, IL-6, IL-8
CXC-ELR趋化因子
活性氧族

抗炎症反应
C5a补体
热休克蛋白
白介素:IL-10, IL-11
凋亡

活化中无作用,也有人认为它扮演了重要的角色。NF-κB活化以后便进入细胞核,调节大量促炎、抗炎因子的表达。其在胰腺炎中的综合效应尚有争议,有些研究认为它以促炎作用为主,而另一些研究则认为它可以减轻胰腺的损伤。然而,目前的主流观点认为NF-κB的活化加重了胰腺炎的损害程度而阻止其激活有助于减轻胰腺损伤。

炎症因子的产生

转录因子如NF-κB和AP-1的激活,引起下游调控炎症反应的蛋白表达水平发生变化,在胰腺炎中,这种调控蛋白及其介导的炎症反应随着研究的深入不断丰富,其中研究各种细胞因子、趋化因子或其他炎症因子在胰腺炎发展过程中作用时大多采用如下方法:①通过药物或特异抗体拮抗相关因子的作用;②通过基因操作的方法建立相关因子不表达或其受体不表达的鼠类进行相关研究。目前已经明确了许多与胰腺炎病变程度和胰腺炎合并肺损伤相关的因子,其中促炎因子有血小板活化因子(PAF)、肿瘤坏死因子-α,CCR-1受体介导的趋化因子、神经递质、p物质、黏附分子家族的P、E-选择素以及细胞间黏附分子1(ICAM-1),白介素家族的IL-1、IL-6、IL-8。其中大多数具有激活炎症细胞并趋化聚集于胰腺的作用,也有些直接调控腺泡细胞的损伤,IL-10、IL-11和补体因子C5a具有减轻胰腺损伤的作用。

炎症细胞激活和聚集

在胰腺炎症反应早期中,炎症细胞聚集于胰腺损伤部位并活化具有重要的作用。损伤的胰腺产生释放大量的白介素、趋化因子和细胞因子,直接作用于胰腺巨噬细胞和循环中的炎症细胞,包括中性粒细胞、淋巴细胞和巨噬细胞,有些还可促进胰腺和肺脏微循环中的内皮细胞表达黏附分子引起以下变化:①激活的主要炎症细胞参与后来的胰腺炎症反应;②活化的炎症细胞被趋化聚集于胰腺和肺脏微循环;③炎症细胞黏附于胰腺和肺脏微循环内皮细胞;④黏附的炎症细胞穿出微循环屏障,迁移到胰腺炎症区域。

PAF、P物质和大部分前列腺素可增加血管内皮的通透性,导致血管内成分渗入到胰腺损伤部位。在重症胰腺炎时,还可引起肺脏微循环通透性增加和血管内物质的外渗引起急性肺损伤。

大量实验表明,胰腺炎和/或胰腺炎相关性肺损伤的严重程度与炎症因子的强度直接相关。因此,通过基因敲除或药物抑制减少或消除PAF、环氧化酶-2、CCR-1受体、P物质、多种白介素趋化因子及细胞因子的作用,从而减轻胰腺炎及其肺损伤的程度。消除中性粒细胞或药物拮抗黏附分子也可收到同样效果。另外,有报道某些炎症因子如C5a、IL-10、IL-11具有抗炎效应,通过对其行基因敲除或药物抑制处理后,可明显加重病情。

活性氧族

大量证据显示,胰腺病变部位的炎症细胞或腺泡细胞释放活性氧族,它们对胰腺炎症反应可产生戏剧化的效果。一些学者认为腺泡细胞的损伤实际上就是活性氧族作用的结果,但大多数人认为活性氧族并不参与病变早期的启动,而主要是调控腺泡细胞坏死、胰腺水肿、炎症因子胰腺内淤滞以及胰腺和肺脏实质细胞生成炎症因子的过程。

热休克蛋白的表达

热休克蛋白中HSP27、HSP60和HSP70对胰腺的病变程度具有调节作用。其中研究最深入的为

HSP70超家族。HSP70在胰腺炎患者中高表达,具有缓冲胰腺炎症损伤的作用。在胰腺炎模型建立之前,对其进行热刺激、注射肾上腺素或服用砷剂,诱导HSP70的高表达,可以有效地减轻胰腺损伤程度。这为临床重症胰腺炎患者的干预治疗提供了一个有效的治疗途径,但是HSP70或其他热休克蛋白如何改善胰腺炎的损害的具体机制并不清楚。

凋亡与坏死平衡

重症胰腺炎的特点之一便是广泛的腺泡细胞坏死,而凋亡相对少见。许多研究发现干扰其坏死与凋亡之间的平衡将影响胰腺炎病损的程度:以凋亡为主的胰腺炎,病损程度较轻;而以坏死为主者,病损较重。其具体机制到目前为止还没有进一步深入研究。

预防干预和治疗措施

通过以上的讨论,明确了许多调节胰腺炎损伤严重程度的因素,并且知道通过各种干预手段减少促炎因子的表达和作用后可以减轻胰腺炎损伤。不幸的是,大量的研究发现对胰腺炎发病早期应用以上的干预措施是有效的,而将其用于对已经发生胰腺炎症损害的后期患者进行治疗,效果不佳。这一现象在临床上已得到证实。

慢性胰腺炎

目前的主流观点认为,慢性胰腺炎是急性胰腺炎反复发作后的结果,但是不同于急性胰腺炎的是,它具有不可逆性的纤维增生,并伴有胰腺内、外分泌功能的不足。关于慢性胰腺炎的发病机制以及为何仅有部分急性胰腺炎患者进展为慢性,目前还不清楚。最近研究认为慢性胰腺炎的进展依赖于胰腺星形细胞的激活,这种细胞含有平滑肌α-肌动蛋白,可分泌胶原蛋白,在纤维增生过程中有重要作用。还有研究发现在急性胰腺炎患者中也有星形细胞的活化和胶原蛋白的沉积,但是急性胰腺炎中高表达的基质金属蛋白可以降解胶原,阻止其向慢性过程进展。通过基因敲除或在酒精性慢性胰腺炎患者中,基质金属蛋白酶的生成或功能缺陷可导致胰腺炎的慢性化。

总结与回顾

胰腺炎是一类多阶段进展的疾病(图2.4)。胰腺炎的启动因素包括胆管结石、胰腺毒性药物、过量饮

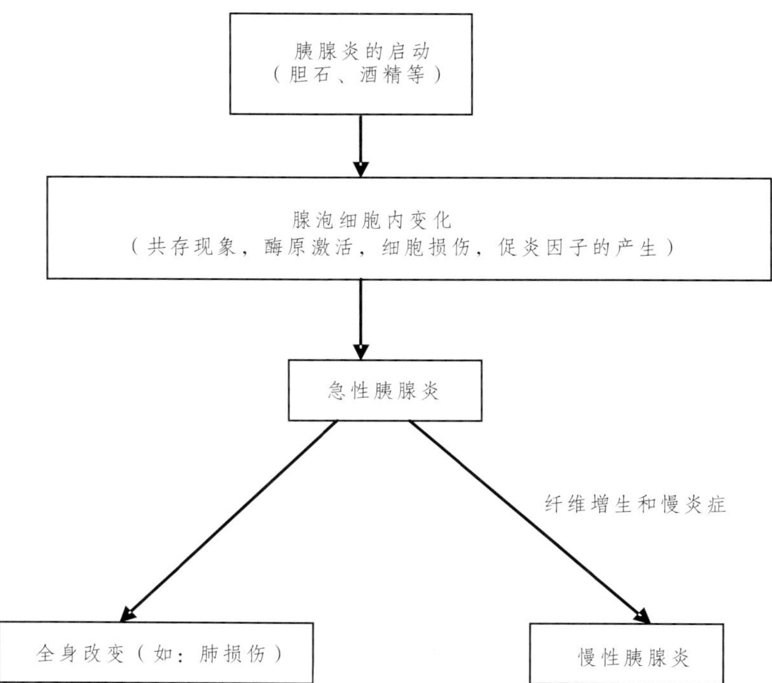

图2.4　胰腺炎的发病阶段。

酒等。它们抑制胰腺腺泡细胞内消化酶的分泌,同时使消化酶原与溶酶体水解酶共存于同一胞内小泡中,引起消化酶原的激活和腺泡细胞损伤。此外,胞内酶原的激活导致大量促炎因子的产生,这些因子调控着胰腺炎病损的程度以及伴发的全身损害的程度,如急性肺损伤(ARDS)。反复坏死性胰腺炎引起纤维增生修复和慢性炎症反应,最终发展为慢性胰腺炎。

以上关于胰腺炎发生过程的观点为临床预防和/或治疗提供了有力的理论依据,对急性胰腺炎早期触发因素的了解为预防其发生提供了有力的手段。而有关促炎与抗炎因子的理论为临床减轻胰腺损伤和胰腺外并发症如ARDS提供了指导。在胰腺炎启动与后期强大的炎症因子释放、炎症损伤之间为临床治疗的最佳窗口期。

(付雍 译 宋一民 赵玉沛 校)

推荐读物

Bhagat L,Singh V,Hiertaranta A,Agrawal S,Steer M,Saluja A. Heat shock protein 70 presents seretagogue-induced cell injury in pancreas by preventing intracellular trypsinogen activation. *J clin Invest* 2000;106:81–89.

Bhatia M,Saluja A,Singh V *et al.* Complement factor C5a exerts an anti-inflammatory effect in acute pancreatits and pancreatits-associated lung injury. *Am J Physiol* 2001;280: G974-G978.

Frossard JL,Saluja AK,Bhagat L *et al.* The role of intracellular adhesion molecule 1 and neutrophils in acute pancreatits and pancreatits-associated lung injury. *Gastroenterology* 1999;116:694-701.

Gukovskaya AS, Gukovsky I,Zasnninovic V *et al*. Pancre-atic acinar cells produce,release,and respond to tumor necrosis factor- alpha.Role in regulating cell death and pancreatits. *J Clin Invest* 1997;100:1853-1095.

Halang K W,Lerch MM,Brandt-Nedelev B *et al.* Role of cathepsin B in intracellurlar trypsionogen activation and the onset of acute pancreatits. *J Clin Invest* 2000;106:773–781.

Hofbauer B,Saluja AK,Lerch M *et al.* Intra-acinar cell activation of trypsinogen during caerulein-induced pan-creatits in rats. *Am J Physiol* 1998;275:G352-G362.

Kaiser A, Saluja A, Sengupta A, Saluja M, Steer ML. Re-lationship between severity,necrosis and apoptosis in five models of experimental acute pancreatits. *Am J Physiol* 1995;38:C1295-C1304.

Kloppel G, Maillet B. The morphological basis for the evo-lution of acute pancreatits into chronic pancreatitis. *Virchows Arch A* 1992;420:1–4.

Lerch MM, Saluja AK, Dawra R,Ramarao P, Saluja M,Steer ML. Acute necrotizing pancreatitis in the opossum: earliest morphologic changes involve acinar cells.*Gastroenterology* 1992; 103:205–213.

Lerch MM,Saluja A,Runzi M,Dowra R,Saluja M,Steer ML.Pancreatic duct obstruction triggers acute necrotizing pancreatitis in the opossum. *Gastroenterology* 1993;104:853-861.

Norman J,Franz M ,Messina J *et al*. Interleukin-1 receptor antagonist decreases severity of experimental acute pancreatitis. *Surgey* 1995;117:648-655.

Phillips PA, McCarroll JA,Park S *et al.* Rat pancreatic stellate cells secrete matrix metalloproteinases: implications for extracellular matrix turnover. *Gut* 2003;52:275-282.

Rongione AJ, Kusske AM Kwan K Ashiey SW,Reber HA, McFadden DW. Interleukin 10 reduces the severity of acute pancreatitis in rats. *Gastroenterology* 1997;112:960-967.

Saluja AK,Saito I,Saluja M *et al.* In-vivo rat pancreatic acinar cell function during supramaximal stimulation with cacrulein. *Am J Physiol* 1985;249:G702-G710.

Saluja AK,Bhagat L,Lee HS,Bhatia M,Frossard JL,Steer ML, Secretagogue-induced digestive enzyme acti-vation and cell injury in pancreatic acini. *Am J Physiol* 1999;276:G835 - G842.

Sans MD,DiMagno MJ, D'Alecy LG, Williams JA.Cerulein induced acute pancreatitis inhibits protein synthesis in mouse pancreas through effects on eucaryotic initiation factors 2B and 4F. *Am J Physiol* 2003;285:G517-G528.

Singh VP,Saluja AK,Bhagat L *et al.* Phosphatidylinositol 3-kinase-dependent activation of trypsinogen modu-lates the severity of acute pancreatitis. *J Clin Invest* 2001;108: 1387-1395.

Song AM,Bhagat L,Singh V,Van Acker GJD,Steer ML,Saluja AK,Inhibition of cyclooxygenase-2 ameliorates the severity of pancreatitis and associated lung injury. *AM J Physiol* 2001;283:G1166-G1174.

Steer ML. Frank Brooks memorial Lecture: The early intraacinar cell events which occur during acute pan-creatitis. *Pancreas* 1998;17:31-37.

Van Acker GJD,Saluja AK,Bhagat B,Singh VP,Song AM, Steer ML.Cathepsin B inhibition prevents trypsinogen activation and reduces pancreatitis severity. *Am J Physiol* 2001; 283:G794-G800.

Whitcomb DC,Gorry MC,Preston RA *et al.* Hereditary pancreatitis is caused by a mutation in the cationic trysinogen gene. *Nat Genet* 1996;14:141-145.

3 急性胰腺炎的病理生理:临床关键点

Miguel Pérez-Mateo, Juan Maartínez

除外病因因素的参与,一旦急性胰腺炎形成(见第1章),一些病理生理改变是和临床表现密切相关的。在这些因素中,胰腺的循环变化、其局部及全身的炎性反应、消化道的通透性变化都应予以重视。

胰腺的循环变化

急性胰腺炎的实验模型早期会出现微循环改变,包括血管收缩、毛细血管瘀血、氧供减少、急剧缺血。这些变化导致血管的渗透性增加和腺体的肿胀(水肿性或间质性胰腺炎)。血管损伤会导致局部的微循环障碍,继而加重胰腺的损伤。最近对急性胰腺炎患者的临床研究发现,在急性重症胰腺炎的早期,肠系膜上动脉脉冲指数(通过多普勒超声检测)会降低。

也有一些关于胰腺缺血再灌注损伤方面的推测。血管收缩导致缺氧,继之重新氧和后血管舒展。在再灌注/血管舒张期,氧分子的重新释放促使次黄嘌呤转化成黄嘌呤,从而引发氧自由基的释放。介导血管收缩/舒张的介质是血管内皮素 (血管收缩)和NO(血管舒展)。内皮素和NO之间的不平衡可能是引起局部血流动力学和局部灌注调整的主要原因。事实上据报道,在胰腺及弥漫性肠坏死的患者中存在极高的血浆内皮素-1浓度,在急性胰腺炎的实验模型中也证实了胰腺来源的内皮素。另一方面,尿液中的亚硝酸盐,作为NO的稳定的代谢产物,已经被证明在重症胰腺炎患者中有升高,可能是内毒素介导的可诱导NO合酶(iNO)活性上调的结果。然而,不能明确定论iNO的药物学抑制在急性胰腺炎病程中有益或有害。

另外一个在急性胰腺炎的病理生理中可能涉及的血管活性介质就是amylin。这种37个氨基酸的多肽由胰岛B细胞分泌,引起选择性的外分泌血流灌注不足。急性重症胰腺炎患者的血浆amyline水平明显高于轻型胰腺炎患者。

最近已经证明,包括胰腺在内,许多的组织器官有它们自己的肾素-血管紧张素系统。一些实验数据表明,急性胰腺炎会显著上调肾素-血管紧张素系统的作用。在这方面,最近的胰腺炎实验已经进一步表明,肾素-血管紧张素抑制物的应用,如紧张素Ⅱ受体抗体,可以通过改善氧化应激从而避免重症胰腺炎的损伤。这种保护性作用打开了通过使用血管紧张素Ⅱ受体抗体来治疗胰腺炎的新策略。

白细胞趋化、细胞因子释放和氧化应激

炎症是复杂的动态过程,当细胞被有害因素损伤时产生(图3.1),继之损伤的细胞产生活性氧,损伤其他细胞的细胞膜并激发化学趋化物的释放。而且,一些研究表明急性胰腺炎患者存在抗氧化物质(如总抗坏血酸)浓度下降和脂类过氧化物的释放增加。同样,急性轻型胰腺炎的患者和急性重症胰腺炎患者相比有更高的血清抗氧化物 (维生素A和β-胡罗卜素)水平。而且,已经有报道称C反应蛋白(CRP)和抗氧化物浓度呈反比关系。

白细胞迁徙到损伤的组织是一个复杂的瀑布级联生化变化的结果,其中黏附分子起到了关键作用。对两种不同急性胰腺炎的模型的实验研究证明,细胞间黏附分子(ICAM-1)浓度在胰腺、肺和血浆中都有所升高。另一方面,经过组织过氧化酶活性测定,ICAM-缺陷敲除小鼠胰腺组织内的中粒细胞明显变圆钝,这种结果和给小鼠注射抗中性粒细胞血浆结

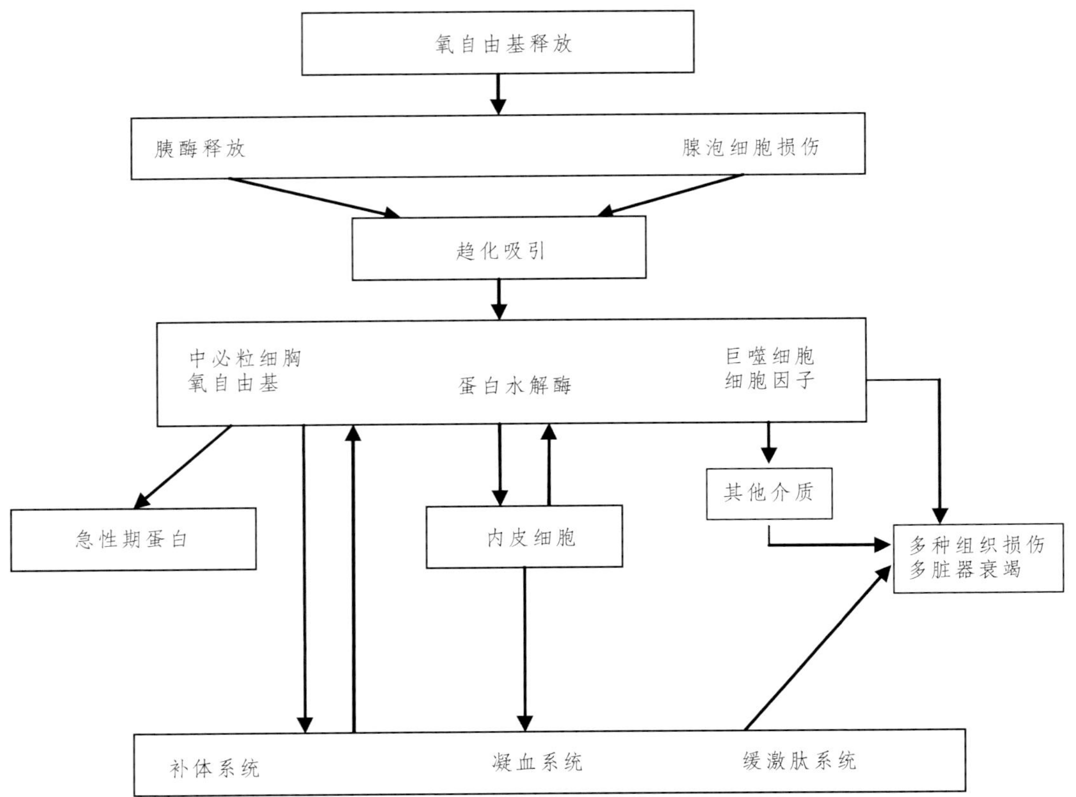

图3.1 急性胰腺炎的病理生理学变化。

果一样。这两种实验操作一起使用和任何一种方法单独使用没有区别，这意味着ICAM-1和中性粒细胞均可作为独立因素促使胰腺炎的发展。在同样的实验研究中，近期的临床研究表明血浆可溶性ICAM-1浓度升高过程的长短反映了急性胰腺炎患者发展为坏死性胰腺炎及临床并发症的风险的大小。

另外，不同的CXC趋化因子如白细胞介素(IL)-8、生长相关原癌基因(GRO)-α和上皮中性粒细胞激活蛋白(ENA)-78，它们的血浆浓度相比，急性重症胰腺炎患者要比急性轻型胰腺炎患者显著增高。另外一种负责将特异的白细胞亚群补充到炎症反应区域的细胞因子是选择素E。在疾病的整个病程中，急性重症胰腺炎患者比轻型胰腺炎患者显示出明显增高的血浆选择素E水平。

侵入损伤组织中的中性粒细构成了第一道防御。继之，吞噬细胞、单核细胞和淋巴细胞也向病灶移动。包括我们在内的一些研究表明，能反映多形核白细胞(PMN)活化水平的PMN弹性蛋白酶的血浆浓度峰值在急性胰腺炎病程的早期就出现了，而且，和轻型胰腺炎相比，重症胰腺炎的PMN弹性蛋白酶浓度有明显的升高。巨噬细胞活化标志物新蝶呤，显示出了和PMN弹性蛋白酶相似的特性，但它的峰值出现较晚。另外，一些研究强调，急性重症胰腺炎的患者存在免疫抑制现象，其循环中的CD3、CD4和CD8淋巴细胞减少，中性粒细胞和单核吞噬细胞受损和胰腺周围单核细胞的人类白细胞分化抗原（HLA)-DR的表达降低。

细胞因子属于低分子量蛋白(16~25kDa)家族成员，许多细胞均可分泌。一般正常组织不存在，经过受体诱导途径刺激产生。细胞因子的分泌是一个非常精密的调节过程，大多数细胞因子的表达受到转录因子如NF-κB的调节。所有的细胞因子都诱导高度特异的细胞表面受体活化。大多数的细胞因子有多种活性，显示出对各种靶细胞的多效性。由于因子系统内有大量的重复性，许多的细胞因子有着相似的生物作用。因此，当任何一种细胞因子缺少时，立刻有其他的细胞因子代替发挥作用。这对于细胞因子抗体治疗的有效使用非常重要，也部分说明了实验中为什么单细胞因子对抗的方法没有临床意义。

促炎症反应因子的血浆浓度在急性胰腺炎病程早期就有升高。和这项发现有关的近期报告称：急性重症胰腺炎患者胰周血单核细胞内有NF-κB的高表达。关于特异性细胞因子，大型的研究集中于肿瘤坏死因子(TNF)-α、IL-1β和IL-1受体抗体(IL-1ra)、

IL-6和IL-10四种。大多数的研究表明，和轻型胰腺炎相比，急性重症胰腺炎患者血浆中存在更高水平的TNF-α。然而，循环中TNF-α的水平并不能作为评价疾病严重程度的可信指标，因为它的分泌方式并不规律，而且，在它进入全身循环之前肝脏会迅速将其清除。在循环中可溶性TNF-α受体的出现提供了一种更好的反应疾病严重程度的指标。急性胰腺炎患者，甚至在TNF-α还测不到的时候，上升的循环TNF-α受体水平就已经能预测器官的衰竭。

IL-1β是另外一种有效的促炎症反应因子。IL-1β的产生伴随着受体及IL-1转化酶的诱导。IL-1转化酶又被命名为半胱天冬酶-1，可以将IL-1β激活为活性形式。IL-1β及IL-1β特异受体抗体(IL-1ra)的产生和急性胰腺炎的严重程度相关联。然而，尽管IL-1β和TNF-α都参与胰腺腺泡细胞损害后的炎症瀑布反应，它们却并非炎症瀑布反应发生的原因。

许多细胞，例如单核/巨噬细胞，内皮细胞和平滑肌细胞均可受内毒素IL-1β和TNF-α的刺激产生IL-6。包括我们自己在内的一些文献报道，和轻型胰腺炎相比，急性重症胰腺炎的患者在住院前几天IL-6水平明显增高。个体病例时间过程显示CRP、磷脂酶A同持续升高的IL-6浓度之间呈现动态平行图，这意味着IL-6和磷脂酶A血浆水平的同源性。另外，IL-6是肝脏产生急性期反应蛋白主要刺激物。我们研究了80个急性胰腺炎患者的CRP水平（轻型和重型各40人）。他们2~4天内CRP(严重度最高预测值单变量)峰值比较，重型组要相对高一些。

IL-10是一种抗炎介质，被认为在急性胰腺炎中起到保护作用。在创伤后的头24小时内IL-10水平急剧上升，继之稳定下降。和急性重症胰腺炎相反，轻型胰腺炎患者的血浆IL-10水平在头24小时内更高。

肝细胞生长因子(HGF)对许多种细胞都是有效的促细胞分裂剂，被认为是组织修复中的关键介质。据报道，在急性胰腺炎患者中存在高水平的HGF。实验证明HGF能阻止在肝脏、肾脏和肺的凋亡细胞死亡，说明它可能是一种在急性胰腺炎中阻止器官损伤的器官营养因子。

其他和细胞因子瀑布级联无关的介质，例如血小板激活因子(PAF)，在复杂的炎症过程中也扮演重要角色。PLA_2被激活的中性粒细胞催化产物PAF作用后从细胞膜磷脂上释放。PAF激活血小板、磷脂，更重要的是增加了内皮的通透性。广泛存在的裂隙导致血容量减少、低血压、低氧血症及其一些器官局部缺血。这就是为什么PAF一直被当做新的治疗方法的靶点。但是，不幸的是临床实验又一次让人失望了。

一些研究报道了相同结果，从而似乎清楚地建立了炎性反应高细胞因子血症和多器官功能不全综合征(MODS)之间的关系。和这些发现一样，同较轻的临床案例相比较，急性胰腺炎和MODS患者有更高血浆浓度的基质金属蛋白酶（MMP)-1，后者和TNF-α有明显直接关系。MMP-1在细胞外基质的降解中起关键作用。因此这种酶一定与急性胰腺炎病例MODS的发病机制紧密相关。

表3.1总结了急性胰腺炎中的主要炎症介质。

表 3.1　急性胰腺炎中的主要炎症介质

炎症介质	相关功能
TNF－α	前炎症因子，激活中性粒细胞，参与休克机制
IL－1β	前炎症因子，激活中性粒细胞，参与休克机制
IL－6	白细胞增殖/激活，急性期反应，发热反应
IL－8、GRO－α、ENA－78	中性粒细胞激活、趋化
PAF	血小板激活、中性粒细胞激活、血管内皮通透性增加
IL－10	抗炎作用，抑制前炎症细胞因子的释放
PMN 弹性蛋白酶	蛋白水解酶
ICAM－1，E－选择素	中性粒细胞黏附
MMP－1	降解胞外基质

发生急性胰腺炎时的胃肠道

肠内的通透性增加

肠道在急性胰腺炎的病理生理中有关键的作用(图3.2)。无论动物模型或急性胰腺炎患者，在症状开始后的72小时内，均被报道有肠道通透性的增加。它和临床表现紧密联系并贯穿整个住院治疗过程。导致肠壁破裂的机制受到争议。pH值的大小和炎症过程的剧烈程度紧密相关，黏膜内的pH剧烈下降表明肠道缺血导致黏膜屏障的破坏。而且，其他因素也可在肠道缺血中相协同，包括内皮素-1、ICAM-1、缺血/再灌注、营养失调及胃肠外营养。另外，已经发现血浆内皮素浓度和肠道通透性的增加紧密相关。和轻型胰腺炎相比较，重症胰腺炎的患者血浆内皮素IgM抗体浓度明显降低。或许可以这样解释,因为抗内皮素抗体结合循环中的内皮素,形成复合物,最终被从循环中清除。此外,内皮素被认为可以引起急性重症胰腺炎患者免疫功能紊乱:诸如Th淋巴细胞缺失,单核吞噬细胞功能下降,网状内皮系统清除α_2-巨球蛋白-蛋白酶复合物的功能紊乱，延迟型皮肤高度敏感性的降低。

从形态学的观点看，和对照组患者的小肠相比,坏死性急性胰腺炎患者的绒毛高度,绒毛高度/囊泡比,以及乳突状细胞指数都有大幅降低。

肠道通透性变化的临床结果

通常认为肠道的通透性变化导致细菌的移位,即细菌或细菌碎片从肠腔迁移到肠腔外的过程。然而,需要指出,大多数用来检测肠道通透性的探针是通过细胞旁来穿过肠屏障，而细菌被认为是跨细胞通过肠屏障的。细菌移位发生在急性胰腺炎的动物模型的早期。在这个阶段，肠道细菌在肠系膜淋巴结、肝脏、脾脏、肺以及胰腺均可发现。尽管关于细菌移位的猜测尚未证实,却有一些支持的间接证据:在坏死性胰腺炎患者中，革兰氏阴性菌是大多数胰腺炎、胰周感染及坏死胰腺的主要致病菌,感染时程图和描述肠道通透性变化的时程图相平行。另一方面,选择性消化消毒的对照实验组显示所有的革兰氏阴性菌所致的胰腺感染之前都有相同的细菌在肠道寄居。

尽管有全身性的内毒素移位的证据，一些人却认为细菌移位的过程可能是一种发生在感染坏死胰腺的局部而非全身，因为他们在急性胰腺炎患者的外周血中检测不出细菌DNA。我们组观察的结果同他们不同，因为在急性胰腺炎患者住院治疗的第一周收集的血样中,有20%可以检测出细菌DNA。

全身炎性反应

我们知道坏死性胰腺炎的全身表现不仅由腺泡细胞的损伤和局部的炎性反应所致，而且与大量的炎性介质释放入血有关。这种观点建立在对坏死性胰腺炎的观察,它们同多发性损伤、烧伤、组织创伤/损伤及大手术一样，达到全身炎性反应综合征

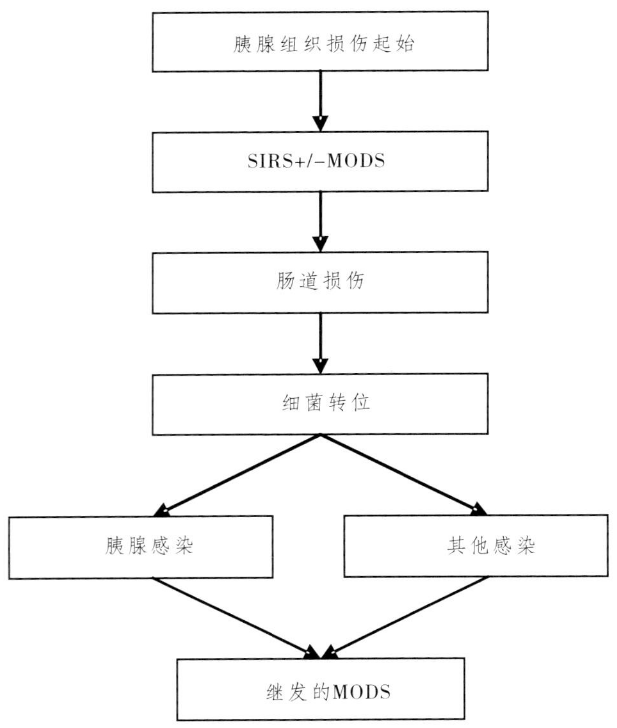

图3.2 发生急性胰腺炎时的胃肠道系统。MODS:多器官功能衰竭;SIRS:全身炎症反应综合征。

(SIRS)的诊断标准，并进一步发展成MODS或脓毒症(表3.2)。相应地，组织创伤/损伤激发三联征系统，包括巨噬细胞、细胞因子和内皮细胞。这种全身性炎症反应综合征(SIRS)、代偿性的抗炎症反应综合征(CARS)、混合性对抗反应综合征均可发展成为MODS，尤其在第二个打击加重病情时 (SIRS占优势)更易导致MODS，或者避免第二个打击时(CARS和SIRS相平衡)病情逐渐消退。

死亡的急性胰腺炎患者可分为两类。大约有50%患者在第一周死亡。这些患者遭受了严重的初打击，发展成严重的SIRS，继而MODS，最终致死。相反，受到严重打击而度过这段时间的患者通常发展成为广泛的胰腺坏死。坏死组织的感染导致脓毒症，持续的SIRS致MODS，最终死亡。

表 3.2 SIRS、败血症、MODS 的诊断标准

SIRS*	肛温 > 38℃或 <36℃ 心率 > 90bpm 呼吸频率 > 20 次/min 或血氧分压 < 32mmHg； 血常规：WBC > 12 000/mm^3 或 < 4 000/mm^3 或 10% 幼稚核型
败血症	SIRS + 明确的感染证据
重症败血症	败血症 + 血液动力学异常
MODS	多脏器功能衰竭，导致不能维持机体内环境稳定

*需要满足两项或更多项诊断标准。

MODS的患者发生不同器官损害。例如肺损伤后形成急性呼吸窘迫综合征就很典型。肺脏水肿充血，导致小气道的塌陷，继而肺的顺应性下降，呼吸衰竭。全身炎性反应的结果是全身循环中的白细胞被激活，继之一些便停留在肺脏的微循环中。炎症持续发展，白细胞迁移到肺脏间质中导致内皮通透性增加和组织水肿。心力衰竭和休克被认为是由血管作用肽和心力衰竭因子所致。急性肾衰被认为由低血容量和低血压所致。代谢综合征包括低钙血症、高脂血症、高血糖以及糖尿病酮症酸中毒。低钙血症的发病机制是多因素的，包括钙皂化斑生成、激素失调(例如甲状旁腺素、降钙素、胰高血糖素)、钙和游离脂肪酸-白蛋白复合物结合及细胞内钙转运。

水肿型胰腺炎和坏死型胰腺炎相比，其全身并发症相对少见。然而，仅有50%坏死型胰腺炎病例发展成为器官衰竭，而且，器官衰竭并不能靠坏死程度及坏死感染的存在与否而预测是否发生。

反应严重程度的因素

已经表明急性炎症疾病，如急性胰腺炎的临床病程存在基因基础，因为特定遗传的细胞因子多态性可产生功能的不同，继而影响到炎症过程的出现。事实上，IgG受体(CD16)以聚糖链糖蛋白形式被中性粒细胞组成性表达，构成IgG复合物。激活的PMNs脱落，CD16可以局部影响正常的调理作用和吞噬作用。CD16的基因多态性已经众所周知，和低表达者相比，高表达者在手术前已经被证明术后脓毒症风险的增加。

CD16的释放通过TNF-α介导。反过来，CD16和IL-1水平受到主要组织相容性复合物(MHC)Ⅱ组(HLA-DR)的基因编码多态性表达的影响。杂合子比纯合子分泌更多细胞因子，所以发展为创伤后的脓毒症的风险更大。

另外，HLA-DR型单核细胞对免疫反应至关重要。这种Ⅱ组MHC的表达是全身性调节的。据报道，术后平稳恢复患者的HLA-DR的表达是增加的，而发展为脓毒症的患者未发现相应增加。

尽管这些发现可能被应用于急性胰腺炎中，然而，IL-1、TNF-α、IL-10的功能性基因多态性被认为是重症胰腺炎的可能决定因素，但仍然没有令人信服的证据。欣慰的是，IL-1ra基因多态性和急性胰腺炎的关系已经有所验证。

从病理生理到临床实践：未来的方向

近来，随着在急性胰腺炎的病理生理方面了解的加深，已经阐明了这些患者产生如此结果的原因。重要的是，已经证实急性重症胰腺炎患者胰腺腺体的病变和严重的全身炎症反应有关系，而且这种反应和预后呈平行关系。结果，血浆/尿液中一些炎症级联反应的介质或酶的激活产物的检测，例如PMN弹性蛋白酶、IL-6、胰蛋白酶原激活肽、羧肽酶原激活肽都经常用来早期预测疾病的严重程度。

因此，确认这些在SIRS和MODS发展过程中的细胞因子，或炎症过程中起关键作用的因素就显得非常重要了。然而，尽管有实验证据表明阻断IL-1或TNF-α可以明显减轻胰腺炎的进展，但采用阻断一些炎症介质从而达到控制急性胰腺炎的炎症过程的治疗学方法一直让人失望。存在差别的主要原因之一是应用药物的时间。患急性胰腺炎的患者细胞因子合成发生在疾病的最初几小时，直到症状开始后的36~48小时达到峰值，急性重症胰腺炎发展为多器官功能衰竭多在疾病开始后2~4天。这需要用短暂的2~3天的窗口期来对抗那些急性胰腺炎患者可能产生的炎症介质，从而达到控制炎症过程的目的。

在急性重症胰腺炎中，由于不同的细胞因子以复杂的方式同时作用，仅部分途径能解释为什么阻断这些因素中的一个不能治愈胰腺炎，因此提倡在将来的研究中使用不同对抗剂和调节剂的混合物。再者，由于以前对脓毒性休克（抗TNF-α、可溶性TNF-α受体、IL-1ra、可溶性IL-1受体）的患者使用不同种类的药物治疗的否定性结论，也降低了对这种革命性治疗方法的热情。然而，我们认为一些因素对控制急性重症胰腺炎的治疗性尝试中仍有一席之地。与脓毒性休克患者不同，诊断急性胰腺炎只是简单的过程，虽然患者通常是相似的，但是疾病潜在风险的出现是不确定的。

将来，在处置这些患者时治疗学方法可能会被考虑。例如使用抗炎症细胞因子IL-10的方法，在内镜逆行胰胆管造影术后发生急性胰腺炎治疗方面取得有希望的结果。研究的另外一方面，即作为“器官衰竭引擎”的肠道受到了重视，使用内皮素、ICAM-1拮抗剂时，急性胰腺炎患者肠道损害的病理中相关的因素应予证明。

最初很有希望的肠道消毒的结论应该用于精确设计的治疗性实验中，或许还应包括结肠灌洗。最后，富含谷氨酰胺的肠道营养也显示了很有前途，也应该被广泛地研究。

（樊趈 译 宋一民 张太平 校）

推荐读物

Ammori BJ. Role of the gut in the course of severe acute pancreatitis. *Pancreas* 2003;26:122-129.

Bathia M, Brady M, Shokuchi S, Christmas S, Neoptolemos J, Slavin J. Inflammatory mediators in acute pan-creatitis. *J Pathol* 2000;190:117-125.

Makhija R, Kingsnorth AN. Cytokine storm in acute pancreatitis. *J Hepatobiliary Pancreat Surg* 2002;9;401-410.

Norman J. The role of cytokines in the pathognesis of acute pancreatitis. *Am J Surg* 1998;175:76-83.

Weber CK, Adler G. From acinar cell damage to systemic inflammatory response:current concepts in pancreatitis. *Pancreatlolgy* 2001;1:356-362.

4 急性胰腺炎的临床诊断

J.enrique Dominguez-Munoz

急性胰腺炎是一种临床综合征，其主要特点是腹痛和胰酶升高。临床和病理的发现在1889年被首次报道。然而，尽管现有大量的实验室及放射检测方法，胰腺炎的诊断仍然较难。30%~40%胰腺炎漏诊率的尸检研究说明了一个事实：我们低估了胰腺炎诊断的复杂性。

病史和体检

腹痛是急性胰腺炎最主要的特征，患者发生率大约是95%。军团病、杀虫剂中毒、术后状态以及透析患者患胰腺炎时有无腹痛的报道。疼痛通常发生在上腹部和脐周，50%的病例有背部放射痛。偶尔，疼痛会弥散或放射到下腹部。更少见的是胸部放射痛。开始是频繁的锐痛，在30~60min内达到最大强度。疼痛通常非常剧烈，令人烦躁不安并且持续时间较长。患者经常描述：起初感到不舒服，最终可能出现不能休息。有时候，通过弓背增加腹膜后间隙可以减轻疼痛，通常大剂量的止痛药才能控制疼痛。大多数的患者会发生恶心、呕吐，这时需要插入鼻胃管减压。

在急性胰腺炎的鉴别诊断中应该考虑：下壁心梗、消化性溃疡(包括胃和十二指肠穿孔)、肠缺血或穿孔、肠绞窄或梗阻、胆囊绞痛、胆囊炎、阑尾炎、憩室炎、主动脉裂孔疝、卵巢蒂扭转或者异位妊娠。以上的大多数疾病是外科或急诊疾病，需要立即手术治疗。穿孔通常会出现剧烈的弥散性腹痛和穿孔征，例如板状腹和反跳痛。胰腺炎的腹痛通常局限在上腹部，有轻微的肌紧张。胆绞痛和胆囊炎局限在腹部的右上象限，但是经常也会发生在上腹部的中心，和胰腺炎的痛区相似。腹部超声可以鉴别胆总管结石和胆囊炎。肠梗阻可以导致阵发性腹痛，有明显的腹胀，甚至有时呕粪。肠绞窄和肠穿孔有不同程度的腹痛，但是经常出现症状和体征不一致，疼痛进展比胰腺炎要快。阑尾炎可以通过病史及疼痛的位置与胰腺炎相鉴别。

轻型胰腺炎患者可以出现不适，重要的体征可能是阴性的。然而，重症胰腺炎患者可以出现中毒症状，非常严重。这些患者，由于脱水及剧烈疼痛可以出现低血压、心动过速。胰腺炎患者大约60%出现低热。入院期间，一些患者出现高热意味着胆管炎的发生。呼吸急促可能是疼痛、发烧或肺部疾患所致。

查体结果也可以是不同的。急性胆源性胰腺炎可以表现为黄疸。心脏的查体可以发现心动过速。肺部查体可以发现因胰腺炎性渗出物刺激膈肌和腹痛所致的呼吸表浅。肺部的听诊和叩诊可以发现胸膜渗液，渗液多在左侧胸膜腔或双侧，很少局限在右侧。腹部查体大多可发现膨隆和触痛，尤其是在上腹部。轻型胰腺炎患者描述为中等疼痛，但仍需要处理。然而，重症胰腺炎患者可以有明显的触痛，甚至板状腹，出现腹膜炎症状。出现肠梗阻时，肠鸣音降低。胰腺渗液的局部外渗可以出现腰肋部(Grey Tuner征)或脐周(Cullen征)的瘀斑。这两种体征仅出现于3%的急性胰腺炎患者，死亡率为35%。

其他的查体发现同样非常有价值。例如，类脂环提示高甘油三脂血症，带状角膜病提示高钙血症。有时候，出现普尔夏氏视网膜病导致视力下降。皮肤查体可以发现位于四肢远端，甚至于躯干、臀、头皮的皮下脂肪坏死(脂膜炎)。多发关节炎也可出现。

实验室诊断

血浆或尿液检测可以用来支持急性胰腺炎的诊

断,帮助确定病因。影像学报告可证实诊断。

淀粉酶

胰腺淀粉酶（1,4-a-D葡聚糖水解酶）是一种酶，由胰腺腺泡细胞水解内部复杂碳水化合物的a-1,4链形成。在急性胰腺炎时,胰酶分泌入胰液的通路受阻,导致腺体外渗物形成,后者再通过小静脉和淋巴管重新吸收入全身血液循环。在两小时内淀粉酶血浆浓度升高,48小时内出现峰值,通过肾和肾外调节机制,在3~5天内逐渐正常。由于快速清除及半衰期很短,使得在疾病早期,血浆淀粉酶恢复正常以前,酶浓度的变化并不很重要。应注意,血浆淀粉酶浓度和病因及严重程度均无关。

总的血浆淀粉酶浓度升高通常被认为是诊断急性胰腺炎的金标准。然而,这种检测也有局限性。在一个评估血浆酶诊断准确性的研究中发现，敏感性只有83%，而且在以下三种情况中其检测准确性尤其受限：

- 如果在症状开始后几天才检测，血浆酶浓度可能已经恢复正常。
- 并发高甘油三脂血症者酶水平可以是正常的。可能是通过一种抑制因子经过一系列稀释而抵消。
- 慢性腺泡细胞受损（如慢性酒精性胰腺炎）时,胰腺本身不能产生足够的胰酶使浓度升高。

总之,如果血浆酶浓度正常,却高度怀疑急性胰腺炎，应该行血浆脂肪酶水平和计算机断层扫描(CT)检查以便确诊。

酶水平升高并不都意味着胰腺炎的发生（表4.1)。有很多非胰腺来源的淀粉酶,包括唾液腺(产生最多的对碘氧基苯甲醚酶)、卵巢、输卵管,这些器官的病变也可导致高淀粉酶血症,而并非胰腺炎。最常见的腹腔内疾病也可导致高淀粉酶血症，例如消化性溃疡穿孔、肠梗阻、肠系膜梗死(如从肠腔内渗漏,继之腹膜重吸收)和胆囊疾病(如胆囊炎)。其他原因亦可导致非胰腺源性的高淀粉酶血症，包括尿量不足(清除障碍)、急性酒精中毒(通常是唾液淀粉酶)、糖尿病酮症酸中毒、肝转移癌、头部创伤及肺癌。

另外还有一种高淀粉酶血症称巨淀粉酶血症,其实质是淀粉酶结合免疫球蛋白(IgA或IgG)形成的大分子免疫复合物。这些复合物太大,肾小球不能将其滤过,逐渐造成淀粉酶水平升高。这些良性病变大致占慢性无法解释的高淀粉酶血症的28%，当尿淀粉酶水平很低而血浆淀粉酶升高时应给予考虑。

表4.1 导致高胰淀粉酶血症的原因（取自 banks,1985 年）

胰腺疾病
急性胰腺炎
胰腺炎并发症,如假性囊肿,胰腺积液
胰腺癌
内镜逆行胆胰管造影
胃肠道疾病
胆囊疾病,如胆囊炎
肝炎/肝硬化
肠道穿孔或损伤
肠道缺血或栓塞
肠梗阻
急性阑尾炎
急性憩室炎
主动脉瘤
急性妇产科疾病
输卵管炎
异位妊娠
卵巢囊肿
唾液腺疾病
腮腺炎
唾液腺管结石梗阻
蝎子叮咬
酒精影响
肿瘤
卵巢乳头状囊腺癌
肺癌
巨淀粉酶血症
肾功能不全
代谢性疾病
糖尿病酮症酸中毒
神经性厌食症
其他
肺炎
颅内出血
前列腺增生
药物,包括阿片制剂

因为有许多非胰腺源性的高淀粉酶血症，血浆淀粉酶诊断胰腺炎的准确率只有88%。通常,使用排除性诊断2~3次时准确性会超过90%。

检测淀粉酶的同工酶已经被认为是确定高淀粉酶血症意义的一个方法。胰腺淀粉酶(P-异淀粉酶)一般占总血浆淀粉酶的40%，剩余部分由唾液淀粉酶组成。在急性胰腺炎时,P-异淀粉酶升高约3倍。据报道,P-异淀粉酶诊断急性胰腺炎时的敏感度和特异度分别高达90%和92%。然而,在肾功能不全、消化道疾病如穿孔、缺血、内镜逆行胰胆管造影(ERCP)或吗啡治疗时,P-异淀粉酶也会升高。因此,胰腺的异淀粉酶并不比总淀粉酶更实用,在急性胰腺炎的诊断中仍然发挥不了作用。

在急性胰腺炎时,由于肾脏清除率的提高,胰腺淀粉酶在尿液中的浓度也会升高。正常的淀粉酶/肌酐清除率比大约是3%,在急性胰腺炎时可以升高到6%~10%,甚至更高。然而,也有尿液清除率正常的急性胰腺炎的报道。这种检测的特异性也会受限,因为存在非胰腺而致的尿液清除率升高的情况,譬如严重的烧伤、糖尿病酮症酸中毒、行军性血红蛋白尿、神经性厌食症及手术后。而且,肾功能不全会导致肌酐清除率下降从而使其和淀粉酶清除率的比例失调。因此,在诊断急性胰腺炎时,尿液清除率并不比血浆淀粉酶测定更有意义。淀粉酶/肌酐清除率比可以用来证实巨淀粉酶血症的诊断,其特点是:由于此病尿液淀粉酶浓度很低,因此比值也非常低。

脂肪酶

胰腺脂肪酶是水解甘油酯组成的长链脂肪酸,由腺泡细胞合成。在急性胰腺炎时,血浆脂肪酶通过和淀粉酶一样的机制而升高。血浆脂肪酶在症状开始后4~8小时开始升高,24小时达峰值。因为它的半衰期比淀粉酶的半衰期长,所以脂肪酶升高能存在8~14天。因此,脂肪酶的优势在于诊断的敏感度上升,因为它从有症状开始到实验室检测升高的时间更长,脂肪酶水平恢复正常的时间延长。通常认为,血浆脂肪酶升高到正常值的2~3倍特异度和敏感度更高(分别是95%和96%),比淀粉酶更准确,尤其在胰腺炎病程的后期更明显。

和高淀粉酶血症相似,高脂肪酶血症并非胰腺炎特有。人体有两种来源的脂肪酶,这比淀粉酶的来源少。它们分别是胃脂肪酶及非特异性肝甘油三酯脂肪酶。可以引起高脂肪酶血症的情况有:腹腔内病变包括消化道疾病,如炎症性肠道疾病、消化性溃疡疾病、肠穿孔、小肠梗阻或绞窄、腹部创伤(通过和淀粉酶相同的机制),肝胆疾病如肝炎、胆汁梗阻、胆囊炎,腹腔外疾病包括高甘油三酯血症、糖尿病酮症酸中毒以及肾功能不全。在这些疾病中脂肪酶上升通常不超过3倍。同巨淀粉酶血症一样,临床上也会出现巨脂肪酶血症,尽管非常少见,在霍金淋巴瘤、克隆病及伯克肉瘤已有报道。

淀粉酶和脂肪酶

习惯上选择淀粉酶检测诊断急性胰腺炎,但是如果选择高的灵敏度和特异度,脂肪酶检测会更有价值。然而,许多临床医生在腹痛的诊断中常常将两种酶都检测。两者结合起来并不能提高准确性。当两种酶中只有一种升高时,诊断的难度就增加了。例如,约32%淀粉酶水平正常的患者经过放射影像学证实为急性胰腺炎,这些患者在实验室检查之前并没有酒精性或慢性胰腺炎频繁发作的既往史。这时,准确诊断急性胰腺炎就要靠升高的血浆脂肪酶浓度或影像学检查。脂肪酶/淀粉酶比曾被建议做为酒精性胰腺炎的病理诊断方法。尽管一些研究表明其比值大于3对酒精性胰腺炎的鉴别诊断有意义,但其比值缺乏敏感性,仅能分辨出约2/3的酒精性胰腺炎病例。

肝功能测定

转氨酶测定最初被用来做胆源性胰腺炎和其他原因胰腺炎的鉴别诊断。最近的荟萃分析证明急性胰腺炎中,有3倍或更高的丙氨酸氨基转移酶(ALT)升高对胆源性胰腺炎的诊断有95%的阳性预测值。然而,值得注意的是仅有一半的胆源性胰腺炎患者有显著的血浆ALT升高。因此,ALT升高小于正常值的3倍并不能排除胆源性胰腺炎的诊断。

其他诊断检查

胰蛋白酶原是一种分子量25kDa的胰腺蛋白酶,以两种亚型(胰蛋白酶原-1和胰蛋白酶原-2)分泌至胰液中。在急性胰腺炎时,胰蛋白酶原-2在血浆和尿液中的浓度都上升约10倍。在2项约500例患者的实验中,用试纸做尿液胰蛋白酶原-2检测,发现其敏感度和特异度分别是92%~94%和95%~96%,阴性预测准确率是99%,因此,检测阴性排除胰腺炎的可能性很大。作者认为检测阴性可以快速排除胰腺炎。但是,检测阳性需要进一步检查,进一步验证这种检测方法是必要的。检测血浆胰蛋白酶原-2已经显示出令人鼓舞的初步成果。

血浆免疫反应性胰蛋白酶、糜蛋白酶、弹性蛋白酶、磷脂酶-A2、巨球蛋白α2、胰腺活化蛋白、变性血清蛋白、羧肽酶和羧基酯水解酶水平测定均可用于胰腺炎的诊断。但是以上检测指标和血浆淀粉酶及脂肪酶比较,并不更加准确,而且检测费用并不经济。

影像学

最初影像学是为了证实诊断,弄清胰腺炎的可能原因和估计病变范围及并发症。

超声检查

腹部超声不止用来诊断胰腺炎,它的作用还包括排除胆道结石所致的胰腺炎,以及排除其他疾病,如急性胆囊炎或肝脓肿。胰腺的影像经常受到胃肠道气体的干扰。胰腺炎的诊断包括弥漫的腺体增大、间质水肿、胰腺局部区域出血或坏死而形成的胰腺组织的低回声及腹腔游离液体。

计算机断层摄影术

薄层多排CT和静脉注射对照是最重要的放射影像学检查方式。它不仅可用来诊断急性胰腺炎,还可排除其他原因腹痛,如肠系膜血管栓塞、十二指肠穿孔。CT还可以用来检测胰腺炎的严重程度和确定相关的并发症。

支持急性胰腺炎诊断的CT影像包括胰腺的弥漫性水肿和体积增大、胰腺实质密度不均匀、胰周的条索影、胰周的脂肪平面消失、胰周液体聚集。胰腺坏死通过静脉注射对比的方法可以表现为局部或弥漫的胰腺实质非强化影。在轻型胰腺炎的病例中,CT可以是正常的。

磁共振成像

随着技术的进步,尤其是磁共振胰胆管造影术(MRCP)技术的发展,通过磁共振成像来诊断胰腺炎逐渐普及。MRCP用来检测胰腺坏死和判定严重程度,它的准确性和CT一样,但是在胰管解剖显影和胆总管结石的诊断方面更胜一筹。此外,还减少了使用钆对比潜在的肾毒性。

然而,尽管有这些优势,在大多数医院里,CT检查比MRCP检查更及时、经济,因此成为更常用的放射影像学检查手段。

内镜逆行胰胆管造影(ERCP)

ERCP检查在急性胰腺炎时禁用。它主要用于治疗胆总管结石及胆管炎,以及一旦胰腺炎复发或治疗无效时显示胰管的解剖结构。

超声内镜

内镜超声是一种治疗胰腺疾病的急诊技术。然而,在急性胰腺炎的诊断中尚未应用。它也可以做为一种诊断胆总管结石的方法。

结　论

目前,血浆脂肪酶水平超过正常值3倍以上被认为是诊断急性胰腺炎最准确的检测。尿液胰蛋白酶原-2水平检测也是一种准确诊断急性胰腺炎的方法,但是价格较高。薄层多排CT扫描及静脉注射对比显影是一种证实诊断的研究方法。

(樊超　译　　宋一民　张太平　校)

推荐读物

Balthazar EJ, Freeny PC, van Sonnenberg E. Imaging and intervention in acute pancreatitis. *Radiology* 1994;193:297-306.

Banks PA. Tests related to the pancreas, In: JE Berk (ed.) *Bockus Gastronterology*, 4th edn. Philadelphia: WB Saunder, 1985:427-444.

Banks PA. Practice guidelines in acute pancreatitis. *Am J Gastroenterol* 1994;92:377-386.

Chase CW, Barker DE, Russell WL *et al.* Serum amylase and lipase in the evaluation of acute abdominal pain. *Ann surg* 1996;62:1028-1033.

Dervenis C, Johnson CD, Bassi C *et al.* Diagnosis, objective assessment of severity and management of acute pancreatitis (Santorini Consensus Conference). *Int J Pan-creatol* 1999;25:195-210.

Dominguez-Muñoz JE. Diagnosis of acute pancreatitis: any news or still amylase? In: M Buchler, E Uhl, H Friess, PMalfertheiner (eds) Acute Pancreatitis: *Novel Concepts in Biology and Therapy*. Oxford:Blackwell Science, 1999:171-179.

Elmas N. The role of diagnostic radiology in pancreati-tis. *Eur J*

Rodiol 2001;38:120-132.

Frank B,Gottlieb K. Amylase normal,lipase elevated:is it pancreatitis?A case series and review of the litera-ture. *Am J Gastroenterol* 1999;94:463-469.

Gullo L.Chronic nonpathological hyperamylasemia of pancreatic origin. *Gastroenterology* 1996;110:1905-1908.

Hedstrom J,Kemppainen E,Andersen J *et al* . A comparison of serum trypsinogen-2 and trypsin-2-α_1-antitrypsin complex with lipase and amylase in the diagnosis and assessment of serverity in the early phase of acute pancreatitis. *Am J Gastroenterol* 2001;96:424–430.

Keim V,Teich N,Fiedler F *et al.* A comparison of lipase and amylase in the diagnosis of acute pancreatitis in patients with abdominal pain. *Pancreas* 1998;16:45–49.

Kemppainen EA,Hedstrom JI,Puolakkainen PA *et al.* Rapid measurement of urinary trypsinogen-2 as a screening test for acute pancreatitis. *N Engl J Med* 1997;336:1788-1793.

Lankisch PG, Banks PA (eds) *Pancreatitis*. Berlin: sprin ger-Verlag,1998.

Lescesne R, Tourel P, Bret PM *et al.* Acute pancreatitis: interobserver agreement and correlation of CT and MR cholangiopancreatography with outcome. *Radiology* 1999:211:727-735.

Tenner S, Dubner H, Steinberg W. Predicting gallstone pancreatitis with laboratory parameters:a meta-analysis. *Am J Gastroenterol* 1994;89:1863-1866.

Toouli J,Brooke-Smith M, Bassi C *et al.* Working party report: guidelines for the management of acute pancreatitis. *J Gastroenterol Hepatol* 2002;17(suppl)S15-S39.

Treacy J,Williams A,Bais R *et al.* Evaluation of amylase and lipase in the diagnosis of acute pancreatitis. *Aust NZ J Surg* 2001:71:577-582.

Yadav D,Nair S,Norkus EP *et al.* Nonspecific hyperamylasemia and hyperlispasemia in diabetic ketoacidosis:incidence and correlation with biochemical abnormalities. *Am J Gastroenterol* 2000;95:2123–2128.

Yadav D,Agarwal N,Pitchumoni CS. A critical evaluation of laboratory tests in acute pancreatitis. *Am J Gastroenterol* 2002;97:1309-1318.

5 急性胰腺炎病因诊断原则

J.enrique Domínguez-Muñoz

急性胰腺炎是一种常见病，发达国家住院治疗的最常见的消化道疾病之一。不同人群的发病率变化很大，每年每十万人中的发病数从5.4到79.8人次不等。尽管认为英国和荷兰的发病率较美国、芬兰或西班牙低，这种地域差别仅能部分解释不同人群报告的差异。研究设计的不同可能是造成差异的主要原因，因为计算急性胰腺炎的发病率，前瞻性研究较回顾性研究的率值高。在诊断急性胰腺炎时不同的标准也是造成差异的原因之一。前瞻性研究能更明确设计以计算出急性胰腺炎的发病率。根据目前的规定，急性腹痛和血浆/尿液中的胰酶水平上升至少正常值的上限两倍。急性胰腺炎的发病率每年每十万人的发病率波动在20~40人之间。在40~60岁之间有一个发病高峰。男女发病率无明显差异。

急性胰腺炎的病因学

有一些被普遍认同的造成急性胰腺炎的潜在原因（表5.1）。在这当中，超过80%的发病诱因是胆囊结石和饮酒，引起发病的其他的原因频率明显较低。正确认识它们和应用恰当的治疗策略在避免复发方面有重要意义。

胆囊结石

众所周知，胆管的结石和泥沙可引起急性胰腺炎。在大多数国家，这都是引起该疾病的最常见原因。此外，大约有75%被认为是原发性疾病的病例是由小结石所致。通过胆囊切除和胆总管取石来阻止疾病的复发被证明是治本的方法。

尽管胆囊结石和急性胰腺炎之间有密切的关系，但是，只有很小部分的胆结石患者发展为胰腺炎。事实上，胆结石患者占到总人口的12%，美国研究显示胆结石患者患急性胰腺炎的风险比正常人群患病风险高12~35倍。在西班牙，两项不同的研究均得出了一致的结论：胆结石患者患急性胰腺炎的OR值为6.7。

胆结石致急性胰腺炎的机理仍不清楚。最可能的是结石通过乳头排出时导致一过性胆管和胰管的梗阻引发了急性胰腺炎。小结石（直径<5mm）更易从胆囊经胆囊管排出，从而比大结石更易引发胰腺炎。同样，小结石通过乳头途径可以导致壶腹水肿和二次梗阻继而引发胰腺炎。

酒精

在大多数国家，饮酒是引发急性胰腺炎的第二个最常见的原因。尽管可能存在酒精摄取量和急性胰腺炎风险之间的直接关系，但个体对酒精的易感性却不相同。因此，有时仅日常社交摄取的酒精量就足以导致急性胰腺炎。据统计，平均每日饮用90g酒精造成患胰腺炎的风险和胆结石造成胰腺炎的风险相当。急性过量摄入酒精可引起急性胰腺炎发生，而慢性酒精消耗通常引起慢性胰腺炎的急性发作。给急性酒精性胰腺炎患者诊断潜在的慢性胰腺炎是非常困难的。由于超声内镜影像在慢性胰腺炎早期检测的高敏感性，其有助于这种情况的检出。

尽管基因和环境因素可能是影响因素，但酒精导致胰腺损伤的确切机理尚不清楚。另外，酒精可以通过腺泡细胞或腺泡过敏化胆囊收缩素来增加酶的合成。

代谢紊乱

高甘油三酯血症是众所周知的导致急性胰腺

表 5.1　急性胰腺炎的病因

细胞毒素和代谢产物
酒精
高脂血症
高钙血症
药物
蝎毒
机械因素
胆结石，胆汁瘀积
壶腹部梗阻
胰液排出不畅
Oddi 括约肌功能不良
胰腺分裂
先天畸形
其他
缺血
医源性损伤
感染
遗传因素
自身免疫
胆道纤维化

炎的原因。高脂血症的胰腺炎患者的血浆甘油三酯常常高达1 000mg/dL。乳糜微粒浓度增高使得血浆肉样观呈乳白色。Ⅰ和Ⅴ型高脂血症患者和嗜酒的患者会患高甘油三酯血症性胰腺炎，酒精摄入是主要的因素，可以提高血浆甘油三酯。事实上，在酒精相关性急性胰腺炎初期，有时很难评估高甘油三酯血症潜在的作用。临床上，急性高脂血症型胰腺炎通常比较严重，大约50%的患者出现坏死性胰腺炎。因此，对脂蛋白代谢紊乱者用足够的食物疗法、药物学治疗及禁酒对预防胰腺炎的复发非常重要。

尽管习惯上已经接受高钙血症是引发急性胰腺炎的原因，但是当今应该再次评价。虽然甲状旁腺功能亢进症和胰腺炎之间的关系已经被多次报道，其他潜在的致胰腺炎的病因也频繁出现在这些患者身上。据报道，甲状旁腺功能亢进症患者的急性胰腺炎发病率极低。另外，一些文献显示这种患者患胰腺炎的风险和所有住院患者患胰腺炎的风险一致。总之，只有剔除了其他任何一个导致疾病的潜在原因，才能认为高钙血症是导致急性胰腺炎的潜在原因。

药物

许多种药物都被证明和急性胰腺炎的发生有关，它们大都出现在个案报道中。主要基于反复报道的药和急性胰腺炎的关系和重新介绍的药和疾病复发之间的关系，药物和胰腺炎之间的联系强度可分为确定、可能和大概三种。尽管一些药物如利尿剂、磺胺类药物和类固醇药物通过直接的毒性作用造成急性胰腺炎，但是大多药物相关性胰腺炎病例可能是由于个体的高过敏性所致。事实上，在大型的流行病学调查中发现潜在的胰腺毒性药物并非急性胰腺炎发生的独立因素。药物摄取到疾病发展之间的时间间期变化很大，从药物导致免疫反应的几周时间到毒性代谢产物堆积需要的几个月时间不等。

表 5.2　与急性胰腺炎相关的药物

明确相关
丙戊酸
硫唑嘌呤
双脱氧腺苷(地达诺新)
雌激素
呋塞米
6－巯基嘌呤
喷他眯
磺胺类药物
他莫昔芬
可能相关
天冬酰胺酶
类固醇
甲硝唑
氨基水杨酸盐
噻嗪类利尿药
不确定相关
安非他明
西米替丁
消胆安
二氮嗪
组织胺
消炎痛
雷米封
丙氧酚
利福平
阿片制剂

胰液流出受阻

胰腺分裂的出现，被定义为在胎儿发育时期，腹侧的胰腺和背侧的胰腺未融合，是急性胰腺炎发生的危险因素。分裂的胰腺导致胰腺炎的机制是胰液通过小乳头流出受阻。这种解剖变异者患胰腺炎的风险是总人口患胰腺炎风险的2.7~10倍。这意味着有2%~12%的胰腺分裂患者应该治疗(如小乳头的括约肌切开术，置或不置支架)，以防止急性胰腺炎发作。值得注意的是，尽管经过内镜治疗，10%~24%的胰腺分裂患者会在后来的2年中急性胰腺炎复发。继发于Oddi括约肌功能失调的急性胰腺炎通常有扩大的主胰管和乳头内狭窄(Ⅰ型功能失调)，或患者有正常的主胰管，但是Oddi括约肌基础压力超过40mmHg(Ⅱ型功能失调)。继发于Oddi括约肌功能失调的胰腺炎发病机理是胰液通过乳头流出时受阻。基于此，内镜括约肌切开术是治疗这类患者的办法，最好的方法是将胰管和胆管的括约肌全部切掉。

其他导致乳头梗阻的情况都是潜在引发急性胰腺炎的原因，包括壶腹周围憩室和壶腹周围癌。

其他潜在的病因学因素

过去几年，胰腺炎的遗传背景受到巨大关注。这主要是因为发现基因变异的胰腺炎患者频繁发作但并没有其他潜在致病因素。另外，一些基因变异可能是其他病理因素存在情况下发生急性胰腺炎的必要因素。有胰腺疾病家族史的患者中阳离子胰蛋白酶原基因变异高达50%，而无家族史的患者其基因变异仅为0~15%。一些阳离子的胰蛋白酶原基因变异和高通透性有关，似乎在遗传性胰腺炎的进展中发挥重要的作用。相反，丝氨酸蛋白酶抑制剂Kazal 1型(SPINK1)基因变异可能是疾病调节物。然而，描述最多的胰腺炎相关基因变异的作用却知之甚少，其他的变异基因尚未发现。

表5.3 与急性胰腺炎相关的感染因素

病毒
腮腺炎病毒
柯萨奇(肠道)病毒
肝炎病毒
巨细胞病毒
水痘带状疱疹病毒
疱疹病毒
细菌
支原体
军团杆菌属
钩端螺旋体属
沙门氏菌
霉菌和寄生虫
曲霉
弓形体属
隐孢子虫属
蛔虫

许多种类的感染性因素证实和急性胰腺炎相关。尽管有关这一领域的科学文献仅限于个案报道，但一些微生物和急性胰腺炎的确定联系已被接受(表5.3)。由于急性胰腺炎的实验性治疗结果令人怀疑，为防止复发而，对原发性胰腺炎患者行感染源的试验研究是不推荐的。

胰腺缺血可以导致急性胰腺炎。对这类患者诊断较困难，主要因为严重的病例处于严密的监控中，例如手术中低血压或失血性休克后。缺血相关的复发性胰腺炎在系统性红斑狼疮及结节性多发性动脉炎病例有报道。

最后，在对胰腺的侵入性操作后可以造成急性医源性胰腺炎。典型的这种胰腺炎发生在内镜逆行胰胆管造影(ERCP)后。ERCP后急性胰腺炎的发生率可达5%。因为ERCP后即使没有发生胰腺炎，腹部不适甚至疼痛也很常见，以及ERCP后约70%患者有高淀粉酶血症，因此ERCP后的胰腺炎诊断应具备：出现持续的剧烈腹痛；血浆胰酶水平升高，超过正常上限的5倍。

临床急性胰腺炎的病因学诊断

由于复发的急性胰腺炎的高死亡率，为了及时应用治疗手段阻止其复发，疾病的病因学诊断就显得十分重要了。大约80%偶发的急性胰腺炎可以归因于胆结石或饮酒。这样，病因学诊断在大多数病例可参考以下方面获得：①既往史，如胆囊病史或饮酒史。②血液学或生化分析，如巨红细胞血症是慢性嗜酒者的特征病变。③肝脏酶学检查，丙氨酸氨基转移酶(ALT)主要反映胆汁病变，天冬氨酸氨基转移酶(AST)及γ-谷氨酰转肽酶主要反映酒精性胰腺炎。④腹部超声，呈现出胆囊结石直接或间接征象。如果条件允许，生化检查还应包括血浆甘油三酯和钙水平测定，支持或排除由血脂或高钙血症所致的急性胰腺炎。最后，病史中应包括胰腺炎的家族史（遗传性疾病？）、服药史（药物诱导的胰腺炎？）或者自身免疫性疾病（自身免疫性胰腺炎？）（图5.1）。

由于胆囊结石在急性胰腺炎发病机理中的重要作用，任何支持胆结石症存在的发现都足以说明急性胰腺炎的诱因是胆囊相关的。所有急性胰腺炎患者都应行腹部超声检查，查找胆总管结石、胆囊结石或胆管梗阻（胆管扩张）。已经证明入院后的血浆ALT水平和急性胆源性胰腺炎之间的密切关系。基于此，血浆ALT水平增高超过正常上限的2~3倍在诊断胆源性胰腺炎的阳性预测值为95%。血液中的胆红素和碱性磷酸酶就不那么重要了。

在患者药物治疗期间，并无任何其他的病原因素影响而发生的胰腺炎可以诊断为药物相关性胰腺炎。在这些病例中，停药时胰腺炎好转而用药时胰腺炎复发。

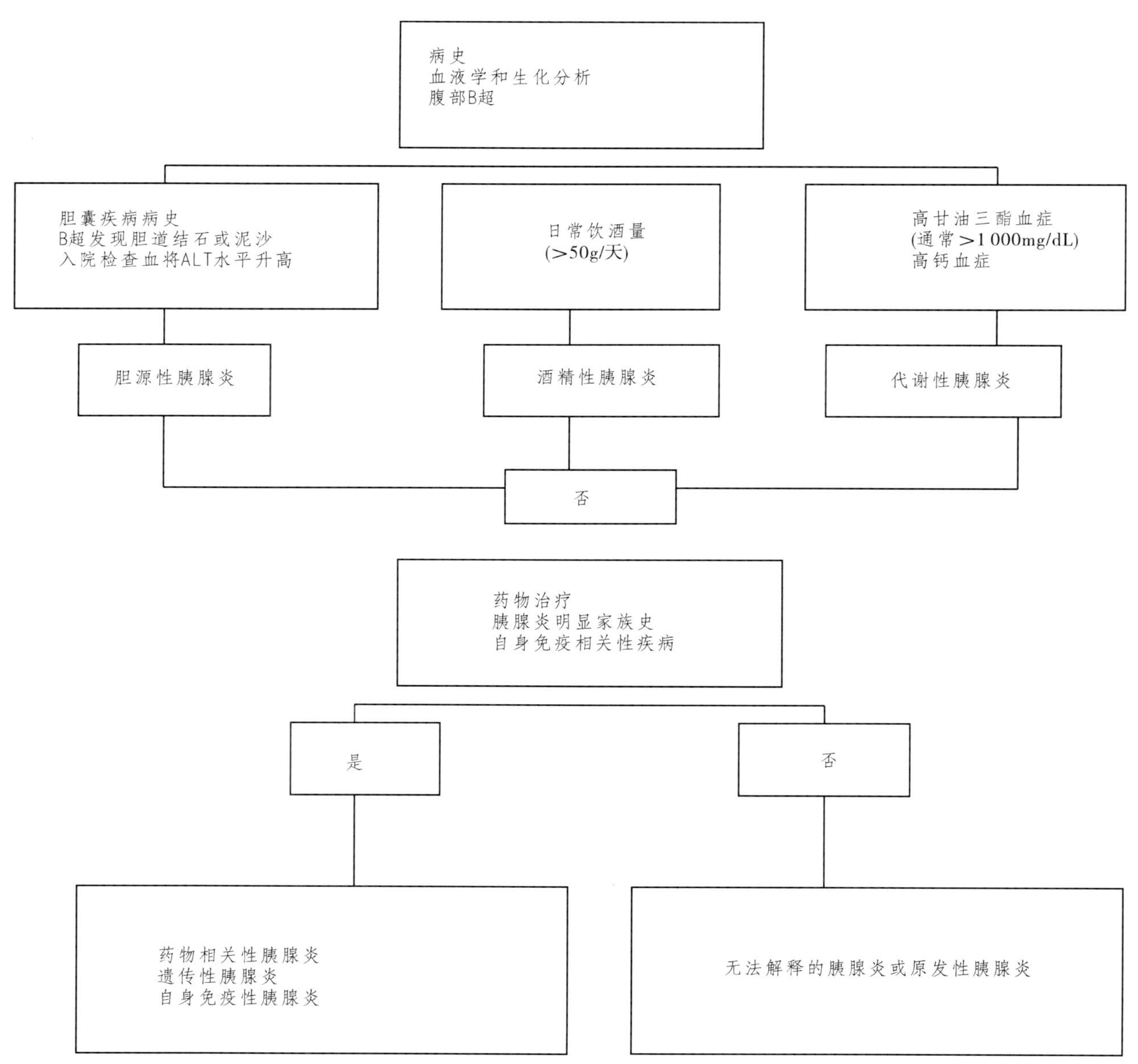

图5.1　急性胰腺炎首次发作后的病因诊断流程。ALT：丙氨酸氨基转移酶。

不能用既往史、实验室检查和腹部超声检查来解释原因的首次发作急性胰腺炎可以被划为原发性或不明原因的胰腺炎(图5.1)。如果排除慢性胰腺炎和胰腺肿瘤,就不必进一步检查了。应该完全忌酒,在出现轻到中度的高脂血症时应给予相应的治疗。这样做,急性胰腺炎的复发风险就非常低,在未来的3~5年中可能低于5%。既往不明原因的胰腺炎复发时,进一步的检查应该限制。一旦发生,慢性胰腺炎、胰腺肿瘤和任何原因的梗阻性胰腺炎 (胰腺分裂、Oddi括约肌功能失调、壶腹或壶腹周围疾病)应该排除。这可以分别通过静脉注射钆和分泌药物来进行MRI和MRCP检查。这两项步骤可以单独完成,以分别提供胰腺实质和管道准确的影像或胰腺血供和分泌的动态信息。由于局部的有效性,在MRI未能做出定论(图5.2)时可以再给患者行超声内镜和动态CT检查。这种方法亦可应用于首次发作为重症坏死型胰腺炎或再发极有可能为重症的胰腺炎。

任何被MRI、超声内镜或CT报告有异常的患者都应给予相应的处理。如果发现胰液通过小乳头时受阻,胰腺分裂即可认为是造成胰腺炎的原因。这主要发生在复发的胰腺炎患者和正常显示主胰管却副胰管扩张的患者。如果副胰管显示正常,那么胰腺分裂就不大可能是导致胰腺炎的原因,因此,在这种病例中不应使用侵入性治疗。

小结石病是不明原因频繁复发胰腺炎的原因。胆囊显微镜检可以应用,同时,经验性的熊去氧胆酸治疗也是选择之一。内镜括约肌切开术更常用于治疗不明原因急性复发性胰腺炎(图5.2)的病例。内镜治疗不仅能治疗小结石病的患者,而且可以治愈Oddi括约肌功能失调和乳头狭窄的病例。由于有引发胰腺炎的可能,Oddi括约肌测压法很少应用。因此,在怀疑括约肌功能失调时,内镜括约肌切开术是有效的治疗方法。

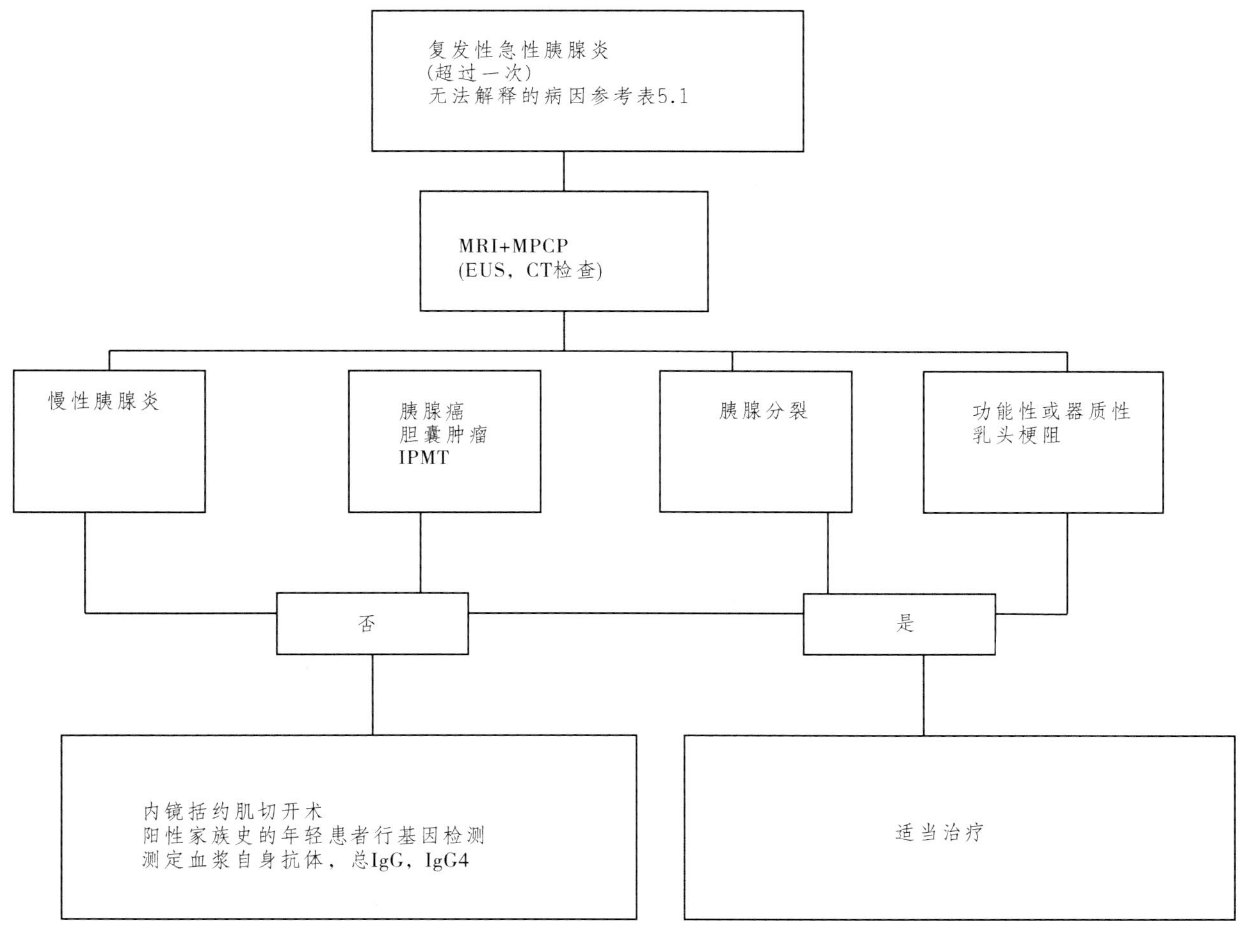

图5.2 无法解释的或原发性急性复发性胰腺炎病因诊断流程。CT:计算机断层扫描;EUS:超声内镜;IPMT:导管内乳头状黏液性肿瘤;MRCP:磁共振胰胆管水成像造影;MRI:磁共振成像。

总之，在有明显的胰腺炎家族史的年轻患者中，急性胰腺炎被认为是潜在遗传的疾病。虽然在实施基因检测之前或之后要进行例行的基因咨询，但是基因研究已被指定用于这些病例中去证实疾病的病因。如果没有其他潜在导致急性胰腺炎的原因被检测出，尽管患者没有别的自身免疫疾病，也应该进行有关自身免疫（血浆自身抗体、总IgG和IgG亚型，主要指IgG4)的实验室检测（图5.2）。

（樊超　译　　宋一民　王自法　校）

推荐读物

Carballo F ,Domínguez-Muñoz JE,Martínez-pancorbo C, de la Morena J. Epidemiology of acute pancreatitis. In:HG Beger, M Büchler,P Malfertheiner (eds) *standards in Pancreatic Surgery*. Berlin:springer-Verlag,1993:25-33.

Domínguez-Muñoz JE,Malfertheiner P,Ditschuneit HH *et al.* Hyperlipidemia in acute pancreatitis: relationship with etiology,onset and severity of the disease. *Int J Pancreatol* 1991; 10:261-267.

Domínguez-muñoz JE, Junemann F, Malfertheiner P. Hyperlipidemia in acute pancreatitis:cause or epiphe-nomenon? *Int J Pancreatol* 1995;18:101-106.

Fortson MR,Freedman SN,Webster PD Ⅲ. Clinical as-sessment of hyperlipidaemic pancreatitis. *Am J Gastro-enterol* 1995; 90:2134-2139.

Hanck C,Singer MV. Does acute alcoholic pancreatitis exist without pre-existing chronic pancreatitis? *Scand J Gastroenterol* 1997;32:625-626.

Kaw M,Brodmerkel GJ Jr. ERCP,biliary crystal analysis and sphincter of Oddi manometry in idiopathic recur-rent pancreatitis. *Gastrointest Endosc* 2002;55:157-162.

Lankisch PG,Droge M,Gottesleben F. Drug-induced pancreatitis:incidence and severity.*Gut* 1995;37:565-567.

Lee SP,Nichols JF,Park HZ. Biliary sludge as a cause of acute pancreatitis. *N Engl J Med* 1992;326:589-593.

Lehman GA,Sherman S. Pancreas divisum:diagnosis,clinical significance,and management alternatives. *Gastroin-test Endosc Clin North Am* 1995;5:145-170.

Lerch MM,Weidenbach H,Hernandez CA,Preclick G,Adler G. Pancreatic outflow obstruction as the critical event for human gallstone-induced pancreatitis. *Gut* 1994;35:1501-1503.

McArthur KE. Drug-induced pancreatitis. *Aliment Pharmacol Ther*1996;10:23-38.

Moreau JA,Zinsmeister AR,Melton LJ,DiMagno EP.Gallstone pancreatitis and the effect of cholecystectomy:a population-based cohort stundy. *Mayo Clin Proc* 1988;63:466-473.

Parenti DM,Steinberg W,King P. Infectious causes of pancreatitis. *Pancreas* 1996;13:356-371.

Ros E,Navarro S,Bru C *et al.* Occult microlithiasis in "idiopathic" acute pancreatitis:prevention of relapses by cholecystectomy or ursodeoxycholic aid therapy. *Gas-troenterology* 1991;101:1701-1709.

Singh M.Etiology and epidemiology of alcohol-induced pancreatitis. In: HG Beger,AL Warshaw,MW Büchler *et al.*(eds) *The Pancreas* Oxford: Blackwell Science, 1998:275–282.

Steinberg WM,Geenen JE,Bradley EL Ⅲ,Barkin JS. controversies in clinical pancreatology. Recurrent "idio-pathic" acute pancreatitis:should a laparoscopic cholecys-tectomy be the first procedure of choice? *Pancreas* 1996;13:329-334.

Tenner S,Dubner H,Steinberg W. Predicting gallstone pancreatitis with laboratory parameters :a meta-analy-sis. *Am J Gastroenterol* 1994;89:1863-1866.

Testoni PA,Caporuscio S,Bagnolo F,Lella F. Idiopathic recurrent pancreatitis:long-term results alter ERCP, endoscopic sphicterotomy,or ursodeoxycholic acid treatment. *Am J Gastroenterol* 2000;95:1702-1707.

Toouli J,Brooke-smith M,Bassi C *et al.* Working party report. Guidelines for the management of pancreatitis. *J Gastroenterol Hepatol* 2002;17(Suppl 1):15-39.

Warshaw AL.Pancreas divisum and Pancreatitis.In:HG Beger, AL Warshaw,MW Büchler *et al* .(eds) *The Pancreas*.Oxford: blackwell science,1998:364-374.

6 急性胰腺炎严重程度及预后的早期评估

J.enrique Domínguez-Muñoz

急性胰腺炎最重要的特点之一就是临床严重程度的多变性。大多的急性胰腺炎(80%~85%)临床表现轻微或呈一种自限性疾病。这些患者需要综合的支持性治疗,包括几天的禁食、镇痛、静脉输液。相反,15%~20%的急性胰腺炎患者出现较多的局部或全身性的并发症,常常导致多器官功能不全综合征,甚至死亡,急性重症胰腺炎被专家们在1992年清楚解释在亚特兰大分类中:一种有一个或多个器官功能不全和/或进展为局部并发症(如坏死、化脓或假性囊肿)(详见第一章)的疾病。这种严重病变需要早期严密的监测和治疗,如适当的营养、阻止胰腺坏死物感染、胆管结石行内镜括约肌切开、良好的全身支持治疗。

自1974年,在John Ranson报道急性胰腺炎的预后评分系统后,为了预测重症疾病的预后,一个不同种类的多因素系统及特异的生化标志物被广泛应用。尽管这些研究在努力,急性胰腺炎早期预后评估的必要性仍然受到了强烈的置疑,因为临床急性胰腺炎预后评估缺乏特异的治疗学结果而明显受限。众所周知,1993年亚特兰大分类发表以前,大多数疾病的预后评估研究已经相继发表了,但重症胰腺炎却并没有应用统一的预后评估系统。因此,不同定义的急性重症胰腺炎被应用于不同的研究,研究间不可能做到直接比较。文献报道中的多数预后指标是在临床研究条件下被评估的。这样,生物标本(血清、血浆、尿液)均在最佳条件下收集、立即冷冻、储藏、以备分析。标本被研究者主观地分析,因此,就有这样的置疑:这些预后指标报告结果的敏感性和特异性是否在正常的临床条件下可以得到验证。大部分指标的测定方法,如酶联免疫测定法,放射免疫测定法,很难在日常的急诊实验室得到应用。

总之,大多预后评分系统的应用很麻烦,需要长达48小时的定量分析。

为什么应该对急性胰腺炎预测

尽管如上所述,但在过去三十年中,疾病严重性的预测受到了持续的关注。其中最重要的原因是:自最早的研究到目前为止,按疾病严重程度分级,继而客观比较不同分级的患者接受实验治疗后的反应是完全可能的。再者,不同组患者之间和不同中心之间相互比较是可能的。

亚特兰大分类中关于急性胰腺炎的定义被广泛接受,它提高了对不同预后指标评估的准确性,不同分组患者和不同中心结果之间相互比较的可能性极大地提高。另外,由于对亚特兰大关于急性胰腺炎局部或全身并发症的定义在世界范围内得到认知,我们对严重疾病的自然病史和严重疾病的治疗效果的知识也显著增加了。

过去几年中,我们在急性重症胰腺炎的病理生理方面的知识已有了巨大的进步。在这篇文章中,急性胰腺炎病因的独立性、全身炎症反应综合征(SIRS)的发展都和疾病的严重过程相联系。因为SIRS在胰腺内部胰酶激活的早期发生,所以急性胰腺炎就有了小治疗窗,极有可能从发病到死亡的时间不到72小时,这在降低发病率和死亡率方面都有积极的作用。

尽管对急性重症胰腺炎没有特别有效的治疗方法,但在过去几年中仍然取得了一些进步。随机研究发现,对感染的胰腺坏死物的早期预防性使用抗生素,使急性坏死性胰腺炎的患者可以从中获益。而且,和胃肠外营养相比,重症胰腺炎患者早期给予肠内营养可以降低并发症甚至死亡率。通常认为急性胆源性胰腺炎患者宜早期行内镜括约肌切开术。另外，一些药物学治疗，如蛋白酶抑制剂、免疫分子药物(如细胞因子抑制剂和抗炎症药物)在重症胰腺炎的治疗中起到重要作用，应该早期应用。

如果将这些方面全部考虑进去，如今完全有必要提前识别出那些极有可能发展成为重症过程的急性胰腺炎。目前及将来治疗急性重症胰腺炎的费用都是很昂贵的。但是，如果没有并发症及不利事件的发生，费用会较便宜。我们不应忘记，大多数的急性胰腺炎患者病情轻微，并不需要上面提到的治疗方法。因此，很有必要在临床常规中建立重症指标，这些指标在急性胰腺炎进展的头几小时内就能提供可信的预后信息。

用于生化指标计量的简单易行的实验室方法已经进步了。这样，现在就可以应用更简单的监测指标了，如多形核白细胞(PMN)、弹性蛋白酶、胰蛋白酶原激活肽(TAP)。这些都被认为是可信的评价急性胰腺炎预后的指标。过去，预后指标在临床日常条件下是不能检测的。由于其他新的生化方法应运而生，急性胰腺炎的早期评估将会被更广泛地接受和应用到临床实践中。

怎样预测急性胰腺炎的严重性

在过去的30年中，大量的论文以不同的临床参数、单个生化指标、评分系统和影像学方法来预测急性胰腺炎的转归。大多数参数因为可信度低或太复杂而在临床工作中无法应用。此章论述了在临床中被广泛应用及能准确评估急性胰腺炎预后的参数。

院内的临床检验经常不能检出胰腺炎，一些参数影响疾病的过程。虽然有些矛盾，急性胰腺炎的病因不应认为和疾病的严重程度相关。以前患者的死亡率较高，然而并发症甚至死亡率在肥胖患者中更高。发热、破伤风、可触及的腹部异常、麻痹性肠梗阻、Cullen征和Grey Turner征均和重症胰腺炎相关。还有，胸膜渗液也是重症疾病地特点。然而，没有一个参数能从本质上精确的预测重症胰腺炎的发生。

影像学方法，主要指增强CT，它能检测和确定胰腺坏死和腹腔渗液的范围，从整体上确定急性胰腺炎的局部严重程度。Balthazar将在这本书的下一章节详细讨论的这些方法。

多因素的评分系统尽管有相对复杂性、对严重程度的阳性预测值较低的缺点，但是据Ranson和Glasgow系统，或者较新的急性生理和慢性健康估测评分(APACHE Ⅱ)所报道，评估均被广泛应用于临床实践中。这些系统的用途在后面讨论。

在生化标志物中，坏死标志物如变性血清蛋白或胰腺核糖核酸酶、蛋白酶抑制物如α1-蛋白酶抑制物、α2-巨球蛋白、补体因子如C3或C4、漏出的胰腺酶标志物如淀粉酶、脂肪酶和胰蛋白酶原-2均试验失败。最近，炎性反应标志物和胰酶激活标志物被证明在急性胰腺炎早期有较高的预后评估准确性。

评分系统

评分系统包括一些和急性胰腺炎出现相关的临床及实验室参数。关于两种综合性的评分系统在急性胰腺炎进展中是否特异，已经被评估。Ranson评分和改良后的Glasgow及Hong Kong评分系统被认为是特异的评分系统。Ranson和Glasgow评分在全世界应用。它们是一种多变量模式，包括8~11个变量，都和急性胰腺炎的重症出现紧密相关（表6.1和6.2）。Ranson评分主要用于酒精性胰腺炎，Glasgow标准对任何原因的疾病死亡率的预测均有效。尽管它们的应用很广，这些评分系统大量的评估也有一些局限性，从而影响了它们的临床应用。它们需要48小时的评估。即便是从发病到住院的时间允许，长达48小时的严重性预测也限制了在很窄的急性胰腺炎的治疗窗内开始恰当的治疗。

这些评分系统对严重性有较低的阳性预测值。Ranson和Glasgow标准对急性胰腺炎的预后评估的准确性已经被广泛地研究过，它们的敏感度波动在40%~88%，特异度波动在43%~99%。通常认为，Ranson和Glasgow标准为0~2分者，患重症疾病的可能性就非常低，此时严重性的阴性预测值常高于90%(源自轻型疾病有80%的可能性)。这样，这些评分系统对那些不需要严密监护和治疗的患者就非常有用。然而，这些评分系统预测严重疾病的能力非常低，其阳性预测值低于5%(源自严重疾病有20%的可能性)。

这些评分系统不允许患者被随访或病程监护。由于这些局限性的存在，Ranson和Glasgow评分系统不该在临床常规中继续用以评估急性胰腺炎的预后。

APACHEⅡ评分被用于预测各种疾病继发死亡的可能性。它包括一个急性生理评分和一个基于既往严重慢性疾病的院前健康评分（慢性健康评分）(表6.3)。和Ranson及Glasgow系统耗时48小时相比，APACHEⅡ评分最大的优势在于在住院期间和日常治疗中就可以进行计算。这样，APACHE Ⅱ评分在早期评价急性胰腺炎的预后及严密监测患者时就显得更有价值。

表6.1 急性胰腺炎预后评估的Ranson评分系统（存在3个或3个以上标准定义重症胰腺炎）

入院时
年龄>55岁
白细胞计数>16 000/mm^3
乳酸脱氢酶>350U/L
天冬氨酸转氨酶>250U/L
葡萄糖>200mg/dL
48小时内
红细胞压积>10%
血浆尿素氮升高>5mg/dL
血浆Ca<8mg/dL
PaO_2<60mmHg
碱缺失>4mEq/L
积液>6L

表6.2 在发病的前48小时急性胰腺炎预后评估的Glasgow评分系统（存在3个或3个以上标准定义重症胰腺炎）

白细胞计数>15 000/mm^3
葡萄糖>10mmol/L（既往无糖尿病史）
血浆尿素>16mmol/L
PaO_2<60mmHg
血浆Ca<2.0mmol/L
乳酸脱氢酶>600U/L
天冬氨酸转氨酶或丙氨酸转氨酶>250U/L
白蛋白<3.2g/dL

一些研究已经评价了APACHE Ⅱ系统早期急性胰腺炎预后评估的准确性。和Ranson及Glasgow标准相比，APACHE Ⅱ显示了相似的敏感度和特异度，对严重性的阴性预测值高于90%时评分等于或小于7。和Ranson及Glasgow标准相同，APACHE Ⅱ显示对严重性的阳性预测值在50%时，其评分高于7。如果单独考虑到APACHE Ⅱ的急性生理评分（所谓的简化的急性生理评分），这个准确性甚至更低。然而，APACHE Ⅱ使每天重新计算成为可能。这和临床相关，因为严重损伤时，开始的48小时评分持续升高，而轻微损伤时评分则持续下降。这样，APACHE Ⅱ系统比Ranson及Glasgow标准在日常的临床工作中使用更为广泛。此外，在过去几年中，APACHE Ⅱ做为预后分类系统应用于急性胰腺炎的患者临床实验中。然而，对严重性的低阳性预测值及评估计算中多变量的复杂性（表6.3）阻碍了这种评分系统的临床应用。

近来，发现肥胖（O）和急性胰腺炎的病程严重性相关，这使人们将这些有关的临床数据加入APACHE Ⅱ分类中，这些数据被称之为APACHE-O评分。体重指数（BMI）分类正常（评分0），超重（BMI 26~30，评分1），肥胖（BMI>30，评分2）。据报道，将肥胖评分加入APACHE Ⅱ评分中增加了预测的准确性，也使得严重性的阳性预测值大于70%。

蛋白酶激活的标志物

蛋白酶标志物用于急性胰腺炎早期的预后评估，是基于病程中蛋白酶激活水平和胰腺的损伤程度呈正相关。通常认为，在急性胰腺炎病理中，胰蛋白酶原激活是最早发生的事件。接下来，产生的活性胰蛋白酶被认为是激活其他胰腺蛋白酶如羧肽酶原B和前磷酯酶A2的关键因素。活性酶原是由掩盖了酶活性位点的肽链裂解产生的。在酶激活的过程中，这种被称为活性肽的肽链原位松解，进入血流，最后排入尿液。血浆和尿液活性肽水平和激活的酶数量直接相关。因此，反映了急性胰腺炎中局部损伤的严重程度。在这些活性肽中，胰蛋白酶原、羧肽酶原和前磷脂酶A2被研究得最广泛。

胰蛋白酶原激活肽（TAP）是急性胰腺炎中研究最多的活性肽。它在尿液中的浓度在发病早期即上升，24小时内便达到峰值。急性重症胰腺炎比轻型胰腺炎上升得更显著。接着，尿液TAP浓度便迅速下降，3~4天后便几乎检测不到了。由于下降太快，使得这种预后指标在住院期间的应用受限。另外，TAP对重症疾病的日常监测无用。

一些当地研究所同两个大型的、多中心研究机构一起观察了尿液TAP对急性胰腺炎严重性确定的预测价值。他们的研究结果大相径庭，其敏感度和特异度分别波动在58%~100%和73%~85%。研究还发现此指标对严重性的阳性预测值也非常低（在某研究中，48小时的预测值低至35%），这些发现限制了尿液TAP检测在急性胰腺炎严重性预测中的临床应用（TAP检测必须在症状开始后的前24小时内进行）。此外，TAP通过酶联免疫测定法在急诊实验室进行定量分析仍然显得既复杂又昂贵。基于快速条带和免疫粘附新技术的发展，它将成为住院期间急性胰腺炎早期预后评估的利器。

羧肽酶原激活肽（CAPAP）比TAP分子量更大，

表 6.3　急性胰腺炎严重程度的 APACHE Ⅱ 评分分类系统

生理指标	高度异常范围								低度异常范围
参数	+4	+3	+2	+1	0	+1	+2	+3	+4
肛温(℃)	≥41	39 ~ 40.9		28.5 ~ 38.9	36 ~ 38.4	34 ~ 35.9	32 ~ 33.9	30 ~ 31.9	″29.9
平均动脉压(mmHg)*	≥160	130 ~ 159	110 ~ 129		70 ~ 109		50 ~ 69		″49
心率(bmp)	≥180	140 ~ 179	110 ~ 139		70 ~ 109		55 ~ 69		″49
呼吸频率(次/min)	≥50	35 ~ 49		25 ~ 34	12 ~ 24	10 ~ 11	6 ~ 9		″5
氧合**									
A - aDo_2(mmHg)	≥500	350 ~ 499	200 ~ 349		< 200				
PaO_2(mmHg)					> 70	61 ~ 70		55 ~ 60	< 55
动脉血 PH	≥7.7	7.6 ~ 7.69		7.5 ~ 7.59	7.33 ~ 7.49		7.25 ~ 7.32	7.15 ~ 7.25	″7.15
血钠 Na^+(mmol/L)	≥180	160 ~ 179	155 ~ 159	150 ~ 154	130 ~ 149		120 ~ 129	111 ~ 119	″110
血 k^+(mmol/L)	≥7	6 ~ 6.9		5.6 ~ 5.9	3.5 ~ 5.4	3 ~ 3.4	2.5 ~ 2.9		< 2.5
血肌酐(mg/dL)***	≥3.5	2 ~ 3.4	1.5 ~ 1.9		0.6 ~ 1.4		< 0.6		
红细胞压积(%)	≥60		50 ~ 59.9	46 ~ 49.9	30 ~ 45.9		20 ~ 29.9		< 20
白细胞($\times 10^3/mm^3$)	≥40		20 ~ 39.9	15 ~ 19.9	3 ~ 14.9		1 ~ 2.9		< 1
Glasgow 昏迷评分(GCS)	评分 = 15 减去实际的 GCS								
	总的急性生理评分(A) = 12 项参数指标分数总和								
血清 HCO_3^-****	≥52	41 ~ 51.9		32 ~ 40.9	22 ~ 31.9		18 ~ 21.9	15 ~ 17.9	< 15

B　年龄 < 44 岁,0 分;45 ~ 54 岁,2 分;55 ~ 64 岁,3 分;65 ~ 74 岁,5 分;> 75 岁,6 分

C　慢性健康评分:如果下列 5 项中任一项回答为“是”,则给非手术或急诊术后患者 +5 分

肝:肝硬化伴门脉高压或肝性脑病

心血管:Ⅳ 级心绞痛、静息心绞痛或生活不能自理

肺:慢性低氧血症或高碳酸血症、肺动脉压 > 40mmHg

肾:慢性腹膜透析或血液透析

免疫系统:免疫力低下患者

APACHE Ⅱ 总分 = A + B + C

* 平均动脉压=(2×舒张压+收缩压)/3。

** 当 $FIo_2>0.5$,记录 A-aDo_2;当 $FIo_2<0.5$,仅记录 Pao_2。

*** 急性肾衰则分值×2。

**** 如动脉血气分析不能获得,可以采用静脉血气分析代替,但不能做常规推荐。

因此它更稳定、量化更容易。血浆及尿液中的CAPAP水平和疾病严重性紧密相关,因此它在急性胰腺炎预后评估中具有比TAP更高的准确性。和TAP相比,CAPAP预后评估需在症状开始后的前24~48小时,随后其浓度迅速下降,因此,它们都不宜用于疾病的日常监测。尽管CAPAP的放射免疫测定法费用相对较低,但若应用于日常临床中仍显得复杂和昂贵。

近来,酶联免疫测定法对磷脂酶A2激活肽(PLAP)的定量法取得了进步。尽管CAPAP测定的经验很少,但这并不影响其将来成为急性胰腺炎严重性评估的有关标志物。这是因为,CAPAP无论在胰腺或粒细胞的磷脂酶A2激活后均会释放。这样,一个简单的参数就可以反映在急性重症胰腺炎的病理过程中的两个中心事件的强度,如胰酶激活和全身炎症反应。

炎症反应的标志物

急性胰腺炎有其独立的病因，腺体内最初的细胞损害引发了一些炎性介质的早期释放，如白介素(IL)-8和氧自由基。这些局部释放炎性介质的细胞如趋化粒细胞和单核巨噬细胞，后者释放大量的氧自由基、蛋白酶和细胞因子。炎症和免疫反应的过度激活导致SIRS的发生，继而发展成为并发症和急性胰腺炎的重症病程(图6.1)。这样，通过循环中炎症标志物和免疫标志物的定量浓度就可以评估炎症及免疫反应的强度，从而评估急性胰腺炎的严重性。

一些炎性介质如多形核嗜中性白细胞(PMN)弹性蛋白酶、肿瘤坏死因子(TNF)、IL-6、IL-8及C反应蛋白(CRP)应予重视。尽管急性胰腺炎的炎症标志物不特异，但他们不仅能用于疾病的早期预后评估，亦可监测疾病的临床病程。

PMN弹性蛋白酶的血浆浓度和急性胰腺炎的严重程度紧密相关，临床症状开始的前24小时内，用此指标区分轻型和重型疾病又有较高的准确性。血浆的PMN弹性蛋白酶在疾病开始后的24~48小时内达到峰值，然后逐渐下降(图6.2)。它在急性胰腺炎预后评估中的敏感度和特异度高达85%~95%。严重性的阴性预测值接近100%。更重要的是严重性的阳性预测值也超过80%(源于已知的严重疾病的预测可能性为20%)。基于乳胶免疫凝集反应技术的发展，以前通过酶联免疫测定方法对PMN弹性蛋白酶定量的局限性已经被克服了。这种方法可以自动检测PMN弹性蛋白酶，从而可以应用在日常临床工作中。一些白细胞介素已经被用于急性胰腺炎的早期预后评估，它们主要由激活的单核巨噬细胞释放。和PMN弹性蛋白酶一样，循环中的IL-1和IL-6水平在疾病的最初的24小时内升高，使得轻型和重症胰腺炎的鉴别有了较高的准确性。IL-8的释放甚至更早，一部分来自损伤的胰腺细胞，其循环峰值发生在急性胰腺炎开始后的12小时。

在急性胰腺炎中，TNF的情况就不同了，因为这种细胞因子的释放是间断性的。但是，可溶性TNF受体的循环水平和释放的TNF水平直接相关，有更长的半衰期，也更容易检测。和轻型胰腺炎相比，急性重症胰腺炎可溶性TNF受体水平有显著的升高，而且那些发展成器官衰竭的重症患者其浓度更高。尽

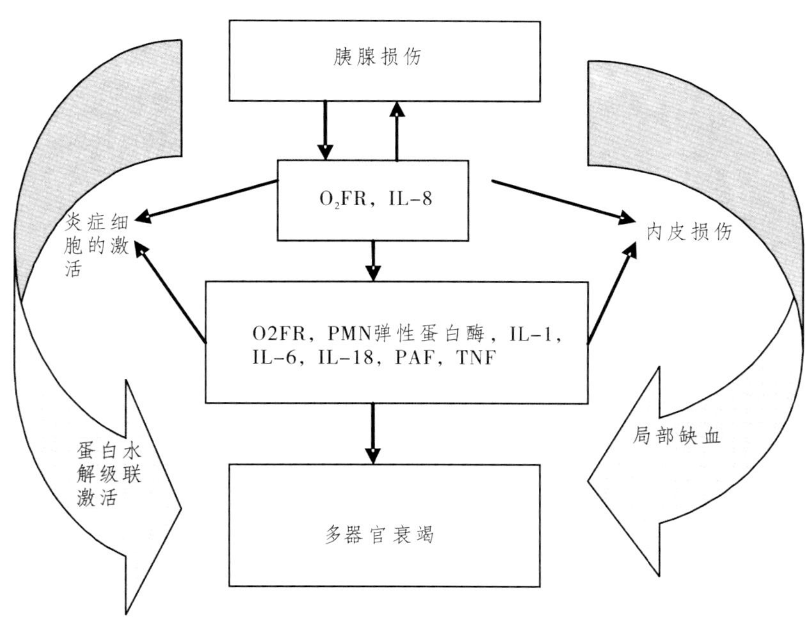

图6.1 急性胰腺炎患者多器官功能衰竭的病理生理。O_2FR：氧自由基；IL：白细胞介素；PMN：多形核嗜中性白细胞；PAF：血小板激活因子；TNF：肿瘤坏死因子。

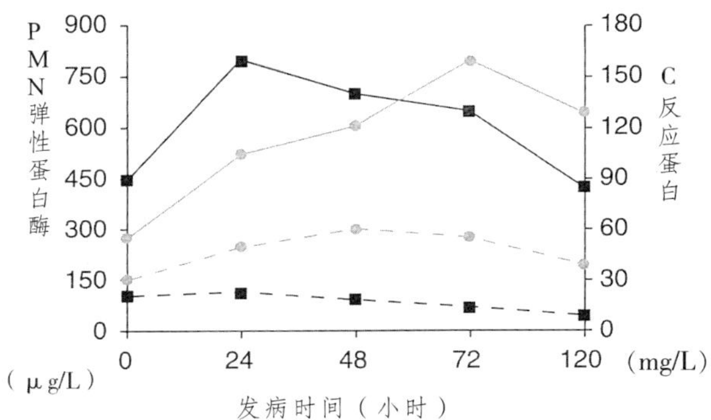

图6.2 轻型、重型急性胰腺炎患者血清中PMN弹性蛋白酶与C反应蛋白(CRP)关系的示意图。图中实线：重型胰腺炎；虚线：轻型胰腺炎。

管在急性胰腺炎中，细胞因子是重症诊断可信的标志物，它的临床应用因为方法学的复杂性和价格昂贵而受限。

最常用的急性胰腺炎的预后评估血浆标志物是CRP。肝脏合成CRP由释放的白细胞介素（主要是IL-1和IL-6)诱发。在急性胰腺炎，血浆CRP水平升高较白细胞介素或PMN弹性蛋白酶的升高晚。其峰值在症状开始后的72小时(图6.2)。血浆CRP作为急性胰腺炎预后评估指标的准确性已经得到了广泛的研究。血浆CRP水平高于120~160mg/L被认为和疾病的严重性相联系。据报道，这种标志物对急性重症胰腺炎分类的敏感性和特异性比PMN弹性蛋白酶和白细胞介素低，而较其他评分系统高。已经表明，CRP和胰腺及胰腺坏死之间有紧密联系，这样就可以预测坏死的出现，其敏感度和特异度超过80%。基于此，对那些需要增强CT筛选的患者来说，血浆CRP计量可能是一个合适的标志物。总之，由于检测CRP的技术简单、快速、普及，它仍然是急性胰腺炎预后评估的不错选择。但是，谨记：CRP检测的最高准确性出现在症状开始后的72小时，即急性胰腺炎的治疗窗已经结束时，此时大多数的治疗应该已经开始实施。因此，CRP远不是一个理想的预后标志物，仍然需要方法学的进步，以便更早应用高度准确的标志物对急性胰腺炎预后进行评估。

急性胰腺炎的早期临床评估

急性胰腺炎的预后评估在疾病诊断后的快速治疗中是关键一步。这样，轻型患者就可以被保守治疗，避免了可能导致的并发症而带来的昂贵治疗费用。同样重要的是，密切监测和综合治疗(包括静脉营养、抗生素预防性应用和/或内镜括约肌切开术在内）应该在短的治疗窗内应用在重症胰腺炎患者身上。

由于相对复杂性，关键是急性胰腺炎重症阳性预测值较低，使得一些评分系统的使用受限。Ranson和Glasgow标准不再推荐使用。相反，APACHEⅡ和主要的APACHE-O是更好的选择。然而，由于这些评分系统的急性胰腺炎重症检测的阳性预测值较低，它们通常只用来监测病程，而非早期的预后评估。

急性重症胰腺炎最准确、最早的标志物必须能反映全身炎症反应严重程度及胰酶的激活程度。PMN弹性蛋白酶例外，因为方法学的局限性，这些标志物的临床应用受到了限制。尽管在血浆中升高较慢，由于CRP检测技术简单和广泛的实用性，它成为有效的选择，在临床实践中很有价值。目前一致认为，急性重症胰腺炎在疾病的前72小时内的血浆CRP浓度高于150mg/L。

一些新技术正在被研发用于早期准确的预测标志物的计量，这些标志物前面已经描述过(TAP、细胞因子等)。此外，一些新的有前途的标志物正在被评价。可能在不久的将来出现一些改变早期预后评估和急性胰腺炎的疾病监测的观点。在这些标志物中，血浆磷脂酶A，尤其是降钙素原，已经在世界范围内的许多中心应用，相信不久会为该领域的研究带来新的曙光。

（樊超 译 宋一民 王自法 校）

推荐读物

Andrén-Sandberg A, Borgström A. Early prediction of severity in acute pancreatitis. Is this possible? *J Pancreatol* 2003;3:116-125.

Beechy-newman N, Rae D, Sumar N, Hermon-Taylor J. Stratification of severity in acute pancreatitis by assay of trypsinogen and 1-prophospholipase A2 activation peptides. *Digestion* 1995;56:271–278.

BücherM,Malfertheiner P,Schoetensack C *et al.* Sensiti-vity of antiproteases,complement factors and C-reac-tive protein in detecting pancreatic necrosis: results of a prospective study. *Int Pancreatol* 1986;37:227–235.

DeBaux AC, Goldie AS, Ross JA *et al.* Serum concentrations of inflammatory mediators related to organ fail-ure in patients with acute pancreatitis. *Br J Surg* 1996;83:349–353.

Dervenis C, Johnson CD, Bassi C *et al.* Diagnosis,objective assessment of severity and management of acute pancreatitis. *Int J Pancreatol* 1999;25:195–200.

Domínguez-Muñoz JE,Carballo F,García MJ *et al.* Cl inical usefulness of polymorphonuclear elastase in pre-dicting the severity of acute pancreatitis;results of mul-ticentre study. *Br J Surg* 1991;78:1230–1234.

Domínguez-Muñoz JE,Carballo F,García MJ *et al.* Evaluation of the clinical usefulness of APACHE-Ⅱ and SAPS systems in the initial prognostic classification of acute pancreatitis:a multicenter study. *Pancreas* 1993;8:682–686.

Domínguez-Muñoz JE,Carballo F,García MJ *et al.* Mon-itoring of serum proteinase-antiproteiase balance and systemic inflammatory response in the prognostic eval-uation of acute pancreatitis:results of a prospective multi-center study. *Dig Dis Sci* 1993;38;507–512.

Johnson CD,Toh SKC,Campbell MJ. Combination of APACHE-Ⅱ score and an obesity score(APACHE-O) for the prediction of severe acute pancreatitis. *Pancreatology* 2004;4:1–6.

Kylänpää-Bäck ML,Takala A,Kemppainen EA *et al.* Procalcitonin srtip test in the early detection of severe acute pancreatitis. *Br J Surg* 2001;88:222–227.

Lankisch PG,Blum T,Maisonneuve P,Lowenfels AB. Severe acute pancreatitis: when to be concerned? *Pancre-atology* 2003;3:102–110.

Larvin M,McMahon MJ. APACHE-Ⅱ score for assess-ment and monitoring of acute pancreatitis. *Lancet* 1989;ii:201–205.

Müller C,Appelros S,.Uhl W *et al.* Serum levels of procarboxypeptidase B and its activation peptide in pa-tients with acute pancreatitis and non-pancreatic dis-ease. *Gut* 2002;51:239–235.

Neoptolemos J,Kemppainen E,Mayer J *et al.* Early prediction of severity in acute pancreatitis by urinary tryp-sinogen activation peptide:a multicentre study. *Lancet* 2000;355;1955–1960.

Pezzilli R, Billi P, Miniero R *et al.* Serum interleukin 6,interleukin 8 and alpha-2 microglobulin in early as-sessment of severity in acute pancreatitis. *Dig Dis Sci* 1995;40:2341–2348.

Tenner S,Fernάndez del Castillo C,Warshaw AL *et al.* Urinary typsinogen activation peptide (TAP) predicts severity in patients with acute pancreatitis. *Int J Pancreatol* 1997;21:105–110.

Triester SL,Kowdley KV. Prognostic factors in acute pancreatitis. *J Clin Gastroenterol* 2002;34:167–176.

Viedma JA,Pérez-Mateo M,Domínguez-Muñoz JE,Carballo F. Role of interleukin-6 in acute pancreatitis:com-parison with C-reactive protein and phospholipase A. *Gut* 1992;33;1264–1267.

Werner J, Hartwig W, Uhl W, Wüller C, Büchler M. Useful markers for predicting severity and monitoring progression of acute pancreatitis. *Pancreatology* 2003;3:115–127.

7 影像学在急性胰腺炎的诊断、临床分期及相关并发症检测中的应用

Emil J. Balthazar, Glenn Krinsky

概　　述

尽管每一例急性胰腺炎病例具有不同程度的病理生理改变及相应的临床表现，但1992年在乔治亚州亚特兰大急性胰腺炎国际专题讨论会上仍提出了一个普遍而实用的分类法。为了定义急性胰腺炎的严重程度，根据其实际临床相关基础，胰腺炎分为轻型和重症急性胰腺炎。轻型胰腺炎，以前指的是水肿性或是间质性胰腺炎。70%~80%的患者是一种轻的自限性疾病，并会迅速消退，实际上无死亡及并发症，并且无或仅有极微的全身表现或器官衰竭。重症急性胰腺炎，以前被称为出血性或坏死性胰腺炎，发生在少数患者，呈现全身的病生理改变，远隔器官衰竭，是一种漫长的临床过程，有局部的腹部并发症和显著的死亡率。

这种分类是根据早期的两种病理生理现象的描述：①全身表现和远隔器官机能障碍(临床和实验室参数)的存在和程度；②胰腺坏死的存在和范围。胰腺坏死的早期检测主要依靠增强CT，其已极大地改善对急性胰腺炎患者的最初临床评价。水肿性胰腺炎的患者死亡率不足1%，而胰腺坏死的患者死亡率显著增加到10%~23%。具有广泛胰腺坏死的患者死亡率上升到67%。坏死性胰腺炎的患者并发症最多，继发性感染发生在40%~70%具有胰腺坏死的患者，并表现较高的死亡危险。另外，在腺体坏死的发展和全身功能改变的程度之间有某种直接关系。坏死性胰腺炎的患者中发生多器官衰竭者更普通和更严重，并且具有胰腺坏死的多数患者有致命的结果。重要的是，及早证实胰腺坏死，必须给予这些患者适当的治疗措施。有坏死的患者应在重症监护室严密监护，纠正其代谢紊乱和器官衰竭，并常规CT跟踪检查。

临床诊断中的局限性

急性胰腺炎的临床诊断依据其相关的临床表现，主要是腹痛、恶心、呕吐，同时血清淀粉酶的升高，体征和临床症状更严重的表现，比如腹胀、压痛、心动过速、呼吸急促、低血压和白细胞增多，预示着急腹症的发展，但没有特异性。自从1929年当Elman首先报道关于血清淀粉酶升高的诊断价值，多数患者能够被证实急性胰腺炎的临床诊断。然而，在检测急性胰腺炎时仍然有两个较广的局限性影响血淀粉酶过高的价值。

首先，自从血淀粉酶过高成为诊断过程中的金标准，这项试验真实的灵敏度在急性胰腺炎患者中是很难确立的，不同的临床研究中它在80%~95%之间变动。几种因素能够显著降低血清淀粉酶在急性胰腺炎的诊断灵敏度。血清胰淀粉酶易于在胰腺炎急性发作的开始上升，但经常会迅速(24~72小时)地降至正常水平。升高的血清脂肪酶水平通常降低比较缓慢，在最初的血样中延迟降低，表现出更加显著的灵敏性。在酒精性胰腺炎的患者有三分之一的血清淀粉酶可能正常。具有高脂血症的急性胰腺炎的患者，血清淀粉酶浓度可以在正常范围内。另外，在临床实践中轻微的升高是没有意义的，然而，血清淀粉酶水平升高两倍或是三倍在诊断急性胰腺炎时显示出高灵敏度。

其次，一些代谢性疾病和急性腹部疾病可能出现淀粉酶过高，降低了这项检测在诊断急性胰腺炎中的特异性。在这些疾病中，急性胆囊疾病、消化性溃疡穿孔、小肠梗阻、闭合袢梗阻、肠系膜血管闭塞

和肠绞窄具有相似的、重叠的临床特征。回顾急腹症的病例，20%有血淀粉酶升高，但是仅有75%的高血清淀粉酶患者是急性胰腺炎。在过去，因为这些原因，诊断性剖腹探查经常用来确定可疑的临床诊断，排除其他危及生命的急腹症。

对患有急性胰腺炎的患者得出正确的临床诊断有时是困难的，因为许多病例是不确定的。已报道有30%~40%的重症胰腺炎的患者直到尸检的时候才能得出正确的诊断。

临床分期的局限性

在重症胰腺炎的患者中可能看到显著的临床表现，比如低血压、呼吸窘迫、发热，然而这些症状缺乏特异性，经常很晚发生，并且其对严重性的预测价值较差。侧腹淤血(Grey Turner征)或脐周围淤血(Cullen征)的发生是较有特异性的，但是出现晚也很少见。仅根据单独的临床评估，在发病初期只有34%~39%的患者确定为重症胰腺炎发作。

遇到急性胰腺炎，一些常规的实验室检查经常有助于预见重症胰腺炎的发生。低血钙(<7.5mg/dL)、高血糖(>250mg/dL)和(或)高血清肌酐(>2mg/dL)与死亡率的增加非常相关。此外，在急性胰腺炎患者血液、腹水和尿液中发现一些生物学活性物质(血管活性肽、炎症介质、细胞因子)。有种假说是这些毒素混合物的测量结果可能预示出急性重症胰腺炎的发生。肿瘤坏死因子、胰核糖核酸酶、磷脂酶A2、多形核白细胞弹性蛋白酶、活化的胰蛋白酶原肽仅在个别文献中被提及。这些孤立的实验室指标的临床用途有限，然而，其他有价值的严重性预测指标仍有待证明。

因为个别的临床和实验室指标不能确实鉴别患者有无重症胰腺炎，在临床实践中已经设计和应用数字化系统。这些等级系统计算全身的和实验室异常的项目(称为预后指数、危险因素和重要体征)和与他们相关的死亡率。第一个数字系统是Ranson和同事发明的，是以11种体征为根据，5种被计算在急性发作的初期，6种在发作的前48小时内。随着重要体征数目的增加，发病率和死亡率也相应地增加。患者少于3个重要体征被认为轻型胰腺炎，而具有多于6个重要体征为重症胰腺炎，并且死亡率非常高。患者有3~6个重要体征在疾病分期和结果的预计中是不确切的。

1974年以后，其他几个等级系统被提出来，每一个使用稍有不同的客观参数，与Ranson系统具有相似的预测能力。显然一个更可靠的数字化系统是急性生理和慢性健康估测评分（APACHE Ⅱ)，这个系统不仅被应用在急性发作的初期，而且在重症监护病房监测患者对治疗的反应。

虽然在临床实践中有用，以数字为特征的系统有两个严重的缺陷：①总准确度大约是70%~80%；总灵敏度为57%~85%，它应该强调描述代谢的异常反应和远隔器官功能障碍；②他们不能够评定腹内疾病的严重性，在其他急腹症中也明显地没有诊断的特异性。

在我们探索改善急性胰腺炎患者的评估和治疗中，显像模式和放射学程序的使用是对临床诊断和疾病分期系统的补充。

显像模式

早期尝试利用非侵袭性的放射学检查评价怀疑有急性胰腺炎的患者，集中在常规的腹部平片、胸片、胃肠道钡餐检查。这些研究曾经主要地用来证实临床诊断和检测重症胰腺炎发作的局部并发症。虽然胰腺不能够被看见，但可以检测到受影响的邻近胃肠道的继发改变。在某些时候是有用的，缺点包括缺乏特异性和灵敏度，因为仅能从严重的继发表现推测出急性胰腺炎。

在过去的25年中，随着更可靠的无创技术的发展，急性胰腺炎的影像评估已经几乎完全向CT影像发展，并由超声检查和磁共振影像学作为补充形式。

超声检查

虽然技术有所改善如实时高分辨率仪器、彩色和光谱多普勒分析、最佳扫描技术的应用，但在急性胰腺炎的评估中超声检查仅作为辅助方式。覆盖在胰腺上面的肠管胀气常常妨碍胰腺的显影，使这项检查在范围和质量上具有局限性。然而，在大多数患胰腺炎患者中进行超声检查至少有两个主要原因：胆结石的检测和追踪评估积液和假性囊肿。

在胆道结石的诊断中超声检查有非常高的灵敏度(>95%)，在胆总管结石检测中的灵敏度低(40%~60%)，使其成为理想的诊断胆石性胰腺炎的方法。这种筛检是有益的，因为会影响对这些患者的治疗决策。对一些患者行内镜逆行胰胆管造影术(ERCP)和括约肌切开术，其他合并胆囊结石的患者，认真考虑胆囊切除术是可选择的一种基本方法，以阻止胰腺炎进一步发作的潜在危险，估计这种危险在60%的患者中存在。当显影的时候，在充满液体的胆囊内的结石病灶出现回声，其后有声影，这种发现被认为是特异的 (图7.1)。 腹部超声检查是检测胆囊结石最好的影像法，是一种迅速的检查，具有非侵袭性、大部分可提供、通常有效和非常可靠的特点。缺点是：检查依赖沉重的仪器，在胆总管结石的检测中有某些局限性。

当超声检查能精确看到胰腺，急性胰腺炎的表现也能被检测到。间质水肿将会导致增大和低回声腺体，具有不规则的轮廓。局部胰腺内的异常是由于液体急性聚集、炎症和出血。胰腺外的液体聚集包括前面的肾旁间隙和小网膜囊可能被检测到。假性囊肿是很容易辨别的，因通过声波的传导出现轮廓清晰无回声的液体聚集区。腹部超声是一种对患有胰腺假性囊肿的患者进行追踪观察的公认方式。腹部超声的重要缺陷是：在评估急性胰腺炎中依赖它图像不稳定和过度依赖操作者的经验。文献报道的数据显示在急性胰腺炎的患者中有33%~90%检测出异常的超声表现。

计算机断层摄影术(CT)

自应用特异的动态和较先进的螺旋式及多探测器装置后，腹部CT已经变成最可靠和有效的方法来评估急性胰腺炎患者。快速的检查，仅数分钟内就完成，使用精密的定位，事实上已经最大限度地消除了呼吸的影响和条纹状伪影。这些操作能够得到高分辨率影像用来评价胰腺总体的形态学，几乎探测到患者全部的胰腺异常。在怀疑患有急性胰腺炎的患者中CT的作用是几种重要的临床诊断的证据。

·当不确定时，CT能够确定临床诊断或者描述胰腺炎。

·CT是疾病严重性早期评估的主要组成部分。

·CT能够检测和随访局部的威胁生命的腹部并发症。

·CT能够诊断在临床上易与急性胰腺炎相混淆的急腹症。

CT技术

依靠使用仪器，技术参数的改变，我们的目的是通过静脉内注射造影剂和应用薄层扫描以增加胰腺的显像。在图象采集开始之前常规口服一杯水样的造影剂。我们在取得数字腹部造影前素片之后给予60%非离子造影剂150mL，以3~4mL/s快速地注射进血管。

以螺旋扫描，5mm轴式的层厚，上腹部螺距为1.5mm，之后以7mm层厚，螺距为2mm完成剩余的腹部和骨盆扫描。 采集起始大约是在给予静脉注射造影剂开始后的60s。

用多排CT，使用双期采集技术。首先，动脉显像期开始于大约40~45s，获得超出胰腺范围影像，从胸12锥体上缘到腰4锥体上部。 2~2.5mm层厚，使工作台以3.75mm 的速度工作。 其次，肝门显影期开始于大约70s时，工作台以15mm 的速度、5mm

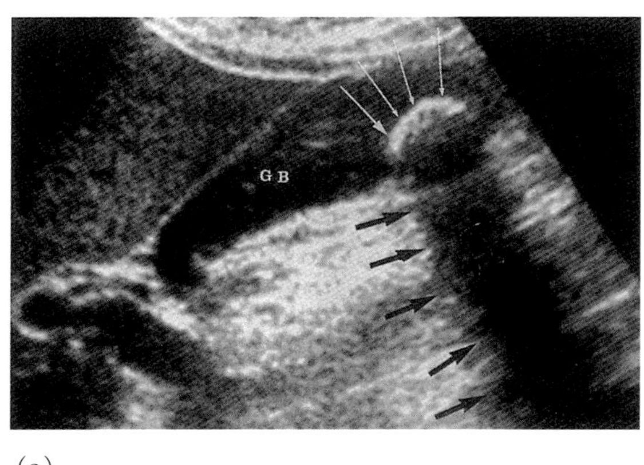

(a)

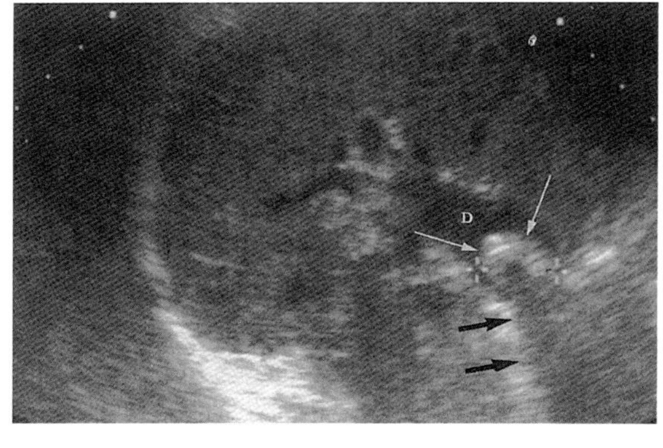

(b)

图7.1　胆石症的超声显示。(a)胆囊(GB)结石病灶(小箭头示)产生后面的声影(大箭头示)。(b)扩张的胆总管(D)内的结石(小箭头示)显影，并伴后面的声影(大箭头示)。

层厚获得影像,从膈圆顶上面到耻骨联合。一旦数据产生，能够看到二维的轴式影像或者在有效的工作台上用冠状面、斜面、矢状面重建影像。可以在印好的胶片、工作站、图形档案和通信系统(PACS)观察影像。因为双期多控测器检查数据集组可保存数百个影像,就可以不使用胶片了。

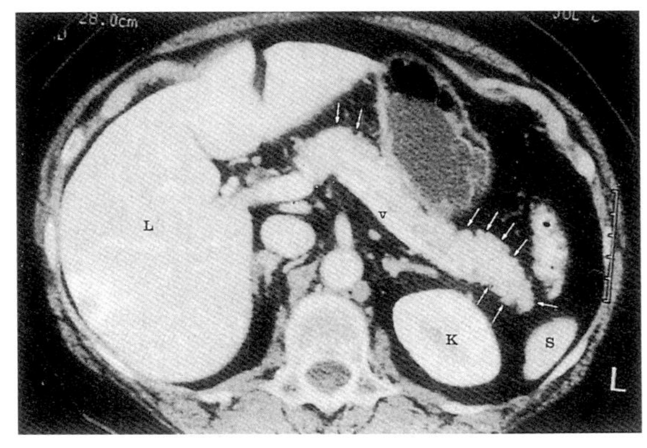

图7.2 70岁患者女性患者,腹痛和血淀粉酶升高(1 400 IU/L),推测患有胆源性胰腺炎。CT示:胰腺正常。胰腺(箭示)显示出正常的大小和均质性增强。K:肾脏;L:肝脏;S:脾脏;v:脾静脉。

正常胰腺

胰头部朝向右侧，倾斜地位于上腹部，被十二指肠环绕。体部在脊柱之前横跨。尾部位于脾门。在CT上腺体显出明确的弧形轮廓,质地均匀,具有光滑的轮廓或者略有腺泡状结构(图7.2)。腺体的大小有轻度的个体差异，在年长的患者能看到小的萎缩的腺体。多数患者胰腺头部直径有3~4cm ，体部2~3cm，尾部大约1~2cm，各部分之间逐渐过渡。胰腺体部位于脾动脉和静脉前面，在没有腹膜后脂肪的恶病质患者有助于确实其关系(图7.2),这种关系能够帮助确定胰腺位置。常见的变异是胰尾部的轻微扩大，显球状，显示出与腺体其他部分相似的结构和增强值。 具有高分辨率影像，正常胰管测量宽度不足1~2mm ，经常看到与细小的(2~4mm) 胆总管一起位于胰腺头部的后方。

无静脉内注射造影剂对照，正常胰腺的衰减系数基值是40~50 HU,与肝脏和脾脏相似。胰腺脂肪浸润应该具有低的衰减值。在静脉内注射造影剂期间,全部正常胰腺发生同质性增强 ,在动脉期衰减值高达150 HU ,在门脉期大约100 HU(图7.2)。病理胰腺的密度的变化,通常不超过10~20 HU ，这种密度变化在正常胰腺的不同部分也时常能看到。CT可以检测到先天性变异,如背腺(体部和尾部)发育不全或者环状胰腺。

急性胰腺炎的诊断

胰腺和胰腺周围炎性反应的严重程度和范围可通过CT不同的表现反映出来。这些表现在外表是相似的,并不决定于急性发作的病因。多数病例炎症弥漫,影响整个胰腺。轻型胰腺炎显示出腺体轻微的增大和胰腺周围细微的改变(图 7.3)。间质出现异常密度和实质密度增强的程度是不定的，这依靠炎症过程中引起的出血和/或水肿的程度。腹膜后密度稍有

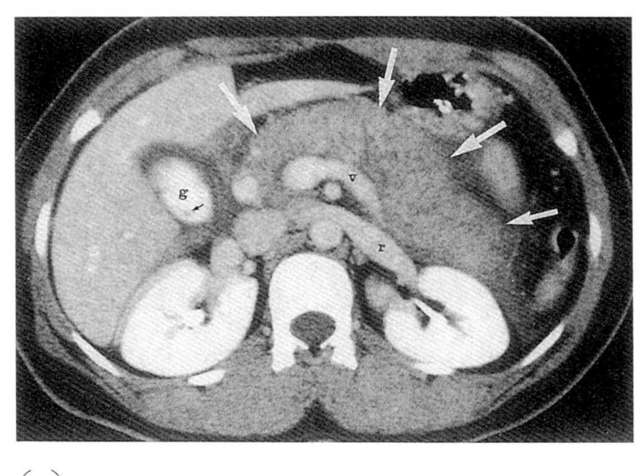

(a)

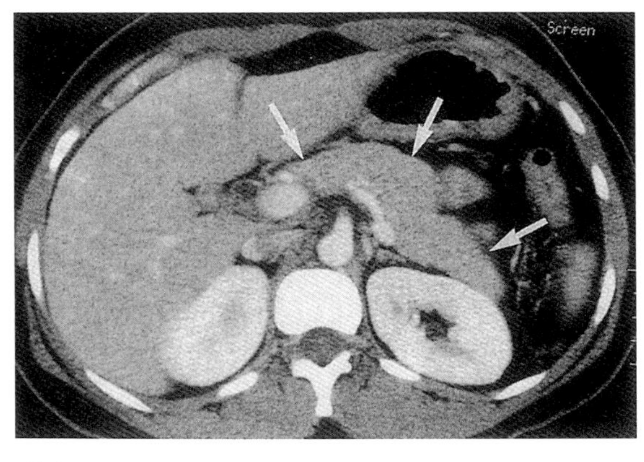

(b)

图7.3 27岁女性,患有胆结石行内镜逆行胰胆管造影引发胰腺炎。(a)胰腺均匀增大(箭示),但是因为间质水肿密度中等增强。有轻度的腺体周围炎症性反应,但是没有坏死。CT 严重性指数为2。在胆囊内可见到小结石(小箭头示)。g:胆囊;r:肾静脉;v:脾静脉。(b) 7天后再次CT 检查显示炎症消失。胰腺缩小,有正常均质性密度增强(箭示)。

增加，有模糊的花边状表现，这些是外渗的胰液引起的。可能会发生不同程度的异常液体聚集，20~40 HU 衰减值，可表示脂肪坏死的混合物、外渗的胰液、炎性渗出物和出血(图7.4)。在一些病例，虽然胰腺周围明显异常，但胰腺保持相对正常的大小、结构和衰减值(图7.4)。

在重症急性胰腺炎中，大量外渗的腹膜后积液通常位于肾旁间隙的前方和小网膜囊(图7.5)。因为胰腺大部分位于脊柱的左侧，液体易于聚集左侧肾旁间隙前面(图7.4)。大量聚集的液体能穿破筋膜面，向下延伸超过腰大肌进入骨盆。胰腺渗出液能够使腹膜表面变厚，侵及结肠系膜和小肠系膜，进入腹膜腔成为腹水出现，影响邻近的胃肠道(图7.4)。大约7%的急性胰腺炎病例能检出少量游离的腹腔积液，发病率依赖于急性发作的严重程度(图7.5)。在约一半的急性胰腺炎患者会有腹膜后的积液，大多数患者可在2周多的时间内慢慢地消退。然而，一些病例，积液滞留，体积增加，最后发展成为假性囊肿或胰腺脓肿。在胰腺炎急性发作的初期，积液的自然过程是很难预测的，但是我们的经验认为它们的出现决定于胰腺炎症变化的综合作用。

在静脉注射造影剂期间，病变胰腺密度不增加，这与局部缺血是符合的，是重症胰腺炎特定的CT表现。这一过程可能仅仅影响腺体的一部分或者涉及腺体的全部(图7.6和图7.7)。在急性发作初期这种现象预示着胰腺坏死的出现、临床过程延长和预后严重。在最初的2天和3天内局部缺血的组织易于出现液化，当病变广泛的时候可能使胰腺导管系统破裂，使大量的胰液外渗到腹膜后腔，滞留较久的时间(图7.7)。CT也能够量化胰腺坏死的范围，50%以上的腺体坏死为重度(图7.7)；涉及腺体的50%为中度；少于腺体的30%为轻度(图7.6)。

在急性胰腺炎中CT的异常表现是特异的和可靠的，极少例外。有报道特异性接近100%。另一方面，CT诊断的灵敏度据报道较低(77%~92%)，主要依靠疾病的严重程度。诊断灵敏度的减小是由于在一

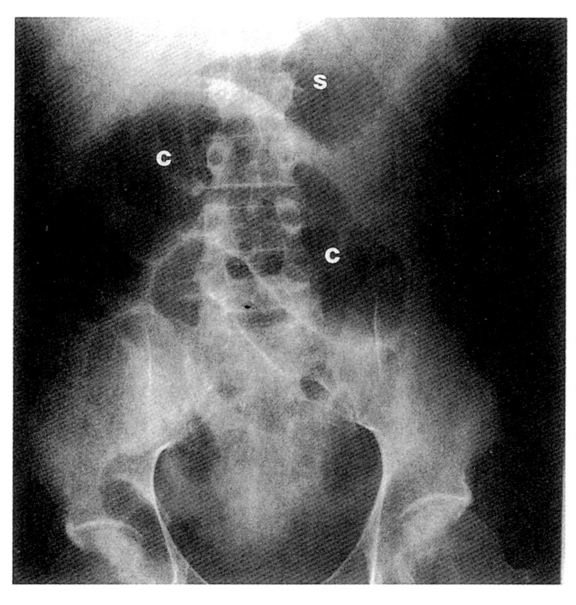

(a)

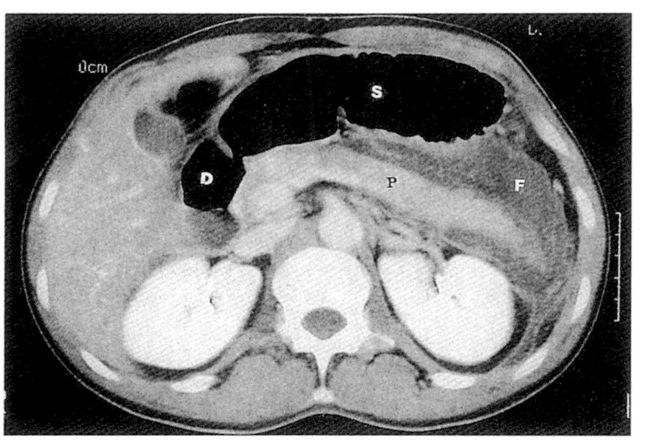

(b)

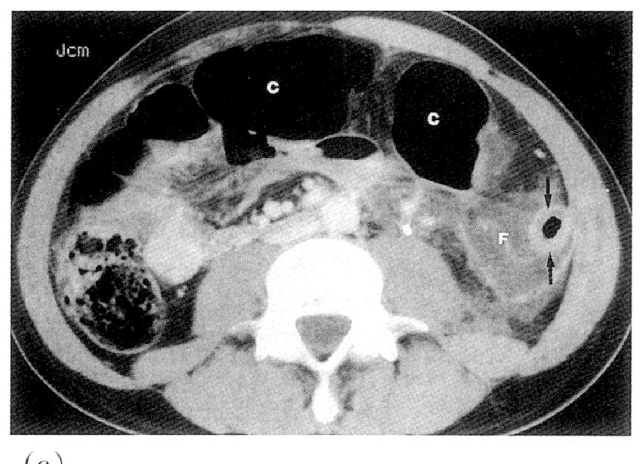

(c)

图7.4 急性胰腺炎合并结肠截断征。(a)常规的腹部平片显示充气的横结肠(C)显著扩张，胃(S)内气体和小肠。(b)胰腺(P)维持正常大小，密度普遍减低。在左肾旁间隙胰腺体部和尾部周围出现积液(F)。CT 严重性指数为3。(C)积液(F)被狭窄的和增厚的结肠脾区包围着，说明邻近结肠(C)的扩张。D：十二指肠；S：胃。

些急性胰腺炎的患者中CT 表现为正常。这种表现的频率是不定的,因为缺乏外科和病理学的证据,并且所根据的症状和血清淀粉酶浓度的上升也是非特异的(图7.2)。因此,14%~28%的胰腺炎患者CT可以显示胰腺正常。然而,经验证明只有在很轻的胰腺炎患者中可见到正常的CT影像,中度或重度胰腺炎患者将显示特征性的CT 改变。

节段性胰腺炎

据报道,18%的急性胰腺炎患者为节段性胰腺炎,且常为胆源性病因。这种形态学的表现主要发生在胰腺炎的反复发作。它影响胰腺头部的大部分和仅少数腺体尾部。CT上表现为不连续的胰腺周围炎性改变,少量的液体聚集和胰腺头部或尾部的增大。剩余的胰腺显示出正常或可能仅有轻微的增大。这种炎症的局灶性分布源于较轻微的胰腺炎症,但是在CT 上可能被误认为胰腺肿块。

钩突部胰腺炎

钩突部胰腺炎可以描述成慢性的、较严重的累及胰头部的节段性胰腺炎。胰头部增大,外渗的胰腺渗出物聚集在胰头和十二指肠的间沟内(图7.8)。广泛的炎性反应继而损伤十二指肠壁与远端胆总管。随着时间的延长,导致不同的并发症,比如十二指肠狭窄,胃出口梗阻和胆管狭窄。据报道在大约50%的患者有十二指肠狭窄和/或胆管梗阻。并发症是其主要的临床表现。腹痛、呕吐、和梗阻性黄疸是常见的临床表现。大多数患者是由于摄入过量的酒精而引起的。临床表现与CT 表现一样易被误诊为胰头癌。

慢性胰腺炎的急性发作

慢性胰腺炎急性发作的特征是在慢性胰腺炎的基础上突发腹痛和血淀粉酶增高。在CT上主要表现出长期慢性酒精性胰腺炎加重的特征,通常被认为是轻度的自限性慢性病的加重。CT检查发现实质萎缩,主胰管扩张,和(或)导管钙化,这些在急性胰腺炎中是难以发现的。当呈现出轻微的胰腺周围炎性表现和(或)轻度的液体聚集时,就提示急性发作的发生。可能伴随出现胰腺假性囊肿或胰腺脓肿。实质的形态变化是永久的,但新近的胰腺周围异常和急

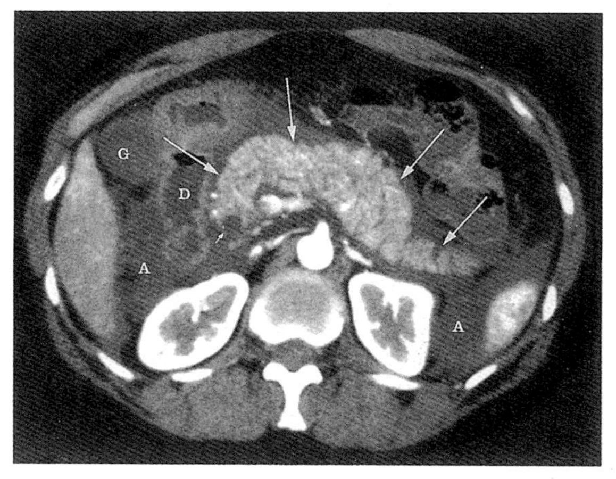

(a)

(b)

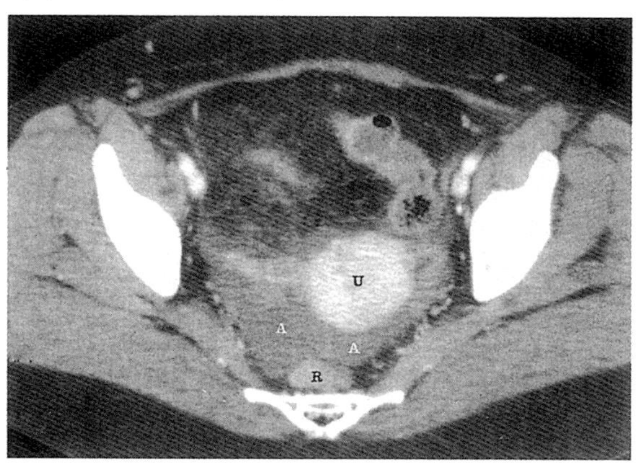

(c)

图7.5 50岁女性,结石性胰腺炎。(a,b)胰腺增大(箭示),密度正常。大量的积液出现在肾旁间隙的前面和腹膜腔,符合腹水(A)。沿着胰腺头部的后方可见扩张的胆总管(小箭头示)。D:十二指肠;G:胆囊。(c)直肠(R)前和子宫(U)后大量腹水(A)。CT 严重性指数为4。腹水消失没有腹部并发症。

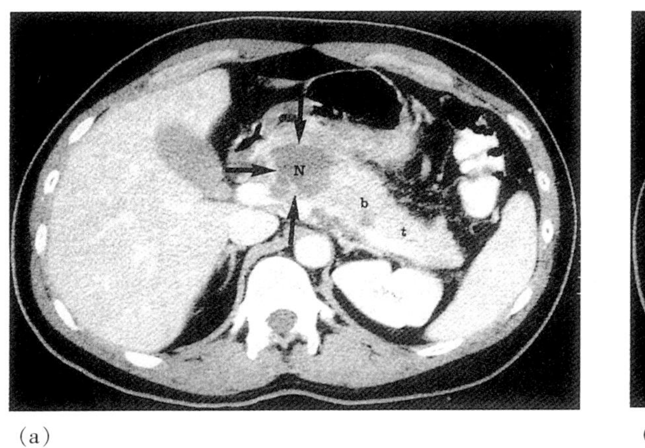

(a)

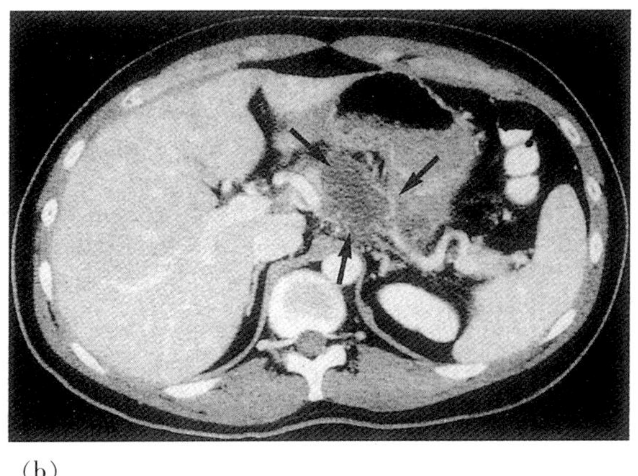

(b)

图7.6 33岁男性，酒精性胰腺炎。胰腺颈部坏死。(a)胰腺的体部(b)和尾部(t)密度增强。低密度的较小的区域符合坏死(N)，是受影响的胰腺颈部(箭示)。(b)腹腔干周围可见较小的囊肿(箭示)。CT 严重性指数为5。

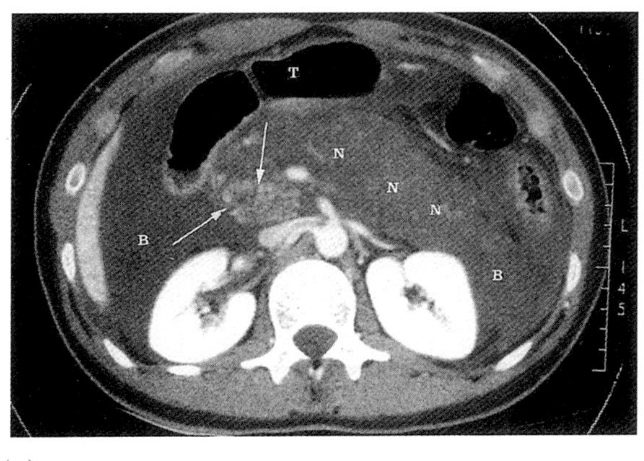

(a)

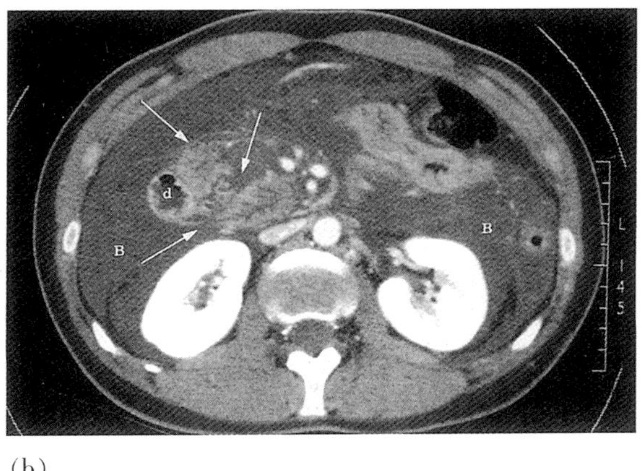

(b)

图7.7 27岁女性，外科手术后。大量无菌坏死伴随着腹腔内出血。(a，b)胰头部增大、水肿、密度增强。剩余的腺体不增强，符合大块坏死(N)，影响到多于50%的胰腺。在腹部检出大量低密度的积液符合出血(B)。CT严重性指数为10。T：横结肠。

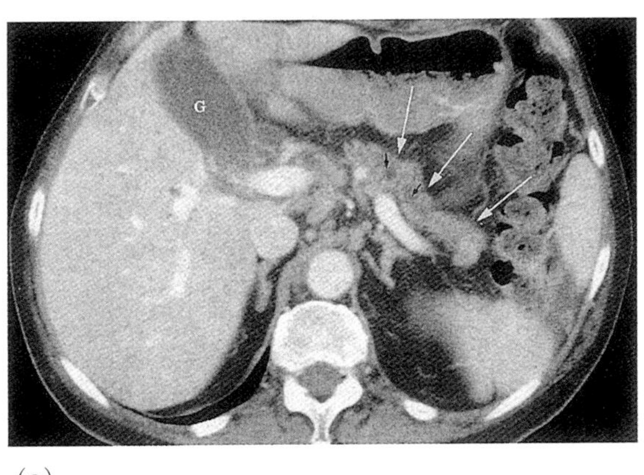

(a)

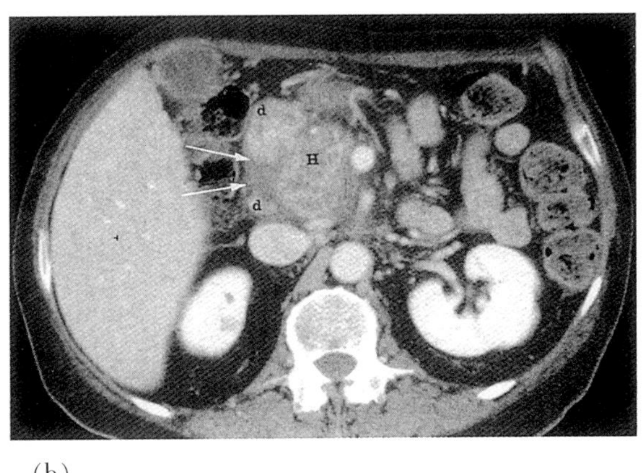

(b)

图7.8 37岁男性，酗酒，胰腺钩突炎，此前有过几次急性胰腺炎发作。(a)胰腺体部和尾部的大小(长白色箭头示)是正常的，胰管扩张(短黑色箭头示)。(b)胰头(H)增大，密度不均，继发炎症和水肿。胰头部周围邻近十二指肠可见积液(箭示)。内镜活组织检查示十二指肠(d)严重的炎性改变。

性临床症状通常经非手术疗法后可缓解。

急性胰腺炎的分期

急性胰腺炎患者的治疗依靠对疾病严重性的初始评价。为此,客观的临床和实验室数据及CT影像学被用来更好地量化衡量急性发作的严重程度。以往认为急性胰腺炎2%~10%的总死亡率与胰腺坏死的发展有直接关系。最近有证据表明胰腺实质的坏死发生在急性发作的初始阶段，而不是重症胰腺炎迁延的结果。因此,胰腺坏死不应该被认为是胰腺炎的并发症,而是严重发作的一系列表现之一,说明随后是一个迁延的临床过程。因此,通过CT进行胰腺坏死的早期检测已经被认为具有临床重要性，是这些患者重要的预后指标(图7.6和图7.7)。结果,在我们新的分类系统中CT变成必需的和重要的组成成份。

放射学研究评价了CT在胰腺炎急性发作的严重程度分期中的作用。早在1985年,我们依据急性胰腺炎的CT特征将其划分为5个等级 (表7.1)，分析了CT表现与局部并发症及死亡的相互关系。很明显，最高的死亡率大多发生在D级或E 级，即表现为液体的聚集(图7.4~7.7)。D和E级患者的死亡率是14%和54%,相比较,A、B、C级的患者无死亡率和死亡率仅是4%(图 7.9)。随后,其他临床研究者发表了相似的综合性检测报告。

我们初始分级系统的优点是能选择病情危重的急性胰腺炎患者的亚群(D、E级)。CT扫描易于实现，不需要静脉内注射造影剂或者较慢的注射速度来做对照,较慢的CT扫描器,5~7mm 层厚。缺点是在有积液的患者中不能很好地预测发病率，后来大多数患者的积液自行消退。此外,CT检查在较慢的扫描器上完成，不静脉注射造影剂或以较慢的速率静脉注射用以对照，限制了对胰腺坏死检测的能力，也使CT预测严重性的灵敏度降低。

已经公认胰腺密度不增强与胰腺坏死之间的关系。当动脉血流障碍或毛细血管网损伤时,胰腺血供显著降低。胰腺实质不增强与缺血相一致,继而通常出现坏死。通常坏死出现在急性发作的初始阶段,而其大小

表 7.1 急性胰腺炎的 CT 分级

A	正常胰腺
B	胰腺增大
C	胰腺和(或)胰腺周围的炎症
D	单个的胰腺周围积液
E	两个或两个以上积液和(或)腹膜后的积气

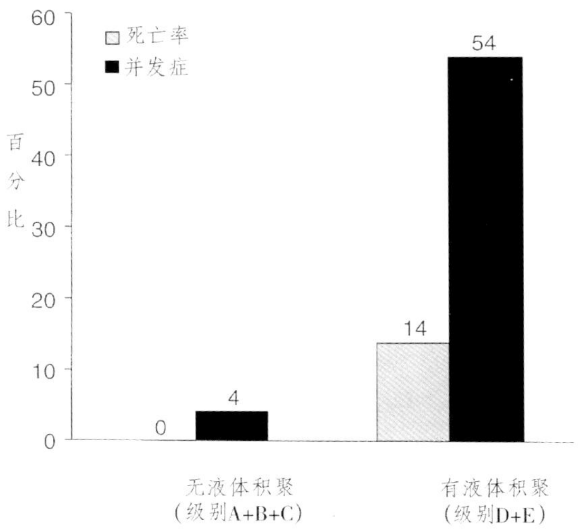

图7.9 CT分级对发病率和死亡率的比较。

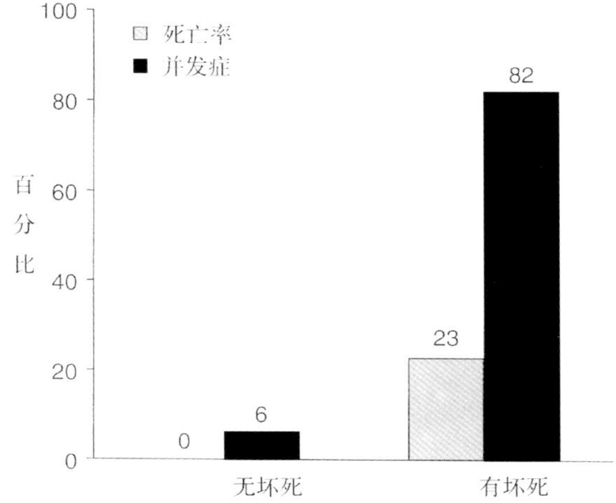

图7.10 CT检查胰腺坏死对发病率和死亡率的比较。

和位置保持稳定。然而,在随后的几天内出现坏死组织液化,正常腺体的CT特征改变;当与邻近有活力的胰腺组织相比较,较易确定和鉴别坏死区域(图 7.6)。

在我们1990年的论文中已证实这个观念的正确性，验证了对胰腺坏死进行CT检查的临床重要性。我们的资料证明了CT的早期表现、局部并发症的发展和急性胰腺炎患者的死亡率之间有很强的相关性。具有胰腺坏死的CT表现(不增强的区域)的患者有23%的死亡率和82%的发病率(图 7.10)。另外发现坏死的范围具有预测的重要性。有广泛坏死的患者患病率和死亡率远远超过那些仅有较小斑片状坏死的患者。坏死超过30%的患者的患病率是94%,死亡率是29%。外科的相关调查显示:CT对检测胰腺坏死总体敏感度为77%~85%,对较大的坏死有较高的诊断率,对较小的坏死诊断率较低(50%)。这些发现将可能会促进腹部CT成像及其新技术的发展。

虽然通过CT 成像早期检测坏死对疾病严重性指标有极大的作用。在有胰周积液但CT检查胰腺正常的患者也有一定比率的并发症 (我们的经验是22%)。因此，我们将以前描述的CT预测危险因子与单一的CT等级系统结合起来，我们称之为“CT严重程度指数”。

CT严重性指数

CT严重性指数(CTSI)是一个评分系统，结合初始的等级系统，通过CT检查发现胰腺坏死的存在及其范围。患者有A~E 等级，制定0~4 点，达到30%的坏死加2点，达到50%的坏死加4点，超过50%的坏死加6点(表 7.2)。严重性得分的结果，分成三个等级(0~3，4~6，7~10)，与局部病变的发展和死亡率有较好的相关性(图 7.11)。患者的严重性指数是0或1则无并发症，然而患者的并发症指数是7~10 则有17%的死亡率和92%的并发症率。

CT评价的局限性

大多数胰腺CT评价的局限性是与低质量的研究，运动伪影，不熟练的技巧，和无静脉注射造影剂有关。当禁忌静脉造影剂时(肾功能不全，造影剂过敏)，一些胰腺实质和胰腺周围较轻微的异常情况很难描述。此外，缺血性和坏死性的改变的很难检测，尤其是急性发作的早期，彻底地降低了CT在急性胰腺炎疾病分期的准确度。

表 7.2　急性胰腺炎 CT 分期

CT 严重性指数(CTSI)				
CT 分级	点数	坏死	点数	CTSI
A	0			
B	1	无	0	1
C	2	<30%	2	4
D	3	30%~50%	4	7
E	4	>50%	6	10

CTSI 得分=CT 分级+坏死得分(0~10)。

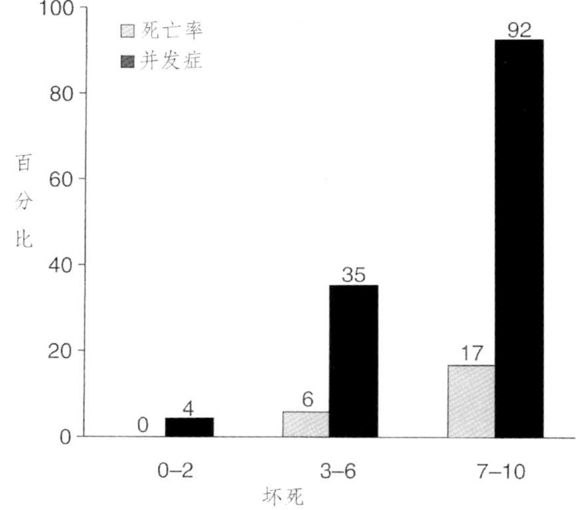

图7.11　CT严重性指数对发病率和死亡率的比较。

在临床发病之初的2~3 天完成CT成像在检出和量化胰腺坏死有较高的准确度。虽然大多数患者胰腺局部缺血是诊断最早的影像学证据，急性发作的初期在液化发生之前坏死累及的范围是较难确定的。患者表现出早期可疑的影像，或者有大量的胰腺周围积液，都应该做CT追踪观察。

随着炎性反应的发展、出血、皂化和广泛的脂肪坏死，胰液外渗严重影响腹膜后组织。这些病理改变可能很难在CT上区分。因此一切可疑的腹膜后积液应该考虑脂肪坏死。除非行诊断性经皮穿刺抽液，这些积液继发细菌感染的可能不能排除。

急性胰腺炎的并发症

急性胰腺炎发作后可能出现几种并发症，这些并发症是引起2%~10%的死亡率和迁延临床过程的主要因素。对坏死性胰腺炎的患者应该意识到多数危及生命的并发症。胰腺炎急性发作的临床初期，这些并发症的发展虽然有一些重叠，大部分会出现在不同的阶段。他们分成全身中毒表现和胰腺及其邻近组织的腹部局部病理变化(表 7.3)。

早期并发症早期并发症，即那些发生在急性发作初期或是前2~3 天内，这是机体的本能反应，能解释报道中急性胰腺炎20%~50%的死亡率。潜在的病理是胰腺坏死的发生触发产生和释放多种毒素混合物(炎性介质、细胞因子、血管活性肽)到血液中。在急性发作的初始，这些毒素混合物诱发代谢、心血管、肺脏和/或肾脏的功能失常，不同的临床表现反映了疾病的严重程度。这些全身的并发症可以通过临床方法成功地检测，是数字化疾病分期系统的一部分，对这些患者的治疗决策和治疗方法的选择有

表 7.3　急性胰腺炎并发症

早期，2~3 天	心血管、呼吸、泌尿、代谢等系统的临床表现
中期，2~5 周	局部及腹膜后感染，组织坏死、假性囊肿、脓肿、胃肠道及胆道并发症，以及实质脏器受累
晚期，数月~数年	血管性及出血性并发症，胰性腹水

非常大的影响。

中期几种严重的腹部并发症发生在剧烈的全身表现消退之后，在胰腺炎急性发作的第2周和第5周之间。这些病理改变经常发生，但不是只伴随着腺体坏死，和急性胰腺炎50%以上的死亡率相关。CT在其检测和临床治疗决策过程中具有重要作用。

感染性胰腺坏死，这是胰腺坏死后最严重的后果之一，是胰腺液化组织继发细菌感染。这种并发症发生在约40%~70%的有胰腺实质坏死的患者，发病率有时间相关性，在住院3周后增加到60%。感染的坏死胰腺组织是使病情恶化的重要因素，使这组患者的死亡率增加。在Beger及其同事的一系列研究中，广泛胰腺坏死感染的患者死亡率为67%，而程度相当的无菌坏死的患者的死亡率为14%。如果早期全身表现消退之后，不发生感染，患者临床上趋于稳定，液化的胰腺组织可能分解或者机化为胰腺假性囊肿(图 7.12)。

感染的起源是一个有吸引力和有争议的论题，但是很有可能起源于多因素。有一些假设：细菌移位(大肠杆菌、肠道细菌、克雷伯杆菌、厌氧菌、真菌)穿过肠壁经由血液或淋巴系统，或者由于微小穿孔而造成感染。

当CT表现有腺体坏死特征的患者，以脓毒症(高热、寒战、白细胞计数升高)为主要的临床综合征时，应该怀疑胰腺坏死的感染(图 7.13)。通过超声或CT指导下经皮穿刺抽吸活检和细菌学检查能够明确诊断。感染没有特异的CT征象，除非在坏死胰腺中检测到气泡(图 7.13)。可选择的治疗和手术径路有：切开术、清创术、坏死引流和灌洗。开放性的手术操作能够大大降低死亡率，从以前报道的40%~80%降到

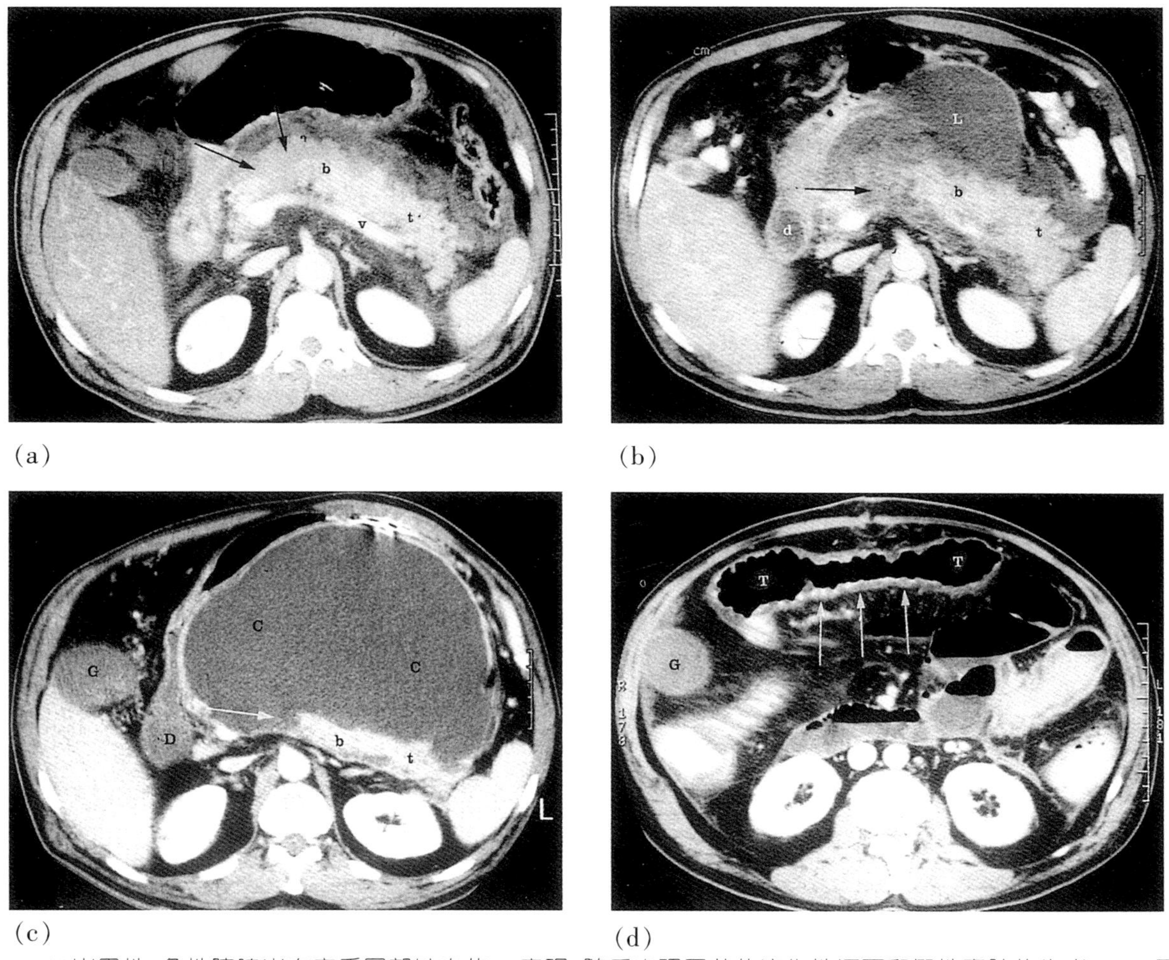

(a) (b) (c) (d)

图7.12 48岁男性，急性胰腺炎有实质局部缺血的CT表现，随后出现无菌的液化性坏死和假性囊肿的生成。(a)开始的CT检查显示与胰腺体部(b)和尾部(t)的密度对比，胰腺颈部(箭示)有密度增加。CT分级4，少于30%的腺体坏死，CT严重性指数6。v：脾静脉。(b)10天后再次CT显示胰腺颈部的液化较好地限定在坏死(箭示)区域，在较小的囊(L)有大量的局部被包裹的积液。b：体部；d：十二指肠；t：尾部。(c)从开始后6周再次CT显示一个大囊肿(C)的发展。胰腺体部(b)和尾部(t)是萎缩的，胰腺颈部可见坏死性液化(箭示)。D：十二指肠；G：胆囊。(d)横结肠有炎症性增厚的肠壁和狭窄的表现(箭示)。

10%以下。

胰腺脓肿发生在胰腺周围，腹膜后残留积液或脂肪坏死组织的感染，通常是多种微生物的混合感染所形成的脓肿被称为胰腺脓肿。当局部脓液聚集，部分外被包膜，CT 值10~30 HU，显示完全液化时，可确定该并发症的发生。该并发症在约3%的急性胰腺炎患者中发生，大多数是在急性发作之后的3~4周。有12%~18%的脓肿存在气泡，此可确定该患者已发生败血症。通过在影像学引导下经皮细针穿刺活检可获得可靠诊断。

最近的文献强调鉴别脓肿和坏死感染的重要性，因是坏死感染的死亡率大约是胰腺脓肿的两倍。感染的坏死腺体组织经常较厚，因此更适合开放的外科疗法。另一方面，脓肿的主要组成成份是感染的液态胰腺分泌物，较微创的经皮穿刺导管引流能够有效地处理。广谱抗生素对小脓肿有效。如果CT 检查显示胰周有积液性质的囊壁不规则的低回声区，在胰腺炎急性发作后3~4周未能消退，这一表现，应该高度怀疑为进展中的脓肿(图 7.14)。

胰腺假性囊肿：积液不能消退，常与胰管相通，周围逐渐形成组织包裹所形成的囊肿被称为胰腺假性囊肿。它们应该与早期外渗的积液相鉴别，两者具有不同的临床特点，需要不同的治疗方式。假性囊肿经常需要4周以上才能形成，经常位于胰周或胰腺腺体内，由非上皮性的肉芽组织或纤维囊完全地包裹，积液有高浓度的淀粉酶(图 7.12)。该并发症发生在约3%~10%的急性胰腺炎病例中，多继发于胰腺导管的损伤和断裂所形成的胰腺坏死病灶。我的经验是大多数胰腺急性假囊肿会形成于胰腺坏死区或其附近(图 7.12和图 7.15)。

在CT 检查中，胰腺假性囊肿的特点是：囊壁薄(1~2mm)而规则，圆形或椭圆形结构，囊内容低回声或无回声(<15HU)(图 7.12和图 7.15)。它们可呈分隔状，也可远离胰腺，从纵隔下部到盆腔。随时间推移，

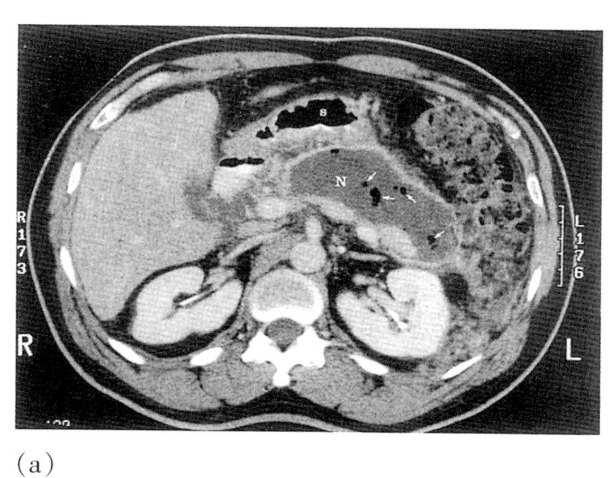
(a)

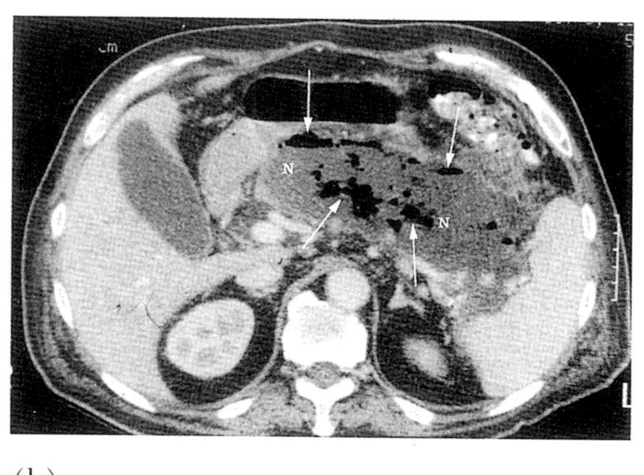
(b)

图7.13 通过外科清创术和引流证明具有严重感染的胰腺坏死。(a) CT 影像说明有液化坏死(N)的整个胰腺密度减低。被包裹的坏死组织出现少许气泡(箭示)；s：胃。(b)坏死(N)液化的胰腺有多量的气体聚集和气液平面(箭示)。

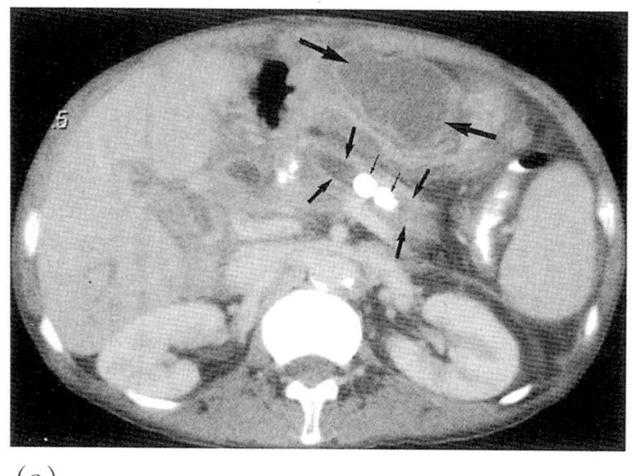
(a)

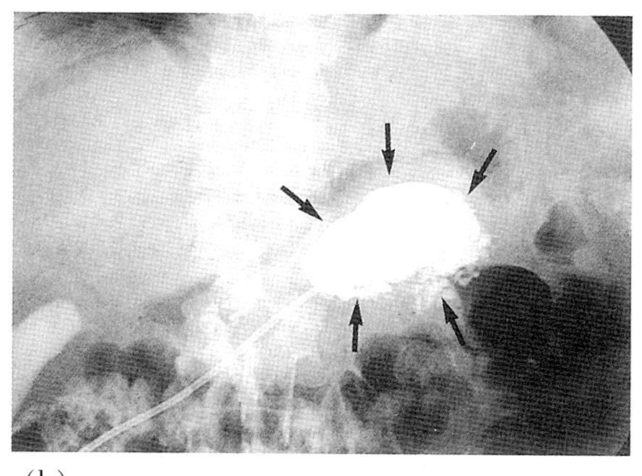
(b)

图7.14 60岁男性，酗酒，患有慢性胰腺炎出现胰腺脓肿。(a)CT 显示胰腺的萎缩(中箭头示)与胰管的扩张和钙化(小箭头示)。被包裹的积液出现在胰腺(大箭头示)前面小网膜囊内。(b)经皮穿刺置管引流脓肿脓液(箭示)。

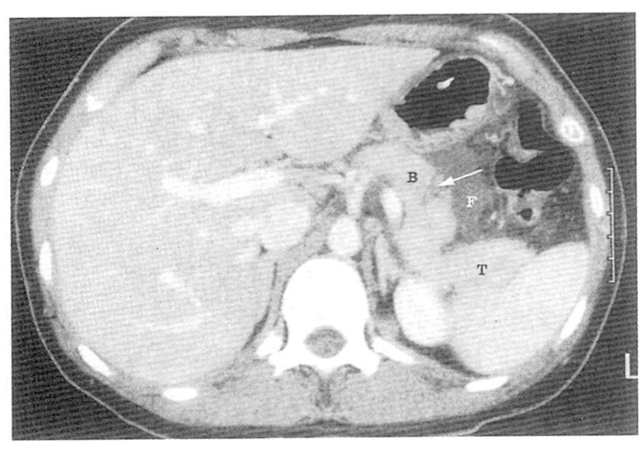

(a)

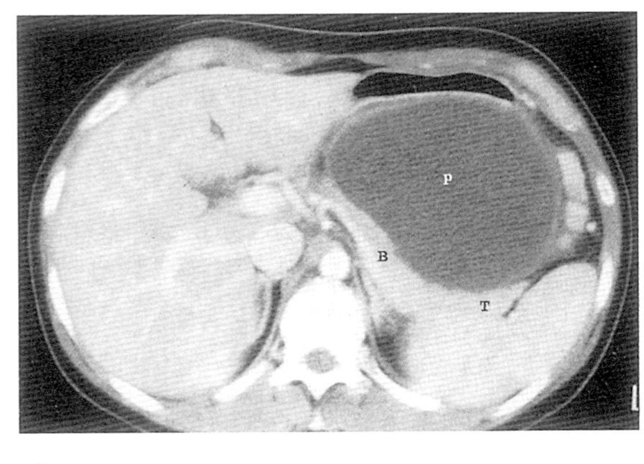

(b)

图7.15 34岁女性,结石性胰腺炎的局部胰腺坏死,并发大的假性囊肿。(a)开始的CT检查显示在胰腺体部(箭示)有小的低密度区域,邻近有少量积液(F)。CT严重性指数5。B:体部;T:尾部。(b)6周后再次检查显示小网膜囊内大量完全包裹性积液,符合假性囊肿(p)。B:体部;T:尾部。

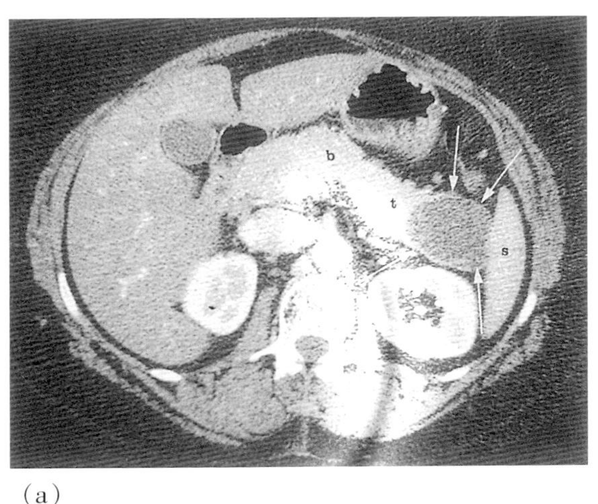

(a)

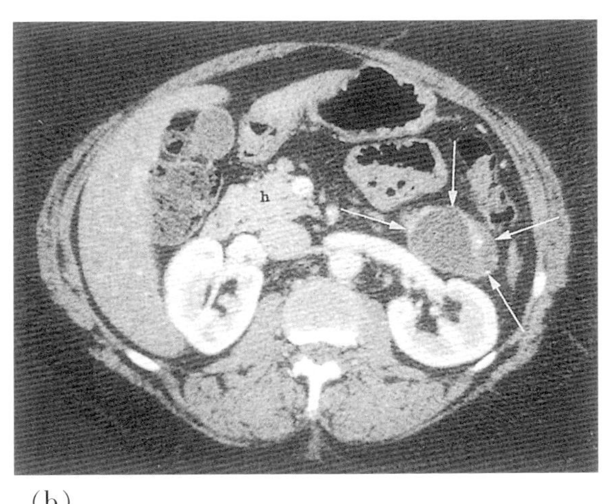

(b)

图7.16 外科手术证明,胰尾的假性囊肿与囊性胰腺肿瘤相似。(a)51岁女性,左侧腹痛偶然检出低密度的囊肿(箭示)。胰体(b)和大部分胰尾(t)是正常的。s:脾脏。(b)进一步的尾部影像显示囊肿向下延伸(箭示),并提示在囊壁有小的钙化灶。h:胰头。

囊壁可能变厚、钙化,囊内容物可能密度不均并密度增高,与坏死组织、出血、或血凝块相一致。胰腺假性囊肿的大小不等(直径1~15cm),没有隔膜,周围无结节(图 7.12和图 7.15)。在多数病例中,这些形态学特征使胰腺假性囊肿易于与其他的胰腺或腹膜后囊性瘤相鉴别。但如果不能得到有关的临床病史,与其他囊性瘤相鉴别有时也是困难的(图 7.16)。

在胰腺炎发作时,是否发展成急性假性囊肿是不可预知的。胰腺假性囊肿是自然发展还是逐渐消退很重要的一点是它与胰腺导管系统之间是否有交通。这一交通的持续存在使得囊肿不稳定,时大时小,且在引流后易复发。相反,慢性假性囊肿与胰管无交通时,可在长时间内保持稳定,并经手术或经皮穿刺置管引流有较好的效果。期望新生的假性囊肿(<6周)易于消退,而较久的假性囊肿(>12周)难于消退。通过这些观察和其他证据证明有18%~50%胰腺假性囊肿会出现并发症(破裂、感染、出血),因此导致了大多数假性囊肿早期不得已需行手术引流。最近,CT 检查显示在较大的假性囊肿(>6cm)经常出现并发症。对无症状患者,尤其是囊肿较小的非手术治疗也可能效果理想,因为多数这样的囊肿最终会自行消退。

在腹部常规CT检查时偶尔也会发现慢性假性囊肿没有消退(图 7.16)。急性假性囊肿自发消退多由于:引流入胰管;破裂进入腹腔;或者破裂引流入邻近的空腔脏器,比如胃或横结肠。经皮或外科内引流适合于囊肿较大(>5cm)、时间较长或不断增大的囊肿。有症状的囊肿、疼痛、恶心呕吐、黄疸、感染并有脓毒症和出血是手术治疗的适应证。当需介入时，在影像指导下经皮置管引流证明在90%以上的患者能成功地消除囊肿。一个回顾性研究表明：92%的假性囊肿患者经皮置管引流可达到与外科引流相似的效果。

许多其他腹部并发症都与胰液的外渗有关，可发生在胰腺炎发作之后的几周内。这些并发症主要影响邻近胰腺的空腔或实质性脏器，比如胃、十二指肠、横结肠、胆管、脾脏和肝脏。酶损伤的范围和程度决定于急性发作的严重性而诱发不同的临床表现。

在开始的几天内出现功能性肠痉挛和肠壁水肿，有增厚的黏膜襞和早期的肠梗阻，并迅速地消退。结肠脾区较持久严重的炎性痉挛导致横结肠的大部分扩张，出现结肠截断征(图 7.4)。更严重的是酶造成的损伤，可能诱发肠道和胆囊狭窄；窦道和瘘管影响十二指肠，空肠和/或结肠(图 7.12)。炎性渗出物能够侵袭小肠系膜和结肠系膜，能侵入实质性脏器，比如脾脏，肝脏和肾脏。在急性重症胰腺炎发病开始后几周发生并发症，如被膜下积液、实质脏器内积液、机化形成假性囊肿、脾梗死和脾出血。

在胰腺炎急性发作后的任何时候都可能出现血管的和严重出血的并发症，但通常发生较晚，经常在几次急性发作之后。临床表现不特异性，因此，CT的检测和评估是重要的。胰液外渗的自身消化作用使胰腺周围的血管受损，可以解释这些并发症。

脾静脉血栓形成是最常发生的血管并发症，在1%~3%的胰腺炎患者中发生。综合征进一步发展可出现所谓的左侧门静脉高压，可由脾静脉阻塞与胃短静脉侧枝和胃网膜静脉的重度扩张以及胃底后壁血管曲张所证实(图 7.17)。

门静脉主干开放，经由冠状静脉将侧支血流引入门静脉系统，避免了食管静脉曲张的发生。在呕血之前，患者通常无症状。增强造影CT非常适合检测这一情况。

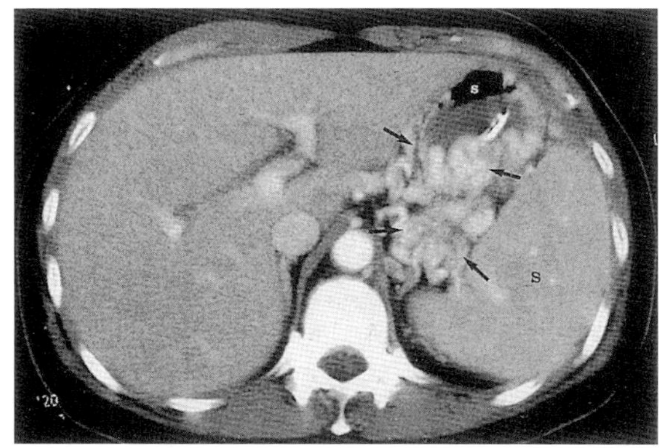

图7.17 54岁女性，急性胰腺炎发作后，胃底静脉曲张继发脾静脉血栓形成。CT 显示多发的，大量的，增强的侧支静脉（箭示）沿胃（s）后壁靠近增大的脾脏（S）。

在胰腺炎严重发作的初始可以出现突发的大量的腹腔内出血。这种严重并发症常常是发生在长期慢性胰腺炎患者反复急性发作之后。Bretagne及其同事的一系列研究中，指出它在胰腺炎首次发作后的1~9年(平均4年)内发生，我们的经验是在胰腺炎初发后的8年(平均2.3年)内发生。大多数危机生命的发

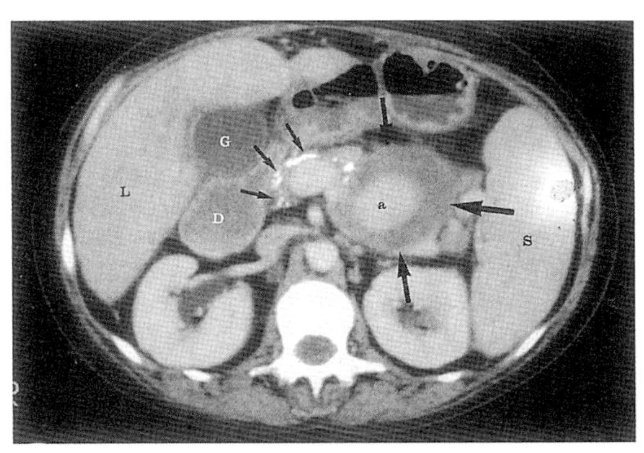

(a)

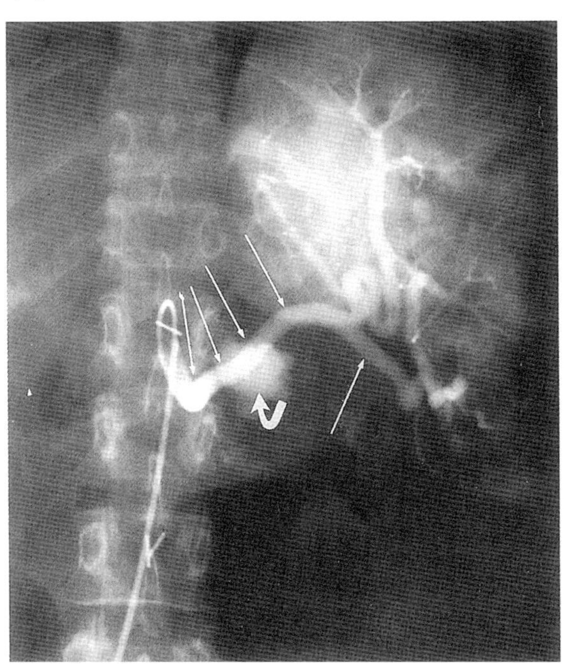

(b)

图7.18 34岁女性，有长期的胰腺炎病史，具有慢性胰腺炎特征，出现脾动脉假性动脉瘤。（a）上腹部的影像显示在胰腺假性囊肿（大箭头示）中有一圆形密度增强的动脉瘤（a）。胰腺萎缩合并胰管钙化（小箭头示）。D：十二指肠；G：胆囊；L：肝脏；S：脾脏。（b）脾动脉（长箭头示）的选择性血管造影显示囊形扩张（小弯箭头示），符合假性动脉瘤。已行外科切除和脾动脉结扎。

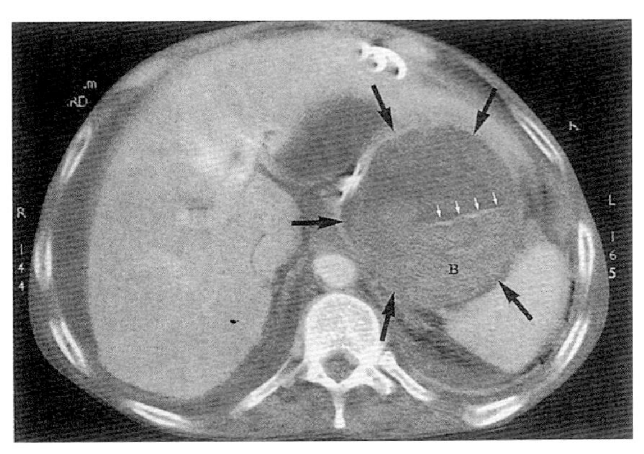

图7.19 37岁男性，酗酒，急性胰腺炎反复发作出现假性囊肿出血。CT显示大的囊肿（箭示）左上四分之一充满低密度的液体表示出血（B）。检测到静脉内造影剂小量活动性外渗（小箭头示）。应该手术治疗。

作是由于假性动脉瘤的破裂，包括脾动脉、胃十二指肠动脉和胰十二指肠动脉(图 7.18)。胃左动脉、结肠中动脉、肝动脉或较小的动脉分支很少受累。

胰腺炎中假性动脉瘤是很常见的并发症，据报道在血管造影检测中发病率高达10%。临床的体征和症状表现为腹腔内出血，假性动脉瘤逐渐增大破裂血液进入腹膜腔，或侵蚀邻近的空腔脏器(小肠、结肠)或进入胰管诱发出血性胰腺炎。其他源于胰腺炎的腹腔内出血的原因是假性囊肿出血，弥漫性静脉或毛细血管出血，在坏死性胰腺炎的患者中可以见到(图 7.7和图7.19)。在慢性胰腺炎的患者中，已经报道假性动脉瘤和假性囊肿出血发病率是3.2%。我们的经验，60%的出血并发症是由于假性动脉瘤(图7.18)，20%是假性囊肿出血 (图 7.19)，20%由于广泛的胰腺坏死致大量的毛细血管和小动脉破裂出血(图7.7)。

增强造影CT早期检查后动脉栓塞，这一侵入性手术使死亡率从以前25%~60%降低到约11%。CT能够检出假性动脉瘤：边界清楚，圆形或椭圆形，低密度，邻近胰腺周围动脉(图7.18)。造影剂自血管内的弥散或新鲜血聚集形成的低密度影(50~60 HU)意味着破裂的发生，或毛细血管出血(图7.4和图 7.19)。对检测假性动脉瘤CT的灵敏度依靠病灶的大小、检查的质量和放射学读片的技巧。在腹部CT检查期间，小的非出血性假性动脉瘤易被忽略。

胰源性腹水通过CT检查，急性胰腺炎患者游离腹水的全部发生率约是7%~12%。发生的范围与腹水量一样依赖于急性发作的严重度。腹水被认为是严重性的信号，然而，液体经常自发消退。相反，腹膜腔内大量和长期富含淀粉酶的积液，是由长期的胰腺导管系统的破裂引起，形成交通性的永久性瘘管，将这种较特异的综合征称作“胰源性腹水”。

具有长期的胰腺炎病史的患者，腹围逐渐增加，主诉疼痛和时常恶心和呕吐，临床诊断应该怀疑此病。CT能帮助诊断，大量腹水经常伴随着腹膜后积液和慢性胰腺炎特征，例如胰腺萎缩和胰管扩张。腹水易于增多，因为正常胰腺一天产生外分泌物超过1L，其中部分转移到腹膜腔。使用经皮穿刺抽液，当腹水的蛋白含量超过3 g/dL 和淀粉酶水平在1 000 IU/L以上能够获得确诊的证据。

长期的胰源性腹水是严重的并发症，很难有效地处理和控制。如果不发生自发地消退，提倡内镜逆行胰胆管造影术及扩张狭窄或放置支架。如果没有效果，可以尝试外科的切除术及胰管空肠吻合术，有不同程度的成功率。据报道，手术死亡率约为20%，再发率为15%。

磁共振影像学

操作技术

在1.5T 场强或者较多的使用高速度梯度线圈和相位列阵时，胰腺具有最好的影像。为增加高信号病灶的可视性，频率较高的杂音信号和增强的水和脂肪频率被消除。胰腺的MRI 中多个脉冲连续是有益的，包括T1加权像，T2加权像，脂肪饱和，动态钆增强影像，磁共振胆胰管造影术(MRCP)和血管成像(图7.20)。连续扫描足以精细观察胰腺。然而，当评估急性重症胰腺炎患者的时候，全面的检查仍然要至少15分钟完成。

胰腺影像T1加权像是基本的，对于描述腹腔内脏器周围的脂肪层尤其有价值，能够最佳地描述胰腺和说明总体形态异常。消除脂肪影像影响通常能改善胰腺实质的观察效果。T1加权，脂肪抑制影像对于检测微小病灶或弥散的胰腺病灶特别有益。这些影像在坏死性胰腺炎出血的检测也是非常敏感的。单摄、高频扫描、T2加权像最宜于描述胰腺内部结构或胰腺周围的积液和胆道/胰管结石，因为拍摄时不需要憋气也能消除运动伪影；这些影像对于检查病情危重、不能配合的患者是非常有价值的。

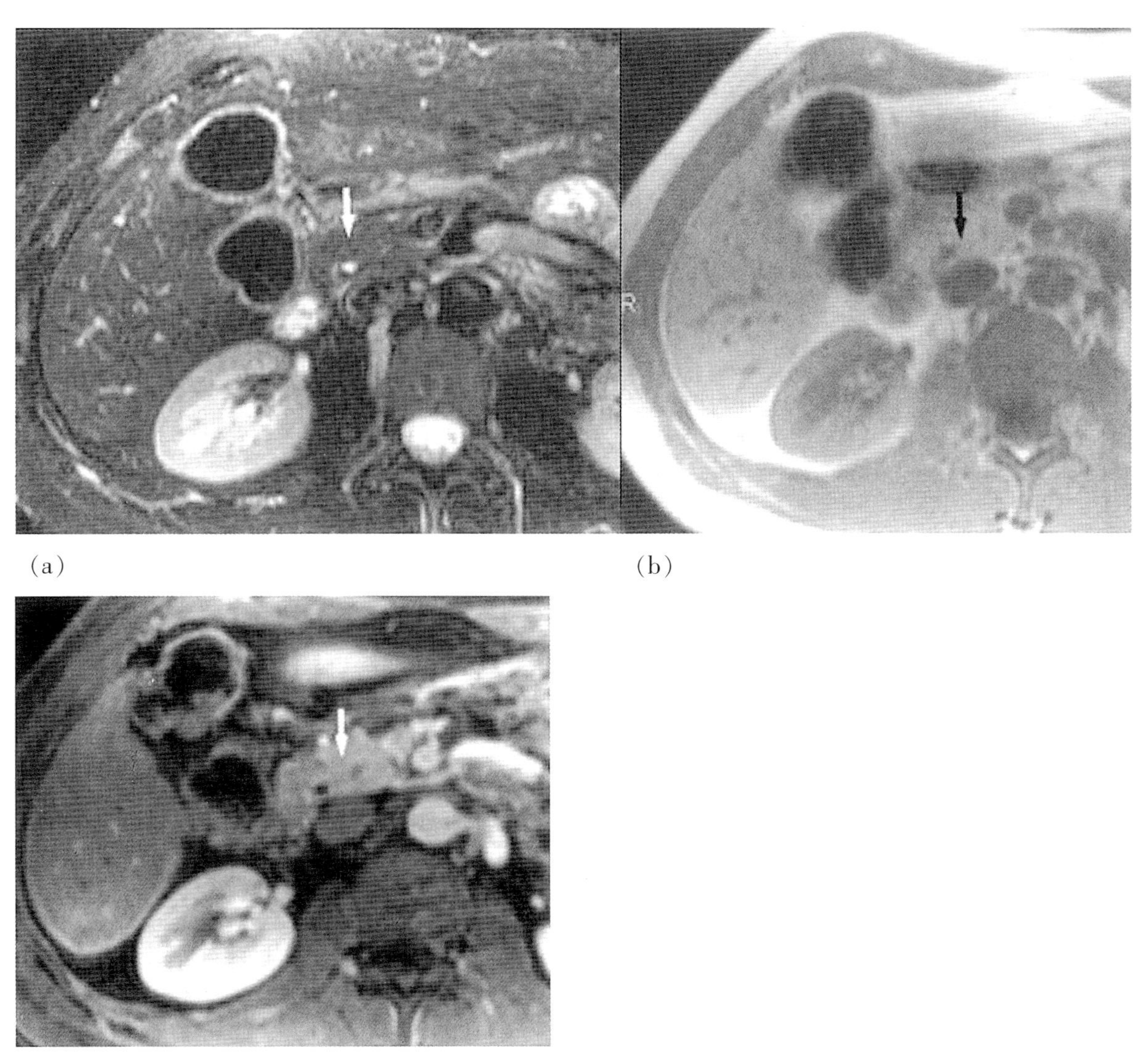

图7.20　MRI 的正常胰腺。在T2加权脂肪抑制影像上正常胰腺是均匀低密度(a)，在T1加权影像上是密度增强的(b)，并在T1加权脂肪抑制影像胰腺相期间密度均匀增强(c)。

胰腺是有丰富血流的器官，使得在静脉注射钆螯合剂后动态的动脉相期间明显增强。造影增强技术应用了三维的、脂肪抑制、保持呼吸、T1加权的梯度回波(GRE)影像完成的。这项技术使得增强的正常胰腺和胰腺坏死之间的对比达到最大程度。通过三维的体积测定法有单向折射的分辨率，在任何平面能够完成重建，没有空间分辨率的降低。最大信号强度投影技术(MIP)适用于动脉相采集提供磁共振血管照片，能够诊断急性胰腺炎的血管并发症，比如假性动脉瘤。

MRCP是胆道系统和胰管投射或DSA体层摄影数字减影血管造影术与磁共振影像的结合，利用二维的或三维的T2加权技术。MRCP 精确地描述胆道和胰管及胰腺实质的形态异常，在多数病例的诊断中能够取代ERCP。

急性胰腺炎检查中MRI与CT比较

CT是急性胰腺炎及其并发症的诊断和疾病分期的金标准。普及而快速，甚至可以用于最危重的患者。然而，CT 的局限性是电离辐射和离子化造影剂潜在的肾毒性。胰腺的MRI 能够无辐射并使用的造影剂没有肾毒性。另外,在胆石症的诊断中MRI 比CT更加灵敏,并能更好地区别成熟假性囊肿和复杂的积液。然而,MRI 较昂贵,操作耗时较长,对小的钙化和少量气体不敏感。因此,仅在孕妇、肾功能不全、严重的造影剂过敏和检查胆总管结石的时候推荐MRI 代替CT。MRI 多维功能使其在对复杂积液介入或外科治疗具有重要意义。

急性胰腺炎时胰腺的形态变化的CT表现已经描述。在不复杂的急性胰腺炎中胰腺的MRI信号强度可能正常,但是胰腺可能已经出现局部或弥散的增大或胰腺周围积液。在T1加权像腹膜后脂肪内可能看到低强度胰腺周围的界限。T2加权像、脂肪抑制影像(图7.21)或者钆螯合物梯度回波影像能更好地显示胰腺周围积液或界限。

与CT相似,MRI仅能在给予钆螯合物之后才能评估胰腺坏死的存在和程度。这些细胞外试剂与CT碘化试剂有相似之处,但是没有肾毒性或过敏反应。随着钆螯合物增加,在动脉相有活力的胰腺组织影像正常地增强,而坏死胰腺组织不增强(图 7.22和图7.23)。和CT一样以相似的方式评价胰腺坏死程度。积血或无菌的坏死常常有碎片,在T1 加权像有局部的高信号和T2 加权像低信号(图 7.24)。就像MRI对于小气泡是不敏感的一样,区别感染的坏死和无菌的坏死是相当困难的。近来,MRI 被用来鉴别外伤或重症急性胰腺炎后有胰源性腹水患者的胰管破裂。在胰管周围看到局限性积液,也不能确定有导管的破裂。

胰腺假性囊肿在T2加权像显示出血性损伤的高信号,在T1加权像上却没有内部碎片或出血的影像 (图 7.25)。典型的胰腺假性囊肿-胰管的交通,MRI比CT能更好地显示。其他的并发症,包括血管血栓形成、假性动脉瘤和肝脓肿在MRI上能容易地鉴别。

结　　论

新近发展的放射学影像法在急性胰腺炎患者的评价中被充分地认识,并起着决定性作用。超声检查和大范围的MRI 是次要或补充的方式,而螺旋或增强造影CT 已经成为影像检查的首选。在疑有急性胰腺炎的患者中,CT能完成几个重要的目的。

·根据临床表现,CT能够验证临床的诊断,从临床上不确定的患者中检出胰腺炎,并能描述可能与胰腺炎相混淆的其他急腹症。

·由于具有检出积液和诊断胰腺坏死的能力(CT

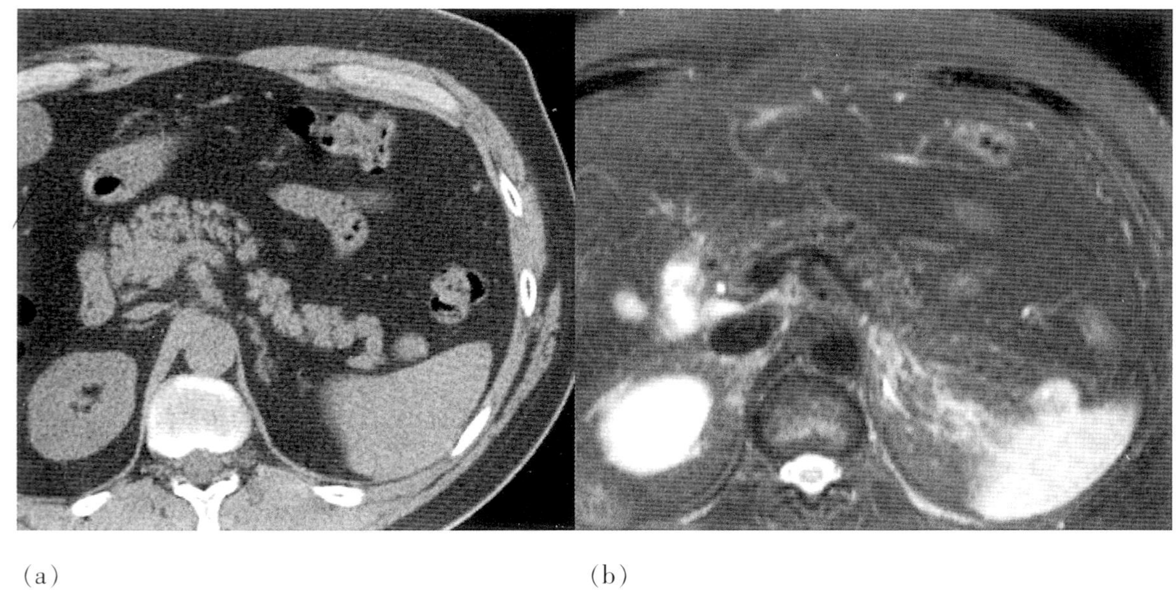

(a)　　(b)

图7.21 轻型急性胰腺炎在MRI的T2加权像比非增强CT能更好地显示。(a)非增强CT 上显示的正常胰腺。(b)T2加权脂肪抑制影像(CT之后4小时完成)显示正常胰腺的信号,在胰腺周围脂肪的后面有增强的信号,符合轻型急性胰腺炎。

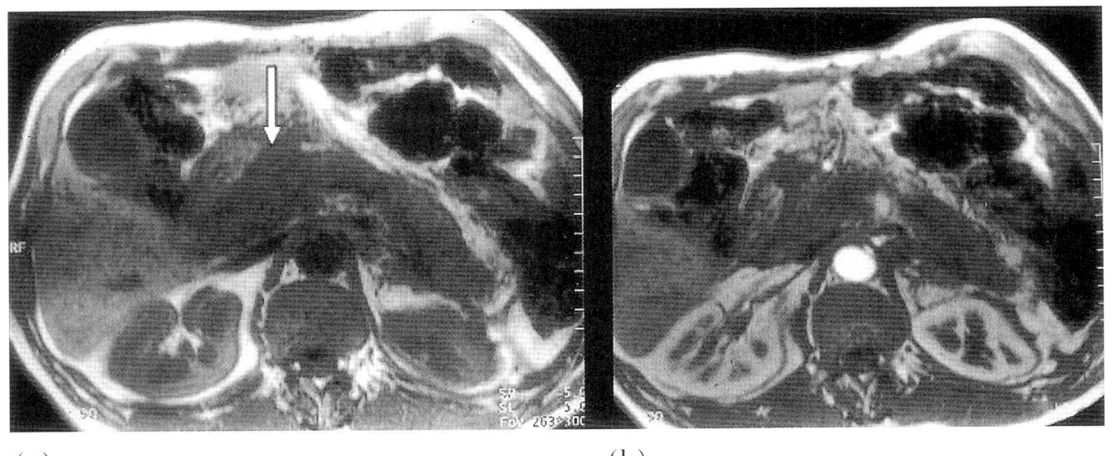

(a)　(b)

图7.22　急性重症胰腺炎合并全胰腺坏死。(a) 非增强T1 加权梯度影像显示胰腺从头至尾是显著减小的信号（与图7.1a 比较）。(b)钆增强的胰管相影像显示没有腺体增强的迹象,符合弥散的胰腺坏死。

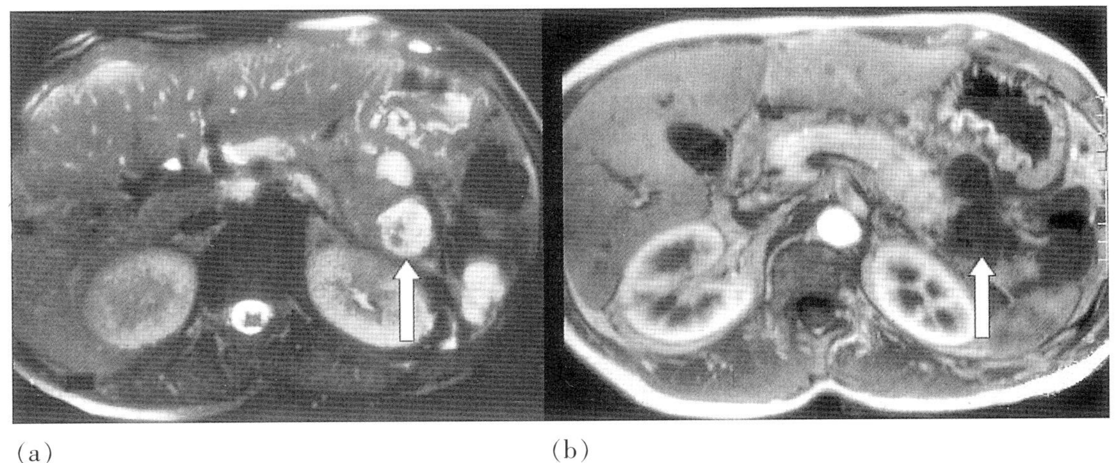

(a)　(b)

图7.23　局灶性胰腺坏死(胰尾)。(a)T2 加权脂肪抑制影像显示胰尾部隔膜聚集合并广泛的碎片(箭示)。(b)钆增强的胰管影像,胰尾的局灶性坏死以及邻近的急性积液(箭示)。

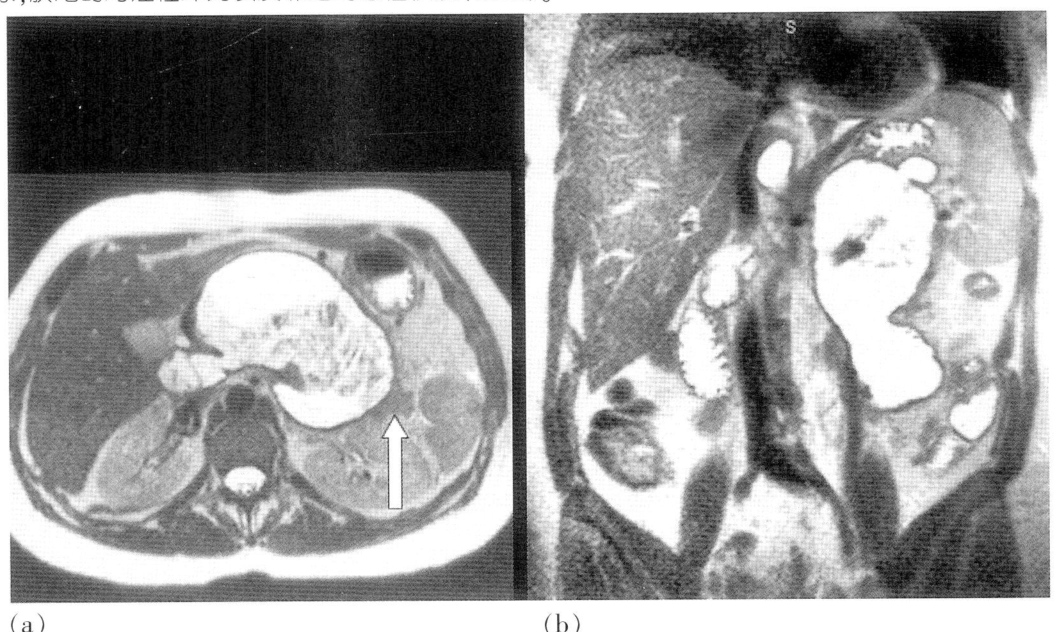

(a)　(b)

图7.24　重症急性胰腺炎的后遗症和坏死。冠状面(a)和轴式加重的T2 加权MRI (b) 显示腺体被弥散的积液及广泛的碎屑取代,仅有少量的正常胰尾存在(箭示)。

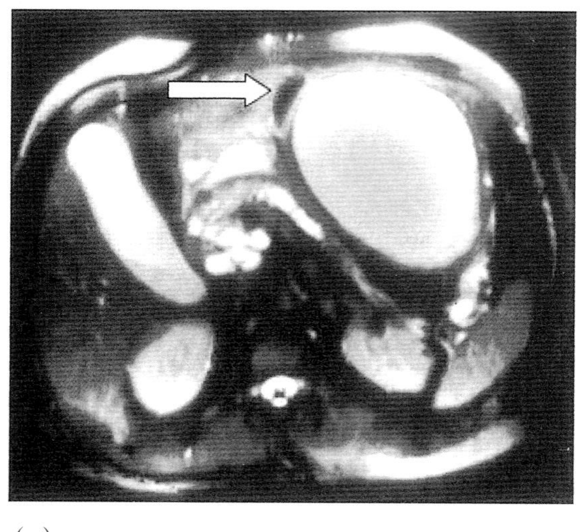
(a)

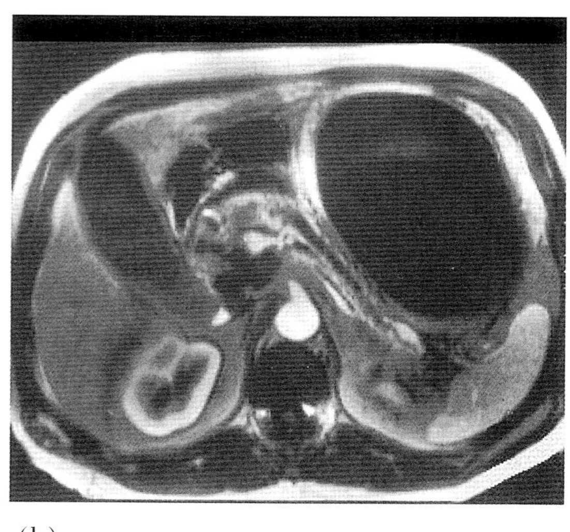
(b)

图7.25 来自慢性胰腺炎的假性囊肿大多对胃有影响。(a)T2 加权脂肪抑制和(b)钆增强的胰管影像显示边界清楚的假性囊肿(无碎屑)取代先前的窦道(箭示)。存在弥散的胰管扩张及腺泡的萎缩。

严重性指数),在早期评估胰腺炎急性发作的严重性方面CT是必要的。

·在重症胰腺炎的病史中腹部局部并发症的发展能通过CT的追踪检查出。在急性胰腺炎患者的评估和治疗中,影像学手段尤其是CT 已经成为必不可少的诊断工具。

(田敏 译 宋一民 王自法 校)

推荐读物

Balthazar EJ. Acute pancreatitis: assessment of severity with clinical and CT evaluation. *Radiology* 2002;223:603-613.

Balthazar EJ. Complications of acute pancreatitis:clinical and CT evalution. *Randiol Clin North Am* 2002;40:1211-1227.

Balthazar EJ,Fisher LA.Hemorrhagic complications of pancreatitis:radiologic evaluation with emphasis on CT imaging. *Pancreatology* 2001;1:306-313.

Balthazar EJ,Robinson DL,Megibow AJ *et al.* Acute pancreatitis:value of CT in establishing prognosis. *Radiology* 1990; 174:331-336.

Balthazar EJ,Freeny PC VanSonnenberg E. Imaging and intervention in acute pancreatitis. *Radiology* 1994;193:297-306.

Belli AM,Jennings CM,Nakielny RA. Splenic and portal venous thrombosis: a vascular complication of pancreatic disease demonstrated on computed tomography. *Clin Radiol* 1990;41:13-16.

Bittner R ,Block S, Buchler M *et al.* Pancreatic abscess and infected pancreatic necrosis:different local septic complications in acute pancreatitis. *Dig Dis Sci* 1987;32:1082-1087.

Burke JW,Erickson SJ,Kellum CD *et al.* Pseudoaneurysms complicating pancreatitis: detection by CT. *Radiology* 1986; 161:447-450.

Clacien PA, Hauser H,Meyer P *et al.* Value of contrastenhanced computerized tomography in the early diag-nosis of acute pancreatitis. A prospective study of 202 patients. *Am J Sury* 1988;155:457-466.

Freeny PC, Hauptmann E,Althaus SJ *et al.* Percutaneous CT guided catheter drainage of infected acute necrotizing pancreatitis:technique and results. *AJR* 1998;170:969-975.

Gerzof SG,Banks PA,Robbins AH *et al.* Early diagnosis of pancreatic infection by computed tomography-guided aspiration. *Gasteoenterology* 1987;93:1315-1320.

Jeffrey RB. Sonography in acute pancreatitis. *Radiol Clin North Am* 1989;27:5-17.

London MJM,Neoptolemos JP,Lavelle J *et al.* Contrastenhanced abdominal computed tomography scanning and prediction of severity of acute pancreatitis:a prospective study. *Br J Sury* 1989;76:268-272.

Lowham A,Lavelle J,Leese T.Mortality from acute pancreatitis. *Int J Pancreatol* 1999;25:103-106.

Megibow AJ,Lavelle MT,Rofsky NM. MR imaging of the pancreas. *Sury Clin North Am* 2001;81:307-320.

Merkle EM,Gorich J. Imaging of acute pancreatitis. *Eur Radiol* 2002;12:1979-1992.

Nordesgaard AG, Wilson SE, Williams RA. Early computerized tomography as a predictor of outcome in acute pancreatitis. *Am J Sury* 1986;152:127–132.

Piironen A, Kivisaari R, Kemppainen E *et al.* Detection of severe acute pancreatitis by contrast-enhanced magn-etic resonance imaging. *Eur Radiol* 2000;10:354–361.

Sugiyama M, Atomi Y. Endoscopic ultrasonography for diagnosis of choledocholithiasis:a prospective compar-ative study with ultrasonopraphy and computed tomog-raphy. *Gastrointest Endosc* 1997;45:143–146.

VanSonnenberg E, Wittich GR, Casola G *et al.* Percutaneous drainage of infected and noninfected pancreatic pseudocysts: experience in 101 cases.*Radiology* 1989;170:757–761.

Vujic I. Vascular complications of pancreatitis. *Radiol Clin North Am* 1989;27:81–91.

8 急性胰腺炎的基础治疗

Clement W.Imire

一旦具有了一定的临床症状和生化指标（通常为突发的上腹痛、严重的呕吐和明显的血尿淀粉酶升高）可以确诊急性胰腺炎的时候，必须要实施一些必要的治疗措施（表8.1，图8.1）。这是一个严重的疾病过程，但其中85%~90%的患者不会有器官衰竭。尽管如此，有些患者仍然会在医院的治疗中出现器官衰竭，这些患者构成了一个高风险的人群（表8.2）。在死于急性胰腺炎的患者中，几乎50%死于刚开始治疗的7~10天。对于已引发SIRS和MODS的患者，其病死率将大大增加。一些轻型的胰腺炎患者，经过简单的治疗后即可缓解低氧血症、低血容量、疼痛这些症状。而那些病情严重并有并发症的患者，必须进行重症监护。

低血容量

纠正低血容量的时候，即使是轻型的胰腺炎，第一天也必须给够3.5~4L的电解质溶液。对于危重患者，中心静脉压的监测是必须的。无菌下的导尿是很重要的，因为在没有严密监测液体出入量的情况下，每个患者每小时最低应产生30mL尿。对于重症胰腺炎的患者液体需要量是跟烧伤患者一样的，第一天需要6~10L的液体，而且大部分液体最好在前6小时内输入。引起低血容量的主要原因是胰腺炎导致的毛细血管损伤，其通透性的增加，以致血管内的蛋白外渗，还有呕吐。

低氧血症

这是中重度急性胰腺炎的标志。起初一直认为动脉氧分压低于60mmHg（8kPa）是重症胰腺炎的标志，但近年来已经证实动脉氧分压暂时的降低并不意味着高的病死率。而那些对吸氧治疗不敏感的患者则应该引起更多的注意。呼吸功能不全是急性胰腺炎最容易发生的器官衰竭。一个专业的重症监护人员和在一个通风较好的重症监护室进行治疗是那些严重低氧血症患者所必需的。中度的低氧血症只需要给予足够长时间的吸氧治疗，待患者可以自主呼吸时即可。

疼痛和呕吐的治疗

这点非常重要。第一步应该先下胃管并胃肠减

表 8.1　治疗的初始步骤

止痛
胃肠减压
纠正低血容量
下尿管
开放中心静脉
氧气湿化吸入

表 8.2　高危患者

老龄患者（大于 70 岁）
肥胖患者（BMI > $30kg/m^2$）
合并心血管、呼吸、肾脏并发症
出现症状时即有脏器功能衰竭

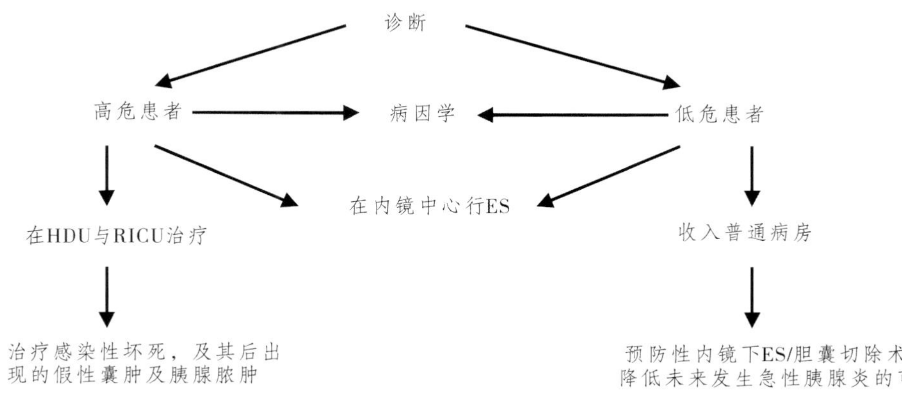

图8.1　急性胰腺炎基础治疗流程图ES：内镜下乳头肌切开 HDU：高依赖性患者治疗中心 RICU：呼吸重症监护病房。

压，有些时候止吐药也是治疗呕吐所必需的。呕吐量对于低氧血症的影响很大，低氧血症起初往往是由于血管内液体外渗到腹腔、腹膜后和胸膜腔引起的。

疼痛控制有时候需要肌注或者静脉给予一些止痛药物。一直认为杜冷丁是止痛药的最好选择，因为这种药比起吗啡能较少引起Oddi括约肌的痉挛，但这是一种错误的认识。吗啡对于止疼来说要更好一些，而且这两种药的治疗剂量都会一定程度地导致括约肌痉挛。由于这个原因，一些临床医生，特别是在欧洲，更倾向于用硬膜外给药，止痛效果会比较好。但对于那些有低氧血症的患者，应该严密监护，因为麻醉药品有可能加重乏氧。这种剧烈的疼痛一般在3~4天后会消退。

心　衰

对于那些有高血压、心肌梗死、动脉硬化的老年患者，心衰是很容易发生的并发症。在进行紧急监护的早期通常就需要一些强心药物的支持。对于那些在突发急性胰腺炎之前就服用心血管药物的患者，心内科专家的建议是很有必要的。

最初的治疗步骤通常都是很直接的，对那些轻型胰腺炎的患者往往在24~36小时效果就很明显。足够的静脉内液体支持会大大地降低肾功不全或衰竭的发生。事实上几乎没有一个肾衰的患者没有合并呼吸衰竭，而呼衰往往会加剧对肾脏的影响。对有些患者，做血液滤过或血液透析是必须的。

在早期治疗过程中，超声检查是必要的，还有胸部的X线扫描以监测是否有胸腔积液。对于有些还无法确诊的，增强CT往往会很有用。而增强CT也是从形态学上确定胰腺缺血程度和位置的金标准。当MRI技术更进步一些的时候，MRI检查可能会更重要。

当根据一定的临床、实验室检查、梗阻性黄疸的病史可以确定有结石嵌顿在胆囊颈部的时候，早期的胆道镜取石会有比较好的效果。

在合并有胆囊炎的时候抗生素是必要的，但是对于亚安培南、美罗培南、他佐巴坦、头孢类的应用中，并没有明显的证据证明可以降低死亡率。争论往往关注在用这些抗生素的同时也有继发真菌感染和罕见细菌感染的风险。

生化检查异常

早期血清白蛋白降低通常是重症急性胰腺炎的一个特征，因为白蛋白会从血管内渗出。但白蛋白的输注并不是很普及，因为其价格很贵而且输入混合人类白蛋白会增加感染的风险。血清白蛋白降低的水平反映了低血钙，因其会导致蛋白结合钙的丢失，而蛋白结合钙几乎占血清钙水平的50%。

游离钙水平也会降低，但并不需要相应的治疗。因为甲状腺素反应是一个很好的机体稳定机制。当给予钙剂治疗时，往往是葡萄糖酸钙的形式，并且剂量往往不足。人体骨骼里有大量的钙可以被自身的调节机制提取出来。当给予葡萄糖酸钙治疗时，治疗剂量最好是50~60mg/d。

血糖水平往往会升高而且初期很难纠正。早期严格地控制好血糖对于降低疾病的死亡率是有益的。比利时的研究指出控制血糖的重要性仅次于控制心血管的意外。把血糖控制在4.0~6.1mmol/L对于急性胰腺炎的治疗比较有益。这也将是一个新的治疗目标。

当有结石嵌顿在胆囊颈部时，会导致胆红素、转氨酶和碱性磷酸酶的升高。这些症状，加上超声和MRI的结果可以确诊，之后便可以考虑通过内镜下取石(EST)。当乳酸脱氢酶升高时往往显示合并了其他疾病并且在Ranson和Glasgow评分中都跟预后有关。这会提高血糖水平并降低血钙水平，这是Ranson评分中的重要因素，血清白蛋白水平也是Glasgow评分重要的指标。

甘油三酯升高导致的高脂血症也是急性胰腺炎的一个病因。但是我们自己连续考察了300个急性胰腺炎患者发现只有4%的患者有血脂升高，是仅次于酗酒的附加因素。针对再发作的预防也比较重要。对于有高脂血症的患者会比较复杂一些，不仅有饮食的控制，还需要药物来调整血脂代谢。在高脂血症时，血清淀粉酶的测定对于生化监测有一定难度。尿淀粉酶升高也是可以用来参考的，但诊断指标差不多是血清指标上线的7.5倍。

C反应蛋白的升高也是急性期的反应，发病初期48小时后的指标是疾病严重性的一个标志。高于150mg/L可以提示急性重症胰腺炎，当然高于200mg/L就更利于诊断了。

血液学异常

偶尔血红蛋白的降低是因为胰腺或胰周的出血。这并不常见，而且在疾病初期会有血液浓缩，之后血液的稀释效应会导致血红蛋白的下降。输血治疗的必要性并不大。

血小板的水平通常是发病后3~5天下降，之后又自行恢复。仅仅那些有血管内凝血而导致血小板降低的患者需要用低分子肝素紧急治疗。作为急性期反应，凝血因子V和VIII会在疾病的第一周升高。而纤维蛋白的水平通常也是一样的。

极少情况下，当血红蛋白显著降低，血小板、纤维蛋白聚集时会发生播散性血管内凝血，但这是很罕见的。肝素治疗会比较有用。血液学专家的指导也是很有必要的。

ERCP后急性胰腺炎

这种病症一般都比较轻，但偶尔也会很严重。仔细的ERCP检查并且用非离子的造影剂，避免用力的注射是预防胰腺炎发生的重要方式。那些有Oddi括约肌舒缩障碍的患者，在测压的时候将增加诱发胰腺炎的风险。更多现代的测压方法也开始降低诱发胰腺炎的几率。

在治疗过程中，IL-10和更便宜的止痛药双氯芬酸被证实有比较好的作用。IL-10比较贵而且在治疗上的效果也比较有争议，仅有一个研究指出了双氯芬酸的应用潜力，并且其作为栓剂在那些高风险的患者检查前使用抑或是检查后随即使用，这些需要术者进行个体化考虑。

早期死亡率问题

对于急性重症胰腺炎，特别是那些Marshall评分2分或者以上，能维持36小时以上的患者，其死亡率大约在50%。几乎45%的Marshall评分在2分及以上的患者在入院以前就会出现Marshall评分中所述的这些特征。其余在入院24小时后这些症状还会进展。

表8.3 修订版的Marshall脏器功能衰竭评分(未包含肝指数)

	0	1	2	3	4
心血管系统收缩压(mmHg)	>90	<90但对液体复苏治疗有反应	<90且对液体复苏治疗无反应	<90且pH<7.3	<90且pH7.2
呼吸系统(FIO_2/PO_2)	>400	301~400	201~300	101~200	<101
Glasgow昏迷评分	15	13~14	10~12	6~9	<6
凝血(血小板$10^9/L$)	>120	81~120	51~80	21~50	<21
泌尿系统(肌酐mmol/L)	<134	134~169	170~310	311~439	>439

这些患者必须进入重症监护室，而其治疗效果在这些年是很好的。这些患者占了那些高危的重症胰腺炎患者不到20%，高危患者的APACHE II评分是6分或以上，CRP>150mg/L，Ransong或Glasgow评分3分及以上。

近期的一些研究表明，对于那些患致命的重症胰腺炎的患者，其死亡大都在发病一周内。几乎所有的患者都死于多器官功能衰竭，而且其中大多数患者年龄在70岁以上。事实上，在苏格兰的一项涉及14000个患者耗时11年的国际研究发现，那些死者中大多数都在病发的96小时内死亡。对于这些患者只有及时地送入重症监护室才有可能减少其死亡率。

胰腺炎的复发

最后，减少胰腺炎的复发是很重要的。从数据上来说，胆结石导致的胰腺炎是最常见的，并且一直认为治疗的重点应该是胆囊切除并胆总管取石，对于有些高龄患者，EST也是一个不错的治疗胆源性胰腺炎的选择。通常是不到5mm的小结石导致胰腺炎。

（邓标 译 宋一民 王自法 校）

推荐读物

Allam BF, Imrie CW. Serum iniosed calcium in acute pancreatitis. *Br J Surg* 1977;64:665–668.

Blamey SL, Imrie CW, O'Neil J, Gilmour WH, Carter DC. Prognostic factors in acute pancreatitis. *Gut* 1984;25:1340–1346.

Buter A, Imrie CW, Carter CR, Evans S, Mckay CJ. Dynamic nature of early organ dysfunction determines outcome in acute pancreatitis. *Br J Sury* 2002;89:298–302.

Dervenis C, Johson CD, Bassi Cetal. Diagnosis, objective assessment of severity and management of acute pan-creatitis. Santorini consensus conference. *Int J Pancreatol* 1999;25:195–210.

Dickson AP, O'Neill J, Imrie CW. Hyperlipidaemia, alcohol abuse and acute pancreatitis. *Br J Surg* 1984;71:685–668.

Glazer G, Mann DV. United Kingdom Guidelines in the management of acute pancreatitis. *Gut* 1998;42(Suppl2):S1–S13.

Imrie CW, Allam BF, Ferguson JC. Hypocalcaemia of acute pancreatitis:the effect of hypoalbuminaemia. *Curr Med Res Opin* 1976;4:101–116.

Imrie CW, Beastall GH, Allam BF, O'Neill J, Benjamin IS, Mckay AJ. Parathyroid hormone and calcium homeostasis in acute pancreatitis. *Br J Surg* 1978;65:717–720.

Imrie CW, Murphy D, Ferguson JC, Blumgart LH. Ateterial hypoxia in acute pancreatitis. *Br J Surg* 1977;64:185–188.

Isenmann R, Rau B, Beger HG. Ealy severe acute pancreatitischaracteristics of anewsubgroup. *Pancreas* 2001;22:274–278.

Johnson CD, Kingsnorth AN, Imrie CW *et al.* Double blind, randomized, placebo controlled study of a platelet activating factor antagonist, lexipafant, in the treatment and prevention of organ failure in predicted severe acute pancreatitis. *Gut* 2002;48:62–69.

Knaus WA, Wagner DP, Draper EA, Zimmerman JE. APACHE II final from and national validation results of a severity of disease classification system. *Crit Care Med* 1984;12:213–223.

McKay CJ, Curran F, Sharples C, Baxter JN, Imrie CW. Prospafant in predicted severe acute pancreatits. *Br J Surg* 1997;84:1239–1243.

McKay CJ, Evans S, Sinclair M, Carter CR, Imrie CW. High early mortality rate from acute pancreatitis in Scotland, 1984–1995. *Br J Surg* 1999;86:1302–1305.

Marshall JC, Cook DJ, Christou NU. Mulitiple organ dysfunction score, a reliable descriptor of a complex clinical outcome. *Crit Care Med* 1995;23:83–92.

Mayer AD, McMahon MG, Bowen M, Cooper EH. Creactive protein:an aid to assessment and monitoring of acute pancreatitis. *J Clin Pathol* 1984;37:207–211.

Murray B, Carter B, Imrie C. Ewans S, O'Suilleabhain C. Diclofenac reduces the incidence of acute pancreatitis after endoscopic reduces the incidence of acute pancreatits after endoscopic retrograde cholangiopancreatography. *Gastroenterology* 2003;124:1786–1791.

Puolakkainen P, Valtonen V, Paananen A, SchroderT. Creactive protein(CRP)and serum phosphplipase A2 in the assessment of the severity of acute pancreatitis. *Gut* 1987;28:764–771.

Ranson HJC, Rifkind KM, Roses DF, Fink SD, Fink SD EngK, Spencer FC. Prognostic signs and the role of operative management in acute pancreatitis. Surg Gynecol Obstet1974;139:69–81.

Thune A, Baker RA, SacconeGTP, Owen H, Toouli J. Differing effects of pethidine and morphine on huaman sphincter of Oddi motility. *Br J Surg* 1990;77:992–995.

Uhl W, Warshaw A, Imrie C *et al.* IAP guidelines for the surgical management of acute pancreatitis. *Pancreatology* 2003;2:565–573.

Vanden Berghe G, Wouters F *et al.* Intensive CW. C-reactive protein, antiproteases and complement factors as objective markers of severity in acute pancreatitis. *Br J Surg* 1989;76:177–181.

9 急性胰腺炎的疼痛治疗指南

Juan Martínez, Miguel Pérez-Mateo

疼痛是急性胰腺炎的主要症状，几乎出现于所有患者中，常表现为上腹部疼痛迅速加重，伴恶心呕吐而急诊入院。疼痛的原因与胰酶的侵蚀及炎症因子的释放有关，炎症因子可刺激位于胰腺和壁层腹膜上的内脏痛觉感受器引起疼痛。同时腹胀、肠麻痹更进一步加重了腹部的不适。

疼痛刺激沿不同的感觉神经传入到腹腔丛，再通过内脏神经到达T5~T9脊髓段的交感链，最后到达脊髓背侧的神经节内。

研究显示腹痛的程度与胰腺炎的严重程度无相关性，但是重症胰腺炎腹痛的持续时间较长且多伴有血液动力学的改变。在恢复阶段，疼痛的有无是饮食恢复的重要参考，进食后再次出现腹痛常提示胰腺炎的复发。

通常，急性胰腺炎早期，疼痛持续数天后自行缓解。如出现并发症如胰腺假性囊肿、胰腺感染、消化性溃疡或胆管梗阻，疼痛可再现。本章主要讲述急性胰腺炎早期发作时的镇痛治疗，其相关措施对其他阶段的胰腺炎患者也适用。

急性胰腺炎的镇痛治疗

一般处理

在发病早期，应让患者禁食以减少对胰腺的刺激，同时有助于改善腹胀。如果合并肠麻痹甚至梗阻，应及时行胃肠减压，留置胃管。此外还应配合药物治疗。按照急性腹痛的一般原则处理，即采用梯度镇痛方案，但是应忌用口服给药，宜采用外周注射或滴注。一般而言，镇痛药物应按一定的间隔多次或给予负荷量后连续静脉给药。一旦疼痛缓解，可停用或根据病情需要重新加用。

患者自控式镇痛

近年来，静脉内自控式镇痛（PCA）泵在临床广泛应用，患者通过微处理器控制的输入装置按照需要自行调节镇痛药物的输入。PCA泵也可皮下或硬膜外给药。有人建议将泵中的药物持续输注，以达到一个稳定的血药浓度，在患者休息期间仍能获得满意的镇痛效果，同时减少负荷剂量。但是这样可能出现药物过量的危险。另外，当用PCA泵给药时，负荷量要达到要求且不过量就需要患者能熟练操作PCA泵了，而且当患者休息时，就不能保证镇痛的效果了。

设置PCA泵时应明确以下几个概念：

· 负荷量：由医师设定的快速达到镇痛效应时所需的药物剂量。

· 追加量：在疼痛发作时，患者自行通过输入装置追加输入的药物剂量。

· 固定间期：连续两次追加量操作的最小允许间期，以防药物过量。

一般我们推荐使用较大的追加量和长的固定间期，表9.1列举了PCA泵中常用药物的用法。

镇痛药物治疗

非甾体类抗炎药物

非甾体类抗炎药物（NSAID）可用于急性胰腺炎疼痛治疗的各个阶段，且兼有抗炎退热的作用，副作用小，但镇痛效果有限，且有最大剂量效应，超过此

表 9.1　PCA 泵中镇痛药物和局部麻醉药物的用法

	药物	负荷量(mg/kg)	半衰期(h)	输入速度(mg/h)	追加量(mg)	固定间期(min)
阿片类	吗啡	0.05	3~4	1~2	0.5~2	60
(i.v)	哌替啶	0.5	3~4	10~20	5~30	60
	曲马多		6~8	15~25	15~30	60
阿片类	吗啡	0.05	6~24	0.2~0.4	0.1~0.2	60
(ep)	哌替啶		4~8	10~15	20~25	60
	芬太尼	0.001	2~4	0.05~0.075	25~30	30
	曲马多			8	4	30
	布比卡因 +			7.5	2.5	10
	芬太尼			0.015~0.03	10	
NSAID(i.v)	安乃近			320	320	30

*i.v,静脉注射;ep,硬膜外给药。

剂量后,镇痛效应不再增强。它抑制外周环氧化酶活性,减少前列腺素的合成,从而减轻炎症反应,同时影响中枢神经冲动的传递。最主要的副作用是上消化道出血,这对于急性胰腺炎患者而言非常危险,常使病情恶化。此外还可见到过敏反应、骨髓损害、肾脏损害(尤其是急性胰腺炎伴有低血容量时)和肝脏毒性。动物实验已证实NSAID可以改善急性胰腺炎预后,但在临床尚未证实。最近NSAID开始用于内镜下逆行胰胆管造影预防急性胰腺炎的发作。最常使用的NSAID为安乃近,是吡唑酮类衍生物,因其不影响前列腺素的合成,故对胃部侵蚀作用较小,但在少数患者可引起粒细胞缺乏。常用剂量为2000mg,肌注或静滴,3~4次/d。

局部麻醉药物

局麻药通过膜稳定效应阻滞神经冲动的传递,具有可逆性。肌注或静脉给予利多卡因可有效缓解疼痛症状。德国医学会在慢性胰腺炎治疗指南上将利多卡因列为治疗慢性胰腺炎急性发作的首选局麻药。肾功能不全患者应慎用,少数高敏患者可出现乏力、头晕、高血压和皮疹,故应用前应仔细询问有无过敏史。推荐剂量为2000mg/d,静脉滴注。

胰酶制剂

这类药物常用于治疗慢性胰腺炎疼痛，主要是通过增加十二指肠内蛋白酶的水平，负反馈抑制胰腺分泌胰酶。它对于急性胰腺炎的疼痛无效。

阿片类药物

阿片类药物为二级镇痛药，可选择性作用于中枢神经系统的阿片受体，干扰兴奋性神经递质的释放,从而消除或减轻疼痛。可口服、舌下含服、直肠塞入或皮肤给药,在急性胰腺炎发作时推荐注射给药,由于其半衰期短(通常<4小时),所以如果需要持续镇痛可考虑连续静脉滴注。一般而言,阿片类药物的推荐剂量仅能作为参考，因为疼痛的主观程度个体差异较大,用药应实行个体化方案,它的副作用是影响其临床广泛应用的主要因素。尽管它的镇痛效果强于NSAID，但是几乎所有的阿片类药物都有呼吸抑制和药物依赖性。可诱发或加重急性胰腺炎患者呼吸衰竭,同时可引起欣快、昏睡、恶心、呕吐、抑制胃肠蠕动、意识模糊及药物成瘾。此外,有些还可影响Oddi括约肌的功能。以下为常用的阿片类药物的相关特性:

吗啡：它是阿片类的研究最深入的经典药物，常用作研究对比其他药物的功能，不能通过血脑屏障，很少引起中枢神经系统的兴奋症状，其代谢产物为吗啡-3-葡萄糖苷酸，肾功能不全的患者血浆浓度较高，但仍然难以通过血脑屏障。推荐用法为5~10mg，肌注或皮下注射，4~5小时1次，或0.01~0.04mg/(kg·h)，静脉滴注。

哌替啶：镇痛作用弱于吗啡，半衰期为3~4小时，其代谢产物去甲哌替啶的血浆半衰期较长，且有潜在的神经毒性，可引起中枢神经系统的兴奋症状，甚至诱发癫痫，尤其在伴有肾衰、同时服用单胺氧化酶抑制剂或抗逆转录酶药物，以及酗酒和药瘾的患者中更易发生。此外，他还具有抗胆碱能作用，当大剂量应用时可产生心脏毒性，因此不推荐持续给药，而宜肌肉注射，剂量为1~1.5mg/kg，4小时1次。

丁丙诺啡：动物实验显示丁丙诺啡对急性胰腺炎镇痛治疗有益，但临床未证实。其镇痛效果大约为吗啡的30倍，因其与阿片受体结合紧密，过量中毒时很难通过拮抗剂如纳络酮解毒，在体内几乎全部通过肝脏代谢为无活性或低活性的产物，因此对于肾功能不全的患者仍然安全，不引起癫痫，但有时可发生难以控制的呕吐反应。舌下含服的剂量是0.2~0.4mg，6~8小时1次；肌肉注射为0.3~0.6mg，6小时1次或0.002mg/(kg·h)，静脉滴注。

曲马多：除了激动阿片受体外，还有其他机制参与此药的镇痛作用。镇痛效应为吗啡的1/8，由于半衰期稍长，注射给药6~8小时1次，剂量为100~150mg[或0.17mg/(kg·h)静滴]，在肾功能不全患者易致药物蓄积，故应延长用药间隔，与哌替啶一样它也可诱发癫痫，但与其他药物不同的是，它无成瘾作用。

氢吗啡酮：镇痛效应为吗啡的8倍，推荐用法为：0.5mg，静脉注射，3小时1次；1~2mg，肌注或皮下注射；0.2~1mg/h，静脉滴注。

芬太尼：镇痛效应为吗啡的80倍，在急性胰腺炎镇痛时，只能经皮肤外敷给药，以减慢药物吸收入血的速度。因此更适用于慢性疼痛的治疗。最近有人成功地将其应用于急性胰腺炎治疗中。

对Oddi括约肌的影响传统观点认为，阿片类药物不能用于急性胰腺炎患者的镇痛治疗，因为通过间接法测量研究发现其可增加胆管内压，但是哌替啶无此作用，因而成为急性胰腺炎镇痛的首选麻醉止痛药。但正如前面所讲，吗啡具有许多哌替啶没有的优点，吗啡镇痛效应更强，药理研究更深入，在肾功能不全的患者中较少诱发癫痫，安全性更高。

然而，直接法测量研究发现(表9.2)，吗啡和哌替啶可明显增加括约肌的收缩频率，而丁丙诺啡和曲马多对其无影响。加快的收缩频率使得括约肌松弛扩张的机会大大减少，从而使胆管内压上升，而且只有当高浓度的吗啡蓄积于体内时，才会导致Oddi括约肌的基础压力上升。但是尚无研究证实增高的胆管内压对急性胰腺炎患者存在不利影响，所以吗啡及其他阿片类药物仍然可以应用来治疗急性胰腺炎腹痛发作，尽管这还需更进一步的研究来证实。

对照研究 虽然急性胰腺炎镇痛的药物很多，但是很少有公开的对照研究将各种药物的疗效进行对比或与安慰剂对比(表9.3)。

1984年，Blamey等对32例急性胰腺炎患者进行研究，比较肌肉注射丁丙诺啡与哌替啶的疗效，结果发现两者在疼痛缓解的时间和程度上没有显著的差别，恶心呕吐副作用均很少，发生的比例也基本一致。一年后，Ebbehoj等在30例急性胰腺炎患者中对照研究了吲哚美辛的镇痛效果，提示它可明显减少患者腹痛的持续时间并降低其他镇痛药物的用量。1995年，Patankar等报道了另一组对照实验研究胰酶制剂的镇痛效果，23例急性胰腺炎患者参与实验，结果显示胰酶用药组与安慰剂组无显著差别，主要的副作用为恶心，出现率大约为50%。最近，Jakobs等对40例急性胰腺炎或慢性胰腺炎急性发作患者研究，发现丁丙诺啡的镇痛效果强于普鲁卡因，且不需辅以其他镇痛手段，除了轻微的镇静作用外，很少出现不良反应。在另一试验中，德国学者发现利多卡因的镇痛效应较弱。Steven研究发现芬太尼贴剂在患者入院24小时内的镇痛效应与安慰剂加哌替啶组无显著差异，但是在入院36小时后的镇痛效应明显超过安慰剂组。

虽然实验证据不足，但我们可以推断，阿片类药物如哌替啶和丁丙诺啡在急性胰腺炎镇痛治疗中是安全有效的。与作用较弱但广泛使用的NSAID相比，它的效果如何还需进一步研究，吗啡的地位也应重新认识。

硬膜外镇痛

硬膜外镇痛广泛用于产科分娩和腹部手术后的镇痛治疗，镇痛药物注射于脊神经根处，与口服或胃肠外给药相比可以减少药物用量，降低全身副反应

表 9.2　阿片类药物对 Oddi 括约肌的动力学作用(直接测量法)

药物	研究	剂量	结果
吗啡	Helm 等(1988 年)	连续剂量: 2.5,2.5,5,10 μg/kg·5min i.v.	2.5~5μg/kg:收缩频率增加 10~20μg/kg:基础压力、收缩频率及幅度增加
	Thune 等(1990 年)	累积量:2.5,5,10 μg/kg·2min i.v.	局部波频率增加
哌替啶	Elta 和 Barnett(1994 年)	1mg/kg i.v.	局部波频率增加
	Thune 等(1990 年)	累积量:25,25,50 μg/kg·2min i.v.	局部波频率减少
	Sherman 和 Lehman(1996 年)	1mg/kg 至 75mg i.v.	局部波频率增加
丁丙诺啡	Staritz 等(1986 年)	0.3mg i.v.	无变化
	Cuer 等(1989 年)	0.3mg i.v.	无变化
曲马多	Staritz 等(1986 年)	50mg i.v.	无变化

i.v.,静脉注射。

表 9.3　急性胰腺炎镇痛药的对照研究

研究项目	患者人数	药物	疼痛判定	结果	副作用
Blamey 等(1984 年)	32	丁丙诺啡 0.3mg 肌注 哌替啶 100mg 肌注	标准度 种类标度	直减轻程度相似减轻持续时间相似	相似(恶心、呕吐)
Ebbehoj 等(1985 年)	30	吲哚美辛 50mg 两次 对照剂	直观评估	评估吲哚美辛组:少数几天出现疼痛,给予阿片制剂	无
Patankar 等(1995 年)	23	口服胰酶(7800U 蛋白酶/天) 对照剂	直观评估	减轻程度相似并且需要镇痛治疗	相似(恶心)
Jakobs 等(2000 年)	40	丁丙诺啡叔丁啡 0.3mg(静脉弹丸注射)+2.4mg(静脉输注)/24 小时	直观评估	丁丙诺啡叔丁啡组:镇痛作用强,其他镇痛药物需要少	丁丙诺啡叔丁啡组:镇痛过度
Stevens 等(2002 年)	32	TTS 芬太尼+哌替啶 对照剂+哌替啶	自诉疼痛剧烈	芬太尼组:给药后 36、45、60 小时疼痛减轻	未报道
Kahl 等(2004 年)	107	喷他佐辛 30mg(静脉弹丸注射)/6 小时 普鲁卡因 2mg(静脉输注)/24 小时	直观评估	喷他佐辛组:给药后 72 小时疼痛评分减低	无

的发生率。操作过程中需要将导管插入到T5–T7平面的硬膜外腔内3cm,然后经管持续注入镇痛药物。由于穿刺置管为盲操作，故导管置入的位置可能会超出要求的平面,引起其他脊髓阶段的痛觉阻滞。通常使用的镇痛药物为布比卡因或阿片类的芬太尼、吗啡或联合使用局麻药和阿片类药物。硬膜外腔富含静脉丛,镇痛药物易吸收入血,另一方面,由于阿片类药物对自主神经、感觉神经和运动神经的传导无阻滞作用,所以不影响患者的血压、运动功能及本体感觉,但是可引起皮肤瘙痒、恶心、呕吐和尿潴留。当阿片类药物随脑脊液向头侧扩散时，还可导致呼吸抑制和镇静作用。

硬膜外镇痛要达到长时间的有效镇痛就需要通过导管持续输入镇痛药物,PCA泵是较理想的选择,持续给药可获得稳定的镇痛效果，其中如何制定用药方案至关重要。在未出现副反应的范围内,可根据所需要的镇痛深度调整给药的速度。

硬膜外镇痛的并发症及患者的死亡率均较低。最近,一项系统的回顾性研究报道,在腹腔镜手术后的患者中,联合应用局麻药和阿片类药物比单用局麻药效果更好。但是单用局麻药与全身或硬膜外应用阿片类药物相比,它很少引起胃肠道麻痹。

在急性胰腺炎患者中，硬膜外镇痛具有以下优点：①它减少了全身大剂量应用阿片类药物所带来的副作用如呼吸抑制、神经毒性等。②它允许患者坐位或半坐位,这样有利于增加气体交换,减少肺部感染的发生。③对术后患者可降低基础代谢率,减慢分解代谢。所有这些都有利于患者的早期活动,减少相关并发症并尽早进食。遗憾的是,至今还没有大的对照研究证实硬膜外镇痛的优越性。

不过,它也有相应的副作用。如高血压(硬膜外插管和镇痛药物刺激交感神经)、头痛、尿潴留、脊神经根损害以及硬膜外导管移位，最严重的并发症就是硬膜外出血或脓肿形成,但发生率很低。它禁用于伴有低血容量性休克、严重的出血性疾病、严重的感染和置管部位神经根病变的患者。此外还应注意药物经硬膜外腔内静脉丛大量吸收入血所致的全身不良反应。

大量的研究报道，通过硬膜外镇痛的急性胰腺炎患者都获得了满意的镇痛效果，没有出现神经系统并发症及脓毒性感染，也有个别报道经皮腹腔神经阻滞在有些患者可获得满意镇痛。

急性胰腺炎镇痛治疗指南

在急性胰腺炎疼痛早期就应开始规律地使用镇痛药物,推荐使用PCA泵(表9.1)并采用阶梯镇痛给药方案(图9.1)。推荐使用安乃进(2000mg,静滴,6~8小时1次)或者曲马多(100mg,静滴,8小时1次);同时在用药的间期配合使用哌替啶50~100mg皮下单次注射。若疼痛不缓解,加用阿片类药物,在吗啡及其衍生物的安全性被研究证实之前，推荐使用哌替啶（50~100mg,4小时1次，皮下注射）或丁丙诺啡(0.3~0.6mg,6小时1次肌注或静脉注射；或0.2~0.4mg,6小时1次,舌下含服;或0.002mg/(kg.h),静脉滴注)。

对于需要高剂量阿片类药物镇痛和伴有肾衰或呼衰的胰腺炎患者,推荐使用硬膜外镇痛治疗,且最好联合应用局麻药和阿片类药物(表9.4)。对于需要全身应用阿片类药物镇痛的患者，采用硬膜外镇痛可能是唯一安全有效的手段。

表9.4 为常用硬膜外镇痛药物的给药方案

	给药量	输入量(每小时)	弹丸注射
吗啡	1~2mg	0.2~0.4mg	0.1~0.2mg/h
哌替啶	25~50mg	10~15mg	20~25mg/h
芬太尼	100μg	50~75μg	25~50μg/h
芬太尼+布比卡因(0.0625%)	75μg+3.75mg(6mL)	50μg+2.5mg(4mL/h)	12.5μg+0.0625mg/30min(1mL)
吗啡+布比卡因(0.0625%)	1mg+5mg	0.15mg+1.8mg(3mL)	0.15mg+1.8mg/30min(3mL)

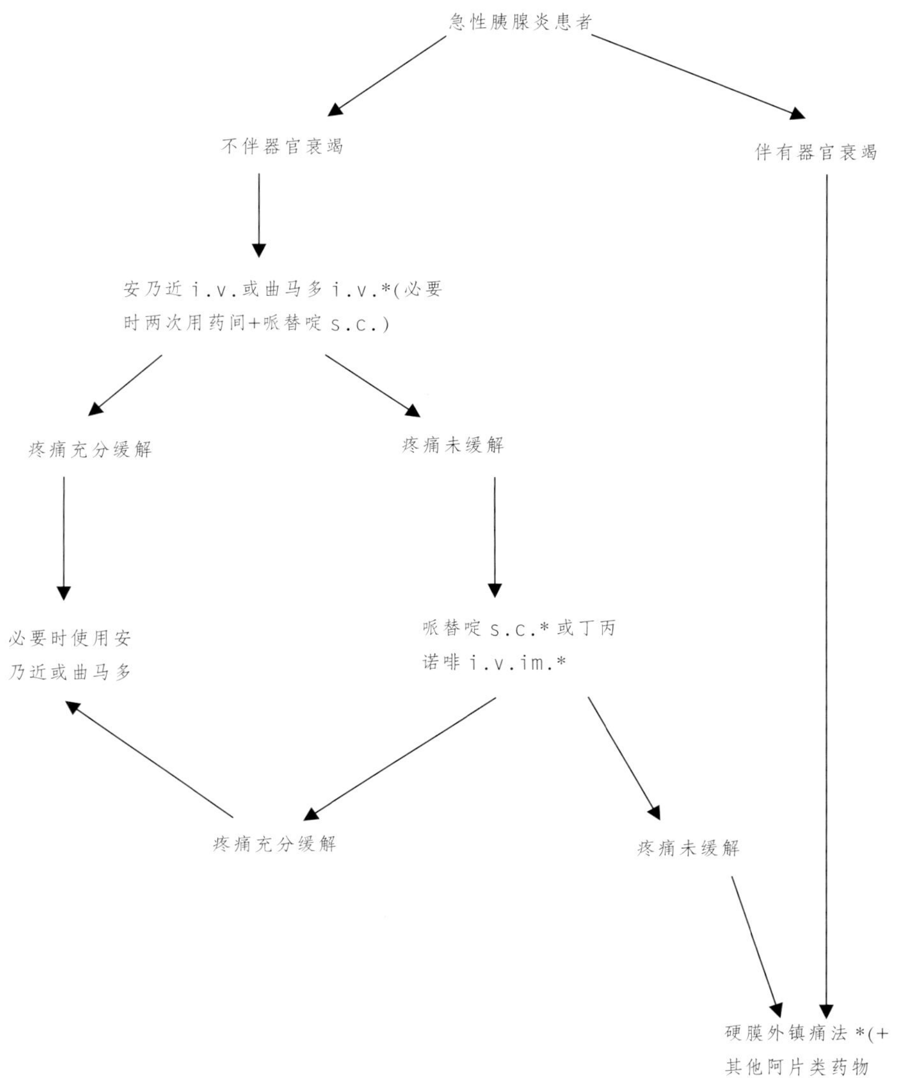

图9.1 急性胰腺炎疼痛治疗指南。
* 疼痛对照，允许情况下可给予；i.m.，肌肉注射；i.v.，静脉注射；s.c.，皮下注射。

（付雍　译　　宋一民　王自法　校）

推荐读物

Blamey SL, Finlay IG, Carter DC, Imrie CW. Analgsia in acute pancreatitis:comparison of buprenorphine and pethidine. *BMJ* 1984;288:1494–1495.

Cuer JC, Dapoigny M, Ajmi S *et al.* Effects of buprenorphine on motor activity of the sphincter of Oddi in man. *Eur J Clin Pharmacol* 1989;36:203–204.

Ebbehoj N, Friis J, Svendsen B, Bülow S, Madsen P. Indomethacin treatment of acute pancreatitis. A controlled double-blind trial. *Scand J Gastrienterol* 1985;20:788–800.

Elta GH, Barnett JL. Meperidine need not be proscribed during sphincter of Oddi manometry. *Gastriontest Endosc* 1994;40:7–9.

Helm JF, Venu RP, Geenen JE *et al.* Effects of morphine on the huaman sphincter of Oddi. *Gut* 1988;29:1402–1407.

Holte K, Kehlet H. Epidural anaesthesia and analgesia:effects on surgical stress responses and implications for postoperative nutrition. *Clin Nutr* 2002;21:199–206.

Isenhower HI, Mueller BA. Selection of narcotic analgesics for pain associated with pancreatitis. *Am J Health Syst Pharm* 1998;55:480–486.

Jakobs R, Adamek MU, von Bubnoff AC, Riemann JF. Buprenorphine or procaine for pain relief in acute pancreatitis. A prospective randomized study. *Scand J*

Gastroenterol 2000;35:1319–1323.

Jorgesen H, Wetterslev J, Moiniche S, Dahl JB. Epidural local anaesthesics versus opioid -based analgesic regimens for postoperative gastrointestinal paralysis, PONV and pain after abdominal surgery. *Coc brane Database Syst Rev* 2003;4: CD001893.

Kahl S, Zimmerman S, Pross M *et al.* procanine hydrochloride fail to relieve pain in patients with acute pancreatitis. *HPB Surg* 1995;8:159–162.

Rodgers A, Walker N, Schung S *et al.* Reduction of postoperative mortality and morbidity with epidural or spinal anaesthesia: results from overview of randomised trials. *BMJ* 2000;321:1–12.

Sherman S, Lehman G. Opioids and the sphincter of Oddi. *Gastrointest Endosc* 1996;44:239–242.

Stevens M, Esler R, Asher G. Transdermal fentanyl for the management of acute pancreatitis pain. *Appl Nurs Res* 2002; 15:102–110.

Thompson DR. Narcotic analgesic effects on the sphincter of Oddi: a review of the data and therapeutic implications in treating pancreatitis. *Am J Gastroenterol* 2001;96:1266–1272.

Thune A, Baker RA, Saccone GT *et al.* Differing effects of pethidine and morphine on human sphincter of pethidine and morphine on huaman sphincter of Oddi motility. *Br J Surg* 1990;77:992–995.

10 胰腺炎急性期营养支持治疗的目的、时机、方式与疗程

Konstantina Paraskeva, Costas Avgerinos, Christos Dervenis

急性胰腺炎的临床过程具有广泛性，从轻之低发病率和近乎零死亡率到重之高比例并发症和高死亡率。

80%的患者感染过程是自限性的，仅累及胰腺及其周围临近组织，同时自然病程少于一周。这些轻症患者需要短时间的快速的静脉营养、维持电解质平衡和止痛。在疼痛发作期间，患者会自动行低脂饮食3~7天，导致轻度的、可逆的营养缺乏。

但是对于重症胰腺炎情况就不一样了，其典型表现是广泛的胰腺实质坏死，同时合并局部和全身性并发症，比如全身炎症反应综合征（SIRS）、多脏器功能衰竭（MOF）。另外，它是一种高代谢毒血症模型，不断的能量消耗、大量的蛋白分解最终导致严重的营养不良。

所以急性胰腺炎的营养支持应该是一个重要的治疗环节，但是同时必须根据潜在的胰腺疾病来进行营养管理。

急性胰腺炎的营养不良和代谢变化的原因

不论病因如何，所有的急性胰腺炎具有共同的发病过程，开始是胰蛋白酶原被激活为胰蛋白酶，然后导致大量的胰酶分泌，接着出现胰腺组织及其周围组织的自身消化反应。同时，其局部和全身产生的大量炎症介质，细胞因子是很重要的，它们促使了炎症反应的发生，或者让其成瀑布样爆发而致SIRS和MOF。接着，炎症反应的并发症，特别是被感染的胰腺坏死、败血症及其导致的MOF将出现。这些都更进一步增大了能量的需求。炎症介质的释放，特别是肿瘤坏死因子（TNF）-α和白介素（IL）-6，以及败血症过程中释放的分解代谢酶（儿茶酚胺、皮质醇、胰高血糖素），改变了蛋白和能量的代谢致能量的需求增大，尿素氮的排泄增多。而这些是和食物的摄入成正相关的，故最终导致蛋白-能量缺乏的发生。

在临床研究中，我们了解到急性胰腺炎患者根据疾病的严重程度都有一个静态能量消耗（REE），它是Harris-Benedict方程式预测值的1.2~1.5倍。合并败血症时，因为处于显著的代谢应激状态下，故对蛋白-能量的需求更高。因而出现高分解代谢和蛋白低下，在感染过程中血容量的减少和心功能的降低使主要脏器的血供减少。

恰如已经提及的，重症患者氮的丢失比平常增多。一个健康的成人在禁食状态下经过尿丢失将近12g氮，一个合并败血症的急性胰腺炎患者一天通常丢失40g以上的氮。这些氮都来源于骨骼肌。而负氮状态反过来会影响机体的抵抗能力和免疫力，伴随而来的就是高发病率和高死亡率。

针对严重感染和能量大量丢失，机体相应的代谢反应是通过分解蛋白来进行内源性糖异生，而这种反应也仅仅只能局部被外源性葡萄糖抑制。因为胰岛素的应答能力降低，静脉给予高糖反而会增加高血糖症的危险。另外，结合在40%~90%的病例中患者对高血糖症的易感程度，胰腺炎症会逐渐损害其胰岛素的释放能力。已经证实短暂的高血糖症也会损害补体的定置能力，引起一个相应的免疫抑制期。同时肠外营养会额外地增大出现高血糖症的危险，所以必须要严格监测这些患者的血糖水平。

最后，急性胰腺炎也会改变脂类的代谢，其机制目前还没有完全清楚。不过血清中甘油三酯含量的升高或许和急性胰腺炎互为因果，血清中胆固醇和游离脂肪酸升高也已经报道。随着急性期的消退，血脂渐恢复正常。外源性输入脂肪并没有影响急性胰腺炎的发展过程，所以这不是绝对禁忌。但是要监测

血中甘油三酯的水平,防止出现高脂血症。

急性胰腺炎的能量供应

重症胰腺炎对能量的需求明显增大，表现在大量蛋白分解代谢,内源性的糖异生。这个环节营养支持治疗的目的是①减少氮的丢失，②支持器官功能和结构,③尽可能积极地影响临床病程。

个体的蛋白质-热量需求变化很大程度上取决于疾病的严重程度,另外也包括年龄、体型(身高和体重)以及性别。最精确的计算热量需求的方法是间接测热法。这种方法也对能量来源的计算和代谢应激水平的评估有用。不过,它并不是能经常适用于各种情况。所以用来预测REE最通常使用的方法是Harris-Benedict方程式。这个用来计算REE(单位是kcal/d)的方程式包括4个参数:年龄、身高、体重和性别,如下:

$BMR_{女}=655+9.5W+1.8H-4.7A$

$BMR_{男}=66+13.7W+5H-6.8A$

其中W是实际或平常体重(千克),H是身高(厘米),A是年龄(岁)。急性胰腺炎的患者,通过间接测热法计算的REE值大概是通过Harris-Benedict方程式计算的能量消耗值的77%~158%之间，在胰腺炎合并败血症或者多脏器功能衰竭的病案中会更高。这些结果说明了 Harris-Benedict方程式只是一个大致估计能量需求的方法。

这些简单的方程式经常应用于临床诊治中,但是需要认识到计算出来的值也许能超出或是少于实际数值的20%,甚至是30%。对于重症患者,REE大概是25~35kcal/(kg·d),蛋白质的摄入是1.2~1.5g/kg,可根据肥胖程度调整。除危重患者外，随着代谢应激状态的激化,机体对热量和蛋白的需求也随之增加。而在早期的代谢阶段,特别是对于伴随MOF的非外科患者,热量的需求大概是15~25kcal/kg,蛋白质的摄入是1.5g/kg。

在营养供应过程中,必须由混合制剂来提供,葡萄糖占总热量的60%~70%,脂肪乳占30%~40%。合并严重并发症如MOF的重症患者通常伴有高血糖、高血脂。静脉输入葡萄糖和脂肪乳并不能中断其内源性产生过程,因此会更进一步升高血糖、血脂。而高血糖症会引起血液黏稠(由于胰岛素的需求增多)和免疫抑制。高浓度的脂肪乳也会引起免疫抑制,同时高脂血症亦会恶化胰腺炎，因此需要严密监测血糖水平,不能超过10mmol/L。血脂水平不能超过正常的1.5~2倍。蛋白的供应根据氮平衡来调整。

急性胰腺炎最常见的电解质紊乱方式是低钙血症。血清钙的显著降低预示着预后差。在这个过程中全身性内毒素的大量释放扮演着一个很重要的角色。低蛋白血症也可以引起血清游离钙的降低。所以要及时纠正过来,但是超量地补充钙会诱发胰腺炎的加重。

补充谷氨酰胺有利于急性胰腺炎的恢复，它是胃肠道(胰岛、腺细胞和肠上皮细胞)的一种重要物资。此种氨基酸是种富含能量的资源,一个分子的谷氨酰胺氧化后可以产生30mmol的ATP。而肠上皮细胞富含这种氨基酸,另外机体可以内源性地合成,所以对于重度应激患者来说它是种重要的营养物质。

调整重症患者的免疫和炎症反应可以通过给予免疫增强营养素来实现,这就是免疫营养学。目前谷氨酰胺、精氨酸、ω-3脂肪酸和核苷酸已经以多种不同规格的配方联合应用于临床治疗中。有很多在重症患者治疗过程中给予这些营养素的大量相关报道。从11个中心收集的1009宗病案分析得到免疫调节制剂显著地减少了感染性并发症的发生率以及明显缩短了住院时间,但是针对生存率没有太大改观。另外有报道是关于急性胰腺炎以标准肠外营养的方式给予谷氨酰胺，调查的结果显示谷氨酰胺可以提高白细胞杀伤力和减少促炎症反应细胞因子的释放。虽然这些调查目前还不能够下结论,但是可以肯定的是在胰腺炎的治疗当中这些免疫增强制剂有着很重要的作用,所以要进一步研究去阐明这个问题。

从病理生理学方面阐述的急性胰腺炎期间胃肠道的基本功能上看，肠内营养被认为是最好的一种营养支持方式。它既安全又能够提供足够的热量。考虑到对全消化道的有效作用，应该在胰腺炎早期就开始实行(从第一个24小时开始),一直到患者开始能够进食。如果有些病例通过肠内营养还不能满足热量需求,那可以联合应用肠外营养方式。以全肠外营养方式给予营养的病例，联合使用微量的肠内营养素都可以有效地保护肠黏膜。目前,已经证实重症胰腺炎患者经鼻胃插管喂养途径是可行的，而最佳喂养途径目前还在论证中,但是也已经有人提议:使用经空肠连续灌注要素饮食或免疫增强饮食 (10~30mL/h)的途径。

急性胰腺炎的全肠外营养

长期以来一直认为,TPN是急性胰腺炎和长期禁食患者唯一的营养途径。它在不刺激胰腺分泌的情况下提供能量和蛋白储备。虽然在1974年Feller的一个回顾性研究中发现静脉给予高营养素可以降低胰腺炎的死亡率，但是其他相似的回顾性临床实验却不能重复这个结果。相反，很多专家发现TPN组有着更高的因导管所致的败血症发生率，对于总死亡率没有太大区别。

1989年，开展了两个有关这个课题的前瞻性非随机实验。Sitzmann等根据耐受能力把此行研究对象分成三个小组，分别是无糖组、基础脂肪组、无脂组。发现15天内所有组的大部分患者的营养状态都有了很大的改观。无脂组被证实有更高的死亡率，同时合并有持久地负氮平衡。另外还发现有多起因导管感染后出现败血症病例。1991年，kalfaretzos把67个重症胰腺炎患者(超过3项Ranson标准)根据开始给予TPN的时间分为两组，分别是早期组(入院后72小时内)和晚期组(72小时后)。结果提示早期组并发症发生率及死亡率下降，而晚期组有着很高的导管相关败血症发生率。

1987年，Sax做了唯一一个随机前瞻性对照实验。它把急性胰腺炎患者早期给予肠外营养和不给予营养支持的影响进行比较。在这个实验中，54个患者随机地给予早期TPN营养治疗(入院后24小时内)或仅做维持治疗。TPN组对病程、临床结果以及胰腺炎相关并发症发生率并没有显著的影响。针对导管相关败血症发生率，TPN组却是另一组的9倍。但是该实验却有着一个显著的缺点，就是所有的研究对象都是轻症胰腺炎患者(即Ranson评分为1)，他们就算是给予一般的对症支持治疗也都具有很低的并发症发生率和死亡率。

目前还没有强有力的证据证明急性胰腺炎患者必须给予TPN营养支持，还需要进行更多的实验来确定其好处。采用TPN没有明显的迹象表明其可以影响疾病的发展，但是有证据显示针对合并负氮平衡且需要长期禁饮食的重症胰腺炎患者（即长期胰腺炎症、周围脓肿和胰漏)，其有增加发病率和死亡率的趋势。另外TPN还伴随着一些确定的缺点，比如增大导管相关感染发生率、出现代谢紊乱如高糖血症、干扰肠道渗透能力以及增大治疗费用。

急性胰腺炎肠道的角色

虽然在疾病早期SIRS是主要死因，但是胰腺坏死及其导致的败血症却是重症胰腺炎患者死亡的主要因素。机体二次感染的主要病菌仍是胃肠道移位的革兰氏阴性菌。这说明肠道的屏障功能失效，其通透性升高，随之出现细菌经肠壁移位。

的确，急性胰腺炎后肠道通透性的改变已经得到证实，而且取决于疾病的严重程度。与健康人群或者是轻症患者相比较，重症胰腺炎患者肠道有更高的通透性。一旦合并MOF情况更是如此。肠道通透性从胰腺炎发生后72小时内就开始改变，直到完全康复后才恢复正常。

肠道通透性的改变可以使细菌及其成分从肠腔移位至肠外。实际上，细菌从肠腔移位至胰腺及肠系膜淋巴结的过程在动物模型上已经得到重现，但是在人类身上还没有找到具有说服力的证据。尽管如此，还是有数据能支持这个假说。首先，50%合并胰腺坏死的患者都有肠源性的细菌移位至胰腺，同时这个过程绝大部分发生在疾病发生后的第二周或第三周。其次，革兰阴性细菌的肠道移位现象发生在胰腺感染之前，它是胰腺感染过程中的早期危险因素。最后，临床工作中发现肠道功能紊乱与感染、急性呼吸窘迫综合征及MOF的发生有直接关系。然而，临床发现急性胰腺炎患者肠道通透性改变发生在前，胰腺感染通常出现在疾病发生后的第二周至第三周期间。另外通透性升高的患者也不一定必然会增加败血症感染的几率。

消化道通透性的早期改变与内毒素水平呈正相关。革兰阴性细菌分泌内毒素引起全身毒素反应，比如心动过速、高血压和发热，另外还扰乱全身免疫系统。内毒素血症与疾病的严重程度、全身并发症发生率和死亡率相关联。较之轻症患者，重症患者血清内毒素浓度更高。这一点，对于存活者与死亡者、合并MOF者与无MOF者之间的比较也是如此。然而，在Moore有关严重外伤患者的实验中，在门静脉血流中检测不到细菌及内毒素，即使是合并MOF的患者也不例外。选择性肠道净化似乎可以减少感染并发症的发生率，但是却不能提高患者的生存率。

综上所述，维持肠道的正常结构和功能是个复杂的、多因素的过程。它需要足够的能量和氧的供应。肠上皮细胞把谷氨酰胺、短链脂肪酸作为其基本养料。这些营养素刺激肠黏膜细胞增殖，增强肠壁完整性。而禁食会导致黏膜细胞萎缩、增快肠上皮细胞调亡、谷氨酰胺及精氨酸摄入减少、肠道杯状细胞黏膜蛋白结构改变。这些改变发生在第一周，肠道通透性的改变出现在疾病发生后的48~72小时内。此外，肠道动力的损害发生在胰腺炎发生后的12小时内，而这通常会使细菌泛滥滋养而出现菌群移位。肠内喂养可以修复因禁食所致的黏膜损伤，如果能够早期实行，它将更好地维护肠道上皮的完整性以及细菌稳态，从而保障肠道的正常屏障功能。

肠道屏障对缺血很敏感，所以需维持其足够的血供。急性重症胰腺炎通过诱使内脏大血管收缩液体流入第三间隙而出现血容量减少，后导致肠道缺血。缺氧也会促使黏膜缺血。另外炎症介质也有相同的促进作用。随后的缺血再灌注将产生氧自由基和炎症介质，其进一步损伤肠道黏膜。在重症胰腺炎的病理过程与白细胞的启动和激活有很大关系，后者通过诱发肠黏膜缺血、放大炎症效应以及释放氧自由基来损伤消化道功能。所以血液置换和补充血容量对于维持微循环和阻止缺血及再灌注损伤是相当重要的。

如前所述，急性胰腺炎时肠道功能的改变导致菌群移位和内毒素血症，并产生大量的白细胞，随之启动中性粒细胞出现炎症。因为肠道巨噬细胞以及其相关淋巴组织的激活产生大量的细胞因子及炎症介质，，致使出现肠黏膜缺血和再灌注损伤。而细胞因子的出现最终导致了SIRS和MOF.

肠内营养

基于以上论述，目前正在寻找一种更便捷自然的营养方式。尽管经口方式喂养会导致胰液分泌增多以及病情恶化，但是很多实验和临床试验证实经空肠给予营养不会刺激胰液分泌，并能更好的耐受并发症的打击。更特殊的是，虽然脂肪在经过十二指肠是会强刺激胰酶分泌，但是经空肠给予同样剂量的脂肪却只是轻度的刺激胰腺反应。静脉给予营养也具有同样的低效应，这一点在人类身上已经得到印证。另外胃和十二指肠吸收蛋白质或碳水化合物也会较强地刺激胰腺分泌，但是如果空肠吸收同样的营养素却不会对胰腺有此作用。

目前已经证实肠内营养是一种技术可行且安全的方式，尤其是对于危重症患者，它能够提供有效的营养支持。经鼻空肠喂养也不是重症麻痹性肠梗阻的禁忌，但是在极少数病例中不能提供足够的热量。从操作方面来看，肠内喂养是通过插入鼻空肠喂养管来实现的，通常在内镜指导或者是在放射线下将其远端一直放置在Treitz韧带以下。随后的护理比较麻烦，包括维持营养管的正常位置以及保证其通畅。

到现在为止，为比较EN和TPN已进行了5个随机临床对照试验。Kalfaretzos把38个急性重症胰腺炎患者随机的分为两组（EN和TPN组）。他们发现EN组所有指标包括败血症、并发症的发生率显著下降。费用方面，EN组只是TPN组的1/3。所以作者认为EN更适合于重症患者。另外一个由Windsor进行的研究也是随机地把34个患者分为EN和TPN两组。这个试验的研究对象包括轻症、重症患者。发现根据APACHE Ⅱ评分和C反应蛋白（CRP）水平来看，EN组明显好于TPN组。同时TPN组血清中IgM抗内毒素抗体滴度升高，而EN组这个滴度没有变化。另外前组的抗氧化能力也有下降。他们推断EN组患者血清内毒素水平很低，而这可以显著减少机体的免疫损伤。

另外，Abou-Assi和O'keefe也进行了一个类似的实验。17个实施EN方式和16个TPN方式胰腺炎患者进行比较，发现EN组具有更早恢复、更短住院日、更短营养支持时间、更佳对进食耐受能力以及更少花费的特点。而在TPN组，导管相关败血症和高血糖症的发生是很普遍的，对于总死亡率，两组基本上没有区别。Olah以89个胰腺炎患者为研究对象，也分为常规肠外营养组和肠内营养组。结论是TPN组有更高的败血症并发症发生率、外科手术几率、MOF发生率和死亡率。但是在统计学上两者没有显著差异。Powell进行了一次随机对照实验，比较EN情形下和非营养支持情形下炎症反应指标变化，包括血清IL-6、TNF受体1、CRP，和前面结论相反，作者认为早期EN组并没有改善急性胰腺炎的炎症反应。我们小组正在进行的一项随机对照实验是为了鉴定早期EN在减少外科手术几率方面的作用。相对于标准TPN方式，已经报道了初步的结果：EN组通过减少发生败血症（9%：33%）来降低手术几率。

所有的实验都提供了有利的证据来证明肠内营养方式是安全有效的，特别是对重症胰腺炎患者。经空肠喂养方式可以从患者入院后24小时内开始，一直持续到能自行经口进食。对于人工营养支持，不管是TPN还是EN，目前还没有明确的证据能证明其能改变轻型或中型胰腺炎的愈后。另外过度营养也是一个问题。诊断急性胰腺炎本身并不能说明其就是人工营养的适应证，仅仅对于重症患者而言需要人工营养。EN安全有效、能更好耐受，同时也不刺激胰腺分泌，所以针对重症患者，其能更好地适用于临床治疗，更佳地防止过度营养、免疫抑制，同时减少感染机会。

最后，做出营养支持对愈后有益的结论之前我们还需要进行更大的、更好的临床实验研究。它们应该以重症胰腺炎为研究对象，根据疾病严重程度、营养状况、病因这些因素在随机分组之前进行分级。

（邓标 译 宋一民 王自法 校）

推荐读物

Abou-Assi S.O, Keefe SJD. Nutrition duing acuete pancreatitis. *Nutrition* 2002; 18:938–943.

Ammori BJ. Role of the gut in the course of severeacute pancreatitis. *Pancreas* 2003; 26:122–129.

Ammori BJ.Leeder PC, King PF *et al.* Early increase in inteatinal permeability in patients with severe acute pancreatitis:correlation with endptoxemia, organ failure and mortality. *J Gastrointest Surg* 1999;3:252–262.

Beaux AC, O'Riordain MG, Ross JA *et al.* Glutaminesupplemented total parenteral nutrition reduces blood mononuclear cell interleukin-8 release in severe acute pancreatitis. *Nutrition* 1998; 14:261–265.

Dervenis C, JohnsonCD, Bassi C *et al.* Diagnosis, objective assessment of severity and management of acute pancreatitis: Santorini consensus conference. *Int J Pancreatol* 1999; 25: 195–210.

Dickerson RN, Vehe KL, Mullen JL *et al.* Resting energy expenditure in patients with pancreatitis. Crit Care Med1991; 19: 484–490.

Eatock FC, BrombacherGD, Steven A et al. Nasogastric feeding in severe acute pancreatitis may be practical and safe. *Int J Pancreatol* 2000; 28:23–29.

Edelmann K, Valenzuela JE. Effect of intravenous feeding on huaman pancreatic secretion. *Gastroenterology* 1983; 85: 1063–1068.

Flint RS, Windsor JA. The role of the intestine in the pathophysiology and management of severe acute pancreatitis *HPB Surg* 2003; 5:69–85.

Hernandez G, Velasco N, Wainstein C *et al.* Gut mucosal atrophy after a short enteral fasting period in critically ill patients. *J Crit Care* 1999; 14:73–77.

Heys SD, Walker LG, Smith I *et al.* Enteral nutrition supplementation with key nutrients in patient with critical illness and cancer: a metaanalysis of randomized controlled trials.*Ann Surg* 1999;229:467–477.

Imrie CW, Carter CR, McKay CJ. Enteral and parenteral nutrition in acute pancreatitis. *Best Pract Res Clin Gastroenterol* 2002; 16:391–397.

Kalfarentzos FE, Karavias DD, Karatzas TM, Alevizatos BA, Androulakis LA. Total parenteral nutrition in severe acute pancreatitis. *J Am Coll Nutr* 1991; 10:156–164.

Kalfarentzos F, Kehagias J, Mead N *et al.* Enteral nutrition is superior to parenteral nutrition in severe acute pancreatitis:result of a randomised prospective trial. *Br J Surg* 1997; 83:349–353.

Luiten EJ, HopWC, Endtz HP *et al.* Prognostic importance of Gram negative intestinal colonization preceding pancreatic infectin in severe acute pancreatitis.Results of a controlled clinical trial of selective decontamination. *Intensive Care Med* 1998;24:438–445.

Meier R, Beglinger C, Layer P *et al.* ESPEN guidelines on nutrition in aute pancreatitis. *Clin Nutr* 2002; 21:173–183.

Olah A, Pardavi G, Belagyi T, Nagy A, Issekutz A, Mohamed GE. Early nasojejunal feeding in acute pancreatitis is associated with a lower complication rate. *Nutrition* 2002; 18:259–262.

Powell JJ, Murchison JT, Feavon KCH *et al.* Randomized controlled trial of the effect of early enteral nutrition on markers of the inflammatory respinse in predicted severe acute pancreatitis. *Br J Surg* 2000; 87:1357–1381.

Pupelis G, Austrums E, Jansone A *et al.* Randomized trial of safety and feeicacy of postoperative enteral feeding in patients with severe pancreatitis. Preliminary report. *Eur J Surg* 2000; 166:383–387.

Sax AC, Warner BW, Talamini MA, Hamilton FN, BellRH Jr, Fischer JE. Early total parenteral nutrition in acute pancreatitis: lack of beneficial effects. *Am J Surg* 1987; 153:117–124.

Sitzmann JV, Steinborn PA, Zinner MJ, Cameron JN. Total parenteral nutrition and alternate pancreatitis. *Surg Gynecol Obstet* 1989; 168:311–317.

Vu MK, Van Der Veek P, Frolich M *et al.* Dose jejunal feeding activate exocrine pancreatic secretion? *Eur J Clin Inveat* 1999;29:1053–1056.

Windsor AC, Kanwar S, Li AG *et al.* Compared with parenteral nutrition, enteral feeding attenutates the acute phase response and improves disease severity in acute pancreatitis. *Gut* 1998; 42:431–435.

11 急性胰腺炎治疗中抗生素的预防性使用：原理、指征及临床应用原则

Giovanni Butturini, Roberto Salvia, Nora Sartori, Claudio Bassi

急性胰腺炎临床表现复杂多样，有表现为症状轻微、具有自限性的，也有症状严重而危及生命的。目前急性胰腺炎治疗的金标准是保守治疗，包括纠正水电平衡和阿片制剂的应用等。重症胰腺炎的患者则应在监护病房进行治疗。重症胰腺炎预后与胰腺坏死范围密切相关，感染的发生也依赖胰腺坏死程度。抗生素预防应用的目的是防止坏死组织继发感染，应用指征应包括CT证实胰腺坏死或发病48小时内血CRP超过150mg/dL。一般建议应用广谱抗生素，如亚胺培南，其对肠道来源的革兰阴性细菌敏感性强。

原　　理

感染坏死是重症急性胰腺炎预后差的重要因素，也是影响死亡率和发病率的主要因素。感染率与坏死范围相关，约有30%~40%的患者出现感染，范围超过30%。感染细菌多是肠道来源的革兰阴性菌（表11.1），感染坏死可达组织实质。研究表明细菌可经损伤的肠道黏膜屏障进入坏死组织，在急性胰腺炎时，一些因素如细胞因子和缺血等均可导致肠黏膜屏障的损伤。实验模型和早期坏死组织培养资料已证实，感染是重症胰腺炎的最初结果，所以抗生素预防应用效果（或正如我们先前提及的，早期抗生素治疗），依赖于药理学以及合适的时机。最初在70年代就开始尝试抗生素预防性治疗，但由于所用的氨苄青霉素不能进入胰腺组织，而使治疗失败。90年代，在对其他抗生素进行临床/微生物研究时发现组织渗透模式不同（表11.2），从而导致一系列新的前瞻、随机对照研究的产生。这些研究结果证实，早期应用抗生素降低了并发症发生率。在一些报道中，死亡率也有下降（表11.3）。Golub、Sharma和Howden等的荟萃分析结果也证实抗生素预防性应用可降低死亡率。

我们的研究结果是，同未治疗的对照组相比，亚胺培南–西司他丁钠降低了坏死组织发生细菌感染的概率（12.2%比30.3%；$P<0.01$），但治疗组的死亡率并没有明显降低，这可能由于病例数相对较小（$n=74$），以及由于多器官功能衰竭，但无胰腺脓毒血症而行早期手术治疗的患者死亡数量有关。然而，在未接受抗生素治疗组中，由于感染坏死或脓肿形成而死亡或行手术治疗的患者数量比抗生素治疗组高2倍，在重度坏死（>50%腺体）病例中，亚胺培南在35.7%的患者中不能预防继发感染。

我们采用多中心、前瞻、随机对照研究了亚胺培南（500mg，每日3次）和培佛沙星（400mg，每日2次）治疗重度坏死（>50%腺体）患者的疗效，在60例患者中，接受培佛沙星治疗患者感染发生率较亚胺培南治疗组高（37%比10%）；因此，后者是预防性治疗用药的首选。此外，在两组中，死亡率并无明显差异，这可能因病例数量相对较少所造成。

应用指征

原则上早期抗生素治疗适用于所有坏死性胰腺炎患者，尽管仍有人质疑是否应该建立一个标准，以便将这个亚群从急性胰腺炎患者中分开。选择伴有胰腺坏死患者进行早期治疗是与我们所应用的广谱抗生素的特性及具有对多种耐药菌有效的潜能相关的。我们目前判断策略是监测急性胰腺炎发病后48小时内CRP变化，当超过150mg/dL时，认为有胰腺坏死。在发病48~72小时内也应行CT检查，判断胰腺坏

表 11.1 1100 例感染坏死性胰腺炎的微生物学数据率

大肠埃希杆菌	35%
肺炎克雷伯杆菌	24%
肠球菌	24%
葡萄球菌	14%
假单胞菌	11%

表 11.2 抗菌药物及在胰腺组织的通透性

通透性良好	通透性差
氯林可霉素	氨基糖甙类
氟奎诺酮	氨苄青霉素
亚胺培南	头孢菌素
甲硝唑	拉氧头孢
美洛西林	四环素类

死程度和范围。而且，入院后24小时内应行其他检查,如血清肌酐(>2mg/dL)和肺部检查(胸水和肺实质密度);多中心研究结果证实,这些检查均对预后判断和严重程度评估有益。尽管目前临床资料显示,所有胰腺坏死患者均能获益于早期抗生素治疗,但仍有一些胰腺专科医生认为应禁止或至少应选择性应用预防性抗生素。最近,Beger和Imrie在一篇文章中提出了日益严重的抗生素耐药和真菌感染问题。这些问题1999年英国和爱尔兰也有同样报道。

在我们最近的研究中发现，胰腺坏死感染患者菌群与我们最早报道有明显不同，主要是金黄色葡萄球菌(耐甲氧西林)、念珠菌和绿脓肝菌等感染率增高。正如先前报道一样,这些问题和近期研究结果是相符合的,它提出一个严重问题,即当存在甲氧西林耐药菌珠或真菌等感染时,即使治疗及时合理,也有较高的死亡率。

临床治疗原则

通过我们两项随机研究证实,坏死性胰腺炎早期抗生素预防性用药应首选亚胺培南，这一结论也经Mitchell等证实,并发表在“外科手术刀”杂志上。亚胺培南用法应为每8小时500mg静脉滴注，维持2周。为防止多重耐药感染,急性胰腺炎患者预防性抗生素使用应严格掌握指征。尽早通过置于屈氏韧带以远的鼻饲管应用全肠内营养（而不是全肠外营养),同时联合应用抗生素治疗。已经证实,肠内营养可防止肠黏膜损伤和细菌移位，这是目前最合理的治疗方法。尽管没有确切证据,但在应用抗生素预防感染同时，加用氟康唑抗真菌治疗可能会引起其他问题,如多重耐药念珠菌的出现等。当坏死范围超过50%时,感染率明显升高,而小于30%的坏死,感染率仅为20%。因此,严密的临床监测可避免抗生素治疗性应用或最低限度应用5~7天，而不是传统的2周。尽可能的情况下,当临床症状恶化时,应尽早行

表 11.3 6 项抗生素预防应用与胰腺感染率和死亡率的随机对照研究结果

研究者	例数	抗生素	胰腺感染率(%)		死亡率(%)	
			对照	例数	对照	例数
Pederzoli 等(1993)	74	亚胺培南	30	12*	12	7
Luiten 等(1995)	102	SDD 和 i. v. 头孢噻肟	38	18**	35	22
Sainio 等(1995)	60	头孢呋辛	40	30	23	3***
Delcenserie 等(1996)	23	复达欣阿米卡星	58	0**	25	9
Schwarz 等(1997)	26	氧氟沙星，甲硝唑	53	61	15	0
Bassi 等(1998)	60	培氟沙星 vs 亚胺培南	34	0**	24	10

注:i. v:静脉给药;SDD:选择性吸收性净化。

* $P<0.01$; ** $P=0.03$; *** $P=0.028$。

胰腺坏死组织细针穿刺,以便获取感染存在的证据。即使外科手术仍为某些中心的首选治疗，但对坏死组织进行外科清创引流或应用抗生素治疗也存在有争议。

结 论

在坏死性胰腺炎中,早期抗生素预防性应用的原理是基于死亡率与继发感染密切相关。常见病原菌多为肠道起源的革兰阴性细菌，这些细菌经损失的肠黏膜屏障渗透和移位至坏死部位。综合一些前瞻、随机研究结果证实,预防性治疗降低了坏死区域感染率,降低了并发症发生率和死亡率。

抗生素预防性应用的指征是所有重症坏死性胰腺炎患者，胰腺炎早期抗生素预防应用应尽可能行病情评估和分级。

选择预防性抗生素的原则是能穿透坏死组织和胰腺组织(亚胺培南500mg,每日3次，2周;或1g,每日3次,10天),当然,对于胰腺坏死少于30%的患者,通过早期肠内营养支持,并反应良好(CRP降低)者，抗生素预防应用可为5~7天，这样能够减少真菌感染的发生。

致 谢

感谢Patrick Moore高级研究员对论文的审阅。

(褚延魁 译 郭俊超 张太平 校)

推荐读物

Ammori BJ. Role of the gut in the course of severe acute pancreatitis. *Pancreas* 2003;26:122–129.

Bassi C, Falconi M, Talamini G *et al*. Controlled clinical trial of pefloxacin versus imipenem in severe acute pancreatitis. *Gastroenterology* 1998;115:1513–1517.

Beger HG, Rau B, Mayer J, Pralle U. Natural course of acute pancreatitis. *World J Surg* 1997;21:130–135.

Beger HG, Isenmann R, Imrie CW. Diagnosis, objective assessment of severity, and management of acute pancreatitis. Santorini Consensus Conference by C. Dervenis *et al*. *Int J Pancreatol* 1999;26:1–3.

Buchler M, Malfertheiner P, Friess H *et al*. Human pancreatic tissue concentration of bactericidal antibiotics. *Gastroenterology* 1992;103:1902–1908.

Buchler MW, Gloor B, Muller CA, Friess H, Seiler CA, Uhl W. Acute necrotizing pancreatitis: treatment strategy according to the status of infection. *Ann Surg* 2000;232:619–626.

Butturini G, Salvia R, Bettini R, Falconi M, Pederzoli P, Bassi C. Infection prevention in necrotizing pancreatitis: an old challenge with new perspectives. *J Hosp Infect* 2001;49:4–8.

Delcenserie R, Yzet T, Ducroix JP. Prophylactic antibiotics in treatment of severe acute alchoholic pancreatitis. *Pancreas* 1996;13:198–201.

Golub R, Siddiqi F, Pohl D. Role of antibiotics in acute pancreastitis: a meta–analysis. *J Gastrointest Surg* 1998;2:496–503.

Grewe M, Tsiotos GG, Luque de–Leon E, Sarr MG. Fungal infection in acute necrotizing pancreatitis. *J Am Coll Surg* 1999;188:408–414.

Howard TJ, Temple MB. Prophylactit antibiotics alter the bacteriology of infected necrosis in severe acute pancreatitis. *J Am Coll Surg* 2002;195:759–767.

Isenmann R, Rau B, Beger HG. Bacterial infection and extent of necrosis are determinants of organ failure in patients with acute necrotizing pancreatitis. *Br J Surg* 1999;86:1020–1024.

Kalfarentzos F, Kehagias J, Mead N, Kokkinis K, Gogs CA. Enteral feeding is superior to parenteral nutrition in severe acute pancreatitis: results of a randomized perspective trial. *Br J Surg* 1997;84:1665–1669.

Luiten EJ, Hop WC, Lange JF, Bruining HA. Controlled clinical trial of selective decontamination for the treatment of severe acute pancreatitis. *Ann Surg* 1995;222:57–65.

Lumsden A, Bradley EL Ⅲ. Secondary pancreatic infections. *Surg Gynecol Obstet* 1990;170:459–467.

Mitchell RMS, Byrne MF, Baillie J. Pancreatitis. *Lancet* 2003;361:1447–1455.

Nordback I, Sand J, Saaristo R, Paajanen H. Early treatment with antibiotics reduces the need of surgery in acute necrotizing pancreatitis A single centre randomized study. *J Gastrointest Surg* 2001;5:113–118.

Pederzoli P, Bassi C, Vesentini S, Campedelli A. A randomized multicentre clinical trial of antibiotic prophylaxis of septic complications in acute necrotizing pancreatitis with imipenem. *Surg Gyencol Obstet* 1993;176:480–483.

Powell JJ, Campbell E, Johnson CD, Siriwardena AK. Survey of antibiotic prophylaxis in acute pancreatitis in the UK and Ireland. *Br J Surg* 1999;86:320–322.

Robbins EG Stollman NH, Bierman P *et al*. Pancreatic fungal infections: a case report and review of the literature. *Pancreas* 1996;12:308–312.

Sianio V, Kemppainen E, Poulakkainen P *et al*. Early antibiotic treatment in acute necrotising pancreatitis. *Lancet* 1995; 346:663–667.

Schwarz M, Isenmann R, Meyer H, Beger HG. Antibiotic use in necrotising pancreatitis. Results of a controlled study. *Dtsch Med Wochenschr* 1997;122:356–361.

Sharma VK, Howden CW. Prophylactic antibiotic administration reduces sepsis and mortality in acute necrotizing pancreatitis: a meta-analysis. *Pancreas* 2001;22:28–31.

Talamini G, Bassi C, Falcoin M *et al*. Risk of death from acute pancreatitis. Role of early, simple "routine" data. *Int J Panceatol* 1996;19:15–24.

Talamini G, Uomo G, Pezzilli R *et al*. Serum creatinine and chest radiographs in the early assessment of acute pancreatitis. *Am J Surg* 1999;177:7–14.

Windsor AJC, Kanwar S, Li AJK *et al*. Compared with parenteral nutrition, enteral feeding attenuates the acute phase response and improves disease severity in acute pancreatitis. *Gut* 1998;42:431–435.

12 急性胰腺炎炎症反应的机体调节：前景展望

Colin J.McKay

在过去的几十年中，随着人们对急性胰腺炎病理生理学过程认识的增加，使得人们对于细胞因子及细胞因子拮抗剂在防止及治疗急性胰腺炎系统并发症的作用上产生了兴趣。本章将探究先天性炎症反应过程在急性胰腺炎病情进展中的重要性，并讨论可能潜在的治疗靶点。

急性胰腺炎的自然病程

在评价任何措施对急性胰腺炎治疗疗效之前，我们首先应了解本病自然发展过程。不论病因如何，急性胰腺炎大部分病例都是自限性的，一般只需要一些液体治疗和适当的镇静、止痛治疗。重症病例只占10%~20%，其伴有不同程度的器官系统功能障碍，最常见表现为呼吸功能不全，这在某种程度上几乎出现于所有重症患者。有些患者可能在增强CT上发现胰腺坏死，且有发生后期败血病的危险。研究发现死亡多发生在两个阶段：①早期死亡多在发病一周内，常由爆发的多器官衰竭所致；②晚期死亡常与感染性胰腺坏死有关，尽管它在严重病例中也可并发多器官衰竭。尽管早期及晚期死亡率的提出对本病总体预后的相对重要性存在争议，但毫无疑问急性胰腺炎病程中最关键因素是多器官功能障碍综合征(MODS)的发生。

最近一些前瞻性研究表明，在那些将出现系统并发症的重症急性胰腺炎患者中，发现有70%病例在入院时就存在MODS，剩余患者均在入院后48小时出现。发病一周内器官功能障碍持续恶化患者的死亡率可达50%。在临床上，目前还没有建立一套预测MODS发生，或鉴别那些无法早期确诊MODS的有效系统。多因素预测系统，例如普遍使用的Ranson和Glasgow评分，很难在急性胰腺炎处理决策上起指导作用。而急性生理与慢性健康评估(APACHE)II评分系统主要限于临床试验病例及监测病情进展。严密监测全身并发症和恰当的支持治疗仍是该病的治疗基础。

尽管在支持治疗方面以及对该病自然病程认识方面均取得较大进展，但目前没有证据显示急性胰腺炎的死亡率有所下降。在一项历经12年的苏格兰人口调查中没有发现急性胰腺炎死亡率下降的证据。最近报道在一些专科医院恰当的支持治疗可以明显降低MODS所致的早期死亡率，但是，在其他单位，急性胰腺炎的死亡率仍在50%以上。

这些数据清晰表明，若想降低急性胰腺炎总死亡率，就应该针对发生MODS的那些患者采取有效治疗，此时，炎症反应的调控可能是最有价值的方面。

炎症反应在急性胰腺炎所引发的多器官功能障碍综合征中的角色

炎症反应由许多细胞因子及细胞因子拮抗物所形成的复合体所介导，其机理在许多急性及慢性疾病中被广泛研究。在急性胰腺炎早期阶段，单核吞噬细胞释放一些促炎细胞因子如：肿瘤坏死因子(TNF)、白细胞介素-8(IL-8)、IL-6、及IL-1，这些细胞因子诱导多核中性粒细胞的边集和游出、中性粒细胞活化以及脱颗粒等活动，并诱导肝脏发生急性期反应。临床上表现为全身炎症反应综合征(SIRS)，主要症状有发热、心动过速、白细胞增多等。在大多数情况下，这个过程是精确调节并有自限性的，但有少数病例会出现急剧加重的炎症反应，并会导致MODS。尽管对这一过程的认识比10年前深入了许多，但对这种迅速进展的、炎症反应调节失控的准确机制仍不清楚。

急性炎症中的细胞因子反应

肿瘤坏死因子及白细胞介素-1

肿瘤坏死因子(TNF)及白细胞介素-1(IL-1)均主要由单核细胞及巨噬细胞产生，不仅可以直接作用于内皮细胞，还可以诱导大多数其他细胞因子产生，导致炎症反应的放大及扩展。在急性胰腺炎实验研究中已经证实TNF及 IL-1是最早期的炎症介质。在急性胰腺炎发作30分钟内的胰腺实质里，即可检测到它们的存在，这可能由浸润的白细胞或胰腺腺泡细胞产生。但在临床中，要评估这些细胞因子在急性胰腺炎中所起的作用是比较困难的，由于它们的活性主要表现在旁分泌水平，因此检测组织含量要比血清含量重要得多。1/3的重症胰腺炎患者血清中可检测到TNF，但在外周循环中很难检测到IL-1的存在。从重症胰腺炎患者体内分离的单核细胞中发现大量TNF，而 IL-1增加较少。这一发现表明单核细胞被趋化后，在体内活化诱导释放促炎细胞因子。实验模型证实这些细胞因子进入循环后与肺损害相关，但是诱导TNF和IL-1在肺及其他器官中释放的因素还不清楚。

尽管目前机制还不完全清楚，TNF及IL-1的释放在正常情况下是受精确调控的，可溶性TNF受体被释放后调节TNF在局部及全身的反应。同样，可溶性IL-1受体拮抗剂(IL-1ra)与IL-1分离。另外，TNF及IL-1还可诱导炎症抑制因子释放，其中IL-10可能是最重要成分。所以，炎细胞释放的细胞因子会被适当清除，且炎症反应会迅速下调。这些调节的失控被认为是急性胰腺炎及其他急性疾病(如败血症)中发生MODS的主要病理生理学基础。

体外实验证实一些胰酶(弹性蛋白酶、羧肽酶A及脂肪酶)也可以诱导单核细胞产生TNF，尽管可能还有其他机制。

当TNF及IL-1缺失时，继发的炎症反应明显减轻。在实验中，阻止TNF及IL-1的翻译可降低胰腺损伤程度，并可阻止后期细胞因子(如IL-6)产生。事实上，由于TNF与IL-1具有协同作用，对于任何一种细胞因子抑制都可以降低继发性炎症反应程度，改善症状。然而，在急性胰腺炎患者入院时，炎症反应已经开始，在许多研究中都检测到血清中细胞因子的存在，并将其作为评价预后的指标。二级细胞因子如IL-6、IL-8及IL-10常在患者入院时被测出，此部分内容将在本章后面讨论，发生全身并发症的大部分患者多在这一时期出现器官功能障碍。

白细胞介素-6

单核细胞、巨噬细胞、内皮细胞、T细胞及多形核中性粒细胞可在多种刺激(包括TNF及IL-1)作用下产生白细胞介素-6(IL-6)，继而诱发肝脏急性期反应，诱导C-反应蛋白(CRP)、纤维蛋白原及α_1-抗胰岛素的产生。许多急性期蛋白在控制止血(如纤维蛋白原)及调节炎细胞产生的酶的毒效(如α_1-抗胰蛋白酶)方面起着重要作用。IL-6的水平与外周血CRP水平有关，但其峰值出现时间比CRP峰值早24小时，因而一些学者正在研究IL-6作为重症急性胰腺炎早期预测指标的可能性。大多数重症患者入院时检测IL-6水平明显升高，IL-6水平与系统性疾病的客观指标及死亡率相关。一项研究表明早期IL-6水平高于1000pg/mL的患者，其死亡率增加4倍，其他一些研究也发现，入院时IL-6水平在轻型胰腺炎及重症胰腺炎间存在显著性差异。然而，尽管IL-6水平升高与疾病严重程度及死亡率相关，但它也完全有可能是一种为了控制炎症反应并启动再生过程的反应。

白细胞介素-8

白细胞介素-8(IL-8)最初为化学趋化因子被发现，主要负责脂多糖刺激单核细胞后活化中性粒细胞。它在急性胰腺炎中的主要作用是诱导中性粒细胞的启动、聚集并活化。中性粒细胞是炎症反应中的关键效应细胞，与氧自由基在组织水平释放并造成内皮损伤，以及作为MODS典型症状的广泛毛细血管渗漏有关。尽管没有象IL-6那样被广泛研究，但IL-8水平升高也见于重症急性胰腺炎患者。IL-8在症状发作24小时内达到峰值，并在出现系统性并发症的患者中维持高水平。

血小板活化因子

血小板活化因子(PAF)是细胞膜在受到多种生理性刺激后所释放的一种磷脂，它可由许多参与MODS的关键细胞释放，这些细胞包括：单核细胞、巨噬细胞、中性粒细胞、血小板及内皮细胞。PAF能够诱导多种促炎细胞因子释放，并可作用于其他炎细胞,诱导其自身分泌,从而放大炎症反应。PAF本身也可以增加内皮细胞的渗透性,并启动、激活中性粒细胞。研究表明实验性急性胰腺炎的发生与腹膜渗出物和血液中PAF水平增高有关,经胃十二指肠动脉或腹腔内注射PAF后,可诱发急性胰腺炎的发生,PAF抑制剂则可改善实验性急性胰腺炎的结果。因此,PAF被认为是治疗胰腺炎比较理想的靶点,PAF拮抗剂来昔帕泛已在一些大型临床实验中被研究。

白细胞介素-10

白细胞介素-10(IL-10)是由单核细胞及中性粒细胞产生的一种高效抗炎细胞因子,可抑制促炎细胞因子(如TNF及IL-1)的转录。急性重症胰腺炎患者体内IL-10水平升高,当IL-10水平持续高时,往往预示严重并发症的发生。这表明在促炎细胞因子作用同时,机体发生了一种代偿性抗炎反应(CARS)。在急性重症胰腺炎中,似乎有足够的CARS反应,但仍会出现持续的促炎活性,产生这一现象的机制目前仍不清楚。一种观点是在急性重症胰腺炎中,虽然抗炎反应已被激活,但是一些细胞因子(如IL-10)可能会相对缺乏,其证据来自于一项新西兰的研究,在急性重症胰腺炎中IL-10/ IL-8的比值要比轻型胰腺炎低。对患严重败血症患者的研究中也存在类似报道。另一种解释是在MODS发生早期,由于抗炎反应失效所造成。有证据表明个体产生IL-10能力如其他细胞因子一样是受基因调控的,因而最近提出IL-10产物低与急性胰腺炎严重程度呈正相关。

趋化性细胞因子

趋化性细胞因子是一种与炎性细胞聚集和活化有关的炎症介质,在急性胰腺炎中被广泛研究。单核细胞趋化蛋白(MCP)-1在急性胰腺炎患者血清中的水平升高,并且与发生并发症的严重程度有关。其他趋化因子也有类似报道,如巨噬细胞抑制因子、生长相关癌基因及上皮中性粒细胞活化蛋白-78等。

潜在的治疗靶点

肿瘤坏死因子及白细胞介素-1

考虑到TNF及IL-1在急性胰腺炎病理生理学中的关键作用,这些细胞因子似乎是最适当的治疗性候选目标。尽管到目前为止还没有开展临床研究,但许多实验性研究已经被报道。用多克隆抗-TNF抗体预处理大鼠可以降低急性胰腺炎的生化反应指标;在另一项采用类似模型的独立实验中,抗-TNF抗体可以降低胰腺组织损伤,并显著延长生存时间。在大鼠模型中用重组TNF受体作为TNF拮抗剂也达到同样效果,有趣的是,在胰腺炎模型诱导成功后,细胞因子水平达最高峰前给予TNF受体临床效果最明显。同样,在急性胰腺炎大鼠模型中用重组IL-1ra预处理后可减少淀粉酶释放和减轻胰腺组织坏死程度。用IL-1ra预处理及后处理均可降低胰腺炎大鼠死亡率,这可能与细胞因子水平的显著降低有关。

另一种抑制IL-1方法是利用IL-1转化酶抑制剂。这种酶可将IL-1ra裂解为具有生物活性的形式,有报道称在实验性急性胰腺炎诱导前或之后给予此酶,则可显著改善预后。

在临床上,尽管胰腺炎患者没有检测以上指标,但是在败血病患者中已经进行了大量抗-TNF抗体、TNF受体及IL-1ra受体拮抗剂的研究。遗憾的是,没有一个因子可以改善重症败血病的预后,这也许是因为在MODS临床症状显现出来时,早已失去了任何一个可能的治疗时机。

白细胞介素-10

IL-10是一种有效的抗炎细胞因子,实验模型研究表明增加IL-10的产生可以改善急性胰腺炎预后。预防性及治疗性基因治疗研究显示,IL-10可减轻实验性急性胰腺炎的严重程度。即使在疾病发作后2小时给予IL-10,仍可降低实验性急性胰腺炎的严重程度。比利时一项随机的安慰剂对照研究表明,在内镜逆行胰胆管造影术后,给予单剂量重组人IL-10可以降低急性胰腺炎发病率,但一项俄亥俄州的研究没能证实这一发现。几乎没有证据表明IL-10在急性胰腺炎中的变化只是一种适应自身稳定的反应,且此反应增加的潜在效果仍不清楚,这表明发生败血症易感性增加的原因可能是炎症反应向CARS转化的结果。

其他细胞因子靶点

目前已有两项抗-细胞间黏附分子(ICAM)-1抗体的实验研究。促炎细胞因子上调ICAM-1表达,介导淋巴细胞黏附与游出。两项实验均表明应用抗-ICAM-1单克隆抗体获得较好疗效。在第二项研究中,应用另一种抗血管活性物质——内皮素-A受体抗体可以减轻毛细血管渗漏症状。在急性胰腺炎大鼠模型研究中发现，趋化因子拮抗剂——Met-RANTES可以减轻肺损伤程度。另外,有报道巨噬细胞抑制因子抗体也存在类似效果。

血小板活化因子

在20世纪90年代人们希望在重症急性胰腺炎中应用一种血小板活化因子抑制剂——来昔帕泛降低MODS所致死亡率。在实验模型中,用血小板活化因子拮抗剂预处理可以降低局部及全身急性胰腺炎症状。来昔帕泛是一种有效的血小板活化因子受体拮抗剂,当在诱导之前或紧随其后给予时,可减轻胰腺炎的严重程度,这些发现促使产生了四项临床随机研究。

Ⅱ期试验

在利物浦进行的一项Ⅱ期随机临床试验中，Kingsnorth等报道了在包括各级严重程度的83名急性胰腺炎患者中，来昔帕泛在改善临床生化指标中的作用。他们收集了五家英国医院中发生疼痛时间短于48小时的住院患者，静脉单次快速注射15mg来昔帕泛,最多不超过12次,然后检测其生化指标、血清细胞因子和器官功能衰竭程度。在第1天,发现IL-8水平下降，而IL-6及E-选择素水平下降不明显,另外,器官衰竭程度也降低,没有新发生的器官功能障碍病例。来自格拉斯哥的一项研究也获得同样结果。在这项研究中，连续7天24小时内静脉给予100mg来昔帕泛,在参加的11家医院188名住院患者中,选出APACHE Ⅱ评分大于5的50名患者（43/50 APACHE Ⅱ评分>8）。研究终点是器官衰竭分数的降低。结果发现总死亡率18%,62%患者有器官衰竭的证据。在完成7天治疗结束后,器官衰竭分数有了显著下降。5名安慰剂对照组患者出现新的器官衰竭，而来昔帕泛组仅有2名患者出现新的一过性器官衰竭。基于这些有利结果,英国正在开展一个大的多中心研究。

英国多中心研究

1994至1996年间，在英国78家医院开展了一项多中心研究，目的是评价来昔帕泛对重症急性胰腺炎器官衰竭发展的影响。这项Ⅱ期临床试验证实了此药对器官衰竭分数影响,但遗憾的是,这项研究应该建立一个更可信的临床治疗终点。这项研究最重要的结论是将系统并发症发生率下降40%。在Glasgow的研究中,连续7天24小时内静脉给予100mg来昔帕泛,筛选2000名患者中,最终入选290名;44%患者入院时存在器官衰竭，而入院后仅有14%患者发生新的器官衰竭。因此,在试验开始时75%患者存在系统并发症,使主要的治疗终点无效。但另外一项试验中接受来昔帕泛的患者其新的器官衰竭发病率并没有下降。而且,与Glasgow研究不同,来昔帕泛在应用至7天时器官衰竭指数下降并不显著（尽管在3天时观察到比较显著的下降）。在post-hoc分析中发现,若在出现症状48小时内给予来昔帕泛,则治疗组死亡率会有所下降。来自Glasgow及英国的临床荟萃分析又支持死亡率下降这一结论，即来昔帕泛治疗可显著降低死亡率。当将这两项试验患者合并后,来昔帕泛组治疗组患者死亡率为9.8%,而安慰剂对照组死亡率16.8%(P=0.06)。而且,在器官衰竭评分方面显示了显著的效果(图12.1,表12.1)。

国际研究

发病48小时内给予来昔帕泛可以降低死亡率的报道推动了一项国际多中心研究的开展，这项研究共入选了1500余名可能发生重症急性胰腺炎患者。入选标准是那些出现症状48小时之内的患者，而不是前面试验中的72小时。患者被随机分到10mg来昔帕泛组(每日)、100mg来昔帕泛组(每日)及安慰剂对照组,主要研究终点是28天内死亡率,次要终点是7天和90天死亡率、MODS发生、局部并发症及多种物理生化指标。总共有1518名患者随机分组,其中有1501名患者完成最后分析。28天内有121例患者死亡,死亡率低至8%,相当于急性胰腺炎总体死亡率水平,成为重症胰腺炎死亡率最低的报道。安慰剂对照组、10mg组及100mg组的死亡率分别是8.1%、8.3%及7.7%。不仅在组间没有差异,而且三组间的局部并发症发生率、重症监护时间、住院时间及器官衰竭指数改善等方面均十分相似。这一令人失望的结果使来昔帕泛在急性胰腺炎中应用的进一步研究被放

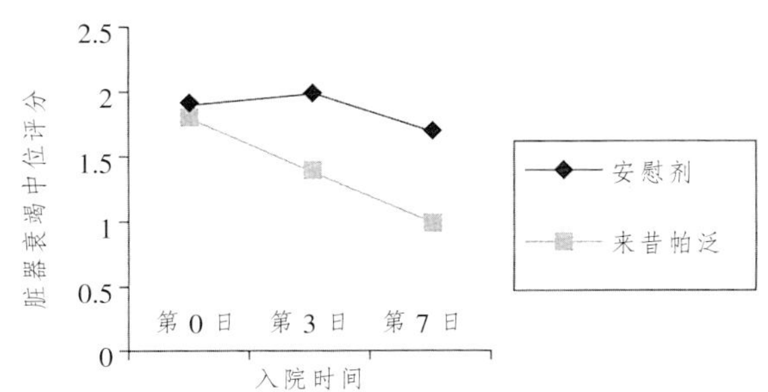

图12.1　来昔帕泛对于器官衰竭指数的影响。Glasgow和英国多中心研究联合比较。
P=0.01(第3天),P=0.03(第7天)

表 12.1 急性胰腺炎患者应用昔帕泛的第 II、III 阶段的临床研究

研究	患者数目	选择	对器官衰竭评分的作用	对 MODS 的作用
Kingsnorth 等（1995）	83	无	至少 3 天	没有新的 MODS
McKay 等（1997）	50	APACHE II>5	至少 7 天	没有新的 MODS
Johnson 等（2001）	290	APACHE II>6	至少 6 天	无作用

APACHE，急性生理和慢性健康评价系统；MODS，多器官功能不全综合征。

弃了。

肠内营养

近几年对于急性胰腺炎患者的营养策略方面发生了较大变化。以前的方法如完全胃肠道休息及全胃肠外营养(TPN)已经几乎被肠内途径所替代。几项随机实验表明此方法比TPN更能降低败血症的发生率。同时，肠道在严重疾病发生多器官衰竭的病理生理学中的作用也受到关注，如肠黏膜屏障损伤可导致内毒素血症及全身炎症反应综合征(SIRS)。而肠道营养可以改善肠黏膜屏障功能，有证据显示通过肠道补充关键营养物还可能对免疫系统产生附加效应。有许多试验对比了在重症患者中所谓“免疫营养”与标准肠内营养的疗效，多数研究表明附加营养可以显著降低败血发生率。在急性胰腺炎中，与TPN相比，鼻饲管空肠营养更能降低败血症的发生，尽管这些发现主要集中在胸部和尿路感染，而没有关于胰腺坏死组织感染率下降的报道。在Leeds研究中，肠内营养与SIRS指数下降及内毒素引起的IgM抗体上升速度衰减有关。另一项小规模研究评价了急性胰腺炎中早期空肠营养与禁食的效果，这项研究的目的是评估进食对免疫反应的作用，并依次检测发病第一周内血清细胞因子含量。结果发现在炎症反应方面两者没有差异，“免疫营养” 在急性胰腺炎早期器官衰竭及炎症反应中的作用没有被评估，但是被其他急性疾病相似研究所证实。

未来研究方向

临床常见一些伴有早期器官衰竭的患者出现进行性恶化，而另一些患者则迅速恢复，其产生机制仍不清楚，但是作为一项有效的临床治疗性措施，必须既可防止器官衰竭又能限制疾病进展。在对来昔帕泛研究中，来昔帕泛对超过70%在入院时或其后出现器官衰竭的患者均有效。所以，实施干预性“治疗窗口”较短，甚或不存在。那些在急性胰腺炎中有效的抗-TNF抗体、抗内毒素抗体及IL-1受体拮抗治疗在败血症诱发器官衰竭模型中治疗效果不显著。

未来研究方向应该是大规模、且集中于那些病情最严重的病例。小规模研究常常具有误导性，且某些判断最终结果指标(例如器官衰竭指数)可导致不恰当的乐观态度。显然，选择临床观察终点是必要的，且在实践中死亡率是唯一可能需要改善的指标。在对来昔帕泛的大规模研究，需要入选大量患者，在此项研究中，尽管重症急性胰腺炎患者数量受到限制，总体死亡率依然低于10%。由于缺少准确早期预报系统，将来仍然很难确定真正需要的研究对象；但从这项研究中我们可以清楚发现目前可用的预测指标是不够准确的。

结　论

尽管10年来研究热情不减，并投入大量资金用于临床试验，但仍看不到细胞因子及细胞因子拮抗剂在临床用于治疗急性胰腺炎的前景。目前唯一的进展是应用早期肠内营养，但这一方法是否可以降低系统并发症发生率及减轻疾病严重程度仍不清楚。目前最佳方法是完善的支持治疗、避免不必要的或不合时宜的手术干预及具有奉献精神的多科协作。除非研究证明免疫应答调控可以改善如败血症等常见病的预后，否则在急性胰腺炎中的临床应用就不会成为事实。

（董瑞　译　　郭俊超　张太平　校）

推荐读物

Brivet F,EmilieD,Galanaud P *et al*. Pro-and anti-inflammatory cytokines during acute severe pancreatitis: an early and sustained response, although unpredictable of death. *Crit Care Med* 1999;27: 749-755.

Buter A,Imrie CW,Carter CR,Evans S, McKay CJ. Dynamic nature of early organ dysfunction determines outcome in acute pancreatitis. *Br J Surg* 2002;89:298-32

Johson CD ,Kingsnorth AN,Imrie CW *et al*. Double blind ,randomised, placebo controlled study of a platelet activating factor antagonist, lexipafant, in the treatment and prevention of organ failure in predicted severe acute pancreatitis. *Gut* 2001;48;62-69

Kingsnorth AN, Galloway SW, Formela LJ. Randomized,double-blind phase Ⅱ trail of Lexipafant, a platelet-activating factor antagonist, in human acute pancreatitis. *Br J Surg*1995;82: 1414-1420

McKay CJ,Curran F,Sharples C *et al*. Prospecttive placebo-controlled randomized trail of lexipafant in predicted severe acute pancreatitis. *Br J Surg*1997;84:1239-1243.

Norman J. The role of cytokines in the pathogenesis of acute pancreatitis. *Am J Surg*1998;175:76-83.

13 急性胰腺炎患者早期行内镜下乳头括约肌切开术的应用原则

Jennifer Barro, Roy M. Soetikno, David L. Carr-Locke

概　　述

胆结石是西方和亚洲国家急性胰腺炎的主要发病原因，大多数患者的急性胰腺炎可以康复，15%~25%的患者将会出现明显的并发症。重症急性胰腺炎的死亡率高达13%。有的学者认为当胆囊结石通过远端胆总管时，主要通过机械作用引发胰腺炎，如果胆总管结石持续梗阻可引发重症胰腺损伤。

早期外科治疗原则建议对怀疑急性胆源性胰腺炎(ABP)的患者，采取积极手术治疗去除胆石，而不建议行逆行胰胆管造影(ERCP)，以避免相应并发症的发生。但有研究表明：急诊内镜胆总管取石对急性胆源性胰腺炎患者是有益的，这些研究促进了进一步的临床随机观察。

有四项随机对照研究评估了ERCP同时行/不行括约肌切开术在急性胆源性胰腺炎患者治理中的作用。这些研究涉及西方及亚洲国家800多例患者的资料，尽管其中一份单中心研究结果与其他研究结果不一致，但总体上均支持对胆道梗阻或有重症胰腺炎指征的患者早期行ERCP治疗。同时还有两组临床研究也已开始实施，以便进一步澄清这一问题。从这些研究资料中得到的重要结论将有助于指导临床实践。

为了进一步明确急性胆源性胰腺炎的治疗原则，就有必要对急性胰腺损伤的可能发病机理进行讨论，同时分析胆源性胰腺炎和其他病因引发胰腺炎的鉴别点。

胆囊结石和急性胰腺炎

早在100多年前，Opie就描述过胆囊结石和胰腺炎的关系，他详细地记录了一名死于重症胰腺炎的患者，并通过尸检发现患者的乏特氏壶腹存在结石。Opie认为十二指肠乳头部梗阻将导致胆汁返流入胰管，从而引发胰腺损伤。近期的动物实验证明：胆汁返流入胰管不足以引发胰腺损伤，但是胰管和胆管的梗阻却可以引发胰腺损伤。

尽管目前还不清楚明确的发病机制，但是大量的实验研究证明胆石是和胰腺炎密切相关的。85%~95%的急性胆源性胰腺炎患者在粪便中可以找到胆囊结石。但有10%的患者具有典型的胆石病症状，并且没有胰腺炎发作，但在粪便中同样可以找到胆囊结石。大约60%~70%的急性胆源性胰腺炎患者，在ERCP检查或入院48小时内的手术过程中发现胆总管存在结石。少数文献认为：即使很小的结石或胆道内胆盐沉积都有可能引发急性胰腺炎。

急性胆源性胰腺炎的诊断

鉴别急性胆源性胰腺炎和其他病因导致的胰腺炎是非常重要的，急性胆源性胰腺炎的诊断依据包括：病史、症状、体征、实验室检查和影像学图像等。

生化指标检查和影像学检查有助于诊断胆源性胰腺炎。胆源性胰腺炎患者血清淀粉酶升高程度要高于酒精性胰腺炎患者，特别是淀粉酶水平高于1000u/L时，支持胆源性胰腺炎诊断。肝功能生化检查指标不正常，特别是ALT水平超过正常值3倍时，提示胆源性胰腺炎诊断。胆红素水平和碱性磷酸酶的升高并不是诊断急性胆源性胰腺炎必需的特异性指标。

胆囊结石的病史有助于胆源性胰腺炎的诊断。尽管腹部的影像学检查有助于发现胆囊结石，但B

超和CT还是经常不能有效地发现结石，特别是胆管结石或小结石。同时，B超和CT没有发现胆道扩张，不能作为胆源性胰腺炎的排除指标。Neoptolemos等报道约有18.5%的患者在入院后72小时内B超检查未能发现胆囊结石，但随后这些患者被诊断为急性胆源性胰腺炎。近期的研究表明超声内镜对于确诊胆石病具有很高的特异性（84%~98%）和敏感性（90%~100%），它比经腹B超检查的敏感性增加25%~63%。MRCP的灵敏性同内镜B超相似，但它的特异性稍差。现在还不能明确超声内镜和MRCP检查在急性胆源性胰腺炎治疗原则中的作用。

重症胰腺炎的分级

大约75%~80%的急性胆源性胰腺炎患者的病情较轻，并能康复。目前已经确定了一些重症胰腺炎患者的预测指征。Rason提出了一个包括11个指标的评估系统，用于预测胰腺炎的严重程度。这些指标包括:年龄超过55岁、血液白细胞计数超过16000/mm^3、血糖水平超过200mg/dL、血清乳酸脱氢酶（LDH）超过350u/L、天冬氨酸转氨酶（AST）超过250u/L；补充指标包括:48小时测定红细胞压积下降超过10%、血尿素氮上升超过5mg/dL、血清钙低于8mg/dL、动脉氧分压低于60mmHg、碱缺失超过40mEq/L、体液潴留超过6升。发病48小时内，如果具备3个或3个以上上述指标，患者的死亡率约28%；低于3个指标的患者死亡率约为0.9%。改进的或简化的Rason指标（Glasgow或Imrie）则使用患者年龄、48小时内测定的白细胞计数、血糖、血尿素氮、乳酸脱氢酶、胆红素、钙、血清转氨酶和动脉氧分压等指标预测患者的预后。血液浓缩（入院后血液红细胞压积>44%）可能是愈后不良的重要指标。一些学者开始应用急性生理和慢性健康评价系统（Acute Physiology and Chronic Health Evaluation，APACHE）对急性胰腺炎的严重程度进行预测和评估。这个评估系统包括7大主要器官系统的变化指标，同时也可以用于其他疾病的评估分级。CT同样可以用于预测急性胰腺炎的病情。BalthazyCT分级系统利用住院早期胰腺水肿、腹膜后液体积聚或胰腺坏死等指标来预测预后。评估分值高预示92%的并发症率和17%的死亡率；低分值时并发症率为2%，死亡率为0%。

对急性胰腺炎评分系统进行标准化，将有助于比较不同研究机构的研究结果。但以往的有关ERCP治疗急性胆源性胰腺炎的研究并没有应用相同的方法预测急性胰腺炎的严重程度，甚至有一份研究中采用的评分标准从来没有被验证过。这使我们下面的讨论变得更加复杂困难。

早期的外科研究

早期外科临床研究多数是回顾性的，并且外科手术操作过程没有标准化。外科手术方式包括胆囊切除和胆总管探查，偶尔行经十二指肠括约肌切开术。一些研究者的报道认为早期外科手术预后良好。而另外一些研究者发现早期手术治疗明显增加了急性胰腺炎患者的死亡率。其他一些研究者报道早期手术组和晚期手术组在发病率和死亡率上没有区别。在一些研究中，由于重症胰腺炎患者往往接受早期手术治疗，从而导致研究结果的偏差，因此有必要进行一些有确定意义的研究。一项包括165例患者的前瞻随机研究发现：患者在入院48小时内进行手术治疗，其并发症率约为30.1%，死亡率为15.8%，而保守治疗后再行手术治疗，发病率为5.1%，死亡率2.4%。这些高发病率和高死亡率的报道使外科医生改变了自身的观点，尽量避免对急性胆源性胰腺炎患者行早期手术治疗。

ERCP治疗急性胆源性胰腺炎的研究

早期研究结果表明: ERCP及ES可以用于胆源性胰腺炎的治疗，同时并无相关并发症明显增加的证据。这些报道促进了更多的研究，其中有4项随机对照研究已经发表。当我们回顾这些早期ERCP治疗急性胆源性胰腺炎的临床观察时，应注意到这些研究在急性胰腺炎的分级、ES的随机性、ERCP的时间、胰腺炎的病因以及是否排除黄疸患者等方面存在着差异。有3项随机研究是全文发表的，而第四项则是以文摘的形式发表的。这些研究的目的是确定早期ERCP治疗急性胆源性胰腺炎的安全性和有效性，表13.1对这4项研究的方案和研究结果进行了总结。

英国的研究

Neoptolemos等在1988年首次发表了急性胆源

性胰腺炎急诊行ERCP的随机对照研究报告。作者从连续收治的146例患者中选取了121例拟诊为急性胆源性胰腺炎的患者，他们在入院后72小时内进行随机分组，分别接受ERCP治疗或保守治疗。胆源性胰腺炎的诊断方法是B超检查和生化指标。有长期饮酒史的患者以及其他病因导致的胰腺炎患者被排除出组。在入院48小时内根据修正的Glasgow标准预测患者的胰腺炎严重程度；其中44%的患者被预测将出现重症胰腺炎。由一名熟练的内镜医生独自完成所有患者的ERCP检查。患者被随机分组接受ERCP检查，但不常规行括约肌切开术。内镜括约肌切开术仅在ERCP发现有结石时进行。5天后，保守治疗组的患者如果有临床指征也要行ERCP检查，23%保守组患者在住院5天后进行了ERCP检查。所有的患者均行B超及CT检查以确定有无腹水、假性囊肿等局部并发症发生。预后评估的依据是有无局部并发症（假性胰腺囊肿、腹水、十二指肠梗阻）或全身性并发症（肾衰、弥散性血管内凝血、休克、呼吸衰竭、心衰或死亡）。

94%的轻型胰腺炎患者及80%的重症胰腺炎患者成功接受ERCP检查。作者发现：在不考虑胰腺炎严重程度的情况下，患者接受早期ERCP检查后总体并发症率低于保守治疗组［10/59（17%）比21/62（34%）；P=0.03］。然而进一步分析发现：只有重症胰腺炎患者在早期行ERCP检查的并发症率才明显低于保守治疗的患者。轻型胰腺炎患者在两个治疗组中的并发症率均是12%。ERCP的并发症中有一例腰椎炎，但未出现与ERCP检查有关的出血、胆管炎或血肿等并发症。

值得注意的是，两个治疗组间的死亡率并无显著差别［手术组对保守组：1/59（1.7%）比5/62（8%）；P=0.23］。死亡病例均为重症胰腺炎患者。被预测为重症胰腺炎的患者早期行ERCP组的死亡率和发病率（4%和24%）明显低于保守组（18%和61%）。早期行ERCP组重症患者的住院天数也同样少于保守组（平均9.5与17天；P<0.035）；但在预测为轻型胰腺炎的患者中，两组的住院天数无显著差异（9天与11天）。在每个治疗组均有9名患者通过ERCP、B超或尸检均未能发现结石，这使人们对这些患者发生胰腺炎的真正病因产生了质疑，而作者推测这些患者的胆道结石可能已被排掉或由小结石引起胰腺炎。由于此组资料的样本量过少，不足以确定没有明确

表13.1 四项随机对照研究探讨早期ERCP（行/不行括约肌切开）在急性胆源性胰腺炎中与保守治疗比较疗效（修改自Soetikno等1998）

研究	研究时间	病例数	研究设计	研究发现
英国	1983-1987	121	单中心，连续病例，疑为急性胆源性胰腺炎的患者被纳入	急性胆源性胰腺炎ERCP操作是安全的，ERCP后重症急性胆源性胰腺炎的死亡率明显下降（24% vs. 61%），早期行ERCP后患者住院天数在减少一半
香港	1983-1991	195	单中心，连续收治急性胰腺炎患者，其中包括非胆源性胰腺炎	胆道脓毒症在急性胰腺炎中明显下降（0% vs. 12%）。早期ERCP可明显降低急性胆源性胰腺炎患者的死亡率（16% vs. 33%）
德国	1989-1994	238	多中心（22个），疑为急性胆源性胰腺炎的患者，但胆红素>5mg/dL的患者被排除	死亡率在两组间无差异，但早期ERCP检查可导致更严重的并发症（呼吸衰竭）。早期ERCP检查患者的死亡率并无明显升高（12% vs. 6%）
波兰	1984-1995	280	单中心连续收治的患者，疑为急性胆源性胰腺炎，所有患者急诊行ERCP，有结石行括约肌切开，其余患者随机进行	早期ERCP可明显降低死亡率（17% vs. 36%）和发病率（2% vs. 13%）

结石的胰腺炎患者是否能从ERCP中受益。

另外一些研究人员认为急性胆源性胰腺炎患者进行ERCP治疗的益处是可治疗急性胆管炎。在此组研究中10%(6/59)的早期ERCP患者有胆管炎而保守组只有8%(5/62)。作者通过研究这些患者的资料,均排除发生急性胆管炎的可能性。无胆管炎的患者早期行ERCP检查的并发症率为6/53(11%),而保守组为19/57(33%)(P=0.02)。在预测为急性重症胰腺炎的患者中,统计分析同样有显著差异[3/20(15%)和15/25(60%);P=0.003]。

这项研究是第一份有关早期ERCP治疗急性胆源性胰腺炎的前瞻随机对照研究。这些结果表明急性胰腺炎的患者由有经验的内镜医师进行ERCP及ES治疗是安全的。与保守治疗相比,预测的重症急性胰腺炎患者早期接受ERCP及ES治疗能有效降低并发症率,减少住院时间;但对死亡率的影响和对轻型胰腺炎患者的影响,并未获得定论。

香港的研究

另一个研究报道来自香港,1993年Fan等对195例胰腺炎患者进行了研究,这些患者在入院24小时内随机分组行ERCP或行保守治疗。患者只有在ERCP检查发现胆总管或壶腹有结石时才接受ES术。大约有1/3的保守治疗组患者在入院72小时内病情恶化,然后接受早期ERCP检查。其余的患者在急性病程缓解后再行ERCP。这组病例中,急诊ERCP的成功率是91%。127名患者发现有胆道系统结石(65%),大约一半患者的胰腺炎是由其他病因导致的。作者应用入院时患者血尿素氮和血糖水平建立计分系统,对胰腺炎的严重程度进行分期。作者报道他们的评分结果同Ranson评分系统基本相似。

急性胰腺炎的局部和全身并发症在ERCP组和保守组之间并没有统计学差别(18%比29%;P=0.07)。ERCP组患者的总体死亡率为5%,保守治疗组为9%(P=0.4)。如果仅对胆道系统发现胆石的患者进行分析,则发病率在手术组为16%,在保守组为33%(P=0.03)。死亡率在手术组同样低于保守组,但无显著差别。同保守治疗组(12/98,12%;P=0.001)相比较,早期行ERCP(0/97,0%)的患者发生胆道感染的发生率较少。作者认为:重症胆源性胰腺炎患者早期接受ERCP检查,总体并发症率及胆道感染率下降。

由于所有的患者都进行ERCP检查,作者对ERCP检查时间与并发症率之间关系进行了分析。ERCP相关并发症与ERCP进行的时间无关,每个治疗组中均有4名患者在行括约肌切开术后出现出血。同晚期ERCP相比,早期ERCP检查患者的淀粉酶水平要高于晚期ERCP检查,但是检查后腹痛的加重程度并没有差别。

研究者认为ERCP对非胆源性胰腺炎患者并无副作用,因此在胆源性胰腺炎高发区,对没有确诊胆源性胰腺炎的患者,也应首选ERCP。这项研究说明:对已明确有胆总管结石和壶腹结石的胆源性胰腺炎患者,早期ERCP治疗可减少发病率;对于预测重症胰腺炎患者,早期行ERCP治疗同样可以降低胆管感染的发生率。作者提倡早期(在24小时内)干预是因为急性胰腺炎病情进展快而且不可预测。值得注意的是在两个治疗组之间,ERCP的并发症率和总体生存率并没有差别。早期ERCP治疗的主要优点是降低了胆源性败血症的发生率,尤其是对预测的重症胰腺炎患者更为明显。

波兰的研究

Nowak等在1995年以文摘的形式发表了一项大样本量的随机对照研究,他们对影像学(CT、B超或ERCP)发现胆道小结石和生化指标怀疑急性胆源性胰腺的280例患者进行评估,所有的患者都在入院24小时内行十二指肠镜检查。发现乳头部有结石的患者(n=75)立即行括约肌切开。其余的患者随机地分为急诊括约肌切开组(n=103)或保守治疗组(n=102),患者按Ranson标准对疾病危重程度进行分级。

随机分组治疗的患者中,行括约肌切开组患者的发病率明显低于保守治疗组(17%比36%,P<0.01)。早期括约肌切开组同保守治疗组相比较,死亡率明显下降(2%比13%,P<0.001)。将壶腹部发现结石的非随机患者的资料共同纳入分析时,分析结果并无变化。作者认为他们的结论适用于所有的预测为重症或轻型胰腺炎的患者,无论是否存在胆总管结石、黄疸和胆道坏死病变(数据未显示)。这项研究强有力地支持了早期行ERCP检查和治疗,但在文摘发表几年后由于未刊登全文而遭到批评。

德国的研究

Fölsch等也进行了前瞻性多中心研究,他们选择了238例急性胆源性胰腺炎的患者,在入院72小时内随机分组行ERCP检查或保守治疗。如果在ERCP

检查时发现有胆总管结石,即行括约肌切开。如果出现持续腹痛、体温超过39℃、5天内总胆红素超过3mg/dL,随机分入保守治疗组的患者也接受ERCP治疗。很明显,作者排除了黄疸患者(胆红素超过5mg/dL),以期发现没有明显胆道并发症的患者能否从早期ERCP中获益。他们选择的胆源性胰腺炎患者,通过放射影像学检查(B超/CT)或者有下列两项指标进行确诊:碱性磷酸酶超过125U/L,ALT超过75U/L,或者胆红素超过2.3mg/dL。这项研究使用修正的Glasgow评分系统进行胰腺炎严重程度分级,每一治疗组中均有12%~14%患者分级不详。对早期随机行ERCP检查的患者,操作过程的成功率是96%;对保守治疗的患者,20%的患者在前3周内由于黄疸、发热或胆源性腹痛而行ERCP检查,其中86%的患者发现有胆道结石。手术组中有两例患者在括约肌切开后出现出血(2.8%)。一例患者需要输液维持,但最终死于脓毒血症。整个研究组中,预测为重症胰腺炎的患者低于20%。只有46%的患者通过ERCP检查发现胆道结石并行括约肌切开。这项研究在第二阶段进行过程中被终止,因为统计分析发现治疗组死亡率较高,作者认为研究已经不能证实ERCP的优越性。

尽管治疗组的死亡率比较高,但在早期ERCP检查组和保守治疗组之间(11%比6%,P=0.10)没有统计学差异。如果患者按照胰腺炎严重程度分层分析,作者发现常见的局部和全身并发症在两组之间并没有差异。但由于此次研究过早结束,组间的真正差异没能得到明确。尽管在各组间并发症率没有差异,早期ERCP检查的患者多伴有更严重的并发症,主要是呼吸衰竭[15/126(12%)比5/112(4%),P=0.03],大约有一半的呼吸衰竭患者最终死亡。保守组中黄疸的发生率较高[12/112(11%)比1/126(0.8%),P=0.02],但保守组中并没有患者因胆道并发症而死亡。作者认为:没有胆道梗阻或急性化脓性胆管炎的急性胆源性胰腺炎患者,并不宜接受早期ERCP检查,而且呼吸系统并发症的发病率更高。因此,有些作者批评Fölsch的研究,认为呼吸系统并发症过高的真正原因是这项多中心研究中有的研究中心内镜操作经验不足,而且入组例数过少。

随机对照研究的总结

四项随机对照研究的设计各不相同,例如胰腺炎分级、括约肌切开的随机方法、ERCP检查的时间、胰腺炎病因和/或黄疸患者的排除标准都有不同。这种差异使资料总结更为困难。这些研究中胆源性胰腺炎患者的资料均总结在表13.2和表13.3中,相应的绝对危险程度下降情况列在图13.1和图13.2中。四项研究中有三项证实早期ERCP检查在急性胰腺炎中是安全的,这些研究同样也说明重症胰腺炎患者早期行ERCP检查可降低发病率和死亡率。波兰的研究结果认为:无论疾病的严重程度如何,ERCP检查对所有急性胆源性胰腺炎的患者都是有益的,而德国研究人员提出没有黄疸的患者并不能从早期ERCP检查中获益。

综合分析

由于上述四项随机对照研究的结论不同,因此另外一些作者试图以增加病例资料的方法进一步明确研究结果。两项综合分析研究讨论了急性胆源性

表13.2 预测的急性轻型胆源性胰腺炎患者疗效的四项随机对照研究(修改自Soetikno等1998)

研究	发病率,n(%)		死亡率,n(%)		总例数	
	ERCP ± ES	保守	ERCP ± ES	保守	ERCP ± ES	保守
英国	4(12)	4(12)	0(0)	0(0)	34	34
香港	6(18)	6(17)	0(0)	0(0)	34	35
德国	35(42)	36(47)	2(2)	0(0)	84	76
波兰	8(10)	19(25)	0(0)	4(5)	53	65
总计	53(23)	65(30)	2(0)	4(2)	232	22

注:德国研究中32例患者由于没有胰腺炎严重程度分级而剔除;波兰研究中75例患者由于急诊行非随机内镜括约肌切开(壶腹部结石)、ERCP、内镜逆行胰胆管造影而剔除。

表13.3 预测重症急性胆源性胰腺炎患者的四项随机对照研究(修改自Soetikno等1998)

研究	发病率,n(%)		死亡率,n(%)		总例数	
	ERCP ± ES	保守	ERCP ± ES	保守	ERCP ± ES	保守
英国	6(24)	17(61)	1(4)	5(18)	25	28
香港	4(13)	15(54)	1(3)	5(18)	30	28
德国	17(65)	14(70)	6(23)	2(10)	26	20
波兰	9(39)	20(74)	1(4)	9(33)	23	27
总计	36(35)	66(64)	9(9)	21(20)	104	103

注:德国研究中32例患者由于没有胰腺炎严重程度分级而剔除;波兰研究中75例患者由于急诊行非随机内镜括约肌切开(壶腹部结石)、ERCP、内镜逆行胰胆管造影而剔除。

胰腺炎患者行ERCP检查的作用,其中一篇以全文发表,另一篇以文摘形式发表。Sharmat和Howden利用上述四项研究数据进行综合分析,其中包括香港研究中的非胆源性胰腺炎患者的资料。尽管在这项综合分析中将操作过程描述为ERCP加上括约肌切开术,但应注意大约60%的患者是在胆道影像学发现胆总管结石后进行括约肌切开的。作者发现:在早期ERCP检查加括约肌切开组和对照组之间,并发症率存在明显的统计学差异(25%比38.2%,$P<0.001$)。尽管仅在波兰的研究中,早期ERCP治疗组同对照组之间患者死亡率存在统计学差异,但累计资料表明早期ERCP组的死亡率明显低于对照组(5.2%比9.1%,$P<0.05$)。作者报导早期ERCP加括约肌切开并发症的相对和绝对风险降低34.6和13.2,死亡风险分别降低42.9和3.9。由于四项研究中有两项研究缺乏相应资料,作者没有进行基于胰腺炎严重程度的亚组分析。他们的结论是ERCP加括约肌切开术在早期急性胆源性胰腺炎的患者中是安全的,能有效减少发病率和死亡率,这一点在重症胰腺炎患者中可能更为突出。

Soetikno等同样回顾了这四项研究,但仅包括了695个被诊断为急性胆石性胰腺炎的患者,他们排除了143个其他病因的胰腺炎患者。他们的统计结论表明:早期ERCP检查(行或不行括约肌切开术)同保守治疗相比较,降低了发病率和死亡率,但仅对重症胰腺炎的患者有明显的统计学差异。图13.1和图13.2表明重症急性胆源性胰腺炎的患者行早期ERCP检查,其发病率和死亡率的绝对风险均降低;而早期ERCP检查对轻型胰腺炎患者并不能降低绝对风险。

尽管先前的随机对照研究报导了一些相互矛盾的结论,但有研究证据表明:早期ERCP并不会危害重症急性胰腺炎患者,事实上确实能降低发病率。这些资料对于死亡率及预测轻型胰腺炎患者的影响并没有确定结论。有人认为早期干预有益于胆总管结石患者解除梗阻,因此,一些研究者尝试去建立一种预测胆总管结石的无创方法,以便确定哪些患者能从早期ERCP治疗中获益。

预测胆总管结石

明确患者是否存在胆道结石是非常重要的。Chang等人评估了122例连续收治的胆囊结石性胰腺炎患者,以明确诊断胆总管结石的特异指标。他们采用超声波检查和排除其他病因的方法来诊断急性胆源性胰腺炎。他们先前的工作表明:患者在住院4天后仍有血总胆红素升高(≥1.7mg/dL)或血淀粉酶升高(≥150u/L),提示有胆总管结石存留的可能性。无胆管炎的高风险患者被随机地分为胆囊切除前ERCP检查组或术中胆管造影组(IOC),在术中如果发现结石,则术后行ERCP检查。B超检查、胆红素及淀粉酶检查后被认为胆总管结石可能性小的患者行术中胆管造影。操作在平均入院6~7天内进行。共有21例患者(21%)通过IOC或ERCP发现有胆总管结石。作者发现入院后第二天胆红素升高(>1.35mg/dL)对预测ERCP或IOC发现胆总管结石的敏感性和特异性分别为90.5%和63%。与无胆道结石的患者相比较,有胆道结石的患者更容易在入院后1~2天出现

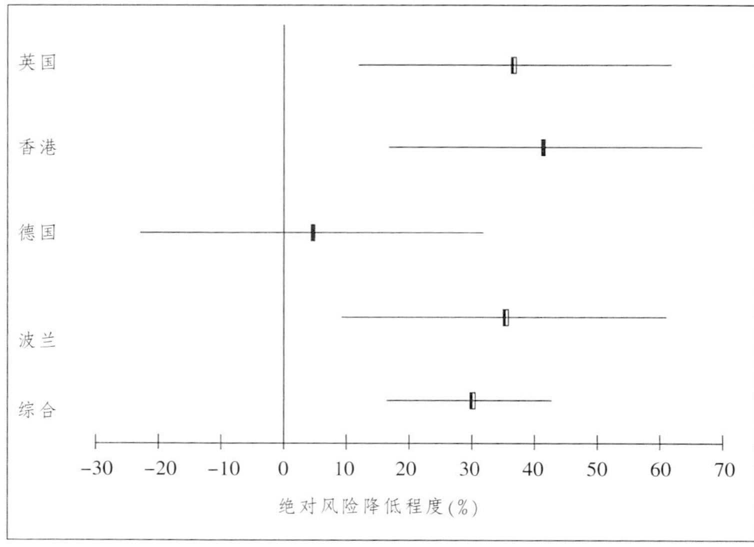

图13.1 四项随机对照研究中急性重症胆源性胰腺炎发病率绝对风险下降情况(±95%可信区间),其中排除了非胆源性胰腺炎患者。在急性重症胰腺炎中,累积资料显示早期ERCP行/不行括约肌切开同保守治疗组相比发病率明显降低。结果统计来由Soetikno等(1998)。

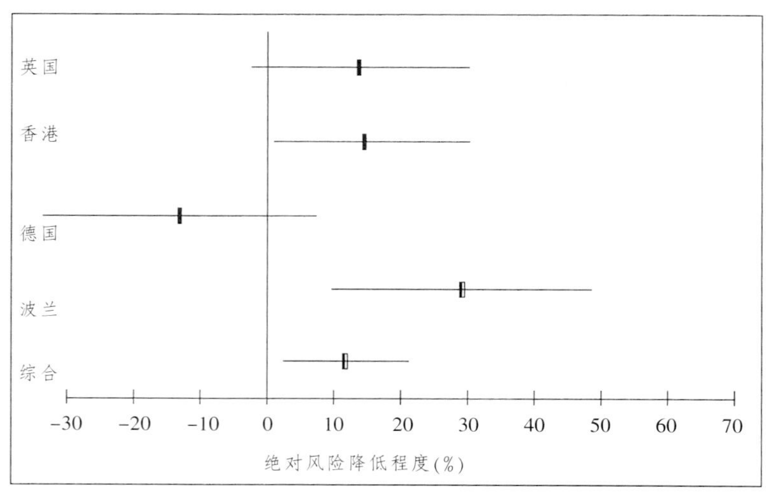

图13.2 四项随机对照研究中急性重症胆源性胰腺炎死亡率绝对风险下降情况(±95%可信区间),其中排除了非胆源性胰腺炎患者。在急性重症胰腺炎中,累积资料显示早期ERCP行/不行括约肌切开同保守治疗组相比死亡率明显降低。结果统计来由Soetikno等(1998)。

胆红素升高。

Cohen等回顾性地评估了154例胆源性胰腺炎患者，这些患者在住院期间行ERCP或IOC检查，18%的患者在入院后平均第4天行胆道造影检查时被确诊为胆道结石。作者发现：与非胆总管结石患者比较，胆总管结石患者更易出现入院时和入院后24~48小时各种生化指标的升高(淀粉酶、脂肪酶、总胆红素、碱性磷酸酶、AST或ALT)(阳性预测值31%,阴性预测值92%,敏感性76%,特异性60%;$P<0.05$)。如果上述指标升高,患者的并发症率明显上升(21%:8%;$P<0.05$)。经腹B超检查对于发现胆总管结石的敏感性只有29%(平均就诊后7小时进行检查)。预测重症胰腺炎的标准指标不能预测胆总管结石的存在。与无结石的患者相比较,有胆总管结石的患者发病率（29%:12%）和死亡率（11%:1%）增高（$P<0.05$）。Noeptolemos等发现:同轻型胰腺炎相比较,重症胰腺炎患者多有胆总管结石。

目前临床中又出现一些新的胆道成像技术,包括磁共振胆道水成像和内镜超声检查等。许多研究表明内镜超声和磁共振胆道成像有更高的敏感性和阴性预测值。这些检查方法具有很大的吸引力,因为他们可以帮助识别急性胆源性胰腺炎而又能避免ERCP检查的风险性。应当注意的是:常常需要在危重患者中行这些检查,而他们却不能像ERCP一样作为一种治疗措施，因此在某种程度上限制了他们的应用。

伴急性胆源性胰腺炎的急性胆管炎

有文献报道：急性胆源性胰腺炎患者中胆管炎的发病率为3%~14%。由于急诊ERCP胆道取石和胆道引流能有效地控制胆管炎，因此可以推断伴发胆管炎的急性胆源性胰腺炎患者将从早期胆道减压中获益。Neoptolemos等指出，高达47%的急性胆源性胰腺炎伴发急性胆管炎的患者能通过ERCP/ES检查发现胆总管结石。同时，研究还发现急性胆源性胰腺炎患者早期行ERCP可减少胆道并发症（黄疸和胆管炎）。

胆道结晶和胆源性胰腺炎

胆泥或小结石也可引发急性胰腺炎。胆泥被定义为结晶的悬浮物，它们或是胆固醇的水合物，或是钙质胆红素盐。研究者推测胆道中的这些小结石将阻塞十二指肠乳头而引发急性胰腺炎。Lee等分析了31例特发性急性胰腺炎患者的资料，71%的患者在超声检查或显微镜检查胆汁时发现有胆泥。更重要的是，作者发现有胆泥并行胆囊切除或括约肌切开术的患者，胰腺炎的复发风险明显降低［1/10（10%）：8/11（72%），P=0.01］。Ros等检查51例特发性急性胰腺炎的康复患者，发现有67%的胆汁含有沉淀物，他们认为：与切除胆囊或熊去氧胆酸治疗的患者相比，不接受治疗的患者胰腺炎复发率更高（67%：16%）。Kohut等分析了15例没有明确胆道结石证据或其他病因的疑似急性胰腺炎患者，80%的患者入院24小时内胆总管内胆汁含有胆固醇水合物或钙质胆红素盐。虽然胆泥被认为是胰腺炎复发的危险因素，但对于没有明确胆总管结石的急性胰腺炎患者，是否有必要行乳头切开术目前尚还不清楚。

ERCP检查的最佳时间

多数胆源性胰腺炎的患者将会康复。如果一种治疗是在症状发生时进行，则可能会促进疾病的康复。如果治疗被延误，那么就可能错过改变疾病严重程度和持续时间的机会。前面所提及的随机对照研究均没有明确进行ERCP的时间，在那些研究中只是在入院后24~72小时内进行干预治疗。

Nowak等发表了一项前瞻非随机的观察结果，他们发现：如果在症状出现24小时内进行ERCP检查，将取得最好的治疗效果；如果拖延至72小时之后，患者的发病率和死亡率都会升高。在这项研究中，307例患者因急性胆源性胰腺炎而行急诊ERCP检查，在24小时内进行治疗的患者没有死亡病例，并发症率为7%；在24~72小时内进行治疗的患者，死亡率为2%，并发症率为16%；72小时后行ERCP治疗的患者结果最差，死亡率为13%，并发症率为32%。在我们的临床实践中，一旦重症胰腺炎和疾病分级得以明确，则立即对符合标准的患者进行ERCP检查。

不行胆囊切除术的胰腺炎患者行ERCP及ES的疗效

胆囊切除术是预防胆源性胰腺炎的首选方法，对于不适合行胆囊切除术的患者，有资料显示可以应用括约肌切开术预防胰腺炎的复发。Wellbourn报道51例胆源性胰腺炎患者行括约肌切开而未行胆囊切除术。经过平均27个月的随访，47例括约肌成功切开的患者中无一例急性胰腺炎复发；3例括约肌切开不完全的患者中有2例出现胰腺炎的复发。Targarona将98例有胆绞痛、黄疸或急性胆源性胰腺炎的患者随机分为胆囊切除术组或括约肌切开组。尽管作者发现括约肌切开组患者的胆道症状复发率较高，但在17个月中随访中两组患者中都没有出现胰腺炎复发。在Kaw等报道的前瞻性观察中，经过33个月随访，括约肌切开术及胆囊切除术治疗的两组患者，急性胆源性胰腺炎的复发率相当(2.4%~2.9%)。其他作者发现有胆总管结石病史的患者单行括约肌切开术，术后胆道症状(绞痛、黄疸)的复发率约为5%~10%，但是没有出现急性胆源性胰腺炎的复发。有文献报道，未行胆囊切除或括约肌切开治疗的急性胆源性胰腺炎的复发率高达50%。许多研究者建议对于不能行胆囊切除术但有胆总管或胆囊结石证据的急性胆源性胰腺炎患者行括约肌切开术。

急性胆源性胰腺炎患者ERCP的应用原则

上述文献资料总结给我们提供了急性胆源性胰

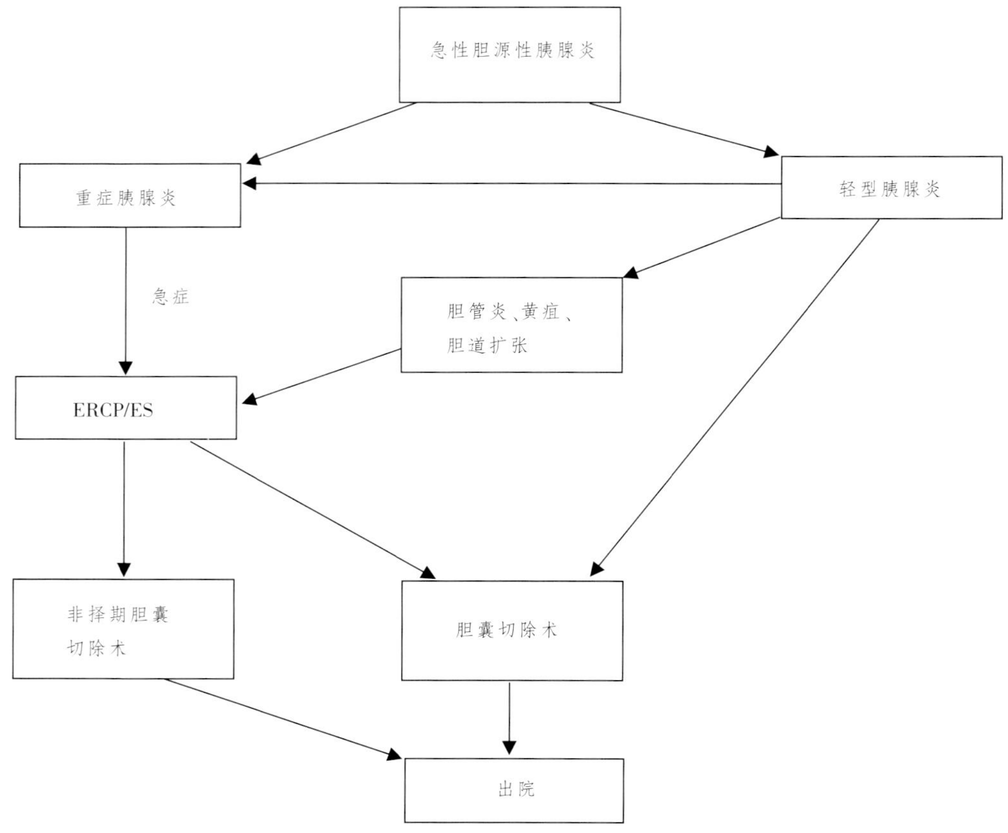

图13.3 急性胆源性胰腺炎患者治疗的建议原则。
ERCP:逆行胰胆管造影
ES:内镜括约肌切开

腺炎的治疗指南。我们建议对于预测将发生重症胰腺炎的患者,应尽快进行ERCP。对于合并胆管炎临床表现(黄疸)或胆总管扩张的轻型胰腺炎患者,由于存在胆总管结石和胆总管并发症的风险,也应当行ERCP检查。同样,对于急性胆源性胰腺炎病情恶化的患者应考虑行ERCP检查。对胆道造影确诊的小结石患者行括约肌切开术。对胆囊内有结石或胆总管扩张,但不适合做胆囊切除术的患者,适当放宽括约肌切开术指征。应当指出的是,对急性和重症患者进行ERCP检查是比较复杂的,应当在大型医院由有经验的内镜医师来完成。

(褚延魁 译 胡亚 王自法 校)

推荐读物

Acosta JM, Ledesma CL. Gallstone migration as a cause of acute pancreatitis. *N Engl J Med* 1974;290:484–487.

Acosta JM, Pellegrini CA, Skinner DB. Etiology and pathogenesis of acute biliary pancreatitis. *Surgery* 1980;88:118–125.

Balthazar EJ, Robinson DL, Megibow AJ *et al.* Acute pancreatitis: value of CT in establishing prognosis. *Radiology* 1990;174;331–336.

Chak A, Hawes RH, Cooper GS *et al.* Prospective assessment of the utility of EUS in the evaluation of gallstone pancreatitis. *Gastrointest Endosc* 1999;49;599–604.

Chang L, Lo SK, Stabile BE *et al.* Gallstone pancreatitis: a prospective study on the incidence of cholangitis and clinical predictors of retained common bile duct stones. *Am J Gastroenterol* 1998;93:527–531.

Fan ST, Lai ECS, Mok FPT *et al.* Early treatment of acute biliary pancreatitis by endoscopic papillotomy. *N Engl J Med* 1993;328:228–232.

Fölsch U, Nitsche R, Ludtke R *et al.* Early ERCP and papillotomy compared with conservative management for acute biliary pancreatitis. *N Engl J Med* 1997;336:237–242.

Hill J, Martin DF, Tweedle DEF. Risks of leaving the gallbladder in situ after endoscopic sphincterotomy for bile duct stones. *Br J Surg* 1991;78:554–557.

Kelly TR. Gallstone pancreatitis: the timing of surgery. *Surgery*

1980;88:345–350.

Lee SP, Nicholls JF, Park HZ. Biliary sludge as a cause of acute pancreatitis. *N Engl J Med* 1992;326:589–593.

Neoptolemos JP, Carr–Locke DL, Leese T *et al.* Acute cholangitis in association with acute pancreatitis: incidence, clinical features and outcome in relation to ERCP and endoscopic sphincterotomy. *Br J Surg* 1987;74:1103–1106.

Neoptolemos JP, London NJ, James D *et al.* Controlled trial of urgent endoscopic retrograde cholangiopancreatography and endoscopic sphincterotomy versus conservative treatment for acute pancreatitis due to gallstones. *Lancet* 1988;ii:979–983.

Nowak A, Nowakowska–Dulawa, Marek TA *et al.* Final results of the prospective, randomized controlled study on endoscopic sphincterotomy versus conventional management in acute biliary pancreatitis (abstract). *Gastroenterology* 1995;108: A380.

Nowak A, Nowakowska–Dulawa, Marek TA *et al.* Timing of endoscopic sphincterotomy for acute biliary pancreatitis. *Gastrointest Endosc* 1996;43:391.

Ranson JHC. Etiological and prognostic factors in human acute pancreatitis:a review. *Am J Gastroenterol* 1982;77:633–638.

Sharma VK, Howden CW. Meta–analysis of randomized controlled trials of endoscopic retrograde cholangiography and endoscopic sphincterotomy for the treatmentofacutebiliarypancreatitis. *Am J Gastroenterol* 1999;94:3211–3214.

Soetikno RM, Carr–Locke DL,Neoptolemos JP *et al.* Dose early ERCP ± ES reduce the morbidity and mortality of acute gallstone pancrea1titis? A meta–analysis. *Gastrointest Endosc* 1998;47:AB130.

Stone HH,Fabian TC, Dunlop WE. Gallstone pancreatitis. *Ann Surg* 1981;194:305–312.

Targarona EM, Perez Ayuso RM, Brodas JM *et al.* Randomised trial of endoscopic sphincterotomy with gallbladder left in situ versus open surgery for commom bile duct calculi in high–risk patients. *Lancet* 1996;347:926–929.

TennerS, DubnerH, SteinbergW. Predictinggallstone pancreatitis with laboratory parameters: a meta–analysis. *Am J Gastroenterol* 1994;89:1863–1866.

14 急性胰腺炎的外科治疗指征

Oscar Joe Hines, Howard A. Reber

急性胰腺炎是一种常见的自限性疾病，患者常常能在几天内自愈，很少需要外科治疗。然而10%的病例并发胰腺坏死、感染或者多系统器官衰竭，因此手术治疗能拯救部分患者的生命。表14.1列出了活动期胰腺炎的外科手术指征，在下面的讨论中，我们将对这些指征进行回顾，并解释这些手术方法与疾病治疗之间的关系。

不确定诊断

随着CT计算机断层扫描和核磁共振成像等先进成像技术的广泛应用，急性胰腺炎的漏诊率在今天很低。然而，偶然会有出现剧烈腹痛的患者，只能通过诊断性腹腔镜检查或者剖腹探查才能查明胰腺炎是潜在病因。评估胰腺炎严重程度时，应当尽量减少对胰腺的操作。没有胰腺和胰周组织坏死的情况下，急性水肿性胰腺炎没有必要行引流和清创术。但是当胆囊存在炎症或有胆结石时，应该行胆囊切除术。对于伴随感染性坏死的重症胰腺炎，应当采取冲洗、引流和清创等治疗措施。

腹腔间隔室综合征

由于肠壁水肿以及腹腔内体液的聚集，重症胰腺炎患者可能会出现腹压升高。这可能会危及重要器官的供血并引起腹部间隔综合征，其具体定义如下：

1.膀胱压力大于25mmHg。

2.多器官功能紊乱：尿量 < 0.5 mL/(kg·h)，或Pao_2/FIo_2<150，或气道压峰值>45cmH$_2$0，或复苏后心脏指数< 3 L/(min·m^2)。

3.减压后器官功能得到改善。

腹腔减压能改善脑供血量、心脏动力、呼吸顺应性、肠和肾的有效灌注。可以切开正中线的腹壁，使用一些覆盖材料，比如一个剪开的静脉输液袋或者“Bogota袋”，将其边缘缝合在腹壁筋膜或皮肤边缘上以阻止肠外露，尽管可以在重症监护病房的床旁实施整个操作，但还是首选在手术室实施手术。当患者的症状改善并且肠水肿得到缓解后，应当准备去掉袋子并且按照常规方法缝合腹壁。

胆结石

胆结石是引起胰腺炎的常见诱因。对于轻、中度胰腺炎，通常可在入院48~72小时内施行腹腔镜胆囊切除术。到这个时候，腹痛在很大程度上得到了缓解并且血清淀粉酶水平恢复到正常。过去的观点是，在急性胰腺炎得到控制后患者先出院，6个星期后再重新入院行择期手术切除胆囊，现在看来这是没有必要的，不但会增加治疗费用，而且在出院等待期间胰腺炎有可能会复发。大约60%的患者会在6个月内经历胆石性胰腺炎复发。当然，有一些患者因为并存其他疾病，不能耐受外科手术治疗，只能行内镜下乳头切开术，这种方法能将两年内的胰腺炎复发率降低到大约2%~5%。

每12~15个胆石性胰腺炎患者中就有一个并发胆总管结石。胆总管结石可以取除，但是应当避免损伤胰腺。极少数情况下，结石嵌顿在壶腹部，需要切开十二指肠在直视下去除结石，然后进行T管胆汁引流。

对于重症胰腺炎患者(积液、坏死)，只有在胰腺炎得到缓解后才能施行胆囊切除术，这大约需要等

表 14.1　急性胰腺炎有创治疗的适应证

适应证	操作步骤
诊断不明确	剖腹探查术
	诊断性腹腔镜检查
腹腔间隔室综合征	剖腹减压手术
胆结石	胆囊切除术(开腹或者腹腔镜检查)
	胆总管探查(开腹或者腹腔镜检查)
	内镜检查的逆行胰胆管造影检查
胰腺感染坏死	胰腺清创术
无菌胰腺坏死	胰腺清创术(偶用)
出血	血管造影栓塞
	手术缝合结扎填塞
胰腺脓肿	经皮穿刺引流术(主要)
	手术引流(次要)
假性胰腺囊肿	囊肿胃吻合术/囊肿空肠吻合术
	内镜引流术
	放射介入引流术
胰瘘	Roux－en－Y 胰管空肠吻合术

待几周甚至数月的时间。如果胆囊炎急性发作,那就需要行胆囊造口术。如果共同管道被阻塞,则需要行内镜下括约肌切开术和/或支架植入。

对于一些重症胆源性胰腺炎患者来说,急诊内镜下括约肌切开取石术可能是拯救生命的治疗措施。如果一个胰腺炎患者被查明有胆结石,同时血清胆红素浓度升高 (> 4 mg/dL), 碱性磷酸酶浓度升高,24~36小时内常规治疗措施不能改善其临床症状,则应当考虑内镜下括约肌切开取石术。至少有四项随机研究对这种方法的效果进行了评估 (表14.2),并且都证明患者在接受内镜逆行胰胆管造影和取石术后并发症率降低。其中三项研究的结果证实这部分群体的死亡率降低。然而,只有少数胰腺炎患者需要这种治疗措施。

胰腺坏死

在重症胰腺炎病例中,患者需要通过腹部CT才能确诊,明确局部并发症的情况,以及是否在炎症过程中有胰腺组织坏死。这一点非常重要,因为胰腺坏死越严重,胰腺组织发生感染的可能性越大,而胰腺感染是外科手术的指征之一。自20世纪初以来,手术治疗在重症胰腺炎中的作用就一直在发生演变。有一段时间曾经推荐行全胰切除术, 要求把完好的胰腺组织和坏死部分一并切除。其理论根据是将整个胰腺切除后可以中止炎症过程, 然后修复过程才能开始。尽管有部分患者存在胰腺或胰周的感染,但感染本身并不是决定手术的关键因素。这个方法最终被完全放弃,因为重症患者术后死亡率极高。21世纪开始后, 很多外科医生认为只有在坏死性胰腺炎发生感染时才需要施行手术, 并且手术主要是对坏死组织的清创术和引流, 未坏死的胰腺组织不需要切除, 最终引起患者死亡的多器官功能衰竭只有一部分是由这些感染组织引起的。

一部分急性重症胰腺炎患者伴随严重的胰腺或胰周组织坏死,但却未出现感染。对于胰腺组织无菌性坏死的患者来说, 是否进行手术治疗目前还存在争议。越来越多的研究证据表明:这类患者中的大部分均可通过非手术治疗方式缓解病情。如果施行了手术,那么手术的目的是进行引流和坏死组织清创,而这些坏死组织被认为是产生引发病情进展的各种有害物质的根源。或者坏死组织的感染已经存在,但却未能被发现。这种治疗方法的有效性尚待进一步证实。

胰腺感染的危险因素

坏死性胰腺炎和胰腺组织的继发感染是急性胰腺炎并发症的常见原因。尽管感染细菌可能来自血

表14.2 早期ERCP/ES治疗急性和重症胆源性胰腺炎的疗效

研究项目	治疗	并发症(%)	死亡率(%)
Neoptolemos 等(1988)	ERCP/ES	19	0
	保守治疗	63	13
Nowak 等(1995)	ERCP/ES	14	1
	保守治疗	34	11
Fan 等(1993)	ERCP/ES	20	3
	保守治疗	76	18
Fölsch 等(1997)	ERCP/ES	17	5
	保守治疗	14	3

源性细菌播种传染或者其他途径，但大多数情况均来自胃肠道。感染多发生在广泛坏死性胰腺炎和重症胰腺炎患者中，急性胰腺炎患者中10%发展为坏死性胰腺炎，其中30%发生胰腺感染。

在重症坏死性胰腺炎患者中是否应预防性使用抗生素目前还存在争议，因为不能证实这样对患者有益，而且可能会引起细菌变异和真菌感染，然而预防使用抗生素的一个优点是能有效地抑制感染。近期的综合分析发现6项有关预防性使用抗生素的研究中仅有三项研究能进行分析(表14.3)。与未预防性使用抗生素相比较，预防性使用抗生素总体上能减少21%的脓血症和12.3%的死亡率；胰腺感染发生率也能下降，但是无统计学意义。

坏死组织何时会发生感染呢？Beger发现在胰腺炎发作后一周内接受了手术探查的患者中，有24%的患者胰腺坏死部分发生了感染，从第2周到第3周行手术的感染发生率上升到36%~71%，当第4周后行同样手术的则下降到32.5%，相似的结果见CT引导下对坏死性胰腺炎的细针穿刺研究。

感染性胰腺坏死的诊断

诊断胰腺感染最可靠的手段是CT或超声引导下的细针穿刺，然后将穿刺物进行革兰染色和细菌及真菌培养。这种方法安全、准确并可快速完成。虽然对那些有败血症症状（例如高热、白细胞计数升高）的患者常常会考虑到进行细针穿刺，但是也不能忽视那些仅表现为低热和白细胞计数低于15 000/mm³的感染患者。因此，多数患者是在CT发现坏死和积液征象后进行FNA。少数患者通过CT检查发现胰腺有明显的气泡影，这些患者不必行FNA检查，因为这些气体应该是感染的细菌发酵产生的，这是手术探查的指征。

很多胰腺外科医生使用广谱抗菌素治疗坏死性胰腺炎，并希望减少坏死组织发生感染的机会，然而，对已被证实发生感染的患者，抗生素治疗只是一

表14.3 预防性抗生素在急性胰腺炎中作用的随机对照研究

研究项目	抗生素预防治疗	病人数目		胰腺感染		败血症		死亡率	
		药物	对照	药物	对照	药物	对照	药物	对照
Pederzoli 等(1993)	亚胺培南 (500mg t.i.d)	41	33	5	10	6	16	3	4
Sainio 等(1995)	头孢呋肟 (1.5g t.i.d)	30	30	9	12	11	13	1	7
Schwarz 等(1997)	氧氟沙星 (200mg b.i.d) 甲硝唑 (500mg b.i.d)	13	13	8	7	4	6	0	2

种辅助治疗措施。出现感染证据是开腹探查、外科引流和感染坏死组织清创手术的适应证。

外科干预的时机

除非入院后不久就出现暴发性急性胰腺炎并伴随器官衰竭和情况迅速恶化等异常情况，多数患者在疾病的第一周无需进行手术。当临床症状快速恶化时则需要在第一周进行手术治疗，但这些患者大多都会死亡。而将手术延期至少到第二周或更长会获得更好的预后结果，这个时候坏死的胰腺组织边缘开始局限，急性感染也开始好转。幸运的是，很多患者的病程都能达到或超过一周，而这时感染性坏死性胰腺炎已经得到确诊，手术的必要性也得到明确。患者的一般状况得到改善后，应在24~48小时内进行手术。

手术目的是去除感染和坏死的胰腺及胰周组织，引流脓液和其他积液，术后通过对病灶区域持续灌洗进一步排出积液。CT影像能提示需要引流的区域，而那些未受累的区域则不需要手术打开，从而避免不必要的污染。术中应注意保护有活性的胰腺组织，止血一般需要缝合结扎血管，但严重的出血常提示外科医生应当避免在此区域做进一步的切除。当大部分坏死组织被清除并且全部的积液被引流后，应在病灶区留置几个大直径引流管用作术后灌洗，腹部切口的筋膜需要缝合，但皮肤切口应保持开放。存在更大面积感染坏死组织、多个感染病灶或多发脓肿的患者应该给予更充分的开放引流和填塞。虽然手术环节基本相同，但是清除区域将被填塞，并且腹部筋膜和皮肤创口均保持开放。至少要在术后第一个24小时内应使用生理盐水以1L/h的速度进行腹腔冲洗引流，在以后的几天里根据患者的临床表现和引流特点逐步减慢灌洗的速度。

那些采用开放填塞治疗的患者在完全恢复期前，还需要多次手术治疗。而约20%采用关闭缝合方式治疗的患者同样也需要至少一次重复手术来引流局部复发或持续存在的感染。每隔一周应做一次腹腔CT扫描，以便帮助指导术后治疗和记录治疗效果。

国际上有学者报道通过腹腔镜和经皮穿刺的方法治疗感染坏死性胰腺炎，这些方法通过胃、肠系膜或腹膜后间隙抵达胰床。由于开展这些研究的时间有限，因此需要严格选择病例进行试用。

术后常见的局部并发症是出血和肠瘘，肠外瘘(胰腺、十二指肠、小肠、结肠)的发生率超过30%。这一般由坏死灶感染直接引起，或者是清创术引起的医源性创伤，或者是邻近手术引流对小肠的腐蚀。很多肠瘘无需手术干预最后可自然愈合。

急性胰腺炎患者的总体死亡率大约为10%，尽管有证据表明对感染的早期诊断和积极有效的手术干涉可以降低这个指标，但合并感染的坏死性胰腺炎死亡率仍大约为20%。

无菌性胰腺坏死

几乎所有的无菌性胰腺坏死患者都应在重症监护室实行严格的非手术治疗。大多数人将最终痊愈，然而有些患者经过数周的治疗却不能缓解甚至病情开始恶化。如上文所述，应当考虑对于这些患者实施手术治疗。这些患者的手术时机常很难确定，一般来说，在确定手术治疗前最好继续进行至少3~4周的保守治疗。

出　血

出血和高死亡率密切相关，因为出血常发生在胰腺周围较大的血管(如脾脏、肠系膜上动脉或者门静脉、胃十二指肠或胰腺动脉)。只要患者能够复苏并且维持血液动力学的稳定，那么应当首选血管造影检查，并对出血血管进行栓塞治疗。如果治疗无效，则需要紧急手术止血。有时手术止血是很困难的，因为重症胰腺炎患者局部解剖上可能会出现明显的移位和变化。手术中应当注意充分的缝合结扎止血和填塞。

胰腺脓肿

胰腺脓肿是脓液在限定空腔里积聚而成，可能还含有少量坏死组织，它有别于感染的胰腺组织坏死和胰腺假性囊肿发生感染。胰腺脓肿常常需要3~4周才能变得明显，当患者出现败血症时应考虑到这一问题。CT和经皮细针穿刺可以明确诊断，病变处应放置外引流。此病不同于感染坏死性胰腺炎，放射引导下放置引流管是一种有效的治疗方法，而没有必要进行手术治疗。如果患者的症状在外引流后24~48小时内不能迅速缓解，就需要行手术切开脓肿进行引流。抗生素只是一种辅助的治疗措施。

假性囊肿

胰腺假性囊肿通常位于胰腺附近，由于胰腺实质炎症或胰管破裂导致胰瘘，漏出的胰液汇集形成囊肿。囊壁由非上皮性的纤维组织构成，偶尔当囊液经组织间隙汇集到远处时，因此假性囊肿也可以发生于远离胰腺的部位(如胸腔、腹股沟等)。虽然30%的急性胰腺炎患者在急性炎症侵袭时也可以形成急性的胰液聚集，但必须和慢性假性囊肿相鉴别。大多数这种急性的“假性囊肿”不需干涉治疗可自行缓解，其中只有大约5%的患者形成完整的卵圆形或球形囊壁，逐渐发展为慢性假性囊肿。由于疾病的自然进程，急性“假性囊肿”(液体汇集)应当进行观察，如果它们发展为慢性假性囊肿时就需要接受治疗。

胰腺假性囊肿的治疗措施依据囊肿的大小以及相应症状而异。直径5~6cm以内的无症状胰腺假性囊肿可以进一步随诊观察，而直径更大的囊肿或伴有症状的患者都需要治疗。

当囊肿侵蚀到胃或十二指肠时，临床症状常表现为胃肠道梗阻或腹痛，少数情况下会引起一系列严重并发症(<5%)，包括囊肿出血、穿孔和感染。出血一般是由于包裹在囊壁内的脾动脉、胃十二指肠动脉及其他主要血管受到侵蚀所致，血液通常包裹在囊肿腔内。如果出现血容量减少或红细胞压积降低的临床表现，应当高度怀疑囊肿出血，此时患者会出现腹痛，并且大多数情况下可以通过腹部触诊发现。腹部CT检查提示囊肿内有血凝块，血管造影可以明确诊断，并且可以通过栓塞血管止血。如果上述方法没有成功，则需要行急诊手术结扎血管或切除囊肿。囊肿穿孔通常会导致剧烈的腹痛伴急性腹膜炎，这是外科急诊手术指征，手术时需要冲洗腹腔并放置外引流。如果患者出现败血症的临床表现，应当考虑囊肿感染。此时可以CT检查能明确诊断，经皮行囊肿穿刺引流通常能获得满意的治疗效果。

如果未出现危及患者生命的并发症，通常等待囊壁成熟并能耐受修复缝合时才选择外科手术。这通常需要4~6周时间，此时大部分患者可以出院和进食，部分囊肿能在此期间自然愈合。

胰腺假性囊肿的治疗措施有外科手术、内镜或放射引导下引流等。内镜治疗是通过胃壁或十二指肠壁向临近的囊肿内置入一根塑料导管，治疗结束后取出导管。大约80%的病例可以得到根治，但要求内镜的操作要熟练，目前这种治疗措施应用的越来越普遍。放射引导下引流的治疗方法一般是利用引流管实施经皮的囊肿外引流，儿周后拔出引流管，使用这种方法治疗的囊肿很多会复发。外科手术方法通常有：囊肿内引流至胃(囊肿胃吻合术)、囊肿内引流至Roux-en-Y空肠袢(囊肿空肠吻合术)。两种措施都安全有效，复发率低于10%。如果囊肿位于胰尾，最好的治疗办法是行胰尾联合囊肿切除术，复发率低于1%。

最后，很多作者已经报道了利用腹腔镜技术行胰腺假性囊肿引流术取得了很好的治疗效果，囊肿可经胃、胃内或通过Roux肠袢进行引流。

胰瘘

急性胰腺炎时，胰瘘通常由胰腺坏死导致的胰管破裂引起，并且在行手术清除坏死组织后的恢复过程中更易发生胰瘘。在556例患者中，9%的坏死性胰腺炎患者发生胰瘘，诊断依据是引流液中淀粉酶水平增高(通常达每升数千单位)。治疗上要给予正确的引流，只要能有效保持窦道的连续性，消除感染并给予足够的营养，很多瘘管能自然闭合。通常情况下不需给予胃肠外营养，大多数患者可以常规进食。没有证据表明经口摄食会延迟窦道闭合。尽管窦道引流量很大(例如 > 200 mL/d)时，使用腺体分泌抑制剂能减少引流量，但使用生长激素不能加速窦道的闭合。当窦道持续一年以上或者解剖结构阻止窦道自然闭合时则需要手术治疗(例如：在窦道和十二指肠腔之间管道阻塞或管道中断)，最好的治疗措施是行胰管胰瘘处与Roux-en-Y空肠袢吻合术，手术修复成功率高于90%。

急性胰腺炎外科治疗的国际指导意见

2002年，一个急性胰腺炎的国际医学小组针对急性胰腺炎的外科治疗发表了重要评论。本章在讲述中援引了他们的许多建议，其中包括以下几个方面：轻症急性胰腺炎不是胰腺外科手术的适应证。使用广谱抗生素可以降低经CT证实的坏死性胰腺炎的感染率，但不能提高患者的生存率。在胰腺坏死合并败血症的患者中，需行细针穿刺细菌培养以区分无菌性胰腺炎和感染性胰腺炎。感染性胰腺坏死合并败血症的临床表现，是外科手术和射线引导下引流术的适应证。无菌性胰腺坏死患者(细菌培养阴性者)应给予保守治疗,仅对部分有指征的选择病例进行手术干预治疗。坏死性胰腺炎在发病最初的14天,不建议进行手术治疗,除非患者有特殊的适应证。外科手术或者其他形式的介入治疗应当遵循保护器官的原则，术中清创和坏死组织切除应当和术后治疗相结合，以便术后更好地引流腹膜后渗液和坏死组织。胆囊切除术可以避免胆石症合并急性胰腺炎的复发。胆石症导致的轻型急性胰腺炎,应当在患者症状缓解后立即行胆囊切除术，最好在患者第一次入院期间就行手术治疗。胆石症合并的急性重症胰腺炎，应当在炎症反应及临床症状充分缓解之后再行胆囊切除术。对不适合外科手术治疗的患者,为了降低胆石症合并急性胰腺炎复发的风险，应当采取内镜下括约肌切开术取代胆囊切除术。但是,这在理论上会给无菌性胰腺坏死患者带来感染的风险。

（杜锡林 译　　胡亚 王自法 校）

推荐读物

Ammori BJ. Laproscopic transgastric pancreatic necrosectomy for infected pancreatic necrosis. *Surg Endosc* 2002;16:1362

Beger HG,Bittner R,Block S,Buchler M. Bacterial contamination of pancreatic necrosis: A prospective clinical study. *Gastroenterology* 1986;91:433–438.

Carter CR,McKay CJ,Imerie CW. Percutaneous necrosectomy and sinus tract endoscopy in the management of infected pancreatic necrosis, an initial experience. *Ann Surg* 2000;232:175–180

Fan ST,Lai EC,Mok FP,Lo CM,Zheng SS,Wong J. Early treatment of acute biliary panceatitis by endoscopic papillotomy. *N Engl J Med* 1993;328:228–232.

Folsch UR,Nitsche R,Ludtke R,Hilgers RA,Creutzfeldt W. Eraly ERCP and papillotomy compared with conservative treatment for acute biliary pancreatitis. The Germen Study Grop on Acute Biliary Pancreatitis. *N Engl J Med* 1997;336:237–242.

Gagner M. Laparoscopic treatment of acute necrotizing pancreatitis. *Semin Laprosc Surg* 1998;85:333–336.

Gerzof SG, Banks PA, Robbins AH *et al.* Early diagnosis of pancreatic infection by computed tomography–guided aspiration. *Gastroenterrology* 1987;93:1315–1320.

Hammarstorm LE,Stridbeck H, Ihse I. Effect of endoscopic sphincterotomy and interval cholecystectomy on late outcome after gallstone pancreatitis. *Br J Surg* 1998;85:333–336.

Mori T. Abe N,Sugiyama M,Atomi Y,Way LW. Laparoscopicpancreatic cystgastrostomy. *J Hepatobiliary Pancreat Surg* 2000;7:28–34.

Neoptolemos JP,Carr–Locke DL,London NJ,Baily IA,James D,Fossard DP. Controlled trial of urgent endoscopic retrograde cholangiopancreatography and endoscopic sphincterotomy versus conservative treatment for acute pancreatitis due to gallstones. *Lancet* 1988;ii:979–983.

Nowak A, Novakowaska–Dulawa E,Marek TA,Rybicka J. Final results of the prospective,randomized,controlled study on endorscopic sphincterotomy versus conventional management in acute biliary pancreatitis. *Gastroenterology* 1995;108:A380.

Patti MG,Pellegrini CA. Gallstone pancreatitis. *Surg Clin North Am* 1990;70:1277–1295.

Pederzoil P,Bassi C,Vesentini S *et al.* A randomized multicenter clinical trial of antibiotic prophiylaxis of septic complications in acute necrotizing pancreatitis with imipenem. *Surg Gynecol Obstet* 1993;176:480–483.

Roth JS,Park AE.Laparoscopic pancreatic cysgastrostomy:the lesser sac technique. *Surg Laparosc Endosc Percutan Tech* 2001;11:201–203.

Sainio V, Kemppainen E,Puolakkaninen P *et al.* Early antibiotic treatment in acute necrotizing pancreatitis. *Lancet* 1995;346:663–667.

Schwarz M,Isenmann R,Meyer H *et al.* Antibiotic use in necrotizing pancreatitis. Results of a controlled study. *Dtsch Med Wochenschr* 1997;122:356–361.

Sharma VK,Howden CW. Prophylactic antibiotic administration reduces sepsis and mortality in acute necrotizing pancreatitis: a meta–analysis. *Pancreas* 2001;22:28–31.

Thompson MH,Tranter SE. All–comers policy for laproscopic exploration of the common bile duct. *Br J Surg* 2002;89:1608–1612.

Uhl W,Warshaw A,Imire C *et al.* International Association of Pancreatology.IAP Guidelines for the Surgical Management of Acute Pancreatitis. *Pancreatology* 2002;2:565–573.

Widdison AL,Karanjia ND,Alvarez C,Reberf HA. Sources of pancreatic pathogens in acute necrotizing pancreatitis. *Gastroenterology* 1991;100:A304.

15 急性坏死性胰腺炎的外科治疗

Laureano Fernández-Cruz, Hans G. Beger

坏死性胰腺炎的外科治疗

进行性广泛胰腺坏死是重症胰腺炎患者死亡的主要原因，那么，对于这些重症胰腺炎的病例，什么是手术的适应证？

目前尚缺乏能够准确判断急性重症胰腺炎手术指征的生化指标。当前最有用的化验指标是C反应蛋白（C-reactive protein，CRP），CRP是机体在损伤、炎症、脓毒败血症和缺血等情况下出现的一种非特异性指标。血清CRP水平已被广泛应用于判断胰腺炎患者病情的进展。当CRP水平升高时即应进行胰腺CT扫描，以明确胰腺炎及胰腺坏死的范围。虽然目前没有研究证实血清CRP水平与胰腺感染性坏死有直接的关系，但是，临床研究表明当CRP水平超过120mg/L时，提示有可能发生胰腺坏死。

感染性胰腺坏死患者的死亡率超过30%，其中80%死于败血症。几项随机对照研究证实，尽管1/3的患者使用抗生素后也会发生感染性坏死，但预防性应用抗生素可能会阻止败血症的的发生、发展。

如果对合并感染性胰腺坏死和多器官衰竭的患者只进行保守治疗，其死亡率达100%，因此，当急性胰腺炎的患者发生广泛胰腺坏死，尤其是感染性坏死时，应对其进行积极的手术治疗。

诊断感染性胰腺坏死的金标准是在CT或超声引导下进行细针穿刺活检，同时将抽取物做革兰染色及细菌培养。有文献报道，该方法的阳性率为90%~100%，特异性为96%~100%。然而，穿刺的适应证、时机及次数目前尚无明确的定论。近期Büchler等报道，细针穿刺活检的适应证有：经保守治疗后，代谢紊乱继续进展；呼吸、消化、心血管等系统的功能继续恶化；白细胞计数持续升高；体温>38℃。进行细针穿刺活检的时间约为发病后17天。在初次活检结果为阴性的患者中，有20%~40%需要进行多次穿刺，以获得确切的感染证据。这些研究提示，即使是无菌性坏死也要进行连续的细针穿刺活检；研究还发现初始为阴性而最后转为阳性的FNA检查对患者是有益的，因为这样可以延长患者手术的间隔时间，使更多的坏死组织发生机化（图15.1）。

对于无菌性胰腺坏死患者的治疗方法目前仍有许多争议。一部分前瞻性研究结果主张对此类患者行非手术治疗。最近Büchler等报道，非手术治疗无菌性胰腺坏死患者的死亡率仅为1.8%；但美国马萨诸塞州总医院的一个研究小组报道，对出现SIRS的重症胰腺炎患者行清创引流术可使其死亡率降至6.2%，而且在感染坏死组和无菌性坏死组之间无显著差异，他们认为手术时机最好不要迟过发病后4周。作者建议，只要患者存在无缓解的SIRS征象，即使FNA的结果为阴性，也应该在胰腺炎发病4周内行胰腺清创术。最新的研究认为，对无菌性胰腺坏死患者不一定都进行非手术治疗，而是应当根据患者的临床条件决定手术与否（图15.1）。

坏死性胰腺炎需要手术的指征还包括：疼痛、进食困难、感觉不适等。这些因素能影响患者工作和日常活动达数月之久。对此类患者进行手术治疗，清除胰腺坏死组织，可以改善其症状。在Fernández报道的一组病例中，39%的患者因为上述症状而接受了手术治疗，其中大部分病程超过了7周，且经过多次住院治疗，其中一位患者甚至住院300天。

清创术对另一些患者也是有益的。重症无菌坏死性胰腺炎康复后，又出现腹痛，且血清淀粉酶水平持续升高6~8周时，称为“进食后复发性”胰腺炎，对这些患者，可以施行清创术，去除坏死组织，促进其

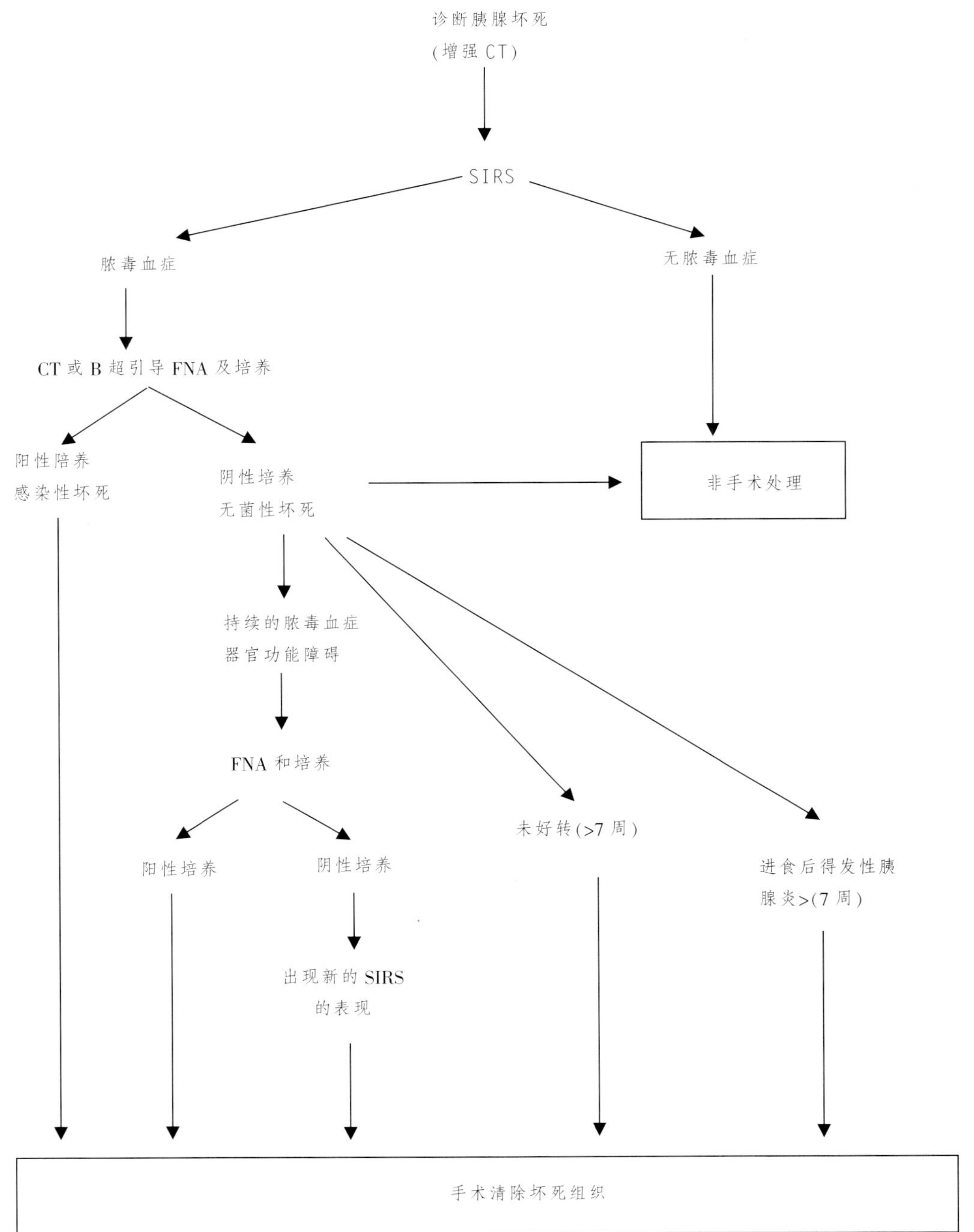

图15.1　胰腺坏死患者的处理步骤。
CT:计算机断层扫描成像;FNA:细针穿刺抽吸;SIRS:系统性炎症反应综合征。

康复。Bradley提出,清创术治疗有效的原因可能是手术解除了因组织坏死而导致的胰管阻塞。

来自Mayo医学中心的Adler等提出,感染性胰腺坏死的患者若临床症状平稳,可以采用延长抗生素使用时间等保守治疗措施,最好不做清创术,以降低治疗风险。即使最后一定要做手术,也可以适当推迟手术时间,使手术部位病变的组织界限清楚,从而降低手术的难度。

按照Beger和Isemann的方法,坏死性胰腺炎合理的手术步骤包括:

1　去除胰腺及其周围的坏死组织,阻止病程的进展;

2　细菌及毒性物质释放入血液循环可导致器官功能衰竭,而器官衰竭是急性重症胰腺炎病情转归的一个决定性因素，因此，手术清除感染的胰腺坏死组织在治疗上是十分必要的；

3 去除感染的组织可以降低晚期并发症（如胰腺脓肿）的发生率；

4 保留有活力的胰腺组织，从而尽量保留胰腺的外分泌和内分泌功能。

手术治疗的原则是：清除液化坏死的胰腺和腹膜后组织，保留有活力的胰腺。利用手指钝性分离坏死组织可以保留有活力的胰腺，从而减少患胰岛素依赖型糖尿病的发生率。检查横结肠可以确定胰腺坏死的范围，做结肠切除术时应冲洗腹腔及彻底引流胰床。

手术治疗

常用的手术方法有常规引流、开放性操作及闭合性操作（表15.1）。

常规引流术

常规引流术包括坏死组织的清除和常规放置引流管。该方法易引起腹腔内顽固性感染，导致患者出现久治不愈的发热、白细胞增高，有较高的再手术率。手术成功与否取决于清创的范围和彻底性。

开放或半开放手术处理

该方法包括手术清除坏死的组织，可以选择反复地开腹或者直接敞开切口行开放包扎，并进行及时地换药。Fernández等对64例患者的治疗效果进行了评估，这些患者在清除坏死组织后，除了将软的硅胶负压吸引管置于各个间隙外，还放置了烟卷引流管，术后6~10天拔除烟卷引流，引流腔在几天内即可闭合。当负压吸引管内的引流液量达到最小值时，不再退管，直接拔除。在这64例患者中，约56%的患者有感染性胰腺坏死，有44例（69%）患者使用本方法有效。本组病例总死亡率为6.2%，明显低于他们1992年报道的25%。

表15.1 坏死性胰腺炎手术治疗方法

常规治疗
切除或引流坏死组织
必要时再手术
开放性操作
多次开腹行坏死组织清除术
开放腹腔处理（开放方式）
暂时关腹（半开放方式）
闭合性处理
坏死组织清除及局部持续灌洗
必要时再手术
微创术行坏死组织清除和灌洗

Mayo医学中心报道清创术后并发胃肠瘘的比例为20.8%，Bradley报道胃肠瘘的比例为5.8%，对于与感染相关的死亡率，Mayo报道的比例为占61%，Bradley的报道为27%。Atlanta采用阶段性手术进行坏死组织清除术，结果患者的死亡率显著降低，约为12%。Tsioto发现APACHE II（急性生理与慢性健康评估）评分大于13、有广泛软组织坏死和术后出血是预后不良的征兆。有一种术式可以避免患者进行多次手术，即将切开的胃结肠韧带的上下边缘与切口的上下边缘缝合在一起，这样可以对开发的病灶进行持续的引流。Függer等应用这种技术，患者的死亡率为32%。

坏死组织的清除和持续闭式引流

坏死组织清除、持续闭式引流以及二次手术最好在最佳的病理生理状态下进行。感染坏死组织清除术的内容包括清除感染及液化坏死的组织，同时保留有活力的胰腺组织，术后的死亡率为15%~30%。术后脓毒血症复发的原因是多方面的，最常见的原因是胰腺周围引流不充分和坏死组织清除不彻底。为了达到更好的引流效果，术后可行小网膜囊及坏死腔的持续吸引和灌洗，将残余的感染坏死组织及生物活性物质引出，这一措施大大降低了再手术率（图15.2）。

清创术后开始几天行大剂量冲洗，冲洗量为24升（1L/h）生理盐水或腹膜透析液。为了达到术后持续冲洗的目的，应将2~5根大口径单腔（24~34号）或双腔导管（18号）置于小网膜囊，分别由左上腹及右上腹引出体外。当冲洗液内无活性胰酶存在和细菌感染时，可以停止冲洗。另外，灌洗应在ICU病房监护下进行。

文献回顾腹腔灌洗的死亡率为15%~25%，持续6~10天的短期灌洗比灌洗3周更为有效。

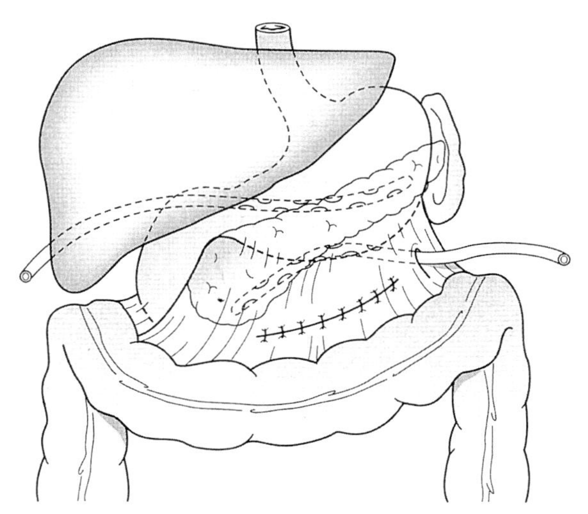

图15.2 术后小网膜囊的持续闭式引流。如图所示，可以用多根单腔或双腔引流管进行引流。

微创手术坏死组织清除和灌洗

为了降低死亡率和传统开腹手术并发症的发生率，Fagniez等首先进行了40例经左侧十二前肋行腹膜后坏死性胰腺炎坏死组织清除术。腹膜后入路可以直接、彻底地清除坏死组织，并经腹膜后行充分地引流，又不伤及腹腔内的其他脏器。然而，这项技术的并发症发生率较高(50%)，特别是容易并发结肠瘘。Nakasaki进行了8例这样的手术，结果2例死亡，5例需再次进行手术，平均住院时间为48天。我们认为在局限性感染坏死患者的治疗中，腹膜后入路较剖腹手术具有一定的优势。

腹膜后入路可以使用腹腔镜。Gambiez等经第十二肋正中约6cm长的腰椎切口入路完成了20例手术。术中可以经23cm的纵隔镜引导，进行坏死组织清除。术后可以将导管保留，以便进行灌洗，保持切口的开放状态，并定期进行复查，一般每5天复查一次，直到确认所有组织碎屑都已被清除。作者报告经此法治疗患者的死亡率为10%。这种方法类似于反复进行的剖腹坏死组织清除术。Castellanos等对一些剖腹手术10天后的患者进行联合经腰腹膜后入路（切口长15cm)的手术，此后在ICU病房中进行反复腹膜后间隙灌洗(8~10次)，使患者不必进行再次手术。

近些年来腹腔镜手术被越来越多地应用于胰腺坏死组织的清除。Gagner描述有三种方式可供选择，即胃后结肠后清创术、腹膜后清创术和经胃清创术。具体应用何种手术方式要依据腹膜后病变的范围而定。目前关于此种方法尚缺乏病例对照研究，但从大量病例报道中得出的结论是值得期待的。

Alves、Horvath等先后用腹腔镜检查加经皮引流术治疗坏死性胰腺炎。此时，放置引流管的位置要根据CT扫描和引流管的情况决定。放置的引流管要能够起到持续通畅的引流作用。这种方法可以选择性地用于一些病变局限的患者(图15.3)。

Carter将放射成像下经皮穿刺引流技术与微创技术进行了结合，经由剖腹清创术建立的窦道进行内镜治疗。Connor等对24例患者采用这种方法进行治疗，其中3位因技术原因未能完成，24例患者总共进行了88次操作，平均每个患者4次(0~8次)。88%的患者共出现了36次并发症，5位患者需要进行附加开腹手术，6位(25%)患者死亡。术后平均住院时间为51天(5~200天)。作者认为这种腹膜后的微创操作并不适用于所有的患者，特别不适用于胰头和钩突部病变的患者，而且，经皮入路并不是对每一位患者

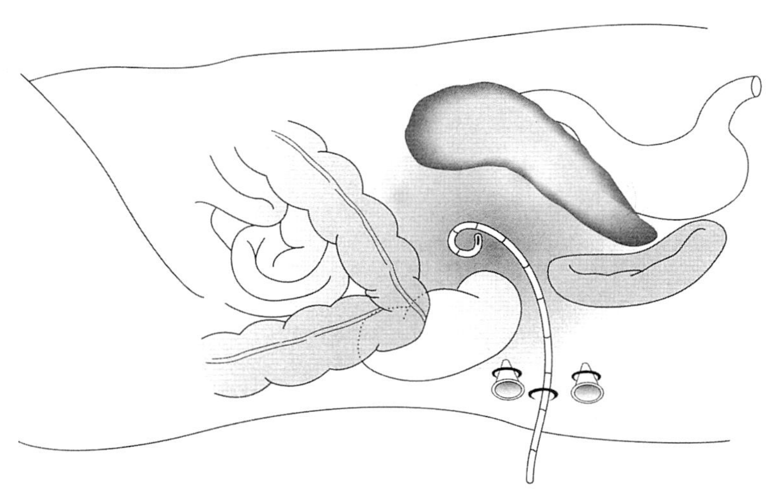

图15.3 CT引导下的经皮穿刺引流以及后续的坏死组织清除术。

都能用。如果一次操作只能清除少许坏死组织，那么清除整个坏死腔将会非常耗时，伴随操作次数增加的是住院时间的延长和治疗费用的增加。

我们期望有更好的仪器来治疗各种合并脏器功能障碍的坏死性胰腺炎患者，以达到预期的治疗效果。在这些患者最终接受剖腹手术之前，腹膜后微创手术可能有助于患者渡过发病初期的高危期，从而提高其对开腹手术的耐受性。

术后并发症

胰腺坏死的并发症源于炎症波及邻近脏器（横结肠、结肠系膜、十二指肠、门静脉和脾血管等）或手术的不良影响。

常见的并发症有结肠坏死、小肠瘘、出血和胰瘘等。结肠坏死常发生于疾病初期，由于胰腺及胰周组织的坏死、感染导致大量菌群移位，最终造成肠穿孔及腹膜炎。局部有创治疗也可以造成结肠穿孔。Sarr等报道了23例坏死性胰腺炎患者在接受了反复开腹灌洗后，22%的患者并发结肠瘘。胃肠瘘的发生率为13%~27%，其中半数以上是医源性的，尤其多见于伤口开放的患者。Nordback等认为胃肠瘘是剖腹手术的主要问题，在他们报道的病例中，胃肠瘘的发生率高达55%。除了手术的影响之外，引流管放置不当，压迫临近空腔脏器是另一种医源性肠瘘的原因。Tsiotos等认为大部分上消化道瘘可以自愈，只有1/3的患者需要手术。而结肠瘘则需要进行手术，常用的方法是近端结肠造口术。

在接受坏死组织清除和持续腹腔灌洗的患者中，有30%因为脓肿形成、再次出现脓毒病综合征而需要再次手术。出现脓毒病综合征的原因一是分隔的感染组织未能充分引流，二是手术未探查到腹膜后形成的脓肿。增强CT扫描可以显示脓肿的部位。治疗手术后出现的脓肿应当首选CT引导下的穿刺引流术。如果穿刺引流仍无法改善脓毒症的症状，则必须行开腹手术。

报告指出20%的坏死性胰腺炎患者会出现腹腔内出血。与动脉相比，静脉更易受活性胰酶和细菌的影响而发生出血。脾血管、结肠系膜血管和门静脉是最易出血的部位。正确放置引流管可以避免发生出血。此外，对于开放的创口，建议不要使纱布与内脏或暴露的血管黏连，以免发生瘘和出血。发生出血时，血管造影有助于确定出血部位，并进行相应的治疗，但最好还是迅速进行手术。

胰瘘常继发于胰腺实质的坏死及胰管的破裂。Uomo等指出30%的胰腺炎患者伴有主胰管破裂和假性胰腺囊肿形成，若胰液流出体外，则形成胰瘘。在行坏死组织清除术的坏死性胰腺炎患者中，胰瘘的发生率为19%~55%。胰瘘的发生与手术损伤有密切的联系。绝大多数患者经引流可逐步好转，对于无好转的患者，可选择行内镜下乳头括约肌切开术或胰管内支架置入术。

很多学者对急性胰腺炎发作后胰腺功能和形态学的变化进行了研究。大多数研究表明，胰腺的外分泌功能在急性胰腺炎发作后短时间内被严重损害。Fernández-cruz等指出，虽然不是所有患者的胰腺功能都能得到彻底恢复，但在病程后期，其功能在逐渐恢复。Angelini 等对27例患者进行了4 年的跟踪随访，发现患者受损的胰腺外分泌功能都逐渐恢复了正常，而胰管的改变依然存在。Büchler等人利用CT和ERCP（内镜逆行胰胆管造影术）对胰腺的形态进行了研究。他们发现95%的酒精源性坏死性胰腺炎患者和 81% 的胆源性坏死性胰腺炎患者发病后12个月仍有形态学改变，91%的酒精源性胰腺炎患者和47%的胆源性胰腺炎患者发病40个月后改变依然存在。95%的酒精源性胰腺炎患者发病12个月后仍有胰腺外分泌功能不全。发病40个月后，仍有68%的酒精性胰腺炎患者和30%的胆源性胰腺炎患者存在胰腺外分泌功能不全。酒精性水肿性胰腺炎患者出现外分泌功能不全的机率明显高于胆源性胰腺炎的患者。

所有的研究都表明，急性胰腺炎发作后，对胰腺的形态和功能有影响的因素是病情的轻重和发病的原因。大部分坏死性胰腺炎患者第一年都表现为外分泌功能不全，随后一部分患者外分泌功能可以重新恢复正常，但是很多患者仍有胰腺形态学的改变。发病原因是影响急性胰腺炎后胰腺功能的另一个决定性因素。胆源性胰腺炎所致的胰腺功能改变很少超过一年，而慢性酒精中毒所致的胰腺功能障碍可持续数月甚至无法恢复正常。同样，酒精性胰腺炎患者胰腺的形态学改变也比胆源性胰腺炎患者多见。

（乔庆 译　丛林 赵玉沛 校）

推荐读物

Adler DG, Chari ST, Dahl TJ, Farnell MB, Pearson PK.

Conservative management of infected necrosis com-plicating sever acture pancreatitis. *Am J Gastroenterol* 2003;98:98－1003.

Angelini G,Pederzoli P,Caliari S *et al*. Long－term outcome of acute necrohemorrhagic pancreatitis:a 4－year follo w－up. *Digestion* 1984;30:131－137.

Beger HG,Isenmann R. Surgical management of necrotizing pancreatitis. *Surg Clin North Am* 1999;79:783－800.

Bradley EL. Necrotizing pancreatitis.*Br J Surg* 1999;86:147－148.

Büchler MW, Gloor B, Müller CA, friss H, Seüer ChA, UhlW. Acute necrotizing pancreatitis:treatment strategy according to the status of infection. *Ann Surg* 2000;232:619－626.

Carter RC,Mackay CJ,Imrie CW. Percutaneous necrosectomy and sinus tract endoscopy in management of infected pancreatic necrosis: an initial experience. *Ann Surg* 2001;232:175－180.

Castellanos G,Pinero A,Serrano A,Parrilla P. Infected pancreatitis necrosis. Ttanslumbar approach and management with retroperitoneoscopy. *Arch Surg* 2003;137:1060－1063.

Connor S, Ghaneh P, Raraty M *et al*. Minimally invasive retroperitoneal pancreatic necrosectomy. *Dig Surg* 2003;20:270－277.

Fagniez PL,Rotman N,Dracht M. Direct retroperitoneal approach to necrosis in severe acture pancreatitis. *Br J Surg* 1989;76:264－267.

Fernάndez－Cruz L,Navarro S,Castells A, Sάenz A. Late outcome after acute pancreatitis: functional impairment and gastrointestinal tract complications. *World J Surg* 1997;21:169－172.

Fernandez Del－Castillo C,Rattner DW,Makary MA,Mostafavi A, McGrath D, Warshaw A. Debridement and closed packing for the treatment of necrotizing pancreatitis. *Ann Surg* 1998;228:676－684.

Függer R,Schulz F,Rogy M,Herbst F,Mirza D,Fritsch A. Open approach in pancreatic and infected pancreatic necrosis: laparostomies and preplanned revisions. *World J Surg* 1991;15:516－520.

Gambiez LP,Denimal FA,Porte HL,Saudermont A,Chambon JPM,Quandalle PA. Retroperitoneal approach and endoscopic management of peripancreatic necrosis collections. *Arch Surg* 1998;133:66－72.

Horvath KD,Kao LS,Ali A,Wherry KL,Pellegrini CA,Sinanan MN. Laparoscopic assisted percutaneous drainage of infected pancreatic necrosis. *Surg Endosc* 2001;15:677－682.

Nakasaki H, Tajima T, Fujii K, Makuuchi H. A surgical treatment of infected pancreatic necrosis:retroperitoneal laparotomy. *Dig Surg* 1999;16:506－511.

Pamoukian VN,Gagner M. Laparoscopic necrosettomy for acute necrotizing pancreatitis. *J Hepatobiliary Pancreat Surg* 2001;8:221－223.

Rau B,Uhl W,Büchler MW,Beger HG. Surgical treatment of infected necrosis. *Word J Surg* 1997:21:155－161.

Sarr MG,Nagorney DM,Mucha PJ,Farnell MB,Johnson CD. Acute necrotizing pancreatitis:management by planned,staged pancreatic necrosectomy/debridement and delayed primary wound clousure over drains. *Br J Surg* 1991;78:576－581.

Tsiotos GG,Luque de León E,Soreide JA *et al*. Management of necrotizing pancreatitis by repeated operative necrosectomy using a zipper technique. *Am J Surg* 1998;175:91－98.

Uomo G,Molino D,Visconti M,Ragozzino A,Manes G,Rabitti G. The incidence of main pancreatic duct disruption in severe biliary pancreatitis. *Am J Surg* 1988;176:49－52.

16 胰腺假性囊肿的治疗：何时观察？何时引流？如何引流？

Rene Laugier

概　述

幸运的是，大多数急性胰腺炎患者属于水肿型胰腺炎，并不出现胰腺坏死，所以也不会发生坏死组织聚积。然而，一些重症胰腺炎患者会出现急性的液体聚积(目前还有人错误地将其称为"蜂窝织炎")。坏死通常发生于间质和小叶间的脂肪组织，或者发生于导管旁组织，其严重程度主要与胰腺腺泡的坏死程度有关。

约有30%~50%的重症急性胰腺炎患者继发假性囊肿，后者由聚积的液体在几周内(1~6周，通常为3周以上)形成。由于肠道内细菌的作用，假性囊肿可以合并感染形成脓肿。由于肠黏膜上皮细胞的通透性增强，患者容易出现细菌移位。在重症急性胰腺炎患者中，只有少部分假性囊肿可以自行吸收。

起初，由于受到周围器官和组织的限制，假性囊肿不会很大，其成分主要是坏死组织、积血和胰腺组织碎片。而后，坏死组织可以发生液化，也可以引起胰腺导管破裂，造成胰液进入或溢出假性囊肿的囊腔。假性囊肿形成4周以后，囊肿的外周开始发生纤维化，但尚无明确的囊壁。研究假性囊肿的组成十分重要，可以帮助医生制定最佳的治疗方案。

临床治疗策略：何时观察

通常人们认为假性囊肿形成后，6周内不会自行吸收，这种观点是完全错误的。事实上，如果胰腺假性囊肿没有出现并发症，可以不予处理，只要患者的一般状况不恶化，最好不采取有创的治疗措施。Delcenserie等报道83%的重症胰腺炎患者(CT分级Balthazar E级)可以在20~280天后痊愈，其并发症的发生率仅为7.8%。Maringhini等报道胰腺假性囊肿的一年治愈率是56%。Yao等报道了75例胰腺假性囊肿的患者，其中只有50%需要接受外科治疗。因此，对于重症胰腺炎患者来说，只要有可能，最好不要做特殊治疗，应该尽量安排患者入ICU观察治疗，且每3周复查一次CT。我们中心的习惯与北美不同，我们通常采用超声检查了解重症胰腺炎患者腹腔内的情况，因为床旁超比较CT检查更方便。我们认为超声检查观察囊肿内积液以及判断液化似乎比CT检查的结果更可靠，因为超声观察到的囊腔后方的回声增强比CT所示的病变密度更准确。另外，超声引导下经皮穿刺也比CT 引导下穿刺更简便易行。穿刺(有时需重复进行)有助于囊肿成熟，也有助于及时发现感染病灶，还可以帮助我们决定是否使用抗生素以及使用何种类型的抗生素。

多数假性囊肿的患者有不适主诉，疼痛是最常见的症状，约85%的病例以疼痛为首发症状。典型的症状是胰腺区域的疼痛，伴有恶心、呕吐。如果这些症状持续7~10天以上，临床医生就要重视。此时患者通常会出现发热，有时还可能出现高热，血白细胞可能升高，机体出现急性炎症的表现，比如，C反应蛋白水平升高(C反应蛋白是判断患者预后的一个较好的指标)。对上述情况较严重的患者，应该进行进一步的影像学检查，以便准确判断囊肿的大小、成分以及坏死的情况。

患者有可能出现更严重的并发症，如严重的感染，甚至并发感染中毒性休克，患者的情况会发生急剧恶化，此时应该对患者进行有针对性的治疗。患者的症状包括可触及的上腹部包块及上腹部压痛，有些病例还可能出现腹膜炎的症状。应用抗生素是必要的，可根据腹腔穿刺引流液的细菌培养结果应用抗生素，因为此时的感染通常是多种病原体导致的，所以没有必要明确积液内的确切的病原体，如细菌(包括革兰阴性菌、需氧菌及厌氧菌)或真菌等。也可以对积液进行经皮穿刺引流，或内镜下穿刺引流。治疗前相关的专家会应该进行会诊讨论，以便在最佳的治疗时机采取最佳的治疗措施。

有时胰腺假性囊肿可以造成一些局部的并发症：囊肿压迫周围临近器官引起相应的症状，如胰内段胆管受压迫使患者可以发生黄疸，患者可能没有其他症状(与胰头癌时出现的黄疸类似)，但更多见的情况是合并胆管炎，如果在此之前患者已经发生感染，那么对胆管炎做出正确的诊断是比较困难的，此时的临床表现为逐渐加重的发热、寒战、胆汁淤积和渐进性黄疸。这时需要行超声、CT等影像学检查，以明确胆总管扩张的程度及其梗阻的确切部位。有时假性囊肿虽然距胆总管位置较远，但仍可引起胆总管梗阻。如果囊肿压迫胃(尤其是胃窦部)，患者可出现严重的呕吐。除了这些影像学检查之外，胃镜检查也可以明确胃及十二指肠受压的具体位置。

囊肿发生消化道内瘘(十二指肠、胃、空肠等)时，患者可能会出现急性的临床症状，囊液经过消化道排出后，体积会缩小。如果囊肿破入与消化道不相通的腔隙内，则可能会出现的一些特殊的并发症，如感染性腹水(其胰酶水平可能并不高，可以造成腹腔内感染，甚至形成腹膜炎)和感染性胸腔积液(能导致患者发生呼吸功能衰竭)。如果囊肿破入结肠，可能会引起严重的急性腹泻，并可使已存在的感染进一步加重，治疗上很困难，不论采取何种治疗措施，死亡率都很高。

最后，假性囊肿内的胰酶可能侵蚀囊肿周围临近的血管而引起出血(这种情况在囊壁形成完好者少见)，出血的严重程度取决于受累血管的类型(动脉或静脉)和解剖部位(囊肿内、消化道或是体腔)。不幸的是，大多数情况下受累的血管往往是腹腔干的三个分支之一。这时，患者会出现急性或亚急性疼痛，严重的呕血黑便是常见的症状，大量失血可导致患者出现急性贫血，同时影像学检查可以发现囊肿增大。在这种情况下，行囊肿穿刺必须十分谨慎(不论是内镜下还是经皮穿刺)，因为穿刺后囊内压力的减小会造成更为严重的难以控制的出血，造成患者预后不良。此时最行之有效的治疗措施是在放射介入引导下行出血血管的栓塞，而非手术治疗。

治疗方案：何时引流？如何引流？

前面已经提到，只要患者的临床症状不再恶化，最好不要进行特殊治疗。如果ICU的治疗能够控制患者的病情进展，那么，除了进行完全胃肠外营养和胃肠减压外，不需要再做进一步的治疗。重症急性胰腺炎患者死亡率下降与整体治疗水平的提高（尤其是ICU治疗水平的提高)有关。经空肠的肠内营养与肠外营养同样有效，且相关的并发症较少。当然，医生应该继续注意观察囊肿内有无感染的情况，可以反复进行囊肿穿刺，并对穿刺液进行检查，以便发现囊肿的液化程度。一旦发现合并囊肿内感染，则应根据细菌培养结果静脉应用抗生素治疗。

总的来说此时有两种情况：一种是患者在几周内(如上所述)不需要进行任何的引流和其他特殊治疗，另外一种是发生了并发症，需要进行引流。如果患者的临床症状很快好转，而且没有出现并发症，那么，即使CT显示存在假性囊肿，也没有必要进行引流。只要不出现继发性感染和区域性门脉高压症，有些胰腺假性囊肿可以在数月内不出现任何临床症状，对这种无症状的囊肿最好不要做任何治疗。只有出现了并发症时，才考虑行进一步的治疗，治疗的具体方法要根据囊肿的大小及其部位而定。下面就讨论几种治疗方法。

经皮穿刺引流

最简单的方法是经皮穿刺引流囊液。可以根据情况（包括放射科医师和管理患者的胃肠外科医师的技术)在超声或CT引导下进行，一般在局麻下进行，粗穿刺针比细针穿刺的效果好(常用的穿刺针是19~12号)，应进行穿刺液的生化和细菌学检查。这种方法只适用于囊肿壁成熟、与管道系统不相通、不合并严重感染，且囊液成分均匀、流动性好的假性囊肿。为取得更好的治疗效果，只要囊肿液化情况好，可以反复进行穿刺引流。

如果穿刺之后囊肿缩小，可以放置引流管持续引流。引流可以用Seldinger技术，在超声引导下通过导丝进行。引流管的直径可以根据囊液的粘稠度选择：如果囊液较稀薄，可选用7~10号的引流管，当囊液内有感染成分(脓液、坏死物质、胰液)时，可选用20号，甚至30号引流管。穿刺时应避开结肠、肝脏及脾脏。据报道,这种方法治疗感染性假性囊肿的治愈率为21%~75%,复发率为16%~32%。其缺点是治疗时间长,一般为20天到3个月以上,另外,留置的引流管可能导致继发感染,也可能引起出血和瘘。

手术治疗

外科手术是治疗胰腺假性囊肿最传统、最常用的治疗方法。外引流术仅适用于尚不成熟、无法行外科缝合的感染性囊肿。因为可以对不成熟的假性囊肿进行超声引导下穿刺引流,所以,外科囊肿引流术已很少被采用。通常假性囊肿切除只用于慢性胰腺炎的患者,这不是本章论述的内容。

最常用的外科手术方式是囊肿胃吻合术,如Juracz法(图16.1)。较大的囊肿通常位于胃后壁的后方,该部位适合进行囊肿胃吻合术。手术开始时首先用注射器抽吸囊液,然后打开胃的前壁、后壁和囊肿的前壁,将胃壁和囊肿壁缝合,切开缝合的范围为6~9cm,甚至可以更大。在抽吸囊液时,如果有出血,必须要仔细寻找出血的来源,并仔细止血。多数情况下,手术后患者的临床症状好转,术后并发症的发生率和复发率均比较低,分别为10%~30%和5%~31%,死亡率约为5%。

如果囊肿的位置合适,如位于胰头右侧的小囊肿,可以采用囊肿十二指肠吻合术(图16.2)。其并发症的发生率和Juracz法大致相同。在法国,囊肿空肠Roux-en-Y吻合术较为常用,但是比慢性胰腺炎合并假性囊肿的手术困难得多。

当囊肿位于胰尾时,有时也可采用胰腺部分切除术,但其并发症的发生率和死亡率较其他术式高,所以应尽量少用,尤其是当胰腺尚存在病变时。

内镜治疗

近13年来,在内镜治疗胰腺假性囊肿和脓肿方面有很大进展,选择何种内镜治疗方法取决于囊肿的解剖部位。因此内镜治疗之前需要用有较大操作空间(4.2mm)的十二指肠侧视镜仔细检查上消化道情况。1990年Liguory和他的同事最先报道了内镜治疗胰腺假性囊肿的方法。位于胰体尾的大囊肿常常凸入胃后壁,使得囊肿与胃壁之间很接近(<10mm),这需要在治疗前做详细的检查。在内镜及X线引导下,在囊肿最凸出的部位进行胃壁和囊肿壁穿刺,然后将导丝置入囊腔内,并使导丝在囊腔中盘几圈,以

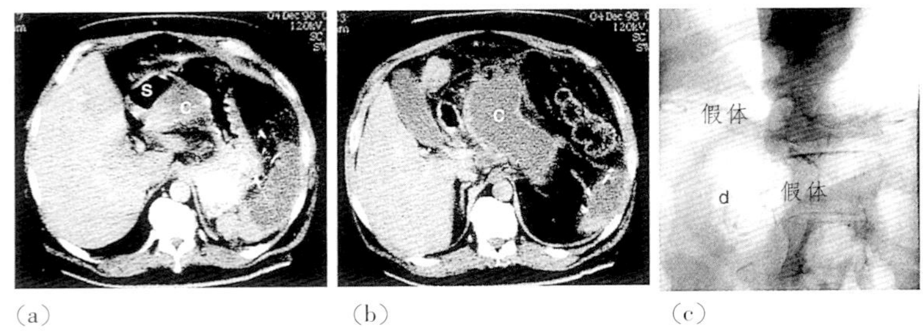

图16.1 囊肿胃吻合术。(a,b)CT扫描显示胃(s)与囊肿(c)的关系。(c)内镜下放置两根双腔猪尾管行囊肿胃吻合术,一根在十二指肠内,一根在囊肿内,几天后可以行鼻导管引流(d)。

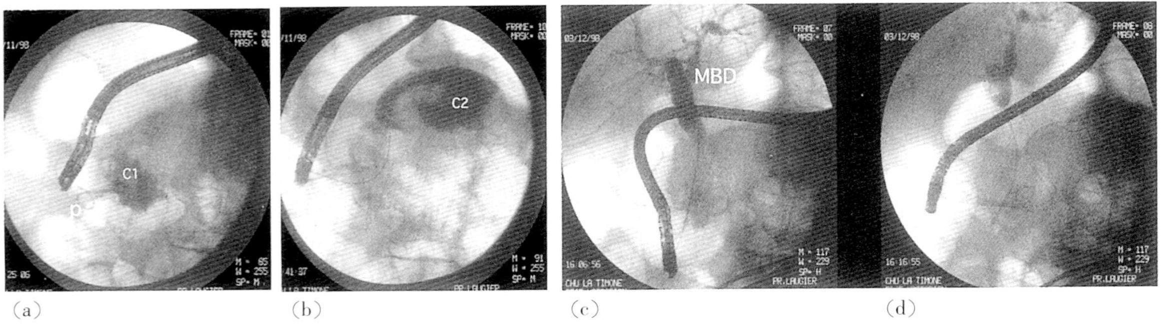

图16.2 用小针刀做一个切口行放置两根引流管做囊肿十二指肠吻合(Boston方法)。(a)造影显示第一个囊腔(c1),放入第一个猪尾管(p)。(b)造影显示第二个腔(c2),放入猪尾管。(c)在狭窄的胆总管(MBD)内放置暂时的胆道引流。(d)由于囊内感染,放置一根暂时的经鼻导管囊肿外引流管,准备灌洗囊腔。

便不注射造影剂就能大致估计出囊肿的大小。沿导丝置入导管，吸出囊液送检。当然，向囊腔内注入造影剂可以更准确地反映出囊肿的形状。

第一种内镜治疗方法是囊肿胃吻合术，该术式的具体操作方法有两种，一种是直接切开胃壁囊肿壁10mm以上，另一种是用气囊将穿刺的部位扩张至8~10mm，后一种方法较受推崇，因为此法可以降低出血的风险。为保证吻合口通畅，可以在吻合口放置一根或两根7~10号的双猪尾塑料支撑管（图16.1），支撑管的长度应合适(图16.3)。如果囊液非常黏稠、不均质，那么最好放置临时性的用鼻-囊肿外引流管，以便进行囊腔的冲洗。Giovannini等曾报道加用超声内镜定位后穿刺的方法，目的是穿刺时避开血管。也有报道将经皮穿刺与超声内镜结合起来，用超声内镜定位后，经皮穿刺，并在胃镜引导下辅助放置支撑管。

这些内镜下的内引流方法的死亡率约为10%，主要死因是穿孔和出血。这种治疗方法有一定的复发率，此时需要再次在内镜下冲洗囊腔、更换导管，有时可能需要扩大吻合口。

最近我们为16位患者进行了这种内镜治疗，共进行了5次直接囊肿胃吻合术。这些囊肿的平均大小在18cm以上。有1例患者因继发出血而在内镜下应用血管活性药物治疗，另1位患者因既往内镜治疗囊肿复发、合并感染而接受了手术治疗。其他3名患者在经过4次治疗后完全痊愈。

第二种内镜治疗方法是囊肿十二指肠吻合术，这种方法和囊肿胃吻合术类似，但相对简单、安全，其适应证为囊肿壁成熟，且凸入十二指肠第二段或第三段(图16.2)。外科医生可以在内镜下行囊肿十二指肠第三段吻合术，其技术方法和囊肿胃吻合一样，但因为胰腺与十二指肠之间的距离更近，所以其并发症发生率和死亡率较低。但是，只有少数急性胰腺炎患者合并较大囊腔时才适用，我们中心治疗的16位患者中，只有3位患者适合做这种手术。那些囊肿与十二指肠距离较远的患者需要接受很多次（平均为7次）内镜操作才能完成治疗。

第三种内镜治疗方法是通过主胰管引流（图16.3)。当囊肿向消化道内凸出不明显时，可以进行囊肿与胰管间的引流。通过十二指肠乳头(大乳头，有的患者有小乳头)注射造影剂显露胰管，有时可以发现胰管漏的位置，此时可以考虑行这种治疗方法。经乳头将导丝送到胰管渗漏处，然后进入囊腔，沿导丝送入充水气囊，适当扩张后，在内镜下将猪尾管置入囊腔，准备行囊肿十二指肠吻合。这种方法的优点是没有出血、穿孔的并发症，缺点是因为一般没有病变胰腺的主胰管较细，所以通过十二指肠乳头放置引流管的大小及数量有限。我们用这种方法治疗了

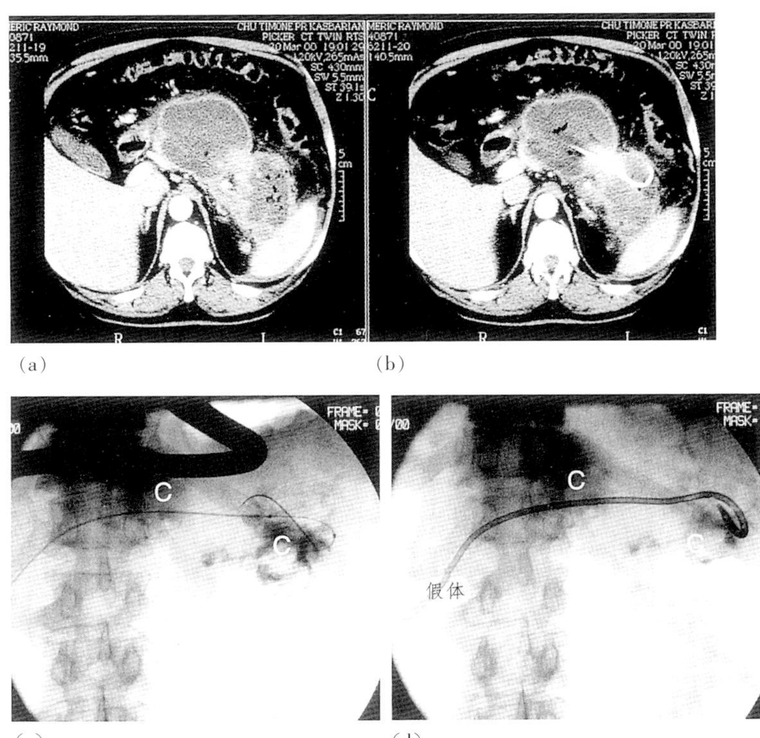

图16.3 (a,b)CT扫描显示胰体尾两个囊腔。(c)造影显示胰管与这两个腔均相通。(d)经乳头放置的猪尾管深达囊肿左侧。

11例患者,其中有2例患者是经十二指肠的小乳头插管成功的。一些患者需要经过数次治疗才能达到良好的引流效果,上述11例患者都接受了4次治疗。上述11例患者有5例囊肿位于胰尾部,所以囊肿的部位对这种治疗方法没有影响。有5例患者治疗后并发感染,均给予药物治疗,并急诊经内镜更换了引流管。对2例病变位于胰尾部的患者在左上腹放置了10F的内补片,结果1例患者并发结肠瘘,给予该患者10天的完全胃肠外营养、抗感染治疗以及更换内补片的治疗。

15例急性重症胰腺炎患者应用这些方法后,只有1例患者死亡,原因是并发抗生素治疗无效的严重感染,这位患者分别在手术前和手术后做了2次内镜,但无法通过内镜引流或进行手术治疗。4位患者是在一般状况好转、囊肿成熟后进行的二期手术治疗。

综上所述,对于那些巨大的、有并发症的、合并感染的坏死后的假性囊肿来说,可以考虑进行内镜治疗。也就是说,不采取手术治疗的方法,而是进行介入治疗。后者的治愈时间为1~11个月。

结　论

急性重症胰腺炎的治疗方法正在发生变化,随着医疗条件的改善,其死亡率已经明显下降,尽量避免早期手术治疗是生存率提高的一个主要原因。胰腺假性囊肿和坏死物质聚集已经不再是急性重症胰腺炎患者的主要问题。尽管每一种治疗措施都存在一些争议,但随着时间的推移,将来医生可以根据患者的具体情况采用最合适的个体化治疗方案。

如果假性囊肿没有症状,患者的情况没有恶化,则不必进行引流,因为不论采用何种方法,进行引流是比较困难的,也存在较大的风险。

但是,我们认为,如果出现了并发症而必须进行引流时,外科手术并不是首选。此时,如果囊肿的内容物主要是非感染性的液体成分(即假性囊肿已开始形成,但未尚未成熟),应该进行穿刺,亦可同时进行引流。当囊肿壁不成熟时,最好不要做任何处理,等待囊壁形成和囊内容物液化。一旦假性囊肿成熟,就可以考虑治疗。目前治疗的方法较多,各种方法之间并没有明显的优劣之分。

我们的经验是内镜下治疗可以替代手术治疗,或者可以延迟手术时间,以便在合适的时机进行更加安全、有效的手术治疗。我们认为外科治疗唯一的禁忌证是囊肿壁不成熟,因为在假性囊肿尚未成熟时手术可能会导致病情加重。

最后,我们应该牢记,对于病情严重的患者而言,上述治疗方法并不矛盾,其作用是可以相互补充的。

(董瑞　译　　丛林　赵玉沛　校)

推荐读物

Balthazar AJ, Freeny PC, Van Sonnenberg E. Imaging and intervention in acute pancreatitis. *Radiology* 1994;93:97–306.

Barthet M, Bugallo M, Moreira L, Bastisd C, Sastre B, Sahel J. Traitement des pseudokystes de pancréatites aigües.Etude rétrospective de 45 patients. *Gastrontérol Clin Biol* 1992;16: 853–859.

Beger H, Bittner R, Block S, Buchler M. Bacterial contamination of pancreatic necrosis. A prospective clinical study. *Gastroenterology* 1986;91:433–438.

Delcenserie R, Koller J, Delamarre J, Dupas JL. Score clinico-biologique et tomodensitométrique précoce et évolution des pancréatites aigues traitées médicalement: la nécrose est peu fréquente ou régresse. *Gastroentérol Clin Biol* 1988; 12:A14

Feller J, Brown R, MacLaren–Toussant G *et al*. Changing method of treatment of severe pancreatitis. *Am J Surg* 1974; 127:196–201.

Freeny PC, Lewis G, Traverso M, Ryan J. Infected pancreatic fluid collections: percutaneous catheter drainage. *Radiology* 1988;167:435–441.

Gerolami R, Giovannini M, Langier R. Endoscopic drainage of pancreatic pseudocysts guided by endo-sonography. *Endoscopy* 1997;29:106–108.

Giobannini M, Bernardini D, Seitz JF. Cystogastrostomy entirely performed under endosonographic guidance for pancreatic pseudocyst: results in 6 patients. *Endoscopy* 1998;48:200–203.

Hancke S, Henriksen FW. Percutaneous pancreatic cystogastrostomy guided by ultrasound scanning and gastroscopy. *Br J Surg* 1985;72:916–917.

Laugier R, Ries P, Grandval P. Endoscopic drainage of large necrotic pseudocysts and abscess after acute pancreatitis is feasible and efficient. *Endoscopy* (in press).

Liguory C, Lefebvre JF, Vitale G. Endoscopic drainage of pancreatic pseudocysts. *Can J Gastroenterol* 1990;4:568–571.

Maringhini A, Uomo G, Patti R *et al*. Pseudocysts in acute non alcoholic pancreatitis. Incidence and natural history. *Dig Dis Sci* 1999;44:1669–1673.

Maule W, Rebert H. Diagnosis and management of pancreatic pseudocysts, pancreatic ascites and pancreatic fistulas. In: *The Pancreas: Biology, Pathobiology and Diseases*. New York: Raven Press, 1993.

Reynolds J. Enteral nutrition in acute pancreatitis. In: CD Johnson, CW Imrie (eds) *Pancreatic Disease Towards the Year 2000*. London: Springer-Verlag, 1999:115-122.

Van Sonnenberg E, Wittich G, Gasola G *et al*. Percutaneous drainage of infected and non infected pancreatic pseudocysts. *Radiology* 1989;170:751-756.

Waade JW. Twenty-five year experience with pancreatic pseudocysts. Are we making progress? *Am J Surg* 1985;149:705-708.

Yeo C, Bastidas J, Lynch-Nyhan A, Fishman E, Zinner M, Cameron J. The natural history of pancreatic pseudocysts documented by computerd tomography. *Surg Gynecol Obstet* 1990;170:411-417.

17 胰腺脓肿的治疗方法

Luis Sabater-Ortí, Julio Calvete-Chornet, Salvador Lledó-Matoses

定义、内容及发病率

胰腺脓肿是指急性胰腺炎或胰腺损伤后出现在胰腺周围的局限性腹腔积脓，不合并或合并少量胰腺坏死。此定义包含两个重要内容：一是出现脓液(如感染)；二是感染局限在邻近的组织器官中(如被包裹)。

需要将胰腺脓肿与胰腺坏死合并感染、急性胰腺炎中其他局部感染以及非感染病变（如无菌性坏死，假性囊肿，积液)进行鉴别。

在增强CT中胰腺坏死表现为胰腺实质的弥漫性或局灶性坏死。其特征是胰腺周围脂肪坏死并蔓延至腹膜后，无包裹征象。当坏死的胰腺组织或胰周脂肪组织中出现细菌或者真菌感染，即可诊断胰腺坏死合并感染。假性囊肿是指胰液被纤维壁或肉芽组织包裹积存。因此从内容物上可以鉴别胰腺脓肿和胰腺假性囊肿。最后，胰腺脓肿和急性积液的鉴别诊断可以根据内容物的性质(前者为脓液，后者为渗出液或含血清的液体)、发生时机(脓肿出现较晚)，特别是有无包裹(胰腺脓肿有包裹而急性积液没有)进行。

由于急性胰腺炎相关并发症的定义不明确，因此无法得到胰腺脓肿的确切发病率。目前大部分关于继发性胰腺感染的文献均报道胰腺脓肿的发病率占全部急性胰腺炎患者的3%~9%，而胰腺坏死合并感染的病例大约占到急性胰腺炎患者的1/3甚至一半。因此，急性重症胰腺炎中最常见的局部感染并发症是坏死合并感染，胰腺脓肿相对少见。

发病机制

胰腺脓肿可能是因细菌感染坏死的胰腺组织所致。人体通过形成肉芽组织将感染局限在一定范围内，在该范围内将坏死组织逐步液化，最终形成脓肿。另一方面，如果感染未被局限，而是在失活的周围组织中扩散，其结果就是胰腺坏死合并感染。患者的免疫功能起重要作用，与胰腺坏死合并感染相比，胰腺脓肿患者的宿主反应能够更好的限制感染发展。

病原微生物

从胰腺脓肿及胰腺坏死合并感染患者体内的胰腺组织中分离得到的病原菌多为肠源性。不过，尚不清楚急性胰腺炎中导致胰腺腺体感染的细菌的来源及感染途径。关于肠源性细菌如何到达胰腺的机制有若干假说：肠道细菌移位而来；来源于胆道或十二指肠的感染；其他部位细菌经淋巴途径或血行途径传播。

胰腺脓肿中混合感染(57%)多于单一病原体感染(43%)。这一点有别于胰腺坏死合并感染，后者多为单一病原体感染。胰腺脓肿中最常分离得到的病原体为大肠杆菌、肠球菌、肺炎克雷伯杆菌、肠杆菌，其次为葡萄球菌、绿脓杆菌、链球菌、类杆菌。目前为止几乎没有厌氧菌及真菌的报道。但是，由于最近特殊抗生素的使用导致各种微生物(尤其是真菌)数目增加，上述细菌谱也会随之改变。

病　　理

如前所述,胰腺脓肿是指脓液积存,通常没有或仅有少许坏死组织，其周围可围绕一层炎性囊状物或假囊状物。脓肿通常多发,可为单囊或多囊。范围可累及整个腺体(20%)或主要累及右半部分,与胰头关系密切,或者主要累及左半部分,接近胰体和胰尾。脓肿通常蔓延至以下一个或多个区域中:横结肠系膜、肠系膜根部、结肠周围或膈下。

临床表现及实验室检查

胰腺脓肿的临床表现多样,可以从无痛、无症状的阶段发展到严重的脓毒血症阶段。

大多数急性胰腺炎合并胰腺脓肿的患者，其临床表现可分为两个逐渐演变的阶段：经过一至两周的中毒阶段后,患者进入数周(2~4周)较为稳定的阶段,该阶段通常以败血症的出现作为结束。因此,对胰腺脓肿的诊断通常较迟,胰腺炎出现的4~5周之内很难做出诊断。这是胰腺脓肿的重要特征。与之相区别,胰腺坏死合并感染的临床表现呈现“重叠的两阶段”趋势:即经过早期的“中毒”症状后,败血症的临床症状就开始出现,没有上述的恢复和改善阶段。因此,对胰腺坏死合并感染的诊断通常更早,一般在胰腺炎发病的第2~3周即可做出诊断。胰腺脓肿和胰腺坏死合并感染的症状及体征通常相似且无特异性,因此可以从疾病的演进特点上对二者进行鉴别。

继发性胰腺感染常常伴有发热，且体温超过38℃:胰腺脓肿的发热多呈波动性,以一过性菌血症作为开始，这有别于胰腺坏死合并感染引起的持续高热。同时,多数胰腺脓肿患者还会伴有上腹痛,疼痛可向背部和肋缘放散,并有恶心和呕吐。还有大约40%的病例可以观察到许多腹部体征,如腹胀、腹肌紧张、反跳痛和腹部肿物。

胰腺脓肿患者的Ranson评分和APACHE Ⅱ 评分通常低于胰腺坏死合并感染的患者，其原因主要是由于胰腺脓肿的全身并发症的发生率低于胰腺坏死合并感染。

尽管胰腺脓肿通常没有胰腺坏死合并感染严重，但是继发于脓肿出现的并发症也必须引起足够重视。特别是胃肠道出血、穿孔、脓腔内出血、胰腺胸膜瘘引起的脓胸、心内膜炎以及由于胰腺组织进行性破坏导致的糖尿病等。

胰腺脓肿的诊断缺乏特异性的实验室指标。最常见的是血象升高，另外就是急性胰腺炎的特异性指标,如淀粉酶和C反应蛋白升高。由于来源于脓肿的菌血症通常是间断或短暂的，所以培养结果很少呈现阳性。

诊　　断

胰腺脓肿的诊断主要依靠临床表现、影像技术和感染的证据。由于临床表现多种多样,所以对任何伴有发热或脓毒血症症状及体征的急性胰腺炎患者都应怀疑伴有胰腺感染。当疾病进展到第四或第五周出现发热时则应高度怀疑胰腺脓肿。

在疾病出现的最初两周内,发热和脓毒血症的表现可能是炎症过程的反应和坏死存在的证据,但并不意味感染。疾病出现二周后脓毒血症的临床表现则可能说明感染的存在。在病程的第二和第三周间,应考虑可能合并有坏死引起的感染。如果上述症状再次出现,特别是在患者病情平稳后再次出现,则应当高度怀疑胰腺脓肿。

增强CT检查有助于鉴别诊断。目前这种影像技术是诊断的金标准，并且在治疗急性胰腺炎的过程中经常使用。通过CT我们应观察以下情况：

· 胰腺是否出现坏死，以及坏死的程度和部位。

· 是否存在积液,以及积液的数量、部位、特征以及是否包裹（图17.1）:CT检查前必须口服造影剂以鉴别肠管影像和腹腔积液。

· 积液区内是否存在气泡,这是胰腺感染的特异性表现(图17.2)。

CT检查也有一定局限性:首先,如果没有气泡CT不能明确感染存在；其次,CT检查不能鉴别脓肿和假性囊肿。

积液穿刺抽吸引流可以明确感染,可通过超声或CT引导下经皮进行胰腺穿刺,或者在内镜超声引导下经胃肠道穿刺。穿刺物必须立即进行Gram染色和需氧及厌氧培养。根据穿刺物的性状,还可以测定胰淀粉酶的含量。结合影像学和穿刺检查,确诊率在90%~95%。

胰腺脓肿和胰腺坏死合并感染的鉴别诊断见表17.1。

表 17.1 急性胰腺炎局部感染并发症：胰腺脓肿与胰腺坏死合并感染的鉴别

	胰腺脓肿	胰腺坏死合并感染
定义	脓液积聚包裹	无活力的胰腺实质
形成时间	第 4～5 周	第 2～3 周
病程	双相，有中间缓解期	重叠双相
微生物学	多种菌混合感染	单种菌感染
全身并发症	少见	常见
影像学(CT)	包裹物质密度值高(CT 值 >15HU)	在≥30%的胰腺组织中无增强(< 15HU)

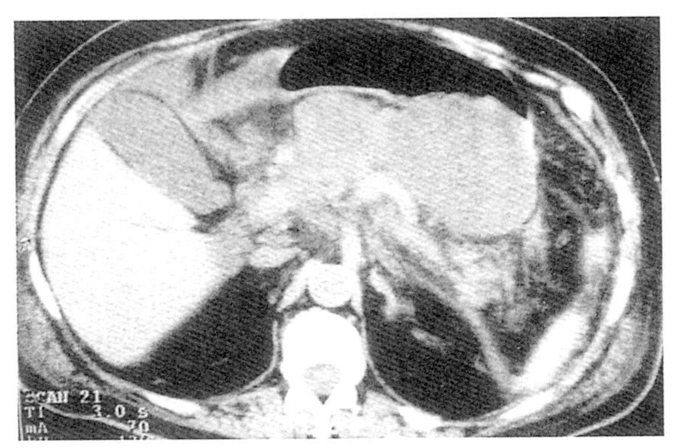

图17.1 CT扫描显示单房胰腺脓肿，穿刺出脓性液体。

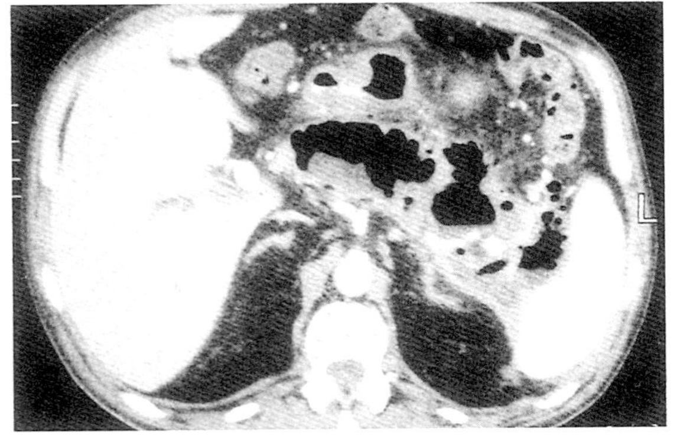

图17.2 CT扫描显示不规则、多房充满气体的脓肿。

治 疗

胰腺脓肿一旦形成后无法自行消退，如不及时治疗会导致患者死亡。胰腺脓肿的治疗原则是充分引流。主要包括两种引流方式：外科手术引流和经皮穿刺引流。

外科手术引流是胰腺脓肿传统的引流方式。随着经皮胰腺脓肿穿刺技术的发展，并且考虑到外科手术治疗可能带来的死亡率和并发症的问题，近10年来经皮穿刺引流逐渐成为首选的治疗方法。这种方法也有其局限性，虽然胰腺脓肿仅含有少量或不含有坏死组织，但是临床中发现脓腔中还是常有一定的坏死组织和碎屑不能通过穿刺导管，使其成功率远远低于预期值。因此适合外科手术的胰腺脓肿患者仍建议选择手术治疗而不是介入治疗，这与非胰腺来源的腹腔脓肿的治疗原则相同。

手术技巧

手术的主要目的是彻底清理脓性物，开放脓腔，清创，去除坏死组织并放置引流。选择正中或双侧肋缘下切口，打开胃结肠韧带，进入小网膜囊到达胰腺。脓肿的开窗必须足够大，所有的坏死组织都必须彻底清除。清创的时候必须用手指或镊子小心地钝性分离。广泛的清洗脓腔有利于充分去除坏死组织。

脓腔的处理包括几个方法。首先是近距离持续的局部冲洗。使用二号或者更大的双硅胶管插入到小网膜囊和感染区域(图17.3)。冲洗可以减少创伤

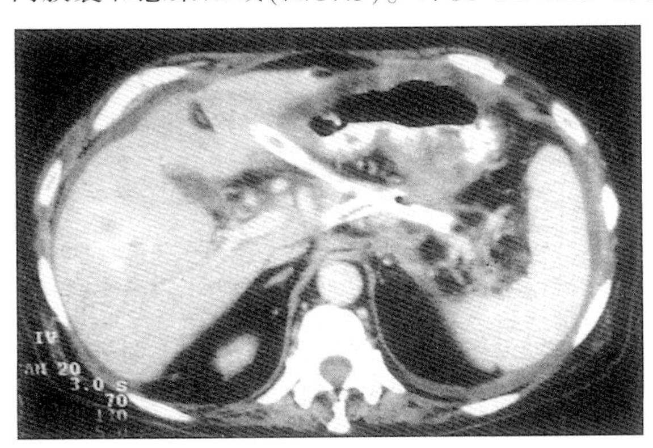

图17.3 脓腔局部冲洗时引流管的位置。

和持续排出坏死组织。术后的冲洗流量应当保持在1L/h；冲洗液变得澄清后才能依次中止冲洗并拔除引流管。大多数胰腺脓肿患者都可以采取这种治疗方式。这种方法的死亡率可以控制在8%~29%。然而这种冲洗方法仅限于小网膜囊，如果病变范围超过解剖学上的间隙或是坏死组织的范围比较大，则不推荐采用此方法。

第二种处理残留囊腔的方法是拉链技术。该方法主要用于脓肿弥散到周围组织并导致组织坏死的情况，特别是坏死突破结肠曲的部分。患者的腹部是开放的，每隔48小时重新探查、引流和清创，直至囊腔内有肉芽组织生成。该技术的死亡率大约为9%~22%，缺点是重复开腹探查导致肠瘘发生率增高和伤口二期愈合导致切口疝发生。

第三种方法是在所有脓肿区域放置一组软硅胶管闭式吸引引流(Jackson-Pratt)和填有纱布的Penrose引流管，放好引流管后关腹。当病情好转、局部愈合时逐渐退出引流管，从而脓腔塌陷闭合。采用这种方法治疗胰腺脓肿的死亡率低至5%，主要并发症是胰瘘。

这几种方法各有优势，应根据患者情况进行选择。同时这几种方法还能够互为补充：例如，当出现弥漫的胰腺脓肿并有大量组织坏死的时候，可以考虑先采用拉链技术，当脓腔愈合时，又可以选择放置引流冲洗脓腔。

经皮穿刺引流

经皮穿刺引流不能作为胰腺脓肿的首选治疗方法。但是当外科手术已经清除脓肿内主要坏死组织，脓肿仍有残留或脓肿复发时可以先行经皮穿刺引流，这样能够避免复杂的二次手术和诱发肠瘘，此时属于比较明确的适应证；另外当患者手术风险很高时，经皮穿刺引流可以作为一种暂时性的治疗方式，为进一步手术治疗做准备。

经皮穿刺置管引流一般在局麻下进行，通过影像学技术，主要是CT进行脓肿定位，将单个或多个不同型号的导管插入脓腔内。这些导管保留至引流彻底结束、临床状况好转以及复查CT提示脓肿消退。治疗脓肿残留和脓肿复发需要留置一组导管，这些导管的放置时间比较长，并且需要对导管进行各种操作。

抗生素的作用

败血症是继发性胰腺感染的主要死亡原因。在脓肿冲洗的同时应该联合使用抗生素。应根据病原微生物培养和药敏试验结果合理应用抗生素。同时还需要注意以下几点：联合应用头孢他啶和克林霉素；联合应用环丙沙星和甲硝唑；碳青霉烯类药物可以作为单一药物使用。抗生素的使用时间尚不统一，只要有败血症的症状存在就应当持续应用抗生素治疗。

预　　后

胰腺坏死合并感染和胰腺脓肿目前认为是急性胰腺炎的主要致命原因。及时确诊胰腺脓肿并给予足够的治疗会大大改善患者预后，死亡率大约为5%~10%。胰腺坏死合并感染的死亡率大约20%~50%。

在胰腺脓肿治疗中和治疗后，还必须注意监测胰腺内分泌和外分泌功能的改变。

展望：治疗前景

随着医疗技术进步，一定会出现既能减少胰腺脓肿引流时的创伤，又能提高成功率的方法。

腹腔镜下手术能够充分清创，同时又避免了经皮穿刺引流的局限性。第二种方法是利用内镜经胃肠道引流脓肿。方法是经内镜造瘘并在脓腔内放置支架将脓肿引流到胃肠道内。超声内镜有助于确定造瘘的部位并避开周围血管。此外，内镜经十二指肠乳头引流技术还能放置Vater壶腹部的支架来引流脓肿。

（李金茂　译　　吴文铭　赵玉沛　校）

推荐读物

Bittner R, Block S, Büchler M, Beger HG. Pancreatic abscess and infected pancreatic necrosis. Different local septic complications in acute pancreatitis. *Dig Dis Sci* 1987;32:1082-1087.

Bradley EL Ⅲ. A clinically based classification system for acute pancreatitis. *Arch Surg* 1993;128:586-590.

Bradley EL Ⅲ. Pancreatic abscess. In: JL Cameron(ed.) *Current Surgical Therapy*, 6th edn. St Louis: Mosby, 1998:502-506

Cinat ME, Wislon SE, Din AM. Determinants for successful percutaneous image-guided drainage of intra-abdominal abscess. *Arch Surg* 2002;137:845-849.

Giovannini M, Pesenti C, Rolland A-L, Moutardier V, Delpero J-

R.Endoscopic ultrasound–guided drainage of pancreatic pseudocysts or pancreatic abscesses using a therapeutic echo–endoscope. *Endoscopy* 2001;33:473–477.

Isenman R, Schoenberg MH, Rau B, Beger HG. Natural course of acute pancreatitis:pancreatic abscess. In:HG Beger, AL Warshaw, MW Büchler *et al*. (eds)*The Pancrreas*. Oxford: Blackwell Science, 1998:461–465

Lumsden A, Bradley EL Ⅲ. Secondary pancreatic infections. *Surg Gynecol Obstet* 1990;170;459–467.

Mithofer K, Mueller PR, Warshaw AL. Interventional and surgical treatment of pancreatic abscess. *World J Surg* 1997;21:162–168.

Rotmam N, Mathieu D, Anglade M–Ch, Fagniez P–L. Failure of percutaneous drainage of pancreatic abscesses complicating severe acute pancreatic pancreatitis. *Surg Gynecol Obstet* 1992;174:141–144.

van Sonnenberg E, Wittich GR, ChonKS *et al*. Percutaneous radiologic drainage of pancreatic abscesses. *Am J Roentgenol* 1997;168;979–984.

18 腹腔镜手术在急性胰腺炎治疗中的价值

GregorioCastellanos,Antoniopiñero, PascualParrilla

概　述

急性胰腺炎是指胰腺、胰腺周围组织和远处器官的急性炎性过程。

轻型急性胰腺炎仅表现为轻微的器官功能障碍,没有局部或全身并发症,经过及时的保守治疗、支持治疗和严密的临床监测便可治愈。对胆源性胰腺炎一旦胰淀粉酶恢复正常，可行腹腔镜胆囊切除避免胰腺炎复发。

重症急性胰腺炎(SAP)是胰腺组织坏死的临床表现，可以发展成为多器官功能衰竭以及各种局部和/或全身并发症,需要及早地在ICU 治疗、预防和充分治疗各种并发症。同时还需要外科医生的密切配合,尽早诊断坏死组织感染,决定手术时机和手术方案。

胰腺坏死是局部或弥漫的胰腺组织失活,主要是无菌性胰腺组织坏死伴有胰腺周围脂肪坏死。需通过动态CT进行观察诊断，并且早期给予保守治疗。如果临床上怀疑合并感染,需行CT引导下穿刺和穿刺物的培养，一旦明确感染存在必须急诊行引流术。外科手术的目的就是清除胰腺的毒性渗出,去除失活的胰腺组织和胰周脂肪组织，同时尽量保留健康的胰腺组织。应常规探查后腹膜,清除新形成的坏死组织。

目前对胰腺坏死合并感染(IPN)进行手术引流仍有争议，以往采用的坏死组织清除术可导致术后较高并发症发生率和死亡率，促使外科医生寻求新的替代治疗技术。

本章的目的是探讨腹腔镜手术在治疗和处理发生胰腺坏死合并感染的重症急性胰腺炎中的作用。其中包括各种腹腔镜相关的详细治疗模式,取得的结果、结论和未来展望。

腹腔镜治疗SAP的技术方法

目前已有多种腹腔镜技术用来清除坏死组织和处理胰腺坏死合并感染。这些技术可分为:①直接腹腔镜技术；②腹腔镜辅助下的经皮穿刺术；③内镜辅助下的坏死组织清除术。

直接腹腔镜技术

包括经胃或胃后、以及结肠后或结肠旁的腹膜后间隙入路。此方法可以充分引流和清理胰腺区域,并可以放置引流管在术后进行持续冲洗和引流。如果胰腺坏死合并感染是以渗出物或脓性积液为主,含有少量固体组织碎片和坏死物,可采取这项技术。

依据三维CT影像资料设计了多种腹腔镜进入腹膜后间隙的方法：

经腹腔到达腹膜后途径

经胃的坏死组织清除术是沿着胰腺长轴，利用腹腔镜设备将胃后壁纵行开窗,在直视下进行引流、清除和后腹膜灌洗。因病程后期在胃后壁和后腹膜之间会形成牢固的纤维黏连，因此该方法适用于后期胰体部胰腺坏死合并感染。由于感染部位与胃相通,故不需放置引流管。

经胃后坏死组织清除术(图18.1)是通过腹腔镜设备在肝胃与胃结肠韧带开两个窗,可行引流、坏死组织清除，并置引流管对腹膜后间隙以及污染的腹腔进行持续冲洗和引流。在胰腺坏死合并感染的早期只有水肿和液性渗出，组织坏死较少，在胃后壁和胰周间隙间没有炎性黏连或纤维化，此时可采用这种方法。

如果胰腺坏死合并感染向下沿腰方肌和腰大肌发展到侧腹部，可使用腹腔镜设备分离两侧结肠旁沟，游离左半和/或右半结肠。可通过结肠后、结肠旁、或结肠下途径建立后腹膜入路(图18.2)。

经腹膜外到达腹膜后途径

腹腔镜入路完全经腹膜外，经肾前间隙建立经腰部路径。运用气囊套管并向其中注入二氧化碳，建立一个真实的腔隙，置入腹腔镜和套管。

这种手术路径建议在胰腺坏死初期进行，因为只有在水肿和轻中度的炎症反应时解剖才比较容易。

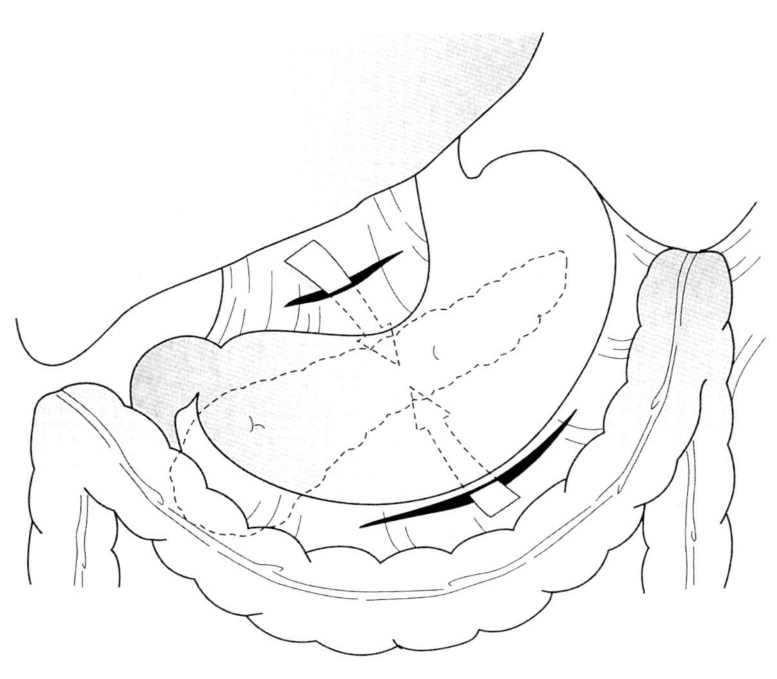

图 18.1 经腹膜入路：从胃后方打开小网膜囊进入腹膜后。

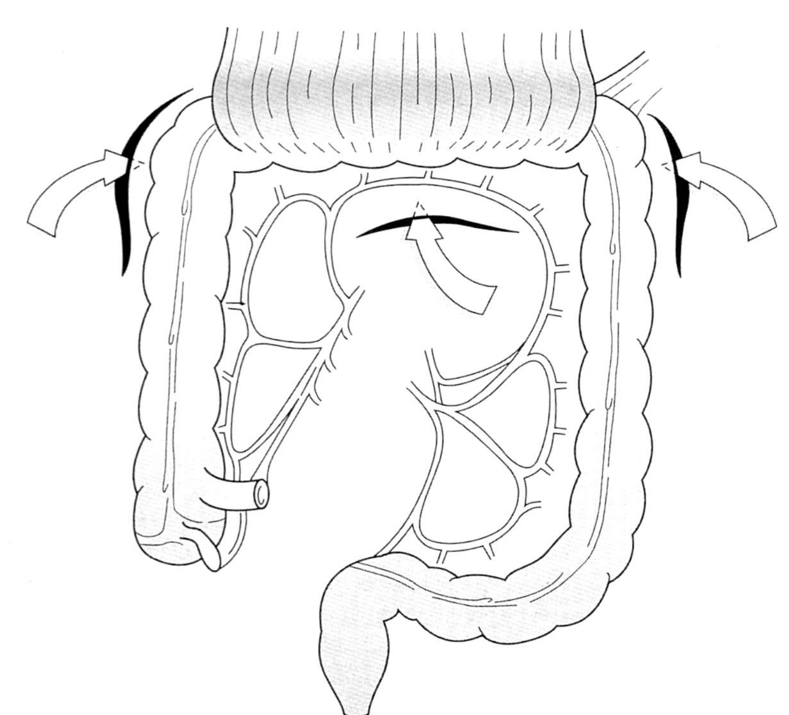

图 18.2 经腹膜入路：从结肠旁沟打开侧腹膜或从结肠下打开腹膜到达腹膜后。

结果

腹腔镜治疗胰腺坏死合并感染只有小样本研究及散在的病例报道，其结果并不一致。运用不同腹腔镜技术，有些作者报道的并发症发病率为62%，再次手术率为25%，但是没有相关死亡的报道。

腹腔镜辅助下经皮穿刺术

CT引导下经皮穿刺术可以进行引流，并可获得组织进行培养，而腹腔镜技术可以以套管为指引到达胰腺区域。

直接经腹穿刺

CT引导下直接经腹穿刺是最常用的穿刺引流方法。但是在未液化胰腺坏死组织存在时这种技术受到限制，因为此时坏死灶清除不彻底，使其成为持续性感染发生的培养基。

在胰腺坏死合并感染的早期，液态成分（胰腺渗出或脓液）明显多于固态成分（残余或坏死），这种方法是安全有效的。术中放置单腔管可以行冲洗和暂时引流，之后依次更换直径更大的导管，直到管腔达到合适的直径进行清创、持续引流和吸引。应用一个或多个大管径的双腔管持续冲洗引流可以提高治疗效果，避免堵塞。但是当坏死物为坚实黏性很难清除的组织时，就需要腹腔镜设备的辅助了。首先，需要多层面和跟踪对比的放射检查，估计残留的腔隙或显示所有肠道及胰腺瘘管。然后行三维CT扫描，得到容积、成份、位置及积液之间交通的信息。

以下情况提示需要引流：

- 血液动力学稳定的胰腺坏死早期患者，试图避免手术清创所带来的高死亡率和并发症发生率。
- 胰腺坏死重症患者，麻醉或手术的风险高，作为治疗的唯一选择。
- 临床怀疑合并感染的胰腺坏死，为了得到组织培养样本。
- 液体为主的胰腺坏死需要减压时。
- 存在单个或多个积液灶需要引流。但有固体或半固体的坏死组织存在的情况下不能使用这种方法。

穿刺所面临的问题包括：不能持续冲洗；引流管被阻塞；在多个层面放置引流增加并发症发生率，尤其是肠瘘和（或）胰瘘、出血、残余脓肿。这些需要行新的经皮穿刺引流或开放手术解决。同样，为了得到更高的工作效率和更好的治疗结果，需要技术熟练人员管理与护理引流管以避免阻塞或松脱。

腹腔镜辅助经腹经皮穿刺治疗

可用腹腔镜辅助在直视下清除胰腺坏死组织。直接CT引导穿刺可引流脓腔并取培养，如果留置导管作为指引可进入腹膜后间隙。腹腔镜设备需要一个进镜观察用的套管并建立另外两个工作通道。进入脓腔后吸走内容物，彻底冲洗所有腔隙，放置粗管替代套管持续冲洗和引流。为了清理干净所有腔隙，有时需要建立多个腹腔镜通道。任何类型的胰腺坏死合并感染均可应用这种方法，不必考虑脓腔内容物的成分。

这个技术的缺点是增加肠瘘、腹腔污染的可能性，以及腹腔镜僵硬造成的操作困难和需要三个微小伤口。

腹腔镜辅助下腰切口腹膜外经皮穿刺

包括经腰部路径行腹膜后间隙直接经皮穿刺。放置一根引流管作为腰部切口的标记，使腹腔镜避开结肠到达肾前筋膜。由于未进入腹腔，并发症发生的机率大大降低。

结果

结果相当不一致，这可能与留置导管的直径、放置的数量、留置的时间、冲洗与引流的路径有关。最主要的并发症是消化道瘘和/或胰瘘。

在已报道研究中，直接经皮穿刺留置单个或多个引流出现并发症的机率为0%~20%，死亡率是26%~66%（主要是肠瘘与胰瘘，局部出血），再次手术清除坏死灶的发生率是10%~24%。这种经皮治疗方法很容易失败，多个研究报道只使9%~14%病例避免了手术（表18.1）。

内镜辅助下坏死组织清除术

1985年，Chmelizek完成了第一例直视内镜辅助下的坏死组织清除术，他在纵隔镜的协助下，通过经腹途径进行坏死组织清除。这里介绍三种技术方法。

经胃内镜下后腹膜坏死组织清除

在软内镜的直视下直接穿过胃壁进行操作。沿胰腺的长轴切开胃后壁，通过球囊膨胀形成一个胃

表18.1 直接经皮经腹膜穿刺

研究	病例数	入路、引流、灌洗	发病率(%)	死亡率(%)	再手术率(%)
Freeny 等(1998)	34	CT +TPP 早期单纯引流间断灌洗	26	0	24
Echenique 等(1998)	20	CT +TPP 复合引流持续灌洗	50	0	10
Gouzi 等(1999)	32	CT +TPP 晚期复合引流持续灌洗/引流	66	15	19
Carter 等(2000)	10	CT +TPP 单纯引流持续灌洗	40	20	10

CT:计算机辅助X线断层扫描;TPP:经皮经腹膜穿刺。

窗,清理、冲洗、内镜吸引脓腔。最后不关闭胃壁,建立进入胃的内引流通道。如果胰腺区域持续存在固体坏死物质,就用内镜反复冲洗引流腔隙直到清洁并有肉芽组织生长。在胰腺坏死合并感染后期胃后壁与腹膜后腔隙可形成紧密的纤维黏连。

这项技术的缺点是很难留置粗管进行持续引流与冲洗,最初两周内需要反复进行数次内镜处理,同时还有胃窗闭合的风险。

内镜下经腹经皮穿刺坏死组织清除

首先进行经腹经皮穿刺,之后扩张穿刺通道。移去导管后沿窦道插入软内镜。在直视下根据需要对脓腔进行反复冲洗与吸引,探查完成后重新插入导管引流。

这种治疗方法可以对病情的进展进行严密监测,判断进一步发展趋势,并了解胰腺区域的状态。

经腹或经腰部手术及内镜下坏死清除

首先通过腹膜外经腹或经腰开放手术,然后进行引流,充分冲洗、吸引和清创,术中留置几根粗管用于术后的持续冲洗及引流。一周后拔除引流管,同时通过窦道置入软内镜,在直视下对感染胰腺区域进行术后随诊和处理(图18.3)。

在动态CT引导下行胰腺坏死组织腹膜后穿刺,穿刺物培养确认感染存在,留置引流管作为手术路径指引。全麻后(患者侧卧位),在肋缘与髂嵴之间的中线做8cm长腰后切口进行引流。切断腹壁肌肉,将后壁层腹膜与结肠推向中线,利于通过肾前间隙经腹膜外的途径进入胰腺区域。手术中直视下插入软内镜,对胰腺区域进行引流,通过冲洗和内镜吸引清除表浅的坏死灶,保留附着在胰腺上的坏死组织。较小的出血可在内镜下凝血或用止血材料压迫。腰部切口按层次缝合,放置一个18CH的导管进行冲洗,在低位放置一个32CH的导管引流感染坏死脱落的组织。

在插管或轻度镇静清醒状态下,不需充气在床边经腰腹膜后内镜(TRE)可以进行病情随诊及胰腺区域连续的冲洗吸引。患者侧卧,导管拔出后立即经引流口插入软内镜。这些操作至少在术后一周开始。依照患者临床病情进展和三维CT结果,可以根据需要反复进行。

CT在胰腺坏死合并感染的监测和随诊方面是一种有用的检查手段,它能提供积液量、成分、内容物、正确的解剖位置、与腹膜后间隙的解剖关系、及与其他积液灶之间的联系等方面的详细信息。通过引流管向腔隙注入造影剂行腹膜后成像排除可能存在的肠瘘及胰瘘。

经腹膜外腰部路径进行引流是一种有效的方法。胰腺区域与肾旁间隙、肠系膜及横结肠系膜根部的解剖关系,还有网膜囊的解剖,可以保证在直视内镜下经右或左腰部路径对这些不同部位进行引流的效果,并进行冲洗与吸引。这种操作的优点如下:

- 能直接到达坏死区域,能到达整个胰腺与后腹膜层。
- 通过冲洗可行坏死组织清除术。
- 保护腹腔内的器官,防止感染与瘘管形成,尤其是结肠系膜以下的腹腔,因此有利于应用肠内营养。
- 可以减少腹壁创伤和并发症的发生。
- 手术后并发症少,死亡率低。
- 患者对胰腺区域反复TRE处理和随诊的耐受性好。

这项技术的主要缺点是当病因为胆源性时不能处理胆囊,但是如果乳头部没有并发症,急性期过后可行经内镜逆行胰胆管造影和腹腔镜胆囊切除。

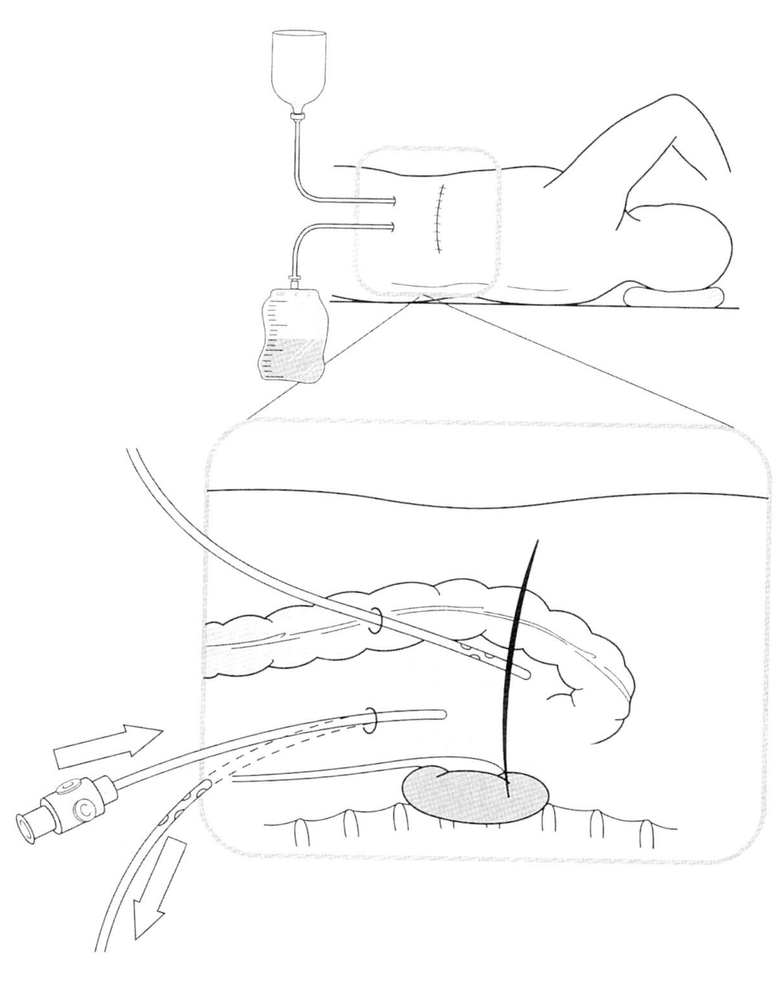

图 18.3 经腰部腹膜外入路：可使用内镜到达腹膜后。

结果

对于严格按照适应证选择的患者（除SAP过程中早期胰腺坏死者），应用猪尾管行内镜下经胃引流、冲洗处理坏死积液是可行的，并发症发生率为64%。使用不同腹膜后手术路径的死亡率为0%~33%，局部并发症发生率为0%~57%（15%~50%为结肠和小肠瘘，后腹膜出血，胃和胰瘘），每个患者平均需要两次手术。

我们总共治疗了24名重症急性胰腺炎和胰腺坏死合并感染的患者。前13例患者行经腰胰腺区域引流，行坏死组织冲洗清除术；术后留置粗管持续冲洗引流，切口按层次缝合。结果是因多器官功能衰竭导致的死亡率为23%，并发症发生率30.7%（自行闭合的小胰瘘、十二指肠瘘、结肠瘘，胰腺功能不全需要短期监测血糖和口服降糖药），均不需要手术再次干预。

另外11例患者在完成经腰引流术后，进行内镜直视下冲洗和吸引表浅坏死灶；留置两根粗导管用于冲洗与引流，切口按层次缝合。根据患者病情的进展和三维CT资料，定期使用TRE对腹膜后进行清理，平均每个患者5次。非技术相关的多脏器功能衰竭所致死亡率为27%，没有发生并发症和需要再手术治疗的病例。

最近的研究进一步证实了我们的结果，通过腹膜外后途径对胰腺区域进行引流和坏死灶清除，没有死亡、并发症发生和再次手术报道（表18.2）。

伴IPN的SAP治疗中，腹腔镜不同治疗模式的总结和推荐

直接腹腔镜技术和腹腔镜辅助下经皮穿刺技术

· 在对伴IPN的SAP患者的治疗和处理中，选择腹腔镜手术可以直接清除坏死组织，局部冲洗，放

表18.2 直接腹膜后入路相关研究

研究	患者数	病死率(%)	发病率(%)	二次观察术(平均数/患者)
Fagie 等(1989)	40	33	50	3.6
Villazon 等(1991)	18	22	33	2.6
VonVyve 等(1992)	20	20	20	1.4
Chambon 等(1995)	14	0	57	5
Nakasaki 等(1999)	8	25	50	5 例(62%)
Carter 等(2000)	4*	0	25	2 例(50%)
Castellanos 等(2001)	24**	25	17	0(5TRE/患者)
Halkic 等(2003)	3	0	0	0

TRE:经腰腹膜后内镜。
* 4个病例均通过经腹腹膜后内镜处理。
** 11个病例均通过经腰腹膜后内镜处理。

置引流管。

· 腹腔镜可以清除包括黏稠坏死物在内的组织,当内容物清除不彻底时,需行开腹手术和直视下对胰腺区域进行清创。

· 腹腔镜下胰腺切除的死亡率和并发症发生率低,比开腹切除手术更有优势。但是腹腔镜技术不可能完全避免开腹切除导致的死亡和并发症。

· 腹腔镜手术创伤小,疼痛轻,组织损伤轻,术后疝发生少。缺点是手术器材僵硬不灵活和手术野受限,抽除黏稠的坏死物困难,肠瘘或胰瘘形成,且易造成腹腔感染。

· 腹腔镜下胰腺切除在理论上易行,但就其应用尚难得出更加准确和循证医学的结论。需进一步前瞻性对比研究明确治疗指征。

6.直接经皮腹腔穿刺对身体损伤极小,是一项安全有效的、有广阔前景的替代治疗技术。同时它也可作为腹腔镜辅助手术的标记。

内镜辅助下的坏死物清除技术

· 胰腺坏死合并感染需要早期彻底引流,经腰腹膜外方式对胰区进行清理、冲洗是合理有效的外科干预手段。

· 常规TRE可作为胰腺区域的后续处理措施。TRE微创、可视,且灵活的内镜使手术野更开阔(一个孔既可观察又能进行操作),并可在病床边进行。TRE能有效地代替开腹手术对患者腹膜后间隙进行随诊和处理。

· 开放式经腰腹膜外入路有以下优势:避免腹腔感染,内镜下冲洗和抽吸清除坏死灶,避免再次手术,保持腹壁完整性,大大降低死亡率和并发症发生率,避免胰腺内分泌或外分泌功能不全。

伴IPN的SAP治疗中,腹腔镜技术治疗的展望

尽管SAP的认识和处理有了很大的进步,但其死亡率仍然居高不下,这意味着对SAP的诊断和治疗必须在多个学科的协作下进行。这包括重症医学、放射学、胃肠病学和外科专家。

SAP患者必须早期进入监护室及时监测病情变

化。早期正确的处理可以及时发现并发症和提高患者生存率。SAP对正确治疗的反应很好，所以SAP死亡率必须小于30%，合并有IPN时应小于80%。

降低伴IPN的SAP患者的手术率仍是未来面临的一个难题，依赖于抗全身炎症反应综合征和坏死组织感染治疗方法的进步。手术的地位、手术时机和适当术式的选择等方面仍有争议。确定合适的手术时机一定要考虑手术风险，并权衡观察过程中的风险-收益比。SAP患者延迟手术不应视为一种失误，而应看作保守治疗的成功。采用各种治疗方法的基本原则都清除失活组织和胰区冲洗、引流。

近年来，腹腔镜作为微创技术在SAP患者的治疗中已占有一席之地，并已成为一种代替传统开腹手术的治疗手段。它较手术创伤小，利于判断病情程度，利于脓腔冲洗和引流，利于胰区减压。

以后的工作集中在：

· 完善腹腔镜胰腺坏死组织切除术，使其达到与开腹手术相似的效果。

· 与开腹手术进行对照研究以验证其优越性。

· 大样本研究证明其有效性（包括完善经验研究及前瞻性研究中发现的不足，完善治疗操作规范）。

· 建立清楚准确的患者选择标准、适应证及禁忌证、优缺点，以利于对比各种不同腹腔镜手术的疗效。

只有这样才能解决我们在处理SAP中仍然存在的难题。

（王青　译　　吴文铭　赵玉沛　校）

推荐读物

关于腹腔镜操作技术

Ammori BJ. Laparoscopic transgastric pancreatic necrosectomy for infected pancreatic necrosis. *Surg Endosc* 2002;16:1362.

Cuschieri A. Pancreatic necrosis: pathogenesis and endoscopic management.*Semin Laparosc Surg* 2002;9:54–63.

Gagner M. Laparoscopic treatment of acute necrotizing pancreatitis.*Semin Laparosc Surg* 1996;3:21–28.

Hamad GG, Broderick TJ. Laparoscopic pancreatic necrosectomy. *J Laparoendosc Adv Surg Tech A* 2000;10:115–118.

Pomoukian VN, Gagner M. Laparoscopic necrosectomy for acute necrotizingpancreatitis. *J Hepatobiliary Pancreat Surg* 2001;8:221–223.

Zhu JF, Fan XH, Zhang XH. Laparoscopic treatment of severe acute pancreatitis. *Surg Endosc* 2001;15:1239–1241.

关于腹腔镜辅助经皮穿刺技术

Alverdy J, Vargish T, Desai T, Frawley B, Rosen B. Laparoscopic intracavitary débridement of peripancreatic necrosis:preliminary report and description of the technique. *Surgery* 2000;127:112–114.

Carter CR, McKay CJ, Imrie CW.Percutaneus necrosectomy and sinus tract endoscopy in the management of infected pancreatic necrosis:an initial experience. *Ann Surg* 2000;232:175–180.

Connor S, Ghaneh P, Raraty M *et al*. Minimally invasive retroperitoneal pancreatic necrosectomy. *Dig Surg* 2003;20:270–277.

Echenique AM, Sleeman D, Yrizarry J *et al*. Percutaneous catheter-directed debridement of infected pancreatic necrosis: results in 20 patients. *J Vasc Interv radiol* 1998;9:565–571.

Freeny PC, Hauptmann E, Althaus SJ, Traverso LW, Sinanan M. Percutaneous CT-guided catheter drainage of infected acute necrotizing pancreatitis:techniques and results. *Am J Roentgenol* 1998;170:969–975.

Gouzi JL, Bloom E, Julio C *et al*. Drainage percutané des necroses pancréatiques infectées:alternative à la chirurgie. *Chirurgie* 1999;124:31–37.

Horvath KD, Kao LS, Wherry KL, Pellegrini CA, Sinanan MN.A technique for laparoscopic-assisted percutaneous drainage of infected pancreatic necrosis and pancreatic abscess. *Surg Endosc* 2001;15:1221–1225.

关于内镜辅助坏死组织切除技术

Baron TH, Thaggard WC, Morgan DE, Stanley RJ. Endoscopic therapy for organized pancreatic necrosis.*Gastroenterology* 1996;111:755–764.

Castellanos G, Serrano A, Piñero A *et al*. Retroperitoneoscopy in the management of drained infected pancreatic necrosis. *Gastrointest Endosc* 2001;53:514–515.

Castellanos G, Piñero A, Serrano A, Parrilla P. Infected pancreatic necrosis. Translumbar approach and management with retroperitoneoscopy. *Arch Surg* 2002;137:1060–1063.

Chambon J, Saudemont A, Porte H, Gambiez L, Quandalle P. Drenaje retroperitoneal lumboscópico para el tratamiento de las pancreatitis agudas necrotizantes. Cir Laparosc Endosc 1995;2:176–180.

Fagniez P, Rotman N, Kracht M. Direct retroperitoneal approach to necrosis in severe acute pancreatitis. *Br J Surg* 1989;76:264–267.

Halkic N, Pezzetta E, Abdelmoumene A, Corpataux JM. Indications and results of retroperitoneal laparostomy in the treatment of infected acute necrotizing pancreatits. *Minerva Chir* 2003;58:97–99.

Nakasaki H, Tajima T, Fujii K, Makuuchi H. A surgical treatment of infected pancreatic necrosis:retroperitoneal laparotomy. *Dig Surg* 1999;16:506–511.

Van Vyve E, Reynaert M, Lengele B, Pringot J, Otte J, Kestens P. Retroperitoneal laparostomy:a surgical treatment of pancreatic abscesses after an acute necrotizing pancreatitis. *Surgery* 1992;111:369–375.

Villazón A, Villazón O, Terrazas F, Rana R. Retroperitoneal drainage in the management of the septic phase of severe acute pancreatitis. *World J Surg* 1991;15:103–108.

19 如何防止急性胰腺炎的复发

Karlheinz Kiehne, Ulrich R. Fölsch

概　述

急性胰腺炎的复发通常是由于胰腺外源性因素而引起的，虽然有时很难确定导致急性胰腺炎复发的根本病因，但是系统、严格的临床治疗通常能够有效地避免急性胰腺炎的复发。

急性胰腺炎复发需要与慢性胰腺炎发作相鉴别，后者具有典型的形态学特征，如胰管系统扩张、胰管结石、胰腺假性囊肿、钙化、胰腺组织纤维化等表现，多同时伴有胰腺分泌功能降低。急性胰腺炎多次反复发作可转变为慢性胰腺炎，进一步可导致胰腺分泌能力减退及胰腺纤维化和钙化。

对于慢性胰腺炎来说，即使主要致病因素消除后，其病理变化仍会继续发展。通常慢性胰腺炎急性发作与急性胰腺炎鉴别诊断较为困难，而病情又同样严重而危险，需通过进一步辅助检查方可明确诊断。在西方国家，慢性胰腺炎的主要致病因素是长期大量酗酒，其他诱因包括胰蛋白酶和丝氨酸蛋白酶抑制剂Kazal 1型（SPINK1）基因突变（第23章），胰胆管发育异常等。本章重点讨论引起急性胰腺炎复发的主要因素。

对于慢性胰腺炎患者，腹部疼痛和炎症复发通常被视为慢性胰腺炎急性发作。事实上，临床中对于许多患者的急性胰腺炎复发和慢性胰腺炎急性发作无法明确区分。本章将讨论导致急性胰腺炎复发的相关因素，然而有些急性胰腺炎复发的患者本身就合并存在慢性胰腺炎，对于这类患者，慢性胰腺炎的病情可能因一些明确的其他致病因素而进一步恶化、加剧，因此，我们需要按照急性胰腺炎的治疗原则来处理诸如疼痛、炎症等一系列问题。

急性胰腺炎的病因主要是胰腺外源性因素，多是由于胆管结石通过Oddi括约肌或长期大量酗酒而引起的，不同患者的临床症状非常相似。急性水肿型胰腺炎或急性坏死型胰腺炎病理改变通常都会经历胰腺功能损害、炎症、细菌感染和功能恢复等不同阶段。组织坏死、感染及休克会引起一系列并发症发生，若组织器官的损害持续存在，其并发症的发生率及急性胰腺炎复发的机率都将明显随之升高。因此，必须努力在急性胰腺炎临床治疗的初始阶段就能够识别并去除其致病因素。正确、适当的治疗方法可以明显降低其复发的危险性，同时应根据患者不同时期的病理生理状况来适时地调整临床治疗方案。急性胰腺炎是一种具有特殊病理生理学特点的疾病，大约有5%~10%的急性胰腺炎患者可反复发作。急性水肿型胰腺炎死亡率为1%~3%，急性坏死型胰腺炎死亡率为10%~15%，早期、有效的去除其致病因素，可明显改善患者的预后。

对于复发的原发性急性胰腺炎患者，应考虑采用有创性检查及介入治疗，介入治疗（如内镜下行括约肌切开术）对于胆源性胰腺炎患者效果十分明显。其他的介入治疗方法如内镜引导下行胰胆管括约肌测压，但此方法会引起医源性胰腺炎。原发性复发性急性胰腺炎对于胰腺病学专家来说，的确是一个特殊的挑战，这些患者往往合并隐匿性胆道结石或隐匿的微小结石。有时，部分在发病初期被诊断为原发性复发性急性胰腺炎患者，经过长期随访后最终被确诊为慢性胰腺炎，然而临床中急性胰腺炎的诊断都是在急性发作后才做出的。我们必须牢记每一种介入检查、治疗方法或胰腺周围的探查都有导致急性胰腺炎的风险。急性胰腺炎发作后，最重要的病因诊断就是判定其是否为胆源性胰腺炎，或者是由肿瘤所引起的。

急性胰腺炎恢复期的临床表现

急性胰腺炎发作后,患者的腹痛、肠道功能紊乱等症状可在数天至数周内逐渐减轻和恢复,体重在恢复期也可逐渐增加。急性胰腺炎患者的腹痛减轻,炎性指标恢复正常标志着恢复期的开始。恢复期首先是止痛药物逐渐减量,然后逐渐恢复正常饮食。恢复期的初期即使患者仍伴有腹部不适,也仍尽量减少止痛药的用量。当患者腹痛症状几乎完全缓解,血清脂肪酶低于正常值上限的两倍时,才可考虑开始逐渐恢复饮食,否则过早进食,会导致患者腹痛复发而且延长患者住院时间。如果能够明确排除麻痹性肠梗阻的可能,就可以让患者逐渐恢复饮食,首先应从流食、半流食开始,如果腹痛未复发,就可以逐步增加蛋白质和脂类食物。表19.1列出了急性胰腺炎恢复期的饮食计划安排。第一步,只有水或/和不含脂类的碳水化合物,第四步才开始增加蛋白质,第五步开始添加脂类食物,主要依靠碳水化合物类食物供应机体热量,而总的蛋白质和脂类需要量较少。尽管在恢复期的早期,经口摄入食物的热量可能会不足,但也不能急于过早摄入高热量食物。通常急性期的患者在住院治疗的3天内需要禁食,由胃肠外营养供应机体热量。经空肠营养管行肠内营养对胰腺分泌功能没有刺激作用,若能够排除肠梗阻的发生,肠内营养对于水肿型和坏死型胰腺炎均可适用。对于起初应用胃肠外营养的急性胰腺炎患者,如果血清脂肪酶临近正常并且腹痛症状明显缓解,即可考虑通过空肠营养管行肠内营养(详见10章)。

多数重症急性胰腺炎患者都曾经历过腹胀和严格禁食的痛苦,若进食过多,则会出现上腹疼痛,开始恢复饮食时应缓慢增加食物的摄入量,少食多餐,绝对禁止饮酒。在恢复期,有些患者对某些食物不能耐受,一般经过2~4个月的适应过程,待急性胰腺炎痊愈后,大部分患者可恢复原来的饮食习惯。但是,这类患者应避免大量食用脂类、油炸类食物或饮酒,因其可能引起急性胰腺炎复发,适时的营养咨询对于恢复期的急性胰腺炎患者是大有帮助的。

表19.1 急性胰腺炎恢复期逐步增加营养成分的饮食建议(患者通常每天进餐4~6次)

1:禁食,胃肠外营养(或经空肠营养管行肠内营养)
2:茶、水
3:饼干、稀饭
4:面包、果酱、米饭、煮熟的蔬菜
5:土豆、鱼、禽
避免:饱餐、含酒精饮料、牛奶或高脂肪奶制品、高脂肪含量肉类,烧烤或油炸食品、蛋、熏鱼、肉、醋、巧克力、咖啡等

如果患者不能摄入足够的热量及维生素,就需要进行营养支持治疗。若因为肠吸收功能损害而导致的营养物质吸收不足,则需要经肠外补充部分脂溶性的维生素A、D、E、K等,若患者同时伴有脂肪泻,那么机体缺乏脂溶性维生素的情况就更加明显。脂肪泻通常是慢性胰腺炎的后遗症,但有时也可能是由于急性胰腺炎后因大量胰腺组织纤维化而引起的。

一般情况下,多数急性胰腺炎患者均可逐渐恢复正常的胰腺功能,无需进行胰酶替代治疗。急性胰腺炎首次发作后,约有10%~30%左右的患者可引起亚临床或临床型的胰腺外分泌功能不足。对于胰腺外分泌功能不足到底是急性胰腺炎转为慢性胰腺炎的标志,还是慢性胰腺炎首次发作的临床表现目前尚存在争论。如果急性胰腺炎患者病愈后仍持续存在腹痛、腹部不适或体重减轻,则需行胰酶替代治疗,以改善消化功能和弥补胰腺分泌功能的不足。但是,这类患者经无创性的胰腺功能测定表明,其胰腺功能却大致正常,这是因为胰腺功能的检测方法对于轻、中度胰腺外分泌功能不足的敏感性较低,因此建议可应用胰酶药物进行为期几周的试验性治疗。胰腺外分泌功能不足可导致机体消化功能下降,因此应避免摄入大量食物,否则会导致腹痛。

胆源性胰腺炎

胆囊结石、隐匿的微小结石甚至胆汁淤积均可能引起胆源性胰腺炎的发生,而胆管结石引起Oddi氏括约肌长期或暂时性痉挛也可导致急性胰腺炎。若条件允许,鉴别急性胰腺炎胆源性病因的检查应包括:血清胆红素、γ-谷氨酰转移酶、腹部超声及超声内镜检查等。若是由胆道系统结石引起的急性胰腺炎,通常需采用内镜进行治疗,无论是应用介入或手术的治疗方法,必须保持胆道系统通畅,如果胆道系统结石不能清除干净,就可能导致急性胰腺炎的再次复发。

若胆道梗阻(胆红素水平高、胆管扩张)同时合并急性胆管炎,需尽快行内镜下逆行胰胆管造影

(ERCP)及十二指肠乳头切开取石术(EST),以解除胆道梗阻。对于其他仅怀疑为胆源性急性胰腺炎的患者,应首先积极控制和治疗胰腺炎,待病情好转、改善后可考虑行超声内镜检查。超声内镜检查可明确或排除胆管结石(图19. 1),与ERCP相比二者的敏感性相似,而超声内镜检查更加安全,与ERCP+EST相比超声内镜检查几乎没有任何并发症。若超声内镜检查发现胆管结石,就需进一步行ERCP+EST来解除胆道梗阻;若经超声内镜检查证明胆管正常,则不需进一步的辅助检查了。下面的诊疗流程图可以帮助确定不同患者所需要的辅助检查项目(图19.2)。

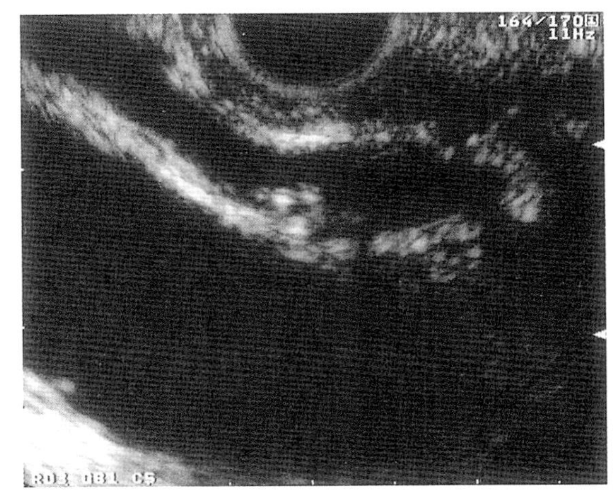

图19.1　超声内镜图像:急性胰腺炎患者胆总管内结石。

对于胆源性急性胰腺炎患者需仔细检查胆囊,因为胆囊结石是其主要致病因素。伴有胆囊结石的急性胰腺炎患者,住院期间若没有行胆囊切除术,则胰腺炎复发的机率较大(>20%),因此若发现胆囊结石或胆汁淤积,通常需行胆囊切除术。但是近期研究表明,胆囊切除术的手术指征需具有明显的胆囊疾病的临床表现,如胆囊炎、胆绞痛、胆囊管梗阻等。如果胆源性急性胰腺炎患者尚不具备胆囊切除的手术指征,那么行内镜下括约肌切开术也可以有效的防止急性胰腺炎的复发。

临床中部分起初被认为是非胆源性的,诊断为原发性复发性胰腺炎的患者,约有75%是由于胆道隐匿的微小结石而引起的,十二指肠乳头切开后在显微镜下观察收集的胆汁,就可以检测到这些微小结石。内镜下十二指肠乳头切开术可以有效地避免急性胰腺炎复发,而对于没有胆道系统结石的急性胰腺炎患者,预防性行内镜下十二指肠乳头切开术的必要性目前仍存在较多争论。研究表明,对于原发性复发性胰腺炎患者应用胰管支撑管治疗,其疗效十分明显。使用胰管支撑管治疗急性胰腺炎的方法已有1年多的历史,尽管目前关于其病理生理学方面的机制尚不十分清楚,但这项研究提供的数据表明,多数的急性胰腺炎患者是由于十二指肠乳头短期堵塞而引起的,而胰管支撑管的使用恰恰可以保证胰管通畅,解除胰液淤滞问题,但是目前尚没有长期、

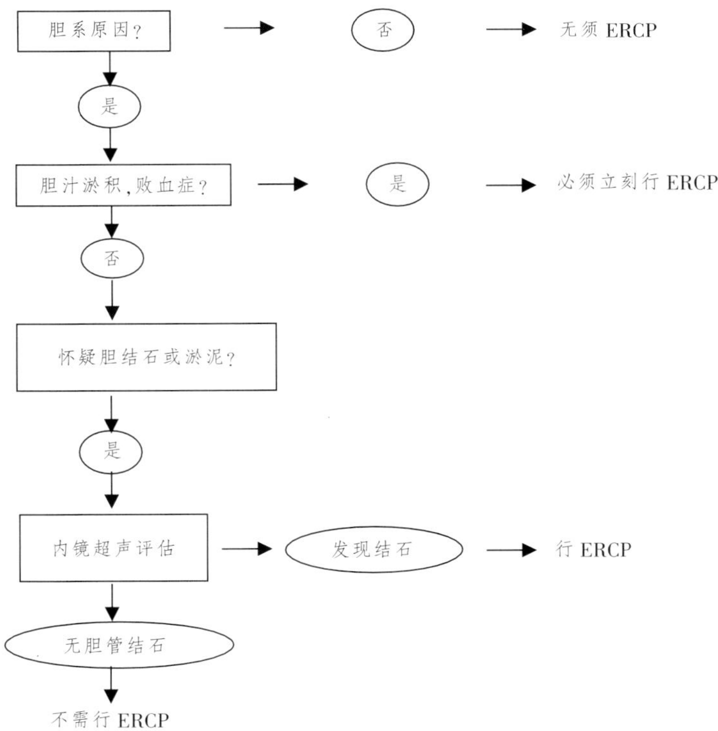

图19.2　ERCP检查指征及检查时机流程指示图。

可靠的临床观察结果。近期多数的胰腺病学专家认为原发性急性胰腺炎的主要病因也是由于某些尚未明确的胆系原因而引起的。

对于患有急性胰腺炎的老年患者，由于多种因素而无法行胆囊切除或行内镜下乳头切开术的，可以建议预防性放置胰管支撑管来缓解病情，此方法安全、有效。放置的支撑管一般需4~6个月更换一次，以防止支撑管堵塞和引起胆管炎。

阻塞性非胆源性急性胰腺炎

少数情况下，急性胰腺炎是由于胰管解剖结构变异或周围组织器官异常而引起的，如胰腺分隔、环状胰腺，主动脉或脾动脉动脉瘤、憩室炎、十二指肠乳头肿瘤、腹膜后血肿等。

Oddi括约肌功能紊乱也可引起急性胰腺炎的复发，这类患者通常被认为由于Oddi括约肌的持续、强烈收缩，导致胆管和胰管阻塞，最终引发急性胰腺炎。Oddi括约肌功能紊乱多伴有典型的临床症状(如胆绞痛)，同时Oddi括约肌功能检测异常，但患者无胆系结石。尽管目前对于Oddi括约肌功能紊乱的定义和诊断仍有争议，但胰腺病学家指出经内镜下行十二指肠乳头切开术，可以大大降低急性胰腺炎及胆绞痛的发病率。但是目前关于这方面的研究不多，正常的括约肌压力范围尚不明确，并且临床中发现对于怀疑Oddi括约肌功能紊乱的患者，经ERCP测定胆管压力后，检查后并发症的发生率大大增加。因此，超声内镜引导下治疗Oddi括约肌功能紊乱的方法仍处试验阶段。

胰腺肿瘤、十二指肠乳头周围的良性或恶性肿瘤也可引起急性胰腺炎，如十二指肠乳头腺瘤、平滑肌瘤、错构瘤、淋巴瘤、胆总管囊肿等均可导致胰管或壶腹阻塞。这些肿瘤患者临床上通常表现为梗阻性黄疸，偶尔也有以胰腺炎为首发症状的。因此，有些临床表现为急性胰腺炎的早期肿瘤患者若不能进行全面系统的检查就有可能被漏诊或误诊。这类患者通常采用超声检查，而ERCP或超声内镜检查敏感性更高，若每一位急性胰腺炎患者都能行超声、超声内镜及ERCP检查，那么几乎所有的有关急性胰腺炎的解剖学、形态学病因均能明确。

临床中偶有因脾动脉瘤引发的急性胰腺炎，由于其存在破裂的危险，因此需手术切除。这类患者通常伴有动脉瘤相关的临床症状，明确诊断尤为重要，曾有多次将胰腺内脾动脉瘤或血管畸形误诊为胰腺癌的误诊报道。多谱勒超声或血管造影对动脉瘤或血管畸形均可明确诊断，并可有效指导临床治疗。

非肿瘤性病变，如外伤、假性囊肿、胆胰管畸形等都是潜在的复发性急性胰腺炎的致病因素，但其发生率较低。老年人常见的十二指肠憩室一般很少导致胰胆管阻塞，若由其引发的急性胰腺炎复发则需行十二指肠乳头切开术、支架置入或憩室切除术。由于胰腺分隔引发的胰腺炎，这类患者的胰液主要是通过小乳头排泄的，若小乳头部分阻塞即可引起急性胰腺炎。临床中胰腺分隔的诊断往往是在急性胰腺炎反复发作数次后才被确诊的，而这些患者在确诊时多已转为慢性胰腺炎。但是目前尚无大宗病例研究证明胰腺分隔是引起急性胰腺炎的主要病因之一。

如果急性胰腺炎患者明确存在解剖学原因，就需行内镜引导下的介入治疗或手术治疗。多数情况下，若胰腺管受压可考虑在内镜引导下置入胰管支架，该方法也是目前创伤最小的治疗方法。如果胰腺分隔是引起急性胰腺炎的根本原因，就必须行胰管支架置入，但置入的支架必须通过小乳头放置到胰管远端，为防止其堵塞通常需几个月更换一次。在为期1~2年的治疗期间，若能够解除胰管狭窄，则无需继续放置胰管支架了。对于胰腺分隔患者，胰管支架置入可以减轻腹部疼痛，更重要的是可以显著降低急性胰腺炎复发的可能。但目前对于长期应用胰管支架治疗能否阻止急性胰腺炎向慢性胰腺炎转变尚不十分清楚。

酒精性急性胰腺炎

酒精是引起急性胰腺炎的潜在因素，大量饮酒也可导致慢性胰腺炎。无论饮酒量多少，时间长短，都有可能引起急性胰腺炎或慢性胰腺炎急性发作。目前尚没有明确的可避免酒精性胰腺炎发生的饮酒量的范围，而且酒精性急性胰腺炎的发病机制目前也未完全明确，有毒的代谢产物、维生素水平下降、机体氧化能力下降、酒精对胰腺的刺激等均可能是其诱发因素。

首次因过量饮酒而导致的急性胰腺炎，其预后良好，胰腺功能可完全康复。然而，多数患者长期酗酒，在首次胰腺炎发作之前胰腺就已经存在不同程度的损害了，因此，临床中常常搞不清酒精性急性胰腺炎是患者的首次发作还是慢性胰腺炎的急性发作。

有关酒精性急性胰腺炎的诱发因素部分是由于机体营养缺乏的观点目前仍存在争论，临床治疗时多建议在急性期补充多种维生素，如维生素B_1、维生素B_6、维生素C、硒、锌等微量矿物质。但是，目前尚没有可靠的研究数据表明，究竟哪种药物、营养成分能够有效地防止急性胰腺炎的复发。

对于急性胰腺炎患者，无论病因如何，都应严格禁止饮酒。长期临床观察表明，即使少量饮酒也可能导致急性胰腺炎的复发。通常建议患者禁酒时间应超过6个月，可以使胰腺充分得到休息，通常胰腺功能可完全恢复。但是即使严格禁止饮酒，急性胰腺炎也可能会演变为慢性胰腺炎，并带来相应的并发症。

ERCP后胰腺炎

由于ERCP在临床中广泛应用，目前已成为急性胰腺炎的一个重要诱因，约有2%~15%的患者在行ERCP检查后可发生较严重的急性胰腺炎，ERCP后继发急性胰腺炎的发生率与急性胰腺炎的诊断标准（淀粉酶升高、临床症状和胰腺形态改变等）及检查医生的操作技术水平密切相关。此外，患者的全身情况及胰腺疾病状况也与ERCP后是否发生急性胰腺炎相关。大量研究表明，伴有Oddis括约肌功能失调和既往曾有急性胰腺炎发作病史的患者，ERCP后继发急性胰腺炎的发生率明显升高。其他的与检查操作过程有关的，可引起ERCP后继发胰腺炎的因素较多，如括约肌测压、括约肌预切开、反复操作、插管困难等。这些与检查操作有关的因素和患者自身情况占ERCP后继发急性胰腺炎危险因素的10%~20%，因此，如果由经验丰富的内镜专家来进行检查操作，并且充分考虑患者易发的危险因素，同时尽可能避免操作技术的相关因素，那么ERCP后继发胰腺炎的机率就可大大降低。近期，越来越多的其他可以用于胰胆管系统检查的新技术不断出现，可以有效地避免ERCP后继发胰腺炎的发生，如磁共振胆胰成像技术（MRCP）。此外，超声内镜检测也是一项可靠、安全的检查技术。

大量研究证实，对于必须行内镜检查的急性胰腺炎患者，在胰管内放置支撑管可明显地减低ERCP后胰腺炎的发生率，ERCP操作过程中对十二指肠乳头的刺激会导致乳头水肿，临床中通常是在ERCP检查后，在胰管内放置一根较短的5F~7F的支撑管，从而可以保证胰液排泌通畅。胰管内的支撑管保留一周后可在内镜下拔除，也可待其自行排入肠道，无需再次特殊处理。

许多药物如抑肽酶、生长抑素、奥曲肽等，理论上可以有效预防ERCP后胰腺炎的发生，这些药物大多都是用于治疗急性胰腺炎的，但其在改善胰腺炎患者临床症状方面效果均不佳。但是如果能够在行ERCP检查前合理使用这些药物，就可以有效预防ERCP后胰腺炎的发生。目前，蛋白酶抑制剂已成为研究的热点，如加贝酯就是一种强有效的蛋白酶抑制剂，具有良好的预防胰腺炎发生的作用。目前部分临床研究结果表明，在行ERCP前应用加贝酯可显著降低ERCP后胰腺炎的发生，但加贝酯的价格昂贵，而且目前还仅限于临床研究。另外，双氯酚酸也可以有效预防ERCP后胰腺炎，研究证实对于ERCP检查操作困难的患者，检查后应用双氯酚酸可以大大降低ERCP后胰腺炎的发生率。当然，最好的预防ERCP后胰腺炎的方法就是选择其他的替代检查项目。

高脂血症

重度高脂血症，尤其是高甘油三脂血症可导致急性胰腺炎。其病理生理机制尚不完全明确，目前普遍认为其主要的发病机制是因乳糜微粒阻塞毛细血管，而导致局部毛细血管内血流紊乱，引起膜的流动性改变，最终导致胰腺外分泌受阻。伴有高脂血症家族史的患者，尤其是Frederikson分型为Ⅰ、Ⅳ、Ⅴ型的患者发生胰腺炎的危险性更高。原本存在机体脂质代谢紊乱的高脂血症患者，多易引起急性胰腺炎的发生。急性胰腺炎患者在发病前多伴有近期过量饮食、酗酒、血糖水平控制不佳、妊娠及甲状腺功能低下等病史，使机体原有的血脂紊乱进一步加重，最终导致急性胰腺炎。对于同时伴有胆系结石的患者，区分胆源性胰腺炎和高脂血症引起的急性胰腺炎较为困难。高脂血症引起的急性胰腺炎患者，血清甘油三酯常大于500mg/dL，甚至可达到2000 mg/dL以上，通常情况下，血清甘油三酯>1000 mg/dL，往往标志着为高脂血症引起的急性胰腺炎。另外，急性胰腺炎可能是糖尿病或代谢性疾病的首发临床表现，而进展期的糖尿病及妊娠，在无机体代谢紊乱的前提下也会诱发高脂血症及急性胰腺炎，在临床诊断及治疗中需特殊注意。

胰腺炎患者急性期通常需禁食水，其血脂水平也会随之下降，在应用胃肠外营养时也需注意严格控制患者的血脂水平。若常规饮食控制及药物治疗不能控制患者的高脂血症，这时应尽早启用血脂分离置换或血浆置换的方法，以降低血脂水平。若患者不能行血浆置换，那么可以静脉应用肝素及胰岛素，目前已有研究证明，静脉应用肝素及胰岛素可快速降低血清甘油三酯的水平。

因脂类代谢紊乱引起的急性胰腺炎患者，急性期后须严格控制饮食，以低脂或无脂饮食为主，脂肪摄入量应不超过总热量的10%。多数患者伴有肥胖，就必须减轻体重，建议少食多餐。一些营养物质如牛奶、油炸食品、脂肪含量高的肉类等也需限制其摄入量，否则进食过多也可诱发急性胰腺炎。积极调整脂类食物的饮食习惯，若能使机体多摄入较多的中链脂肪酸，其远期效果会更好。尤其对于原发性高脂血症患者，若饮食中能够摄入中链甘油三酯，可使餐后的甘油三酯水平增长缓慢。机体通过增加维生素、微量矿物质等营养物质的摄入量，理论上可改善机体的氧化能力，但临床上其对于预防急性胰腺炎的发生尚无明显作用。如果单独依靠饮食调节不能很好地控制血脂水平，则需添加降脂类药物(贝丁酯、司他宁等)。一般情况下，氯贝特类药物比较常用，但是高脂血症患者往往不只是甘油三酯水平高，多同时伴有高胆固醇血症，易引起动脉粥样硬化。对于以高胆固醇血症为主的高脂血症患者，应首选他汀类降脂药物，因为它对动脉硬化和冠心病患者具有保护作用。

对于明确的代谢性疾病如糖尿病、甲状腺功能低下等疾病需积极治疗，稳定控制病情。对于应用血脂分离置换或血浆置换降低血脂的方法对于预防急性胰腺炎复发的长期疗效，目前尚无确切的结果。临床经验报道及小样本量的临床研究发现，通过严格控制饮食、禁酒等方法，可以满意地控制血清甘油三酯的水平，并最终可成功地治疗相关的代谢疾病，并可有效地防止急性胰腺炎的再次复发。

高钙血症

另一个比较少见的，但相对容易治疗的，可引发急性胰腺炎的病因就是高钙血症，而高钙血症多数是由原发性甲状旁腺功能亢进引起的。甲状旁腺功能亢进本身并不是引发急性胰腺炎的直接原因，但高钙血症容易直接导致急性胰腺炎。浆细胞瘤、结节病、维生素D中毒、钙过量、广泛骨转移及其他罕见的情况均可引起急性胰腺炎。尽管众所周知，高钙血症和急性胰腺炎密切相关，但其确切的病理生理的发病机制尚不明确。据推测，高钙血症可提高细胞应激反应性，增加胰酶活力，破坏细胞结构，最终可导致细胞内消化酶的反应。

对于高钙血症诱发的急性胰腺炎患者，有效地控制高钙血症只是暂时的缓解临床症状，但其主要的治疗目的在于根本地解除机体血钙紊乱问题，去除其根本病因。对于甲状旁腺功能亢进可考虑手术治疗，另外临床中也可以静脉应用二磷酸盐来控制血钙水平，同时它还可以明显缓解十二指肠乳头痉挛。

药物性急性胰腺炎

目前大量研究表明，多种药物均可能诱发急性胰腺炎的发生，但临床中由药物引起的急性胰腺炎却比较少见，多数药物比较安全，即使超过了推荐剂量，也很少引起急性胰腺炎。药物性急性胰腺炎的病理生理学机制尚不完全清楚，可能与细胞色素P450参与有关。此外，机体氧化还原酶系统失衡，促胰液分泌素、前列腺素的作用，胰腺血循环紊乱等均可能参与急性胰腺炎的发生。可能诱发急性胰腺炎的药物见表19.2。

药物性胰腺炎的诊断必须预先排除其他常见的病因，急性期患者必须禁用全部具有潜在危险性的药物。当患者的急性胰腺炎完全恢复后，若重新使用某种药物时可再次引起胰腺炎发作，那么就可以明确病因了，但是这种方法危险性极大。目前已有研究报道，再次应用可导致急性胰腺炎的药物，可引发一种新的发展迅速的急性胰腺炎。因此，对于这类患者

表19.2 可诱发急性胰腺炎的药物（来源于Gore lick1995）

药物
明确的可能诱发急性胰腺炎的药物：
硫唑嘌呤，呋塞米，雌激素，磺胺类药物，四环素，丙戊酸，细胞生长抑制剂(天门冬酰胺酶，顺铂，阿糖胞苷)
可能诱发急性胰腺炎的药物：
氯噻酮，皮质类固醇，依他尼酸
有报道曾诱发过急性胰腺炎的药物：
阿莫沙平，氯贝丁酯，依那普利，组胺，吲哚美辛，异烟肼，甲硝唑，利福平，甲氧苄氨

通常需要用其他药物进行替代治疗。

结　论

预防急性胰腺炎复发要从首次急性胰腺炎的治疗开始，可能引发急性胰腺炎的致病因素必须逐个查明，同时进行有效防治。胆道结石或胆汁淤积、高脂血症、高钙血症等病因应积极治疗。多数情况下，急性期的一些特殊类型的急性胰腺炎也会被认为是胆源性胰腺炎而进行治疗，待病情稳定后，需进一步检查以除外由胰腺解剖结构异常或肿瘤而引起的急性胰腺炎。总之，要明确、积极治疗并去除每一个可能引起急性胰腺炎的危险因素，全面防止急性胰腺炎的复发。

急性胰腺炎的急性期过后，患者需持续低脂饮食，同时禁止饮酒。每天可进餐4~6次，恢复几个月后，方可适当增加脂类及肉类食物。患者应尽可能地避免饮酒，因为急性胰腺炎再次发作要比前一次更加凶险，相比之下，适当地改变饮食结构和生活方式应更易被广大患者所接受。

（王胜智　译　　王维斌　张太平　校）

推荐读物

Andriulli A, Clemente R, Solmi L *et al*. Gabexate or somatostatine administration before ERCP in patients at high risk for post-ERCP pancreatitis: a multicenter, placebocontrolled, randomized clinical trial. *Gastrointest Endosc* 2002;56:488-495.

Braganza JM.Towards a novel treatment strategy for acute pancreatitis.1.Reappraisal of the evidence on aetiogenesis. *Digestion* 2001;63:69–91.

Braganza JM.Towards a novel treatment strategy for acute pancreatitis.2. Principles and potential practice. *Digestion* 2001;63:143–162.

Fogel EL, Eversman D, Jamidar P, Sherman S, Lehman GA. Sphincter of Oddi dysfunction:pancreaticobiliary sphicterotomy with pancreatic stent placement has a lower rate of pancreatitis than biliary sphincterotomy alone. *Endoscopy* 2002;34:280–285.

Freeman ML, DiSario JA, Nelson DB *et al*. Risk factors for post-ERCP pancreatitis:a prospective, multicenter study. *Gastrointest Endosc* 2001;54:425–434.

Gorelick FS.Acute pancreatitis.In:T Yamada (ed.)*Textbook of Gastroenterology*. Philadelphia:Lippincott, 1995:2064–2091.

Heyries L, Barthet M, Delvasto C, Zamora C, Bernard JP, Sahel J. Long-term results of endoscopic management of pancreas divisum with recurrent acute pancreatitis. *Gastrointest Endosc* 2002;55:376–381.

Jacob L, Geenen JE, Catalano MF, Geenen DJ. Prevention of pancreatitis in patients with idiopathic recurrent pancreatitis: a prospective nonblinded randomized study using endoscopic stents.*Endoscopy* 2001;33:559–562.

Kaw M.Al-Antably Y, Kaw P. Management of gallstone pancreatitis: cholecystectomy or ERCP and endoscopic sphincterotomy. *Gastrointest Endosc* 2002;56:61–65.

Kiehne K, Fölsch UR, Nitsche R.High complication rate of bile duct stents in patients with chronic alcoholic pancreatitis due to non compliance. *Endoscopy* 2000;32:377–380.

Lankisch PG. Chronic pancteatitis:developmemt from acute pancreatitis? A physician's view. *Surg Clin North Am* 1999;79:815–827.

Murray B, Carter R, Imrie C, Evans S, O'Suilelabhain C.Diclofenac reduces the incidence of acute pancreatitis after endoscopic retrograde cholangiopancreaticography. *Gastroenterology* 2003;124:1786–1791.

Nitsche R, Fölsch UR, Role of ERCP and endosopic sphincterotomy in acute pancreatitis. *Baillieres Best Pract Res Clin Gastroenterol* 1999;13:331–343.

Ouest L, Lombard M, Pancreas divisum:opinion divisa. *Gut* 2000;47:317–319.

Steinberg WM. Should the sphincter of Oddi be measured in patients with idiopathic recurrent pancreatitis, and should sphincterotomy be performed if the pressure is high? *Pancreas* 2001;27:118–121.

Yadav D, Pitchumoni CS. Issues in hyperlipidemic pancreatitis. *J Clin Gastroenterol* 2003;36:54–62.

20 急性胰腺炎临床治疗的普遍观点

J. Enrique Dominguez-Muñoz

临床中多数急性胰腺炎属于轻型急性胰腺炎，经过几天系统的支持治疗后均可痊愈。相反，重症胰腺炎患者多可导致胰腺坏死、器官衰竭、败血症等并发症，死亡率可高达25%。重症胰腺炎的治疗目的就是积极预防并控制其并发症的发生。一旦发生急性胰腺炎，必须强调早期治疗。无论是轻型胰腺炎还是重症胰腺炎，任何潜在的致病因素必须及时地纠正和解除以防止复发。

轻型急性胰腺炎的治疗原则

轻型急性胰腺炎患者通常需要经过几天的系统支持治疗，包括禁食、静脉补液和镇痛。如果患者发病初期伴有呕吐，可考虑行鼻胃管胃肠减压。静脉补液量可控制在3~4L/d，同时注意监测生命体征和控制尿量。腹部疼痛的患者可经静脉给予非阿片类镇痛药，若疼痛症状较重，阿片类药物(如哌替啶)也可酌情给予。

通常经过系统支持治疗后，发病的2~4天后，待患者腹痛缓解，肠蠕动功能恢复以及炎症指标降至正常后，即可逐渐恢复饮食。对于胆源性胰腺炎患者在出院前应常规行胆囊切除术。

重症急性胰腺炎的治疗原则

重症急性胰腺炎的治疗主要遵循以下四个方面的原则：

- 注意加强心、肺、肾、肝等多脏器的功能监测及支持；
- 适当的营养支持；
- 积极早期去除胆源性致病因素；
- 积极预防感染性并发症。

急性胰腺炎要求早期治疗，一般是在发病后72小时之内。尤其对于重症急性胰腺炎，这一点尤为重要，若能够在发病初期的72小时内就实施临床治疗，这样可有效地降低重症急性胰腺炎的死亡率和其并发症的发生率。

加强监护和系统支持治疗

重症急性胰腺炎患者的生命体征监测指标和系统支持治疗的原则见表20.1。生命体征监测指标必须包括心率、呼吸频率、动脉压及中心静脉压、末梢氧饱和度以及尿量。必要时需监测肺毛细血管楔压。

积极、充分的液体复苏对于重症急性胰腺炎的治疗尤为重要，可以有效地预防低血压及急性胰管、胰腺组织坏死的发生。尤其在发病的最初几天，每天的补液量甚至可达6~10L，应注意胶体溶液和晶体电解质溶液应一起使用。

表 20.1　重症急性胰腺炎生命体征监测及治疗原则

有创性的生命体征监测
镇痛药物（酌情考虑硬膜外麻醉）的应用
中心静脉压监测下的液体复苏
电解质溶液
胶体扩容
加湿氧的吸入
儿茶酚胺类药物（多巴胺、多巴酚丁胺）的应用
早期的营养支持
早期全身并发症的处理
呼气末正压机械通气
儿茶酚胺类药物（肾上腺素）的应用
血液滤过，透析
胰岛素和钙剂的应用

呼吸功能不全是重症急性胰腺炎患者最常见的器官功能衰竭之一，注意保持呼吸道通畅和加湿氧的吸入可以预防低氧血症的发生。机体的动脉血氧饱和度应维持在95%以上，如果呼吸功能不全进一步加重，则需考虑应用呼气末正压机械通气来改善通气情况。

早期应用儿茶酚胺类药物可以有效预防肾功能衰竭和休克的发生，小剂量多巴胺 [2~3μg/(kg·min)]，尤其是多巴酚丁胺可以明显改善腹部脏器的血流灌注。如果患者发生休克，同样需要应用儿茶酚胺类药物如肾上腺素(副肾素)等。如果发生肾功能衰竭，应尽早进行血液滤过和透析以维持机体充足的血液灌注和营养。有关代谢性方面的并发症如高血糖、低血钙等，应给予静脉胰岛素和钙剂等药物对症治疗。

营养支持

重症急性胰腺炎代谢方面的显著特点就是营养耗竭，而营养支持的目标就是能够尽早、尽快地使机体达到正氮平衡。由于这些患者常合并麻痹性肠梗阻，而胰腺功能又需要充分休息，因此必须行肠外营养。如果能够在发病初期的72小时之内即开始行肠外营养，而且发病早期就能使机体达到正氮平衡，那么就可以明显改善和缩短重症胰腺炎的病程。肠外营养的主要并发症是由于静脉置管所引起的败血症。

近年来大量研究表明，经鼻胃管进行肠内营养是安全有效的，而且可以明显降低重症急性胰腺炎并发症的发生率，肠内营养能够维持和改善肠道屏障功能，与肠外营养相比，肠内营养更加经济、方便，目前临床中对于重症胰腺炎患者常规应用。通过鼻肠管进行肠内营养时常出现导管脱出、导管移位等问题，相比之下，通过鼻胃管进行肠内营养被认为是一种安全简便的肠内营养方法，已广泛应用于临床。如果患者肠内营养耐受情况不好，肠内营养入量不足时，则应适当加用肠外营养。

胆源性致病因素的早期处理

经多项临床随机对照实验和meta分析结果证明，重症急性胰腺炎患者早期在内镜引导下行括约肌切开术，重症急性胰腺炎并发症的发生率和死亡率均低于传统的保守治疗方法。对于胆源性的急性胰腺炎患者，内镜引导下行括约肌切开术应尽早与其他治疗措施一起实施，即应在疾病发作后的72小时内进行。

对于合并胆管炎或梗阻性黄疸的急性胰腺炎患者，早期即应行内镜下括约肌切开术的治疗效果毋庸置疑，但是对于急性轻型胰腺炎的患者则不宜早期行内镜下括约肌切开术。目前存在的问题是对于不合并胆道感染或梗阻性黄疸的重症胆源性胰腺炎患者，内镜引导下括约肌切开术是否可以明显缓解病情尚不十分明确。

目前在临床治疗中，对于诊断为胆源性重症急性胰腺炎患者，都应早期行内镜下逆行胰胆管造影(ERCP)，如果发现胆总管内胆汁淤积或结石形成，则常规行内镜下括约肌切开术。

感染性并发症的预防

胰腺组织坏死后的腹腔感染是急性胰腺炎最严重的并发症之一，可以直接导致患者的晚期死亡。事实证明，急性坏死性胰腺炎合并腹腔感染患者的死亡率明显高于无菌性胰腺组织坏死的患者。因此，有效地预防胰腺组织坏死后的腹腔感染是治疗急性胰腺炎的重要目的之一。

多项实验研究和腹腔感染细菌的菌谱分析都可证明，肠道菌群易位是急性胰腺炎合并感染的主要病原菌来源。大多数病原体是来自肠道的革兰阴性杆菌，主要是埃希大肠杆菌与厌氧菌属，也有来自于其他系统(如静脉导管来源、呼吸道感染等)的需氧革兰阳性细菌。因此，预防胰腺组织坏死后的腹腔感染就必须应用针对革兰阳性菌、革兰阴性菌以及厌氧菌等有效的抗生素。

急性胰腺炎患者胰腺组织坏死后合并腹腔感染多发生在病程的第3周或第4周，但是胰腺组织的坏死多在发病后的第3~4天即可开始。因此，抗感染的治疗应该尽早、尽快在急性胰腺炎的最佳有效治疗时间内进行。此外，为了防止菌血症的发生，针对胰腺外源性感染(如静脉导管源性，肺部感染，泌尿系感染等)的抗感染措施也应尽早而有效地进行。

肠内营养可以有效地保护肠道屏障功能，联合选择性应用肠道制菌药物及全身预防性应用抗生素，可以有效降低急性坏死性胰腺炎发生感染的机率。目前单一的临床研究已表明，选择性肠道抗污染措施包括严格的肠道准备及肠道制菌药物等方法，可以有效地降低急性胰腺炎的死亡率和并发症的发病率，但临床实施操作烦琐，而且需要同时全身性应用抗生素。

预防性全身性应用抗生素目前仍是防止胰腺坏死后感染的常规治疗方法，预防性全身用药可以明显降低急性坏死性胰腺炎感染性并发症的发生。此外，一项针对8个临床对照研究的meta分析结果也表明，预防性全身性抗生素的应用可以降低急性胰腺炎患者的死亡率。

预防性应用抗生素的疗效主要取决于两个方面因素：

· 仅限于已经明确诊断为坏死性胰腺炎的患者，在全身性应用抗生素之前，动态腹部CT证实已发生胰腺组织坏死。

· 预防性用药应使用广谱抗生素，同时保证胰腺组织内部能够达到有效的药物浓度，目前临床治疗中亚胺培南的效果最好，可以明显降低急性坏死性胰腺炎感染性并发症的发生率。此外，一项对照临床研究表明，急性胰腺炎患者预防性应用亚胺培南预防感染的效果明显优于氟喹诺酮类药物。而近期一项随机、双盲安慰剂对照研究结果表明，应用环丙沙星和甲硝唑来预防重症急性胰腺炎感染性并发症的效果不佳。

对于重症急性胰腺炎患者，发病初期48~72小时内即应通过腹部CT动态观测胰腺形态变化，如发现胰腺组织坏死，应马上静脉应用亚胺培南500mg，每日4次，连续应用至少14天，如果患者同时合并其他器官功能衰竭时，则需全程应用亚胺培南。为防止机体发生真菌感染，建议同时预防性应用氟康唑两周以上。尽管预防性全身应用广谱抗生素，一旦患者出现感染征象，临床怀疑合并有胰腺坏死后感染时，应行经皮腹腔穿刺抽吸积液，行革兰氏染色及细菌培养加以证实，若检查证实确已合并细菌感染，通常需行手术清除胰腺坏死组织。

临床治疗原则

首先应对急性胰腺炎患者进行全面的病情评估，轻型急性胰腺炎需禁食2~4天，注意充分补液，以避免肾脏的继发损害，同时适当应用止痛药物。对于重症急性胰腺炎患者，应加强生命体征监测和系统支持治疗。主要注意以下三方面的治疗原则：①早期行肠内营养；②胆源性急性胰腺炎应尽早实施内镜下括约肌切开术；③预防性全身性应用抗生素（图20.1）。

（王青 译　王维斌 张太平 校）

推荐读物

Al-Omram M, Groof A, Wilke D. Enteral versus parenteral nutrition for acute pancreatitis. *Cochrane Database of Systematic Reviews* 2003;1:CD002827.

Bassi C, Falcoin M, Talamini G *et al*. Controlled clinical trial of pefloxacin versus imipenem in severe acute pancreatitis. *Gastroenterology* 1998;115:1513–1517.

Beger HG, Bittner R, Block S, Büchler M. Bacterial contamination of pancreatic necrosis. A prospective clininal study. *Gastroentereology* 1986;91:433–438

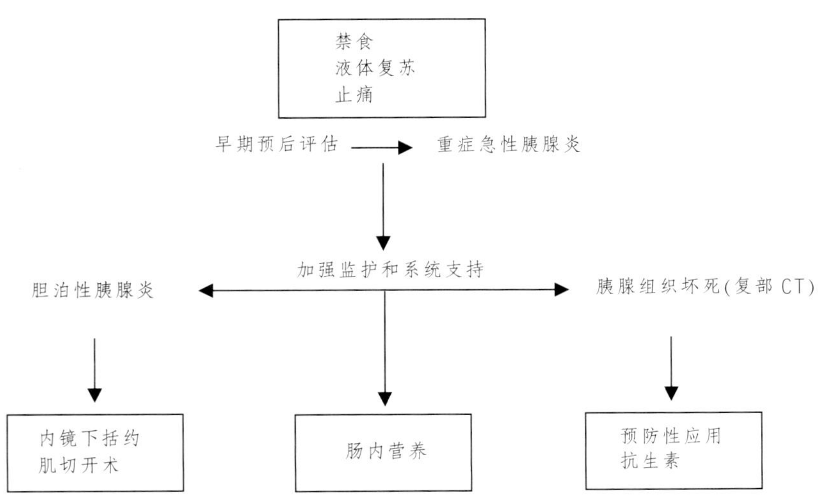

图20.1 重症急性胰腺炎临床治疗原则。

Brown A, Baillargeon JD, HughesMD, Banks PA. Can fluid resuscitation prevent pancreatic necrosis in severe acute pancreatitis? *Pancreatology* 2002;2:104–107

Büchler M, Malfertheiner P, Friess H *et al.* Human pancreatic tissue concentration of bactericidal antibiotics. *Gastoenterology* 1992;103:1902–1908.

Dervenis C, Johnson CD, Bassi C *et al.* Diagnosis, objective assessment of severity and management of acute pancreatitis. Santorini consensus conference. *Int J Pancreatol* 1999;25:195–210.

Golub R, Siddiqi F, Pohl D. Role of antibiotics in acute pancreatitis:a meta–analysis. *J Gastrointest Surg* 1998;2:496–503.

Isenmann R, Runzi M, Kron M *et al.* Prophylactic antibiotic treatment in patients with predicted severe acute pancreatitis: a placebo-controlled, double-bilind trial. *Gastroenterology* 2004;126:997–1004.

Kalfarentzos F, Kehagias J, Mesd Mead N *et al.* Enteral nutrition is superior to parenteral nutrition in severe acute pancreatitis: results of a randomized prospective trial. *Br J Surg*1997;84:1665–1669.

Luiten EJ, Hop WC, Lange JF, Bruining HA. Controlled clinical trial of selective decontamination for the treatment of severe actue pancreatitis. *Ann Surg* 1995;222;57–65.

Maraví–Poma E , Gener J, Alvarez–Lerma F, Olaechea P, Blanco A, Domínguez–Mñnoz JE. Early antibiotic treatment (prophylaxis) of septic complications in severe actue necrotizing pancreatitis:a prospective, randomized, multicenter study comparing two regimens with imipenemcilastatin. *Intensive Care Med* 2003;29:1974–1980.

Meier R, Beglinger C, Layer P *et al* . ESPEN guidelines on nutrition in actue pancreatitis. *Clin Nutr* 2002;21:173–183.

Sharma VK, Howden CW.Metaanalysis of randomized controlled trails of endoscopic retrograde cholangiography and endoscopic sphincterotomy for the treatment of actue biliary pancreatitis. *Am J Gastroenterol* 1999;94:3211–3214.

Windsor AC, KanwarS, Li AG *et al.* Compared with parenteral nutrition, enteral feeding attenuates the acute phase response and improves disease severity in actue pancreatitis. *Gut* 1998;42:431–435.

PART

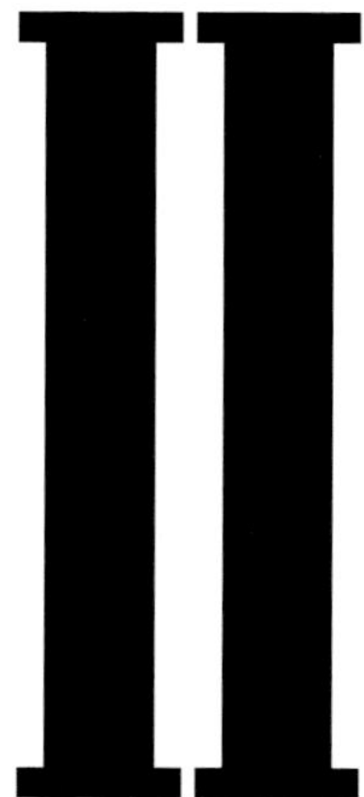

第 2 部分
慢性胰腺炎和囊性纤维化

21 慢性胰腺炎的临床定义与分类

Peter Layer, Ulrik Melle

概　述

慢性胰腺炎的定义和分类应遵循临床实践中客观且可重复性好的标准。临床特征应反映相应的组织病理改变，二者也恰恰是其特异病因和病理生理学机制的常见结果。慢性胰腺炎的分类需要结合主要临床指标(症状、体征、病史、病程、预后等)及影像学、功能检查结果综合考虑,为制定治疗方案提供依据。然而目前慢性胰腺炎的定义和分类还有许多困难,不能满足临床需要,原因将在下文详述。

1946年Comfort等首次以临床表现及手术和病理结果为基础提出慢性胰腺炎的定义，他们描述了此病具有慢性进展和/或反复发作的特征,发病与长期饮酒有关,多发于30~40岁之间,并描述了一些特异性并发症。

1963年马赛会议首次对胰腺炎症性疾病进行了详细定义和分类并形成体系，为以后20年的临床和科学研究提供了基础。慢性胰腺炎的形态学特征是胰腺的不可逆性硬化，伴有外分泌腺实质的破坏和缺失。与之相反,急性胰腺炎(包括复发性胰腺炎)的特征则是病因消退后临床及胰腺形态均可恢复。一般认为急性胰腺炎较少转变成慢性胰腺炎。马赛分类法重点描述了酒精性慢性胰腺炎，但也提到了慢性胰腺炎的较少见病因,如遗传性、血管性、内分泌性、代谢性及营养性原因。尽管梗阻性慢性胰腺炎可能具有可逆性,仍归属于慢性胰腺炎。马赛分类并没有将解剖学和功能改变联系起来，也没有考虑临床过程和疾病严重程度。

在此后20年间，随着超声、CT、ERCP等新的影像技术以及标准化的胰腺功能检查的发展，慢性胰腺炎在病因、诊断及治疗方面都取得了长足进步。随着对发病机制理解的加深和诊断技术的显著提高，必然要对传统的分类系统进行修改。

因此,自20世纪80年代以来,内科学、外科学、放射科学以及病理学的学者们分别依照各自学科领域对慢性胰腺炎的疾病过程研究的新进展，对传统分类系统进行修改。总体来说,尽管各个领域均取得了不同程度的发展，但没有一个分类系统能够概括慢性胰腺炎的全部病理机制和/或临床特征。

组织病理学

慢性胰腺炎是胰腺的进行性炎性疾病，伴胰腺实质和胰管系统的不可逆性形态学改变，这些改变随着发病因素的去除仍然存在甚至继续进展，最终导致胰腺功能丧失。根据这个定义,血色病和囊性纤维化均不属于慢性胰腺炎范畴。需强调的是,对以胰管扩张、腺泡实质弥漫性萎缩、纤维化以及近端胰管结石所致胰管梗阻为特征的梗阻性慢性胰腺炎来说，胰腺结构和功能是可以随着梗阻的解除而改善的。

马赛分类中，慢性胰腺炎的形态学改变是指任何原因所致胰腺不规则硬化,伴随外分泌实质(局灶性、节段性或弥漫性)破坏和/或缺失。可能伴有胰管系统不同程度的扩张,这种扩张可以是局灶性的,而通常(但不是一定)伴随胰管狭窄。胰管内可能含有嗜酸性蛋白质栓子和/或导管内钙化。假性胰腺囊肿通常与胰管系统相通。炎症表现为各种类型,如细胞水肿、坏死或脓肿形成。与腺泡不同程度阻塞相比，胰岛保存相对完好。

总之，第二版马赛分类清楚地描述了慢性胰腺炎的形态学改变，并强调除梗阻性以外各种原因所致慢性胰腺炎均呈不可逆的形态改变。

胰腺组织穿刺活检对胰腺癌的诊断有重要意义，但在慢性胰腺炎的临床实践中较少应用，除非具备超声引导下活检的条件。胰腺组织病理标本对诊断胰腺急、慢性炎症缺乏特异性，或者由于胰腺炎症改变呈局灶性而非弥漫性而致取材不具代表性。而且随着年龄的增长，正常胰腺会发生组织学改变，导致难以与慢性胰腺炎区分。由于上述原因，基于组织病理学的慢性胰腺炎分类方法在临床实践中没有实用价值。

病 因 学

慢性胰腺炎的病因应尽可能搞清，因为它将有助于制定治疗方案，判断预后。

在西方国家，70%~90%的慢性胰腺炎与饮酒有关。酒精导致胰腺炎症病变的风险随着饮酒量的增加呈对数增加。然而大量酗酒者中只有5%~15%发展成为慢性胰腺炎患者，提示其存在重要的辅助因素，如饮食过多导致脂肪和蛋白过剩、抗氧化能力不足、微量元素缺乏以及吸烟等等。

众所周知，大多数患者饮酒同时也吸烟，而且吸烟也是慢性胰腺炎的独立病因和致病因素，尤其易于形成钙化。目前仍不确定一些基因突变，如胰蛋白酶原、丝氨酸蛋白酶抑制剂Kazal 1型(SPINK1)或囊性纤维化跨膜调节基因(CFTR)，是否为酒精性慢性胰腺炎的相关因素。

热带型胰腺炎是印度、非洲、巴西和南美地区最常见的慢性胰腺炎，SPINK1基因突变在其发病因素中至关重要，此病最终引起胰腺内分泌功能不足。

遗传性胰腺炎是一种常染色体显性遗传疾病，伴有80%外显率的胰蛋白酶原基因突变。此病罕见，约占慢性胰腺炎1%左右，主要见于儿童及年轻患者。

自身免疫性胰腺炎特征是表达自身抗体，免疫球蛋白水平增高，胰腺增大并伴有淋巴细胞浸润，胰腺导管堵塞。可伴有其他自身免疫疾病，如干燥综合征、原发性胆汁性肝硬化、原发性硬化性胆管炎。仅有的少数病例报告中指出，此病的治疗依赖糖皮质激素。免疫机制所致胰腺炎可以伴随慢性炎症性肠病。

引起胰管梗阻的因素包括肿瘤、瘢痕、囊肿、Vater壶腹狭窄或乳头发育不良(如胰腺分割)，可以导致梗阻远端胰腺实质发生炎症性病变。梗阻性胰腺炎是慢性胰腺炎中的特殊类型，随着梗阻解除其病变可以逐渐改善。

特发性慢性胰腺炎约占总数的10%~25%，病因不明，但此类可能包括低估酒精摄入量或未做基因检测的一些患者。根据首次出现临床症状的年龄将其分为两类：早发型和迟发型特发性慢性胰腺炎。早发型于儿童或青年时发病，常表现为严重疼痛，而胰腺钙化和内外分泌功能不足则较罕见，疾病进展缓慢。有证据表明SPINK1基因突变可能参与发病。迟发型首次发病常在50岁以后，疼痛不常见，常以内外分泌功能不足症状为主要表现。

临床表现

马赛分类强调了复发性或持续性腹痛和/或胰腺外分泌功能持续丧失这一临床特征。

事实上，上腹痛是慢性胰腺炎患者的主要临床表现。腹痛常被描述为焦躁不安的、深部的、穿凿样的疼痛，位于上腹部，常向背部放射。疼痛可随进食加重，常伴恶心、呕吐。长期严重腹痛使食欲下降、进食减少、导致体重下降和营养不良，最终导致生活质量下降，增加了使用麻醉性镇痛剂的可能性。

慢性胰腺炎时患者的腹痛史(特点、时限、程度)不尽相同，但很多研究指出，多数患者中随着时间推移，腹痛逐渐减轻(燃尽)。

马赛定义认为慢性胰腺炎患者大都以严重腹痛为主要临床表现，而实际上慢性胰腺炎患者可能处于疾病早期而没有疼痛症状，或者仅轻微疼痛，仅表现出胰腺炎症过程的形态学证据，如早期炎症反应纤维化，伴有脂肪泻和/或糖尿病的临床表现。

尽管如此，在描述慢性胰腺炎时，是否疼痛、疼痛的程度和过程仍然是重要的临床因素。

功 能

大多数慢性胰腺炎患者在发病数年后二十年内出现胰腺外分泌功能不足。由于人类胰腺外分泌功能的强大储备能力，只有90%~95%的外分泌实质被破坏后才会出现吸收不良的表现。当患者出现胰腺外分泌功能不足时，通常已有更严重的脂肪泻(常伴脂溶性维生素A、D、E、K吸收不良)。临床上脂肪泻的症状要比蛋白质或糖类吸收不良早几年现出，这是因为胰腺合成和分泌胰脂肪酶的功能更容易受损伤。由于脂肪酶易受肠腔内酸性环境和蛋白水解变性作用的影响，使其肠腔内存活时间缩短，脂肪消化功能大部分被非胰腺机制所替代。患者可不出现或仅有轻微体重下降，但伴有餐后疼痛和恶心的患者由于害怕进食而体重减轻明显。其他患者可能通过增加摄入量以弥补消化不良和腹泻丢失。内分泌功能不足(糖尿病)是慢性胰腺炎的另一个长期破坏的表现。

影　像　学

与马赛定义不同，剑桥分类法将最新的影像学检查方法合并入慢性胰腺炎的诊断系统的核心中去，并用来进行疾病的严重程度分级。分级系统根据影像表现不同将慢性胰腺炎分为正常、临界性、轻微病变、中度病变和严重病变(表21.1)。尽管还不确定它对治疗和预后的意义如何，分级系统在一定程度上有助于对疾病的临床表现进行评估和比较。在某些情况下部分患者胰腺结构和功能改变不一致，例如已有明确的功能不足的慢性胰腺炎患者行导管造影或扫描检查可能显示为正常，或影像检查异常而胰腺功能并未受损。一般来说，胰腺的形态改变和功能受损发展的速度，或胰腺疾病发展到影像学和功能检查能发现病变所需的时间，都存在明显差异，相关性很小。

影像学检查异常可能提供诊断依据，包括胰管内病变(扩张、狭窄、不规则、胰管结石)、胰管分支病变(扩张、不规则)或胰腺实质病变(小叶改变、高回声条索、增大或萎缩、其他)。以此派生出"大胰管"或"小胰管"型慢性胰腺炎分类方法。"大胰管"病变提示主胰管的异常病变，常与酒精相关，多伴功能异常；而"小胰管"病变则通常没有上述改变，一般不伴胰腺内外分泌功能不足。这种差异可能对胰腺炎的诊断和治疗均有帮助。"大胰管"病变的诊断较容易，治疗可通过内镜或外科手术行扩张胰管减压。"小胰管"病变的诊断则较困难：在一项前瞻对照性研究中，超声内镜和功能性磁共振检查均欠满意，治疗也只限于内科治疗。

慢性与急性胰腺炎比较

在临床上急性和慢性胰腺炎很难彻底分开，通常认为是连续的病变。酒精性慢性胰腺炎的早期阶

表 21.1　慢性胰腺炎的影像学分级

	ERCP	超声或 CT
正常	全胰腺显示清晰，未见异常异常异常胰管分支少于三处主胰管正常	全胰腺显示清晰，未见单处病变： 主胰管直径 2～4mm
临界病变	异常胰管分支多于三处	两处或多处病变：
轻微病变	主胰管正常	囊肿直径 <10mm 胰管不规则 局灶急性胰腺炎 胰腺实质不均质 胰管壁回声增强 胰头/胰体轮廓不规则
中度病变	上述病变加上主胰管异常	同上
严重病变	上述病变伴随至少下列一项： 囊肿直径 >10mm 胰管充盈缺损 结石/胰腺钙化 胰管堵塞(狭窄) 胰管重度扩张或不规则 超声或 CT 发现附近器官浸润	上述病变伴随至少下列一项： 囊肿直径 >10mm 胰管充盈缺损 结石/胰腺钙化 胰管堵塞(狭窄) 胰管重度扩张或不规则 超声或 CT 发现附近器官浸润

段,病情加剧时临床表现与急性胰腺炎发作很相似,临床难以鉴别。目前认为酒精性胰腺病变既可表现为急性胰腺炎,也可表现为伴或不伴急性发作的慢性胰腺炎,但现有的常规诊断方法无法将二者区别开来。更重要的是,慢性胰腺炎的一个重要诊断标准是胰腺功能受损,而急性发作后胰腺功能减退持续时间长短不一,程度各异,可能是不可逆的。

另一方面,在临床实践中并不需要预先将急性胰腺炎和慢性胰腺炎急性发作区别开来,因为早期阶段二者的临床治疗是一样的。事实上,现代观念中,如坏死-纤维化假说,认为二者存在一个共同机制:慢性胰腺炎可能是反复发作局灶急性坏死性炎症反应的结果,由此引起瘢痕和纤维化。因此,即使典型急性和慢性胰腺炎,是否有必要将二者分开为不同的疾病种类,还是作为同一疾病的不同综合征看待,目前仍存在争论。

结论和建议

慢性胰腺炎的诊断应该结合现有的影像学和功能学检查来进行确诊或排除。多数情况下,很难或不可能靠某一项检查来实现,因此我们建议将临床表现、影像检查和功能检查组合应用(表21.2)。相当比例的患者缺乏典型的诊断指标,尤其是疾病早期阶段出现明显的形态和/或功能受损之前。如果不开发新的更灵敏的诊断技术,一些目前被诊断"疑似"慢性胰腺炎患者,以及部分仅一过性病变的患者,将会被漏诊。

一旦确诊为慢性胰腺炎,我们建议将下述几方面加入胰腺炎的诊断和描述中去。无论患者是否表现这些方面,均应以标准化的方式进行描述(表21.3)。

- 胰腺炎的病因学,包括更深的致病机制。
- 主要临床特征或状态,尤其是疼痛表现和程度:有无疼痛、疼痛频率和严重程度。
- 功能状态,尤其外分泌和/或内分泌功能不足的表现和程度。
- 影像学检查所见形态改变分级,采用剑桥分类法(表21.3)。
- 有无并发症,其表现和程度。

建立一个简单的标准化的临床分类系统必要性在于慢性胰腺炎没有像其他胃肠道疾病一样的大型前瞻对照性实验研究,因此我们仅能通过对少量证据排选的观察结果来制定恰当的治疗方案和建议。由于缺乏标准的分类方法,致使患者人群可比性和分层较差,是导致这个令人不满的状况的主要原因。因此,建立一个合理、可接受并可行的分类方法,不仅有助于提高治疗手段,更有助于提高慢性胰腺炎的临床研究进展。

(田孝东 译　杨尹默 赵玉沛 译)

表21.2 评分系统诊断慢性胰腺炎

结果	评分
胰腺钙化	4
典型病史	4
ERCP典型改变	3
胰腺外分泌功能受损	2
胰腺炎发作和/或慢性上腹痛	2
糖尿病	1
评分4分或4分以上即诊断为慢性胰腺炎	

推荐读物

Ammann RW, Heitz PU, Kloppel G. The "two-hit" pathogenetic concept of chronic pancreatitis. *Int J Pancreatol* 1999; 25: 251.

Axon AT, Classen M, Cotton PB, Cremer M, Freeny PC, Lees WR. Pancreatography in chronic pancreatitis: international definitions. *Gut* 1984; 25: 1107-1112.

Bourliere M, Barther M, Berthezene P, Durbec JP, Sarles H. Is tobacco a risk factor for chronic pancreatitis and alcoholic cirrhosis? *Gut* 1911; 32: 1392-1395.

Chari ST, Singer MV. The problem of classification and staging of chronic pancreatitis. Proposals based on current knowledge of its natural history. *Scand J Gastroenterol* 1994; 29: 949-960.

Horiuchi A, Kawa S, Akamatsu T *et al.* Characteristic pancreatic duct appearance in autoimmune chronic pancreatitis: a case report and review of the Japanese literature. *Am J Gastroenterol* 1998; 93: 260-263.

Imoto M, DiMagno EP. Cigarette smoking increases the risk of pancreatic calcification in late-onset but not early-onset idiopathic chronic pancreatitis. *Pancreas* 2000; 21: 115-119.

Kloppel G. Progression from acute to chronic pancreatitis. A Pathologist's view. *Surg Clin North Am* 1999; 79: 801-814.

表 21.3　慢性胰腺炎的诊断和分类

慢性胰腺炎的发病机制	疼痛表现
酒精性	持续性
SPINK1 胰蛋白酶原或 CFTR 基因突变?	间歇性
吸烟	疼痛过程
遗传性	逐渐好转
胰蛋白酶原基因突变	持续性
自身免疫性	进展性
代谢/营养性	胰腺功能状态分级
高钙血症	外分泌功能不足(脂肪泻)
甲状旁腺功能亢进	无脂肪泻(<7g/d)
获得性或先天性高甘油三酯血症	轻度脂肪泻(7 - 15g/d)
热带性(SPINK1 基因突变)	重度脂肪泻(>15g/d)
热带钙化性胰腺炎	内分泌功能不足
胰腺纤维钙化性糖尿病	无
特发性	隐性糖尿病
早发型(SPINK1 基因突变)	糖尿病
晚发型	影像检查形态分级(见表 21.1)
梗阻性	正常
良性胰管梗阻性病变	临界
创伤性梗阻	轻度
坏死性胰腺炎后胰管狭窄	中度
Oddi 括约肌狭窄	重度
胰腺分割(伴小乳头发育不良)	并发症
Oddi 括约肌功能不足?	囊肿/假性囊肿伴或不伴感染、脓肿
胰管结石	门静脉或脾静脉血栓所致门静脉高压
十二指肠梗阻(憩室,十二指肠壁囊肿)	出血/假性动脉瘤
恶性胰管梗阻性病变	腹水
胰腺癌,壶腹部癌,十二指肠癌	胰管和/或胆管梗阻/狭窄
临床特征	胰瘘
腹痛分级	十二指肠狭窄
无疼痛	胰腺癌
中度疼痛	
重度疼痛	

Lankisch PG, Assmus C, Maisonneuve P, Lowenfels AB. Epidemiology of pancreatic diseases in Luneburg County. A study in a defined German population. *Pancreatology* 2002; 2: 469–477.

Layer P, DiMagno EP. Early and late onset in idiopathic and alcoholic chronic pancreatitis. Different clinical courses. *Surg Clin North Am* 1999; 79: 847–860.

Layer P, Holtmann G. Pancreatic enzymes in chronic pancreatitis. *Int J Pancreatol* 1994; 15: 1–11.

Layer P, von der Ohe M, Gröger G, Dicke D, Goebell H. Luminal availability and digestive efficacy of substituted enzymes in pancreatic insufficiency. *Pancreas* 1992; 7: 745.

Layer P, Yamamoto H, Kalthoff L, Clain JE, Bakken LJ, DiMagno EP. The different courses of early-and late-onset idiopathic and alcoholic chronic pancreatitis. *Gastroenterology* 1994; 107: 1481–1487.

Layer P, Keller J, Lankisch PG. Pancreatic enzyme replacement therapy. *Curr Gastoenterol Rep* 2001; 3: 101–108.

Levy P, Mathurin P, Roqueplo A, Rueff B, Bernades P. A multidimensional case–control study of dietary, alcohol, and tobacco habits in alcoholic men with chronic pancreatitis. *Pancreas* 1995; 10: 231–238.

Lin Y, Yamakoshi A, Hayakawa T, Ogawa M, Ohno Y. Cigarette smoking as a risk factor for chronic pancreatitis: a case-control study in Japan. Research Committee on Intractable Pancreatic Diseases. *Pancreas* 2000; 21: 109–114.

Lowenfels AB, Maisonneuve P, Cavallini G *et al*. Prognosis of chronic pancreatitis: an international multicenter study. International Pancreatitis Study Group. *Am J Gastroenterol* 1994; 89: 1467–1471.

Pfutzer RH, Barmada MM, Brunskill AP *et al*. SPINK1/PSTI polymorphisms act as disease modifiers in familial and idiopathic chronic pancreatitis. *Gastroenterology* 2000; 119: 615–623.

Sarles H. Definitions and classifications of pancreatitis. *Pancreas* 1991; 6 : 470–474.

Sarner M, Cotton PB. Classification of pancreatitis. *Gut* 1984; 25: 756–759.

Sarner M, Cotton PB. Definitions of acute and chronic pancreatitis. *Clin Gastroenterol* 1984;13:865–870.

Schneider A, Suman A, Rossi L *et al*. SPINK1/PSTI mutations are associated with tropical pancreatitis and type Ⅱ diabetes mellitus in Bangladesh. *Gastroenterology* 2002; 123: 1026–1030.

Singer MV, Gyr K, Sarles H. Revised classification of pancreatitis. Report of the Second International Symposium on the Classification of Pancreatitis in Marseille, France, March 28–30, 1984. *Gastroenterology* 1985; 89: 683–685.

Standop J, Standop S, Itami A *et al*. ErbB2 oncogene expression supports the acute pancreatitis–chronic pancreatitis sequence. *Virchows Arch* 2002; 441: 385–391.

Truninger K, Witt H, Kock J *et al*. Mutations of the serine protease inhibitor, Kazal type 1 gene, in patients with idiopathic chronic pancreatitis. *Am J Gastroenterol* 2002; 97: 1133–1137.

Worning H. Alcoholic chronic pancreatitis. In: HG Beger, AL Warshaw, MW Büchler *et al*. (eds) The Pancreas. *Oxford: Blackwell Science*, 1998: 672.

22 慢性胰腺炎的流行病学：低发病率？低诊断率？

Salvador Navarro, Antonio Soriano

慢性胰腺炎是一种导致胰腺的内外分泌腺体进行性、不可逆损伤，并由纤维组织替代的炎症过程。因此，可以发现一系列形态和功能上的改变，相应地造成这种疾病的特征性临床表现。

症状学表现与由多种病因引起的形态学改变的程度相关。发病初始形态学改变较小，可能没有临床症状或者仅表现单纯的消化不良症状，相反，当出现了明显形态和功能异常，随之表现明显症状。慢性胰腺炎从发病初期到晚期要经历程度上的转变，可以分成4个阶段：第一阶段为潜伏期或亚临床期，第二阶段为早期，出现炎性并发症，第三阶段表现出胰腺的外分泌功能损伤，第四阶段被定义为进展期或者无痛期。

1　潜伏期或者亚临床期：可能持续1~20年，在此期间，患者可能没有症状，但是通常大量饮酒。本时期又可以分为两个亚阶段：早期为可逆的细胞学细微改变，然后是组织学的不可逆改变。只有当这些慢性胰腺炎的特征性组织学损伤引起相当大的损伤时，这些疾病的症状才会被发现。在潜伏期，超声甚至螺旋CT都不能保证明确诊断。但是，最近的研究显示，ERCP可能发现剑桥分类的可疑变化。胰腺的外分泌功能可能仍然正常或者呈一定程度地亢进。

2　第二阶段：是一个早期阶段，包含炎性并发症，在首发症状后的5~6年，或者直到严重的胰腺外分泌功能不足的发生。疼痛和感染并发症如假囊肿、胆道狭窄、脾静脉栓塞常见。经常需要手术治疗。病变组织变硬和不同区域腺体的增大的程度各异，常发生假性囊肿和局部脂肪坏死，钙化较少见。外分泌功能可以表现为轻度不足或者正常。腺体病变和相关并发症可通过影像学技术检测到。

3　晚期或胰腺外分泌功能不足期：在最初症状后大约8年出现。疼痛持续存在且外分泌功能减退，导致脂肪泻。需要手术缓解疼痛。

4　进展期或称无痛期：标志疾病进入终末期。疼痛可能得到自发缓解或通过手术缓解；胰腺的外分泌功能已彻底丧失，而且通常发生糖尿病。

在西方，66%~80%的慢性胰腺炎病例是大量饮酒造成的。其余病例与酒精滥用无关，而遗传因素在早期或晚期（阶段）促进其发展。慢性胰腺炎早期可能由一个显性基因突变引发，而不需酒精作用；慢性胰腺炎发病较晚的，基因突变不太明显。所有这些因素使我们相信流行病学研究的成功主要在疾病的检查阶段，因为患者的检出依赖检查者对这一疾病的警惕程度、临床表现和形态、功能的异常。

因此，慢性胰腺炎的研究要考虑到该病不总发生在慢性酒瘾者身上，只有5%~15%的严重酗酒者会发展为慢性胰腺炎。此病可以在患者生命任何时期，病损程度取决于疾病的分期，由于目前的检查技术敏感性差，轻微病变无法检测出。流行病学的研究提出了以下问题：

- 是否所有的患者都需要病理检查？
- 何时考虑让患者进行病理检查以确诊？
- 何时做各种检查来获取疾病信息？
- 现行诊断技术的敏感性足以确诊所有患者吗？

饮酒是慢性胰腺炎最常见的病因，在症状出现之前，患者一般有10~20年之久的饮酒史。只有经过相对较长时期的饮酒，才会出现该病典型的组织学改变。在这段相对未知的时间内，患者直到有足够的组织学改变前，没有任何症状。最初只是单纯的消化不良。在这一时期，研究者对本病的怀疑程度取决于影像学和功能学检查结果。所以，由于检查缺乏敏感性和特异性，证实可疑病例仍然是不可能的，往往直到症状足够明显时才能被诊断（图22.1）。

人们也许认为组织学改变可以作为诊断疾病的

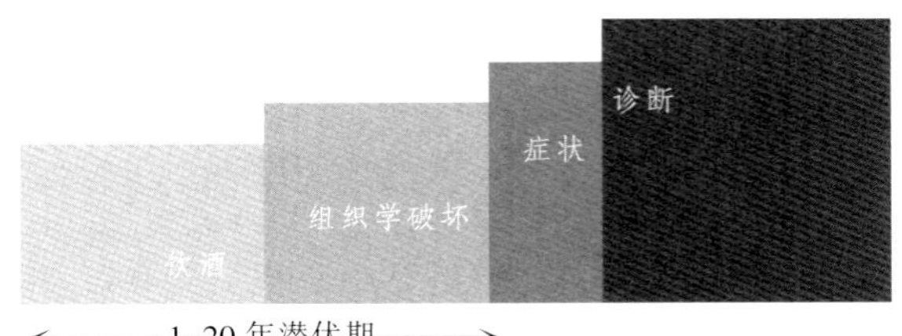

图22.1 慢性胰腺炎从开始饮酒到确诊的演进过程。

金标准。在慢性胰腺炎的病例，胰腺的组织学改变包括纤维化、炎症、腺泡细胞和胰岛的不规则分布和进行性减少。结合上述表现及其程度，病理学家将慢性胰腺炎区分为轻、中、重三类。轻度改变是疾病初期的典型改变，小量腺泡的缺失及其缺失区被纤维化区域替代。中度改变，腺泡缺失更明显而纤维化区域更大，伴随淋巴细胞和成纤维细胞浸润。朗格罕细胞岛和小叶内管相对变形。胰腺炎的进展期，重度改变，典型的腺泡和胰岛结构几乎完全消失，被广泛的纤维结构包围神经束代替，同时可见伴有胰管系统的严重变形(图22.2)。

然而，这种组织学分类有许多缺点。一方面，我们缺乏较好的评估系统让我们客观定量评估组织损坏的程度，另一方面，组织学改变扩散到不同区域且改变程度多样。因此，组织学改变取决于取材的组织区域。更进一步，典型的纤维化区域的坚硬质地使得针吸活检较困难而不易得到较好的标本来得到令人满意的医学报告。最后，伦理方面也应考虑，如何在没有症状或只有非特异性症状的患者身上行针吸活检？病理流行病学研究恐怕难以开展，因为所要查找的病变并未引起研究对象的任何不适，而且病变进展是可避免的，其唯一结果只是建议停止酒精消费，而所有的酗酒者都立给予同样的建议。

组织学病变到什么程度才能用现代的诊断技术发现形态学和功能学改变，才会出现慢性胰腺炎首发症状，这个问题还没有答案。所以，慢性胰腺炎的流行病学研究要考虑研究对象的三类病史：无症状的、症状不典型和症状典型的慢性胰腺炎。慢性胰腺炎发病率的研究设计中，要检出新发病例，以及要研究特定人口的现患率，确立拟诊标准中的鉴别诊断最为重要。另一个有趣的方面是患者选择和诊断相关危险因素的定义（如酒精消费量和遗传改变)，如上所述，并不是所有的酗酒者都会发生慢性胰腺炎，也不是每个病例都是酒精导致。

最后一方面是评价各种诊断慢性胰腺炎的方法的价值和实用性。第一次症状出现前慢性胰腺炎如获诊断患者可获益，评价诊断的各种技术的效价比关系是很重要的。螺旋CT可以用作确诊和决定慢性胰腺炎严重程度首要的影像学方法，因为它的无创、敏感，可用于发现中度和严重阶段的病例。可以反应出胰腺的钙化、Wirsung管的扩张、空腔的存在和实质的萎缩。另外，先前的研究显示CT结果和组织学变化程度有很好的相关性。ERCP是另一种可以鉴别中度和严重病例的方法，但有时对轻度病例很难建立诊断标准。核磁共振胆胰管成像（Magnetic resonance cholangiopancreatography，MRCP)是一项无创性的技术，不需要全身给镇静药，分辨率可达1mm。

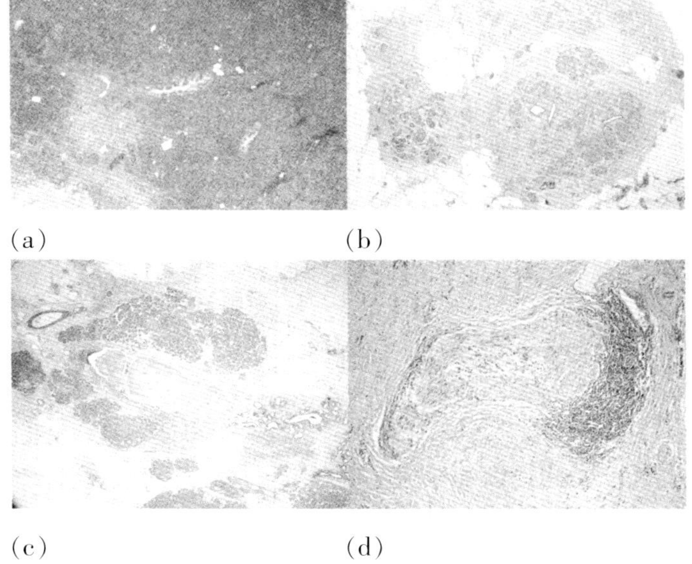

图22.2 慢性胰腺炎组织学病变进展(HE染色)。(a)中央区域，腺泡消失，被纤维组织和该病典型的炎症细胞代替×40倍。(b)包围腺泡和朗格罕胰岛的纤维区域×40倍。(c)外分泌部的胰腺实质被广泛的纤维化区域替代。胰腺小导管变大，充满蛋白物质(箭头)×40倍。(d)在中央区域，有一个肥大的神经束，完全被纤维组织包绕，其一侧被炎症细胞浸润，是终末期慢性胰腺炎的特征性表现×100倍。(由Bacelona Hospital Clinic病理学系的Dr Rosa Miguel提供)

它的结果综合了CT观察实质和ERCP观察胰管的优势。然而,二级胰管的微小变化不容易看清,MRCP缺乏ERCP那样的治疗能力。超声内镜在诊断胰腺病变有重要作用。它敏感性高(分辨率1mm),避免了离子射线,可以取组织和胰液标本,以上优点使得它成为非常有用的技术尤其是其结果结合了影像学、胰腺功能检测试验、组织学和分子标志物等。但是,它完全依赖于操作者的经验。

以上检查手段用在诊断可疑慢性胰腺炎是可以接受的。但是,要用于研究无症状人口的发病率和现患率就值得置疑了,因为这些诊断方法如螺旋CT、MRCP等非常昂贵,而且缺乏鉴别诊断的敏感度。另外,超声内镜是有创性检查,ERCP也是有并发症的。腹部超声是从经济学角度唯一适合的检查,但是它对早期慢性胰腺炎的的诊断价值有限。评估胰腺外分泌功能的检查方法,也同样需要考虑诊断价值和费用。胰泌素-蛙皮素试验可以早期诊断,但是因其有创性和费用高仍然限制其应用。另一个较大的缺点是该技术操作规范和正常值的确定困难,因为这方面容易产生较大差异。而且,胰泌素-蛙皮素只用于有理由怀疑慢性胰腺炎的患者,而患病率和现患率研究应该包括症状轻微或无症状人群。在无创检查中,胰月桂醇试验和粪便弹性蛋白酶检测可以用于筛查可疑的慢性胰腺炎人群,因为他们在严重胰腺外分泌功能不全的病例非常有用,对于中等程度的患者是敏感的。但是,它对早期病例的检测能力还值得怀疑。

由于上述的复杂情况,包括患者没有症状或者症状不典型,或者诊断方法有严重缺陷,导致流行病学信息缺乏真实性和准确性,关于慢性胰腺炎发病和流行病学的文献目前还很缺乏。20世纪70年代在哥本哈根地区关于胰腺炎的研究数据显示:每年10万居民中新发病例为6.9~10人。需要提到的是,研究者必须区分慢性胰腺炎的确诊病例和疑诊病例,因为他们认为有一半以上的病例是没有完全证实的。在西班牙的Cantabria,1981~1991年,Delas Heras发现慢性胰腺炎的发病率为14/100 000,现患率为18.3/100 000(其中有80%是由酒精导致的),是世界上发病率最高的地区。近来更多的研究发现该疾病有明确的地域差异,就每年新发病例而言,从瑞士的1.6/100 000,捷克的7.9/100 000(与丹麦和德国相近),到芬兰的23/100 000。还有一些研究发现,患有慢性胰腺炎的患者就医的数量大大增加。在英国,20世纪90年代比80年代增长了100%。日本的记录显示:就医人数由1994年的32 000增长至1999年的42 000,这些数据也代表了发病率和现患率的增长,发病率由28.5/100 000增长至32.9/100 000,而现患率由5.4/100 000增长至5.7/100 000。诊断人数的增加基于以下两个原因:①新诊断方法的改进和诊断技术的提高(设备精细化和检验者经验增加);②更多的酒精消费。

患病率和人群差异也有关系。Banciu等揭示:饮酒者中有41%因其他原因而行腹部超声却被发现有慢性胰腺炎。另一方面,在西班牙地中海地区还有一项研究,是对105位嗜酒者的超声和CT的评价,他们从未有过胰腺炎症状,并且都参与了一个康复计划。研究发现只有3.5%患有轻型慢性胰腺炎的患者有胰腺的形态改变。不论如何,评估胰腺外分泌功能的胰腺月桂醇试验显示:26%的患者饱受中度胰腺外分泌不足之苦,9%的患者可能会有脂肪泻。但是,如果考虑到尸解资料的话,数据就会大大不同。正如Suda等的研究显示:46人中有33人(72%)的胰腺出现了主要的组织学改变,尤其是纤维组织的增生,尽管他们从未出现过可疑慢性胰腺炎症状,他们都有酒精依赖,但是死亡原因却不仅仅由于酒精中毒。

这些例子使得以下观点更有说服力:人们应当对慢性胰腺炎潜伏期的表现更加注意,这个期间形态学和/或功能的改变可能并不明显,甚至会产生排除慢性胰腺炎的诊断。因此,诊断为慢性胰腺炎的病例可能仅仅是冰山一角,主要因为存在大量未知的嗜酒人群,他们都普遍存在胰腺损害却没有临床症状,而且从未检查和诊断。因此人们应该关注任何有可能的症状,最后都有可能导致慢性胰腺炎临床表现的出现,尤其是检查者,因为他们的怀疑将决定早期诊断,并将使得慢性胰腺炎诊断率低的时代结束。

(王鹏远 译 杨尹默 赵玉沛 校)

推荐读物

Andersen BN, Pedersen NT, Scheel J, Worning H. Incidence of alcoholic chronic pancreatitis in Copenhagen. *Scand J Gastroenterol* 1982;17:247-252.

Aparisi L, Navarro S, Pérez-Mateo M, Bautist D. Prevalencia de la disfución pancreática y de la desnutrición en pacientes alcohólicos en programa de deshabituación. *Med Clin (Barc)* 2000;114:444-448.

Banciu T, Susan L, Jovin G, Sporea I, Vacariu V. Prevalence of chronic (latent) pancreatitis in hospitalized chronic consumers of alcohol. *Rom J Intern Med* 1991;29:49–53.

Boeck WG, Adler G, Gress ThM. Pancreatic function tests: when to choose, what to use. *Curr Gastroenterol Rep* 2001;3:95–100.

Chari ST, Singer MV. The problem of classification and staging of chronic pancreatitis. Proposals based on current knowledge of its natural history. *Scand J Gastroenterol* 1994;29:949–960.

De las Heras G, Pons F. Epidemiología y aspec tos e-tiopatogénicos de la pancreatitis alcohólica crónica. *Rev Esp Enferm Dig* 1993;84:253–258.

Dite P, Stary K, Novotny I *et al.* Incidence of chronic pancreatitis in the Czech Republic. *Eur J Gastroenterol* 2001;13:749–750.

Dominguez –Muñoz E, Hieronymus C, Sauerbruch T, Malfertheiner P. Fecal elastase test: evaluation of a new noninvasive pancreatic function test. *Am J Gastroentrerol* 1995;90:1834–1837.

Etemad B, Whitcomb DC. Chronic pancreatitis: diagnosis, classification, and new genetic developments. *Gastroenterology* 2001;120:682–707.

Lankisch PG. Progression from acute to chronic pan creatitis: a physician's view. *Surg Clin North Am* 1999;79:815–827.

Lankisch PG, Assmus C, Maisonneuve P, Lowen fels AB. Epidemiology of pancreatic diseases in Luneburg County. A study in a defined German population. *Pancreatology* 2002;2:469–477.

Otsuki M. Chronic pancreatitis in Japan: epi demiology, prognosis, diagnostic criteria, and future problems. *J Gastroenterol* 2003;38:315–326.

Sarner M, Cotton PB. Classification of pancreatitis. *Gut 1984*; 25:756–759.

Suda K, Shiotsu H, Nakamura T, Akai J, Nakamura T. Pancreatic fibrosis in patients with chronic alcohol abuse: correlation with alcoholic pancreatitis. *Am J Gastroenterol* 1994;89:2060–2063.

Thuluvanth PJ, Imperio D, Nair S, Cameron JL. Chronic pancreatitis. Long–term pain relief with or with out surgery, cancer risk, and mortality. *J Clin Gastroenterol* 2003;36:159–165.

Tinto A, Lloyd DA, Kang JY *et al. Acute and chronic pancreatitis* – diseases on the rise: a study of hospital admissions in England 1989/90 –1999/2000. *Aliment Pharmacol Ther* 2002;16:2097–2105.

Wallace MB, Hawes RH. Endoscopic ultrasound in the evolution and treatment of chronic pancreatitis. *Pancreas* 2001;23:26–35.

23 慢性胰腺炎的发病机制：有诱因的遗传病？

Georgios I. Papachristou, David C. Whitcomb

慢性胰腺炎是全世界范围内病残的重要原因之一。在不到10年之前，慢性胰腺炎被认为是一种“发病机理不清，临床经过不可预料，治疗方法不明确的疾病”。但是，现在对慢性胰腺炎综合征发病机理的理解已经有了长足的进步。这种进步源于分子遗传学应用于急慢性胰腺炎罕见遗传方式，即遗传性胰腺炎。这些研究提供了理解与急性胰腺炎的易感性和慢性胰腺炎发生和发展相关的复杂的遗传、环境和免疫因素的框架。

病 因 学

目前，慢性胰腺炎的病因包括三类：酒精性、特发性和“其他”。过度饮酒是最普遍的病因，占西方国家总例数的70%~80%。大约20%的病例被认为是特发性胰腺炎，剩下的10%被归入“其他”类，包括那些与甲状旁腺机能亢进症、高甘油三酯血症、胰管梗阻、创伤和胰腺分裂相关的病例，自身免疫性胰腺炎和遗传性胰腺炎。在发现了胰腺炎相关的基因突变和酒精很少单独引起胰腺炎后，一种新的分类方法就显得十分必要。

TIGAR-O危险因素分类法

2001年，TIGAR-O分类系统被发表。这套系统基于损伤的机制，论述了慢性胰腺炎的危险因素、病因学和复杂性。目前已经有多方面的证据显示慢性胰腺炎是一种复杂的疾病，可能涉及两个或者更多的环境和遗传因素的相互作用。TIGAR-O模型论述了在一个单独的慢性胰腺炎个体中，多种危险因素的潜在协同作用，我们可以对每一种相关的危险因素在其中的作用水平进行认识和评估。通过这样的途径，进一步制定减少危险因素的对策和特异性的治疗措施。尽管对不同形式的慢性胰腺炎的关键性信息还没有完全阐明，但是TIGAR-O系统建立了在这个领域今后进一步发展的基础。其主要类别包括毒物-代谢性(T)、特发性(I)、遗传性(G)、自身免疫性(A)、反复发作重度急性胰腺炎相关性(R)和梗阻性(O)机制。TIGAR-O分类法同时也通过患病率在总体上认识慢性胰腺炎的病因。

毒物和代谢性因素

酒精 酒精与慢性胰腺炎之间的相关性由Comfort和他的合作者们在50年前首次提出。罹患慢性胰腺炎的风险与饮酒的数量呈现一个大体上的对数关系。但是，并不存在某个阈值，在这个阈值之下不会发病。这就使鉴别低阈值酒精性慢性胰腺炎和特发性慢性胰腺炎变得非常困难。饮酒的持续时间也很重要。一般而言，慢性胰腺炎的发展需要持续的酒精摄入。在大部分患者中，酒精性慢性胰腺炎的发病常常在至少10~15年每日150克的酒精摄入后发生。

我们还观察到仅有少数(约5%)重度酗酒者最终发展为慢性胰腺炎。因此，饮酒不是慢性胰腺炎的一个独立危险因素。更确切地说，它像是与胰腺炎相关，与某个特定的触发因素或者其他附加的目前尚不为我们所知的遗传易感性和环境因素相结合后的协同因素。在流行病学研究的基础上，有证据显示酒精性胰腺炎有遗传基础。但是，对主要的酒精代谢基因(如乙醛脱氢酶)、阳离子胰蛋白酶原基因、囊性纤维化穿膜传导调节因子(CFTR)基因和人类白细胞抗原(HLA)的基因突变研究均没有鉴别出酒精性胰腺炎相关的基因突变。

急性、慢性酒精性胰腺炎之间的关系已经被广泛讨论。在临床上，通常有一个持续数年的反复的急性发作的起病期,之后发展成慢性腹痛和功能不全。基于对自然病程的研究，我们相信在急性酒精性胰腺炎初次发作时,已经有了慢性疾病的组织学证据。但是,Ammann和助手们的研究以及对遗传性胰腺炎家族的观察均提供了有力的证据表明急性酒精性胰腺炎的反复发作是在慢性胰腺炎之前。

吸烟 在最近的研究中已经确认了吸烟对慢性胰腺炎的独立促发作用,其发生率比不吸烟者高7.8到17.3倍。尽管具体的机制目前还不清楚,有学者已经注意到人类吸烟可抑制胰碳酸氢盐的分泌。吸烟的作用也可能由尿苷-5’-二磷酸(UDP)葡萄糖苷酸转移酶(UGT1A7)基因的多态性引起(见后),特别是UGT1A7*3单型。有报道称带有UGT1A7*3基因型的患者罹患胰腺炎的风险与饮酒有关，但是由于这些受试者中的大部分都吸烟，因此无法确定这些环境因素中的哪个应该负更大的责任。但是,由于这些酶家族主要是对吸烟的各种产物进行解毒，因此更有可能与吸烟有关。

特发性慢性胰腺炎

特发性慢性胰腺炎据报道占所有慢性胰腺炎病例的10%~30%。这类特发性慢性胰腺炎包括许多详细描述的症状和那些找不到相关因素的病例。随着新的遗传、环境和代谢因素被发现,这类患者的数量有希望会减少。非酒精性慢性胰腺炎有着与酒精性慢性胰腺炎不一样的病理特征，包括小叶间导管周围的T淋巴细胞浸润引起的导管梗阻和破坏、腺泡萎缩和纤维化。

特发性慢性胰腺炎的发病年龄呈现一个双峰的模式。早发性的特发性慢性胰腺炎平均发病年龄在20岁左右。腹痛是这类疾病的主要特点,存在于96%的患者中,但很少存在胰腺钙化、外分泌功能不全或内分泌功能不全(<10%)。迟发性的特发性慢性胰腺炎的平均发病年龄为56岁,腹痛相对少见,但却经常出现胰腺钙化和内外分泌功能不全。Pfützer和助手们最近在大约25%的特发性慢性胰腺炎患者中发现有丝氨酸蛋白酶抑制因子Kazal1型(SPINK1)基因的突变,可能与早发性疾病有关。

微小改变慢性胰腺炎可能指的是胰源性的严重腹痛,，但是在影像学检查中仅有微小改变的综合征。微小改变慢性胰腺炎最常见于中年妇女。

存在于热带地区的热带胰腺炎被认为是特发性慢性胰腺炎的一种类型。它是印度某些地区慢性胰腺炎的最常见类型,一般在青年或成年的早期发生。它可以再分为热带钙化性胰腺炎，特点是严重的腹痛和广泛的胰腺钙化;纤维钙化胰源性糖尿病,特点是糖尿病为其第一个临床表现。热带胰腺炎的具体发病原因还不清楚。Rossi首先在热带胰腺炎中检测出过量的SPINK1的N34S单型,提示过量的胰蛋白酶原被激活与损伤中的某些部分有关。这在热带胰腺炎的所有类型中均得到了验证，包括纤维钙化胰源性糖尿病，热带钙化性胰腺炎和非胰岛素依赖性糖尿病的一个亚群的病例，最后一组病例可能代表了没有钙化的胰腺损伤过程。在不久的将来很可能发现热带胰腺炎两种类型之间的更加重要的差异。

遗传性因素

在后文中将会详细讨论已经检测出的与急性发作性或慢性胰腺炎相关的基因突变。理解遗传学的紊乱可以通过基因突变存在于不同疾病相关的基因家族中是非常重要的。致病基因是指引起疾病的某个基因的一个等位位点上的显性突变（功能获得性突变，如遗传性胰腺炎中R122H的突变)或者某个基因的两个等位位点上的隐性突变（如典型的囊性纤维化中ΔF508的缺失)。这些突变在家族中遵循孟德尔的遗传模式。易感基因是指那些不能单独引起疾病,但是会增加患病的危险性的基因突变,而且具有唯一的表型特点(如慢性胰腺炎中的SPINK1突变)。最后,应答基因的修饰基因是指那些不能单独引起疾病,但是可以改变某个疾病的过程,决定病情严重性和并发症的基因突变(引起慢性炎症和纤维化的炎性通路的关键基因的突变还没有被检测出来)。某些修饰基因的突变在特定的条件下可以表现出相对普遍的多态现象,有助于形成胰腺炎的所有表型特点。

自身免疫性慢性胰腺炎

自身免疫性慢性胰腺炎是一类特殊的疾病,其特点是存在自身抗体,免疫球蛋白水平升高,唯一的病理学特征是大量淋巴细胞浸润和伴有腺泡萎缩的导管破坏。约有60%的病例合并其他的自身免疫疾病,如原发性硬化性胆管炎、原发性胆汁性肝硬变、自身免疫性肝炎、干燥综合征和其他一些免疫介导的炎性疾病。因为它对糖皮质类固醇治疗有良好的反应，所以临床医师尽快地确定自身免疫性慢性胰腺炎的诊断就显得十分重要。

反复发作急性重症胰腺炎

如前文所述，反复发作急性胰腺炎和慢性胰腺炎之间的联系现在已经被证实。证据显示反复发作急性胰腺炎可以导致慢性胰腺炎。反复发作急性胰腺炎和慢性胰腺炎的病因十分相似。因此，某些可以引起急性胰腺炎的疾病也可以引起慢性胰腺炎的发展。

梗阻性慢性胰腺炎

梗阻性慢性胰腺炎是指通常由主胰管的一处明显狭窄引起的一类特殊疾病。其特点是梗阻近端的胰管扩张、腺泡细胞萎缩和胰腺实质弥慢性纤维化。许多特定的原因可以引起梗阻性慢性胰腺炎，如创伤、Oddi括约肌功能紊乱、胰腺分裂和急性胰腺炎后遗症。进行早期和有效的治疗解除梗阻因素，胰腺组织学和功能的改变可以部分或完全恢复。

发病机制

有关慢性胰腺炎发展的机制已经讨论了数十年。这些年来提出了许多疾病的概念，其接受度也在不断变化。1946年，Comfort和助手们通过对慢性复发性胰腺炎患者的组织切片的研究，得出结论慢性胰腺炎是急性胰腺炎反复发作的结果。1963年马赛会议一致支持急性胰腺炎不可能是慢性胰腺炎的病因，它们代表了不同的本质。Sarles和其他一些专家基于胰腺组织的形态学特征提出了胰管梗阻假说。长期饮酒可以引起胰液分泌中蛋白增加和碳酸氢盐浓度和容量的减少。这就有利于蛋白沉积和钙结晶。蛋白栓子是慢性胰腺炎发展过程中的早期发现之一。蛋白栓子被认为可以阻塞胰管，引起梗阻近端的导管和实质破坏。这种假说关注于胰石蛋白，即胰液中的一种具有抑制钙结晶形成作用的蛋白。尽管上述的这些概念已经被废弃，但是很可能胰管梗阻会促进慢性胰腺炎的进展。然而，目前还不清楚蛋白沉积和胰管内结石究竟是引起损伤的原因，还是某些潜在的病生理事件的标志。

Bordalo和助手们提出了酒精性胰腺炎的毒物代谢性假说。他们提出酒精及其毒性代谢产物可以引起细胞内脂质代谢的变化，导致胰腺腺泡内的脂肪再生。在动物模型和人类的慢性酒精性胰腺炎中均可见到细胞膜的脂质过氧化过度和自由基生成的增加。Braganza认为氧化应激是引起急性胰腺炎的原因。肝“解毒”的产物，如脂质过氧化反应产物、毒性环氧化物和自由基，分泌进入胆汁后逆流进入胰管，破坏腺泡细胞膜，导致病理学上的改变。持续的氧化应激则会引起慢性胰腺炎。

Klöppel和助手们回顾了Comfort的假说，并提出了坏死-纤维化的概念。胰腺切除标本组织学发现，急性胰腺炎的反复发作会影响胰腺内的脂肪沉积，导致局灶性坏死。在修复过程中，坏死组织被纤维组织代替，最终发展成慢性胰腺炎。一些关于自然病史的研究显示，酒精性胰腺炎的急性发作越频繁，病情越严重，发生慢性胰腺炎的可能性就越高。

前哨急性胰腺炎事件假说

1999年，Whitcomb提出了前哨急性胰腺炎事件(sentinel acute pancreatitis event，SAPE)假说，涵盖了先前的概念中许多关键元素并试图将它们统一起来。SAPE假说认识到需要一个急性胰腺炎的前哨事件以启动炎症过程。另外，还需要多种危险因素来维持炎症反应，导致进行性的纤维化。

SAPE模型建立在对酒精性胰腺炎及后来的遗传型胰腺炎的一些观察结果的基础上。在长期饮酒的受试者中，胰腺腺泡细胞显示处于代谢和氧化应激状态下。同时检测出一系列的细胞损伤因素，包括酒精代谢的毒性产物和脂肪酸乙基酯类。它们引起细胞膜和线粒体的损伤，释放出大量促进炎症反应的细胞因子。尽管存在这些促进炎症的因素，模拟大部分的酒精性胰腺炎患者，对接受长期酒精治疗的动物的研究显示并没有明显的胰腺纤维化。因此，在其他方面的条件正常的情况下，持续的氧化应激状态本身并不会导致慢性胰腺炎。其次，一些表达了遗传型胰腺炎基因的患者，如同大部分有SPINK1突变的患者一样，在出生后多年并没有发生急性或慢性胰腺炎。在所有的病例中均存在易感性，但是表现出需要一个关键的前哨事件以“触发”引起急慢性胰腺炎的过程。

第三，同时也需要一个“触发器”来激活胰腺星状细胞，吸引T淋巴细胞和单核细胞，后者转变为长期残存在组织内的巨噬细胞，推动抗炎症过程。损伤、慢性炎症和纤维化之间存在着明显的关联。胰腺纤维化作为慢性胰腺炎的标志是胰腺星状细胞受到刺激和增殖的结果。转化生长因子(TGF)-β和其他一些抗炎细胞因子促进纤维化过程。TGF-β是一类抗炎因子，很可能参与了对先前的促炎症事件的反应。来源于残留的巨噬细胞的大量TGF-β，它的存在是对反复发作的胰腺应激的反应，可能有抑制促炎症巨噬细胞的作用。坏死-纤维化区域提供了大量的促炎症反应的事件，加上随后的抗炎过程，共同形成了纤维化和瘢痕。虽然如此，坏死-纤维化的概念并不能解释为什么一些仅有很少或没有胰腺坏死的患者也会发展为慢性胰腺炎。

在某个时间点发作急性胰腺炎被称为"前哨"事件，因为它预示了慢性胰腺炎的进展。SAPE导致了胰腺内星状细胞的激活和活性淋巴细胞和单核细胞的聚集，共同构成了早期的促炎症反应期。在正常条件下，急性胰腺炎消退，胰腺也就恢复了正常结构。但是，抗炎细胞还会在胰腺实质内保留很长一段时间。如果没有长期的应激状态存在如胆源性胰腺炎，单次发作的病例体内长期存留的组织内巨噬细胞会保持休眠，并且数量会日益减少。

与之相反，如果慢性应激持续存在(例如患者继续饮酒)或出现复发性胰腺炎，星状细胞会保留在一个代谢应激状态，持续释放促炎症反应细胞因子和其他信号分子。共同构成了晚期抗炎症反应期的残留抗炎巨噬细胞和活性星状细胞上有感应上述信号分子和释放TGF-β的受体。这就导致了胶原、纤维连接蛋白和其他基质蛋白的合成和沉积，形成广泛的纤维化和慢性胰腺炎。这个过程中遗传因素的作用显得十分重要。遗传易感的个体，如携带特异的SPINK1/CFTR突变基因和炎症通路中关键基因的突变，会有更明显和更持久的炎症反应，对一系列的抗炎因子也更加敏感，从而更快地出现纤维化。

因此，SAPE假说涵盖了历史上有关慢性胰腺炎的发病机制的数种不同理论的关键元素。毒物代谢假说、氧化应激假说、坏死纤维化假说，甚至原发导管内梗阻概念中的元素，都在SAPE假说中按照一个合理的次序得到了采用。另外，慢性胰腺炎的定义也得到了合乎逻辑的解释，慢性胰腺炎即以进行性的长期存在的炎症导致一个类似结局为特征，由多种病因导致的一类综合征。如果将来有证据进一步支持SAPE模型，前哨事件可能也会有临床意义，警示临床医师尽早开始预防治疗，以推迟或阻止慢性胰腺炎的进展。

与慢性胰腺炎相关的遗传变异

1996年，研究发现遗传性胰腺炎是阳离子胰蛋白酶原基因的一个功能获得性、单个位点的突变。遗传性慢性胰腺炎是一个疾病外显率(80%)很高的遗传性疾病。遗传性胰腺炎常常在儿童时期就出现急性胰腺炎的反复发作。这些发作与其他原因导致的急性胰腺炎在临床上十分相似。急性胰腺炎反复发作后有大约一半的患者发展成为慢性胰腺炎。对遗传性胰腺炎家系的研究，以及后来对其他类型胰腺炎的研究提示了胰蛋白酶在胰腺损伤过程和炎症反应启动中的关键作用。但是损伤的频率、严重性和持续时间，发展成纤维化的比例和其他的并发症则属于环境因素和免疫反应所决定的范畴。后两个领域仍然是目前研究的热点。

增加反复发作急性胰腺炎易感性的基因突变

胰蛋白酶原(PRSS1)基因突变

阳离子胰蛋白酶原基因，亦称为丝氨酸蛋白酶1(PSSR1)，已经被广泛研究，发现其在遗传性胰腺炎中起着重要作用。1996年检测出一个精氨酸(R)由组胺酸(H)所取代(CGC→CAG)。在最初的报告中，应用糜蛋白酶原计数系统将这种突变称为R117H。随后，基于密码子计数系统的名称"R122H"被广泛接受。R122H基因突变似乎并不影响胰蛋白酶的三级结构，也没有改变它的催化活性或干扰胰蛋白酶抑制剂的结合，因为R122位于胰蛋白酶分子与具有催化作用和胰蛋白酶抑制剂结合位点的相对的另一面。有人提出R122H基因突变清除了未激活的胰蛋白酶的"安全保障"机制。密码子122的精氨酸是胰蛋白酶被自身水解的起始位点。这个位点上的精氨酸被组氨酸所取代就清除了这个水解起始位点，致使胰蛋白酶对有安全保障作用的自溶机制有了抵抗力。遗传性胰腺炎中与急性及其后的慢性胰腺炎相关的抗自溶胰蛋白酶原分子的发现提供了目前对坏死-纤维化假说的最强有力的支持。

之后不久，又检测出了阳离子胰蛋白酶原的第二个突变基因，编号N21I。与R122H基因突变相比，N21I基因突变引起遗传性胰腺炎的发病年龄稍晚、临床症征较轻。密码子21上的一个A→T的转变使天门冬氨酸(N)被异亮氨酸(I)(AAC→ATC)取代。这个基因突变下游的确切分子机制还没有完全阐明。有人提出这种替代在阳离子胰蛋白酶原的表面放置了一个疏水的异亮氨酸。这就改变了蛋白质的二级结构，使密码子122上关键性的自溶结合位点不会受到胰蛋白酶的攻击。这两种基因突变在大约2/3的典型的遗传性胰腺炎的家族中被发现，并且是目前唯一推荐使用基因检测方法检测的突变。它们极少被检测到，好像也不是那些常见原因引起的慢性胰腺炎,如酒精性和特发性胰腺炎的主要致病因素。

在其他任何胰腺消化酶，包括阴离子胰蛋白酶或中性胰蛋白酶的基因中都没有发现可以引起遗传性胰腺炎的基因突变,也就不足为奇了。遗传性胰腺炎是一种常染色体显性遗传疾病，因此只会存在牵涉到基因产物中关键性的调节部分的基因突变,产生一个功能获得性机制。令人意外的是,一些携带有同样的PRSS1基因突变的个体根本不会发生急性胰腺炎,而另一些则很快就发展成慢性胰腺炎。不完全的疾病外显率(80%)反映了环境和其他遗传修饰因素的作用,支持了胰腺炎本身复杂的性质。

阳离子胰蛋白酶基因的其他一些与急性复发性和慢性胰腺炎相关的新的基因突变也已经见诸报导,如K23R(22)和A16V。阳离子胰蛋白酶中发现的与胰腺炎相关的基因突变数目的增加说明了胰蛋白酶原在急性复发性和慢性胰腺炎中的重要作用。

胰腺分泌胰蛋白酶抑制剂 (SPINK1)基因突变

SPINK1基因突变和特发性胰腺炎的相关性在2000年首次报导。SPINK1,也称为胰腺分泌胰蛋白酶抑制剂(PSTI),似乎在保护胰腺不受过早激活的胰蛋白酶的损害方面起着关键的作用。它是一个含有56个氨基酸的多肽，通过直接封闭活性催化位点来特异性地抑制胰蛋白酶。SPINK1的一个赖氨酸羧基组与胰蛋白酶有催化活性的丝氨酸残基形成一个可逆的共价连接。据估算SPINK1只能中和大约20%的被激活的胰蛋白酶原。由于阳离子胰蛋白酶原和SPINK1均在胰腺腺泡内合成,SPINK1很可能即是对抗过早激活的胰蛋白酶原的第一道防线。

SPINK1最常见的基因突变是N45S和P55S,存在于大约1%~2%的总人口中。这就意味着这些突变的发生率要比慢性胰腺炎(总人口的0.006%)高许多倍。因此一个仅携带有杂合的SPINK1突变基因的无症状的个体罹患慢性胰腺炎的危险性很低（约为1%)。与阳离子胰蛋白酶原R122H和N21I基因突变不同,携带SPINK1突变基因的胰腺疾病患者可以有多种表型。此外,携带有杂合的、纯合的或复合杂合的基因型的患者在胰腺炎的严重程度上非常相似,提示其遗传规律是复杂的。SPINK1基因突变在特发性胰腺炎的儿童患者中的发生率为15%~20%,而成年的特发性或酒精性胰腺炎患者的发生率则降低到5%~10%。SPINK1基因突变也与酒精性胰腺炎相关(6%),同时也存在于较高百分比的纤维钙化胰源性糖尿病(热带胰腺炎的一个亚型)的患者中。

SPINK1基因突变使SPINK1功能丧失,导致胰腺内胰蛋白酶水平的升高。但是,如果胰蛋白酶R122H自溶机制保持完整，胰蛋白酶的激活过程不会进展超过具有安全保障作用的胰蛋白酶自溶期。因此,仅有SPINK1基因突变尚不足以引起胰腺疾病。动物模型和家族聚集现象提示SPINK1基因突变能引起蛋白质的功能丧失。它们的作用可能是作为易感基因,降低胰腺炎发生的阈值和与其它疾病基因如CFTR突变基因相互作用。另一种说法是SPINK1基因突变是一种疾病修饰基因突变，作用是加重由其它遗传和环境因素引起的胰腺炎的严重程度。

CFTR基因突变

CFTR基因可以被分为24个外显子,编码一种单一的含有1480个氨基酸的蛋白质。这种蛋白质形成一个环磷腺苷(cAMP)依赖的阴离子通道和其他离子通道,主要通过氯化物,通过的碳酸氢盐非常少。CFTR是胰腺导管细胞和其他分泌阴离子的上皮细胞发挥正常功能的关键分子。功能丧失导致无法水化黏液和其他大分子，引起黏性物质积聚和腺体增厚。在胰腺内,CFTR位于胰腺导管细胞的腔面细胞膜上,转导氯化物和碳酸氢盐,控制胰腺液体分泌的总量。

CFTR基因突变于1989年首次发现。囊性纤维化(CF)是白种人最常见的致死性遗传疾病,是一种常染色体隐性遗传病。CFTR基因的两个等位基因位点均发生突变,使CFTR功能的完全丧失,出现典型的CF表现型,在儿童会出现进展性的肺部疾病和胰腺囊性纤维化。在CF患者中,2/3有编码苯丙氨酸的密码子508上的3个碱基对的缺失(ΔF508)。目前已经检测出了大约1000种其他的基因突变和排序变异。CFTR的多态性如何在功能上影响CFTR蛋白已经被阐明。1~3组产生功能很差或无功能的蛋白质,被认为是重度的突变。4和5组保留了大于1%的CFTR功能,被认为是轻度的突变,常与胰腺的功能或非典型的CF相关。6组不影响氯化物的转导,却影响CFTR调节其他通道的能力。还有数目众多的无效突变,基因内和基因外的多态性以及尚不了解其意义的序列变异。

1998年,两位研究者证明了CFTR基因突变与特发性慢性胰腺炎之间的明显相关性。他们在没有明显CF的特发性慢性胰腺炎患者中发现CFTR突变的频率升高了大约6倍。在上面的报道中检测到的CFTR基因突变在胰腺炎组的频率实际上可能还被低估了，因为他们只进行了针对最严重的CFTR基因突变的有限的基因筛查。

包括对800种以上已知CFTR基因突变的完全DNA测序的测序研究报导，在所有特发性慢性胰腺炎的患者中，有1/3存在CFTR基因突变。实测到的基因型中，重度和轻度CFTR突变的组合要多于轻度和轻度或重度和重度的组合。与典型的CF相反，轻度的基因突变，例如R117H或内含子8"5T等位位点"的变异，与一个ΔF508之类的重度的基因突变组合时，会出现CF的一种亚临床的胰腺功能充足的类型。这些个体似乎有很高的罹患急性复发性或慢性胰腺炎的风险(80倍左右)，但携带这种基因型的个体中绝大多数都没有罹患胰腺炎。CFTR基因突变像是一个易感基因。CFTR相关的胰腺炎似乎是一种复杂的伴有其他的尚未检测出来的遗传和环境危险因素的疾病。此外，与SPINK1类似，可能也有多种不同的CFTR相关的发病机制在疾病中发挥作用。

高脂血症综合征

有报道称急性和慢性反复发作性胰腺炎见于多种先天性代谢异常的患者中，包括高脂血症综合征，以及各种支链氨基酸降解异常的疾病、高胱氨酸尿症，溶血性疾病、急性间歇性卟啉病和一些氨基酸转运障碍。除了脂蛋白脂肪酶和载脂蛋白C-Ⅱ缺乏以外，在这些疾病的绝大部分中，胰腺炎并不常见，也不是其代谢异常的最主要的临床表现。

高甘油三酯血症(>500mg/dL)和反复发作急性胰腺炎之间的关系已经得到了很好的证明。脂蛋白脂肪酶和载脂蛋白C-Ⅱ的同时缺乏引起长期的高甘油三酯血症和与疾病基因分离的胰腺炎发作。此外，还在一个扩展的患有遗传性脂蛋白脂肪酶催化能力不足的荷兰人家族和另一个载脂蛋白C-Ⅱ缺乏的家族中发现了高甘油三酯血症与慢性胰腺炎相关性的证据。似乎在反复发作急性胰腺炎占优势的大部分长期重度高脂血症患者中，慢性胰腺炎鲜见发生。

高钙血症综合征

研究显示钙离子在胰蛋白酶原分泌和胰蛋白酶稳定的过程中起着关键的作用。胰蛋白酶分子在R122位置附近有一个钙离子结合袋。当细胞内钙离子浓度增加时，钙离子与胰蛋白酶在结合袋内结合，形成与R122之间的连接，限制了R122与其他胰蛋白酶分子间的接触，从而抑制了水解作用。

高钙血症与急性胰腺炎有关。但之前必须有另外的事件引起胰腺刺激。只有在胰蛋白酶原被激活为胰蛋白酶后，高浓度的钙离子才能稳定和保护胰蛋白酶分子，以免自溶。随后，胰腺被胰蛋白酶自身消化，出现胰腺炎性反应(胰腺炎)。

家族性甲状旁腺功能亢进与慢性胰腺炎的关系也见诸报道，主要是一些长期未接受治疗的甲状旁腺功能亢进患者。目前认为高钙血症是慢性胰腺炎的一个罕见但已公认的因素。

增加腺泡细胞毒性的基因突变

UDP葡萄糖苷酸转移酶基因突变

UDP葡萄糖苷酸转移酶(UGT)是一类代表了细胞防御的主要生化因素的蛋白超家族。UGT作为二期的解毒物，除了烟草产生的有毒物以外，还可以灭活饮食的副产品和内源性的代谢物。作为10个主要亚型之一，UGT1A7基因是唯一在胰腺内高水平表达的亚型。已知UGT1A7基因有5个常见多形性，连接成3个多形性的UGT1A7的等位基因。最近研究了UGT1A7基因多形性现象在胰腺疾病中的作用。发现携带UGT1A7*3等位基因的患者患慢性胰腺炎的风险增加。UGT1A7*3单倍体导致UGT1A较低的解毒活性。UGT1A7*3明显多见于酒精性胰腺炎患者的一个亚组中，这组患者几乎90%都吸烟。SPINK1 N345阴性的不饮酒的受试者也有向慢性胰腺炎发展的趋势。因此，低解毒活性的UGT1A7*3等位基因代表了胰腺疾病的一个新的危险因素，解释了遗传缺陷和环境介导的氧化损伤之间的相互作用。

谷胱甘肽S-转移酶无效基因型

谷胱甘肽S-转移酶(GST)通过催化谷胱甘肽结合物的合成和清除过氧化物，在提供应对亲电子体和氧化应激的产物的保护中起着重要的作用。最重要的多形性现象在GSTM1和GSTT1(无效基因型)上编码了一部分的基因缺失，结果导致GSTM1和GSTT1的完全缺失，在高加索人种中发现其缺失率分别为50%和20%。最近的研究显示可能GST基因的多形性现象改变了罹患慢性胰腺炎的风险。在酒精性慢性胰腺炎的患者中经常发现有GSMT1无效基因型的明显减少，特别是青年女性。这可能提示GSMT1

无效基因型为饮酒者提供对抗慢性胰腺炎的保护，尤其是50岁以下的女性酗酒者。

改变促炎症或抗炎症反应的基因突变

HLA-DRB1 0401等位位点

作为慢性胰腺炎的遗传背景，主要组织相容性复合体基因的作用在最近得到了研究。在HLA-BRB1基因族中，发现DRB1*04在慢性胰腺炎患者中出现的频率明显增高。这提示HLA-DRB1*04可能起到慢性胰腺炎的一个易感因素的作用。

结　　论

遗传性胰腺炎的遗传基础的发现显现出一个理解胰腺疾病的全新模式。胰蛋白酶在胰腺内的过早激活及随后的胰腺消化已经被确认为急性胰腺炎发病的分子机制。此外，上述发现支持了急性与慢性胰腺炎之间的渐进关系。慢性胰腺炎起源于从急性胰腺炎开始的炎症反应。

业已提出的SAPE假说结合了来自遗传学和免疫学新进展的现代特征和先前有关胰腺炎发病机制的理论的重要方面。新的危险因素分类系统(TIGAR-O)调整了风险评估途径，为将来在发病机制和可能的治疗方面的进步提供了框架。

实际上，慢性胰腺炎是一种包含了多种复杂的发病机制的综合征。慢性胰腺炎的发生发展常常需要多种因素，包括遗传因素(SPINK1、CFTR的突变，可能的UGT1A、HLA-DRB1和其他尚未被发现的基因)和环境因素(饮酒、吸烟)。这些因素可以起到致病性、疾病易感性或疾病修饰性的作用。更多的资料正逐渐涌现出来，不断填充着TIGAR-O风险分类系统和SAPE模型所提供的框架中的空隙。除了通路特异性的预防和治疗策略之外，我们还需要找到新的方法来达到早期诊断和早期的基因诊断。

（史继荣　译　　杨尹默　赵玉沛　校）

推荐读物

Ammann RW. A clinically based classification system for alcoholic chronic pancreatitis: summary of an international workshop on chronic pancreatitis. *Pancreas* 1997;14: 215–221.

Bordalo O, Goncalves D, Noronha M *et al.* *Newer concept for* the pathogenesis of chronic alcoholic pancreatitis. *Am J Gastroenterol* 1997;68: 278–285.

Cavestro GM, Frulloni L, Neri TM *et al.* Association of HLADRB*0401 allele with chronic pancreatitis. *Pancreas* 2003;26: 388–391.

Cohn JA, Friedman KJ, Noone PG *et al.* Relation between mutations of the cystic fibrosis gene and idiopathic pancreatitis. *N Engl J Med* 1998;339: 653–658.

Comfort M, Gambill E, Baggenstoss A. Chronic relapsing pancreatitis. *Gastroenterology* 1946;6: 239–285.

Durie PR. Pancreatitis and mutations of the cystic fibrosis gene. *N Engl J Med* 1998;339: 687–688.

Etemad B, Whitcomb DC. Chronic Pancreatitis: diagnosis, classification, and new genetic developments. *Gastroenterology* 2001;120: 682–707.

Gorry MC, Gabbaizedeh D, Furey W *et al.* Mutations in the cationic trypsinogen gene are associated with recurrent acute and chronic pancreatitis. *Gastroenterology* 1997;113: 1063–1068.

Guy O, Robles-Diaz G, Adrich Z *et al.* Protein content of precipitates present in pancreatic juice of alcoholic subjects and patients with chronic calcifying pancreatitis. *Gastroenterology* 1983;84: 102–107.

Homma T, Harada H, Koizumi M. Diagnostic criteria for chronic pancreatitis by the Japan Pancreas Society. *Pancreas* 1997;15: 14–15.

Kloppel G, Maillet B. A morphological analysis of 57 resection specimens and 9 autopsy pancreata. *Pancreas* 1991;6: 266–274.

Ockenga J, Vogel A, Teich N *et al.* UDP glucuronosyltransferase (UGT1A7) gene polymorphisms increase the risk of chronic pancreatitis and pancreatic cancer. *Gastroenterology* 2003;124: 1802–1808.

Pfutzer RH, Barmada MM, Brunskill AP *et al.* SPINK1/PSTI polymorphisms act as disease modifiers in familial and idiopathic chronic pancreatitis. *Gastroenterology* 2000;119: 615–623.

Sarles H. Definitions and classifications of pancreatitis. *Pancreas* 1991;6: 470–474.

Schneider A, Whitcomb DC. Hereditary pancreatitis: a model for inflammatory diseases of the pancreas. *Best Pract Res Clin Gastroenterol* 2002;16: 347–363.

Schneider A, Suman A, Rossi L *et al.* SPINK1/PSTI mutations are associated with tropical pancreatitis and type diabetes mellitus in Bangladesh. *Gastroenterology* 2002;123: 1026–1030.

Whitcomb DC. Hereditary pancreatitis: new insights into acute and chronic pancreatitis. *Gut* 1999;45: 317–322.

Whitcomb DC, Gorry MC, Preston RA *et al.* Hereditary pancreatitis is caused by a mutation in the cationic trypsinogen gene. *Nat Genet* 1996;14: 141–145.

Witt H, Luck W, Hennies HC *et al*. Mutations in the gene encoding the serine protease inhibitor, Kazal type 1 are associated with chronic pancreatitis. *Nat Genet* 2000;25: 213–216.

Witt H, Luck W, Becker M *et al*. Mutation in the SPINK1 trypsin inhibitor gene, alcohol use, and chronic pancreatitis. *JAMA* 2001;285: 2716–2717.

24 慢性胰腺炎的病生理学

Frank Ulrich Weiss, Markus M.Lerch

概述

慢性胰腺炎是一种以纤维化为特征的炎性疾病，最终导致胰腺内外分泌组织的破坏。大多数患者临床表现为腹痛，随后疾病进展为胰腺内外分泌功能不全、钙化及胰腺导管扩张。在发达国家，这一疾病主要与长期过度饮酒相关(约占病例总数的60%~70%)，因此酒精被认为是此病最主要的病因。然而并非所有严重酗酒都会导致此病，其中的机制至今尚不清楚。还有10%~30%病例不能用任何已知病因解释，因而被称为特发性慢性胰腺炎。此类胰腺炎患者可以分为两个不同的亚型：①早发型，15~30岁发病；②晚发型，50~70岁发病。这两种亚型在疾病的严重程度和病程转归方面均有显著差别。另有一种特发性慢性胰腺炎的少见类型，好发于一些非洲和亚洲国家的青少年，被称为"热带性胰腺炎"。此类胰腺炎以糖尿病为主要临床表现，又被称为地方性钙化性胰腺炎或纤维钙化性胰腺性糖尿病。少数患者中，阳离子胰蛋白酶原、囊性纤维跨膜转运调节因子(cystic fibrosis transmembrane conductance regulator, CFTR)及胰腺胰岛素分泌抑制因子(pancreatic secretory tryosin inhibitor, PSTI) 等的基因变异与家族性或遗传性胰腺炎相关。

尽管根据不同诱因慢性胰腺炎可以分为多种，比如特发性、热带性、家族性、酒精性及遗传性等等，但它们的临床表现及疾病进程都极为相似。由于在临床工作中，胰腺炎的诊断通常迟于疾病的初始阶段，所以至今对疾病起始机制以及后续的炎性反应很难做出合理的分析，人体相关的分子学机制数据也非常有限。然而现在已经建立了一些动物试验模型试图模仿人体疾病特征。从现有资料分析，慢性胰腺炎是在个体基因前提下，受环境及营养因素影响，最终由炎症及防御反应导致的结局。

病因学

过去已经确定了多种慢性胰腺炎的诱因，但它们在疾病的病原学及自然病程方面的作用仍有待商榷。根据TIGER-O分型，这些危险因素可以分为：①毒物-代谢性，②原发性，③遗传性，④自身免疫性，⑤复发性重症囊性胰腺炎，⑥梗阻性胰腺炎（图24.1）。

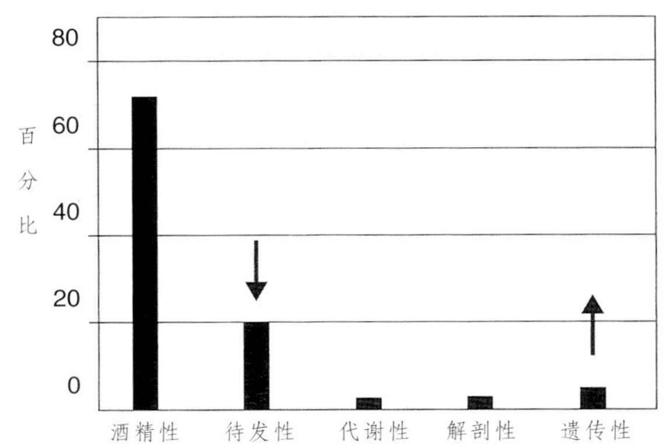

图24.1 慢性胰腺炎的病因，由于基因诊断学的进步，近年来特发性慢性胰腺炎的比例下降。

酒精

在工业性国家，慢性胰腺炎全部病例约70%由长期酒精滥用所引发。这些患者20~25年内死亡率接近50%，主要死于营养不良、严重感染、糖尿病、酒精及尼古丁相关性疾病，以及一些最易被忽略的致死性事故。Bardalo及其同事最先提出酒精性慢性胰腺炎是由乙醇及其代谢产物的直接毒性作用所引发。这些物质干扰细胞内脂质代谢，导致胰腺腺泡细胞脂肪变性。然而酒精对人体胰腺的病理学影响却很难证实。试验研究表明，乙醇及其代谢产物对腺泡细胞的生理功能具有复杂的长效和短效影响。它们可以破坏细胞膜而影响细胞信号传导通路。最常用来研究酒精在体内作用的动物模型证明酒精干预对胰腺损伤的作用是多方面的。其机制包括不同程度的导管内高压、胰腺血流减少、氧化应激、直接的腺细胞毒性、蛋白合成的改变、炎性应答的强化以及纤维化的诱发。对胰腺导管阻塞和过度体液刺激联合诱发的胰腺炎大鼠给以急性酒精刺激，加重胰腺损伤。已明确证实，持续给予大鼠乙醇饲养胰腺可以产生氧化自由基，然而仅有乙醇而无其他致病性刺激并不能引发胰腺炎。氧化自由基消耗细胞内的谷胱甘肽等抗氧化物质，因而导致脂质、蛋白质及核酸的氧化损伤。因此乙醇的一些毒性作用可能继发于它对脂质及其他代谢途径的影响。

酒精摄取量与酒精性胰腺炎的发病风险性之间有明确的剂量相关性，然而此病的病程进展十分长期，从持续性的酒精摄入到出现临床症状可有长达15~20年的间隔。反复发作的亚临床型急性胰腺炎逐渐发展为慢性炎症及纤维化。另外有观察表明慢性胰腺炎可以不依赖于急性炎症的反复发作而单独存在。有趣的是，酒精的摄取量与慢性胰腺的发生之间并无严格的相关性，仅有不足5%的严重酗酒者因过度乙醇消耗而发展为慢性胰腺炎。为什么个体之间对酒精的易感性有所差异？为什么不同患者疾病进程各不相同？这些问题促使研究者从胰腺炎患者基因的异质性方面进行分析。已被研究的备选基因包括乙醛脱羟酶多型性基因、CFTR、阳离子胰蛋白酶原基因、HLA-抗原基因等等，但尚未发现它们与酒精性胰腺炎的易感性有关。酒精性胰腺炎的发病机制仍在研究中，然而胆结石在疾病发展中的作用已经较为清楚。

胆源性胰腺炎

大约150年前Claude Bernard发现向实验动物的胰管内注射胆汁可以引起胰腺炎。自此，很多研究都试图阐明其中的病生理机制。现在已明确发现胆囊结石从胆囊到胆管的移动可引发胰腺炎，但停留在胆囊内的结石并不会致病。各种试图解释其中关联的假说多数却相互矛盾。1901年，Eugene Opie提出胰管梗阻引发的胰腺流出道损伤可致胰腺炎。但是，其同年发表的"共同通道"假说却遗忘了最初"胰管梗阻"假设。"共同通道"假说认为Vater壶腹处的胆结石造成了胆胰管的交通，使胆汁逆流入胰管而导致胰腺炎。

从理论上讲，Opie的"共同通道"假说看似合理并成为该领域最流行的观点，然而大量的试验与临床证据却与之不符。解剖学研究表明，胰腺导管与胆总管的共同通道极短(<6mm)，无法造成胆汁逆流至胰管。因此，嵌顿于此的胆石极可能同时阻塞胆总管及胰管。即便存在解剖上的交通，由于胰管压力远大于胆管压力，也只可能是胰液进入胆总管。胰腺炎晚期，坏死形成，胰管屏障功能损伤，导致胆胰反流，可以很好解释术中发现坏死胰腺有胆汁污染。然而，这并不能证明是胆汁反流入胰腺触发胰腺炎。

基于"共同通道"学说仍存在矛盾，又有人提出胆结石排入十二指肠造成括约肌损伤并造成其功能不全。因此，十二指肠内容物，包括胆汁及已活化的胰液，可通过功能不全的括约肌进入胰管，诱发胰腺炎。但此假说不适用于人体，因为壶腹部的结石通常会引发括约肌痉挛，而非括约肌功能不全；壶腹部的结石可导致胰液进入胆管，而非十二指肠内容物进入胰腺。最后，驳斥"共同通道"假说的另一依据指出，胆汁返流对胰管完全无害。只有在壶腹长期梗阻引起胰胆管压差倒置时造成感染性胆汁的流入胰管，才是胰腺炎加重的因素。

总之，根据Opie最初的假说，胰管梗阻及流出道损伤时触发了胆源性胰腺炎的起始病生理事件，后者影响了腺泡细胞。不管是通过嵌顿的胆石引起的共同通道还是胆石排出导致功能不全的括约肌，都造成胆汁返流入胰管，在胰腺炎发病的起始阶段既不是必须的，也不太可能发生。

胰管梗阻中的分子学机制

在胰管梗阻的动物模型中，胆源性胰腺炎中的细胞病变已经在啮齿类动物中进行了研究。除了形态和生化的特征性改变以外，体液刺激引发的细胞内钙离子释放也受到研究。在生理静息条件下大多

数类型的细胞，包括胰腺外分泌细胞均保持着跨膜钙离子梯度，胞内低钙(微摩尔范围)，胞外高钙(毫摩尔范围)。大多数细胞依赖于快速释放胞内的钙离子应答内外部刺激，并以此为信号传导机制来调节细胞的各种生物学活动，比如生长、繁殖、运动、收缩、蛋白的分泌。维持跨膜钙离子梯度的功能受损是很多疾病病理生理特征，比如血管压力升高、恶性肿瘤、毒物所致细胞损伤。为了模仿人类胆源性胰腺炎，结扎大鼠和小鼠的胰管，诱发了白细胞增殖血淀粉酶增多胰腺水肿及粒细胞迁移浸润肺，以上现象在结扎胆管的对照组中未观测到。它同时还引发胰蛋白酶等胞内胰酶显著活化，在下一章将详述。在孤立的腺泡内静息$[Ca^{2+}]_i$升高45%达到205±7nmol/L，在乙酰胆碱和胆囊收缩素刺激下钙浓度达到峰值，同时淀粉酶分泌降低。然而不论$[Ca^{2+}]$i介导的信号传导或是Ca^{2+}-ATPase抑制胰蛋白酶，或者分泌素刺激下的淀粉酶释放均不会因胰管结扎受损。在单细胞水平，胰管结扎降低能正常应答生理刺激(如Ca^{2+}循环)的细胞百分比，而增加了异常反应的细胞数量。更甚者，它能降低Ca^{2+}循环的频率和幅度及对分泌素刺激下的Ca^{2+}内流的能力。

为了险证细胞内钙介导的信号传导的显著改变不仅与胰管结扎相平行，还直接参与胰腺炎的发病，系统性地给予实验动物细胸内钙离子螯子合齐BAPTA-AM。结果，不论胰腺炎的诊断指标还是由胰管结扎诱发的胰腺内胰蛋白酶活化均明显下降。这些实验证明胆源性胰腺炎的关键事件——胰和阻塞能快速改变胰腺外分泌部的生理功能，使之转化为病理性的钙离子介导的信号传导。这种病理性的信号传导造成了消化酶的提前活化并引发了胰腺炎，而这些均可以用胞内钙螯合剂来防止。

胰酶的自身活化

胰腺的外分泌组织合成的蛋白超过任何外分泌器官，它分泌的消化酶的前体，即酶原需要活性肽的蛋白水解和剪切作用才能完全活化。进入小肠后，胰蛋白酶原最先被小肠内的肠激酶(肠肽酶)激活为胰蛋白酶。活化的胰蛋白酶紧接着开始激活其他胰酶。生理条件下，胰蛋白酶在合成、细胞内转运、从腺泡内分泌及胰管内运输的全过程中为无活性状态；只有在进入小肠肠腔和刷状缘时才被活化。大约一个世纪以前，病理学家Hans Chiari提出死于急性坏死性胰腺炎的患者“死于胰腺自身的消化特性”，并首创“自体消化”这一名词来描述其潜在的病生理机制。自此很多实验都试图证实或驳斥酶原的提前活化对胰腺炎发病的作用。但是只有近年来的生化和分子生物学技术的进步才使得研究者对这一问题作出结论性的回答。

多数实验是在动物体内和孤立细胞模型上进行而非在人体胰腺或胰腺炎患者身上进行，主要有以下几条原因：

· 胰腺解剖位置深，难以接近。从人体上活检既不符合伦理原则也不便于医学操作。

· 一旦患者因胰腺炎的症状就诊时，胰腺炎的最初始阶段也就是研究者关注的触发事件早已过去。

· 自体消化过程总会干扰对胰腺炎起始事件的研究。因此对于胰腺酶原提前活化机制的研究大多在动物体内或细胞模型上进行，以确保实验条件的严格可控性和实验的可重复性。

消化蛋白酶活化的病理生理意义

早期关于胰腺炎发病过程的假说都建立在对死于胰腺炎的患者进行的尸检的基础上。其中一项理论提出胰周脂肪坏死是导致后续改变的起始事件。这一假说暗示了以活性形式从腺泡细胞分泌的胰脂肪酶是造成脂肪坏死的原凶。另一假设认为胰腺最早的损害起始于导管周围细胞，胰液从导管系统溢出引发了胰腺炎。然而后续的对照研究表明腺泡细胞是最早出现形态学损害的部位。非常重要的是胰腺炎起始于外分泌腺泡细胞而非胰管或某些不确定的细胞外组织，这标志着胰腺炎发病的早期机制和组织病理学理论的变更。

腺泡细胞分泌的胰蛋白酶原和其他类型的蛋白酶均以非活性的酶原前体形式储存在膜包裹的酶原颗粒中。在小肠内活化后，胰蛋白酶又逐步激活其他酶原，比如糜蛋白酶原、弹性蛋白酶原、羧肽酶原及磷脂酶A2前体。虽然生理条件下腺泡细胞内可有少量胰蛋白酶活化，但是有两种保护性机制避免了其蛋白水解活性造成的损伤：

· PSTI，丝氨酸蛋白酶抑制因子Kazal 1型(SPINK1)基因的产物，在人体内与胰腺酶原同时分泌并可抑制细胞内胰蛋白酶的活性接近20%。人类多种形式的胰腺炎均可发现SPINK1基因突变，也提示这一机制在胰腺炎发病的病生理学作用。

· 利用活体啮齿类动物腺泡进行的细胞生物学

实验表明，在模拟的胰腺炎环境中，胰岛素通过自身降解来抑制自身活性(详见下文)。在人类遗传性胰腺炎患者中发现了特异性的阳离子胰蛋白酶原变异，加强了胰岛素抗自身水解的稳定性。这一结果也提示当出现胰腺内胰酶过渡活化时，胰蛋白酶自体降解的保护性作用。尽管尚无实验证明其他类型的胰酶也参与相同的保护性机制，人体胰蛋白酶与啮齿类互为同分异构体，已被标记备选研究其在人体内的作用。此种同分异构体不足分泌型胰蛋白酶原的5%，它主要源于198位甘氨酸被胱氨酸替换，PTSI对其的抑制作用很弱。然而此种酶的缺陷不仅在于它对抑制因子的结合，还源于它对蛋白底物的裂解。因此它不可能在胰腺炎的发病中起保护性作用。

理论上讲，大量的活化胰酶最终超过保护性机制的限度，造成了酶原颗粒膜破裂，并释放入胞浆。同时，酶原颗粒中大量的钙进入胞浆，激活了胞浆中的钙依赖性蛋白酶，进一步加重了细胞损伤。

消化性胰酶的提前活化在胰腺炎发病机制中的显著作用有以下实验观察支持：

· 在实验室模拟的胰腺炎早期有大量的胰蛋白酶和弹性蛋白酶同时活化。

· 在急性胰腺炎早期，大量的胰蛋白酶原和羧肽酶原A1的活性片段释放入胰腺组织和血清。

· 进行经内镜胰胆管造影检查前给予丝氨酸蛋白酶抑制剂可降低造作诱发胰腺炎的机率。

· 丝氨酸蛋白酶抑制剂可减低实验模拟胰腺炎造成的损伤。

· 与遗传性胰腺炎相关的阳离子蛋白酶基因变异可造成胰蛋白酶更易于活化或者对其它蛋白水解酶的抵抗性增强。

· SPINK1基因变异使其产物PSTI对蛋白水解酶的抑制作用减低，这与某些类型的慢性胰腺炎相关。

很多临床和实验室研究发现疾病早期就发生了胰腺酶原的活化，一项研究报道胰蛋白酶的活化呈现双相性，分别在发病后1小时和数小时后两次达到峰值。这一观测结果有趣性在于它提示胰酶原的活化机制不止一个，第二个峰值的出现可能需要炎细胞对胰腺的浸润。对进行经内镜逆行胰胆管造影的患者预防性地给予低分子蛋白酶抑制因子可以降低胰腺炎的发病率。但是在临床使用蛋白酶抑制剂治疗胰腺炎患者，并没有取得明显的疗效，预防性研究的结果也证实了一线蛋白酶的活化是胰腺疾病起始的固有现象。综合各个观察结果得出结论，胰管内胰酶原的活化在胰腺炎的早期病生理中发挥至关重要的作用。

蛋白酶初始活化的亚细胞位点

确定胰腺炎发生的亚细胞位点部位对于理解由在胰腺内前蛋白酶被活化而引起的病生理机制是很重要的。通过胰酶特异性底物荧光示踪的方法，可以发现在促分泌因素刺激后胰腺酶原可以清晰地定位在腺泡细胞内的分泌小室。当含有不同级别内分泌腺管的亚细胞成分以密度梯度离心分析，可以发现胰酶原活性不是在成熟的酶原小粒中升高，而是在膜结合的低密度的腺管中，很符合不成熟的分泌滤泡的填充。这些数据说明了成熟的消化性蛋白酶高度填充的酶原小粒并不是这种活化反应的必需基础位点。在病理性刺激下的腺管中的胰酶初始活化已经清楚地探明是在膜结合型的分泌腺管中。生理状况下，这里含有胰腺酶原和溶酶体酶。

组织蛋白酶B

许多证据都证明，溶酶体半胱氨酸蛋白酶组织蛋白酶B在对未成熟的和胰管内的消化酶的活化中扮演一定的角色。观察得知组织蛋白酶B具有以下几种功能：①在体外可以激活胰蛋白酶原；②在实验性的胰腺炎中，组织蛋白酶B从溶酶体部分重新分布到酶粒丰富的亚细胞部分；③在实验性胰腺炎的早期溶酶体酶例如组织蛋白酶D和消化酶共分布于膜结合型细胞器中。尽管从细胞学的观点来看组织蛋白假说很吸引人，但是它仍然受到了广泛的批评，就是因为一些实验中使用溶酶体蛋白酶抑制剂表现得与其预想的不相符合。从对现有的溶酶体酶水解酶抑制剂的有限的特异性和生物利用度的角度来看，组织蛋白酶假说仅适用于组织蛋白酶B缺陷的动物。

在这些实验性胰腺炎动物模型中最具有戏剧性的改变就是超过24小时后，胰管内不成熟胰酶原的活性下降超过80%。这一观察结果可以被视为第一个证明组织蛋白酶B活化胰管内未成熟胰酶原从而引发胰腺炎的证据。令人惊讶的是，胰酶原活性的降低与胰腺组织的坏死程度相平行，而且全身炎症反应程度根本不受影响。这一观察结果和组织蛋白酶B能活化胰腺消化酶甚于胰酶的事实引发了以下两个问题：①是否胰酶可以独立于组织蛋白酶B而活化自身直接参与腺泡细胞的损伤？②组织蛋白酶B

介导的对其他消化酶的活化作用会引起胰腺坏死吗？

组织蛋白酶B存在于健康人胰腺亚细胞分泌单位中和胰腺炎患者的胰液中。组织蛋白酶B重新分布至胰腺外分泌有可能因此使得胰酶原与组织蛋白酶B间的相互作用变得非必需，因为两类胰腺中的酶在生理条件下共同定位。另一方面，组织蛋白酶B激活胰蛋白酶原的能力并不受最常见的胰蛋白酶突变的影响，这种突变可在遗传性胰腺炎中见到。人类胰腺炎的启动可能与依赖组织蛋白酶B介导的蛋白酶活化，遗传性胰腺炎的原因不能简单归因于增加的组织蛋白酶B介导的对突变的胰蛋白酶的活化作用。

胰蛋白酶在不成熟消化蛋白酶活化中的作用

在独立的胰腺腺管和腺泡中，一些使用一种特殊细胞渗透性的而且是可逆的胰蛋白酶抑制剂试验证实，完全阻断胰蛋白酶的活化不能预防和降低胰蛋白酶原向胰蛋白酶的转变。另一方面，一种细胞渗透性的组织蛋白酶B阻断剂可以完全阻断胰蛋白酶原的活化。抑制剂洗脱试验证明了下述的激素介导的胰蛋白酶原的活化，80%的胰蛋白酶可以即刻直接地自身失活。这些实验提示了胰蛋白酶的活性既不参与也不需要胰蛋白酶原的活化，其扮演的终极角色显然是其自身的降解。由此，我们可以推断出细胞内的胰蛋白酶的活性可能扮演着防御另一种或者潜在的更具有伤害性质的消化性蛋白酶的角色。由此，遗传性胰腺炎中因结构上的改变而损伤胰蛋白酶可能会建立起一种保护机制而不是成为胰腺炎的引发因素。这些来源于损坏了的胰腺腺管和腺泡的试验观察结果是否与人类遗传性胰腺炎相关还不得而知，因为人正离子性质的胰蛋白酶原可能在体内表现出不一样的活化或者是活的特性。

由于种系变异引起的正离子性质的胰蛋白酶原的结构变化如何能够引发遗传性胰腺炎仍然是争论的焦点。胰蛋白酶是最早所知的消化酶，其能够在肠内和体外活化多种其他的消化性蛋白酶。由于胰腺炎一直以来被认为是因为由蛋白水解胰腺自身而引起的疾病，所以有理由推理胰腺炎是因为胰蛋白酶依赖的蛋白酶所造成的胰腺自身损伤。在遗传性胰腺炎中相关的胰蛋白酶原的突变应该因以下原因而获得酶功能，一是突变的胰蛋白酶原可以在腺泡细胞中更易被活化，或者是因为突变的胰蛋白酶的降解更慢。这两种因素都可能增加或者扩大细胞环境内酶的作用。从统计学的观点来看，大多数遗传性的异常包括大部分常染色体显性遗传疾病，往往是失功能性的突变，而造成在蛋白缺失或者损伤其在细胞内的过程或靶点。此外有报道共计16种正离子性质的胰蛋白酶原的突变，遍布于分子的不同区域，均与胰腺炎或者是遗传性的胰腺炎相关。由此看来这些遍布于完全不同区域的蛋白酶丝氨酸1(PRSS1)基因的突变并不都导致相同的对胰蛋白酶原的影响而使其获得酶的功能。体内的酶失功能可能是一种更加简单的解释突变在遗传性胰腺炎的病理生理学中的角色。另一方面，一些体内的研究发现胰蛋白酶原一身活化的易化性或者胰蛋白酶活性的扩大可以因确定的试验环境所达到。是否这些体内条件反映了细胞内蛋白酶活化开始在一些高度区域化的位点仍然不是很清楚。但是这些发现提出了胰蛋白酶具有突变功能。

近期的一些关于亲缘性遗传性胰腺炎的报道，这些胰腺炎都有R122C突变，其结果都是失功能性的。在这些遗传性胰腺炎家族中单个核苷酸的交换已经定位于相同的密码子(R122C对R122H)。生化研究发现肠激肽介导的活化反应、组织蛋白酶B介导的活化反应、光苷酸122胰蛋白酶原自身活化反应显著地降低到野生型蛋白酶活性的60%~70%。胱氨酸122胰蛋白酶原在体内细胞环境下形成一种二巯基桥的错构，结果是形成胰蛋白酶的失活性，而且不能被自身活化反应所补偿。实际上如果这些构想能反映实际体内胰腺环境下的情况，那就可能成为第一个证据来源于关于失功能突变，以及由其引发的胰蛋白酶活性潜在的保护性功能的研究。无论失功能假说抑或是获功能假说都不能完美的解释遗传性胰腺炎的病理生理学基础。尚没有一种可以直接探查到的具有PRSS1突变的人体活体腺泡细胞或者转基因动物。

胰腺炎中的胰蛋白酶原亚型

人类胰腺分泌三种亚型的胰蛋白酶原，编码分别是PRSS1、2和3。根据蛋白电泳的结果，可以将其分为阳离子型的胰蛋白酶原、中性胰蛋白酶原以及阴离子型的胰蛋白酶原。通常情况下，总的胰蛋白酶原中有2/3是阳离子型的，阴离子型的接近1/3。

人类胰腺疾病和慢性酒精中毒是阴离子型的胰蛋白酶原分泌上调。即使这两种主要的蛋白酶原亚型机构上有90%左右的相似性，但其自身活性催化和降解功能还是有明显的差异。阴离子型胰蛋白酶原(胰蛋白酶)较阳离子型的更具有自身催化活化和降解的特性。此外,酸性刺激阳离子型的胰蛋白酶原的活化而抑制阴离子型的。这两种胰蛋白酶原亚型明显的行为差异提示了两者比例的变化可能很大程度上影响到胰腺蛋白酶原池的稳定性和自身活化的敏感性。

生化研究表明，在不同的两种胰蛋白酶原的比例关系,不同的pH或者钙离子环境下的生理或者病理的状况，阴离子型的胰蛋白酶原的上调分泌并不影响生理性的胰蛋白酶原的活性，但是在潜在的病理环境下,会明显地限制胰蛋白的增殖。看起来阴离子型的胰蛋白酶原在胰腺病理过程中扮演的是保护性的角色。作为一种防御性的机制,在病理状况或者毒性环境中，胰腺腺泡细胞分泌更多的阴离子型的胰蛋白酶原,既减少了在胰腺内胰蛋白的活化,同时保证在十二指肠内有充足的胰蛋白酶的浓度。另一方面，胰腺内胰蛋白酶原的活化功能的减退可以被视为一种胰蛋白酶失功能,在这种情况下,可能是扮演一种疾病引发的而不是保护的角色。

这些解释假设胰蛋白酶的总量是一定的，只是其中的这两种成分比例发生改变，但实际上这很罕见。在慢性胰腺炎中,以蛋白酶原的分泌量总的说来是减少的,而慢性酒精中毒的分泌量是显著增加的。胰蛋白酶原合成的增加后果就是胰腺对于不适当的酶活化可能会更加敏感，而对阴离子型的胰蛋白酶原的保护不敏感。在这种情况下,值得注意的是,少见的与胰腺炎相关的阳离子型的胰蛋白酶原E79K突变，结果可能是失去功能和以至于自身活化受影响。但是突变的酶以两倍于野生型的阳离子型胰蛋白酶的作用,活化阴离子型的胰蛋白酶原,这一不寻常的机制暴露了上述两种胰蛋白酶原亚型间的相互关系在胰腺炎病发病机理的潜在重要性。

钙离子在胰腺蛋白酶活化中的角色

钙离子是重要的细胞内第二信使参与调节消化酶的从腺泡细胞的顶极出胞运动。另一方面,钙离子也能直接影响胰蛋白酶原和其它蛋白酶的活化和稳定。钙离子的这两方面的功能都参与到胰腺炎的发生过程中。

在体内，钙离子并不参与到肠激肽或者组织蛋白酶B介导的胰蛋白酶原的活化中去，但是刺激牛阳离子型、鼠阴离子型和人阴离子型胰蛋白酶的自身分解需要有高浓度的钙离子(2~10mmol/L)。相反地，人阳离子型的胰蛋白酶的自身活化需要较低的钙离子浓度,一般的大于1mmol/L将会阻止其自身活化。胰蛋白酶活化肽(TAP)含有一个负性电荷的4门冬氨酸基序(Asp19- Asp 20- Asp 21- Asp 22),与赖氨酸23形成肠激肽识别位点。门冬氨酸羟化物的负性电荷可以确定是胰蛋白酶介导的活化(自身活化)反应的抑制剂。而且高浓度的钙离子也以合4门冬氨酸序列结合的方式保护这些电荷。在人类的阳离子型的胰蛋白酶原，自身活化的刺激已经在低钙离子浓度的(EC_{50}~15μmol/L)是钙离子于不同高亲和结合位点相结合后的结果。为何高亲和的钙离子结合可以易化阳离子型的胰蛋白酶原尚不清楚。

钙离子是胰蛋白酶原和胰蛋白酶的结构完整性所必需的。这种钙离子的影响被定位于谷氨酸75和谷氨酸85之间的钙离子高亲和结合位点 (K_D~20μmol/L对人类阳离子型胰蛋白酶可视为抗自溶的保护)。钙离子和这些位点的结合可以接到构象的改变从而减少了表面暴露的赖氨酸和精氨酸残基的蛋白水解易受性,而这些正是胰蛋白酶水解作用的靶点。表面暴露的保守的赖氨酸和精氨酸侧链可能是进一步提升胰蛋白酶亚型自身催化降解的敏感性。

在腺泡细胞中，钙离子也是重要的细胞内第二信使,参与调解消化酶的出胞过程。与高钙血症相关的内分泌疾病已知是造成胰腺炎的因素，估计是通过降低胰腺炎发生的阈值或者是介导形态学上相当于胰腺炎的改变。腺泡细胞细胞质内溶解的游离钙离子浓度的升高可以视为临床上多变的慢性或者急性胰腺炎的共同发生因素。钙在蛋白酶的活化中的作用是无可争议的，高的细胞内钙离子浓度可以认为是蛋白酶前提活化的先决条件，但是仅有钙离子是无法启动这一过程的。

pH值在胰蛋白酶活化过程中的角色

pH值改变对于胰蛋白酶的自身活化和自身消化有着较显著的影响。据估计,溶酶体内的酸碱度保持在4.5~5.5,而分泌区域的维持在6~7之间。一些在胰腺炎发生时形成的细胞质内里的空泡呈现出酸性。胰腺的对抗组织蛋白酶的酶原，稳定于很低的pH值范围内(3.0或者3.5)。当pH升高的时候,自身活化反应随之升高,特别是在pH5~6时,自身活化达峰值。在中性或者稍偏碱性而又缺乏钙离子的环境里，自身活化下降而自身分解增强。稍偏碱性的环境里，在钙离子存在的情况下(见前)，自身活化反应将达到最大，而自身分解反应最小。较在体试验，腺泡细胞内的pH值被控制在一个更加狭窄的变化法范围内。最大限度的或者超大限度的对胰腺腺泡细胞的刺激可以引起pH值的轻度升高(0.1~0.3)，但此过程亦要求有钙离子的存在。一些研究表明在胰腺腺泡结构中的酸性环境如果被弱碱所中和，未成熟的胰蛋白酶活化反应将被阻止。另一方面，当相同的试剂用来中和体内的腺泡细胞，试验性的胰腺炎仍会发生，而且其发生和发展不受影响。这些都表明，细胞内的pH值的变化导致的酶原活化反应是十分复杂的。由于胰蛋白酶所致的pH值的变化而造成不利于羧肽酶原和胰蛋白酶原活化的环境，可以被组织蛋白酶B所调节。本文中值得注意的是组织蛋白酶B介导的人类阳离子型的胰蛋白酶元活化发生在较酸性的环境里。在pH4.0~5.2之间，该活化反应将降低100倍，由此我们可以推断，在腺泡细胞内，由组织蛋白酶B介导的胰蛋白酶的活化反应会深受pH值变化的影响，哪怕是最微小的。哪些机制在临床急性胰腺炎的发生和发展过程中占决定性地位尚需进一步研究。

胰腺蛋白酶分泌抑制基因(SPINK1)

胰腺分泌抑制剂是一种56氨基酸的SPINK1，其前体是腺泡细胞内合成的79氨基酸的单链多肽。其储存于酶原小粒中，随之分泌于胰腺腺管中。该抑制剂被视为第一级防御体系，降低胰腺酶原在胰管内活化约20%，一些早期的关于慢性胰腺炎患者体内胰腺分泌抑制剂(PSTI)突变的研究报道，这些患者的PSTI基因外显子3的突变使得34位点上的天门冬氨酸被丝氨酸所替代(N34S)。对于基因内DNA序列的分析显示N34S突变是与以下4种额外序列变异不均等完全关联的，它们是IVS1-37TC、IVS2+268AG、IVS3-604GA和IVS4-69insTTTT。是否N34S氨基酸交换或者与之相关联的可导致基因内切异常的序列突变是文中所说的PSTI的病理生理学基础还不得而知。在更进一步的研究中揭示一些其他的突变和多态性，包括蛋氨酸被丝氨酸所替代，从而损伤了PSTI的启动子(1MT)，密码子14(L14P)白氨酸转变为比咯氨酸，密码子50(D50E)天冬氨酸转变为谷氨酰胺，密码子55(P55S)的比咯氨酸变成丝氨酸。一些研究发现这些突变发生率要明显低于N34S。N34S在健康人群中呈现低水平(0.4%~2.5%)，但是在慢性胰腺炎患者中较为常见。在非连续性标准下，不同的组别的N34S的发生率为6%、19%、26%，在酒精性的、遗传性的或者家族特发性的胰腺炎患者中可高达86%。这些研究结果具有相当的差异性可能不止是缺乏公认的对于所谓“家族性”、“遗传性”或“特发性”胰腺炎的专业名称，也可能是因为对于一些患者病例的统计可能包括了家族中的其他成员，而其他研究没有。抛开这些研究方法上的差异，N34S突变的发生率在胰腺炎是升高的，尽管不知道它的遗传方式。阳离子性胰蛋白酶基因突变的遗传性胰腺炎，研究发现额外的SPINK1突变并不影响外显率、疾病的严重程度、或者是继发糖尿病的发生。但是这也不能说SPINK1在胰腺炎的发生过程中是较弱的危险因素。实际上应该将其理解为在“更强的”PRSS1突变相关的遗传性胰腺炎发生时，SPINK1扮演了调解因子的角色。

一些研究分析了PSTI与热带胰腺炎（流行于亚洲和非洲)的关联性，很多研究小组报道了在印度和孟加拉国的人群中N34S与热带性胰腺炎有很强的相关性。热带性胰腺炎是一种特发性的慢性胰腺炎，尚不知道其发病的病因，按其临床表现可以归类于慢性钙化性胰腺炎或者是纤维钙化性胰腺性糖尿病。N34S的突变率在欧美人群中的发生率约为1.3%，而在印度和孟加拉国纤维钙化性糖尿病患者中分别为55%和29%，热带钙化性胰腺炎患者中分别为20%和36%。

PSTI基因的突变可以决定胰腺炎的遗传易感性以及显著降低由其他因素引发胰腺炎的阈值。然而，由kuwata等进行的丛生化角度研究蛋白酶抑制活性分析的结果报告，N34S-PSTI的胰蛋白酶抑制活性在酸碱环境下均无变化。在pH值5~9之间以及不同的钙离子浓度范围内，N34S PSTI对胰蛋白酶的抑制活性基本没变化。N34S突变的病理生理学机制不同于因结构改变而导致的对蛋白酶抑制活性的降低。N34S胰腺炎患者可能是由于DNA内切缺陷导致的PSTI不同水平的表达而造成的。对N34S患者PSTI蛋白表达水平的分析可以清楚地揭示这一问题。

囊性纤维化跨膜转导调节因子

在普通人群中大量不同的相对严重的突变常常发生于CFTR基因。这些突变有些是单个碱基对，但多数还是多个碱基对，尤其是在内因子8，由此进一步由功能的CFTR的数量。这个基因编码一个单磷酸腺苷敏感的氯离子通道，该通道是正常碳酸氢盐分泌的基础。此类通道主要表达于上皮细胞，例如肺、胆道、胰腺以及输精管。典型的囊性纤维化是一种常染色体隐性遗传疾病，其病因是由于CFTR等位基因的严重突变（比如 Δ508）。除了慢性肺部异常，囊性纤维化牵涉到多个脏器，也常常表现为胰腺的遗传性疾病。带有CFTR基因突变的儿童出生时即患有严重的胰腺纤维化以及胰腺功能不全。对慢性胰腺炎伴有汗液中电解质异常升高患者的观察进一步暗示了CFTR在慢性胰腺炎过程中也扮演了一定的角色。一些对特发性慢性胰腺炎患者研究肯定了这些患者具有CFTR基因的突变率，明显高于正常高加索人5%的发生率。CFTR蛋白功能降低至1%左右可以引起典型的囊性纤维化，引起这种变化的基因型，其特征表现为肺的异常、胰腺功能不全、先天性双侧输精管缺失、汗液检查异常。基因型-表型研究发现引起CFTR功能严重缺失（残留功能<2%）的突变，常常与胰腺功能不全紧密相关。但是引起CFTR功能降低相对较轻（残留功能5%左右）的突变，即使发生了囊性纤维化，还是将其归为具有胰腺功能。疾病的程度依赖于CFTR功能的保护程度以及（胰腺）组织特异性阈值水平。迄今为止，已经有1000余种CFTR突变被发现，重点研究几种可能会引起典型囊性纤维化的突变。

自身免疫性慢性胰腺炎

自身免疫性胰腺炎是一种慢性胰腺炎的特殊类型。这种区别于其他类型慢性胰腺炎的特殊性决定了该病的患者可以通过激素治疗达到较好的效果。自身免疫性胰腺炎的患者可以见到与干燥综合征、原发性胆汁性肝硬化、原发性硬化性胆管炎、Crohn病、溃疡性结肠炎等免疫介导的疾病相关联，组织学表现为非钙化性胰腺腺管的破坏和腺泡组织的萎缩。Ector和其同事发现了该病中侵及腺管的特异的炎症反应，常造成腺管的梗阻甚至破坏。组织病理学显示有淋巴细胞、浆细胞的浸润，同时可以见到纤维化。

多种自身抗体在自身免疫性胰腺炎的患者体内发现，这其中就包括了抗核抗体、抗乳铁蛋白、抗碳酸酐酶Ⅱ、平滑肌细胞、类风湿因子。在外周血中$CD8^+$和$CD4^+$细胞升高，提示Th1型免疫反应的存在。

慢性胰腺炎中的炎性细胞

慢性胰腺炎的一个重要特性就是慢性炎症反应。组织损伤处释放的化学趋化因子可以将炎症细胞吸引至该处参与炎症反应，同时炎症反应区域可以生成大量炎症介质。这些炎症介质包括肿瘤坏死因子α（TNF-α）、细胞活素、促炎性或者抑制炎性的白细胞介素、调节肥大细胞、中性粒细胞、淋巴细胞和单核细胞在胰腺组织中的浸润，启动并调控随后的愈合过程。这种炎症反应，在一些急性胰腺炎的患者中可导致不全恢复，大概是急性胰腺炎转为慢性胰腺炎过程中的关键机制。1999年，由David Whitcomb提出所谓的急性胰腺炎前哨事件假说（SAPE），这一假说是基于所谓的“前哨”启动事件，即急性胰腺炎可以归因于一个明显的触发事件。之后的慢性过程依赖于抗炎细胞的持续性存在（巨噬细胞、活性星状细胞），并且在胰腺组织中保持相当一段时间，这对于限制炎症反应以及启动愈合过程有重要的意义。长时间在酒精或者其他应激源的刺激下，腺泡细胞释放细胞因子和其他介质以介导胶原的产生和沉积以及细胞外基质蛋白的形成，从而引发纤维化过程。由此，复发性急性胰腺炎的的严重程度可能由于抗炎反应的存在而减轻，尽管纤维化的过程已经启动，可参见遗传性胰腺炎。当急性或者慢性的应激因素刺激腺泡细胞产生并释放细胞因子，有巨噬细胞和活性星状细胞的存在条件下，只在第一“前哨”事件后持续存在于胰腺组织当中。按SAPE假说此事件决定了疾病的过程。

复发性和严重型胰腺炎

长期以来，人们一直在争论急性和慢性胰腺炎的相互间关系。在Marseille定义下，这是两种完全不同的疾病，并认为急性胰腺炎不会转归成慢性胰腺炎。但是近年来有证据证明，频繁酒精性急性胰腺炎可以很快地转变成为慢性酒精性胰腺炎，至少在一小部分患者当中，急性酒精性胰腺炎可以转化为慢性胰腺炎。实际上，已经建立起急慢性胰腺炎间的关联，很多遗传性胰腺炎患者就由急性胰腺炎的复发而引起。很多慢性胰腺炎的病例呈现出的初级阶段就是复发的急性胰腺炎，事实上是多年进展性无痛性的胰腺失功能和钙化。SAPE假说提供了第一种关于慢性胰腺炎过程是如何依赖常驻胰腺组织中的抗炎细胞持续存在和其调整活性。

结　论

随着近年来生物和分子技术的进展，使得从前只能假想的直接探测细胞内病理生理学成为现实。初始的研究应用这些方法已经得到了令人惊讶的结果，这些结果与长期以来的胰腺研究方面的教条和范例不相容。这些洞察技术下行一些新的可检验的假说可以使我们更加接近和理解胰腺炎的病生理机制。只有在充分阐明细胞内和分子水平上的疾病的发生发展机制的情况下，我们才有可能建立和发展有效的预防和治疗策略以对付这种令人衰弱的、仍然有些难以解释的疾病。

（樊庆　译　　杨尹默　赵玉沛　校）

推荐读物

Cohn JA,Bornstein JD,Jowell PS. Cystic fibrosis mutations and genetic predisposition to idiopathic chronic pancreatitis. *Med Clin North Am* 2000;84: 621–631,ix.

Etemad B,Whitcomb DC. Chronic pancreatitis: diagnosis,classification,and new genetic developments. *Gastroenterology* 2001;120: 682–707.

Halangk W,Lerch MM,Brandt –Nedelev B *et al*. Role of cathepsin B in intracellular trypsinogen acti vation and the onset of acute pancreatitis. *J Clin Invest* 2000;106: 773–781.

Halangk W,Kruger B,Ruthenburger M *et al*. Trypsin activity is not involved in premature,intrapancreatic trypsinogen activation. *Am J Physiol* 2002;282: G367–G374.

Hanck C,Schneider A,Whitcomb DC. Genetic polymorphisms in alcoholic pancreatitis. *Best Pract Res Clin Gastroenterol* 2003;17: 613–623.

Hernandez CA,Lerch MM. Sphincter stenosis and gallstone migration through the biliary tract. *Lancet* 1993;341: 1371–1373.

Howes N,Lerch MM,Greenhalf W *et al*. European Registry of Hereditary Pancreatitis and Pancreatic Cancer(EUROPAC). Clinical and genetic characteristics of hereditary pancreatitis in Europe. *Clin Gastroenterol Hepatol* 2004;2: 252–261.

Kukor Z,Toth M,Sahin –Toth M. Human anionic trypsinogen. *Eur J Biochem* 2003;270: 2047–2058.

Lerch MM,Saluja AK,Runzi M,Dawra R,Saluja M,Steer ML. Pancreatic duct obstruction triggers acute necrotizing pancreatitis in the opossum. *Gastroenterology* 1993;104: 853–861.

Mooren FC,Hlouschek V,Finkes T et al. Early changes in pancreatic acinar cell calcium signaling after pancreatic duct obstruction. *J Biol Chem* 2003;278: 9361–9369.

Okazaki K,Uchida K,Ohana M *et al*. Autoimmune–related pancreatitis is associated with autoantibodies and Th1/Th2–type cellular immune response. *Gastroenterology* 2000;118: 573–581.

Pfutzer RH,Barmada MM,Brunskill AP *et al*. SPINK1/PSTI polymorphisms act as disease modifiers in familial and idiopathic chronic pancreatitis. *Gastroenterology* 2000;119: 615–623.

Sahin–Toth M. The pathobiochemistry of hereditary pancreatitis: studies on recombinant human cationic trypsinogen. *Pancreatology* 2001;1: 461–465.

Sahin –Toth M,Toth M. Gain –of –function muta tions associated with hereditary pancreatitis enhance au toactivation of human cationic trypsinogen. *Biochem Biophys Res Commun* 2000; 278: 286–289.

Schoenberg MH,Buchler M,Pietrzyk C *et al*. Lipid peroxidation and glutathione metabolism in chronic pancreatitis. *Pancreas* 1995;10:36–43.

Simon P,Weiss FU,Sahin–Toth M et al. Hereditary pancreatitis caused by a novel PRSS1 mutation (Arg–122→Cys)that alters autoactivation and autodegradation of cationic trypsinogen. *J Biol Chem* 2002;277: 5404–5410.

Teich N,Mossner J,Keim V. Screening for mutations of the cationic trysinogen gene: are they of relevance in chronic alcoholic pancreatitis? *Gut* 1999;44: 413–416.

Teich N,Ockenga J,Keim V,Mossner J. Genetic risk factors in chronic pancreatitis. *J Gastroenterol* 2002;37: 1–9.

Truninger K,Malik N,Ammann RW *et al*. Mutations of the cystic fibrosis gene in patients with chronic pancreatitis. *Am J Gastroenterol* 2001;96: 2657–2661.

Truninger K,Kock J,Wirth HP *et al*. Trypsinogen gene mutations in patients with chronic or recurrent acute pancreatitis. *Pancreas* 2001;22: 18–23.

Whitcomb DC. Hereditary pancreatitis: a model for understanding the genetic basis of acute and chronic pancreatitis. *Pancreatology* 2001;1: 565–570.

Whitcomb DC,Gorry MC,Preston RA *et al*. Hereditary pancreatitis is caused by a mutation in the cationic trypainogen gene. *Nat Genet* 1996;14: 141–145.

Witt H. Chronic pancreatitis and cystic fibrosis. *Gut* 2003;52 (Suppl2): ii31–41.

Witt H,Luck W,Hennies HC *et al*. Mutations in the gene encoding the serine protease inhibitor,Kazal type 1 are associated with chronic pancreatitis. *Nat Genet* 2000;25: 213–216.

25 胰腺囊性纤维化的遗传学和临床相关性

Harry Cuppens

囊性纤维化的临床表现

囊性纤维化(cystic fibrosis,CF)是白种人中常见的常染色体隐性遗传病,以肺部进展性疾病、胰腺功能异常、汗液电解质异常升高和男性不育为特征,但是患者的临床表现有很大不同。超过20%的受累新生儿表现为出生时的肠梗阻和胎粪浓缩(胎粪性肠梗阻),其他患者在出生后至成年期因为各种表现而被诊断,并且严重程度和疾病进展速度差异巨大。

进展性肺部疾病是CF最常见的死亡原因,其发病年龄、不同年龄组的病变严重程度十分不同。胰腺病变程度也有不同。多数受累个体表现为胰腺功能不全,但是多达15%的患者具有能够满足正常消化的胰腺外分泌功能,这部分患者被称为胰腺功能正常型。临床诊断的CF患者中大约2%表现为反复发作的急性或慢性胰腺炎症状。这些迟发的临床症状常常最早发生于青春期或成年后,并且只发生于胰腺功能正常型患者。胰腺功能不全的患者不发生上述并发症的可能原因是功能性腺泡组织在宫内或出生后短时间内消失。

男性不育的表现也有不同。几乎所有的男性CF患者由于先天性双侧输精管缺失(CBAVD)而不育。但是,偶有男性患者被报道有生育能力。

囊性纤维化跨膜转导调节因子

CF是由囊性纤维化跨膜转导调节因子(CFTR)基因突变引起的。CFTR基因长约190kb,包含27个外显子。目前发现了多种交替拼接转录(alternative spliced transcript),其中最重要的一种是外显子9序列缺失。CFTR是一种具有氯离子通道功能的跨膜糖蛋白,外分泌组织的上皮细胞表达CFTR,例如肺脏、胰腺、汗腺和输精管。除了氯离子通道功能,CFTR还有调节因子的功能,同时也受其他蛋白的调节:它调节氯离子通道的外流,抑制阿米洛利敏感的上皮细胞钠离子通道,并且影响ATP向细胞外传递和HCO_3^-转运。

每个人从父亲和母亲各获得一条CFTR基因;这两条基因被称为等位基因。由于CF属于隐性遗传,因此两条CFTR等位基因同时发生有害突变时会发生CF。一个CFTR等位基因发生有害突变的人称为携带者。25个白种人中有1人是CF携带者,2500个新生儿中有1人患有CF。

在没有发现CFTR基因之前,通常认为导致CF的基因突变不到10个。但是,目前已经已经发现了超过1000个导致CF的CFTR基因突变(http://genet.sickkids.on.ca/cgi-bin/WebObjects/MUTATION)。多数突变属于点突变,也就是CFTR基因只有一个核苷酸发生突变。一个CF患者的两条CFTR等位基因上可以携带一个相同的突变或两个不同突变,后者被称为复合杂合子。CFTR突变的分布在不同人种中各不相同。最常见的突变F508del,在北欧人群中发生率约70%,但在南欧人群中发生率较低。除了F508del,其他常见突变在多数人群中存在,发生率约1%~2%。例如G542X、G551D、R553X、W282X、N303K等突变。最后,对于特定的人种,存在1%~2%的人种特异性突变。对于大多数人群,常见的突变覆盖了全部CFTR基因突变的85%~95%。其他在特定人群中存在的CFTR基因突变含有少见的突变类型,某些突变仅在单个家庭中存在。从北欧CF患者分离出的CFTR基因中有95%~99%存在CF致病性CFTR突变;

而南欧CF患者突变检出率只有90%~95%。

根据对蛋白质水平的影响，CFTR突变至少可以分为5种类型(图25.1)。Ⅰ型突变影响接合部位从而导致不合成CFTR，无义突变产生截短的CFTR蛋白非常不稳定并且容易降解，这种突变是由于基因中编码框架移位造成的(框架移位缺失或插入)。Ⅱ型突变，例如最常见的F508del突变，会造成CFTR蛋白不能成熟从而被降解。Ⅲ型突变产生的CFTR蛋白能够成熟也能够到达细胞膜的表面，但是它的氯离子通道调节功能异常。由于传导孔突变，Ⅳ型突变导致CFTR通道传导功能异常。最后，Ⅴ型突变产生具有部分功能的CFTR蛋白。Ⅰ、Ⅱ、Ⅲ型属于严重突变，Ⅳ、Ⅴ型突变属于轻微突变。

CF疾病的影响因素

胰腺疾病中CFTR基因型和CF表现间有非常好的相关性。多数CFTR基因严重突变的纯合子个体，属于胰腺功能不足的患者。但是，肺CF患者的表现有很大的不同，即便是在具有某一特定CFTR基因型的两个个体之间、甚至是在患CF病的亲属之间也可以不同。其他遗传因素和环境因素能够影响CF的表现。由于肺直接和外界环境接触，因此相对于胰腺疾病而言，更多数量的环境因素影响肺脏疾病的表现。其他肺脏疾病的影响遗传因素包括甘露糖结合的凝集素蛋白和转化生长因子β1。营养、细菌暴露以及治疗等是影响肺脏疾病的环境因素。

CF相关疾病

虽然已经明确在CF患者中存在基因缺陷，但是CFTR也涉及到其他与CF患者有共同表现的某些疾病，例如CBAVD、弥慢性支气管扩张和慢性胰腺炎。

新生儿筛查计划，使用免疫反应性胰蛋白酶原浓度(immunoreactive trypsinogen concentration，IRT)测量能够发现患有CF的新生儿。但是，IRT检测步骤有相当高的假阳性和假阴性结果。事实上，对IRT检测假阳性的新生儿（也就是IRT阳性但是没有诊断CF)广泛地回顾性研究显示，CFTR突变发生频率增高，并且这些患者中相当数量的人是CFTR严重突变和轻度突变的复合杂合子。尽管他们没有CF的表现，但是最终他们可能会发生CF相关的疾病。

相对于大多数CF患者两条CFTR基因都有突变，只有一小部分CF相关疾病的患者在两条CFTR基因上都有突变。在79%的CBAVD患者提取的CFTR基因中发现有致病突变，弥慢性支气管扩张患者中大约为30%，慢性胰腺炎患者中大约为20%。CFTR与继发疾病的关系十分复杂，并且是多因素的(涉及

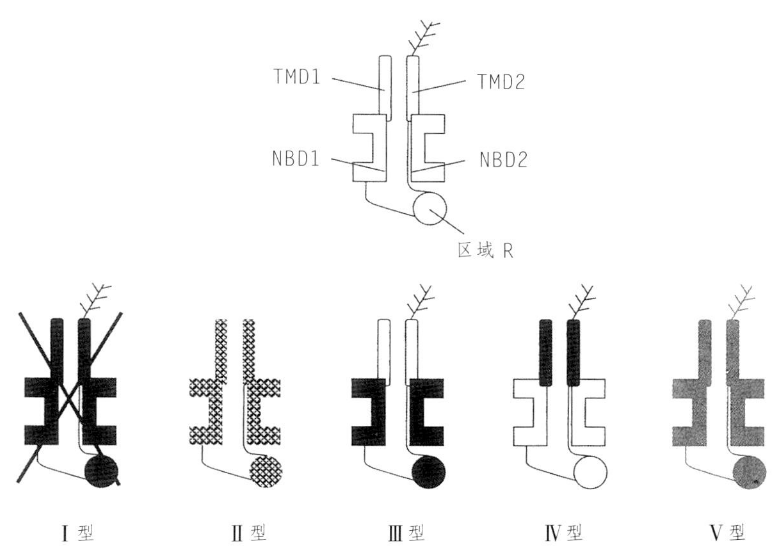

图25.1　CFTR突变类型。CFTR蛋白是由两个核苷酸结合区域(NBD1和NBD2)、一个调节区域(R)和两个跨膜区域(TMD1和TMD2)组成的跨膜糖蛋白。Ⅰ型突变导致CFTR不能合成；Ⅱ型突变造成CFTR蛋白不能成熟并被降解，因此不能观察到蛋白的糖链部分。Ⅲ型突变产生的CFTR蛋白能够成熟，但是氯离子通道调节功能异常。Ⅳ型突变导致CFTR通道传导功能异常。Ⅴ型突变产生具有部分功能的CFTR蛋白。

其他遗传和环境因素),而且远远没有阐明。

有两条CFTR基因突变的患者,至少有一条属于轻微的Ⅳ型或Ⅴ型突变。在这些患者中最常见的轻微突变的类型是T5多态现象。在白种人中,21%的CBAVD患者的CFTR基因被发现存在T5多态现象,而对照人群的CFTR基因仅有5%发生T5多态现象。T5是位于CFTR基因内显子8内T_n多态基因座上的一个等位基因。在这一区域有5、7或9位胸腺嘧啶脱氧核苷残基外展,也就是T5、T7和T9等位基因(图25.2)。如果胸腺嘧啶脱氧核苷较少,就会出现低效率的接合,会使CFTR转录产物缺少外显子9序列(图25.3)。缺乏外显子9的CFTR交替结合转录在任何个体中都能够发现,但是其程度取决于T_n多态基因座上的等位基因。T5等位基因杂合子的个体,高达90%的CFTR转录产物缺少外显子9。缺少外显子9序列的CFTR转录产物导致CFTR蛋白不能成熟。如果在具有一个严重CFTR突变的复合杂合子中发现一个T5,或者是一对T5,患者会出现例如CBAVD等病理表现。但是,并不是每一个具有一个严重CFTR突变的复合杂合子和T5的男性患者都会发生CBAVD,例如某些CF患儿的父亲。T5多态现象被分类为具有部分外显率的致病性突变。部分外显率能够用另一个基因因子来解释,这就是位于T_n基因座上游的被称为TG_m多态性基因座。TG重复序列的数量决定了等位基因的不同(图25.2)。TG重复序列的数量越多,外显子9的接合效率越低[图25.3,本表显示了不同多态性部位(T_n和TG_m)或单倍体(TG_m–T_n),每种等位基因/单倍体对CFTR氯通道活性的数量的影响。从表中可以得到功能性CFTR下降的数目(用从顶部向底部缩窄的三角形表示)。T5多态现象被发现能够伴随TG11、TG12或TG13等位基因(相应的具有11、12或13个TG重复序列)]。在CBAVD患者中,较轻微的TG11–T5等位基因很难发现,最常发现的是TG12–T5等位基因。TG11–T5等位基因虽然罕见,但是能够在CBAVD患者中发现。它甚至可能会导致胰腺功能不全性CF,这可能是由于存在例如V470等影响CFTR的其他多态现象。对于含有一个严重突变和T5等位基因的复合杂合子个体,例如CF患者的父亲,T5常常伴有较轻微的TG11等位基因。在等位基因上发现的多态性TG_m基因座,决定了T5多态现象是病理性的还是良性的,这一点已经被大量的国际性研究所证实。常常出现,虽然无害,但是特定伴随出现的多态现象能够导致CFTR基因突变。这种CFTR突变基因被命名为多变异体突变CFTR基因。

$(TG)_{11}$-T_9: TTTTGATGTGTGTGTGTGTGTGTGTGTGTTTTTTTTTAACAG
$(TG)_{10}$-T_9: TTTTGATGTGTGTGTGTGTGTGTGTGTTTTTTTTTAACAG
$(TG)_9$-T_9: TTTTGATGTGTGTGTGTGTGTGTGTTTTTTTTTAACAG
$(TG)_{12}$-T_7: TTTTGATGTGTGTGTGTGTGTGTGTGTGTGTTTTTTTAACAG
$(TG)_{11}$-T_7: TTTTGATGTGTGTGTGTGTGTGTGTGTGTTTTTTTAACAG
$(TG)_{10}$-T_7: TTTTGATGTGTGTGTGTGTGTGTGTGTTTTTTTAACAG
$(TG)_{13}$-T_5: TTTTGATGTGTGTGTGTGTGTGTGTGTGTGTGTTTTTAACAG
$(TG)_{12}$-T_5: TTTTGATGTGTGTGTGTGTGTGTGTGTGTGTTTTTAACAG
$(TG)_{11}$-T_5: TTTTGATGTGTGTGTGTGTGTGTGTGTGTTTTTAACAG

图25.2 CFTR基因内含子8末端的TGm/Tn单体型序列

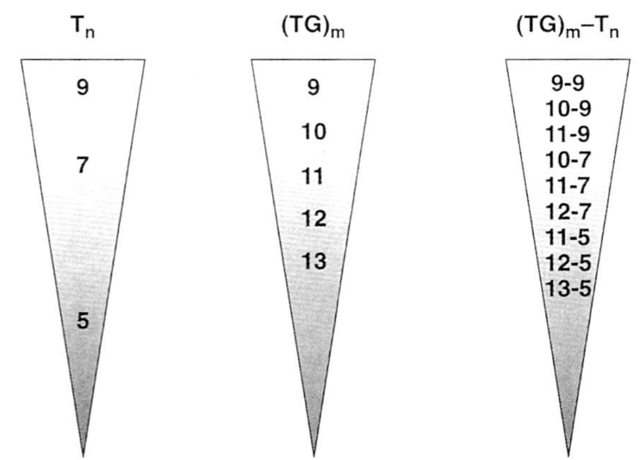

图25.3 特定等位基因对于功能性CFTR的数量的影响。对于不同的多形性基因座位(T_n与TG_m)或不同的单体型(TG_m–T_n),每一个基因座位或单体型对于CFTR氯离子通道蛋白活性的影响如图所示,图中三角形下部较窄处提示功能性的CFTR数量有所减少。

在不同患者组甚至是对照个体之间,CFTR突变的范围和分布不同。例如,F508del突变在CF患者中出现的频率高于CBAVD、弥漫性支气管扩张或慢性胰腺炎患者。对于其他突变正好是相反的,例如Ⅳ型突变R117H。CF患者突变的范围和分布不适合用于计算普通人群或CFTR相关疾病患者这些突变的频率。

应当注意的是在商业化的CFTR基因检测中,被检测的大多数突变都是引起CF的严重突变,而那些轻微突变不被检测。

特发性慢性胰腺炎

在多数慢性胰腺炎患者中,其致病原因为长期过度饮酒。10%~30%的慢性胰腺患者发病原因并不清楚,这类患者被分类为特发性慢性胰腺炎(idiopathic chronic pancreatitis,ICP)。遗传性、梗阻性或自身免疫性因素很少和ICP相关。

由于观察到宫内发生的CF胰腺病变和慢性胰腺炎非常相似,引起两个研究小组的兴趣去研究CFTR突变和慢性胰腺炎之间的可能关系。这一研究有一个重要的发现：在大约20%的ICP患者携带有至少一个严重(CF致病性)CFTR 突变，而对照人群中只有3%~4%的个体携带有CF致病性CFTR突变。

在最初的研究中，只有最常见的CFTR被筛选出来。在法国的一项研究中，对39个ICP患者的CFTR基因完整编码区和外显子-内显子结合部位进行了研究。同样发现其中20%的ICP患者携带有一个CF致病性（严重的）CFTR基因突变。由于一个患者有两条CFTR基因，因此10%的ICP患者的CFTR基因中发现有一个严重突变。如果包括轻微突变，那么33%的ICP患者的CFTR基因中发现有一个突变。大约15%的ICP患者是带有两个突变的复合杂合子，其中一个突变是轻微突变。部分具有两条CFTR突变的复合杂合子ICP患者，可能会表现为汗液测试(sweat test)阳性，但是没有CF相关疾病的肺部症状表现。除了CFTR基因，胰分泌性胰蛋白酶抑制剂(pancreatic secretory trypsin inhibitor，PSTI）基因和阳离子胰蛋白酶原(cationic trypsinogen)(PRSS1)基因同样被发现与慢性胰腺炎有关。ICP患者中PSTI基因突变的发现率大约在10%左右，偶见PRSS1基因突变。

CFTR基因突变能够造成CF患者胰腺功能不全或造成胰腺功能正常的CF患者发生胰腺炎，这一现象能够用CFTR的多种功能来解释。这可能是由于CFTR不同的特性导致上述两种疾病的实质不同。引人注意的一点是CFTR同时与HCO_3^-转运有关。由于分泌物浓缩导致的导管梗阻是CF和慢性胰腺炎常见的首发症状。但是，这一理论被许多研究质疑，包括组织学相反的证据。Sharer等提出了另外的解释，腺泡细胞是直接靶细胞并且在碳酸氢盐产生上皮在一定程度上受到影响时，损伤被放大，使腺泡内和导管内pH值降低。

CF仍然是一个临床诊断

自从发现了有缺陷的CF基因，人们就期望DNA检测能够使CF的诊断和鉴别诊断更加简便。这一点是由于原来认为只存在数目有限的基因突变。但是，目前发现了超过1200种CFTR基因突变，这使得在许多病例中用基因诊断过于实验室化和昂贵。在常规的基因检测中，只有最常见的CFTR基因严重突变被检测；这些检查包括了大约90%的能够导致CF的CFTR基因突变。当一个患者两条CFTR基因都包含有突变并且在常规DNA检测中被发现时，很容易做出CF的诊断。其他在特殊人群中存在的突变包含有罕见的突变，其中某些突变甚至只在一个家族中发现。此外，当没有发现常见的突变时，很有可能存在一种以前在这一人群中从未发现的突变类型。因此，确定一种敏感性接近100%的CFTR基因筛选方案是十分困难的，即便是在特定人群中。剩余的10% CFTR基因突变只有在检测CFTR基因全部编码区域和外显子-内显子结合区时才能发现，如果作为常规检测既费力也费钱。

此外，在某些病例中，从患者的CFTR基因中不能发现突变。特殊突变不能发现的原因是由于筛查方法的局限性(例如，基因内区域和启动子区域，由于长度巨大，在目前的检查中没有检测)。突变未能检测出的CFTR基因在北欧人群中的比例大约为1%~2%，而在南欧人群中高达10%。此外，曾报道过非CFTR导致的CF相关疾病，这可能是在这些CF患者中有其他基因涉及。而且，尚存在“非典型”CF的问题(即发汗试验边界异常和在任何一条CFTR基因上都没有发现突变的患者)，这也使目前基于DNA检测的诊断更加复杂。最后，疾病的表型，尤其是肺部疾病的表型，差异非常大，甚至在具有相同CFTR基因型的患者也是如此。这种差异可以用其他基因和环境因素来解释。这使得解释用于临床表现的基因检测非常复杂。因此，可以预料在CF相关疾病和其他更常见的成人多因素疾病中，基因检测及其结果解释比CF更为复杂。

尽管基因实验室具有成熟的分子技术，CF仍然是一个临床诊断，通过CF的典型临床症状、CF患者的亲属和/或发汗试验阳性来诊断。如果患者两条CFTR基因上都包含有常见的突变，很容易通过DNA检测来确定诊断。CFTR基因检测可以提供更好的遗传学咨询，例如确定CF患者亲属的携带者状态、产前诊断，或者确定CBAVD患者女性伴侣携带者的CFTR突变情况，因为这样的夫妇通过细胞浆内精子注射(intracytoplasmic sperm injecton，ICSI)出生CF患儿的风险增加。由于人类基因组远远没有阐明，并且随着技术的不断提高，可以预计在将来基因检测能够更快和更准确地诊断疾病的表型。

（叶京明　译　　杨尹默　赵玉沛　校）

推荐读物

Arkwright PD，Laurie S，Super M *et al.* TGF-β_1 genotype and accelerated decline in lung function of patients with cystic fibrosis. *Thorax* 2000;55: 459–462.

Audrezet MP, Chen JM, Le Marechal C *et al*. Determination of the relative contribution of three genes—the cystic fibrosis transmembrane conductance regulator gene, the cationic trypsinogen gene, and the pancreatic secretory trypsin inhibitor gene–to the etiology of idiopathic chronic pancreatitis. *Eur J Hum Genet* 2002;10: 100–106.

Castellani C, Benetazzo MG, Tamanini A, Begnini A, Mastella G, Pignatti P. Analysis of the entire coding region of the cystic fibrosis transmembrane regulator gene in neonatal hypertrypsinaemia with normal sweat test. *J Med Genet* 2001;38: 202–205.

Chillón M, Casals T, Mercier B *et al*. Mutations in the cystic fibrosis gene in patients with congenital absence of the vas deferens. *N Engl J Med* 1995;332: 1475–1480.

Choi JY, Muallem D, Kiselyov K, Lee MG, Thomas PJ, Muallem S. Aberrant CFTR-dependent HCO_3^- transport in mutations associated with cystic fibrosis. *Nature* 2001;410: 94–97.

Chu C-S, Trapnell BC, Curristin S, Cutting GR, Crystal RG. Genetic basis of variable exon 9 skipping in cystic fibrosis transmembrane conductance regulator mRNA. *Nat Genet* 1993;3: 151–156.

Claustres M, Guittard C, Bozon D *et al*. Spectrum of CFTR mutations in cystic fibrosis and in congenital absence of the vas deferens in France. *Hum Mutat* 2000;16: 143–156.

Cohn JA, Friedman KJ, Noone PG, Knowles MR, Silverman LM, Jowell PS. Relation between mutations of the cystic fibrosis gene and idiopathic pancreatitis. *N Engl J Med* 1998;339: 653–658.

Cuppens H, Lin W, Jaspers M *et al*. Polyvariant mutant cystic fibrosis transmembrane conductance regulator genes: the polymorphic (TG)m locus explains the partial penetrance of the T5 polymorphism as a disease mutation. *J Clin Invest* 1998;101: 487–496.

Delaney SJ, Rich DP, Thomson SA *et al*. Cystic fibrosis transmembrane conductance regulator splice variants are not conserved and fail to produce chloride channels. *Nat Genet* 1993;4: 426–431.

Dumur V, Gervais R, Rigor J-M *et al*. Abnormal distribution of CF F508del allele in azoospermic men with congenital aplasia of epididymis and vas deferens. *Lancet* 1990;336: 512.

Egan M, Flotte T, Afione S *et al*. Defective regulation of outwardly rectifying Cl^- channels by protein kinase A corrected by insertion of CFTR. *Nature* 1992;358: 581–584.

Garred P, Pressler T, Madsen HO *et al*. Association of mannose-binding lectin gene heterogeneity with severity of lung disease and survival in cystic fibrosis. *J Clin Invest* 1999; 104: 431–437.

Groman JD, Meyer ME, Wilmott RW, Zeitlin PL, Cutting GR. Variant cystic fibrosis phenotypes in the absence of CFTR-mutations. *N Engl J Med* 2002;347: 401–407.

Groman JD, Hefferon TW, Casals T *et al*. Variation in a repeat sequence determines whether a common variant of the cystic fibrosis transmembrane conductance regulator gene is pathogenic or benign. *Am J Hum Genet* 2004;74: 176–179.

Pignatti PF, Bombieri C, Marigo C, Benetazzo M, Luisetti M. Increased incidence of cystic fibrosis gene mutations in adults with disseminated bronchiectasis. *Hum Mol Genet* 1995;4: 635–639.

Reisin IL, Prat AG, Abraham EH *et al*. The cystic fibrosis transmembrane conductance regulator is a dual ATP and chloride channel. *J Biol Chem* 1994;269: 20584–20591.

Riordan FR, Rommens JM, Kerem B-S *et al*. Identification of the cystic fibrosis gene: cloning and characterization of complementary DNA. *Science* 1989;245: 1066–1073.

Santis G, Osborne L, Knight RA, Hodson ME. Independent genetic determinants of pancreatic and pulmonary status in cystic fibrosis. *Lancet* 1990;336: 1081–1084.

Sharer N, Schwarz M, Malone G *et al*. Mutations of the cystic fibrosis gene in patients with chronic pancreatitis. *N Engl J Med* 1998;339: 645–652.

Strong TV, Willkinson DJ, Mansoura MK *et al*. Expression of an abundant alternatively spliced form of the cystic fibrosis transmembrane conductance regulator (CFTR) gene is not associated with a cAMP-activated chloride conductance. *Hum Mol Genet* 1993;2: 225–230.

Stutts MJ, Canessa CM, Olsen JC *et al*. CFTR as a cAMP-dependent regulator of sodium channels. *Science* 1995;269: 847–850.

Welsh MJ, Smith AE. Molecular mechanisms of CFTR chloride channel dysfunction in cystic fibrosis. *Cell* 1993;73: 1251–1254.

Welsh MJ, Tsui L-C, Boat TF, Beaudet AL. Cystic fibrosis. In: CR Scriver, AL Beaudet, WS Sly, D Valle (eds) *The Metabolic and Molecular Bases of Inherited Disease*, 7th edn. *New York: McGraw-Hill*, 1995: 3799–3876.

Wilschanski M, Zielenski J, Markiewicz D *et al*. Correlation of sweat chloride concentration with classes of the cystic fibrosis transmembrane conductance regulator gene mutations. *J Pediatr* 1995;127: 705–710.

26 酒精性胰腺损伤的相关机制

Tomas Hucl, Alexander Schneider, Manfred V.Singer

酒精与胰腺炎

目前普遍认为过量饮用酒精会造成急性和慢性胰腺炎，很多研究表明酗酒和胰腺疾病之间存在关系，但疾病发生的确切机制尚未完全阐明，本章主要讨论酒精对胰腺的病生理影响。

多个回顾性和前瞻性的研究调查了工业化国家中酒精诱发的急慢性胰腺炎的发病率，这些研究提示所有慢性胰腺炎患者中38%~94%与酗酒有关，结果之间的差异反映了确定慢性胰腺炎和酗酒行为之间存在关系的困难。一个对慢性胰腺炎患者的前瞻性研究提示，每年发病率为8.2/100 000人口，总患病率为27.4/100 000人口。

通过尸检可以获得关于酗酒者胰腺损伤发生率的更进一步信息，结果表明慢性酗酒并不一定引起有临床症状的胰腺疾病，但30%的慢性酗酒者可以发现慢性胰腺炎的组织学改变，因此结论是酗酒者常伴有慢性胰腺炎，但胰腺的损伤通常不引起明显临床症状。

流行病学研究提示，饮酒是发生慢性胰腺炎的重要因素之一，多数慢性酒精性胰腺炎患者伴有长期大量酗酒史。1997年，一个关于慢性酒精性胰腺炎的国际会议将此疾病定义为持续数年摄入乙醇≥80g/d之后发生的慢性胰腺炎，通常情况下慢性酒精性胰腺炎发生在持续酗酒13~21年后。一项研究显示，发生慢性酒精性胰腺炎的风险随酒精摄入量呈指数增长，但是目前尚未发现导致发生酒精性胰腺炎的酒精毒性的准确域值。通常由于个体易感性的不同，很难将酒精摄入量与发病风险联系起来，并且酒精性饮料的种类似乎在发病过程中并不起主要作用。

多项研究提示酒精性胰腺炎的发生需要一些尚未确定的因素参与。目前尚不清楚为何只有10%的严重酗酒者出现明显的胰腺炎症状，某些酗酒者发生酒精性胰腺炎，但酒精性肝病却更为常见，只有很少一部分患者可以同时发生上述两种疾病，因此，酗酒与靶器官损害之间的关系尚不能确定。胰腺疾病的临床过程表现各异，人种易感性可能是因素之一，黑人胰腺炎患者需要住院治疗的可能性比白人大2~3倍。此外，其他如性别、饮食、营养状况、吸烟、高甘油三酯血症、胆道及胰管的解剖、细菌或病毒感染等因素都可能对疾病的发生具有重要作用。

诊断慢性酒精性胰腺炎的患者年龄通常在35~40岁之间，在最初数年可能表现为急性胰腺炎反复发作，病程的后期慢性疼痛是最具特征性的表现，并伴有胰腺钙化及胰腺内外分泌功能下降。

急性和慢性酒精性胰腺炎的关系目前尚无定论，研究显示早期急性酒精性胰腺炎患者已经出现了慢性胰腺炎的组织学改变，多项长期临床研究、尸检研究、近期的试验研究以及对遗传性胰腺炎的研究提供的大量证据也支持急性胰腺炎反复发作可以造成慢性胰腺炎。一项尸检研究发现，在247名因急性胰腺炎死亡的慢性酒精性胰腺炎患者中，只有一半以急性酒精性胰腺炎为首发症状，但在另一半没有慢性胰腺损伤症状的患者中，急性酒精性胰腺炎不是首发症状。

乙醇诱发胰腺损伤的机制

急性和慢性给予乙醇的动物模型可以用来研究乙醇对于胰腺的作用，但是没有一个模型能够单纯通过使用酒精造成急性或慢性胰腺炎。在一项动物研究当中，长期使用乙醇后出现了蛋白质栓塞和胰腺硬化的情况，但是这些结果不具有可重复性，而且同样的改变在对照组的动物中甚至可以自发出现。因此乙醇被用来与其他影响因素结合起来研究，乙醇对于胰腺外分泌功能、胰腺血流、胰管通透性、酶原激活、细胞内信号传导的特殊作用，乙醇及其代谢产物与近期发现的胰腺星形细胞的相互关系等方面研究，都获得了令人感兴趣的结果(表26.1–26.4)。

表 26.1 短期使用乙醇对于人类和动物胰腺外分泌功能的主要影响

口服或胃肠道内使用乙醇增加胰腺碳酸氢盐和蛋白质的分泌
静脉使用乙醇减少胰腺碳酸氢盐的基础分泌和激素引起的分泌
啤酒中酒精以外的成分可能增加胰腺的分泌

表 26.2 长期使用乙醇对于人类和动物胰腺外分泌功能的主要影响

人类酗酒者：
胰酶的基础分泌量增加
胰酶的黏度增加
胰酶的蛋白含量增加
胰液的碳酸氢盐含量下降
胰液中胰蛋白酶原含量增加，胰液中含有可测出含量的胰蛋白酶抑制物
摄入乙醇的动物：
富含脂肪和蛋白质的饮食增加胰液中酶的浓度

表 26.3 短期使用乙醇在动物实验中对于胰腺形态学的主要影响

摄入乙醇(胃肠道、腹腔、静脉等途径)、生理刺激(胆囊收缩素，促胰液素)以及胰管梗阻可造成急性胰腺炎
摄入乙醇使胰腺更易发生急性胰腺炎，并限制了胰腺的修复功能
摄入乙醇选择性降低胰腺的血流量
吸烟进一步加重乙醇引起的胰腺缺血
摄入乙醇增加了胰腺内氧自由基的产生
乙醇代谢产物直接损伤胰腺

表 26.4 长期使用乙醇在动物实验中对于胰腺形态学的主要影响

膳食脂肪有协同乙醇诱发胰腺损伤的潜在危险
摄入乙醇增加胰腺氧自由基的产生
摄入乙醇增加胰腺腺泡细胞的表达，增加消化酶和溶酶体酶的分泌
摄入乙醇减少蕈碱受体位点
摄入乙醇限制胰腺在暂时性胰管梗阻后的再生，进一步恶化胰腺损伤
摄入乙醇使胰腺腺泡细胞对内毒素诱发的损伤敏感性提高
摄入乙醇使胰腺对于胆囊收缩素造成的胰腺炎易损性增加

胰腺血流

短期使用乙醇对于胰腺血流的影响的研究已有多项，摄入乙醇可能造成胰腺缺氧、毛细血管通透性增加并诱发氧化应激。通过对试验狗静脉注射乙醇，观察到胰腺血流的减少，在试验猫身上，与人类慢性胰腺炎相似的胰腺损伤可通过部分结扎胰管来复制，在试验动物身上，胰腺基础血流降到了正常的51%，短期使用乙醇在所有动物身上造成了胰腺血流的下降，但是胰腺血流下降的幅度和持续的时间在部分结扎胰管诱发慢性胰腺炎的猫身上更为明显。在摄入乙醇的小鼠身上，观察到胰腺血氧饱和度明显下降且持续时间>1小时，同时胰腺的血红蛋白浓度未出现明显变化。这些指标在胃和肾脏并未出现变化，可能揭示了乙醇诱发的缺血和特定器官缺血之间的关系。值得注意的是，在人类慢性酒精性胰腺炎患者身上也发现了胰腺微循环的明显下降。

胰管梗阻和胰管压力

经口摄入乙醇、胆囊收缩素和促胰液素对腺体的病生理刺激，以及胰管梗阻这些因素的相互作用可以在小鼠身上诱发急性胰腺炎。只有当三个因素全部存在时才会诱发胰腺损伤，这个试验模型说明了胰管梗阻在酒精性胰腺炎发生中的作用。

事实上，胰管梗阻在人类慢性胰腺炎患者身上并不少见。在另一项实验中，通过手术方式造成狗的胰管部分梗阻，没有胰管梗阻的狗摄入乙醇后没有出现胰管损伤的表现，存在胰管梗阻的动物在摄入乙醇后出现了胰腺外分泌功能的降低和诸如纤维化、实质细胞减少、慢性炎症细胞浸润等组织学改变。在小鼠当中，通过使用Ethibloc（一种可被组织完全降解的生物黏合剂），可以造成胰管的梗阻，由Ethibloc单独造成的纤维化、炎细胞浸润、腺泡细胞变性等改变，在Ethibloc降解后是可逆的。值得注意的是，通过胃肠道置管长期摄入乙醇的小鼠恢复的过程受到了抑制，而且常见实质钙化的情况，胰腺再生在摄入乙醇的动物较不明显，钙化有可能会一直存在。因此，这些证据说明了胰管梗阻在慢性胰腺炎发展过程中的作用。

胰管压力受胰液黏度、分泌速度和胰管阻力的影响。Oddi括约肌功能不良、胰管结石和狭窄可能增加胰管阻力，从而使胰管压力升高。有两个试验研究了慢性酒精性胰腺炎患者Oddi括约肌张力和胰管压力，但这些试验病例数较少，因此目前括约肌功能不良对慢性酒精性胰腺炎发生的作用尚不清楚。

慢性酒精性胰腺炎与营养状态

大多数动物模型没有通过摄入酒精引发胰腺炎的原因可能是试验中酒精的用量较少，而常见酗酒患者的酒精摄入量较大。因此，可以使用植入的胃肠导管分别独立控制乙醇和营养物质的摄入，这种装置可以增加酒精的摄入量。通过这种方式，使小鼠持续摄入乙醇和一种脂肪含量不同的流体饮食，可以达到较稳定的血液乙醇水平，1~5个月后检查胰腺组织，在没有摄入乙醇与低脂饮食的动物，胰腺组织学改变不明显或者只表现出了较轻的胰腺损伤比如脂肪变性，在摄入乙醇和高脂饮食的动物，可以见到例如腺泡细胞凋亡以及局灶性脂肪坏死、单核细胞浸润、腺泡萎缩、纤维变性，胰管扩张等慢性胰腺炎性改变，胰管栓子可在多达30%的动物中发现，提示膳食脂肪可能与乙醇诱发的胰腺损伤有关。在一项类似的研究中，小鼠被喂食饱和与不饱和脂肪，乙醇的摄入量随着动物对乙醇的耐受逐渐增大，因此可以使用较大剂量的酒精。4周后，腺泡细胞萎缩、胰管和腺泡细胞的脂肪浸润、炎症细胞浸润和局灶坏死等改变可在同时使用大剂量乙醇和不饱和脂肪酸组的小鼠中见到。8周后，在这一组中还可以见到发生局灶性纤维化。这些影响可以通过摄入饱和脂肪而减弱，作者认为摄入的乙醇量和膳食脂肪的种类与胰腺损伤有关。关于酗酒者的营养状态今后有必要进行进一步研究。

胰腺外分泌

许多试验研究了摄入乙醇对胰腺外分泌功能的影响，这些研究提示胰液中蛋白质和碳酸氢盐成分的改变可以引起酶原的过早激活或者蛋白质栓子的形成并阻塞胰管，并进一步可能引起胰腺炎。有些研究的结果显示消化酶的分泌增加，有些研究的结果则恰恰相反，造成这种差异的原因可能是由于不同的试验条件所致。摄入乙醇改变胰腺外分泌的确切机制尚未阐明，下面内容将对短期和长期使用乙醇对胰腺外分泌功能的影响做初步讨论。

短期使用乙醇的影响

已有多项试验研究了短期摄入乙醇对活体动物的影响。一组试验结果显示基础胰淀粉酶分泌上升（0.3~1.3mol）的同时，乙醇（0.6mol）还能通过刺激胰淀粉酶的分泌抑制CCK的作用，其他试验组也观察到了相似的结果。目前认为刺激胰酶分泌从而抑制CCK的机制是抑制CCK诱发的C_a^{2+}外流。另一项研究显示乙醇单独就可引起胰淀粉酶分泌增加，但同时抑制了CCK刺激产生的胰淀粉酶分泌的稳定时相。这项研究还显示乙醇增加了CCK引起的C_a^{2+}内流，同时抑制CCK引起的C_a^{2+}外流，C_a^{2+}变化的情况提示乙醇可能影响与C_a^{2+}刺激相连的分泌途径。乙醇影响胰淀粉酶分泌的精确机制尚有待进一步研究。

对于人类、猫和猪来说，口服或胃肠道的使用乙醇已经被证实能够对胰腺碳酸氢盐和蛋白质分泌有轻度刺激作用，若酒精未进入十二指肠，滴注乙醇可能抑制或并不影响人类、狗和小鼠胰腺外分泌功能，这些资料提示乙醇诱导的胃酸分泌可能在改变胰腺分泌功能的过程中起调节作用。但是，之后的研究结果显示这种机制可能只在狗的身上发挥作用，对人类来说，胃肠道摄入乙醇并不引起胃酸和胃泌素释放的明显上升。

也有数项试验研究了进餐同时饮酒对胰腺分泌功能的影响，在一项研究中，发现胃肠道摄入乙醇可以抑制餐后消化酶的分泌，但同时另一项研究发现餐后早期消化酶分泌轻度下降，之后出现明显上升。

静脉使用乙醇可能是在活体研究酒精对胰腺细胞的影响的最可靠的方法。静脉使用时，乙醇在人类和其他动物都可造成与乙醇剂量相关的基础和激素刺激引起的胰腺碳酸氢盐和消化酶的分泌水平受到抑制。尽管乙醇的这种抑制作用可能是由于胆碱能的通路引起的,但这种机制未能在人类得到证实。两项在使用乙醇前使用阿托品的研究显示,乙醇在这种情况下不再具有抑制胰淀粉酶分泌的作用。

酒精饮料的短期影响

酒精性饮料同时含有数种可能影响胰腺分泌功能的非酒精性成分。一次性胃肠道内注入250mL啤酒并不引起血浆乙醇浓度的变化，但能够刺激胰酶基础分泌的明显升高。目前认为这种刺激作用可能是由CCK和胃泌素介导的。胃肠道内使用与接近啤酒的乙醇(4%v/v)并不引起胰酶分泌。因此能刺激人类胰腺分泌的可能是那些非酒精成分，葡萄糖的发酵是引起这种刺激作用的重要原因。

啤酒和白酒都显示能够抑制进食引起的胰酶分泌,这些研究还发现血浆乙醇水平出现升高,因此血循环中的乙醇可能中和了酒类饮料对胰腺分泌的可能的刺激作用。

乙醇的长期影响

有试验研究了小鼠在持续使用酒精后对其胰腺基因表达和胰酶当中的腺体成分的影响。在摄入乙醇的小鼠身上发现脂肪酶的mRNA水平、胰蛋白酶、糜蛋白酶、组织蛋白酶B水平的升高,提示长期摄入乙醇提升了胰腺腺泡细胞合成消化酶和溶酶体酶的能力，而这种变化可能增加胰腺对与胰酶相关的损伤的易感性。值得注意的是,在酗酒者的胰液中可以发现胰蛋白酶原水平与胰腺分泌的胰蛋白酶抑制物的比例上升，这种改变可能增加了胰蛋白酶在胰腺内激活的机会。这些研究显示慢性摄入乙醇可以增加胰腺酶原过早激活的风险。

人类酗酒者与不酗酒者相比，胰酶基础分泌量增加。由于胰液中蛋白质含量增加,胰液的黏稠度相应增加,同时人类酗酒者与不酗酒者相比,胰液中碳酸氢盐的含量明显下降。由于慢性酗酒者的胰液分泌总量与对照组相比无明显差别，酗酒者可能确实存在胰腺蛋白质分泌量的增加。促胰液素、CCK和胃泌素的基础血浆浓度在酗酒和不酗酒者并无差别。

在一项研究的设置中，长期摄入乙醇的狗和小鼠若同时摄入富含脂肪和蛋白质的食物，则胰液中胰酶的浓度出现升高。在一些狗身上还发现了胰液流速的下降和蛋白质栓子的形成。

对于受激素刺激引起的胰腺分泌的研究显示胰腺碳酸氢盐的分泌不受影响。但是,长期酗酒的患者在受到外源性使用CCK的刺激后表现出了胰酶分泌的增加。

前面已经提到,在长期酗酒患者的胰液中,胰蛋白酶原水平与胰腺分泌的胰蛋白酶抑制物的比值上升。这种比例失调可能与胰腺酶原在腺体内过早激活并造成胰腺组织自家消化有关。

胰原激活和CCK

有研究显示超生理剂量的CCK或其类似物可以诱发胰腺内酶原激活和胰腺炎，超生理浓度的CCK还可以引起腺泡细胞内有活性酶的潴留。CCK诱发的胰腺炎较轻,触发速度快,可累及整个腺体。这使研究者可以研究CCK在酶原激活过程和可以造成细胞损伤的炎症反应过程中发挥的作用。转录因子NF-κB在细胞因子产生和细胞死亡过程中发挥重要作用，已经被证实在CCK诱发的胰腺炎的早期阶段就被激活。

因此数项试验研究了乙醇对于血浆CCK水平的影响,但并未取得一致的结果。血浆CCK水平在使用乙醇后并未发生改变，但是当对小鼠静脉或胃肠道使用乙醇后，发现了明显但是短暂的消化酶分泌上升以及血浆CCK水平的升高，使用特异性CCK-A受体阻断剂可以抑制乙醇诱发的淀粉酶分泌。如果通过在十二指肠滴注胰蛋白酶或者使用生理盐水灌洗十二指肠来阻断CCK释放肽的作用，可以抑制乙醇诱发的血浆CCK升高和淀粉酶分泌，这项观察提示CCK释放肽可能在乙醇诱发的淀粉酶分泌中发挥一定作用。在体的和离体的模型提示乙醇增加了胰腺对于CCK诱发的酶原激活的敏感性，相当于生理剂量的乙醇可以增加腺泡细胞对于生理剂量CCK的敏感性。在一项在体实验中,小鼠在单独使用CCK后并未引起胰腺炎，而如果继续进食含乙醇食物2~6周后出现了急性胰腺炎的形态学和生化改变。

尽管乙醇可以增加CCK诱发的胰腺炎的风险已经基本明确,但具体机制尚未完全阐明。由于CCK具有活化NF-κB的潜力，关于乙醇对于NF-κB信号传导通路的影响也同时进行了研究，将腺泡细胞与乙醇及NAD+共同孵育，降低了NF-κB的基础活力,但NF-κB具有被大剂量CCK诱导活化的潜力。

有试验研究了醇类的结构及其增加腺泡细胞对CCK敏感性的能力，显示这种能力与醇类的链长有直接关系,其具体机制及其与胰腺炎的关系尚不清楚。

乙醇代谢产物的毒性

乙醇的代谢主要通过两条途径：有氧途径产生乙醛，无氧途径产生脂肪酸乙酸乙酯FAEE。乙醇氧化为乙醛由乙醇脱氢酶、细胞素P4502E1(CYP2E1)和过氧化氢酶进行催化，无氧途径由FAEE合成酶催化并包含乙醇与脂肪酸酯化形成FAEE的过程。离体试验显示胰腺内乙醇的氧化代谢要强于无氧代谢，胰腺腺泡细胞和星形细胞对乙醇的代谢产生毒性代谢产物，这可能是乙醇诱发的胰腺损伤的重要原因，目前已经成为研究热点。

乙醛可以造成小鼠和狗胰腺的形态学可见的损伤，乙醛可以抑制胰腺腺泡分泌的胰酶，其机制可能是通过干扰促分泌素与其受体结合以及造成微管功能紊乱从而影响腺泡细胞的胞吐作用。

乙醇到乙醛和乙醇盐的氧化可以调节氢离子的释放和细胞内氧化还原反应状态，通过影响一系列代谢过程从而可能引起腺泡细胞损伤。

值得注意的是，FAEE似乎在在体和离体试验中都可以诱发胰腺损伤，静脉注射FAEE后出现胰腺水肿、胰蛋白酶原激活和腺泡细胞空泡变性等改变，这些观察结果提示FAEE可能具有器官特异的毒性作用。离体试验模型显示胰腺腺泡细胞内溶酶体的稳定性下降，FAEE引起毒性作用的机制可能是通过与细胞膜的相互作用，通过水解作用产生游离酸，以及促进胆固醇酯的合成。

对于可能受乙醇毒性代谢产物影响的信号传导通路的研究取得了一定的进展。近期研究结果提示，乙醇到乙醛的代谢可能造成使用CCK后NF-κB的下调，同时乙醇经非氧化途径代谢可能刺激NF-κB的活性。所有的需氧生物都能在正常代谢中产生反应性含氧化物离子，过氧化氢及羟自由基等，低浓度的这些氧中间产物对于细胞正常功能是必不可少的，高浓度则可能具有细胞毒性并可能造成蛋白质变性、细胞膜破裂、DNA所含核酸解体以及线粒体损伤。因此有推论认为胰腺炎时的组织损伤也可能是由过度的自由基活动引起，因为摄入乙醇可以造成自由基产品增加。这条酒精产生毒性的通路是通过研究酒精性肝病而建立起来的。摄入乙醇后产生氧化应激的机制包括乙醛诱发的还原性谷胱甘肽的耗竭以及乙醇通过CYP2E1途径代谢产生的自由基增加。

在慢性胰腺炎患者可以发现脂类过氧化产物增加，患有遗传性、特发性和酒精性慢性胰腺炎的患者，抗氧化能力下降，有些安慰剂-对照试验进一步支持对于慢性胰腺炎的患者可能是发生氧化应激的重要原因。

研究表明，短期和长期乙醇喂养的小鼠发生慢性胰腺炎可能也与氧化应激有关。在一项研究中，对长期摄入乙醇的小鼠胰腺组织的组织学检查只发现了轻度腺泡细胞脂肪变性，但是在胰液中发现自由基含量增加。在其他试验研究中，摄入乙醇后发现胰腺组织中氧化应激指标升高。由于这些研究中并没有发现明显的胰腺组织学损伤，有可能说明氧化应激指标的升高只是炎症反应的早期表现，而并不是炎症反应的一部分。因此，氧化应激可能是造成酒精性胰腺炎的一个重要因素，需要今后进一步研究。

胰腺星形细胞

在过去的20年中，胰腺星形细胞的发现促进了胰腺纤维化的研究。纤维化是慢性胰腺炎的重要特征，主要表现为胰腺组织细胞外基质的组成和总量的改变。近期的研究表明星形细胞在胰腺组织纤维化过程中起重要作用，这些细胞与肝脏星形细胞类似，肝星形细胞在肝纤维化过程中同样发挥重要作用。星形细胞位于胰腺腺泡基底部，静息时可通过胞浆内可见含有维生素A的脂滴辨认。胰腺星形细胞是细胞外基质蛋白的主要细胞来源，例如Ⅰ型和Ⅲ型胶原、纤维接合素和层黏连蛋白。近期的研究显示，星形细胞还能分泌能够降解细胞外基质的酶类，发挥维持正常组织结构的作用。乙醇可激活胰腺星形细胞，乙醇激活胰腺星形细胞的机制包括乙醇及其代谢产物如乙醛对星形细胞的直接作用、乙醇诱发的炎症引起的细胞因子的释放和氧化应激作用等。

胰腺星形细胞可以通过有氧途径代谢乙醇。乙醇脱氢酶的特异性抑制剂阻断该酶后可以阻断胰腺星形细胞活化，提示乙醛在激活过程中可能发挥作用。将星形细胞暴露于乙醇和乙醛后，在培养细胞中产生了氧化应激，之后出现了活化，这种活化作用可被维生素E所预防。

酒精性胰腺炎的遗传易感性

遗传性胰腺炎的遗传学原因的研究重新激起了人们对于研究慢性酒精性胰腺炎可能存在遗传学因素的兴趣。最重要的胰腺炎相关基因突变发生在阳离子胰蛋白酶原基因(PRSS1)、SPINK1基因和CFTR基因，其他被怀疑与慢性酒精性胰腺炎发生有关的基因表达代谢酒精的酶类和HLA抗原。

阳离子胰蛋白酶原基因突变R122H和N291引起大部分遗传性胰腺炎，突变可能导致酶原在胰腺内部激活。几项研究筛查了慢性酒精性胰腺炎患者阳离子胰蛋白酶原的基因突变，但未发现相关性，这些研究结果提示遗传性胰腺炎中发生的胰蛋白酶原突变不是发生慢性酒精性胰腺炎的决定因素。

在研究胰腺腺泡细胞保护的模型中，胰腺分泌的胰蛋白酶抑制物SPINK1通过阻断分子的活性部位，特异性阻断胰蛋白酶SPINK1被认为是对付过早激活的胰蛋白酶原的第一道防线。2000年，SPINK1基因突变被证实与家族性和特发性慢性胰腺炎相关，SPINK1基因最常见的突变是外显子3上的N34S突变。数个研究小组分析了酒精性胰腺炎患者SPINK1 N34S突变的发生率，一项研究提示N34S突变在酒精性胰腺炎患者中的发生率为5.8%(16/274)，在对照组中为0.8%(4/540)。虽然突变发生率在胰腺炎人群中升高并不明显，但差别具有统计学意义。其他研究发现在酗酒人群中具有类似的N34S突变发生率。但是到目前为止，只有一项试验对比了N34S突变阳性患者的疾病过程与N34S突变阴性患者的疾病过程，并没发现明显差异。因此，目前看来SPINK1 N34S突变与酒精性胰腺炎的临床分型并无明显关系。

已经证明CFTR突变与慢性胰腺炎的发生有关，因此CFTR突变也有可能增加暴露于酒精后发生胰腺炎的风险。数项试验研究了酒精性胰腺炎患者CFTR突变的发生率，大多数试验并未证实异常的CFTR等位基因与慢性酒精性胰腺炎的关系。但是，最近的一份报告指出，慢性酒精性胰腺炎患者检查整个CFTR基因后发现异常CFTR等位基因的发生率增加。因此，有必要对慢性酒精性胰腺炎患者的整个CFTR基因进行进一步研究。

结　论

慢性大量摄入乙醇是发生胰腺炎症的一个危险因素的观点已被广泛接受，但酒精诱发胰腺损伤的确切机制尚未被确切阐明。由于只有一小部分酗酒者表现出急慢性胰腺炎的临床症状，因此酒精并不是诱发胰腺炎的唯一原因，可能是多个因素相互作用造成胰腺炎发病的危险增加。乙醇及其某些代谢产物已经被发现在胰腺炎的发生中具有作用。

短期摄入乙醇可以选择性减少胰腺血流和微循环血量。在动物模型中，胰管梗阻可以造成类似于人类慢性梗阻性胰腺炎的形态学改变，继续使用酒精则可以抑制胰腺的修复和再生。因此，在慢性酒精性胰腺炎过程中出现的胰管栓子可能是发病因素之一。

胰腺外分泌功能的改变和胰蛋白酶原/胰蛋白酶原抑制物比例的失调可能促进酶原在胰腺内部的过早激活。持续摄入乙醇可以增加胰腺腺泡细胞内消化酶和溶酶体酶的表达，并增加了这些酶在腺体中的含量，持续摄入乙醇不明显减少腺体碳酸氢盐的分泌，而且可以增加胰酶的基础分泌量以及蛋白质浓度和胰液黏稠度。短期和长期摄入乙醇被证明能够增加胰腺对CCK诱发的酶原激活和发生胰腺炎的敏感度。因此，胰腺外分泌的改变也可能是引起胰腺损伤的原因。

乙醇及其代谢产物如乙醛、FAEE等，对胰腺组织有直接毒性，已经有试验研究了数种由乙醇毒性代谢产物引起的代谢改变，摄入乙醇可以产生反应性氧分子，氧化应激可能在急慢性胰腺炎的发病过程中发挥重要作用。

胰腺星形细胞是胰腺纤维化时细胞外基质的主要来源，可以直接由乙醇或其代谢产物如乙醛、生长因子、炎性细胞因子、氧化应激等因素激活。

近期对于慢性非酒精性胰腺炎的遗传学研究取得了一定进展，遗传学研究对于进一步认识慢性酒精性胰腺炎的遗传易感性十分重要。

（王歆光　译　　杨尹默　赵玉沛　校）

推荐读物

Ammann R, Heitz P, Klöppel G. Course of alcoholic chronic pancreatitis: a prospective clinicomorphological long-term study. *Gastroenterology* 1996; 111: 224–231.

Bachem MG, Schneider E, Gross H *et al*. Identification, culture, and characterization of pancreatic stellate cells in rats and humans. *Gastroenterology* 1998; 115: 421–432.

Gukovskaya AS, Mouria M, Gukovsky I *et al*. Ethanol metabolism and transcription factor activation in pancreatic acinar cells in rats. *Gastroenterology* 2002; 122: 106–118.

Haber PS, Apte MV, Applegate TL *et al*. Metabolism of ethanol by rat pancreatic acinar cells. *J Lab Clin Med* 1998; 132:

294–302.

Niebergall–Roth E, Harder H, Singer MV. A review: acute and chronic effects of ethanol and alcoholic beverages on the pancreatic exocrine secretion in vivo and in vitro. *Alcohol Clin Exp Res* 1998;22: 1570–1583.

Norton ID, Apte MV, Lux O. Chronic ethanol administration causes oxidative stress in the rat pancreas. *J Lab Clin Med* 1998;131: 442–446.

Pandol SJ, Periskic S, Gukovsky I. Ethanol diet increases the sensitivity of rats to pancreatitis induced by cholecystokinin octapeptide. *Gastroenterology* 1999;117: 706–716.

Schneider A, Whitcomb DC, Singer MV. Animal models in alcoholic pancreatitis: what can we learn? *Pancreatology* 2002;2: 189–203.

Schneider A, Pfutzer RH, Barmada MM. Limited contribution of the SPINK1 N34S mutation to the risk and severity of alcoholic chronic pancreatitis: a report from the United States. *Dig Dis Sci* 2003;48: 1110–1115.

Singer MV, Goebell H. Acute and chronic actions of alcohol on pancreatic exocrine secretion in humans and animals. In: HK Seitz, B Kommerell (eds) *Alcohol–releated Diseases in Gastroenterology*. Berlin: Springer–Verlag, 1985:376–414.

Singer MV, Gyr KE, Sarles H. Revised classification of pancreatitis. *Gastroenterology* 1985;89: 683–690.

Whitcomb DC, Gorry MC, Preston RA. Hereditary pancreatitis is caused by a mutation in the cationic trypsinogen gene. *Nat Genet* 1996;14: 141–145.

27 为什么慢性胰腺炎很难确诊——早期诊断的临床要点

Paul G.Lankisch, Bernhard Lembcke

概　　述

慢性胰腺炎从其症状出现到确诊的时间间隔相当长，为解决这一问题的相关研究目前只有两项。从1970~1979年在丹麦进行的一项研究中发现，酒精中毒患者中的时间间隔为30个月。在我们的研究中发现从症状出现到确诊间隔时间为62个月。在酒精中毒和胰腺假性囊肿患者中从发病到确诊间隔时间最短，平均为55个月。但是对于非酒精中毒患者，间隔时间明显延长，达81个月；而在伴有钙化的患者中其间隔时间比非酒精中毒者还要再延长8~9个月，这些结果不存在性别差异。在某些良性胃肠疾病中，如乳糜泻和Crohn病，从出现临床症状到确诊的间隔时间相似甚或更长。

尽管没有关于慢性胰腺炎的最新资料，但我们仍然发现，即使应用了超声、超声内镜、CT、MRI等影像学手段，或对其图像质量进行改进，这种诊断延迟仍没有明显缩短。

以我们的经验，虽然没有明确的循证医学证据，我们还是认为慢性胰腺炎的确诊之所以被推迟是由于发现病变很困难，关键的临床方面的依据对早期诊断和后续治疗可能有用。这可以帮助预防或减轻疼痛并防止出现并发症。

本章将分成数个观点，提出为什么难于发现病灶，哪一方面能够提供改进关键临床诊断依据的途径。

观点1：因为醉酒者的主诉常带有误导性，所以诊断酒精导致的慢性胰腺炎很困难

在发达国家，慢性胰腺炎的发病率上升与酒类消费的大幅上涨相平行。酒精消费量和患慢性胰腺炎的危险度呈线性相关已得到证实。无论酒精饮料的种类还是饮酒的频率（每天或周末），只要饮酒就会导致慢性胰腺炎的发病。与肝脏不同的是虽然女性胰腺对酒精的敏感度要高于男性，但是胰腺对酒精的毒性没有阈值。

虽然酒精被确定是慢性胰腺炎的主要致病因素，但尚不清楚为什么大部分酗酒者却没有患病。有一种假说认为进食高脂肪高蛋白饮食的酗酒者容易患胰腺炎。有报告认为高脂（≥100g/d）以及低脂（≤85g/d）饮食都是发病的危险因素，但是在法国、美国和澳大利亚这一说法还没有得到证实。

我们发现当问及患者的饮酒量时，答案很少是正确的，对于各个文化层次的患者当问及此问题时他们都会感到尴尬而瞒报数量。处于较贫困阶层的人群可能不太介意他们的饮酒量。对每一个患者，即使我们知道其饮酒总量，可是他们开始饮酒的时间以及酒精度都无从考证。糖尿病患者可以通过测定其糖化血红蛋白值来监测治疗，可是却没有可靠的实验室指标来衡量酒精的摄入量。

观点2：在非饮酒患者很难诊断慢性特发性胰腺炎

在不饮酒的患者中，特发性慢性胰腺炎很难确诊，因为我们可能不会把观察到的症状和这种疾病联系起来。在慢性胰腺炎患者中这种情况大约占10%~30%，其发病过程也不相同：胰腺外分泌功能不全和钙化都进展很慢。

由于已报告的慢性胰腺炎的两个亚型，青年型和老年型的发病过程和饮酒引起的慢性胰腺炎有所不同，因而还

存在其他难题。青年型患者其症状出现的平均年龄约为25岁,且男女发病率无差异,其表现以疼痛为主。还有几篇报道指出青年型慢性胰腺炎很罕见。老年型患者在62岁前后临床症状不典型。患者中男性占大多数,临床过程通常为无痛性,常伴发血管疾病。

10年前,Mayo的研究小组发现发病年龄较低的患者常伴有长期的剧痛,但是胰腺形态和功能上的损害发展较慢;而发病年龄高的患者多症状轻微不伴疼痛,两种类型都和酒精性胰腺炎不同,发病率无性别差异,钙化进展缓慢。

最后,是否少量的酒精摄入也会增加慢性胰腺炎的发病率还不清楚。35岁以上发病且酒精摄入量低(<50g/d被定义为低摄入量)的患者常会伴有疼痛、钙化,且并发症更多。

所以,需要进一步确定能影响到胰腺的酒精摄入量,并研究是否所有特发性慢性胰腺炎患者都存在环境毒素可将其激活的遗传学基础。更进一步的研究包括在临床检验中进行基因分析,这可以为慢性胰腺炎发病的基因基础和诊断提供依据。

观点3:当仅有胰腺外分泌和/或内分泌功能不全时很难诊断无痛性慢性胰腺炎

我们在对335例慢性胰腺炎患者进行的大规模研究中发现7%的患者不伴有疼痛,在这些病例中仅伴有胰腺内分泌和外分泌功能不全这两项慢性胰腺炎的主要表现,所以很难怀疑到慢性胰腺炎的诊断。因此在突然发现糖尿病和脂肪泻的患者中应该进行胰腺的影像学检查,以检查有无胰腺钙化,这种变化在这种类型的胰腺炎中并不罕见。还可以进行直接或间接的胰腺功能试验,以了解有无胰腺外分泌功能不全,这一点很重要,因为及时的胰酶替代性治疗可以预防慢性胰腺炎的并发症发生,特别是骨质疏松。

观点4:药物导致的慢性胰腺炎很难诊断

虽然人们认为许多种药物会导致急性胰腺炎,但是仅有很少一部分会导致慢性胰腺炎,对于长期接受药物治疗的患者要警惕药物导致的慢性胰腺炎的发生。有数例应用非那西汀、抗高血压药、抗震颤麻痹药导致慢性胰腺炎的报道。这些报道指出上述药物会诱发慢性胰腺炎。因此,在确诊为慢性胰腺炎的患者中,为治疗消化系统或非消化系统疾病而用药时就要考虑到这点,这可以帮助我们确认是否存在许多会诱发慢性胰腺炎的药物,这些知识可适用于诊治那些不明原因腹痛的患者。

观点5:经过放射治疗的患者很难诊断慢性胰腺炎

动物试验表明胰腺经过放射线照射后会导致与慢性胰腺炎相同的组织学变化及进行性外分泌功能不全。80年前人们注意到了放射性胰腺炎,在肝脏受到放射线损伤的患者中发现了胰管上皮细胞的核萎缩及细胞凋亡。患睾丸癌的年轻男性患者在经过大剂量的放射治疗后出现了胰腺纤维化。最近,出现了更多可能因放射治疗导致的慢性胰腺炎病例报道。对胰腺所在区域的肿瘤进行放射治疗可能会影像局部血管生成,这被认为是发病的根本机制。

我们通常认为放射治疗后小肠和大肠可能会受到损害。但是,我们通常不会意识到放疗完成几年后发生腹痛的患者,可能源自胰腺的放射性损伤。这种观念应该有所改变。

观点6:因为症状和体征不典型,所以很难诊断慢性胰腺炎

疼痛

腹痛是慢性胰腺炎最常出现的症状。但是,很难鉴别是由于胰腺炎症还是其他腹腔脏器的病变导致的疼痛。疼痛可能位于上腹左侧或正中。有时疼痛呈束带样放射至腹部一周或位于背后(图27.1)。

疼痛可能与进食无关或发生于进食后30分钟内,这与腹腔动脉或肠系膜动脉狭窄所导致的腹部绞痛相似。有上述症状的患者发生胰管狭窄和轻度胰腺功能损害的机会很高。在这组患者中体重减轻是其早期症状,这可能是患者为减轻疼痛而减少进食所引起的。

在慢性胰腺炎患者,疼痛经常是很剧烈,且多呈持续性,但是比急性胰腺炎疼痛程度轻。在一些研究中发现,大约一半患者描述疼痛为剧烈,而另一半描述为中等或轻微。几乎没有应用疼痛评分和/或生活

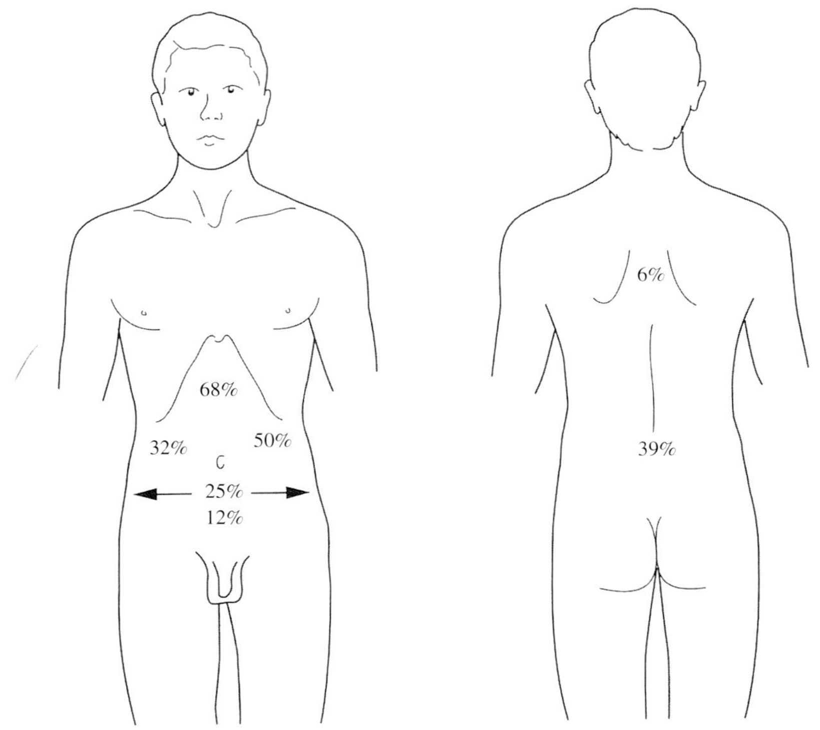

图27.1 311例伴发疼痛的慢性胰腺炎主要疼痛的部位。

质量评分来进行的研究。

疼痛放射至其他部位的机制还不十分明确。有些学者应用电极刺激来定位疼痛和其放射的方向。如刺激胰尾部时,引起左上腹痛,当刺激胰头时多引起右侧疼痛。

饮酒和慢性胰腺炎疼痛之间的关系还不明确。某些患者通过饮酒来减轻胰腺炎所引起的疼痛;而某些人饮酒后会突发疼痛。在南非,人们发现胰腺炎所引起的疼痛发生在饮酒后的12~48小时,也就是"前一天晚上饮酒后第二天早晨痛"。

在慢性胰腺炎患者疼痛可能不仅由于胰腺炎症造成,还可能由于其并发症造成,如十二指肠、胆管或结肠的不全或完全的炎性狭窄。十二指肠梗阻的发生率可能高达20%,而且甚至需要行胰十二指肠切除术治疗。一项研究显示胆总管梗阻的发生率约为10%~46%,而结肠梗阻的发生率约14%。

胰腺假性囊肿会引起疼痛,但是在急性胰腺炎中40%会随炎症消退而吸收。这在慢性胰腺炎很少发生,而且在伴发胰腺钙化的患者肯定不会发生。与大家观点不同的是,有人认为胆石对慢性胰腺炎的发生没有影响,但是此观点最近受到了质疑。可是应该意识到在慢性胰腺炎患者中约6%伴发胆石症,而且这也会导致疼痛发生。

慢性胰腺炎患者消化道(疼痛性)溃疡的发病率约为6%~38%。胰腺炎患者如果反复发作规律性腹痛应该进行胃镜检查。相反,如果酗酒者出现消化性溃疡应该怀疑到慢性胰腺炎的存在。因此,腹痛可能提示存在消化性溃疡。

糖尿病

同酒精性胰腺炎相比,特发性胰腺炎常常出现与糖尿病相关的症状。这些症状对于慢性胰腺炎的诊断没有特异性。

体重减轻

体重减轻是常见症状。这可能是由于患者害怕餐后痛而减少进食,或者是因为严重的胰腺外分泌功能减退造成的。脂肪酶分泌的减少可以导致腹泻和脂肪泻。在1/3的患者中无法解释的体重减轻可以在胃肠道找到原因,其中多数包括胰腺。所以任何出现不明原因体重减轻的患者应该考虑进行胰腺的超声检查,以便检查是否为慢性胰腺炎,还应进行大便脂肪分析,以便检查是否脂肪泻。

当慢性胰腺炎患者发作疼痛时进行查体,他们经常会像急性胰腺炎患者一样,为减轻疼痛而卷曲身体，坐位时身体前倾用膝盖顶住胸部，或蹲下抱膝，或膝盖弯曲侧卧。所以，虽然这不是特异性的体征，但是当患者描述这种动作可以减轻疼痛时应该怀疑到慢性胰腺炎的诊断。

皮肤上没有典型的表现，但是在腹部或背部（图27.2）皮肤可能会发现红斑（用热水瓶或电热垫热敷造成的皮肤红斑）。但是这种体征在急性和慢性胰腺炎患者中都可能发现。

最后，在无症状期，标准的查体对确立诊断不会有所帮助。

观点7：因为胰腺功能测试不全面且不可信，慢性胰腺炎很难诊断

所有慢性胰腺炎患者都存在不同程度的胰腺外分泌功能不足。但是这不是造成胰腺外分泌功能不全的唯一原因（表27.1）。还应考虑到其他原因，特别是胰腺癌肿瘤压迫胰管。

表 27.1　胰腺外分泌功能不全的原因

慢性胰腺炎导致的胰酶生成和转运障碍
急性胰腺炎（多为短期分泌功能不全）
癌肿压迫造成主胰管梗阻
胰腺大部切除术后
胰腺损伤（多为短期分泌功能不全）
原发性硬化性胆管炎
Kwashiorkor
遗传病或先天性畸形
囊性纤维化 Shwachman 综合征
特异性酶分泌不足
脂肪酶
胰岛素
淀粉酶
小肠激酶分泌不足造成的胰酶活化障碍

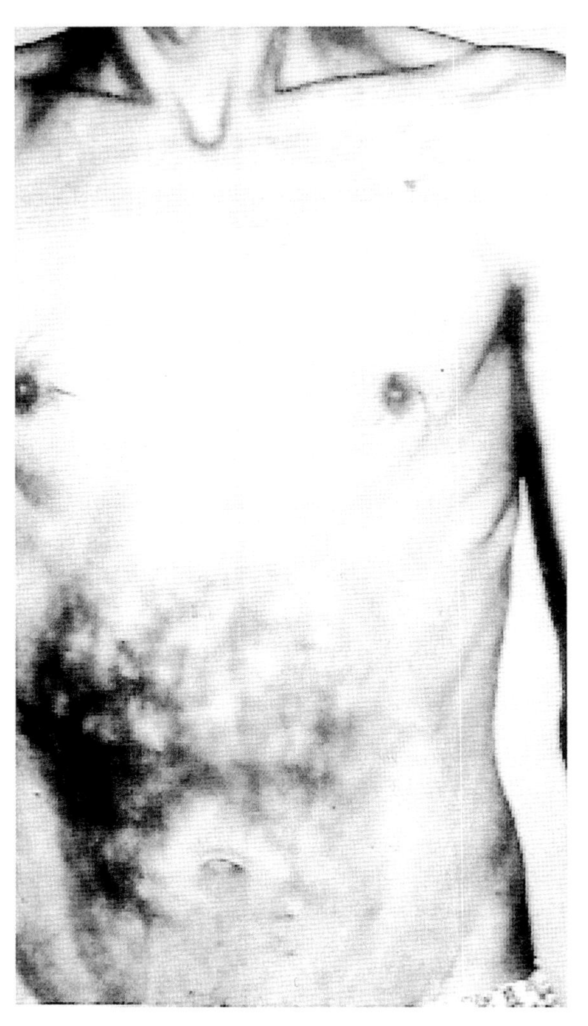

图27.2　慢性胰腺炎患者腹部红斑。

本综述的目的不是为了总结诊断胰腺外分泌衰竭的直接和间接功能试验的所有优缺点，相关内容可以在其他文章中找到。总体上说，直接胰腺功能测试的金标准是胆囊收缩素试验和其改良试验，这项试验耗时，具有侵入性且昂贵，只能在胃肠病中心进行。间接的试验包括血浆淀粉酶和免疫反应性胰岛素测定，尿液检查如pancreolauryl test 和bentiromide test，或大便胰肽酶-1和糜蛋白酶效价测定，这些检查特异性和敏感性都不足以早期诊断慢性胰腺炎以及轻度和中度胰腺外分泌功能不全。这是诊断方面的主要问题。这些试验对鉴别胰源性和非胰源性脂肪泻都没有足够的可信度，这是诊断方面的另一个问题。因此，越是简单廉价的试验其特异性和敏感性越差。对于轻度和中度慢性胰腺外分泌功能不全的诊断金标准还需进一步研究。

只有当胰腺分泌的脂肪酶减少到正常的10%以下时才会出现脂肪泻。在这种情况下人们普遍认为慢性胰腺炎患者会出现腹泻和脂肪泻。这样测量大便重量就可以替代昂贵和不常用的脂肪含量测定来诊断脂肪泻。但是，事实并非如此。一项对625名吸收功能不良患者进行的大便重量和脂肪含量的研究发现，约22%患者出现脂肪泻，但是并没有诊断为腹泻（因为大便重量正常）。况且肉眼检查不能明确地判断出脂肪泻。所以还是需要进行大便的脂肪测定。

观点8：因为形态学检查手段并不总是可信，所以很难诊断慢性胰腺炎

慢性胰腺炎的形态学检查包括ERCP、MRCP、CT和超声内镜等，本综述的目的并不是总结这些检查手段的可信程度。应该指出诊断的建立很大程度上依赖于检查者的经验。在所有的检查手段中都能够发现胰腺钙化，这可以帮助确立慢性胰腺炎的诊断。但是钙化可或早或晚地出现在病程中，而且随疾病进展可以消失。这也不能作为重度胰腺外分泌功能不全需要胰酶替代治疗的指征。至少ERCP、CT和超声检查等有明确的剑桥分级，用于诊断疑似、轻度、中度以及重度变化。但是这种分类方法没有得到广泛应用。

还有一点应该意识到，急性胰腺炎后的胰腺外分泌功能不全可以恢复到正常。但是形态学的变化会持续存在，这可能被错误地解释成慢性胰腺炎的一个诊断指标。在急性胰腺炎患者中，建议进行胰腺外分泌功能测定和形态学检查。这可以明确疾病是否痊愈或是否会发生慢性胰腺炎。

（孙宇 译　　杨尹默 校）

推荐读物

概述

Andersen BN, Thorsgarrd Pedersen N, Scheel J, Worning H. Incidence of alcoholic chronic pancreatitis in Copenhagen. *Scand J Gastroenterol* 1982; 17: 247–252.

Lankisch PG, Peiper M, Löhr–Happe A, Otto J, Seidensticker F, Stöckmann F. Delay in diagnosing chron ic pancreatitis. *Eur J Gastroenterol Hepatol* 1993;5: 713–714.

观点1

Lankisch PG, Banks PA. *Pancreatitis*. Berlin: Springer–Verlag, 1998

观点2

Ammann RW, Buehler H, Muench R, Freiburghaus AW, Siegenthaler W. Differences in the natural history of idiopathic (nonalcoholic) and alcoholic chronic pancreatitis. A comparative long–term study of 287 patients. *Pancreas* 1987; 2: 368–377.

Lankisch PG, Banks PA. *Pancreatitis*. Berlin: Springer–Verlag, 1998

Lankisch MR, Imoto M, Layer P, DiMagno EP. The effect of small amounts of alcohol on the clinical course of chronic pancreatitis. *Mayo Clin Rroc* 2001; 76: 242–251.

观点3

Lankisch PG, Löhr–Happe A, Otto J, Creutzfeldt W. Natural course in chronic pancreatitis. Pain, exocrine and endocrine pancreatic insufficiency and prognosis of the disease. *Digestion* 1993; 54: 148–155.

观点4

Hangartner PJ, Bühler H, Münch R, Zaruba K, Stamm B, Ammann R. Chronische Pankreatitis als wahr scheinliche Folge eines Analgetikaabusus. *Schweiz Med Wochenschr* 1987; 117: 638–642.

Pezzilli R, Billi P, Melandri R, Broccoli PL, Fontana G. Anticonvulsant–induced chronic pancreatitis. A case report. *Ital J Gastroenterol* 1992; 24: 245–246.

观点5

Lévy P, Menzelxhiu A, Paillot B, Bretagne JF, Fléjou JF, Bernades P. Abdominal radiotherapy is a cause for chronic pancreatitis. *Gastroenterology* 1993; 105: 905–909.

Mitchell CJ, Simpson FG, Davison AM. Losowsky MS. Radiation pancreatitis: a clinical entity? *Digestion* 1979; 19: 134–136.

Sarles H. Chronic pancreatitis and main pancreatic duct stricture following cobalt therapy. *Eur J Gastroenterol Hepatol* 1992; 4: 509–510.

观点6

Aranha GV, Prinz RA, Esguerra AC, Greenlee HB. The nature and course of cystic pancreatic lesions diagnosed by ultrasound. *Arch Surg* 1983; 118: 486–488.

Bradley EL. Parapancreatic biliary and intestinal obstruction in chronic obstructive pancreatitis. Is prophylactic bypass necessary? *Am J Surg* 1986;151: 256–258.

Lankisch PG. Diagnosis of abdominal pain. How to distinguish between pancreatic and extrapancreatic causes. *Acta Chir Scand* 1990;156: 273–278.

Lankisch PG, Andrén-Sandberg A. Standards for the diagnosis of chronic pancreatitis and for the evaluation of treatment. *Int J Pancreatol* 1993;14: 205–212.

Lankisch PG, Banks PA. *Pancreatitis*. Berlin: Springer-Verlag, 1998

Lankisch PG, Creutzfeldt W. Erythema ab igne (Livedo reticularis e calore): ein Hautzeichen für chronische Pankreaserkrankungen. *Z Gastroenterol* 1986;24: 119–120.

Lankisch PG, Gerzmann M, Gerzmann J-F, Lehnick D. Unintentional weight loss: diagnosis and prognosis. The first prospective follow-up study from a secondary referral centre. *J Intern Med* 2001;249: 41–46.

Marks IN, Bank S. chronic pancreatitis. Etiology, clinical aspects, and medical management. In: JE Berk (ed.) *Bockus Gastroentrology*, Vol 5. Philadelphia: Saunders, 1985: 4020–4040.

Miyake H, Harada H, Kunichika K, Ochi K, Kimura I. Clinical course and prognosis of chronic pancreatitis. *Pancreas* 1987; 2: 378–385.

观点7

DiMagno EP, Go VLW, Summerskill WHJ. Relations between pancreatic enzyme outputs and malabsorption in severe pancreatic insufficiency. *N Engl J Med* 1972;288: 813–815.

Lankisch PG. Function tests in the diagnosis of chronic pancreatitis. Critical evaluation. *Int J Pancreatol* 1993;14: 9–20.

Lankisch PG, Banks PA. *Pancreatitis*. Berlin: Springer-Verlag, 1998

Lankisch PG, Lembcke B, Wemken G, Creutzfeldt W. Functional reserve capacity of the exocrine pancreas. *Digestion* 1986; 35: 175–181.

Lankisch PG, Dröge M, Hofses S, König H, Lembcke B. Steatorrhoea: you cannot trust your eyes when it comes to diagnosis. *Lancet* 1996;347: 1620–1621.

Lankisch PG, Dröge M, König H, Lehnick D, Lembcke B. Pecal weight determination can unfortunately not replace unpopular and costly fecal fat estimation in the diagnosis of steatorrhea. *Int J Pancreatol* 1999;25: 71–72.

观点8

Ammann RW, Muench R, Otto R, Buehler H, Freiburghaus AU, Siegenthaler W. Evolution and regression of pancreatic calcification in chronic pancreatitis. A prospective long-term study of 107 patients. *Gastroenterology* 1988;95: 1018–1028.

Lankisch PG, Otto J, Erkelenz I, Lembcke B. Pancreatic calcification: no indicator of severe exocrine pancreatic insufficiency. *Gastroenterology* 1986;90: 617–621.

Sarner M, Cotton PB. Classification of pancreatitis. *Gut* 1984; 25: 756–759.

Seidensticker F, Otto J, Lankisch PG. Recovery of the pancreas after acute pancreatitis is not necessarily complete. *Int J Pancreatol* 1995;17: 225–229.

28 影像学检查对慢性胰腺炎并发症诊断与分期的作用：MRCP与MRI能否完全取代ERCP与CT?

CarmenVillalba-Martin, J. Enrique Domínguez-Muñoz

概　　述

慢性胰腺炎是作为一种导致胰腺形态和功能不可逆改变的慢性炎症性疾病来定义的。在这个炎症进程中,胰腺实质进行性破坏和丧失,代之以纤维化组织。尽管在疾病后期使用现有的诊断方法诊断慢性胰腺炎不难,但对于早期或轻度慢性胰腺炎,在发生严重形态学改变之前，其诊断确是一项困难的工作。缺乏简便且世界通用的金标准(诊断指标)仍是一个难题。尽管根据组织病理学基础可以明确诊断慢性胰腺炎,但对于绝大多数患者,并非总能获得组织学证据。因此常常要使用影像学检查方法和胰腺功能试验，基于腺体形态和功能异常的证据来作出诊断。影像方法一直在慢性胰腺炎治疗中发挥着主要作用。恰当图像检查不仅能明确诊断和界定病情严重性,也能发现潜在的并发症,并帮助在已有治疗项目中选出最适当的方式。

为评价具有腹痛、黄疸甚或非特异性腹部症状的患者,作为一线影像检查手段,经腹超声(TUS)是较常使用的方法。TUS检查慢性胰腺炎的敏感性在48%~96%。这种差异反映出慢性胰腺炎的形态变化谱,从早期或轻度病变的正常状态到病情严重时的总体异常状态。尽管TUS的敏感性相当低,但它可以检测到一些严重的胰腺改变,并在确认是否需要使用更昂贵和精确的后续影像手段方面可以发挥作用。

通常认为在评价可疑慢性胰腺炎患者时，内镜逆行胰胆管造影(ERCP)和计算机断层扫描(CT)一直是主要的影像检查手段。疾病的严重性是根据胰腺实质和导管的形态学变化来分类的，就像剑桥分类系统所定义的那样(表28.1)。然而,在炎症过程的临床严重程度,外分泌和内分泌功能损伤程度和CT与ERCP所检测到的形态学变化之间存在一定的差异。

慢性胰腺炎早期诊断和准确分期需要具有详细评价程序的精确截面影像技术。具有先进对比分辨技术的快速图像显示系统的出现，强化了磁共振(MRI)在评价胰腺方面的作用,现今,在分泌素(S-MRCP）输注后的MRI和磁共振胰胆管显像(MRCP)都可以单独进行检查，他们可以替代CT和诊断性ERCP。因此人们逐渐接受将MRI和MRCP作为诊断慢性胰腺炎的主要影像检查手段。MRI结合截面影像技术的优势,就像超声和CT一样,在进行MRCP检查时具有了观察胰管的能力(图28.1)。

在可疑慢性胰腺炎病例中,MRI技术包括在静脉输注前后对胰腺实质的评价，在静脉输注分泌素前后通过MRCP对导管系统的评价，以及通过检测分泌素刺激后十二指肠液分泌量对胰腺外分泌功能的半定量评价。

胰腺MRI检查最好选择具有高性能梯度系统(23mT/m),使用相控阵剥蚀线圈,在一个小的视野和薄层图像中改善信噪比。高性能梯度系统可以采用更快速的相序。这些技术改进可以在所有相序进行屏息胰腺显像,进而评价胰腺实质和胰管系统。

评价胰腺导管系统的影像检查方法：ERCP与MRCP

目前仍然认为ERCP是慢性胰腺炎形态学诊断和分期的金标准。胰管侧枝扩张是该疾病最早期的特征。其他表现有主胰管和侧枝胰管的多灶性扩张、狭窄和形态不规则、结石造成的充盈缺损、黏液栓或碎屑,以及假性囊肿。可依据这些变化的严重程度对疾病进行分期(表28.1)。

尽管一直认为ERCP是检查慢性胰腺炎早期变化的最敏感影像检查方式,但其结果评价依赖操作者的水平、昂贵且具有侵入性。尽管对于经验丰富的操作者,其并发症并不多见,但仍报道的ERCP并发症发生率在1%~7%之间,且死亡率为0.2%。其他缺点有ERCP需要常规使用镇静剂,仅70%~91%的患者能够成功插入套管,梗阻近端区域显影常常受限。这些问题有可能通过应用基于MRI的胰腺导管系统检查方法来克服。

MRCP是作为一种精确评价胰腺导管的非侵袭性方法出现的。MRCP是利用了胰腺分泌物、胆汁或囊性病变的长T2弛豫时间来显像的。重T2加权相序将胰腺分泌物作为在一个低密度背景上的极高密度信号进行显示(图28.1)。由于MRCP是一种相对新的影像显示技术,同时由于软件和线圈的不断改进,该项技术仍在不断发展,因此可能产生不同机构间设备上的差异。

多重磁共振技术已用于评价胰管情况。现代MRCP技术使用屏息单冲涡轮自旋回波(SSTSE)T2加权相序。在此过程中,可得到二维强校准光线(单一层面)RARE(具有弛豫强化的快速成像)和三维弱校准光线(多个层面)HASTE(半傅立叶成像单冲涡轮自旋回波)序列。由于解剖变异,应当在不同角度进行MRCP强校准光线成像,以便得到胆道和胰管的最佳显示图像。此外,有可能通过一种对弱校准光线源图像的最大强度投射(MIP)解析法进行三维重建。尽管强校准光线和三维MIP图像更加类似传统的胰胆管图像,但由于容量平均效应,降低了立体成像效果。因此必须仔细分析能够提供更立体成像效果的源图像,以便发现每一处充盈缺损和狭窄。

正常胰腺导管直径为2~3mm,自胰尾至胰头逐渐增加,且边缘平滑。通过MRCP有可能对100%病例的扩张胰管进行充分显示,如慢性胰腺炎患者的胰管。然而,对于这些患者,无法观察到向胰尾方向正常进行性锥形缩窄的导管。可以通过输注分泌素来改善对这种导管形态学上的变化的显示效果(图28.2)。如胰管不扩张,MRCP在97%的病例可显影胰头和胰体的导管,83%的病例可显影胰尾导管。分泌

表 28.1 影象技术的慢性胰腺炎分级:剑桥分类 1983

	内镜逆行胰胆管造影	超声(US)或计算机断层扫描(CT)
正常	高质量检查观察全胰腺情况,无异常征象	高质量检查观察全胰腺情况,无异常征象
疑似	不超过三个异常分支	如下之一: 主胰管直径 2 ~4mm 腺体为正常的 1 ~2 倍
轻度	三个以上异常分支	两项或多项异常征象: 囊肿 <10mm 导管不规则 灶性急性坏死 实质不均质 导管壁回声增强 胰头/胰体形态不规则
中度	异常主胰管并上述情况	如上所述
重度	全部上述情况,并一项或多项如下: 囊肿 >10mm 导管内充盈缺损 结石/胰腺钙化 导管梗阻(狭窄) 严重导管扩张或不规则 US 或 CT 显示邻近器官侵犯	全部上述情况,并一项或多项如下: 囊肿 >10mm 导管内充盈缺损 结石/胰腺钙化 导管梗阻(狭窄) 严重导管扩张或不规则 US 或 CT 显示邻近器官侵犯

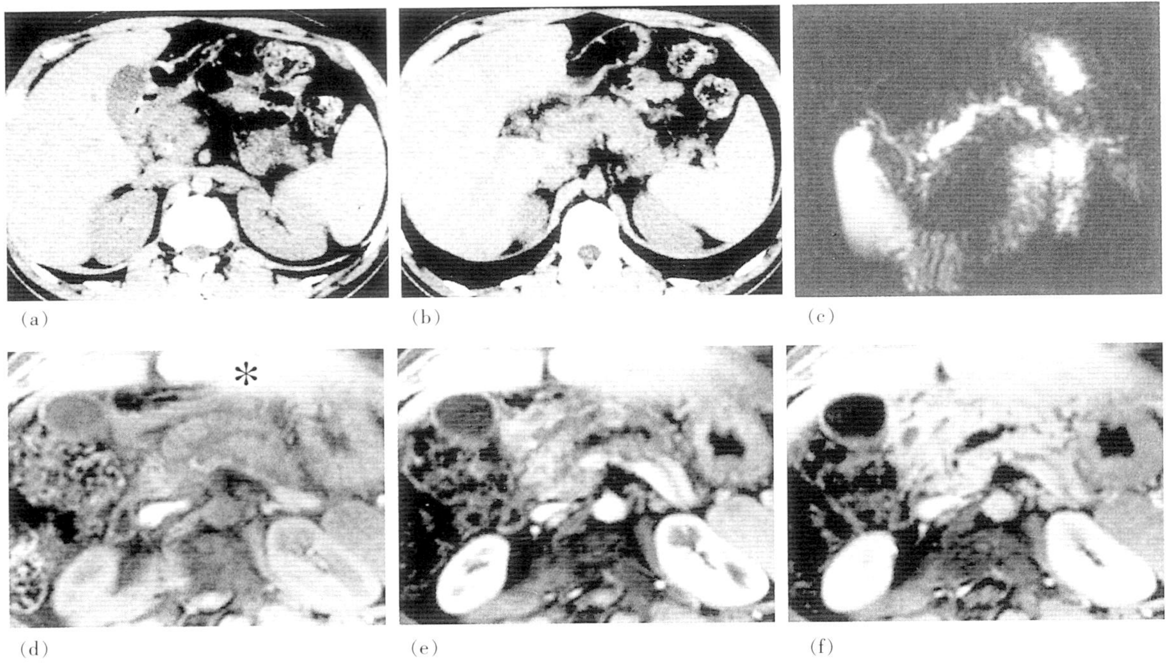

图28.1 27岁男性患者的特发性重症慢性胰腺炎。(a)钩突水平未强化CT明确远端胰管结石。(b)胰体水平未强化CT显示扩张的主胰腺管。(c)MRCP冠状面显示不规则扩张主胰管和逆向扩张侧枝。(d)未强化,T1加权,脂肪抑制MRI确认与正常肝脏(星号)信号强度相比信号强度降低的胰腺实质。(e)对比增强显像MRI动脉期胰腺实质的不均质和强化减低。(f)对比增强显像MRI延迟期胰腺实质纤维化相关强化。强化的峰值出现在此延迟期。

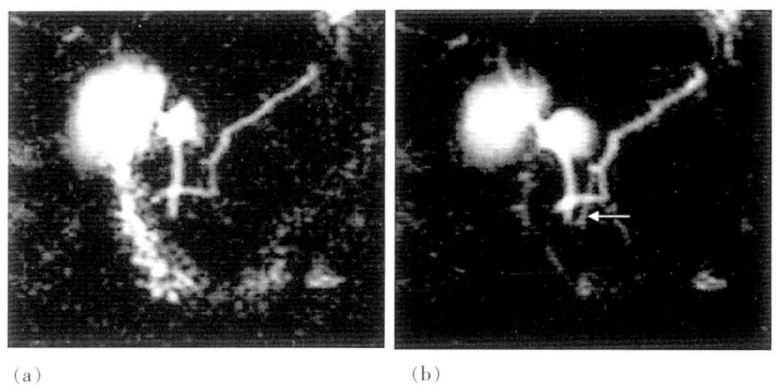

图28.2 一个患早期慢性胰腺炎患者的Santorini导管的改进显像。(a)分泌素刺激之前MRCP与胰腺分隔相符。(b)分泌素刺激后MRCP确认异常Wirsung导管会入主乳头(箭头),图像显示出连续的Santorini导管而非胰腺分隔。还可观察到通向胰尾的导管失去了正常状态下的进行性锥形狭窄。

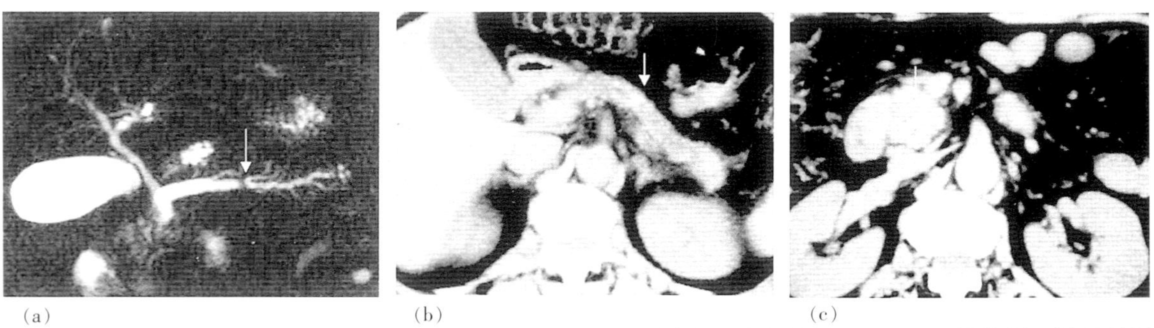

图28.3 钙化性慢性胰腺炎患者MRCP和CT特征。(a)冠状面,二维,单冲涡轮自旋回波(RARE)图像显示胰腺萎缩,扩张的主胰管和侧枝,以及一处胰管内充盈缺损(箭头)。胰体(b)和钩突(c)水平未增强CT图像证实导管充盈缺损为胰管内结石(箭头)和导管远端结石。亦可发现钩突部实质钙化(箭头)。

素刺激胰腺分泌可显著增加上述比例。最后，除非扩张，否则MRCP上不会看到侧枝胰管。

MRCP显示慢性胰腺炎的图像特征类似ERCP所获得的信息，包括胰管节段性扩张、导管狭窄、侧枝扩张，体现结石、蛋白栓或黏液壳存在的导管充盈缺损、假性囊肿和胆管扩张（图28.1c、图28.3a和图28.4b）。对于严重病例，明显扩张的导管具有“串珠样”表现。

检出慢性胰腺炎改变的准确性

在慢性胰腺炎病例中对MRCP和ERCP的比较，显示两者都可以发现83%~100%的导管扩张，70%~92%的狭窄，和92%~100%的充盈缺损。对于导管梗阻的病例，MRCP而非ERCP能够检查梗阻两侧的导管情况。

在对慢性胰腺炎的检查中，MRCP的总体敏感性从77%增加到89%，在静脉输注分泌素（S-MRCP）的情况下总体阴性预测值为84%~98%。这种变化是由于在分泌素刺激后进入胰腺导管的静态液体量增加所致。S-MRCP的操作是在冠状面进行的动态、屏息、二维、强校准光线RARE（图28.2）。为排除含有液体器官的相互重叠，在动态显像之前须给于一种阴性对比造影剂。在输注分泌素之前，必须有一套MRCP图像以便于挑选最佳图像层面。在静脉输注分泌素（1U/kg体重）之后，在10~15分钟内每15~30秒可以反复得到最佳的层面图像。从生理学上看，在泵入分泌素后，主胰腺导管立刻就会扩张，在2~5分钟后达到最大直径，然后逐渐复原。使用S-MRCP，100%的病例其整个主胰腺导管和侧枝导管可以得到显影，而MRCP只有91%主胰腺导管和71%侧枝导管分别得到显影。对功能性或器质性乳头狭窄的患者，不论在主乳头还是副乳头，在输注后胰腺导管口径都会明显增加并维持扩张，甚至达到10多分钟。

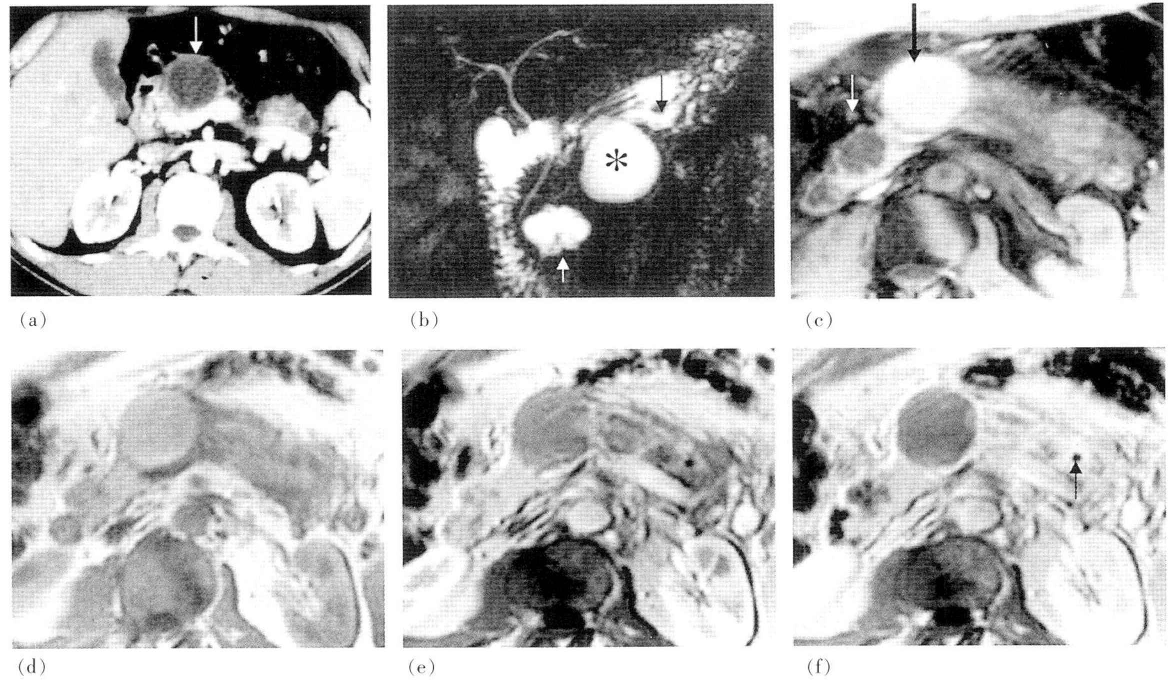

图28.4　一个34岁胰腺分隔和重症慢性胰腺炎患者的CT、MRCP和动态MRI检查。(a)静脉期对比增强CT显示胰腺颈部假性囊肿(箭头)。(b)冠状RARE 图像显示主胰腺导管进入小乳头，胰腺体部假性囊肿(星号)造成胰腺尾部导管扩张(黑色箭头)，钩突部假性囊肿(白色箭头)。(c)轴位T1加权脂肪抑制图像显示，同胰腺头部实质正常大小和信号强度相比，胰腺体部和尾部实质局灶增大且信号显著减低。注意胰腺颈部假性囊肿的高信号强度(黑色箭头)是由于碎屑和蛋白产物(手术证实)与位于钩突的低密度假性囊肿(白色箭头)对比所致。(d-f)动态MRI。(d)未增强轴位T1加权图像显示在胰腺头部和体尾部之间信号强度的差异。(e)动脉期对比增强动态MRI，背侧胰腺显示较胰腺头部正常结构相比的不均质和强化减低。(f)延迟阶段对比增强动态MRI，背侧胰腺证实与炎症纤维化相关的信号增加及不均质强化。还可见到一个小囊肿(箭头)。

同期检查胰腺外分泌功能

同ERCP相比，S-MRCP所提供的有关胰腺外分泌功能的信息，可能有益于可疑慢性胰腺炎患者。S-MRCP是根据十二指肠液体排出量来评价胰腺分泌功能的。十二指肠充盈量按如下分级：0级，未观察到液体；1级，充盈仅限于十二指肠球部；2级，液体充盈十二指肠球部，并部分填充达到十二指肠第二膝部；3级，十二指肠充盈超过第二膝部。在十二指肠充盈低于3级时定义胰腺外分泌功能减少。

具有异常ERCP表现的患者，通过S-MRCP评价胰腺外分泌功能可能是正常的，反之亦然，27%的病例存在这种不一致性。随访具有异常S-MRCP功能试验而ERCP表现正常的患者，将会发展为明确的慢性胰腺炎。这些表现提示S-MRCP功能试验可能有助于诊断慢性胰腺炎。由于S-MRCP的一次非侵袭性操作即可同时评价形态学和功能变化，因此较ERCP更有价值，

评价胰腺实质的影像学方法：CT与MRI

计算机断层扫描

螺旋CT是显示胰腺炎症与肿瘤性疾病最常采用的方法。这项技术能够在一次屏息过程中扫描整个胰腺。

对于已知或可疑患有胰腺炎的患者，一种先不使用对比造影剂，然后在门静脉期注射对比造影剂后的常规腹部螺旋CT是最常采用的方法。在评价一个可疑的胰腺肿瘤，以及在需要详细评价胰腺周围动脉解剖的病例中可进行双期扫描。相邻重叠的薄层动脉期影像对于观察较小和细微的非形态异常的肿物可能是非常关键的。

利用多平面三维重建技术，包括MIP、阴影面显示、体绘制，提供了有关胰腺局灶病变附近管道结构相互关系和可能受到的侵犯，以及胰管与胆管扩张程度和水平的其他综合信息。

表28.1提供了CT诊断慢性胰腺炎的标准。尽管慢性胰腺炎早期改变很难在CT图像上识别，但进展期疾病的一些特点，包括主胰管及其侧枝的扩张、局限或弥漫性实质萎缩或增大、胰腺钙化、胆管扩张，胰腺周围脂肪或筋膜改变，以及假性囊肿都是很容易识别的(图28.2a，b，28.3b，c和28.4a)。急性胰腺炎时弥漫性胰腺增大很常见，这种表现在慢性胰腺炎很罕见，而更常观察到腺体萎缩。有时，出现胰腺增大是由于广泛胰腺腺叶间和导管周围纤维化。

这些诊断指标与TUS的指标相同，但CT对操作者的依赖较少，并且对胰腺钙化能够显示出最佳的诊断精确度。胰腺钙化是进展期慢性胰腺炎的一种特异征象。报道CT诊断慢性胰腺炎的敏感度根据疾病的严重程度不同从60%~95%。对慢性胰腺炎早期阶段的患者，其CT上常常可见到一种正常表现的腺体。

慢性胰腺炎患者使用CT的主要意义是检查诸如炎症性包块或假性囊肿这样的并发症，而不仅仅以诊断为目的(图28.4a)。

磁共振成像

在钆输注前后脂肪抑制的T1加权相序图像对于MRI评价胰腺实质是关键步骤。三维容量测定的并脂肪抑制的对比增强动态显像可进行进一步的MIP和多层面下三维重建，这对于评价可疑胰腺恶性疾病病例或制定慢性胰腺炎患者的术前计划，显示主要血管结构和胰腺腺体间关系非常有用。对于钆-DTPA-增强MRI(0.1mmol/kg)，应当至少在三个阶段(动脉、门脉和延迟期)进行显像。

正常胰腺具有中等信号强度，类似肝脏，周围围绕着同相T1加权相序高信号强度的腹膜后脂肪。在反相T1加权相序，可以观察到在脂肪与实质交界处环绕胰腺的一个低密度边。在脂肪抑制T1加权图像中，胰腺的相对信号强度明显增加，从而能够检查到具有低信号强度的病变，如纤维化，囊肿，或恶性疾病。在静脉输注钆之后的动脉早期，胰腺显示出清晰的强化，在门脉期前三分钟一直保持高度强化，随着钆的冲出信号轻度逐渐减低。

慢性胰腺炎MRI的形态学表现与CT所见相似，包括：腺体萎缩或弥漫性增大，局限性增大，胰腺实质信号强度改变，胰腺导管不规则扩张，局灶信号缺失的胰腺钙化，以及慢性假性囊肿（图28.1，28.4和28.5)。

中度到重度慢性胰腺炎患者，胰腺实质在脂肪抑制非强化T1加权图像上常表现为一种信号减低状态。此外，在钆输注后，腺体表现为一种异常强化，

包括动脉期的强化减低和静脉期后期的强化增加。由于这个原因,在形态或信号强度发生改变之前,钆螯合动态MRI胰腺信号强度的检测有助于轻度慢性胰腺炎的诊断。注射对比造影剂后,在动脉期和/或延迟峰值强化阶段,信号强度比值不超过1.7时,对于早期慢性胰腺炎的敏感度为79%,特异性为75%,这明显比通过对单纯形态异常分析所达到的50%敏感度要高(图28.1,28.4和28.5)。

慢性胰腺炎并发症:MRI/MRCP与CT

MRI和CT都可以检查出慢性胰腺炎的绝大多数并发症,包括血管并发症(如脾静脉栓塞或假性动脉瘤)、假性囊肿或胆管扩张。

MRI似乎比CT在评价胰腺假性囊肿方面更好。T1加权图像中信号强度的差异与不均质能够对脓液、血液、坏死与胰液进行鉴别(图28.4)。而且,已经证实MRI有能力区分非感染性囊肿和含有实性碎屑的感染性囊肿,因此能够确认是否可以进行引流。如果胰腺假性囊肿穿透胸腔,纵隔或胸膜腔内可能出现大量渗液。MRCP可以明确胸腔内囊肿与胰腺导管之间的联系。

由于慢性胰腺炎已经存在的纤维化,胰腺内胆总管可能在胰腺头部被压窄。尽管CT可以发现胆管扩张,但MRCP可以更好地显示出慢性胰腺炎病例中远端胆管呈平滑锥形狭窄和近端胆管扩张的一些细节,而在胰腺恶性病变时通常可以观察到更加严重的胆管扩张(图28.6)。

慢性胰腺炎血管并发症与其较高的并发症发生率和死亡率是相互关联的。静脉并发症包括脾静脉或门静脉血栓形成。在脾静脉血栓形成的病例中65%为慢性胰腺炎,而且慢性胰腺炎可以导致胃短静脉和胃网膜静脉曲张。假性动脉瘤是由于血管壁受炎症累及造成的,主要发生在胰十二指肠动脉或脾动脉,常常位于临近胰腺头部或脾门的位置。确诊动脉瘤或假性动脉瘤的经典方法是血管造影。然而,

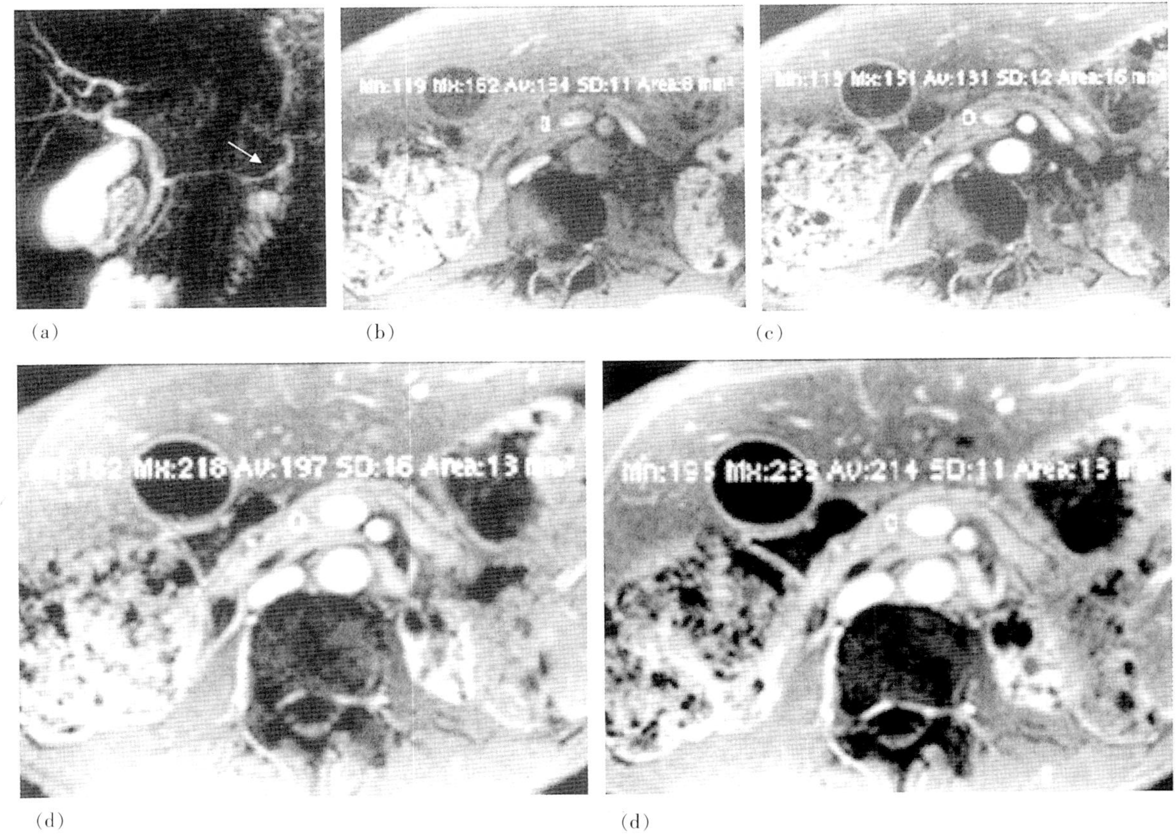

图28.5 具有正常TUS图像和CT图像的早期慢性胰腺炎患者的MRI。(a)分泌素刺激后冠状面胰腺图像显示胰腺导管尾部(箭头)细微的不规则和扩张。(b)轴-斜位非增强T1加权脂肪抑制图像显示胰腺萎缩。(c-e)动脉期T1加权脂肪抑制对比增强动态MRI证实(c)信号强度强化/未强化比不超过1.7;胰腺实质强化的峰值出现在延迟期(e)。这种强化形态反映了胰腺实质内存在明显的纤维化组织成分。

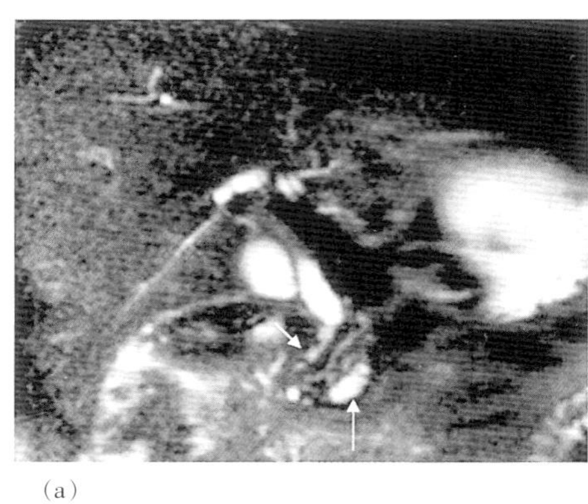
(a)

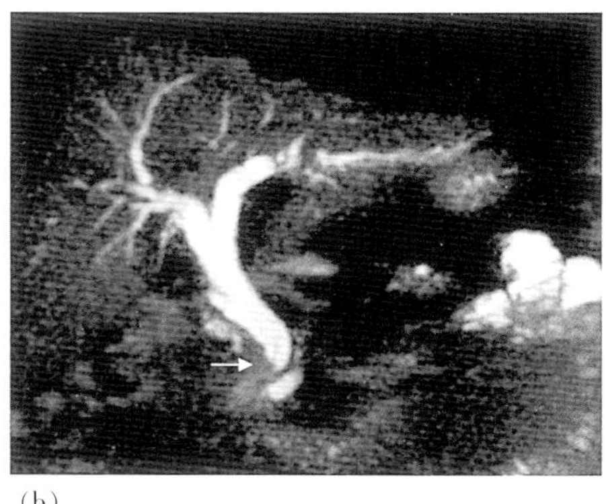
(b)

图28.6 包绕胆总管:纤维组织或肿瘤包绕的不同表现。(a)继发于重症慢性胰腺炎的胆总管锥形狭窄。冠状半傅立叶单冲涡轮自旋回波(HASTE)MRCP显示远端胆管的锥形狭窄(短箭头)。还可见到钩突假性囊肿(长箭头)。(b)冠状半傅立叶单冲涡轮自旋回波(HASTE)MRCP 证实钩突肿瘤(箭头)包绕胆总管致中断性狭窄。

MRI在描述动脉瘤大小时更精确,如进行脂肪抑制,三维T1加权图像的动态MRI,就可以鉴别血性胰液是源自动脉瘤还是动脉胰管瘘。

鉴别慢性胰腺炎患者的炎症性包块和并发的胰腺癌具有特殊意义。由于在普通人群中各种形式慢性胰腺炎发生胰腺癌的风险从3.8倍增加到接近16倍之高,局灶性增大的胰腺已经成为对诊断的一种挑战。炎症性胰腺包块,看起来就像胰腺的局灶性增大,已报道可以出现在20%的慢性胰腺炎病例中,而且它主要累及胰腺头部。炎性包块常常类似胰腺恶性肿瘤,且即使使用各种影像检查方法,鉴别诊断也很困难。

如果慢性胰腺炎和胰腺癌发生在同一个患者身上,做出正确诊断可能会非常困难。而且,肿瘤与局限区域慢性胰腺炎也难以区分。导管结石或实质钙化的存在可提示良性病变。既往诊断慢性胰腺炎的患者其钙化消退可能是并发腺癌的一个征象。超声与CT在慢性胰腺炎和胰腺癌鉴别中的敏感性分别为98%和94%,特异性分别为90%和95%。如果涉及在慢性胰腺炎基础上对胰腺癌做出诊断,这些数值就显著降低了。

由于存在纤维化,在CT与MRI上慢性胰腺炎与胰腺癌都表现出异常的胰腺强化。炎性包块在MRI图像上降低的信号强度和对比强化状态类似于胰腺恶性病变的表现(图28.4)。在锰福地吡三钠(Mn-DPDP)(5μmol/kg)以1~2分钟慢速泵入后需要10分钟,高分辨率脂肪抑制T1加权图像对于寻找某些可疑病例的病灶是有帮助的。

S-MRCP也有助于鉴别胰腺炎症和肿瘤性包块。在炎症性胰腺包块时常可见正常或平滑狭窄主胰腺导管穿过肿块,这是一个将其与胰腺恶性疾病进行鉴别的有用征象。

在慢性胰腺炎形态学评价中RCP和MRI可否代替ERCP和CT?

由于出现了MRI基础上胰腺造影技术的改进,结合对比造影剂(如钆)的静脉输注,以及通过分泌素刺激使精确显示胰腺导管系统成为可能,目前越发认为MRI是慢性胰腺炎形态学诊断的一个主要方法。结合实质内形态变化的常用评价方法,和腺体信号强度分析的S-MRCP,两者在非强化条件下以及钆强化下都可以提高诊断即使是轻型慢性胰腺炎的效果。同期对分泌素刺激后胰腺流出物的分析,对于这些患者的胰腺外分泌功能能够提供一些额外有用的信息。

尽管一直认为ERCP是慢性胰腺炎形态学诊断的金标准,但可在同一次操作中进行且对患者无风险的S-MRCP和MRI能提供大量精确的信息,使ERCP仅仅用于那些需要进行内镜治疗的病例了。对于CT检查,也可以得出类似的结论。除非已经发生了显著形态学改变,否则CT显然不能检查出慢性胰腺炎的。然而,CT在检查该疾病并发症、辅助诊断恶性病变、以及为考虑手术治疗病例向外科医生提供清晰腺体图像方面,还发挥着重要作用。

(庄岩 译 杨尹默 校)

推荐读物

Calvo MM, Bujanda L, Caldron A *et al.* Comparison between magnetic resonance cholangiopancreatography and ERCP for evaluation of the pancreatic duct. *Am J Gastroenterol* 2002; 97: 347–353.

Cappeliez O, Delhaye M, Debiere J *et al.* Chronic pancreatitis?: evaluation of pancreatic exocrine function with MR pancreatography after secretin stimulation. *Radiology* 2000; 215: 358–364.

Del Frate C, Zanardi R, Mortele K *et al.* Advances in imaging for pancreatic disease. *Curr Gastroenterol Rep* 2002; 4: 140–148.

Elmas N. The role of diagnostic radiology in pancreatitis. *Eur J Radiol* 2001; 38: 120–132.

Etemad B, Whitcomb DC. Chronic pancreatitis: diagnosis, classification, and new genetic developments. *Gastroenterology* 2001; 120: 682–707.

Freeny PC. Pancreatic imaging: new modalities. *Gastroenterol Clin North Am* 1999; 28: 723–744.

Fulcher AS, Turner MA, Capps GW *et al.* Half-Fourier RARE MR cholangiopancreatography: experience in 300 subjects. *Radiology* 1998; 207: 21–32.

Hellerhoff KJ, Helmberger H Ⅲ, Rosch T *et al.* Dynamic MR pancreatography after secretin administration?: image quality and diagnostic accuracy. *Am J Roentgenol* 2002; 179: 121–129.

Ichikawa T, Nitatori T, Hachiya J *et al.* Breath-held MR cholangiopancreatography with half-averaged single-shot hybrid rapid acquisition with relaxation enhancement sequence?: comparison of fast GRE and SE sequences. *J Comput Assist Tomogr* 1996; 20: 798–802.

Ichikawa T, Haradome H, Sou H *et al.* MR duct-penetrating sign on MR cholangiopancretography (MRCP): a convenient sign for differentiating inflammatory pancreatic mass (IPM) from pancreatic malignancy. *Proc Int Soc Magn Reson Med* 2000; 8: 1475.

Irie H, Honda H, Tijima T *et al.* Optimal MR cholangiopancreatography sequence and its clinical application. Radiology 1998; 206: 379–387.

Ito K, Koike S, Matsunaga N. MR imaging of pancreatic diseases. *Eur J Radiol* 2001; 38: 78–93.

Johnson PT, Outwater EK. Pancreatic carcinoma versus chronic pancreatitis: dynamic MR imaging. *Radiology* 1999; 212: 213–218.

Kalra MK, Maher MM, Sahani DV, Subharao D, Saini S. Current status of imaging in pancreatic diseases. *J Comput Assist Tomogr* 2002; 26: 661–675.

Kim T, Murakami T, Takamura M *et al.* Pancreatic mass due to chronic pancreatitis: corrlation of CT and MR imaging features with pathologic findings. *Am J Roentgenol* 2001; 177?: 367–371.

Koizumi J, Inoue S, Yonekawa H *et al.* Hemosuccus pancreaticus: diagnosis with CT and MRI and treatment with transcatheter embolization. *Abdom Imaging* 2002; 27: 77–81.

Manfredi R, Costamagna G, Brizi MG et al. Severe chronic pancreatitis versus suspected pancreatic disease: dynamic MR cholangiopancreatography after secretin stimulation. *Radiology* 2000; 214: 849–855.

Matos C, Metens T, Deviere J *et al.* Pancreatic duct: morphologic and functional evaluation with dynamic MR pancreatography after secretin stimulation. *Radiology* 1997; 203: 435–441.

Miyazaki T, Yamashita Y, Tsuchigame T *et al.* MR cholangiopancreatography using HASTE (half-Fourier acquisition single-shot tuibo spin-echo) sequences. *Am J Roentgenol* 1996; 166: 1297–1303.

Morgan DE, Baron TH, Smith JK *et al.* Pancreatic fluid collections prior to intervention: evaluation with MR imaging compared with computed tomography and US. *Radiology* 1997; 203: 773–778.

Murcia NM, Jeffrey BR, Beaullieu FC *et al.* Multidetector CT of the pancreas and bile duct system: value of curved planar reformations. *Am J Roentgenol* 2001; 173: 689–693.

Reinhold C. Magnetic resonance imaging of the pancreas in 2001. *J Gastrointest Surg* 2002; 6: 133–135.

Remer EM, Baker ME. Imaging of chronic pancreatitis. *Radiol* Clin North Am 2002; 40: 1229–1242.

Sica GT, Braver J, Cooney MJ *et al.* Comparison of endoscopic retrograde cholangiopancreatography with MR cholangiopancreatography in patients with pancreatitis. *Radiology* 1999; 210: 605–610.

Sica GT, Miller FH, Rodriguez G, McTavish J, Banks PA. Magnetic resonance imaging in patients with pancreatitis: evaluation of signal intensity and enhancement changes. *J Magn Reson Imaging* 2002; 15: 275–284.

Soto JA, Barish MA, Yucel EK *et al.* Pancreatic duct: MR cholangiopancreatography with a three-dimensional fast spin-echo technique. *Radiology* 1995; 196: 459–464.

Takehara Y, Ichijo K, Yooyama N *et al.* Breath-hold MR cholangiopancreatography with a long-echo-train fast spin-echo sequence and a surface coil in chronic pancreatitis. *Radiology* 1994; 192: 73–78.

Zhang XM, Shi H, Parker L, Dohke M, Holland GA, Mitchell DG. Suspected early or mild chronic pancreatitis: enhancement patterns on gadolinium chelate dynamic MRI. *J Magn Reson Imaging* 2003; 17: 86–94.

29 超声内镜在慢性胰腺炎诊断中的地位

Stefan Kahl, Peter Malfertheiner

概　　述

慢性胰腺炎主要依靠影像学检查进行诊断。自1984年以来，胰腺学家一致的意见是内镜逆行胰胆管造影(ERCP)是慢性胰腺炎诊断的金标准。超声内镜(EUS),20世纪80年代首次应用于临床,已逐步在胰腺癌和慢性胰腺炎诊断中占据重要地位。

各种影像学检查的价值

应用超声、CT、ERCP诊断慢性胰腺炎的标准见表29.1。超声的一个重要不足在于对慢性胰腺炎早期诊断的敏感性有限。CT价格相对昂贵,但不依赖检查者技术和经验。其在探测胰腺钙化、慢性胰腺炎中晚期的特征性改变方面,可能是最准确的方法。无组织学证据时,ERCP被认为是慢性胰腺炎诊断和分期的金标准。如果主胰管以及侧支可以清楚显示,胰管造影的明确异常可被认为对诊断慢性胰腺炎具有较高特异性。ERCP的准确性优于经腹超声和CT检查,但这一技术属于有创检查,并且需要专业培训。至关重要的是,上述可应用的影像学检查方法,或者侧重于胰管系统(ERCP),或者侧重于胰腺实质(超声和CT)。两种影像学方法间的不足可以由超声内镜(EUS)弥补。

标准EUS,首先将位于内镜头部的探头置于十二指肠降部,撤出过程中,经十二指肠、经胃显示胰腺全部。有两种不同的EUS系统可供选择,均能清楚显示胰腺。机械探头含有一个机械驱动的旋转探头,提供360°超声图像。最新的电子扇形扫描探头,提供150°扇形图像,支持多种附加功能,如多普勒(Doppler)、彩色和增强多普勒工具以及可行EUS引

表29.1　慢性胰腺炎的剑桥标准

分期	ERCP所见典型改变	CT和US所见典型改变
正常	主胰管及其分支正常表现	腺体正常大小,形状;实质均匀
可疑	侧支扩张/阻塞小于三个;正常主胰管	正常主胰管;实质不均
轻度	侧支扩张/阻塞大于三个;正常主胰管	正常主胰管;实质不均,腺体增大
中度	附加主胰管狭窄和扩张	囊肿形成(直径<1cm),主胰管壁回声增强,主胰管扩张
重度	附加主胰管阻塞,狭窄,囊肿胰管狭窄形成;钙化	囊肿形成(直径>1cm),主胰管狭窄及近端扩张;钙化

CT:计算机体层扫描;ERCP:内镜逆行胰胆管造影;US:超声。

导下细致穿刺活检。电子分层扫描探头所得超声图像符合经腹超声图像的表现。极为接近胰腺，加上没有(脂肪、肠道、气体的)干扰，允许使用高频探头(可达20MHz)等诸项特点可获得胰腺的高分辨率图像，其可探查胰腺实质和导管系统的微小异常。

EUS下慢性胰腺炎特点

Wiersema第一个系统地描述了慢性胰腺炎患者经EUS检查得到的特征性发现(表29.2)。几个研究扩展了我们对于慢性胰腺炎显示的胰管和实质特点改变的知识。实质特点改变包括腺体大小改变(通常为萎缩的器官)、囊肿 (图29.1)、低回声病变 (图29.2)、高回声(强回声)、斑点(图29.3 a,b)、条带(纤维化)、纤维化(图29.3 c)或钙化(伴声影)、小叶结构增强 (高回声条带环绕低回声正常胰腺实质)(纤维化)(图29.4)。导管改变包括主胰管或分支扩张 (图29.5)、管壁回声增强 (图29.6) 以及钙化 (图29.5)。钙化被普遍认为在慢性胰腺炎诊断中具有最高预测价值。许多学者已提出了诊断慢性胰腺炎的EUS特征的阈值。

诊断慢性胰腺炎的EUS特征的阈值

关于上述标准中同时存在几项相对于单一标准更能提示慢性胰腺炎诊断的观点，尚有争论。一致的看法是若无上述标准的任何一项，慢性胰腺炎不太可能，反之，存在上诉标准中五项，慢性胰腺炎非常可能，即使其他影像学检查阴性。如发现少于五项标准，其临床意义无法确定。

假定的阈值会影响EUS对比其他影像学方法的敏感性和特异性，尽管阈值的选择取决于检查的目的。慢性胰腺炎预测可能性，正常人群的大约50%中，低阈值(一至两个标准)可通过降低特异性提高敏感性。如果同样人群中应用高阈值 (多于五个标准)，敏感性降低，但同时特异性将提高。EUS应主要应用于据临床资料和病史高度怀疑慢性胰腺炎的患者，故这组人群中慢性胰腺炎的预测可能性高(75%~80%)。这种情况下，可以减低诊断阈值 (一个标准)，这样并不减少敏感性。

一旦确诊，慢性胰腺炎是终生疾病，但第一个症状出现前大多无法发现。多数患者首次检查时可发现多于三项的EUS特点。然而，少部分患者具有典型症状和临床病史，EUS少于三项特点，可能是疾病的早期。这些患者中的一部分患者其他的影像学检查甚至提示正常(图29.7 a)。高发病率的人群可受益于EUS的高分辨率图像。

慢性胰腺炎早期，胰管系统正常，但EUS可发现实质改变。作为慢性胰腺炎发病机制中的重要环节，坏死发展至纤维化可解释局灶坏死何时和如何由纤维组织替代。这点影响实质早于导管系统。至关重要的是，这一改变顺序导致胰腺小叶结构增强(图29.4 a)：无回声区域(代表炎症的胰腺实质)周围环绕强回声区(纤维化条带)。这是EUS下慢性胰腺炎最为常见的特征改变。小叶结构增强曾被很多学者描述。

胰腺的年龄相关改变可影响老年患者的诊断阈值(主胰管直径随年龄增长)。有学者提出可能的解决方法是考虑衰老等因素的评分系统。目前实践中根据患者年龄调整阈值：老年患者相对于年轻者采用更高的阈值。慢性胰腺炎的判定诊断因此取决于几个因素：

表 29.2 慢性胰腺炎超声内镜标准

实质特点
腺体大小，囊肿
低回声病变(病灶区域回声强度减低)
强回声病变(直径 >3mm)
小叶结构增强
导管特点
导管壁回声增强
狭窄或扩张(主胰管，分支)
钙化

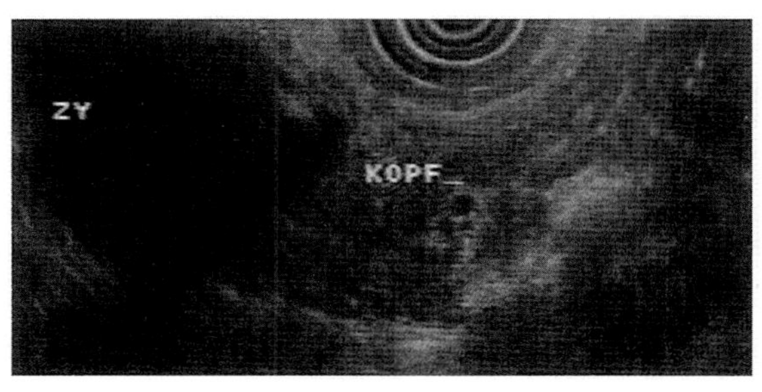

图29.1 邻近胰头(KOPF)一个直径20mm的囊性病变(ZY)。胰腺实质的回声特性可见慢性胰腺炎的其他特征(高回声条带，小叶形成)。

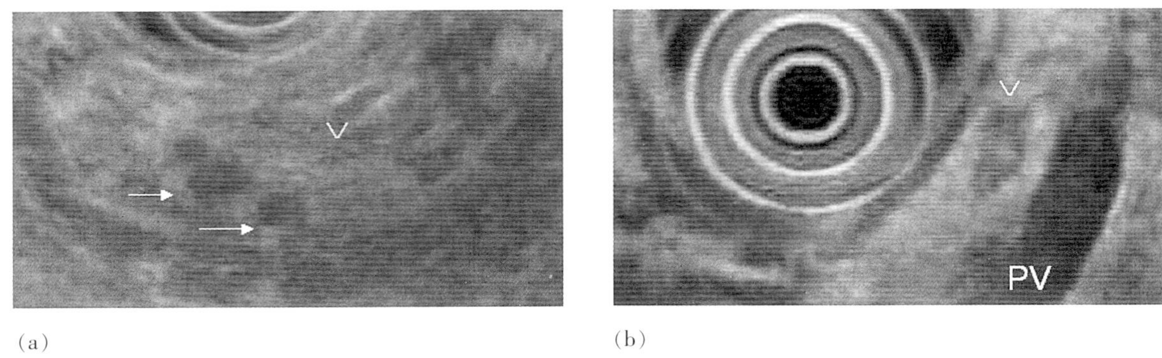

(a) (b)

图29.2 (a)强回声胰腺实质并三处低回声病变(箭示)，与周围实质分界清楚。主胰管轻度扩张，管壁强回声。(b)强回声胰腺实质内低回声病变(V)。该病变符合EUS检查前三个月慢性胰腺炎急性发作所致坏死。(PV:门静脉)

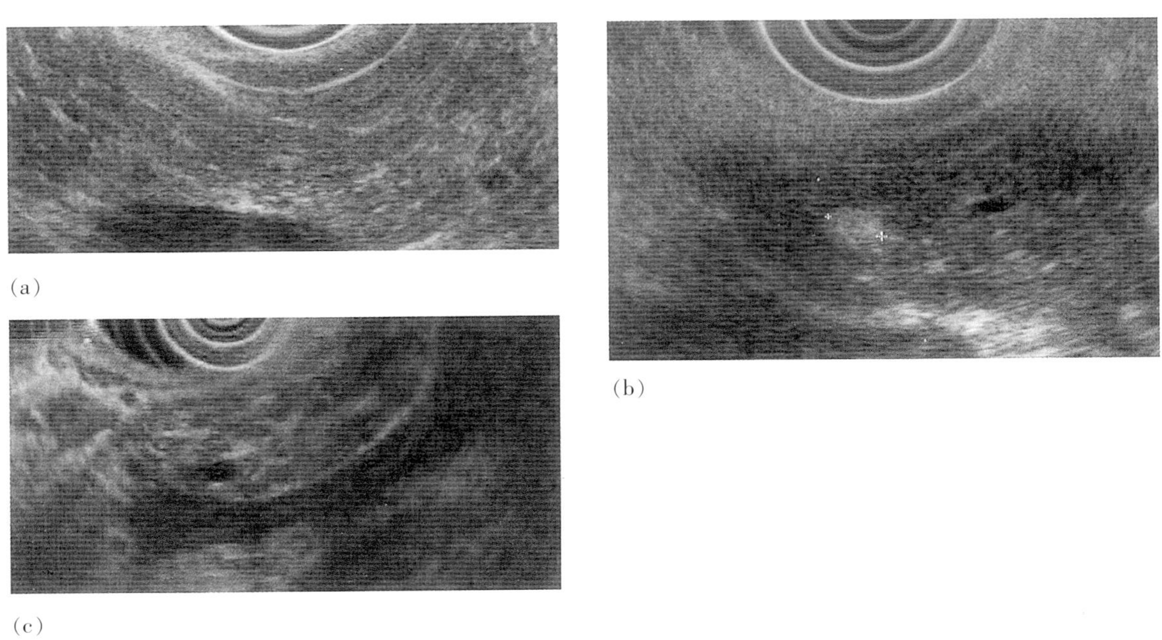

(a) (b) (c)

图29.3 (a)正常(低回声)胰腺实质内细小点状强回声。(b)低回声胰腺实质，带有单个强回声病变(V)，直径6mm。该病变不伴声影，说明不是钙化，而是一个纤维化斑块，可进展为钙化斑块。(c)不均质胰腺实质伴有若干强回声(纤维化)条带，但无小叶结构增强。

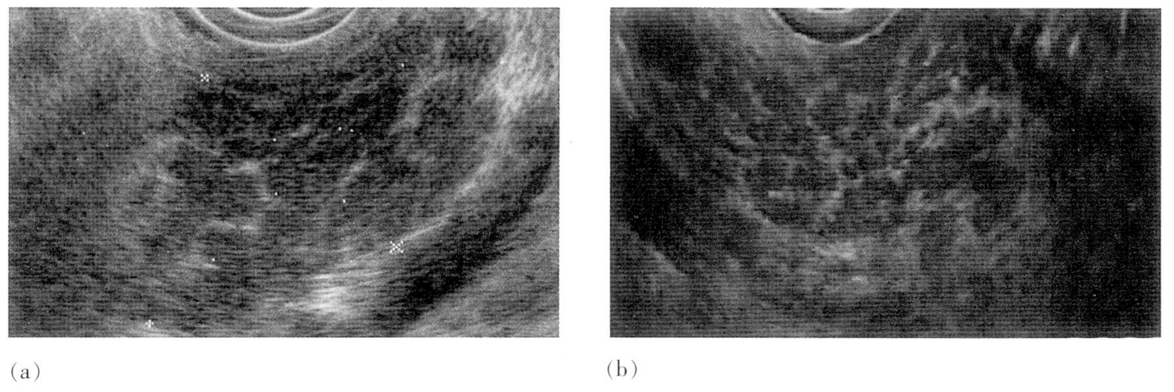

(a) (b)

图29.4 (a)小叶结构增强:强回声条带环绕低回声胰腺实质。本图对应图29.7a所示正常ERCP。(b)正常(低回声)胰腺实质减少，纤维化条带(所见强回声区)增加，提示小叶结构进展。

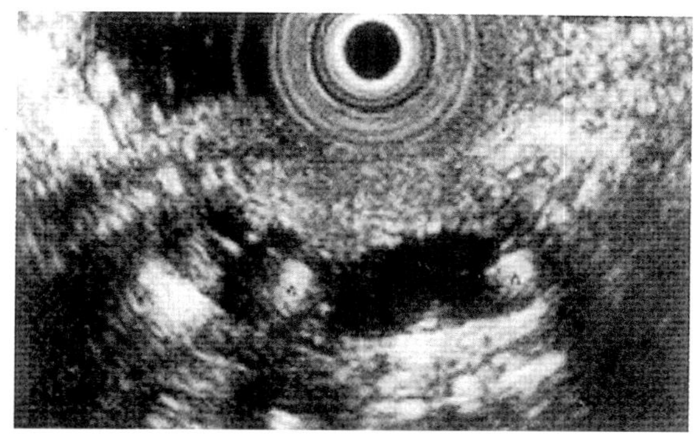

图29.5　主胰管扩张(直径9mm),合并胰管钙化。

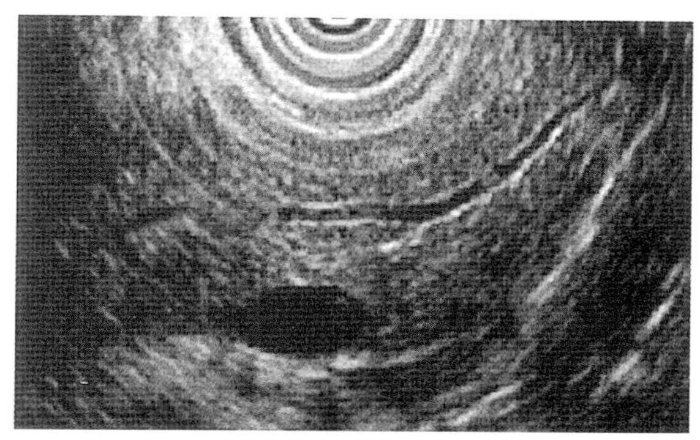

图29.6　主胰管不扩张,但管壁回声增强(图示强回声,即主胰管边缘白色线条)。

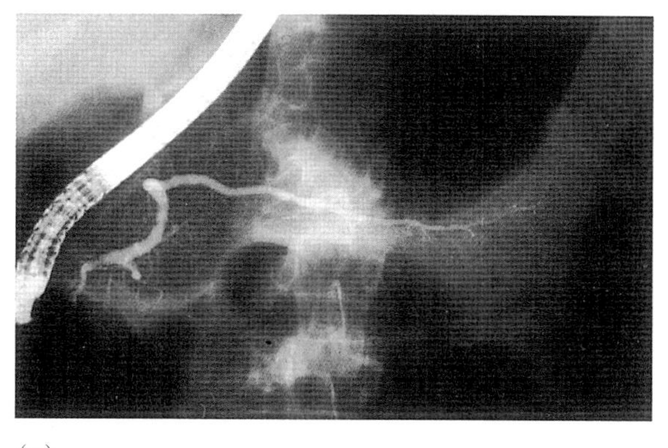

(a)

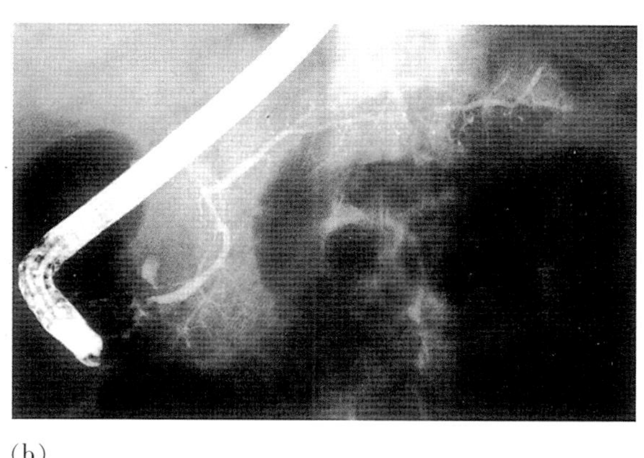

(b)

图29.7　(a)一个有酗酒史的38岁男性,ERCP显示正常(本图对应图29.4 a EUS图像)。(b)21个月后复查ERCP显示慢性胰腺炎的导管改变,包括主胰管和胰体尾分支胰管。

·预测可能性 (中等预测可能性和高预测可能性);

·患者年龄;

·检查目的(除外和证实慢性胰腺炎诊断)。

对照标准

EUS可发现胰腺实质的微小改变, 从而提出一个问题: 慢性胰腺炎的对照标准如何定义。对评价EUS诊断慢性胰腺炎的对照标准, 目前还没有公认的一致意见。这是一个主要问题,尤其在疾病早期,仅EUS发现微小病变,而其他影像学方法显示正常。组织学、ERCP和自然病史可以作为对照标准的候选。

有研究比较了EUS结果与随后的胰腺切除标本的组织学或者EUS引导下细针穿刺结果(FNA)。组织学的主要缺点在于慢性胰腺炎在胰腺中的局灶分布可能导致的假阴性结果。尽管已发表的研究结果提示EUS引导下FNA提高EUS的阴性预测值至100%,特异性至64%,组织学或细胞学活检仍限于科学研究目的,并未应用于临床。

EUS结果与根据剑桥标准 (表29.1)ERCP诊断的慢性胰腺炎严重度具有极好的相关性。问题在于部分患者ERCP正常,而EUS异常。尤其在高度可疑慢性胰腺炎患者中, 由于疾病早期胰管系统尚未出现异常, ERCP可能漏诊。采用自然病史作为对照标准的研究可以证实此点。对于早期慢性胰腺炎,无论是科研目的还是临床应用上, 自然病史是最相关的对照标准。然而,EUS诊断的“轻型”慢性胰腺炎的长期自然病史资料很少。

我们的临床策略包含了对EUS阳性、ERCP阴性患者的监测(图29.7 a,b)。最近发表的一篇文章,我们评价了临床高度可疑慢性胰腺炎患者 (根据临床资料)的EUS敏感性。在38例ERCP正常但临床病史提示慢性胰腺炎的患者中,EUS发现慢性胰腺炎实质改变

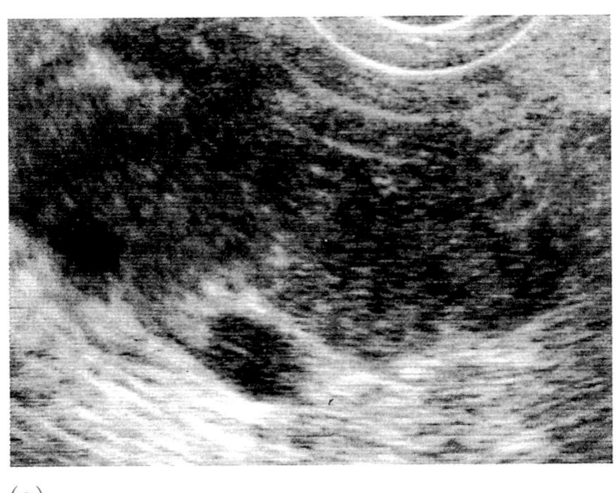

(a)

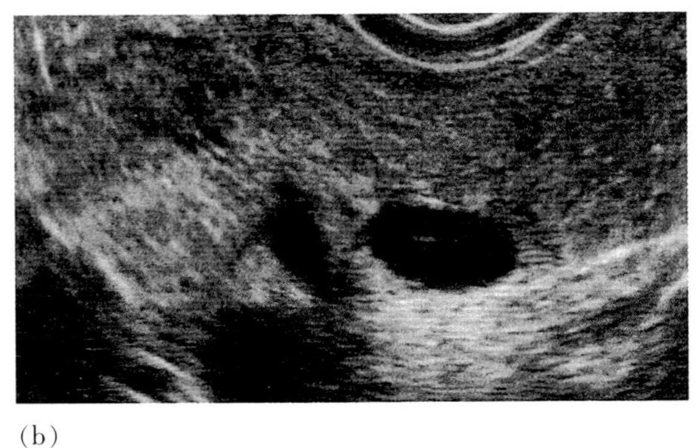

(b)

图29.8 (a)急性胰腺炎三周后,胰头低回声区增大。实性、可疑恶性的肿物和炎性包块仅通过EUS影像无法鉴别。(b)4个月后肿物消失。

的占84%。ERCP异常的发现证实EUS所见异常与慢性胰腺炎有关,中位随访时间为1.5年。

提高诊断准确性的方法

提高EUS诊断准确性的技术在发展中,但其中大多数应用受限。对比剂或胰泌素刺激可提高慢性胰腺炎的诊断率,但距临床应用甚远,并可能无法应用于临床。

一个最新的进展是微小探头EUS影像,可通过标准十二指肠镜的附属孔道,插入主胰管内。其可提供主胰管和实质内小病变的极高分辨率图像(20~30MHz)。此类探头的应用逐渐被重视,但其临床价值尚未证实。初期结果令人鼓舞,尤其在慢性胰腺炎和胰腺癌的鉴别诊断,以及ERCP显示胰管异常(不规则、狭窄)的进一步精确检查上。

良性和恶性胰腺肿瘤的鉴别

胰腺肿瘤合并慢性胰腺炎的患者,EUS难于区分肿瘤的良恶性。胰腺肿瘤可与慢性胰腺炎急性发作所致局灶炎性改变相混淆(图29.8)。这种情况下,准确区分病变良恶性是不可能的。有学者正尝试寻找鉴别的可靠标准。

慢性胰腺炎诊断中EUS的临床意义

EUS对诊断慢性胰腺炎,具有较高敏感性和特异性。对中晚期慢性胰腺炎,EUS与ERCP一样,具有诊断价值。对于慢性胰腺炎早期,当导管系统正常时,EUS是目前可采用的慢性胰腺炎影像学方法中最敏感的诊断手段。EUS应在高预测发病率人群中(已知长期饮酒,并有慢性胰腺炎典型表现)推广应用。

(谢学海 译 杨尹默 校)

推荐读物

Axon AT, Classen M, Cotton PB, Cremer M, Freeny PC, Lees WR. Pancreatography in chronic pancreatitis: international definitions. *Gut* 1984; 25: 1107-1112.

Buscail L, Escourrou J, Moreau J *et al*. Endoscopic ultrasonography in chronic pancreatitis: a comparative prospective study with conventional ultrasonography, computed tomography, and ERCP. *Pancreas* 1995; 10: 251-257.

Catalano MF, Geenen JE. Diagnosis of chronic pancreatitis by endoscopic ultrasonography. *Endoscopy* 1998; 30(Suppl1): A111-A115.

Glasbrenner B, Kahl S, Malfertheiner P. Modern diagnostics of chronic pancreatitis. *Eur J Gastroenterol Hepatol* 2002; 14: 935-941.

Kahl S, Glasbrenner B, Leodolter A, Pross M, Schulz HU, Malfertheiner P. EUS in the diagnosis of early chronic pancreatitis: a prospective follow-up study. *Gastrointest Endosc* 2002; 55: 507–511.

Kloppel G, Maillet B. Chronic pancreatitis: evolution of the disease. *Hepatogastroenterology* 1991; 38: 408–412.

Kloppel G, Maillet B. The morphological basis for the evolution of acute pancreatitis into chronic pancreatitis. *Virchows Arch A* 1992; 420: 1–4.

Lees WR. Endoscopic ultrasonography of chronic pancreatitis and pancreatic pseudocysts. *Scand J Gastroenterol* (Suppl.) 1986; 123: 123–129.

Wiersema MJ, Hawes RH, Lehman GA, Kochman ML, Sherman S, Kopecky KK. Prospective evaluation of endoscopic ultrasonography and endoscopic retrograde cholangiopancreatography in patients with chronic abdominal pain of suspected pancreatic origin. *Endoscopy* 1993; 25: 555–564.

30 组织学和(或)细胞学检查结果是否应作为诊断慢性胰腺炎的金标准?

Dale E.Bockman

诊断慢性胰腺炎的理想方法应该是独立可靠的无创性实验,并且具有100%敏感度和特异性。该实验方法必须可以检测到早期可能是微小和异质性的变化。它必须可以区分慢性胰腺炎和其他胰腺病变,尤其是胰腺癌。而且即使在同一腺体中慢性胰腺炎合并胰腺癌时它也可以识别。

当然,目前还没有这样的实验。在缺乏独立的检验方法时,往往需要多种诊断工具和技术,再结合临床症状来诊断慢性胰腺炎患者。检查技术不断得到改进,尤其是影像技术所采用的日益提高的分辨率。现有组织标本检测的分辨率已大大超过了目前所能使用的其他技术。可以通过组织学和电镜来详细确认胰腺各成分的形态学状态。也可以通过免疫细胞化学的方法检测到组织标本中的特殊大分子。有理由将组织学检查作为确诊慢性胰腺炎的基本方法,因此与其他检查技术相比是一种金标准。

使用组织标本进行诊断中存在的问题是,常常只在疾病晚期,当慢性疼痛和(或)其他并发症导致需要手术治疗时,才有可能进行组织学检察。临床诊断必须依靠那些采用其他诊断技术检查结果的专家的经验来做出。

慢性胰腺炎是不可逆的进展性疾病

慢性胰腺炎的病理改变涉及胰腺的各种成分。胰腺外分泌部分往往先受累,然后累及胰岛。腺泡细胞消失或分化。导管细胞也可能消失。细胞外纤维和实质增加。虽然上皮成分显著减少,但通常纤维化足以导致胰腺增大。慢性胰腺炎的退行性改变通常被认为是不可逆的。治疗主要针对缓解疼痛和胰酶与激素的替代治疗。但是,有人认为上皮成分有修复的可能,因为在慢性胰腺炎患者中可以观察到腺泡细胞的分裂相。因此,控制致病因素也许可实现胰腺细胞再生。

慢性胰腺炎初期的早期改变仍不确定。人们推测可能因发病因素的不同而不同。遗传因素已经明确,但是疾病的进展机制仍不清楚。当酒精作为致病因素时所出现的早期变化是目前唯一被提及的情况。有明确的证据表明急性胰腺炎(尤其是重症急性胰腺炎)的细胞坏死会加速纤维化过程,从而最终导致慢性胰腺炎。当胰腺导管系统受阻后(比如导管附近外压性肿瘤),可以观察到与慢性胰腺炎相似的细胞学改变和纤维化。

晚期慢性胰腺炎比早期胰腺炎更容易诊断

有趣的是晚期胰腺炎具有相同的病理学表现,而与致病因素和早期病理改变无关。某些胰腺部位及相关结构的后期病变并不难识别。用X射线测得的典型的伴随胰腺结石的胰腺疼痛是有力的诊断依据。胰腺假性囊肿也支持该诊断。

临床上慢性胰腺炎的诊断金标准是经内镜逆行性胰胆管造影(ERCP)。早期和间歇期慢性胰腺炎经常可见主胰管和副胰管畸形。

当胰腺严重纤维化并且腺体实质明显受累时超声可见回声不均。在病变的识别中超声内镜具有更高的分辨率。但是,早期改变的表现各不一致,腺体实质和结缔组织的改变诊断价值不高。

上皮细胞退行性改变是慢性胰腺炎的特点

晚期慢性胰腺炎在组织学上通常表现为结缔组织背景上呈管状分布或灶状分布的上皮细胞（图30.1）。而正常胰腺组织以上皮成分为主,结缔组织部分分布于腺泡之间，更多的分布于小叶间和大导管及大血管之间。上皮包括分化好的腺泡细胞和导管样细胞。被结缔组织环绕的胰岛与腺泡和导管组织分离存在是很常见的。

慢性胰腺炎的组织学表现为外分泌上皮细胞消失和腺泡细胞分化为导管细胞。部分腺泡细胞发生凋亡,其余存活腺泡细胞的形态和功能发生改变。导管的连续性受到破坏,导致小叶结构破坏。腺泡细胞不能维持其完全分化的状态，它们失去合成和储存酶原粒的功能。腺泡细胞的高度减少，导致腺腔扩大。因此腺泡细胞表现出导管细胞的特性。这种导管复合体由分化的腺泡细胞和尚存的导管细胞与中心腺泡细胞组成。导管复合体容易被错误地认为是导管增生而成的,但是与退行性疾病不符。

纤维化逐渐进展导致胰腺体积增大

胶原纤维、成纤维细胞和成肌纤维细胞是参与纤维化过程的主要成分。成肌纤维细胞可分化为成纤维细胞和胰腺星形细胞,后者也参与纤维化过程。成肌纤维细胞可通过胞浆的α肌动蛋白进行免疫组化定位(图30.2)。

有证据证明TGF-β也直接参与纤维化过程,促进胶原和其他细胞外物质的产生，同时以致细胞外基质的降解。一些炎症细胞可产生TGF-β,与慢性胰腺炎的两个特征表现密切相关。TGF-β水平在慢性胰腺炎中有所升高。TGF-β在正常胰腺中主要分布于小导管和中心腺泡细胞，但在慢性胰腺炎中可分布于所有导管和小导管以及部分腺泡细胞。TGF-β是调节成纤维细胞或星形细胞分化为成肌纤维细胞的关键因素。

TGF-β前体可以在慢性胰腺炎的炎症细胞中检测到。TGF-β前体可由纤溶酶激活,后者由纤溶酶原激活产生。转基因小鼠的胰岛β细胞过量表达TGF-β,其胰腺大量纤维化,表现为成纤维细胞的增殖和细胞外基质的进行性累积。

TGF-β的激活最终导致包括胶原在内的细胞外基质的重分布,上皮细胞增殖受到抑制,基质金属蛋白酶的失活,从而导致胶原降解。这样的级联反应使得胶原纤维产生增加和降解减少,最终导致纤维化。胶原和相关复合物的沉积可能受结缔组织生长因子的调控。

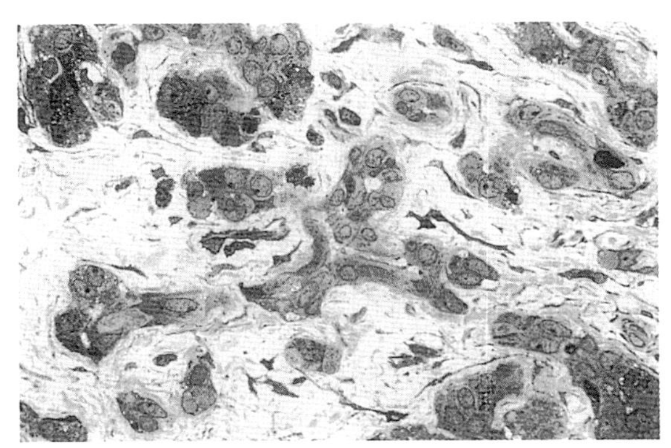

图30.1　慢性胰腺炎患者的胰腺组织学切片。尽管疾病已进展至晚期,但是上皮成分继续发生退行性改变。部分实质可见腺泡细胞分化为导管壁细胞。该图左上方和右下方可见大量分化腺泡细胞。背景结缔组织大量增生纤维化,也是慢性胰腺炎的典型表现。

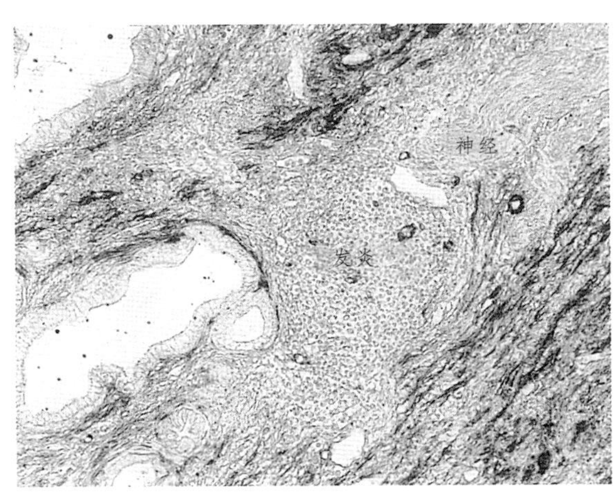

图30.2　慢性胰腺炎患者的胰腺组织学切片。部分慢性胰腺炎的典型表现包括上皮改变、炎症反应和纤维化。该切片已通过α肌动蛋白染色进行成肌纤维细胞定位(染色为黑色)。成肌纤维细胞产物是纤维化过程的一部分。分化上皮和胰腺神经附近可见慢性炎症细胞浸润。正常胰腺形态受到破坏。

炎症伴随慢性胰腺炎的进展

炎症是病理过程的一部分，除引起其反应之外还可能导致部分病变。慢性炎症是慢性胰腺炎的普遍表现(图30.2和图30.3)。主要是淋巴细胞浸润,但巨噬细胞、浆细胞和粒细胞也同时存在。炎症与纤维化(可能增殖与再分化)在本质上是相关的。巨噬细胞、淋巴细胞和血小板可产生调节细胞和细胞外基质成分的分子。与小肠上皮内淋巴细胞相似,慢性胰腺炎的胰腺也有CD8⁺CD103⁺T细胞浸润。T细胞、NK细胞、巨噬细胞和血小板均可产生促纤维化因子TGF-β。在胰腺炎小鼠模型实验中,上调编码I型胶原蛋白和TGF-β的RNA水平也可导致单核细胞浸润。过量表达TGF-β的转基因小鼠的胰岛亦可见巨噬细胞和嗜中性粒细胞浸润，同时腺泡细胞增殖受抑制。

大的胰腺导管失去其完整性

胰腺导管是以一种在腔内物质与周围结构之间形成屏障的方式构成的。连续的上皮层,其间以上皮细胞紧密连接,形成腔面。连续的基底膜平行地置于上皮细胞的基底面。在没有病变的导管,细胞外基质及散在分布的微血管在基底膜的下面形成外壁。

慢性胰腺炎患者的导管常显示极大的变化。上皮细胞被损伤并且上皮层的有些区域可能丢失(图30.4),而屏障功能同时逐渐减弱。基底膜在某些区域丢失。在这些区域介于内腔及其下结缔组织之间的屏障完全缺失。炎性细胞包括浆细胞聚集于结缔组织之中。这些炎性细胞有时移入腔内,可能从胰腺液中被收集到。毛细血管的数量增多,体积增大。它们被红细胞、炎性细胞塞满。

这些变化清楚地说明了在患慢性胰腺炎患者的胰液中免疫球蛋白及像乳铁蛋白、TGF-β等其他物质的增加。TGF-β可在大多数慢性胰腺炎患者的胰液中检查到,在无此病的人的胰液中则很少见。

胰腺的神经体积增大,数量增多

疼痛是慢性胰腺炎的常见症状。晚期慢性胰腺炎患者的组织学切片中通常含有穿过纤维化组织的重要神经。这些神经比正常胰腺中的神经更易见,因

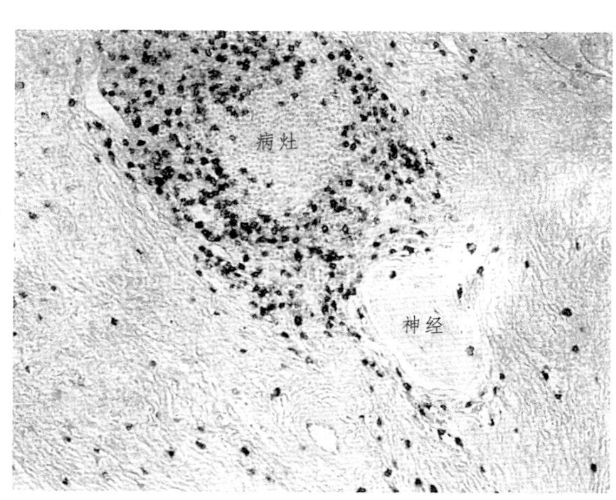

图30.3 炎症病灶往往在慢性胰腺炎患者的胰腺神经附近。在该慢性胰腺炎患者胰腺组织切片中可见,神经周围发生纤维化。正常胰腺实质消失。神经周围有慢性炎症细胞灶。该切片中NK细胞被染为黑色。为神经纤维和神经末梢提供稳定微环境的神经周围屏障,可能受到炎症过程的破坏。这可能是慢性胰腺炎慢性疼痛的机制之一。

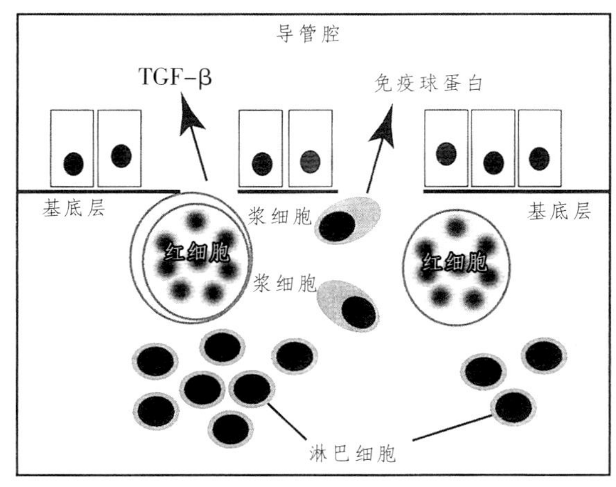

图30.4 在慢性胰腺炎中主胰腺导管可能被损坏。正常的连续上皮屏障被打断，使得很多物质可在腔内与细胞外基质之间交换。一组上皮细胞丢失，基底膜(层)被破坏。扩大的血管聚集了成群的红细胞。炎性细胞移行于上皮下的结缔组织中。数量最多的是淋巴细胞，但其中也可见浆细胞和粒细胞。这些变化与胰液中增加的免疫球蛋白及TGF-β相关。炎性细胞同样可能出现于腔内及胰液中。

为它们个体的体积更大,数量更多。

炎性细胞聚集于纤维化区域之内,靠近胰腺实质和神经(图30.3)。有些时候炎症过程无疑影响了神经的完整性。胰腺的神经是混和性的,大部分是无髓鞘神经,被神经束膜包裹与周围组织分离。这种结构为多根被一同束膜包裹的神经提供了一个特异的微环境。而炎症过程有时会破坏神经束膜,消除这种特异的微环境,使得一些具有生物学活性的物质渗透入神经。神经纤维可能被破坏。炎性细胞侵入神经。这种慢性炎症应该是患慢性胰腺炎患者产生慢性疼痛的机制之一。这种对神经的病理性损坏比其他方式产生的神经冲动对神经的损害更严重。生物活性物质的存在和炎症过程产生的有害物质可刺激神经,但不会破坏神经的结构。

经皮活检胰腺可探知慢性胰腺炎

经皮活检是除开腹活检以研究组织学标本之外的另一种选择。细胞学或显微组织学可能会经常用于对这些标本的研究。细胞的数量,以及可用于实验的组织的数量可因针头的大小及对每个胰腺经皮活检次数的不同而不同。这个量将明显低于常规外科手术活检所获的量。

可在超声或计算机断层摄片技术的引导下完成对穿刺针的引导。从活检及引导技术中收集到的资料可提高诊断的可能性。而在早期和中期阶段应用其他技术确诊则会相对困难。

慢性胰腺炎早期阶段的异质性及针吸活检获得的样品量的减少都使得发现必要的细胞学或组织学诊断标准的可能性减少。但是,已有很多研究者成功地应用这项技术而得到相应的阳性结果。

通过这项技术将极有可能获得胰腺癌的细胞学证据,从而得到一个重要的诊断。另一方面,即使缺乏癌症的证据,而具有显著的慢性胰腺炎的组织学特点也同样不能排除癌症这一诊断。

除组织学外的多项诊断技术

通过组织切片获得慢性胰腺炎的诊断比通过磁共振成像或者超声等影像学方法获得的诊断更能获得认同。相对于超声内镜或者直接胰腺功能的检查,组织学方法和组织病理学检查更容易实施。如果缺乏组织学/细胞学标本，临床观察及辅助检查则是必须应用的。

在疾病的不同阶段可检测到各种临床诊断标准,多种症状及结果的存在可增强对于诊断的信心。疼痛经常是患者的第一征兆，也同样是一个普遍的症状。脂肪泻和糖尿病则是较晚出现的现象。不同的影像学技术可探知如假性囊肿、胰腺结石及十二指肠梗阻等并发症。

用于慢性胰腺炎最初临床诊断的传统金标准是内镜逆行性胰管造影技术，因为这项技术比超声成像或者计算机断层成像技术更敏感。导管的狭窄和扩张可被探及。内镜逆行性胰管造影技术尤其在探及轻到中等程度的病变时更有帮助，可显示导管系统可能在这个疾病相对较早的时期就已受累。然而,当前组织学标本相比较其他的技术成果来说，仍然是最终的金标准。

(杨坚强　译　　杨尹默　校)

推荐读物

Bachem MG,Schneider E,Gross H *et al.* Identification,culture, and characterization of pancreatic stellate cells in rats and humans.*Gastroenterology* 1998;115: 421–432.

Bockman DE,Toward understanding pancreatic disease: from architecture to cell signaling. *Pancreas* 1995;11: 324–329.

Bockman DE,Büchler M,Malfertheiner P,Beger HG.Analysis of nerves in chronic pancreatitis. *Gas troenterology* 1988;94: 1459–1469.

Bockman DE, Müller M, Büchler MW, Friess H, Beger HG. Pathological changes in pancreatic ducts from patients with chronic pancreatitis. *Int J Pancreatol* 1997;21: 119–126.

Clain JE,Pearson RK.Diagnosis of chronic pancreatitis.Is a gold standard necessary? *Surg Clin North Am* 1999;79: 829–845.

di Mola FF,Friess H,Martignoni ME *et al.* Connective tissue growth factor is a regulator for fibrosis in human chronic pancreatitis. *Ann Surg* 1999;230: 63–71.

Di Stasi M,Lencioni R,Solmi L *et al.* Ultrasound-guided fine needle biopsy of pancreatic masses: results of a multicenter study. *Am J Gastroenterol* 1998;93: 1329–1333.

Ebert MP,Ademmer K,Muller-Ostermeyer F et al. $CD8^+CD103^+$ T cells analogous to intestinal intraepithelial lymphocytes infiltrate the pancreas in chronic pancreatitis. *Am J Gastroenterol* 1998;93: 2141–2147.

Emmrich J,Weber I,Nausch M *et al.* Immunohistochemical characterization of the pancreatic cellular infiltrate in normal pancreas,chronic pancreatitis,and pancreatic carcinoma.

Digestion 1998;59: 192–198.

Etemad B,Whitcomb DC. Chronic pancreatitis: diagnosis,classification,and new genetic developments. *Gastroenterology* 2001;120: 682–707.

Freeny PC.Raidiology. In: HG Beger,AL Warshaw,MW Büchler, DL Carr-Locke,JP Neoptolemos,C Russell,MG Sarr (eds) *The Pancreas*. Oxford: Blackwell Science,1998: 728–739.

Friess H,Cantero D,Graber H *et al*. Enhanced urokinase plasminogen activation in chronic pancreatitis suggests a role in its pathogenesis. *Gastroenterology* 1997;113: 904–913.

Fritscher-Ravens A,Brand L,Knöfel WT *et al*. Comparison of endoscopic ultrasound-guided fine needle aspiration for focal pancreatic lesions in patients with normal parenchyma and chronic pancreatitis. *Am J Gastrenterol* 2002;97: 2768–2775.

Hollerbach S,Klamann A,Topalidis T,Schmiegel WH. Endoscopic ultrasonography (EUS) and fine-needle aspiration (FNA) cytology for diagnosis of chronic pancreatitis. *Endoscopy* 2001;33: 824–831.

Imdahl A,Nitzsche E,Krautmann F *et al*. Evaluation of positron emission tomography with 2–[^{18}F]fluoro–2–deoxy–D–glucose for the differentiation of chronic pancreatitis and pancreatic cancer. *Br J Surg* 1999;86: 194–199.

Jaskiewicz K,Nalecz A,Rzepko R,Sledzinski Z. Immunocytes and activated stellate cells in pancreatic fibrogenesis. *Pancreas* 2003;26: 239–242.

Kasbay K,Tarnasky PR,Hawes RH,Cotton PB. Increased TGF beta in the pure pancreatic juice in pancreatitis. *Gastroenterology* 1999;116: A1136–A1137.

Lee MS,Gu DL,Feng LL *et al*. Accumulation of extracellular-matrix and developmental dysregulation in the pancreas by transgenic production of transforming growth-factor-beta-1. *Am J Pathol* 1995;147: 42–52.

Malfertheiner P,Büchler M.Correlation of imaging and function in chronic pancreatitis. *Radiol Clin North Am* 1989;27: 51–64.

Mallery JS,Centeno BA,Hahn PF,Chang Y,Warshaw AL, Brugge WR. Pancreatic tissue sampling guided by EUS,CT/US,and surgery:a comparison of sensitivity and specificity. *Gastrointest Endosc* 2002;56: 218–224.

Mori T,Kawara S,Shinozaki M *et al*. Role and interaction of connective tissue growth factor with transforming growth factor-beta in persistent fibrosis: a mouse fibrosis model. *J Cell Physiol* 1999;181: 153–159.

Müller MW,McNeil PL,Büchler MW,Friess H,Beger HG, Bockman DE. Membrane wounding and early ultrastructural findings.In: MW Büchler,WUhl,H Friess,P Malfertheiner (eds) *Acute Pancreatitis: Novel Concepts in Biology and Therapy*.Oxford,Berlin: Blackwell Science,1999: 27–34.

Qi Z,Atsuchi N,Ooshima A,Takeshita A,Ueno H.Blockade of type beta transforming growth factor signaling prevents liver fibrosis and dysfunction in the rat. *Proc Natl Acad Sci USA* 1999;96: 2345–2349.

Sanvito F,Nichols A,Herrera PL *et al*. TGF–beta–1 overexpression in murine pancreas induces chronic-pancreatitis and together with TNF-alpha,triggers insulin-dependent diabetes. *Biochem Biophys Res Commun* 1995;217: 1279–1286.

Slater SD,Williamson RC,Foster CS.Expression of transforming growth factor-beta (1) in chronic pancreatitis. *Digestion* 1995;56: 237–241.

Sparchez Z. Ultrasound-guided percutaneous pancreatic biopsy. Indications,performance and complications. *Rom J Gastroenterol* 2002;11: 335–341.

Sparmann G,Merkord J,Jaschke A *et al*. Pancreatic fibrosis in experimental pancreatitis induced by dibutyltin dichloride. *Gastroenterology* 1997;112: 1664–1672.

Van Laethem J-L,Deviere J,Resibois A *et al*. Localization of transforming growth factor β–1 and its latent binding protein in human chronic pancreatitis. *Gastroenterology* 1995;108: 1873–1881.

Van Laethem JL,Robberecht P,Resibois A,Deviere J. Transforming growth factor beta promotes development of fibrosis after repeated courses of acute pancreatitis in mice. *Gastroenterology* 1996;110: 576–582.

Vogelmann R,Ruf D,Wagner M *et al*. Development of pancreatic fibrosis in a TGFβ–1 transgenic mouse. *Gastroenterology* 1999;116: A1174.

Werz O,Brungs M,Steinhilber D. Purification of transforming growth factor beta 1 from human platelets. *Pharmazie* 1996; 51: 893–896.

Yamannka Y,Friess H,Büchler,Beger HG,Gold LI,Korc M. Synthesis and expression of transforming growth factor beta–1,beta–2,and beta–3 in the endocrine and exocrine pancreas. *Diabetes* 1993;42: 746–756.

Zech CJ,Helmberger T,Wichmann MW,Holzknecht N,Diebold J, Reiser MF. Large core biopsy of the pancreas under CT fluoroscopy control: results and complications. *J Comput Assist Tomogr* 2002;26: 743–749.

31 胰腺功能检查对慢性胰腺炎、囊性纤维化及胰腺外分泌功能不全的临床诊断和分期是否必需？怎样进行临床常规应用？

J.Enrique Domínguez-Muñoz

慢性胰腺炎的组织学检查常不可用，这是由于该病在形态学和/或功能上的表现会随着病程的进展而变化。随着慢性胰腺炎的发展，胰腺外分泌功能受损进行性发展。而胰腺外分泌不全涉及的是轻度、中度或重度的胰腺外分泌功能下降。最终，胰腺功能不足以维持正常的消化过程。胰腺外分泌不全也涉及由于原发和/或继发性胰腺外分泌功能受损引起的营养物质消化吸收不良。所以"胰腺外分泌不全"和"重度胰腺外分泌功能不足"两个术语是同义的。

胰腺外分泌不全不仅常见于慢性胰腺炎，也见于其他很多胰腺内外分泌疾病，例如囊性纤维化、胰腺肿瘤、急性坏死性胰腺炎和胰岛素依赖型糖尿病。另外，继发性胰腺外分泌功能不足常发生于胃肠道术后（部分或全胃切除，十二指肠切除）。

假如形态学的发现没有决定意义，胰腺外分泌功能测定对于支持胰腺疾病的诊断可能是重要的。然而，胰腺功能测定最为相关的作用是在于发现已知有胰腺疾病或胃肠道术后的患者中存在的原发或继发性胰腺功能不全，以便于制定采用酶替代疗法的适应证和控制该疗法的功效。

胰腺外分泌功能测定的方法有两种：直接法，须行十二指肠插管；间接法，非侵入性（表31.1）。方法的使用诊断精确性、临床实用性和成本等因素相关。直接胰腺功能检查，主要指胰泌素–胆囊收缩素试验，是胰腺外分泌功能测定的金标准。然而，这类检查有创伤性、复杂、费时、花费大，且仅限于一些专业中心。间接胰腺功能检查更易于临床常规应用，因而使用更广。其中包括口腔和呼气试验、大便脂肪定量，用于评价胰腺外分泌的消化能力，粪便试验用于测定大便中胰酶的活性或浓度。间接法的特异性和敏感性不一，但均低于直接法。每一种方法所能提供的信息不同，因此为每个临床患者选定一种最为理想的方法是很重要的。

如果患者临床可疑有慢性胰腺炎而影像学正常，那么只有胰泌素–蛙皮缩胆囊素试验能有足够的敏感性诊断该病。超声内镜技术对慢性胰腺炎的诊断有很高的敏感性，其发展已经进一步限制了直接胰腺功能试验的临床使用。反之，原发或继发性胰腺外分泌功能不足的诊断以及胰酶替代疗法的适应证和功效的控制，均需要一种能检测消化不良的试验。容易理解，在这两种情况下，这一试验需要有很不同的敏感性，在前者中是最高的，而在后者中是最低的（图31.1）。在过渡时期，中度敏感性的试验可能用于慢性胰腺炎的筛查以及已知慢性胰腺炎患者的随访（图31.1）。

表 31.1　胰腺功能试验

直接试验
胰泌素－胆囊收缩素试验
内窥镜试验
间接试验
粪便脂肪定量
粪便胰酶水平
NBT－PABA 试验
月桂荧光素试验
氨基酸消耗试验
呼气试验（^{13}C 标记的底物）

直接试验

侵入性的胰腺功能试验是直接测定用静脉注射

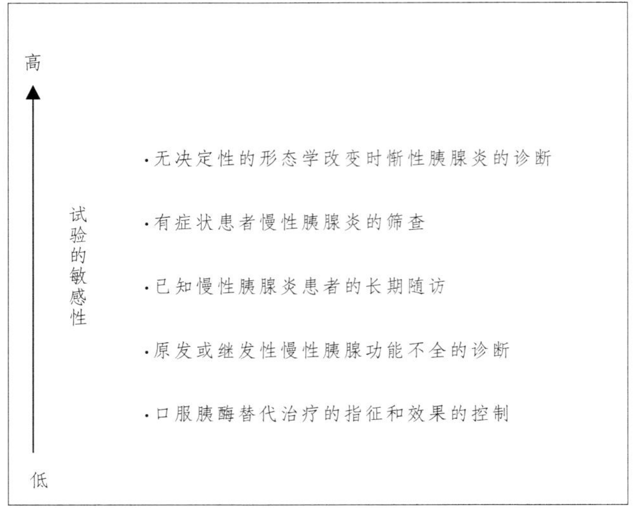

图31.1 评价胰腺外分泌功能的指征。功能试验的敏感性随着指征而改变。

前一天晚上禁食
内镜引导下留置双腔管,尖端置于Treitz韧带
持续引流胃及十二指肠液
90分钟内持续静脉注入胰泌素(1U/kg·h)和蛙皮素(100ng/kg·h)
注入胰泌素的最后60分钟每隔10分钟留取十二指肠液标本
测定体积、重碳酸盐浓度,淀粉酶、脂肪酶和蛋白酶(胰岛素、糜蛋白酶和/或弹力蛋白酶)活性
计算重碳酸盐和酶的分泌量

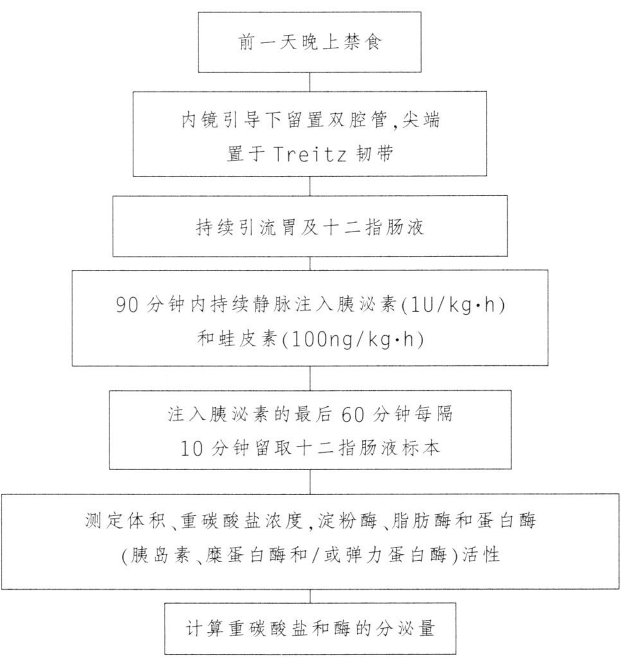

图31.2 胰泡素-蛙皮素试验要点。

胰泌素和胆囊收缩素(CCK)或蛙皮缩胆囊肽(胰泌素-胆囊收缩素试验)刺激胰腺获得的十二指肠液样本中胰酶和碳酸氢盐的分泌量。通过静脉中胰泌素简单刺激(胰泌素试验)的试验即所谓的内镜试验，这一试验是测定内镜引导下引出的十二指肠液中碳酸氢盐的浓度(见后文)。最后,试验餐内源性刺激(Lundh试验)由于其较低的诊断准确性已不再使用。

既然直接胰腺功能试验有侵入性、复杂、费时、非标准化并且昂贵,而新颖灵敏的影像学方法(如内镜下超声)的不断发展已经显著地改进了慢性胰腺炎的诊断，现在胰泌素-胆囊收缩素试验仅限于作为金标准用于新的胰腺功能试验方法的确认。

胰泌素-胆囊收缩素试验

方法

胰泌素-胆囊收缩素试验的要点在各中心亦不相同。留置双腔鼻十二指肠管,持续静脉输入胰泌素和CCK,或蛙皮缩胆囊肽,期间持续引流胃液,将完全并分级的收集十二指肠液到冰上。我们的试验要点总结在图31.2中。尽管十二指肠液连续引出,收集都有可能是不完全的。通过十二指肠不断灌注不可吸收的稀释物标记,常用的是聚乙二醇,能计算出损失到空肠的液体量。

另一难题是尽管使用了抗蛋白酶和将十二指肠液收集到冰上的方法，采集到的十二指肠液中的胰酶仍有不同程度的失活。单独测定锌的含量,而不是碳酸氢盐和酶的含量,可以克服这一问题。锌的分泌与胰腺蛋白酶有关;它易于定量,且在十二指肠液中很稳定。我们的试验小组最近已证实在测定胰腺外分泌功能时，基于单独锌定量的蛙皮缩胆囊肽试验的精确性与基于碳酸氢盐和胰酶的试验是相同的。

说明

胰泌素-胆囊收缩素试验可用于胰腺外分泌功能不足严重程度的分级(表31.2)。其诊断慢性胰腺炎的敏感性和特异性均超过90%(表31.3)。

内镜试验

为了避免与胰泌素-胆囊收缩素试验有关的问

表31.2 基于胰泌素-胆囊收缩素试验的胰腺外分泌不全严重程度分级

正常	胰酶和重碳酸盐分泌正常
轻度功能不全	胰酶和重碳酸盐分泌≥正常下限的75%
中度功能不全	胰酶和重碳酸盐分泌介于正常下限的30%~70%之间
重度功能不全	胰酶和重碳酸盐分泌<正常下限的30%

表31.3 胰腺外分泌功能试验诊断慢性胰腺炎的平均准确度

	敏感性（%）	特异性（%）
胰泌素-胆囊收缩素试验	90	94
粪便弹力蛋白酶	57	88
粪便糜蛋白酶	70	85
优化的血清月桂荧光素试验	82	90

题，例如置管、持续时间和临床实用性，内镜胰腺功能试验得到发展。该技术是测定静脉胰泌素刺激后通过上消化道内镜获取的十二指肠液标本中的碳酸氢盐浓度和/或胰酶活性。

方法

要点主要基于以下四步：

1 患者清醒镇静状态下置标准内镜于十二指肠降部。

2 胰泌素静脉给药（1U/kg或0.2mg/kg）。

3 内镜下十二指肠液的采集，时间点为0、15、30、45和60分钟。这一试验的短时间版本仅采集10分钟内的十二指肠液。

4 分析液体中的碳酸氢盐浓度和/或胰酶活性。

说明

慢性胰腺炎患者的60分钟内碳酸氢盐峰浓度低于那些因胰腺外疾病所致腹痛的患者。其静脉输入胰泌素10分钟后的十二指肠液脂肪分解活性的测量值也明显低于胰腺正常的患者，但其精确性尚不足用于临床常规。

尽管内镜胰腺功能试验是一项很有前途的操作，但它与成为通行的标准还有很远的距离。碳酸氢盐峰浓度是否可以取代分泌量成为反映胰腺外分泌功能的可靠指标，这一点是可以的。事实上，很多这一领域的专家都支持以碳酸氢盐和酶的分泌量作为胰腺外分泌功能的指标，而非浓度。这是因碳酸氢盐浓度和胰泌素所致胰液分泌之间的负相关性所致。另外，内镜胰腺功能试验要求保持内镜在十二指肠中达1小时，其不适程度至少不亚于鼻十二指肠置管。所以，在试验时需要药物镇静，尽管这些药物对胰腺外分泌功能的影响未被评估。所有这些因素都阻碍内镜胰腺功能试验的临床使用。

间接试验

间接试验通过测定胰腺的消化功能和粪便中的胰酶含量来评估胰腺外分泌功能（表31.1）。从方法论的观点看，这些试验可分为口部试验和粪便试验。在口部试验中，酶底物与试验餐一同经口服下。胰酶在十二指肠水解该底物；释放的代谢物经肠道吸收后，可以从血清、尿液和呼吸中测到。口部试验包括月桂荧光素试验和不同的呼气试验，主要应用^{13}C-标记底物。其他试验如NBT-PABA试验和氨基酸消耗试验已经不再大量使用，或其诊断精确度不够而不被应用于临床。

许多胰腺外的因素能限制口部胰腺功能试验的精确性，主要是那些妨碍正常消化（胃排空障碍，胆汁酸分泌减少）和肠吸收（肠病）以及那些影响消化产物排泄（直肠功能失调）的因素。胃排空速度的可变性在某种程度上可以通过使用胃复安或其他促蠕动药物加以克服。肾脏干扰造成的潜在负面作用通过测定血清中而不是尿液中的消化物的量来避免。

粪便试验是测定大便中胰酶浓度（弹力蛋白酶）或活性（糜蛋白酶）。酶在通过消化道时会被一定程度地灭活并稀释或浓聚，在分析试验结果时必须重视这一点。胰腺外分泌功能也可以通过测定粪便中脂肪的量来估计。大便中排出的脂肪量间接反映脂肪的消化和胰腺脂肪酶的分泌情况。

粪便试验

粪便脂肪定量

应用经典的Van de Kamer试验的粪便脂肪定量是诊断脂肪泻的金标准。然而，这一试验有许多重大的缺点限制了它的临床应用。患者必须连续5天每天进食含有80~120g脂肪的标准餐。这是一个很大的障碍，因为大多数的慢性胰腺炎患者是酗酒者，其依从性较差。此外，患者还需要收集后面3天标准餐产生的所有大便。这点对于酗酒者也不是易事。3天的收集时间是为了减少短时间收集可能产生的误差和可变性。

患者的依从性不是唯一的局限；实验室中粪便标本的处理也一样。超过3天所采集的大便标本首先要被均质化，然后再人工处理，使得这一试验让人讨厌而繁杂。一种基于近红外漫反射分析(NIRA)的新方法极大地简化了大便脂肪定量，并使得该试验在临床的常规应用成为可行。不过，与患者依从性相关的困难依然存在。

方法

在我们的实验室，患者被指示每天进食含有92g脂肪的食物5天。最后3天的大便被收集到3个不同的容器中。每天排出的脂肪量(g/天)通过NIRA测出的脂肪浓度（g/100g大便）和每天大便的总重量可算出。这3个值的平均值即认为是结果。

说明

按上述试验要点，大便中脂肪排泄低于每天7.5g被认为正常。脂肪消化不良提示有胰腺外分泌不足，定义为大便脂肪排泄大于每天7.5g。记录全部5天的饮食摄入量可以进一步解释该试验。用这种方法可以测定脂肪的摄入量并计算出吸收的脂肪量。应该注意，粪便脂肪定量是一项非特异性的胰腺功能试验，因为其他一些引起消化不良（如梗阻性黄疸）或吸收不良(如口炎性腹泻，克隆氏病)的疾病也能引起大便脂肪排泄异常。

粪便糜蛋白酶活性

粪便糜蛋白酶定量是一项简单的试验，易于应用于临床常规。该试验基于小份单独粪便标本中糜蛋白酶活性的定量。因此，粪便糜蛋白酶已被作为一项外分泌功能试验而广泛引入临床常规。然而，糜蛋白酶会不定地在肠道内被灭活，并以这样一种方式使得该试验不能精确地反映出胰腺酶的分泌。另外，任何病因学的腹泻患者中酶的稀释也会减少酶粪便的活性。

因此，为了保持该试验足够的特异性，低定点(3U/g大便)作为异常试验的定义被广泛接受。尽管该试验的敏感性太低而难于将其用于临床实践，但当患者粪便糜蛋白酶活性低于3U/g时就可认为其胰腺外分泌功能不足。事实上，该试验仅能检出略多于一半的中重度胰腺外分泌功能不全的患者（表31.3)，而对于轻度单个病例则无法检出。

最后但并非最不重要的是，为治疗胰腺外分泌不足而口服的外源性胰酶可以影响大便中糜蛋白酶的测定，因此，治疗应该在留取大便标本前至少中止48小时。这对于胰腺外分泌功能不全的患者并非易事。

总之，考虑到以上提到的所有方面，粪便糜蛋白酶定量不应再被作为评估胰腺外分泌功能的临床常规。

粪便弹力蛋白酶浓度

相比较于糜蛋白酶，胰弹力蛋白酶在消化道中高度稳定，其在大便中的浓度与胰腺外分泌酶的量明显相关。此外，由于用于该酶定量的方法是基于人特异性单克隆抗体，所以口服酶替代治疗并不影响该试验。故而在采集大便标本前无需停止治疗，这是一个重要的优点。

方法

通过特异性酶免疫测定方法在小份单一粪便标本中给粪便弹力蛋白酶定量。

说明

粪便中弹力蛋白酶浓度高于200μg/g被认为正常。浓度低于50μg/g与胰腺外分泌功能不全相关。尽管粪便弹力蛋白酶定量不足以检测出患有轻度胰腺外分泌不足的患者，但在中重度胰腺外分泌不足的病例，其灵敏度接近于100%。粪便弹力蛋白酶的特异性也很高，仅在水性腹泻时因稀释而受限。

应用人特异性单克隆抗体的弹力蛋白试验是一项诊断慢性胰腺炎胰腺外分泌功能不足的完美试验。由于该试验易于应用于临床常规，它可能被作为研究临床怀疑患慢性胰腺疾病患者的第一级方法，并用于已知慢性胰腺炎患者的随访。对继发性胰腺外分泌不足(如胃肠道术后)，粪便弹力蛋白可用于评估胰腺分泌情况，但不能用于检出消化不良。

口部试验

月桂荧光素试验

荧光素-二月桂酸酯与标准化的早餐一同经口摄入。一种胰腺特异性胆固醇酯水解酶作用于此化合物，水溶性的荧光素被释放并从肠道吸收。然后荧光素可从血清或尿液中测出。该方法的优点是易于应用于临床常规，可用于慢性胰腺炎的诊断，且能应用于该病的随访。其主要的缺点即前文描述的口部试验的限制因素和在慢性胰腺炎早期诊断中的有限的灵敏度。

方法

标准试验要求采集摄入标准化早餐和荧光素-二月桂酸酯超过10小时后的尿液。试验期间需要饮至少1 500mL水以增加尿液。为了抵消小肠吸收和肾脏排泄底物的不一致，试验要在三天后重复，并以荧光素钠为底物。两次试验中，测定尿液荧光素浓度。

测定血清荧光素浓度则无需重复试验。我们的试验小组已经通过在摄入试验餐后由静脉输入胃复安优化了血清月桂荧光素试验，避免了和胃排空有关的潜在的问题。另外，在摄入试验餐之前静脉输入胰泌素明显增加了试验的灵敏性，因为这能将整晚积存的胰酶冲洗掉。最后，我们优化了血清荧光素浓度的测定方法。优化的血清月桂荧光素试验的要点总结于图31.3。单剂量的胃复安和胰泌素的潜在不利作用很小。依据我们的经验，偶见有输入胃复安后短暂口干。少数患者注射胰泌素后觉恶心，缓慢注射（超过2~3分钟）可以预防这一情况。

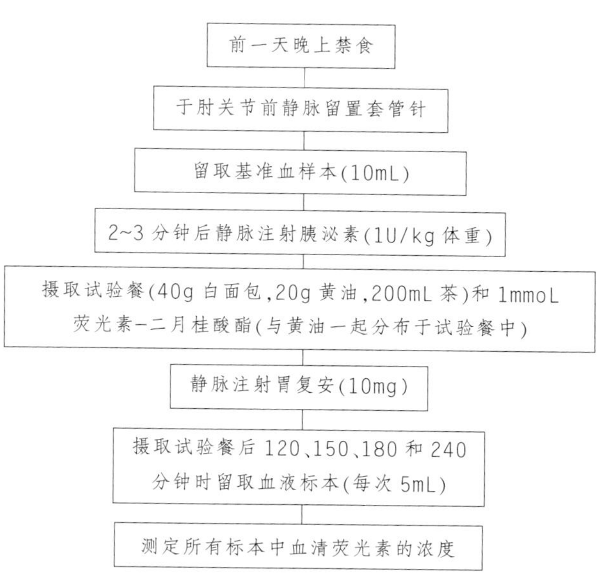

图31.3 优化的血清荧光素试验的流程。

说明

尿月桂荧光素试验的结果以第一次（底物为荧光素-二月桂酸酯）和第二次（底物为荧光素钠）尿液荧光素浓度的比值表示。比值大于30认为正常，低于20为异常。比值介于20和30之间不能确定。

血清月桂荧光素试验的结果以血清荧光素峰浓度表示。峰浓度高于4.5μg/mL提示正常胰腺外分泌功能。轻到中度胰腺外分泌不足定义为峰浓度介于2.5~4.5μg/mL。低于2.5μg/mL为重度胰腺功能不足。

优化的血清月桂荧光素试验的精确度远高于标准的尿液月桂荧光素试验（表31.3）。优化的血清月桂荧光素试验诊断轻度胰腺外分泌功能不足的敏感度达到75%，对于中重度胰腺功能不足则达到了100%。假阳性结果可能发生于有胰腺外胃肠道疾病而使得荧光素-二月桂酸酯消化不良（如胃部分切除毕Ⅱ式吻合，梗阻性黄疸）或荧光素吸收不良（口炎性腹泻）的患者。

^{13}C底物呼气试验

许多底物已经通过呼气试验被应用于评估胰腺外分泌功能，其中以^{13}C标记的为主。在这些试验中，被标记的底物和试验餐一同经口摄入。在十二指肠内底物被特异性的胰酶水解，^{13}C标记的代谢物释放出来，被肠道吸收并在肝脏内被代谢。经过一系列的肝脏代谢，$^{13}CO_2$释放然后经由呼出的空气被清除（图31.4）。呼出的$^{13}CO_2$的量可通过质谱分析或红外分析的方法测出，它间接反映了胰腺的外分泌功能。

许多底物被应用于呼气试验，它们中有^{13}C-混合甘油三酸酯、胆固醇-^{13}C-酰辛醇、^{13}C-Hiolein（译者注：一种生物合成的甘油三酸酯）、^{13}C-甘油三酸

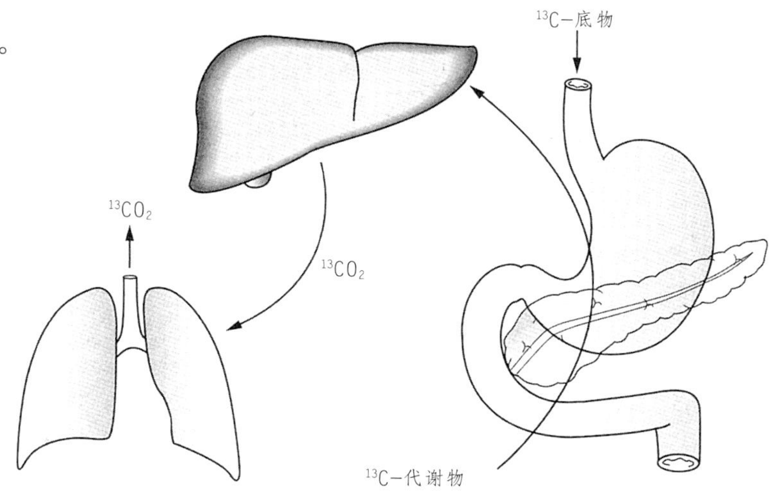

图31.4 胰腺功能呼气试验原理。

酯,均被胰脂肪酶水解。这样胰腺功能呼气试验应被视为脂肪定量试验的替代实验。

唯一被优化的呼气试验是^{13}C-混合甘油三酸酯(^{13}C-MTG)呼气试验。按照我们的经验,这是用于诊断脂肪消化不良的最佳底物,因而^{13}C-MTG呼气试验已经发展为替代粪便脂肪定量试验的简单替代试验。

方法

根据我们试验小组的要点,总量250mg的^{13}C-MTG散布于含有16g脂肪的固体试验餐中。将试验餐前(基准样本)和餐后6小时内每隔30分钟所呼出的样本分别收集到10mL试管中。在试验餐前20~30分钟给予口服单剂量的促动力药物(如胃复安)以消除与胃排空相关的潜在问题。质谱分析法测定呼气样本中^{13}C的量。试验结果表示为6小时中获得的$^{13}CO_2$的总量。

说明

$^{13}CO_2$低于58%提示存在脂肪消化不良,其特异性和敏感性均高于90%。该试验对继发于部分或全胃切除或十二指肠切除的胰腺外分泌功能不全的诊断也有高度的准确性。

^{13}C-MTG呼气试验是一个简单、无创且准确的诊断胰腺外分泌功能不全的方法。它易于应用于临床常规,可重复性强。这样,该试验的作用并不局限于胰腺外分泌功能不全的诊断,还可扩展至对口服胰酶替代治疗效果的控制。因此,^{13}C-MTG呼气试验可能在由于慢性胰腺炎、囊性纤维化、胰腺癌、急性坏死性胰腺炎及胃十二指肠术后所致消化不良患者的管理中发挥相应的作用。

结　论

现在有多种试验可用于评价胰腺外分泌功能。胰泌素-胆囊收缩素试验仍然是金标准,但其仅在某些专业中心,用于评价新的试验方法。胰腺锌分泌定量试验作为单标志物测定的方法使得这一直接方法的临床应用得以简化。

优化的血清月桂荧光素试验是敏感性最高的非插管的胰腺功能试验,并可能是最适宜用于临床可疑患慢性胰腺炎的患者的筛查的试验。尿液月桂荧光素试验因其低敏感性及需重复操作而不再被提倡。

粪便弹力蛋白酶定量是最适宜的粪便试验。它较之于粪便糜蛋白酶更为准确,易于作为常规应用于临床。因而,粪便弹力蛋白可用做研究可疑慢性胰腺炎患者的第一步,并帮助慢性腹泻的鉴别诊断。粪便糜蛋白活性是一项不敏感的胰腺功能试验,不再考虑用于临床常规。

^{13}C-MTG呼气试验看来是一项能替代粪便脂肪定量试验的准确的试验方法,用于诊断各种病因引起的消化不良。这是一种简单、无创的方法,易于作为临床常规应用,可重复性强,可用于原发性及继发性胰腺外分泌功能不全患者消化不良的诊断及酶替代疗法的优化。

(郑启军　译　　杨尹默　校)

推荐读物

DigMagno EP, Go VLW, Summerskill HJ. Relations between pancreatic enzyme outputs and malabsorption in severe pancreatic insufficiency. *N Engl J Med* 1973;288:813-815.

Domíngues-Muñoz JE. Noninvasive pancreatic function tests. In: MW Büchler, H Friess, W Uhl, P Malfertheiner (eds) *chronic pancreatitis: Novel Concepts in Biology and Therapy*. Oxford, Berlin: Blackwell Publishing, 2002:225-232.

Domínguez-Muñoz JE, Pieramico O, Büchler M, Malfertheiner P. Clinical utility of the serum pancreolauryl test in diagnosing and staging of chronic pancreatitis. *Am J Gastroenterol* 1993; 88:1237-1241.

Domínguez-Muñoz JE, Hyeronimus C, Sauerbruch T, Malfertheiner P.Fecal elastase test: evoluation of a new noninvasive pancreatic function test. *Am J Gastroenterol* 1995;90:1834-1837.

Domínguez-Muñoz JE, Martínez S, Leodolter A, Malfertheiner P. Quantification of pancreatic zinc output as pancreatic function tset: making the secretin-caerulein test applicable to clinical practice. *Pancreatology* 2004;4:57-62.

Gullo L.Value and clinical role of intubation tests in chronic pancreatitis. In: HG Beger, M Buchler, H Ditschuneit, P Malfertheiner (eds) *Chronic pancreatitis*. Berlin:Springer-Verlag,1990:287-290.

Lembcke B.Present and future of breath test in the diagnosis of pancreatic insufficiency. In: P Malfer theiner, JE Dominguez-Muñoz, HU Schulz, H Lippert (eds) *Diagnostic Procedures in Pancreatic Disease*.Berlin:Springer-Verlag, 1997:261-271.

Lembcke B, Grimm K, Lankish PG. Raised fecal fat concentration is not valid indicator of pancreatic steatorrhea. *Am J Gastroenterol* 1987;82:526-531.

Lembcke B, Braden B, Caspary WF. Exocrine pancreatic insufficiency: accuracy and clinical value of the uniformly labeled ^{13}C-hiolein breath test. *Gut* 1996; 39:668–74.

Leodolter A, Kahl S, Domínguez-Muñoz JE, Gerard C, Glasbrenner B, Malfertheiner P. Comparison of two tubeless function tests in assessment of mild to moderate exocrine pancreatic insufficiency *Eur J Gastrenterol Hepatol* 2000; 12:1335–1338.

Löser C, Brauer C, Aygen S, Hennemann O, Fölsch UR. Comparative clinical evaluation of the ^{13}C-mixed triglyceride breath test as an indirect pancreatic function test. *Scand J Gastroenterol* 1998; 33:327–334.

Malfertheiner P, Büchler M. Correlation of imaging and function in chronic pancreatitis. *Radiol Clin North Am* 1989; 27:51–64.

Stein J, Purschian B, Bieniek U, Caspary WF, Lemcke B. Nearinfrared reflectance analysis (NIRA): a new dimension in the investigation of malabsorption syndromes. *Eur J Gastroenterol Hepatol* 1994; 6:889–894.

Stein J, Jung M, Sziegoleit A, Zeuzem S, Caspary F, Lembcke B. Immunoreactive elastase1: clinical evaluation of a new noninvasive test of pancreatic function. *Clin chem* 1996; 42:222–226.

Vantrappen GR, Rutgeerts PJ, Ghoos YF, Hiele MI. Mixed triglyceride breath test: a noninvasive test of pancreatic lipase activity in the duodenum. *Gastroenterology* 1989; 96:1126–1134.

Ventucci M, Cipolla A, Ubalducci GM, Roda A, Roda E. ^{13}C-labelled cholesteryl octanoate breath test for assessing pancreatic exocrine insufficiency. *Gut* 1998; 42:81–87.

32 慢性胰腺炎患者的随访：采取的措施及可预期的并发症

Lucio Gullo, Raffaele Pezzilli

早期慢性胰腺炎的病程通常要持续5~6年，主要表现为间断发作的反复腹痛，在两次发作之间疼痛可以完全缓解。当慢性胰腺炎进一步加重后，腹痛可以自发消失或在手术后缓解，但并发症会相继出现并改变疾病的病程特点。在这一章中，我们主要讨论内科医生在这一疾病治疗过程中，尤其是在随访和处理相应并发症方面的作用。

随访中的处理措施

慢性胰腺炎好发于30~40年龄段。典型的慢性胰腺炎患者通常是从事重体力劳动并有酗酒嗜好(70%~80%的病例)的男性。在意大利，酒精是目前最常见的病因，75%~80%的慢性胰腺炎患者是因酗酒而致病，他们每日的酒精摄入量高达120~140g。因此，内科医生最主要的任务是劝说患者戒酒，同时告知患者继续饮酒的后果——疾病康复的可能为零并且可能发生多种并发症。相反患者也应该知道只有及时戒酒才能终止疾病发作。但并非所有患者都能及时戒酒，当一次腹痛发作之后仍有一些人会继续饮酒(表32.1)。

大部分慢性胰腺炎患者同时有吸烟嗜好，所以内科医生的另一个职责是告诫患者戒烟。但现在还不是很明确吸烟是否在慢性胰腺炎致病机制中发挥作用，或者戒烟是否有助于疾病的治疗。

疼痛是慢性胰腺炎早期的主要症状，每一位患者的疼痛都应该被仔细地评估和监测。如果患者戒酒后疼痛的发作频率和程度有所降低，这种疼痛发作很可能会在发病5~6年内逐渐消失；对于这一类患者没有明确的手术指征。我们的患者中大约50%属于这一类型。反之，另外约50%的患者，会出现疼痛发作的频率升高、程度加重，应该考虑手术或腹腔镜探查。对于大多数做过外科手术的患者，这通常发生于临床发作的5~6年间。

在疾病的早期，研究胰腺的内分泌及外分泌功能对慢性胰腺炎的诊断和指导治疗至关重要。在十二指肠置管及延时胰腺最强刺激实验中，我们发现几乎所有慢性胰腺炎患者的胰腺外分泌功能从疾病的早期开始就受到了轻度到中度的损害。尽管十二指肠置管是评估胰腺外分泌功能最准确的方法，但是此方法耗时、繁琐，在临床实践中应用受到限制。目前均是用间接方法检测胰腺外分泌功能，在轻度的慢性胰腺炎患者中检测的结果一般是正常的。我们现在使用的是检测粪便弹性蛋白酶的方法，它对中度或严重胰腺功能不全的患者有很好的敏感度。

轻度或中度胰腺功能不全的患者一般没有脂肪泻的症状，因此不需要补充胰酶制剂。但是有一些学者认为为了避免疼痛的发作应提倡此类患者使用胰酶制剂。鉴于这一分歧，许多相应的研究已经开始进行，但结果却相互矛盾，原因可能是由于使用了不同的胰酶制剂。目前发现口服补充胰酶制剂可以有效预防疼痛的发作。

表32.1 随访的措施

确定患者是否戒酒
非酒精性慢性胰腺炎患者确定并摒除病因
评估疼痛；若疼痛发作频繁，考虑手术或选择性使用内镜方法
了解胰腺内外分泌功能；对功能受损者予以治疗
积极治疗各种并发症
对于严重脂肪泻或进展性糖尿病患者严格限制饮食
至少每6～12个月进行一次随访，如果可能，为每位患者建立专用档案

慢性胰腺炎患者的胰腺内分泌功能在疾病的早期通常是正常的，临床上糖尿病一般出现在发病后的8~10年。因此，在疾病的早期每隔6~12月检测血糖及糖耐量就可以监测胰腺的内分泌功能。

对于慢性胰腺炎的患者在疾病的早期坚持每6~12个月一次的随诊是非常必要的。这样可以监测疼痛发作的频率并发现其他并发症，更重要的是判断患者是否已经戒酒。很多已经戒酒的患者能够按时接受随诊。反之，那些无法戒酒的患者总不能如约接受随诊，而只有在剧烈疼痛发作后才来就诊。

对于非酒精引起的慢性胰腺炎患者(20%~30%的病例)，最重要的诊疗手段是努力确诊并排除病因，这样才能改善患者的临床情况。随诊的方法和手段与酒精性慢性胰腺炎一致。

有超过5~6年病史的进展期的慢性胰腺炎患者常伴有不同的临床问题。大部分关于慢性胰腺炎的研究表明，在疾病早期的主要临床表现——疼痛在疾病后期已经消失。患者的疼痛可以自行消失或因手术而缓解。对于那些疼痛不缓解的患者，原因可能是继续饮酒，或疼痛的原因没有找到，也可能是因为并发症尤其是假性囊肿引起的。尽管如此，我们还需提到在一些研究中指出疼痛仍广泛存在于进展期的慢性胰腺炎患者中。

通常有8~10年病史的进展期慢性胰腺炎，胰腺的外分泌功能会受到严重破坏（胰酶的分泌量<正常的10%），同时伴有脂肪泻，所以补充外源的胰酶是非常必要的。一般情况下，一餐补充30 000单位的外源性胰酶就可以有效的避免粪便中脂肪的流失。如果脂肪泻没有完全消失，可以增加药物用量。对于胃酸分泌过量的患者，可以同时加用H_2受体阻断剂或质子泵抑制剂以防止胰酶制剂在胃酸中失活。约50%~60%的进展期胰腺炎患者都有脂肪泻的症状。

通常有8~10年病史的进展期慢性胰腺炎，胰腺纤维化可引起胰岛细胞破坏从而导致糖尿病。轻度的糖尿病通过口服降糖药或低剂量的胰岛素即可控制，但部分患者会演变为严重的糖尿病，需要大剂量的胰岛素才可控制。由慢性胰腺炎引发的糖尿病的并发症与原发性糖尿病的并发症大致相同。我们特别研究了慢性胰腺炎引发糖尿病视网膜病变的发病率，结果发现与I型糖尿病患者的发病率大致相同。约50%~60%的进展期胰腺炎患者并发了糖尿病的症状。

对于慢性胰腺炎的患者，内科大夫的另一项职责是针对患者的饮食习惯进行指导。发病前，大部分患者都有暴饮暴食的习惯。在疾病的早期，当脂肪泻和糖尿病还未出现时，没有必要过分强调饮食控制；虽然现在还没有充分的实验证据，但维持饮食营养的均衡，特别是降低脂肪的摄入还是非常必要的。显而易见，如果糖耐量降低了，糖类的摄入应该控制。相反对于进展期的患者如果出现了脂肪泻，饮食应该选择高热量的食物为主，而不是降低脂肪摄入。除非并发了糖尿病，饮食上无需其他禁忌。

慢性胰腺炎患者的日常活动不受任何限制，除非同时伴有严重的脂肪泻或进展期的糖尿病；如果患者从事重体力劳动，应建议他更换工作。

并 发 症

在众多慢性胰腺炎的并发症中，假性囊肿和胰腺后方胆总管狭窄(通常为轻度)是最常见的。其他少见的并发症同时也会出现(表32.2)。

表 32.2 慢性胰腺炎的并发症、相关疾病及死亡率

胰腺假性囊肿	25% ~30%
胰腺后胆总管狭窄(轻度)	40% ~50%
胰腺癌	1% ~3%
胰腺外肿瘤	10% ~15%
脾静脉血栓	2% ~5%
假性动脉瘤	2% ~3%
十二指肠梗阻	4% ~5%
胰瘘	2% ~3%
胰腺脓肿	2% ~3%
酒精性肝病	25% ~40%
心血管疾病	20% ~30%
死亡率	20% ~35%

胰腺假性囊肿

假性囊肿通常出现在慢性胰腺炎的早期；根据不同的研究，其发生频率也不尽相同，但总体来说假性囊肿是最常见的并发症，见于25%~30%的病例中。在外科著作中假性囊肿的发生率更高(约50%~

60%)。大部分假性囊肿是单发的,但也有成对或多发的;它们的大小不一,通常伴有明显的症状(持续的疼痛是最普遍的症状),极少数的假性囊肿可能并发破裂或感染。根据我们的经验,绝大多数假性囊肿来源于扩张的胰管,因此是真性囊肿;当它们扩张后,上皮细胞的内膜消失,这些囊肿此时就不再是真性囊肿。在我们的慢性胰腺炎患者中出现坏死的假性囊肿非常罕见,主要原因是我们只有极少数患者(大约10%)发生急性的囊肿坏死。

就治疗而言,无症状和并发症的假性囊肿可不予治疗,但建议每6~12个月复查一次超声以了解其大小变化。如果假性囊肿引发疼痛或伴发其他并发症,则必须治疗。数年前唯一的治疗方法是手术;近年来许多患者也选择内镜治疗。

另一种治疗假性囊肿的可行方法是给予患者奥曲肽,一种合成的生长抑素类似物,这种药物可使囊肿缩小最终消失。我们发现当囊肿还未与Wirsung管相通或囊肿逐渐变大时给予这种药物(100μg/8h)非常有效。使用奥曲肽3~4天,囊肿开始缩小后疼痛可完全缓解;随后,囊肿在治疗开始6~8周后可完全消失。

我们需要指出囊肿的大小不是治疗的指征。虽然许多治疗指南指出如果囊肿的直径大于5~6cm就应该给予治疗,但我们认为不论囊肿的大小,如果是无症状的囊肿,治疗并不是必须的。我们对许多囊肿直径大于5cm或6cm的患者进行了多年的随访,患者一直未出现疼痛;对于这些病例我们认为干预是不必要的。总而言之,只要选择适当的治疗防范,假性囊肿不会成为严重的并发症。

胰腺后部的胆总管狭窄

远端胆总管狭窄是早期和进展期慢性胰腺炎共有的一个并发症,可见于40%~50%的病例中;一般狭窄程度不重,不影响胆汁的通常流动。狭窄是因为相应胆管部位胰腺纤维化引起的,当已经狭窄的胆管被水肿的胰腺组织进一步压迫后,在疼痛发作的短暂时间内(3~10天)可以出现轻度的黄疸。这种轻度黄疸可见于30%~40%的病例中。

约5%~10%的慢性胰腺炎患者的黄疸是持续性的,并且需要治疗。这是因为胰腺后部的胆总管被完全梗阻,大部分是由于胰腺纤维化引起的,少数是因胰头囊肿或并发胰腺肿瘤压迫胆总管引起梗阻所致。这种情况下应选择胆肠吻合术或内镜支架手术治疗,但是支架容易闭塞而且操作过程中易并发胆管炎;因此必须严格掌握适应证,如对于等待手术或手术风险极大的患者可以考虑。

胰腺癌

目前由许多关于慢性胰腺炎癌变风险的研究,结果并不统一:一些认为风险存在,而另一些却持相反观点,或认为风险极低。我们认为慢性胰腺炎致癌的风险存在但极低,约1%~3%。Lowenfels等人的一项研究表明慢性胰腺炎癌变的累积风险在诊断后10年和20年分别是1.8%和4%。

遗传性慢性胰腺炎的癌变风险相对较高。Lowenfels等人发现遗传性慢性胰腺炎患者一直到70岁癌变的累计风险接近40%。

非胰腺的肿瘤

慢性胰腺炎患者并发其他肿瘤的发病率很高(10%~15%),最常见的是上下呼吸道和消化道的肿瘤。原因不明,但患者滥用烟草和酒精可能是原因之一。

脾静脉血栓

脾静脉血栓是一个大家熟知的慢性胰腺炎的并发症,但并不常见。Bradley报道在他的患者中的发病率是2%。根据我们的经验发病率稍高(约5%)。血栓形成是由于胰腺的慢性炎症同时影响了脾静脉。此并发症可导致胃底和食道静脉曲张;尽管目前还没有关于其出血栓发病频率的具体研究数据,总体来说发生率很低。

假性动脉瘤

这是一种罕见的并发症,见于约2%~3%的慢性胰腺炎患者。假性动脉瘤通常和假性囊肿并存,因为不断增大的假性囊肿会腐蚀到附近的动脉。通常可能受到侵犯的动脉有:脾动脉,胃十二指肠动脉,胰十二指肠动脉和肝动脉。脾动脉的假性动脉瘤可以导致慢性失血或急性大量出血。假性动脉瘤出血若未予及时治疗,死亡率极高,因此即使没有活动性的出血,也应给予治疗。出血可以通过动脉栓塞或手术的方法得到控制。

十二指肠梗阻

此并发症见于4%~5%的慢性胰腺炎患者。梗阻通常是由于胰头的纤维化或假性囊肿压迫十二指肠所致；前者以手术治疗为主，后者宜采取内镜引流的方法治疗。

胰瘘

胰瘘是一种罕见的并发症，仅见于2%~3%的慢性胰腺炎患者。外瘘通常发生于坏死性胰腺炎或胰腺手术后。内瘘主要继发于主胰管瘘或假性囊肿破裂，同时可并发胰周积液或胸腔积液。

治疗措施包括：禁食，静脉营养，奥曲肽（100μg/8h）或内置支架；持续的瘘需手术治疗。

胰腺脓肿

这种极罕见的并发症仅见于2%~3%的慢性胰腺炎患者。脓肿多继发于假性囊肿，通常抗生素治疗无效，手术是唯一可行的治疗手段。

酒精性肝病

长期以来的临床研究认为酒精性慢性胰腺炎患者的酒精损害仅限于胰腺，极少影响肝脏。但最新的肝组织学研究发现酒精性慢性胰腺炎患者同时会合并肝脏损害。值得一提的是在我们的一项关于50位酒精性慢性胰腺炎患者的研究中，肝活检显示22位（44%）患者伴有酒精性肝病，其中13位有酒精性肝炎，7位有肝硬化，2位患有脂肪泻。在这组患者中酒精性肝病的发病比率近似于普通饮酒人群。

我们发现在慢性酒精性胰腺炎患者中并发酒精性肝病的通常是那些长期（大于20年）大量（大于200g纯酒精/每日）的酗酒者。因此对于慢性酒精性胰腺炎患者中大量酗酒者应定期复查肝功和影像学检查，以早期发现肝脏并发症。

心血管疾病

许多研究发现慢性胰腺炎患者并发心血管疾病风险相对较高，但一些学者认为这纯属巧合，另一些学者认为其中的因果关系存在。在一项有54名慢性胰腺炎患者（平均年龄44岁，年龄范围26~66岁）参与的实验中，我们发现18名（33%）患者同时并发心血管疾病，而对照组只有5人（9%）。同时我们发现其中8名患者从心电图上发现有冠脉病变，12名患者有下肢血管硬化病变。在有或没有心血管疾病的患者或患者及对照组之间主要的心血管风险因素方面没有显著区别的记录。

在另一项研究中我们发现57名患者中影像学提示35人（41.4%）有主动脉钙化表现，但是在有40名吸烟者组成的对照组中只有12人有此表现。有趣的是，这些患者的平均年龄在44岁（平均年龄26~59岁），而在普通人群中主动脉硬化在50~60岁以下罕见。在这项研究中，没有一位患者合并有血管硬化的相关疾病，如糖尿病、高血压、肥胖症或高脂血症等。同时应该提到，主动脉钙化与心血管疾病的死亡率密切相关。这两项研究表明，慢性胰腺炎患者比普通人群更易并发心血管疾病的原因不明。

死亡率

所有研究表明慢性胰腺炎有较高的死亡率。Ammann等人在他们关于245名慢性胰腺炎患者的研究中报道了86例（35%）死亡；其中54名酒精性胰腺炎患者平均死亡年龄为54岁；32名非酒精性胰腺炎患者的平均死亡年龄为66岁。Levy等人研究了240名慢性胰腺炎患者，其中210名为饮酒者，据报道在有20年病史的患者中，57名（23.7%）死亡，平均死亡年龄为52岁。

慢性酒精性胰腺炎的死亡率远高于特发性或其他原因引起的慢性胰腺炎，可以肯定地说，在发病后继续饮酒的患者死亡率将更高。主要死因有：心血管疾病，肝硬化，胰腺或胰腺外器官的癌变，术后并发症或糖尿病并发症。总体来说，慢性胰腺炎直接导致的死亡不到死亡人数的20%。

（涂飞　译　　杨尹默　校）

推荐读物

Ammann RW，Akovbiantz A，Largiader F，schueler G. Course and outcome of chronic pancreatitis.Longitudinal study of a mixed medical-surgical series of 245 patients. *Gastroenterology* 1984；86:820–826.

Bender JS，Bouwman DL，Levison MA *et al.* Pseudocysts and pseudoaneyrsms: surgical strategy. *Pancreas* 1995；10:143 –

145.

Bradley EL III. The natural history of splenic vein thrombosis due to chronic pancreatitis: indication for *surgery*. *Int J Pancreatol* 1987;2:87–92.

Gullo L, Barbara L. Treatment of pancreatic pseudocysts with octreotide. *Lancet* 1991;338:540–541.

Gullo L, Stella A, Labriola E *et al*. Cardiovascular lesions in chronic pancreatitis. A prospective study. *Dig Dis Sci* 1982; 27:716–722.

Gullo L.Barbara L, Labò G. Effect of cessation of alcohol use on the course of pancreatic dysfunction in alcoholic pancreatitis. *Gastroenterology* 1988;95:1063–1068.

Gullo L, Parenti M, Monti L, Pezzilli R. Diabetic retinopathy in chronic pancreatitis. *Gastroenterology* 1990;98:1577–1581.

Gullo L, Casadei R, Campione O, Grigioni W, Marrano D.Alcoholic liver disease in alcoholic chronic pancreatitis: a prospective study. *Ital J Gastroenterol* 1995;27:69–72.

Gullo L, Tassoni U, Mazzoni G, Stefanini F. Increased prevalence of aortic calcification in chronic pancreatitis. *Am J Gastroenterol* 1996;91:759–761.

Gullo L, Ventrucci M, Tomassetti P, Migliori M, Pezzilli R. Fecal elastase 1 determination in chronic pancreatitis. *Dig Dis Sci* 1999;44:210–213.

Gullo L, Tomassetti P, Migliori M, Casadei R, Marrano D. Do early symptoms of pancreatic cancer exist that can allow an earlier diagnosis? *Pancreas* 2001;22:210–213.

Hansen TH, Laursen M, Christensen E *et al*. Chronic pancreatitis and extrapancreatic cancer. *Int J Pancreatol* 1995;18: 235–240.

Hayakawa T, Kondo T, Shibata T, Sugimoto Y, Kitagawa M. Chronic alcoholism and evolution of pain and prognosis in chronic pancreatitis. *Dig Dis Sci* 1989;34:33–38.

Karlson BM, Ekbom A, Josefsson S *et al*. The risk of pancreatic cancer following pancreatitis: an association due to confounding? *Gastroenterology* 1997;113:587–592.

Lankisch PG, Lohr-Happe A, Otto J, Creutzfeldt W. Natural course in chronic pancreatitis. Pain, exocrine and endocrine pancreatic insufficiency and prognosis of the disease. *Digestion* 1993;54:148–155.

Layer P, Yamamoto H, Kalthoff L, Clain JE, Bakken LJ, DiMagno EP. The different course of early and late onset idiopathic and alcoholic chronic pancreatitis. *Gastroenterology* 1994; 107:1481–1487.

Levy P, Milan C, Pignon Jp, Baetz A, Bernades P.Mortality factors associated with chronic pancreatitis.Unidimensional and multidimensional analysis of a medical-surgical series of 240 patients. *Gastroenterology* 1988;96:1165–1172.

Lowenfels AB, Maisonneuve P, Cavallini G *et al*. Pancreatitis and the risk of pancreatic cancer. *N Engl J Med* 1993;328: 1433–1437.

Lowenfels AB, Maisonneuve P, DiMagno EP *et al*. Hereditary pancreatitis and the risk of pancreatic cancer. *J Nath Cancer Inst* 1997;89:442–446.

Miyake H, Harada H, Kunichik K, Ochi K, Kimura I.Clinical course and prognosis of chronic pancreatitis. *Pancreas* 1987; 2:378–385.

Pradeep B, Sonnerberg A.Pancreatitis is a risk factor for pancreatic caner. *Gastroenterology* 1995;109:247–251.

Saed ZA, Ramirez FC, Hepps KS. Endoscopic stent placement for internal and external pancreatic fistulas. *Gastroenterology* 1993;105:1213–1217.

Segal I, Parekh D, Lipschitz J *et al*. Treatment of pancreatic ascites and external pancreatic fistulas with a long-acting somatostatin analogue.*Digestion* 1993;54:53–58.

Woods MS, Traverso LW, Kozarek RA *et al*. Successful treatment of bleeding pseudoaneurysms of chronic pancretitis. *Pancreas* 1995;10:22–26.

33 慢性胰腺炎疼痛的保守治疗：临床治疗指导

Pierluigi Di Sebastiano, Markus A. Weigand, Jörg Köninger, Fabio F.di Mola, Helmut Friess, Markus W. Büchler

概　　述

慢性胰腺炎是一种胰腺外分泌的炎症性疾病，常常伴有疼痛，可以导致胰腺的外分泌功能不足。在欧洲西部，其发生率大约是每年10万人口中有8.2个新增病例，慢性胰腺炎的并发症包括胆道梗阻（10%~30%）和十二指肠梗阻（10%~25%），如果病情发展可以出现消化不良和糖尿病。

然而，慢性胰腺炎最难以控制的并发症是腹痛。外科处理常常针对于药物治疗难以控制的疼痛患者，并且这也影响着对这些患者经济上的管理。在慢性胰腺炎的发生发展过程中，会出现三种典型的疼痛：①早期反复发作的急性胰腺炎（腺泡坏死）；②在不伴有并发症的慢性胰腺炎的晚期阶段，严重的胰腺无功能同时伴随自发的持久的疼痛缓解；③持续严重的疼痛（或经常反复发作的疼痛），通常伴有局部的并发症，例如胰腺假性囊肿、胰管压力增高或胰腺外并发症（如胆总管的部分梗阻）、消化性溃疡和鸦片类药物成瘾。虽然最近几年提出了几种假设，很明显，腹痛的真正病生理原因目前还不清楚。

目前认为，慢性胰腺炎疼痛的发生与胰腺和胰腺外机制有关。

疼痛的胰腺原因

胰腺的急性炎症

当出现严重的腹痛和压痛、血清淀粉酶和脂肪酶升高及CT上急性胰腺炎症证据时，急性炎症是显而易见的。至于与急性胰腺炎相伴的炎症，其发生原因是一致的，涉及酶的激活和其他损伤性物质。

胰腺导管和胰腺组织内压力升高

胰腺导管内压力与胰腺分泌和胰腺导管梗阻有关，因此，许多研究者认为疼痛的发生与胰腺导管和胰腺组织内压力升高有关。用来解释慢性胰腺炎疼痛的导管高压假设是源于观察到扩张的胰腺导管或假性囊肿经过减压后会常常导致慢性胰腺炎患者疼痛的缓解。在某些慢性胰腺炎患者中补充胰酶也可以缓解疼痛。可以确信，胰酶的益处可以通过调节胰酶分泌来解释，这一过程涉及胰腺外分泌和小肠腔内蛋白酶活性之间由胆囊收缩素介导的负反馈。按照这一假设，服用胰酶可以降低慢性胰腺炎患者的高胆囊收缩素血症，从而减轻对胰腺的刺激，并进一步降低导管内压力，缓解疼痛。有意思的是，不同的研究表明，从最初的诊断之后数年，会出现进展性的胰腺功能不全，而这一现象会常常伴随着慢性胰腺炎患者疼痛的减轻或完全缓解，就如同以前曾提到的，这表明疾病的进展会造成胰腺本身的损毁。相反，我们必须知道，通常慢性胰腺炎患者的疼痛与进食无关，甚至疼痛的强度、放射部位和持续时间都不是一成不变的。此外其他的一些研究表明，大约30%经过外科手术减压治疗的患者会出现疼痛的复发。另一方面，手术后患者的疼痛缓解，通常是由于酒精摄入的减少或进展性的胰腺功能不足。目前，慢性胰腺炎中胰腺间质压力和疼痛之间的关系仍不明了。

神经源性的炎症

在慢性胰腺炎中，最近的研究集中于神经系统与慢性疼痛和慢性炎症过程的可能关系。为了支持这一假说，Keith等人提出神经和神经周围的变化在慢性胰腺炎疼痛的发生中是非常重要的。更加令人感兴趣的是，他们证明疼痛的严重性与持续的酒精摄入、胰腺钙化和神经周围嗜酸性细胞的浸润数量有关，而与导管扩张无关。

进一步的研究证明，相对于正常胰腺，在慢性胰腺炎过程中，胰腺神经纤维的数量和直径都出现了增长。同样，在慢性胰腺炎过程中，胰腺内在和外在的神经支配方式发生了变化，导致诸如P物质和降钙素基因相关肽等神经肽的上调。由于这些肽类通常被认为是疼痛递质，因此这些发现提供的证据表明胰腺神经的变化可能与慢性胰腺炎长期的疼痛综合征相关。

这些研究还有一个有趣的发现就是观察到在慢性炎症的胰腺中神经结构和免疫细胞的紧密接触，由此可以得出这样一个概念，在慢性胰腺炎发病机制和伴随的腹痛中神经免疫机制发挥着作用。为了验证这一假说，进一步的研究报告指出，作为已经建立的神经元可塑性的标记物，生长相关蛋白(GAP)-43与慢性胰腺炎患者个体疼痛评分相关。

疼痛的胰腺外原因

目前公认广泛的胰腺纤维化和炎症所导致的胆管狭窄和十二指肠狭窄常常是疼痛的胰腺外原因。但是，只有少数作者相信这一观点。最近，Becker和Mischke描述了一种被称为沟部胰腺炎的病理状态，在600例慢性胰腺炎中其发生率为19.5%。这一类型慢性胰腺炎的特点是在胰头和十二指肠之间形成瘢痕，通过局部解剖可以确定沟部的瘢痕可以导致并发症的发生，例如：十二指肠运动失调、十二指肠狭窄、胆总管管状狭窄(偶尔会导致梗阻性黄疸)。这些变化可能与慢性胰腺炎的严重症状和进食后疼痛有关，可能是由于胰头和十二指肠间几个重要的结构受压所致，例如神经和神经结。

慢性胰腺炎疼痛的特点

疼痛是慢性胰腺炎的主要症状，积极的治疗可以改善患者的生活质量并能够预防体重的过度减轻。随着时间变化，疼痛可以表现为轻度、中度或重度，也可以加重或减轻。多种因素与疼痛有关，这也是为什么所有患者对同样的治疗方式反应不同的原因。

慢性胰腺炎的疼痛通常是由于激活特异性的伤害感受器而产生的，因此被认为是一种伤害性疼痛。但是，疼痛也可以是感觉纤维或中枢神经系统的损伤造成，这被称为神经痛。神经活动所造成的炎症被称为神经源性炎症。在健康状况下，胰腺内的伤害感受器是静止的，未被毒性物质激活的。然而，在慢性胰腺炎过程中，炎症、缺血、压力升高和前列腺素、缓激肽、白三烯、P物质等的释放会激活伤害感受器产生伤害性疼痛。此外，诸如脱髓鞘神经纤维的增殖、神经束膜的破坏、神经水肿和神经纤维的损伤等神经性变化也会造成疼痛。因此，在慢性胰腺炎中，可以依据伤害性疼痛或神经源性炎症来选择采取药物、镇痛和抗炎症治疗。开始时，应当检查患者所出现的明显异常和疼痛的胰腺外原因，如果长期使用强效的阿片类药物以缓解疼痛。在发展成药物成瘾之前，应当考虑进行外科干预。此外，如果镇痛药物无效或出现了邻近脏器的并发症也应考虑进行外科手术。

疼痛的保守治疗

戒酒

慢性胰腺炎止痛治疗的第一步是绝对戒酒，戒酒可以使50%以上的患者疼痛得到缓解，但其作用只是限于轻度或中度疼痛的患者。

止痛药物

慢性胰腺炎的疼痛治疗可以按照世界卫生组织的癌症止痛三阶梯给药的方法进行(图33.1)。第一阶梯适用于轻度至中度的疼痛，使用非阿片类止痛药；第二阶梯适用于中度至重度的疼痛，联合使用非

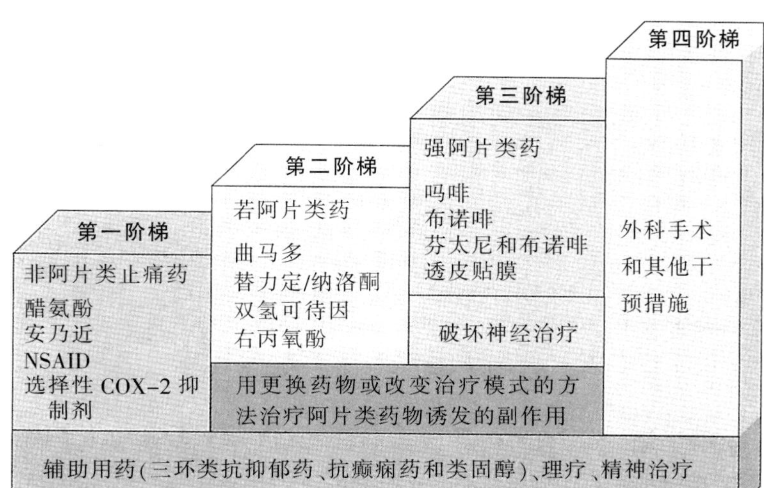

图33.1 适用于慢性胰腺炎疼痛治疗的世界卫生组织癌症疼痛止痛阶梯COX：环氧化酶；NSAID：非甾体类抗炎药。

阿片类止痛药和弱阿片类止痛药，使用过程中弱阿片类止痛药可以逐渐加量直到疼痛达到满意的缓解；第三阶梯适用于重度疼痛，需要使用吗啡等强阿片类药，每一阶梯治疗中可以辅助使用三环类抗抑郁药。然而，正如前文所述，当慢性胰腺炎的疼痛治疗需要长期使用强阿片类药时，应当考虑外科干预。

虽然合理使用止痛药是慢性胰腺炎疼痛的一线治疗，但对不同药物的对比尚没有进行随机试验研究。为了提供持续止痛，正规使用止痛药的关键是在需要的时候服药。应当使用视觉模拟评分法定期的估计疼痛程度，并使用最低的药物剂量达到满意的止痛效果，为了避免药物使用过量和减少药物滥用或药物成瘾的风险，疼痛治疗应当与内科医生合作并由内科医生来进行。

醋氨酚(扑热息痛)和安乃近

按照德国胃肠协会的报告，醋氨酚和安乃近是慢性胰腺炎疼痛治疗的首选用药，醋氨酚的特点是止痛效果好、具有解热作用和副作用最小，尤其是使用推荐的剂量时没有相关的胃肠道副作用，还和其他的非阿片类止痛药具有协同作用。

安乃近具有强效止痛和解热作用，在许多国家是标准的非阿片类止痛药。除了止痛作用之外，安乃近还有解痉作用，这有利于慢性胰腺炎的疼痛治疗。安乃近的主要副作用是有粒细胞减少症的危险，因此，在美国和英国未被批准使用。在正规使用安乃近的过程中，应定期做白细胞计数检查。

不幸的是，醋氨酚和安乃近只对环氧化酶有很弱的抑制作用，因此不具有抗炎作用。既然炎症是慢性胰腺炎过程中伤害性疼痛和神经性疼痛的主要原因，在这种情况下抗炎止痛药是更好的。

非甾体类抗炎药

除了阿司匹林以外，非甾体类抗炎药(NSAID)对COX-1和COX-2具有可逆性的抑制作用，因此具有持续止痛和抗炎作用，此外还有解热作用。NSAID被推荐为伤害性疼痛治疗的一线用药(表33.1)。

由于神经源性炎症是慢性胰腺炎的主要致病因子，通过NSAID抑制炎症是个诱人的假设，但是没有研究能够证明在慢性胰腺炎中抗炎止痛药具有优势。因此，在考虑到NSAID治疗的潜在好处时还应考虑到其潜在的副作用。NSAID的副作用可以是轻微的(例如：皮肤易激或消化不良)，也可以是威胁生命的(例如：消化性溃疡和肾毒性)。除了直接的肾毒性，对于伴有肾小球滤过率减低(已服用利尿剂)、肝硬化和心衰的患者，NSAID的影响会更为严重。NSAID造成消化道出血的危险因素还包括高龄、肝硬化及凝血和血小板功能紊乱。由于NSAID的副作用，对于需要长期用药的慢性胰腺炎患者，醋氨酚和安乃近是安全的，至少对于存在高危因素的患者是这样的。如果需要正规使用NSAID，应当加用质子泵抑制剂。

COX-2抑制剂

近期数据证明COX-2在慢性胰腺炎中是过度表达，并与疾病分期和糖尿病相关。这些数据强调可以使用选择性的COX-2抑制剂(如西乐葆、罗非克西、瓦朵克西等)治疗慢性胰腺炎的疼痛。但是，COX-1在前列腺素致痛中的作用也不应被忽视。因此，在某些状况下，COX-2选择性药物止痛效果可能低于非选择性COX抑制剂(如双氢酚酸钠)。此外，COX-2选择性止痛药的治疗是一把双刃剑。研究表明，与非选

表 33.1 慢性胰腺炎疼痛治疗的药物

药物种类	全名	单次剂量(mg)	用药间隔(h)	最大量(mg)	COX-2 选择性*
非酸性非阿片类止痛药	醋氨酚	500~1 000	6	4 000(6 000)	
	安乃近	500~1 000	6	4 000(6 000)	
酸性阿片类止痛药	双氯芬酸钠	50~100	8~12	150~200	4
	皮考布洛芬	400~800	6~8	2 400	0.4
	萘普生	250-500	12	1 000	0.3
选择性 COX-2 抑制剂	西乐葆	100~200~400	12	800	9
	罗非克西	12.5~25~50**	24	50	80
	瓦多克西	20~40~80**	24	80	
弱阿片类药	曲马多/(缓释)	500~100/(100)	6/(8~12)	400	
	替利定/(缓释)	50~200/(50~100)	8/(12)	600	
强阿片类药	吗啡/(缓释)	5~10/(10)	4/(8~12)	需要量	部分 μ 拮抗剂
	布诺啡	0.2~0.4	6-8	4~5	
	芬太尼贴膜	25~50μg/h	(48)~72		
	布诺啡贴膜	35~52.5μg/h	72		
三环类抗抑郁药	阿米替林	25~50~100	24	晚间服用	镇静
	氯丙咪嗪	20~50~100	24	早间服用	弱刺激
抗癫痫药	加巴喷丁	300~800	8	2 400~(3 600)	开始时加用小剂量的镇静药
	卡马西平	200~400	6~8	1 200~(1 600)	

* 全血细胞分析中,COX-2 与 COX-1 80% 抑制浓度比值。

** 最大剂量只批准用于急性疼痛。

COx:环氧化酶;NSAID:非类固醇类抗炎药。

择性的NSAID相比,克西类药物治疗风湿性关节炎时,溃疡并发症或症状性溃疡的发生率比较低,下消化道并发症的发生率也下降了,但是消化道以外严重副作用的总发生率升高了。尤其是使用克西类药会造成肾的副作用、血压、每年心梗发生率和死亡率的升高。这样,在考虑COX-2选择性抑制剂的潜在好处时必须权衡其潜在的害处。由于使用COX-2选择性抑制剂时,消化性溃疡的并发症只是减少而没有消除,因此当使用此类药物对患者治疗时不能忘记使用质子泵抑制剂。目前,在慢性胰腺炎疼痛治疗中,COX-2抑制剂还没有被批准使用。

阿片类药

如果非阿片类止痛药不能充分缓解疼痛的话,需要加用弱的阿片类药(表33.1)。为了避免药物过量,治疗开始时使用立即缓解计算公式计算药量,此后继续用药过程中要注意药物蓄积并减少用药次数。恶心和呕吐可以靠时间来缓解,也可以用标准的止吐药治疗,出现便秘可以用通便药。

吗啡是标准的强效阿片类药。但是注射吗啡会增强Oddi括约肌的收缩,导致胆总管内压力10~15倍的升高。其在慢性胰腺炎时会使疼痛症状加重。相对而言,芬太尼很少造成这个问题,布诺啡对胆道也没有明显的副作用。通过使用透皮吸收贴膜,芬太尼和布诺啡可以被有效地吸收,由于持续时间长,贴膜可以提供数天的稳定血药浓度。

辅助药物治疗

由于疼痛症状,慢性胰腺炎患者经常处于抑郁状态,此外,三环类抗抑郁药是经典的治疗神经性疼痛的药物。因此,在许多病例中,加用三环类抗抑郁药作为辅助治疗是非常有帮助的。根据患者状况,可以使用镇静的(阿米替林)或刺激小的(氯丙咪嗪)三环类抗抑郁药。

按照最新数据，治疗糖尿病性神经炎的疼痛时，抗惊厥药目前经常被推荐为神经性疼痛的一线用药，特别是针对于这种状况，加巴喷丁正被广泛的使用，加巴喷丁起始用量为100mg t.i.d，可以每日增加到300mg t.i.d或更大。

抑制分泌

通过质子泵抑制剂(如奥美拉唑和潘妥拉唑)抑制胃酸分泌可以使十二指肠的pH值升高，因此可以减少胃酸刺激造成的胰腺分泌。此外，慢性胰腺炎患者发生十二指肠溃疡的危险性升高。尽管还没有正式的研究证明质子泵抑制剂的有效性，但在许多情况下此类药物已被应用，尤其是使用NSAID时，这是因为此法简单而安全。

正如上文提到的，在慢性胰腺炎患者中使用大剂量的胰酶可以减低高CCK血症，因而可以减轻胰腺分泌和疼痛。针对胰酶对慢性胰腺炎疼痛治疗有效性的调查已经进行了6项研究和1项集成分析，但结果是互相矛盾的，只有两项研究提示有效，其方法是服用在十二指肠释放胰酶的片剂。因此，胰酶在减轻慢性胰腺炎疼痛方面的作用仍旧不明了。但是，大剂量胰酶治疗只有很小的危险，并有助于慢性胰腺炎疼痛处理，所以服用6~8周在十二指肠释放胰酶的药物是值得的。

善得定，作为生长抑素的类似物，能够很强的抑制胰腺分泌，使用大剂量的善得定可以缓解某些患者的疼痛，但大部分患者并没有缓解。注射善得定疼痛且昂贵，而效果尚存在争议，所以在慢性胰腺炎中，不建议普遍应用善得定。

其他治疗选择

胰腺是由交感神经、副交感神经、运动神经和感觉神经纤维支配的。传递疼痛的感觉纤维是没有突触的内脏神经，由胰腺通向背部神经根、横向的腹腔神经丛和交感链。因此，在神经传导路径的任何部位阻断这些神经纤维从理论上来讲可以缓解慢性胰腺炎的疼痛。

可以用每侧注射25mL50%的酒精来阻断腹腔神经丛，在此操作之前至少一天，需要使用长效局麻药做阳性的诊断性阻断。但是此方法的结果是令人失望的。Leung等人发现腹腔神经丛阻断后23例慢性胰腺炎患者中12人开始时疼痛完全缓解，6人部分缓解，平均无痛间隔是2个月，进行重复阻断是无效的。

经皮电神经刺激的方法，在其他疼痛综合征中经常使用，其在慢性胰腺炎中的作用尚未确定，对于慢性胰腺炎严重疼痛的病例，如果药物或外科治疗无效，可以考虑使用腹腔神经丛阻断或经胸内脏神经切断或个体治疗方案（如硬膜外麻醉或通过皮下输液泵鞘内使用阿片类药物)。但是，在慢性胰腺炎中保守治疗并不总能成功，如果疼痛明显降低生活质量，甚至需要定期使用吗啡时，就是外科治疗的适应证了。慢性胰腺炎患者药物治疗难以奏效时就需要外科治疗了，目前外科治疗死亡率和并发症率均较低，并且绝大多数患者能达到疼痛缓解。

结　论

几十年来，对于慢性胰腺炎疼痛问题，内科医生已经试用了数种不同的办法，在慢性胰腺炎疼痛产生的机制以及治疗疼痛的最佳方法上还存在分歧。

就如同慢性胰腺炎患者腹痛的可靠解释一样，诸如胰腺导管内和间质内压力升高假说或通过降低胰酶分泌导致进食后胰腺的过度刺激和所谓的负反馈机制功能不全等早期的疼痛假说，正在被严肃地质疑。

在过去的十年里，我们已经了解到在出现炎症改变的胰腺其神经模式改变和扩大的胰腺神经中不同神经递质的过度产生的作用。在这种启发下，我们必须探索疼痛产生的病生理机制以开发控制疼痛的新药，这是显而易见的。此外，缺乏慢性胰腺炎好的动物模型仍旧限制着对慢性胰腺炎自然病程中产生和维持长期持续疼痛综合征的全部过程的理解。

基于目前的知识，在慢性胰腺炎疼痛治疗上没有金标准，我们推荐依据患者的疼痛病史采用多种止痛方法。

（刘占兵　译　　杨尹默　校）

推荐读物

AGA technical review: treatment of pain in chronic pancreatits. *Gastroenterology* 1998; 15: 765–776.

Andrén-Sandberg A, Hoem D, Gislason H. Pain management in chronic pancreatitis. *Eur J Gastoentereol Hepatol* 2002; 14: 957–970.

Beger HG, Krautzberger W, Bittner R, Büchler M. Duodenum

preserving resection of the head of the pancreas in patients with severe chronic pancreatitis. *Surgery* 1985;97:467–473.

Beger HG, Büchler M, Malfertheiner P (eds) *Standards in Pancreatic Surgery*. New York: Springer-Verlag, 1993:41–46.

Bockman DE, Buchler M, Malferttheniner P, Beger HG. Analysis of nerves in chronic pancreatitis. *Gastroenterology* 1988;94:1459–1469.

Brown A, Hughes M, Tenner S, Banks PA. Does pancreatic enzyme supplementation reduce pain in patients with chronic pancreatitis: a meta-analysis. *Am J Gastroenterol* 1997;92:2032–2035.

Büchler M, Weihe E, Friess H *et al.* Changes in peptidergic innervation in chronic pancreatitis. *Pancreas* 1992;7:183–192.

Büchler MV, Friess H, Müller M, Wheatley AM, Beger HG. Randomized trial of duodenum-preserving pancreatic head resection versus pylorus-preserving Whipple in chronic pancreatitis. *Am J Surg* 1995;169:65–69.

Di Sebastiano P, Fink T, Weihe E *et al.* Immune cell infiltration and growth-association protein 43 expression correlate with pain in chronic pancreatits. *Gastroenterology* 1997;112:1648–1655.

Ditschuneit H. Treatment of pain in chronic pancreatitis by inhibition of pancreatic secretion with octreotide. *Gut* 1995;36:450–454.

Ebbehoj N, Borly L, Bulow J *et al.* Pancreatic tissue fluid pressure in chronic pancreatitis. Relation to pain, morphology, and function. *Scand J Gastroenterol* 1990;25:1046–1051.

Hacker JF, Chobanian SJ. Pain of chronic pancreatitis: etiology, natural history, therapy. *Dig Dis* 1987;5;41–48.

Halgreen H, Pederson NT, Worning H. Symptomatic effect of pancreatic enzyme therapy in patients with chronic pancreatitis. *Scand J Gastroenterol* 1986;21:104–108.

Hiraoka T, Watanabe E, Katoh T *et al.* A new surgical approach for control of pain in chronic pancreatitis: complete denervation of the pancreas. *Am J Surg* 1986;152:549–551.

Ihse I, Borch K, Larsson J. Chronic pancreatitis: results of operations for relief of pain. *World J Surg* 1990;14:53–58.

Isaksson G, Ihse I. Pain reduction by an oral pancreatic enzyme preparation in chronic pancreatitis. *Dig Dis Sci* 1983;28:97–102.

Jansen JB. Pain in chronic pancreatitis. *Scand J Gastroenterol* 1995;212:117–125.

Kahl ST, Glasbrenner B, Schulz HU, Malfertheiner P. An integrated approach to the non-operative treatment of pain in chronic pancreatitis. In: MW Büchler, H Friess, W Uhl, P Malfertheiner (eds) *Chronic Pancreatitis: Novel Concepts in Biology and Therapy*. Oxford, Berlin: Blackwell Publishing, 2002:409–419.

Khalid A, Whitcomb DC. Conservative treatment of chronic pancreatitis. *Eur J Gastroentereol Hepatol* 2002;14:943–949.

Kloppel G. Pathology of chronic pancreatitis and pancreatic pain. *Acta Chir Scand* 1990;156:261–265.

Koliopanos A, Friess H, Roggo A, Zimmermann A, Büchler MW. Cyclooxgenase-2 expression in chronic pancreatitis: correlation with stage of the disease and the diabetes mellitus. *Digestion* 2001;64:240–247.

Lankisch PG, Lohr-Happe A, Otto J, Creutzfeldt W. Natural course of chronic pancreatitis. Pain, exocrine and endocrine pancreatic insufficiency and prognosis of the disease. *Digestion* 1993;54:148–155.

Leung JW, Bowen-Wright M, Aveling W, Shorvon PJ, Cotton PB. Coeliac plexus block for pain in pancreatic cancer and chronic pancreatitis. *Br J Surg* 1983;70:730–732.

Malesci A, Gaia E, Fioretta A *et al.* No effect of long-term treatment with pancreatic extract on recurrent abdominal pain in patient with chronic pancreatitis. *Scand J Gastroenterol* 1995;30:392–398.

Malfertheiner P, Pieramico O, Buchler M, Dischuneit H. Relationship between pancreatic function and pain in chronic pancreatitis. *Acta Chir Scand* 1990;156:267–271.

Manes G, Buchler M, Pieramico O, Di Sebastiano P, Malfertheiner P. Is increased pancreatic pressure related to pain in chronic pancreatitis? *Int J Pancreatol* 1994;15:113–117.

Mössner J, Secknus R, Meyer J, Niederau C, Adler G. Treantment of pain with pancreatic extracts in chronic panreatitis: results of a prospective placebo-controlld multicenter trial. *Digestion* 1992;53:54–66.

Mössner J, Keim V, Niederan C *et al.* Guidelines for therapy of chronic pancreatitis. Consensus Conference of the German Society of Digestive and metabolic Diseases. Z *Gastroenterol* 1998;6:359–367.

Pitchumoni CS. Chronic pancreatitis: pathogenesis and management of pain. *J Clin Gastroenterol* 1998;27:101–107.

Prinz RA, Aranha GV, Greenlee HB, Kruss DM. Common duct obstruction in patients with intractable pain of chronic panreatitis. *Am Surg* 1982;48:373–377.

Schlosser W, Schlosser S, Ramadani M, Gansauge F, Gansauge S, Beger HG. Cyclooxygenase-2 is overexpressed in chronic pancreatitis. *Pancreas* 2002;25:26–30.

Uhl W, Anghelacopoulos SE, Friess H, Büchler MW. The role of octreotide and somatostatin in acute and chronic pancreatitis. *Digestion* 1999;60(Suppl 2):23–31.

Warner TD, Guiliano F, Vojuovic I *et al.* Nonsteroid drug selectivities for cyclo-oxygenase-1 rather than cyclooxygenase-2 are associated with human gastrointestinal toxicity: a full in vitro analysis. *Proc Natl Acad Sci USA* 1999;96:7563–7568.

34 内镜治疗慢性胰腺炎疼痛：真正有效还是仅仅可行？

Guido Costamagna, Andrea Tringali

慢性胰腺炎是一种渐进性的疾病，没有有效的治疗方法。由于大约90%的慢性胰腺炎患者主要症状为腹部疼痛，因此治疗主要集中在缓解疼痛方面，并且大多数患者最初就诊的是内科医师。

慢性胰腺炎疼痛常见为上腹部疼痛并向后背放射，也有其他类型的腹部疼痛。进食及平卧会加重疼痛。疼痛可以反复发作也可持续存在并且程度不同。通常最初起病为急性非胆源性胰腺炎的急性腹痛，之后反复发作；随着病程的进行，疼痛变得频繁并且加重，最终这种持续的疼痛需要麻醉镇痛药以及频繁的住院治疗。一些患者的疼痛随着时间不断加重，尤其在疾病的终末阶段常伴随着胰腺功能的退化。也有一小部分慢性胰腺炎的患者没有疼痛，其临床治疗主要针对其内分泌及外分泌功能不全进行。

慢性胰腺炎疼痛的发病机制

慢性胰腺炎疼痛的发病机制通常是多因素的并且在病程的不同阶段会有所变化，这也解释了为什么同样的治疗并不是对所有的患者都有效。慢性胰腺炎疼痛的因素包括如下方面：

- 由于胰管狭窄，胰腺结石，假性囊肿，以及纤维化引起胰腺实质顺应性降低，胰腺引流受阻，从而导致胰管压力增高，继而胰腺组织压力随之增高(间室综合征)。
- 炎性浸润使得感觉神经产生纤维化包裹，这种神经病变的特征是胰腺内感觉神经的数量和长度均增加以及神经鞘的炎性损伤使得神经暴露于一些毒性介质如：激活的胰酶、降钙素基因相关肽和P物质。
- 继发于胰腺顺应性下降的胰腺缺血减少了血供导致了缺氧及酸中毒。
- 与圆形细胞炎性反应和组织损伤相关的氧自由基的释放。氧化应激导致了疼痛，尤其是在慢性胰腺炎急性加重的时候。
- 并发症如假性囊肿。

内镜治疗慢性胰腺炎疼痛

内镜治疗慢性胰腺炎始于1976年11月，当时Cremer进行了首例胰管括约肌切开来治疗由于胰管结石堵塞十二指肠乳头引起的急性胆管炎。内镜治疗历史性的突破应该是在1985年进行的胰管支架术和在1987年进行的胰管结石体外冲击波碎石(ESWL)。

在镇痛药、麻醉药治疗间期或合理短暂的住院治疗不能有效控制慢性胰腺炎疼痛时，介入治疗应该是合理的。尽管尚不清楚是否会改变胰腺正常的外分泌和内分泌功能，但实验和临床证据表明早期降低胰管的压力对慢性胰腺炎的转归是有益的。

内镜下胰管引流术病例的选择

为了选择可能从内镜治疗获益的患者，除了常规的实验室检查和为了检查有无胰腺钙化而行的胰腺区域的平片以外，核磁共振(MRI)是目前可以选择的无创检查。静脉注射胰泌素可以刺激碳酸氢盐及胰液分泌，以胰泌素作为内源性的造影剂进行核磁共振成像，这种技术被称为胰泌素增强的磁共振胰胆管造影术(S-MRCP)。它可以显示是否存在胰管梗阻及囊性病变，并通过量化十二指肠的充盈情况了解胰腺的外分泌功能。

S-MRCP提供了诊断性胰造影片，可以确认那些在胰头区域存在的由胰管结石和/或纤维化狭窄引起的单发梗阻的患者。这些患者中合并有Cremer IV型慢性胰腺炎的是最适合内镜治疗的。

胰管括约肌切开

在取出胰管结石或行内镜置管术之前一般需行内镜下胰管括约肌切开。主胰管位于背侧(因为存在完全或部分胰腺分离症或其他先天性异常)的患者中至多有20%需要行小乳头括约肌切开。在一部分患者中,仅通过胰管括约肌切开就可以解决由乳头狭窄引起的返流以及取出小的非梗阻性的胰管结石。

胰管括约肌切开在治疗慢性胰腺炎时的早期并发症发生率似乎要比治疗其他适应证的时候低,这可能与慢性胰腺炎相关的胰管周围纤维化和周围数量有限的腺泡组织有关。胰管括约肌切开在治疗慢性胰腺炎时的早期并发症发生率为4.1%~16%, 包括轻度胰腺炎的加重(1.8%~9%)、出血(1.3%~3.6%)、胆管炎(0~4.3%)以及极少发生的十二指肠后壁穿孔(0.6%)。

与对照组相比, 对慢性胰腺炎患者的Oddi括约肌和主胰管压力使用内镜测压产生了一些有争议的结果。在慢性胰腺炎患者中,Oddi括约肌的收缩功能可以是正常的也可以是严重紊乱的。Laugier与其同事发现在胰泌素的刺激下, 与胰管扩张相关的进展期病变相比, 早期病变的Oddi括约肌和胰管的压力有显著的增长。这些变化可以被认为是早期病变对容量变化反应增加的证据。慢性胰腺炎胰液黏滞度增加的作用以及蛋白堵塞压迫括约肌引起梗阻和疼痛的假设也得到了确认。

对55例仅通过胰管括约肌切开治疗慢性胰腺炎的结果进行回顾性分析, 随访中位时间位16个月(3~52个月),使用数字量化表评价有34例(62%)疼痛症状有显著改善($P<0.01$)。

早期发病(35岁以前)的原发性慢性胰腺炎开始即可考虑内镜治疗。在我们医院,11例早期发病慢性胰腺炎疼痛的患者通过内镜下括约肌切开 (大乳头和/或小乳头括约肌切开)和取出结石治疗。其中一名患者在胰头部有一处严重的胰管狭窄, 行胰管支架术;其余患者行内镜下括约肌切开(大乳头和/或小乳头括约肌切开)以及在行ESWL之后取出或不取出结石。在平均随访6.5年 (3~9.5年) 之后7名患者(64%)疼痛复发。疼痛复发的原因有胰管括约肌切开处的狭窄、新的胰管狭窄形成、胰管结石移位以及胰管支架堵塞。所有这些并发症均可再次行内镜治疗。内镜治疗之前以及1、3和6年之后的住院率均显著下降。

对于慢性胰腺炎早期以及早期发病的原发性慢性胰腺炎,如果没有胰管的狭窄或扩张,胰管括约肌切开可以降低疼痛发作的频率以及防止胰腺炎的复发。非胆源性胰腺炎患者可进行S-MRCP的检查,对显示有原发性慢性胰腺炎特征(分支胰管扩张,胰管扭曲)的患者应进行随访。对于1~2年内胰腺炎再次发作的患者建议行胰管括约肌切开。

胰管结石体外冲击波碎石(ESWL)

大约1/3的慢性胰腺炎患者有胰管结石,其中有一半的患者结石主要位于胰头或胰体的主胰管中。胰管括约肌切开后能否成功地取出结石取决于结石的大小(<10mm)、数目(<3)以及部位(位于胰头或胰体)。如果有胰管狭窄或结石紧压在胰管壁上,则有可能无法取出结石。36%~44%的慢性胰腺炎患者在内镜取出结石之前必须行ESWL。

ESWL相关的并发症(器官损伤或急性胰腺炎)是很少的。大宗的研究及我们的经验 (300例胰腺ESWL)中没有死亡病例。较轻的副作用包括冲击波穿透部位皮肤以及胃窦部的瘀点。

在镇静或全身麻醉之后用二维放射定位系统进行ESWL可以获得很好的碎石效果。有两组病例用超声波定位,其碎石率要低很多。胰管结石有钙化的病例用放射定位是容易的,ESWL可以在治疗性的经内镜逆行性胰胆管造影术(ERCP)之前进行。文献结果显示通过ESWL和内镜治疗54%~100%的患者可以成功碎石,44%~74%的患者可以彻底清除胰管结石,经过7~40个月的随访48%~85%的患者疼痛完全或部分缓解,3%~20%的患者由于疼痛持续存在或复发必须行手术治疗(表34.1)。

对胰腺ESWL联合内镜治疗的早期结果进行了前瞻性研究。经过平均7个月的随访,胰管的直径降低($P<0.001$),疼痛评分改善($P<0.0001$);68%的患者体重增加,一些生活质量的指标也明显改善。疼痛评分的改善还跟体重增加、胰管直径降低以及戒酒相关。

对114例胰腺ESWL联合内镜治疗胰管结石的病例进行回顾性分析。作者评定了治疗成功的标准,单因素分析显示中年患者慢性胰腺炎病程早期、远

表 34.1　体外冲击波碎石（ESWL）和内镜治疗慢性钙化性胰腺炎的结果

研究者	年份	患者数量	碎石率（%）	完全清除率（%）	疼痛完全或部分缓解率（%）	需行手术治疗（%）	平均随访时间（月）
ESWL 和内镜治疗							
Delhaye	1992	123	99	59	85	8	14
Schneider	1994	50	86	60	62	12	20
Johanns	1996	35	100	46	83	14	23
Costamagna 等	1997	35	100	74	72	3	27
Adamek 等	1999	80	54	ND	76	10	40
Brand 等	2000	48	60	44	82	4	7
Farnbacher 等	2002	125	85	64	48 *	13	29
Kozarek 等	2002	40	100	ND	80	20	30
只行 ESWL							
Ohara	1996	32	100	75	86	3	44
Karasawa	2002	10	NA	NA	NA	NA	12

* 随访期内疼痛完全缓解。

NA：没有论述。

端胰管结石与治疗成功及疼痛缓解显著相关。胰尾部结石通常症状较轻是因为常常有胰腺实质的萎缩。另一个胰腺ESWL联合内镜治疗慢性胰腺炎的回顾性分析显示经过平均2.4年的随访，疼痛评分（P=0.001）、胰腺炎年住院率（P=0.001）以及镇痛药的月使用情况均有显著改善。

对于有胰管钙化结石的患者，如果S-MRCP结果显示没有严重的胰管狭窄并且胰腺尚有外分泌功能，这时可以把单独行ESWL作为首选治疗，而内镜治疗可以在单独行ESWL不成功的时候选择。这样选择是假设在ESWL之后，随着胰管梗阻的解除，碎石可随着胰液自行通过正常的括约肌排出。两个日本小组的研究结果显示单独行ESWL的效果和ESWL联合内镜治疗的效果是相似的。

目前很多ESWL联合内镜治疗慢性胰腺炎疼痛的结果来自于一些回顾性研究，尚需进行一些新的前瞻性研究以确认胰腺ESWL治疗的效果。

胰管支架植入术

慢性胰腺炎内镜下胰管支架植入术的主要适应证是有显著的胰管狭窄，伴有下列情况之一即可定义为高度狭窄：

- 远端胰管扩张（≥6mm）；
- 造影剂从一个6Fr的鼻胰腺导管流出受阻；
- 用盐水灌注鼻胰腺导管时引起疼痛。

在放置了功能正常的胰管支架之后仍有疼痛，可能并不是由于胰管压力增高所致，应该检查是否有其他原因。放置胰管支架的临床效果也可以很好地提示是否需要手术治疗。

治疗慢性胰腺炎行胰管支架植入术的早期并发症包括急性胰腺炎（3.9%~39%）和出血（3.9%）。晚期并发症包括支架堵塞（20%）、支架移位（10%）、疼痛复发或胰腺炎发作以及可能感染。在行ERCP的时候放置胰管支架的成功率很高（96%~100%），82%~94%的患者疼痛迅速缓解；74%接受治疗的患者疼痛缓解可以维持6个月。治疗结果见表34.2。

胰管支架平均通畅时间为12个月（2~38个月），有症状时再考虑更换支架而不建议采取预防性治疗。实际上胰管支架即使堵塞胰液有时也可以从其周围通过，有时这种作用可以持续几年。支架取走之后，胰管狭窄一般不会消除，但是疼痛可以不同程度缓解。例如，在放置支架平均15.7个月之后，53%（29/

表34.2 支架植入治疗慢性胰腺炎主胰管狭窄的结果

研究者	年份	病例数	支架直径(Fr)	早期疼痛缓解率(%)	平均支架通畅时间(月)	狭窄解除(%)	需要手术治疗(%)	平均随访时间(月)
Cremer 等	1991	75	10	94	12	9	15	37
Binmoeller 等	1995	93	5~7~10	74	6	NA	26	58
Ponchon 等	1995	23	10	74	NA*	48	15	14
Smits 等	1995	49	10	82	NA**	NA	6	34

*计划每两个月换一次支架。

**选择在中位时间6个月时取出支架。

NA:没有论述。

93)的患者取出了支架,其中73%的患者在随后平均3.8年内没有支架的情况下并没有疼痛。

如同胰管括约肌切开及ESWL,胰管支架在治疗慢性胰腺炎疼痛时对于病史较短的病例更加有效。因此我们建议早期行内镜下胰管引流。当内镜治疗慢性胰腺炎疼痛无效时或者需要频繁更换胰管支架的时候,可以考虑外科手术治疗。

最近,一项前瞻性随机对照实验对比了内镜治疗及手术治疗慢性胰腺炎疼痛的效果。两组最初的治疗成功率相似,但是在5年随访结束的时候,手术治疗组无疼痛患者的比例较高(37%vs14%),两组疼痛部分缓解率相似(49%vs51%)。手术治疗组体重增加的患者比例要高出20%~25%,两组糖尿病发病率相似。根据以上结果,手术治疗对于缓解慢性胰腺炎疼痛的长期效果好于内镜治疗。但由于内镜治疗的创伤相对较小,建议可以作为一线治疗,当内镜治疗失败或疼痛复发的时候可以考虑手术治疗。

新技术:EUS(超声内镜)引导下胰管胃吻合术

当主胰管梗阻或损伤或者消化道重建妨碍了进入十二指肠乳头的时候,有一项新技术即可以在超声或荧光透视引导下通过内镜在胰管与消化道之间建立一个瘘管起到引流作用。内镜下建立的胰管胃吻合口通过球囊或一个热扩张的套管扩张,之后通过一个6~10Fr的支架保持通畅。4例慢性胰腺炎疼痛的患者经过超声内镜引导下胰管胃吻合术治疗后,在中位随访时间1年期间有3例患者疼痛获得满意缓解。这项新技术目前只是初步进行但是前景很好。期望将来在专业内镜下胰胆管治疗的三级中心进行更多的应用。

内镜下引流胰腺假性囊肿

在慢性胰腺炎患者中,有症状的假性囊肿通常与结石和胰管狭窄相关,这些情况也正是需要论述的。20%~40%的慢性胰腺炎患者可能合并胰腺假性囊肿,不到10%的患者可以自愈。

与主胰管相通的假性囊肿可以经十二指肠乳头引流。如果假性囊肿与主胰管并不相通,可以在内镜下直视囊肿膨入胃壁或十二指肠壁处行经黏膜的引流(囊肿胃引流或囊肿十二指肠引流)。随着大通道的线性超声内镜的应用,即使囊肿没有膨入胃壁或十二指肠壁,只要肠腔距离假性囊肿1cm以上,也可以行经黏膜的引流。

假性囊肿引流的指征包括:疼痛、囊肿增大或出现并发症(胃肠道或胆道梗阻,血管闭塞,自发性感染,与胸膜腔或邻近脏器之间形成瘘道)。复杂假性囊肿指的是多房囊肿以及伴有坏死或伴有主胰管的完全破坏,其不适合内镜治疗。无症状假性囊肿可以通过CT或MRI随访进行安全的观察。

假性囊肿在内镜引流之后,疼痛得到缓解,结果令人满意:临床86%的经黏膜引流的患者及84%的经十二指肠乳头引流的患者囊肿消除。假性囊肿引流的并发症发生率是10%。内镜下囊肿肠道吻合术比经十二指肠乳头引流的并发症的发生率要高,主要包括:出血、后腹膜瘘以及感染。

慢性钙化性胰腺炎内镜下引流胰管

图34.1~图34.5显示了内镜下引流胰管以缓解慢性钙化性胰腺炎的步骤。

EUS引导下腹腔神经丛阻滞及神经松解术

胰腺疼痛主要通过腹腔神经丛及内脏神经传导。在成功进行手术或内镜下胰管引流的患者仍有疼痛可以在CT或超声(EUS)引导下经皮穿刺对腹腔神经节注射酒精或类固醇来治疗，这也提示了这些患者疼痛并不是由于胰管梗阻引起。EUS引导下腹腔神经节阻滞与经皮腹腔神经阻滞的作用相似，但是EUS引导下腹腔神经节阻滞可以避免穿过主动脉或腰部肌肉，从而避免了相应的风险(截瘫)及不适。另外，在内镜下经胃行腹腔神经阻滞的过程中胃里的细菌可能被带至腹膜后。

注射麻醉药和/或皮质类固醇暂时阻滞神经称为腹腔神经丛阻滞(CPB)，而注射无水乙醇永久性破坏神经丛则称为腹腔神经丛神经松解术(CPN)。EUS引导下CPB/CPN于1996年被介绍；该手术在镇静情况下10分钟即可完成。

一项前瞻性随机对比研究比较了EUS引导下和经皮CT引导下行CPB以治疗慢性胰腺炎疼痛，结果显示EUS引导下CPB可以获得更持久的疼痛缓解并且在受试者研究中被推荐。一项对患有慢性胰腺炎并且其疼痛对目前其他治疗无效的90名患者的前瞻性研究评价了EUS引导下注射布比卡因及曲安西龙进行CPB的治疗效果。获益者是有限的：经过4~8周的随访，55%的患者疼痛明显缓解；疼痛持续缓解12周及24周以上的分别占26%及10%；3名患者(3%)术后出现腹

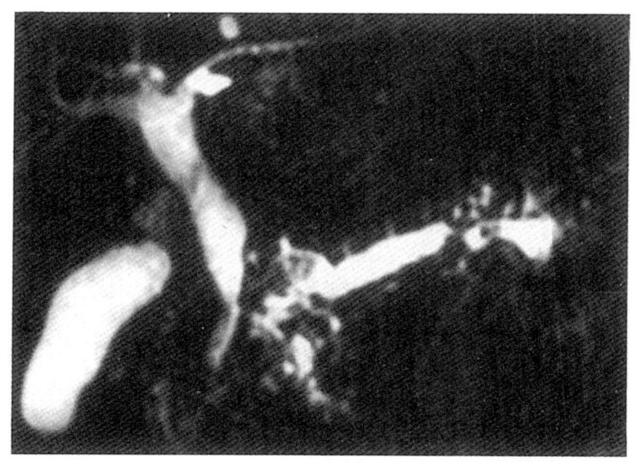

图34.1　磁共振胰胆管成像显示主胰管显著扩张并有胰头部梗阻性结石。

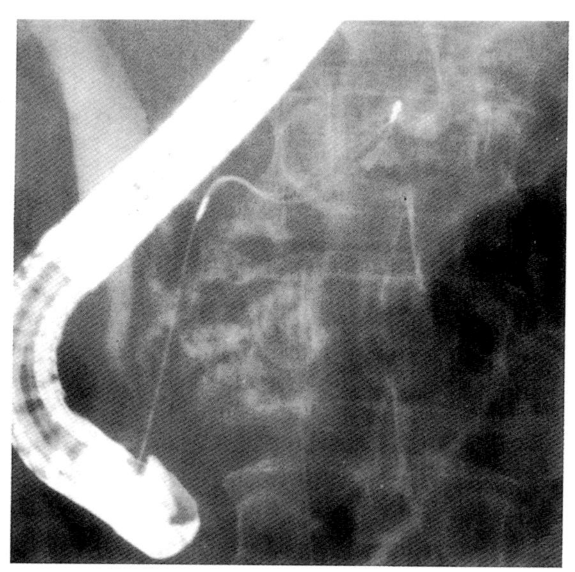

图34.3　通过Dormia篮取出结石。

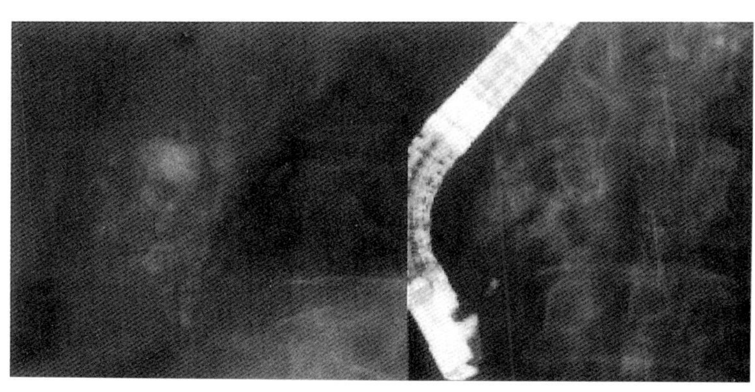

图34.2　X线照片显示胰腺钙化在ESWL之前(左侧)及ESWL之后(右侧)。

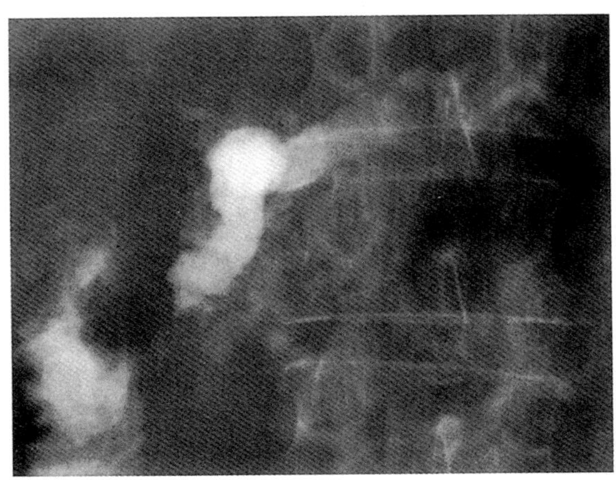

图34.4 胰头部胰管狭窄,没有造影剂流出。

泻,7天内自愈;1名患者(1%)出现胰腺周围脓肿,经抗生素治疗好转。没有手术相关的死亡病例。

EUS引导下CPB及CPN可以使慢性胰腺炎疼痛暂时缓解,可以被认为是最后可以选择的治疗。与EUS引导下CPB相比,外科胸腔镜下内脏神经切除术可以长期地缓解疼痛。一组44例接受胸腔镜下内脏神经切除术的患者在手术4年之后累计有46%的患者疼痛缓解。

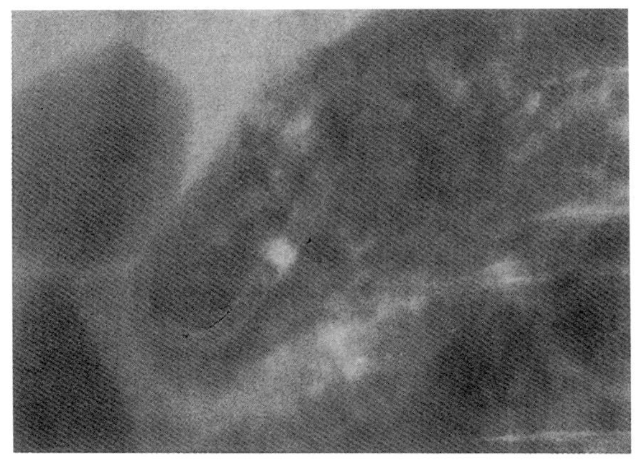

图34.5 放置10Fr的胰管支架后,造影剂充分引流。

结 论

在慢性胰腺炎的自然病程中,疼痛发作的间期是难以预测的,可以从数周到很多个月,这就使得难以评价各种疼痛治疗方法的价值。慢性胰腺炎疼痛的治疗是一个团队的工作,在不同时候这个团队可能包括:胃肠医师,外科医师,内镜医师,放射科医师以及精神科医师。

内镜下治疗慢性胰腺炎安全、可行、创伤小,疗效经常可以持续数年,可以重复进行。内镜治疗应该作为临床改善慢性胰腺炎患者病情的一线治疗方法。在慢性胰腺炎病程的早期进行内镜治疗可以获得最好的效果。合适的病例选择,充分的专业技术及多学科支持是必要的。

近期一项多中心回顾性研究评价了1 018例慢性胰腺炎患者在一些大的治疗中心接受内镜下胰管引流治疗的结果。在平均随访5年期间,23%的患者接受了外科手术治疗,16%的患者仍旧接受内镜治疗。在外科手术治疗之后,10%的患者继续接受了内镜治疗。内镜治疗没有影响胰腺外分泌及内分泌功能。整组病例内镜治疗的长期成功率为86%。总的说来,基于意向处理分析结果,在这组以慢性胰腺炎疼痛为最初表现的患者中,65%的患者5年之后可期望获得完全或几乎完全的疼痛缓解,不需要外科手术治疗。

总之,慢性胰腺炎患者可以选择内镜治疗作为缓解疼痛的有效治疗。

(戎龙 译 杨尹默 校)

推荐读物

Adamek HE, Jakobs R, Buttmann A *et al*. Long term followup of patients with chronic pancreatitis and pancreatic stones treated with extracorporeal shock wave lithotripsy. *Gut*;45: 402–405.

Beckingham IJ, Krige JEJ, Bornman PC *et al*. Endoscopic management of pancreatic pseudocysts. *Br J Surg* 1997;84: 1638–1645.

Binmoeller KF, Jue P, Serfert H *et al*. Endoscopic pancreatic stent drainage in chronic panreatitis and a dominant stricture: long-term results. *Endoscopy*1995;27:638–644.

Brand B, Kahl M, Sidhu S *et al*. Prospective evaluation of morphology, function, and quality of life afer extracorporeal shock wave lithotripsy and endoscopic treatment of chronic calcific pancreatitis. *Am J Gastroenterol* 2000;95:3428–3438.

Costamagna G, Gabbrielli A, Mutignani M *et al*. Extracorporeal shock wave lithotripsy of pancreatic stones in chronic pancreatitis: immediate and medium-term results.*Gastrointest Endosc* 1997;46:231–236.

Gremer M, Deviere J, Delhaye M *et al*. Stenting in severe chronic pancretitis: results of medium-term follow-up in seventy-six patients. *Endoscopy* 1991;23:171–176.

Delhaye M, Vandermeeren A, Baize M *et al*. Extracorporeal

shock wave lithotripsy of pancreatic calculi. *Gastroenterology* 1992;102:610–620.

Delhaye M, Matos C, Deviere J. Endoscopic management of chronic pancreatitis *Gastrointest Endosc Clin North Am* 2003;13:717–742.

Dite P, Ruzicka M, Zboril V. A prospective, randomized trial comparing endoscopic and surgical therapy for chronic pancreatitis. *Endoscopy* 2003;35:553–558.

Farnbacher MJ, Shoen C, Rabenstein T *et al*. Pancreatic duct stones in chronic panreatitis: criteria for treatment intensity and success. *Gastrointest Endosc* 2002;56:501–506.

Francois E, Kahaleh M, Giovannini M. EUS-guided pancreaticogastrostomy. *Gastrointest Endosc* 2002;56:128–133.

Gabbrielli A, Mutignani M, Pandolfi M *et al*. Endotherapy of early onset idiopathic chronic panreatitis: results with long-term follow-up. *Gastrointest Endosc* 2002;55:488–493.

Gress F, Schmitt C, Sherman S *et al*. A prospective randomized comparison of endoscopic ultrasound and computed tomog-raphy-guided celiac plexus block for managing chronic pancreatitis. *Am J Gastroenterol* 1999;94:900–905.

Gress F, Schmitt C, Sherman S *et al*. Endoscopic ultrasound guided celiac plexus block for managing abdominal pain associated with chronic pancreatitis : a prospective single associated with chronic pancreatitis: a prospective single center experience. *Am J Gastroenterol* 2001;96:409–416.

Jacobs R, Benz C, Leonhardt A. Pancreatic endoscopic sphincterotomy in patients with chronic pancreatitis. *Endoscopy* 2002;34:551–554.

Joahns W, Jakobeit C, Greiner L *et al*. Ultrasound-guided extracorporeal shock wave lithotripsy of pancreatic ductal stones: a six years experience. *Can J Gastroenterol* 1996;10:471–475.

Karasawa Y, Kawa S, Aoki Y *et al*. Extracorporeal shock wave;lithotripsy of pancreatic duct stones and patient factors related to stone disintegration. *J Gastroenterol* 2002;37:369–375.

Kozarek RA, Bael TJ, Patterson DJ. Endoscopic pancreatic duct sphincterotomy: indications, technique and analysis of results. *Gastrointest Endosc* 1994;40:592–598.

Kozarek RA, Brandabur JJ, Ball JT *et al*. Clinical outcomes in patients who undergo extracorporeal shock wave lithotripsy for chronic calcific pancreatitis. *Gastrointest Endosc* 2002;56:496–500.

Ohara H, Hoshino M, Hayakawa T *et al*. Single application extracorporeal shock wave lithotripsy is the first choice for patients with pancreatic duct stones. *Am J Gastroenterol* 1996;91:1388–1394.

Okazaki K, Yamamoto Y, Ito K. Endoscopic measurement of papillary sphincter zone an pancreatic main ductal pressure in patients with chronic pancreatitis. *Gastroenterology* 1986;91:409–418.

Okolo PI, Pasricha PJ, Kalloo AN.What are the long-term results of endoscopic pancreatic sphincterotomy? *Gastrointest Endosc* 2000;52:15–19.

Ponchon T, Bory R, Hedelins F *et al*. Endoscopic stenting for pain relief in chronic pancreatitis: results of a standardized protocol. *Gastrointest Endosc* 1995;42:452–456.

Rosch T, Daniel S, Scholz M *et al*. Endoscopic treat-ment of chronic pancreatitis: a multicenter study of 1000 patients with long term follow-up. *Endoscopy* 2002;34:765–771.

Schneider HT, May A, Benninger J *et al*. Piezoelectric shock wave lithotrpsy of pancreatic duct stones. *Am J Gastroenterol* 1994;89:2042–2048.

Smits ME, Badiga SM, Rauws EAJ *et al*. Long-term results of pancreatic stents in chronic pancreatitis. *Gastrointest Endosc* 1995;42:461–467.

Tarnasky PR, Hoffman P, Aabakken L *et al*. Sphincter of Oddi dysfunction is associated with chronic pancreatitis. *Am J Gastroenterol* 1997;92:1125–1129.

Wiersema MJ, Wiersema LM. Endosonography-guided celiac plexus neurolysis. *Gastrointest Endosc* 1996;44:656–662.

35 慢性胰腺炎消化不良的治疗：实践指南

J.Enrique Dominguez-Muñoz

胰腺外分泌功能不全导致消化不良是慢性胰腺炎的主要后果。胰腺外分泌功能不全发生的可能性随胰腺炎发病时间而上升，因此约有50%的慢性胰腺炎患者在发病后10~12年的中位时间发展成胰腺外分泌功能不全。从严格意义上来说，胰腺外分泌功能不全与消化不良密切相关。而其中程度较轻的称为“胰腺外分泌功能障碍”。在不伴有疼痛症状的慢性胰腺炎患者中慢性腹泻导致的消化不良常是唯一的症状。然而，由于胰腺外分泌功能不全历时长发展慢，患者常能逐渐适应其饮食习惯，因而腹泻常不明显。相类似，在充足营养支持下体重减轻亦不明显。因此常对慢性胰腺炎患者进行胰腺功能检测来了解或明确有无消化不良。

胰腺外分泌功能不全的主要临床表现是食物脂肪消化不良和脂肪泻。这是由于下列因素导致。

·胃肠道食物转运过程中，对内源性胰酶变化的研究表明，胰脂肪酶是最不稳定的胰酶。即使在末端回肠，胰腺产生并分泌到十二指肠的淀粉酶活性仍能大部分保留，而胰蛋白酶活性仍能保留20%以上。然而胰脂肪酶活性在小肠水平仅能检测到1%。这是因为胰脂肪酶有高度敏感的蛋白水解活性：它在小肠腔被不仅是胰蛋白酶，更主要是糜蛋白酶水解。

·胰腺外分泌功能不全患者胰腺碳酸氢盐外分泌减少导致十二指肠pH降低，胰脂肪酶在酸性pH环境中永久失活。

·与胰淀粉酶和蛋白酶不同，胰外途径(例如，胃液的脂肪酶)对胰脂肪酶消化功能的代偿程度非常低。

·胰腺分泌脂肪酶功能的损害在慢性胰腺炎病程中比其他胰酶更早出现。

脂肪痢表现为痉挛性腹痛和典型的脂肪便（松软、油腻、恶臭，不易冲洗的大量粪便），但这并不总是很明显，其原因是患者会自己减少脂肪摄入。脂肪消化不良常导致严重的临床机体失衡：

·脂肪消化不良是胰腺外分泌功能不全患者体重减轻的主要原因。

·脂肪消化不良患者循环中微量营养素和维生素水平不足，包括镁、钙，必需脂肪酸和维生素A、D、E及K。

·血浆高密度脂蛋白C（HDL-C）、载脂蛋白A-I和脂蛋白A的水平降低，这会导致慢性胰腺炎患者心血管疾病风险上升。

慢性胰腺炎胰腺外分泌功能不全患者消化不良的治疗原则包括口服外源性胰酶制剂。除此之外，现在需要被重新探讨的还有膳食所发挥的重要传统作用。

哪些患者需要治疗？

通常认为出现体重减轻和那些脂肪痢相关症状的患者应该通过调整膳食和/或补充胰酶治疗。仅出现无症状脂肪痢患者的治疗指征确实存在争议。大多数学者认为没必要对无症状的患者进行膳食调整和外源胰酶补充。然而微量营养素和维生素缺乏的发生同症状出现与否无关。实际上在无症状胰腺外分泌功能不全患者脂溶性维生素循环水平常较低。因此为预防潜在的相关营养元素缺乏，应对伴有明确胰腺外分泌功能不全和脂肪痢的每一个患者进行胰酶替代物治疗，而不论是否存在其他相关症状。

胰腺外分泌功能障碍治疗中的膳食调整

脂肪消化不良患者的经典初始治疗是限制脂肪摄入。限制的程度是能有效消除脂肪痢，通常推荐每日脂肪摄入量小于20克。药物治疗仅限于膳食限制后仍然持续脂肪痢的患者。但这种方法已不再适用了。

限制摄入脂肪导致脂溶性维生素缺乏，这成为慢性胰腺炎脂肪消化不良导致吸收功能障碍的又一后果。由于胰腺外分泌功能不全，这种潜在的维生素缺乏很少能通过口服维生素制剂来补充。而且，通过用胰腺外分泌功能障碍的狗模型进行实验证实，脂肪的吸收效率，如摄入脂肪的消化和吸收比例，在口服加入到富含脂肪膳食中的胰酶制剂时提高了。然而，当口服胰酶制剂加入到低脂膳食中时，脂肪的吸收比例更低。

除非需要免除引起腹痛或消化不良症状的饮食，否则并不推荐膳食调整来治疗脂肪消化不良。慢性胰腺炎患者常规禁止饮酒。在一定比例的患者中，戒酒与疼痛缓解关系密切，而且，有些研究认为戒酒后胃液脂肪酶活性增加。但这种某些患者胃液脂肪酶活性升高是否足以防止脂肪消化不良和脂肪痢仍有疑问。

被小肠黏膜直接吸收的中链甘油三酯能为体重减轻和口服胰酶疗效差的患者提供额外能量。而且，中链甘油三酯有助于减轻药物治疗胰腺外分泌功能不全效果差的患者的脂肪痢。

总之，胰腺外分泌功能不全患者需要补充脂溶性维生素，其中有视黄醇、骨化二醇，α-维生素E和维生素K。

口服胰酶补充剂：如何获得最佳治疗效果

保留胰腺外分泌功能相当重要，只有当胰脂肪酶分泌降到正常值的10%以下时才出现脂肪消化不良和脂肪泻。这意味着进食后分泌到十二指肠内30 000U活性脂肪酶就能保证相当正常的脂肪的消化吸收。从治疗上来说，应以一定剂量和方式口服外源性脂肪酶补充物，以确保少仍含有30 000U活性的脂肪酶与食物一起进入十二指肠。美国和欧洲的一些体外实验表明，1U脂肪酶相当于美国药典(USP)或欧洲药典(Eur.P)3U制剂，这是市场胰酶提取物所使用的单位。这意味着必须有90 000USP或Eur.P单位的脂肪酶以活化方式到达十二指肠才能防止胰腺外分泌功能不全患者的脂肪泻。

有三个主要问题可能影响消除脂肪泻（图35.1）。

- 胰脂肪酶对酸特别敏感，pH4.0以下永久失活。因此，口服的胰脂肪酶可能会在胃中被灭活而失去治疗脂肪泻的作用。
- 胃对胰酶制剂的排空须和食物排空一致，以保证在十二指肠内形成最佳的混合物。然而胃排空胰酶制剂常较慢，致使混合不充分从而降低了其治疗消化不良的效果。
- 胰脂肪酶能被小肠内以糜蛋白酶为主的蛋白酶水解灭活。加上胃酸因素，就能解释为什么仅有8%口服胰酶以活性形式到达十二指肠发挥其消化作用。因此，必须随膳食口服大剂量的脂肪酶制剂（约100万USP或Eur.P单位）以保证十二指肠腔内活化形式脂肪酶达到90 000USP/Eur.P单位左右。

目前能获得的肠溶衣微球形式商品胰酶制剂能避免胃酸介导的脂肪酶灭活并确保酶的排空与营养成分排空相协调。此外，这些制剂只含有极少量的糜蛋白酶，从而可以将蛋白酶对脂肪酶的灭活降到最低限度(图 35.1)。因此，目前非肠溶衣酶制剂在慢性胰腺炎外

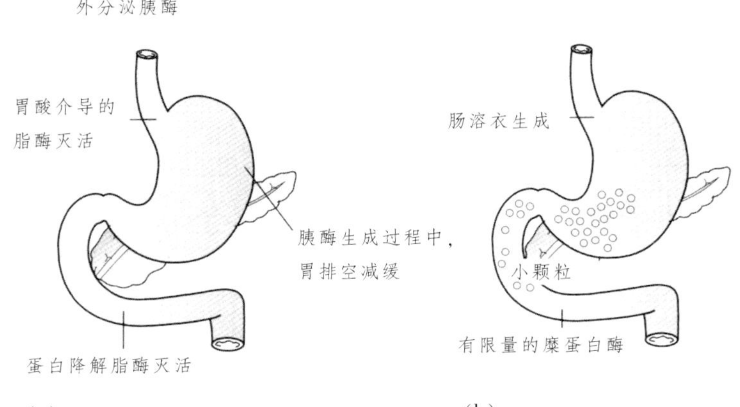

图35.1　(a)胰腺外分泌胰酶在胃肠道内的转运过程可防止脂肪泻的形成。(b)在治疗胰腺外分泌功能不全时补充胰酶以增强消化疗效。

补充一定剂量的胰酶
↓碳酸氢盐分泌
胆盐沉淀
肠道细菌
过度生长
脂酶释放

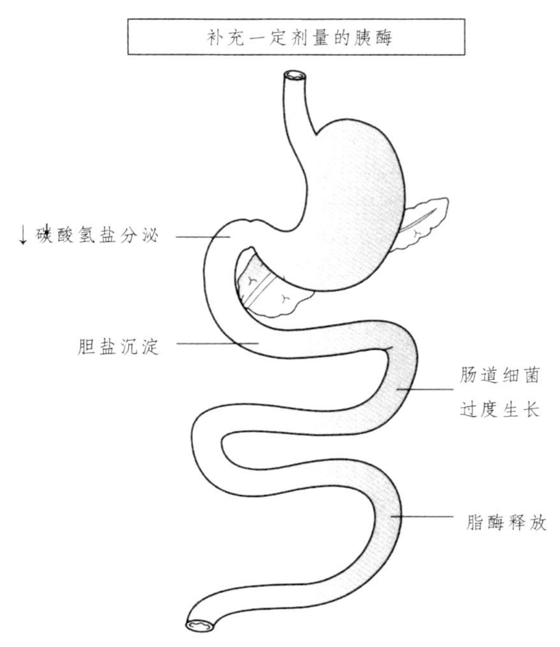

图35.2 胰腺外分泌功能不全患者可服用外包有肠溶衣的胰酶颗粒以预防脂肪泻。

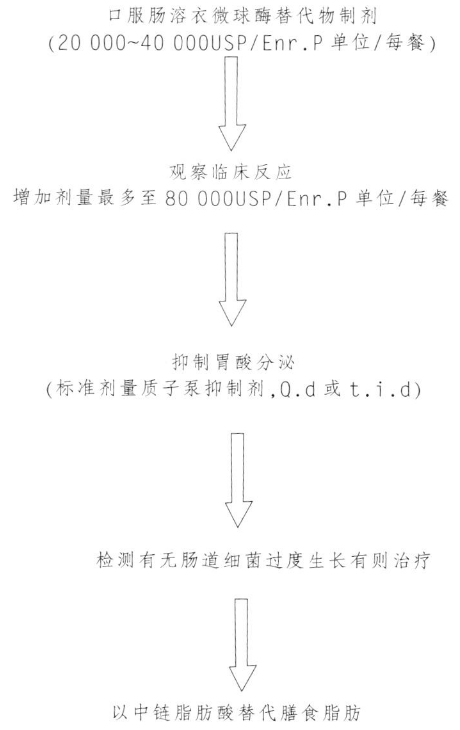

口服肠溶衣微球酶替代物制剂
(20 000~40 000USP/Enr.P单位/每餐)
观察临床反应
增加剂量最多至80 000USP/Enr.P单位/每餐
抑制胃酸分泌
(标准剂量质子泵抑制剂,Q.d或t.i.d)
检测有无肠道细菌过度生长有则治疗
以中链脂肪酸替代膳食脂肪

图35.3 慢性胰腺炎致胰腺外分泌功能不全临床实践指南。

分泌功能不全的治疗中没有意义。但其对于因慢性萎缩性胃炎或既往胃手术致胃酸缺乏者可能有效。

尽管使用了这些现代商品制剂,仍然还有一些因素可能影响对脂肪泻的完全控制(图35.2)。

·胰腺外分泌功能不全患者口服胰酶制剂治疗的关键因素是患者的依从性。患者需理解治疗的重要性和正确的服用方法。新近临床研究支持最好在进餐时口服胰酶制剂的观点(餐前约1/4剂量,进食时约1/2剂量,进餐结束时为剩余1/4剂量)。

·胰酶制剂的处方量要足够。由于某些内源性胰脂肪酶分泌是有储备的,因此大部分患者每餐需要20 000~40 000USP/Eur.P单位的肠溶衣胰脂肪酶微球囊制剂就足够了。而每餐高达80 000U的胰脂肪酶制剂并非必须。

·胰腺外分泌功能不全的进展期慢性胰腺炎导致胰腺碳酸氢盐的异常低分泌,造成十二指肠内缓冲效应受限。因此,作为活性脂肪酶肠溶衣制剂释放所需要的高于5.0的pH值水平,无法维持到小肠远端。

·小肠内的酸性pH值会使胆盐沉积,导致脂肪吸收障碍。

·高达40%慢性胰腺炎患者同时存在小肠内细菌过度增殖。这可能是慢性胰腺炎患者时常出现的所谓消化间期胰腺分泌与胃肠道运动不一致所致。细菌过度增殖加重了胰腺外分泌功能不全患者的消化和吸收障碍。

保证胰腺外分泌功能不全患者口服胰酶制剂治疗达到最好效果的第一步是确保患者正确服用酶制剂。其次,胰酶剂量可增加到每餐脂肪酶最高80 000USP/Eur.P。若此高剂量仍无法控制脂肪泻,抑制胃酸分泌可能有效。最后对于上述治疗仍无效者需考虑细菌过度增殖的问题(图35.3)。

抑制胃酸分泌的治疗效果

如前所述,胃酸分泌会阻止近端小肠内活性脂肪酶从肠溶衣微粒中释放。并且,胰腺外分泌功能不全患者进食后两小时内十二指肠内酸性pH值会导致胆盐沉积。上述两个因素均会影响患者服用足量肠溶衣外源胰酶微球制剂治疗脂肪泻的效果。

一些临床试验明确了使用H_2受体阻止剂和质子泵抑制剂(PPI)抑制胃酸分泌能提高口服胰酶替

代治疗的效果。但另外一些人不同意这一观点。为能在肠溶胰酶制剂治疗中通过抑制胃酸分泌来取得控制脂肪消化不良的良好效果，还必须考虑另外一些重要因素。

•维持pH值在5.0或更高能使胰酶从微粒释放，并能避免酸介导的酶灭活，从而使脂肪酶产生最佳的溶脂活性，产生大量胆汁酸微溶胶与食糜更好混合。大多数患者通过每日早餐前30分钟内服用一次标准剂量的PPI就能达到。对于部分患者，这一剂量不足以维持晚餐时降低胃酸的作用，因而需要双倍剂量的PPI(分别在早餐和晚餐前，即增加一次晚餐时用量)。

•尽管使用了合适剂量的PPI，外源性胰酶的剂量也必须足够。为纠正脂肪吸收不良，90 000USP/Eur.P剂量的脂肪酶制剂是可能需要的。这一剂量对某些尚残存少量胰腺外分泌的患者可以调低。

如何控制口服胰酶替代物治疗的效果

胰腺外分泌功能不全治疗的临床效果常通过患者对治疗的临床反应来评定，例如腹泻的改善，体重的增加或不再减轻。然而，我们最近观察到通过口服胰酶替代物治疗其临床症状得到控制的大多数患者的营养元素代谢循环水平低于正常，特别是脂溶性维生素。并且约有1/3患者的体重指数（body mass index，BMI)低于正常。

粪便脂肪定量试验是评价患者口服胰酶制剂治疗脂肪消化不良效果的金标准。但是这一方法不易被大多数患者接受，它要求患者连续5日进食约含有100克脂肪的膳食，并连续收集后3日的全部粪便用以检验。并且粪便在实验室进行的进一步处理也较为令人不快。

我们小组最近采用了一种替代方法，使用^{13}C标记甘油三酯作为底物与测试餐混合通过呼气试验来检测。口服^{13}C标记的底物被内源及外源性的胰脂肪酶消化吸收，在肝脏代谢生成$^{13}CO_2$并通过呼吸排出体内，可以用质谱分析测定。呼出$^{13}CO_2$的量与脂肪的消化吸收量直接相关。这一简单无创并易于临床应用的方法在慢性胰腺炎脂肪消化不良口服胰酶替代治疗疗效评价中有较高的灵敏度。

（陈焕年 译 杨尹默 校）

推荐读物

Bruno MJ, Rauws EA, Hoek FJ, Tytgat GN. Comparative effects of a adjuvant cimetidine and omeprazole during pancreatic enzyme replacement therapy. *Dig Dis Sci* 1994;39: 988–992.

Gasellas F, Guarner L, Vaquero E, Antolin M, de Gracia X, Malagelada JR. Hydrogen breath test with glucose in exocrine pancreatic insufficiency.*Panreas* 1998; 16:481–486.

DiMagno EP.Gastric acid suppression and treatment of severe exocrine pancreatic insufficiency. *Best Pract Res Clin Gastroenterol* 2001;15:477–486.

DiMagno EP, Go VLW, Summerskill WHJ. Relations between pancreatic enzyme outputs and malabsorption in severe pancreatic insufficiency. *N Engl J Med* 1973; 288:813–815.

Dutta SK, Bustin MP, Russell RM, Costa BS. Deficiency of fat-soluble vitamins in treated patients with pancreatic insufficiency. *Ann Intern Med* 1982;97:549–552.

Egberts JH, DiMagno EP.What is the dose of lipolytic activity that corrects human pancreatic steatorrhea? *Gastroenterology* 2000;118: A420.

Heijerman HG, Lamers CB, Bakker W. Omeprazole enhances the efficacy of pancreatin (pancrease)in cystic fibrosis. *Ann Intern Med* 1991; 114:200–201.

Iglesias-Garcia J, Iglesias-Rey M, Vilarino-Insua M, Dominguez-Munoz JE. How to evaluate the efficacy of oral pancreatic enzyme substitution therapy in patients with exocrine pancreatic insufficiency? *Pancreatology* 2004;4:190.

Layer P, Go VL, DiMagno EP. Fate of pancreatic enzymes during small intestinal aboral transit in humans. *Am J Physiol* 1986 ; 251: G475–G480.

Montalto G, Soresi M, Carroccio A *et al.* Lipoproteins and chronic pancreatitis. *Pancreas* 1994;9:137–138.

Pieramico O, Dominguez-munoz JE, Nelson Dk, Bock W, Büchler M, Malfertheiner P. Interdigestive cycling in chroic pancreatitis: altered coordination among pan creatic secretion, motility and hormones. *Gastroenterology* 1995; 109: 224–230.

Suzuki A, Mizumoto A, Sarr MG, DiMagno EP. Bacterial lipase and high-fat diets in canine exocrine pancreatic insufficiency: a new therapy of steatorrhea? *Gastroenterology* 1997; 112:2048–2055.

Tran TMD, Van der Neucker A, Hendricks JE *et al.* Effects of a proton-pump inhibitor in cystic fibrosis. *Acta Paediatr* 1998; 87:553–558.

36 囊性纤维化患者营养不良的治疗：获得良好结果的处理手段

Luisa Guarner

概　　述

囊性纤维化(cyst fibrosis,CF)是白色人种中最常见的遗传性疾病。1989年其致病基因在第7号染色体上被发现。导致CF的致病基因编码外分泌腺体的细胞膜传导通路的调节因子，称之为囊性纤维化跨膜调节因子(CFTR)基因。这一基因由27个外显子组成,并且其1 000多种变异导致了至今已经发现的不同疾病种类。CF是一种常染色体的隐性遗传病,其发病率在白色人种中约占出生人口的1/2 500。最近的数据表明西班牙裔中其发病率是1/5 300。

典型的囊性纤维化

1998年囊性纤维化协作组颁布了典型的囊性纤维化的标准，并且包括了一项或多项特征性的临床表现(慢性窦肺性疾病,胃肠道及营养不良,盐丢失综合征Salt-loss Syndrome，及由于先天性双侧输精管缺失导致的阻塞性无精子症)，亲属中有CF的病史,或新生儿筛查阳性再加上实验室检查发现CFTR异常的表现(汗中氯浓度增高,引起CF的CFTR基因的明显变异,或鼻黏膜上皮异常)。

较小的变异会导致非典型的CF病例,临床表现为孤立的先天性双侧输精管缺失导致的无精子症,严重的肺部疾患(播散性支气管炎,弥漫性细支气管炎,肺曲霉病),及其他消化系统疾病例如硬化性胆管炎及慢性胰腺炎。许多研究报道CFTR变异率在慢性原发性胰腺炎患者中为30%~37%,在慢性酒精性胰腺炎患者中为0~10%。CFTR发生两个变异其胰腺炎的发生危险比正常人群高许多，并且如果同时伴发丝氨酸蛋白酶抑制因子Kazla 1型(SPINK1)基因的突变其发生率明显增加。

营养不良

近二十年来典型CF患者的生存期明显延长。其原因主要归功于对呼吸系统并发症及营养不良治疗的改进。由于应用抗生素治疗肺部感染者已治疗措施的实施,改善了患者的肺部功能,特别是当患者出现金黄色葡萄球菌、流感嗜血杆菌或铜绿假单胞菌细菌移位时,更建议早期进行抗生素治疗。

营养不良会直接损害患者的预后。我们知道,良好的营养会降低肺部感染的几率且改善生活质量。导致营养不良的原因是多因素的，尽管胰腺功能不良被认为是基本因素。CF患者中能量的需求和热量的摄取失衡。此外,已经明确能量需求的增加主要是由于肺部疾病。另一方面,热量摄取的减低主要是由于胰腺功能不良及肠道对养料的通透性下降导致的吸收和消化功能障碍,同时对有些患者来说,也可能是由于医生建议、恶心、食道反流或肝功能受累而导致的节制饮食。

随着患者症状的不同,营养不良的形式多样,从脂肪储备的减少直至严重的蛋白缺乏。这些患者营养支持的目的是建立营养的正平衡，将丢失减至最低同时改善营养的摄取。

胰腺功能不良

基因表型与胰腺功能不良之间有良好的相关。

因此，两次严重的突变会引起大多数患者胰腺功能不良，一或两次轻微的基因型突变对大多数患者来说会保留胰腺的功能。

近来的研究发现,CF的发生率在成年人中增多，其原因不仅是因为幼年时就确诊的患者生存期延长，也是因为对此病更好的认识使得对成年病例诊断的增多。80%~90%的幼年时确诊CF的患者患有胰腺功能不良。然而,对于成年后确诊的患者其发生率降至16%。在儿童时期,营养的改善保障了生长发育的需要,降低了肺部感染,而且总的来说,延长了此类患者的生存期。这就是为什么在儿童时期治疗胰腺功能不良的重要原因。

治疗胰腺功能不良的根本在于，在进食时补充胰酶。淀粉酶和胰蛋白酶的缺失主要由患者自身的代谢来代偿;此外,外源性补充这些酶的商业途径也很稳定,这些制剂来源于猪的胰腺。然而,脂肪酶的作用很难被代偿。唾液及胃液中几乎没有脂肪酶而猪的脂肪酶经过胃液及十二指肠液的代谢后发生不可逆的失活,就像人的脂肪酶发生的情况一样。经证实,猪脂肪酶在小肠中被蛋白酶水解。

CF患者碳酸氢盐的产生明显降低。CFTR蛋白表达于近段导管上皮的细胞膜顶端,主要调节氯离子通道，同时有证据显示改变CFTR的结构会影响其他通道的功能,如碳酸氢盐通道。实际上,所有CF患者无论胰腺功能如何都存在胰腺分泌碳酸氢盐的减少。

近来,一些酶制剂是制备成微粒(<1.2mm),有利于同食物一起通过胃排空进入肠道。这些微粒外被肠溶膜，当溶液的pH值高于5.5时释放出里面的酶。这一措施保证了酶的功能,但是正如前述,许多CF患者由于碳酸氢盐的分泌降低其十二指肠液的pH仍然呈酸性,同时这也揭示了十二指肠及上段空肠酶分泌减少的原因，这些部位正是营养吸收的位置。因此,这些酶的释放延迟会导致肠内消化不良。

由于这些限制所致,当脂肪泻非常严重时,胰酶的治疗可减轻但不能消除脂肪泻的发生。此时不难理解为了改善患者的营养状况，特别是儿童CF患者,每一餐酶的用量都在增加的原因;这一情况直至1994年,第一例结肠纤维化患者确诊时。

结肠纤维化

对CF来说结肠纤维化被认为是医源性疾病。自1994年来,全球共汇报了80余例,虽然近来有数例成年严重病例的报告,其主要还是局限于儿童病例。

这一并发症的临床表现为持续性腹痛同时伴随肠梗阻,极少情况下,伴随血便或乳糜性腹水。超声检查显示长度不同的结肠狭窄，偶伴结肠全长或波及末端小肠。手术标本的病理学检查显示结肠肠管的外径正常而内径狭窄，其原因是固有层及黏膜下层过度纤维化，黏膜基层消失且有慢性炎性细胞浸润(表36.1)。既无肉芽肿也不发生瘘,或黏膜裂隙这些见于克罗恩病的表现。

表 36.1　结肠纤维化的特征

临床表现:持续性腹痛
超声检查:显示长度不同的结肠狭窄
病理检查:
黏膜下层过度纤维化
黏膜基层消失
固有层慢性炎性细胞浸润
治疗:手术

首先，应考虑其他致病因素，如胎便梗阻的历史、手术史、激素治疗史,因胰腺功能不良而过量酶治疗,或这些胶囊的肠溶膜的直接毒性作用。

在一项1990年至1994年间进行的对照实验，FitzSimmons及其同事收集了美国114个CF疾病中心的数据;29例患者确诊为结肠纤维化（全部接受手术治疗）,105例伴胰腺功能不良但无结肠疾病的CF患者作为对照。研究证实结肠纤维化患者中酶的用量比对照的高2.6倍。确诊前12个月结肠纤维化患者脂肪酶的平均用量是50 046U/kg体重每天(相当于12 512U/kg每餐)而对照组为18 985U/kg体重每天(相当于4 746U/kg每餐),并且脂肪酶的剂量与结肠纤维化的发生密切相关。这一结果得到其他国家的证实。

胰腺功能不良的治疗

虽然根据1995年美国囊性纤维化基金委员会推荐治疗,消化酶的治疗也应个体化。总的说来,这些建议基于对脂肪酶的限制，其建议为2 000~4 000U每120mL配方奶或母乳,4岁之后每餐500U/kg体重。加餐时剂量减半。成人剂量参考4岁之后的剂量并应考虑体重及成人的饮食中脂肪的含量比值低于儿童的饮食。此外,重要的是应记住脂肪酶的剂量永远不要超过每餐2 500U/kg体重,从而避免结肠纤维化的发生。

关于脂肪酶的需要,Steven及其同事报道高于每餐6 000 U/kg体重的儿童都减至2 000U。观察患者的临床改变及营养状况随访超过1年时间。脂肪酶剂量的减少未改变身高和体重，证实高剂量的脂肪酶对营养和发育并不是必需的。

另一重要的问题是并无研究证实不伴有胰腺功能不良的CF患者应用胰酶治疗有益处,所以此时的治疗是不正确的。

随 访

按照临床和生化反应调整消化酶的用量，如果需要(小于之前所述的极限量)增加剂量。随访时评估不适或腹胀是否消失排便次数的减少,以及儿童、青春期患者体重和身高的增长。生化的控制指标是营养参数(如白蛋白)及粪便中的脂肪(用来计算脂肪的吸收)。

表36.2 治疗失败的原因

治疗的依从性差
肠腔内pH低
合并其他疾病
细菌增生
寄生虫感染
炎性肠病
腹腔内疾病

应当从治疗失败的病例中除外其他因素（见表36.2)。首先要保证治疗的依从性,尤其是对于青春期乐于减肥的患者。有些时候,正如前面所述,十二指肠内酸的增多会阻碍酶制剂的释放。这些患者可通过服用质子泵抑制剂来得到治疗。最后,其他一些疾病也可以导致乳糜泻,并且这些也有可能与CF相关,按其重要程度可排列为:细菌增生,寄生虫感染(兰氏贾第鞭毛虫),炎性肠病(特别是克罗恩病),或腹腔内疾病。一旦怀疑有上述疾病,可分别用下列试验予以明确：葡萄糖呼气测定试验（glucose breath test),粪便找寄生虫,肠镜并取活检。

为确保患者营养状况,应保证他们每日饮食所需量的120%~150%,其中脂肪供能占30%~40%。应定期检查评估血脂溶性维生素,主要是A和E的量,必要时增加维生素的摄入。对于严重营养不良的病例,建议增加或替代性肠内营养治疗同时增加胰酶的用量。

（高嵩 译　杨尹默 校）

推荐读物

Bansi DS,Price A,Rusell C,Sarner M.Fibrosing colonopathy in an adult owing to over use of pancreatic enzymes supplements. *Gut* 2000;46:283–285.

Borowitz DS,Grand RG,Durie PR. Use of pancreatic enzyme supplements for patients with cystic fibrosis in the context of fibrosing colonopathy.Consensus Committee. *J Pediatr* 1995;127:681–684.

Chacravarti A,Buchwald M,Tsui LC. Identification of the cystic fibrosis gene: genetic analysis. *Science* 1989;245:1073–1080.

Cohn JA,Friedman KJ,Noone PG,Knowles MR,Silverman LM,Jowell PS. Relation between mutations of the cystic fibrosis gene and idiophatic pancreatitis. *N Engl J Med* 1998;339:653–658.

FitzSimmons SC,Burkhart GA,Borovitz D et al. High-dose pancreatic enzyme supplements and fibrosing colonopathy in children with cystic fibrosis. *N Engl J Med* 1997;336:1283–1289.

Guarner L,Rodriguez R,Guarner F,Malagelada J-R.Fate of oral enzymes in pancreatic insufficiency. *Gut* 1993;34:708–712.

Jackson R,Pencharz PB.Cystic fibrosis. *Best Pract Res C lin Gastroenterol* 2003;17:213–235.

Kerem B,Rommens JM,Buchanan JA *et al.* Relation of thickening of colon wall to pancreatic-enzyme treatment in cystic fibrosis. *Lancet* 1995;345:752–756.

Malats N,Casals T,Porta M,Guarner L,Estivill X,Real FX for the PANKRAS II Study Group. Cystic fibrosis transmembrane regulator(CFTR) △F508 mutation and 5T allele in patients with chronic pancreatitis and exocrine pancreatic cancer. *Gut* 2000;48:70–74.

Modolell I,Alvarez A,Guarner L,De Gracia J,Malagelada J-R. Gastrointestinal,Liver,and pancreatic involvement in adult patients with cystic fibrosis. *Pancreas* 2001;22:395–399.

Modolell I, Guarner L, Malagelada J-R. Digestive system involvement in cystic fibrosis. *Panceatology* 2002;2:12–16.

Noone PG,Zhou Z,Silverman LM,Jowell PS,Knowles MR,Cohn JA.Cystic fibrosis gene mutations and pancreatitis risk: relation to epithelial ion transport and trypsin in hibitor gene mutations. *Gastroenterology* 2001;121:1310–1319.

Ockenga J,Stuhrmann M,Ballmann M *et al.* Muta tions of the cystic fibrosis gene, but not cationic trypsinogen gene,are associated with recurrent or chronic idiopathic pancreatitis. *Am J Gastroenterol* 2000;95:2061–2067.

Powell CJ. Colonic toxicity from pancreatins: a contemporary safety issue. *Lancet* 1999;353:911–915.

Ratjen F, Döring G. Cystic fibrosis. Lancet 2003;361:681–689.

Rosenstein BJ, Cutting GR for the Cystic Fibrosis Foundation Consensus Panel. The diagnosis of cystic fibrosis: a consensus statement. *J Pediatr* 1998;132:589–595.

Sharer N, Schwarz M, Malone G *et al.* Mutations of the cystic fibrosis gene in patients with chronic pancreatitis. *N Engl J Med* 1998;339:645–652.

Smyth RL, Van Velzen D, Smyth AR, Lloyd DA, Heaf DP. Strictures of ascending colon in cystic fibrosis and highstrength pancreatic enzymes. *Lancet* 1994;343:85–86.

Smyth RL, Ashby D, O'Hea U *et al.* Fibrosing colonopathy in cystic fibrosis: results of a case control study. *Lancet* 1995; 346:1247–1251.

Stevens JC, Maguiness KM, Hollingsworth J, Heilman DK, Chong SKF. Pancreastic enzyme supplementation in cystic fibrosis patients before and after fibrosing colonopathy. *J Pediatr Gastroenterol Nutr* 1998;26:80–84.

Suarez L, Maiz L, Escobar H. Fibrosis quistica. Tratamientoy pronostico. In: S Navarro, M Perez-Mateo, L Guarner (eds) *Tratado de Pancres Exocrino.* Barcelona: J & C Ediciones Medicas, 2002:476–483.

Thiruvengadam R, Di Magno EP. Inactivation of human lipase by proteases. *Am J Physiol* 1988;18:G476–G481.

37 与胃肠手术、糖尿病、AIDS相关的胰腺外分泌功能不全的治疗

Julio Iglesias-García

胃肠术后胰腺的外分泌功能

胃的重要功能除了分泌胃蛋白酶和胃酸进行消化以外，还可以为十二指肠提供足够小的营养物质颗粒(<2mm)，帮助胰胆分泌物和十二指肠内的消化酶以适宜的速度对食物进行消化，并促进消化产物的吸收。胃排空受胃底扩张、胃窦收缩和幽门活动的控制。这些功能主要受两个反射弧的调节：胃底前反射(在胃窦内食糜的刺激下胃底扩张)和十二指肠–胃反射(在十二指肠内食糜刺激下，胃底反射性的舒张，抑制胃窦运动)。只有当营养物质颗粒小于2mm时，它们才能顺利地通过幽门，逐渐缓慢地进入十二指肠，使胰腺分泌物的消化功能得以发挥。胰腺分泌物是在胃底扩张（迷走神经刺激）和胆囊收缩素(CCK)(激素刺激)的刺激下分泌的。在十二指肠内的营养物质特别是脂肪的刺激下，十二指肠黏膜分泌CCK释放肽，后者刺激CCK的分泌(图37.1)。

胃、十二指肠和(或)胰腺术后解剖结构的变化导致的上述任何机制的改变都会影响消化过程。

胃全切术或胃部分切除术后消化生理学改变

胃全切或胃部分切除影响了胃的排空速率和营养物质颗粒的大小，从而削弱了胃对到达十二指肠的营养颗粒的控制。在以下情况下需进一步进行胃窦切除：

·胃底前反射丧失，阻碍对胃腔内食物的调节，削弱了迷走神经对胰腺的刺激。

·食物研磨功能丧失，导致营养物质颗粒过大，不易被胰、胆分泌物消化。

·幽门切除后，较大的营养物质颗粒排入小肠，不能被很好地消化。

·Billroth Ⅱ吻合术后，营养物质不通过十二指肠，大量CCK不能被刺激释放，减少了餐后胰腺分泌的激素刺激。

·Billroth Ⅱ吻合术后，营养物质和胰、胆分泌物排入空肠的时机不协调，故营养物质与消化酶不能得到充分的混合。

以上解释了在胃全切除或部分切除的患者中存在的继发性胰腺外分泌功能不全的发生机制。在外

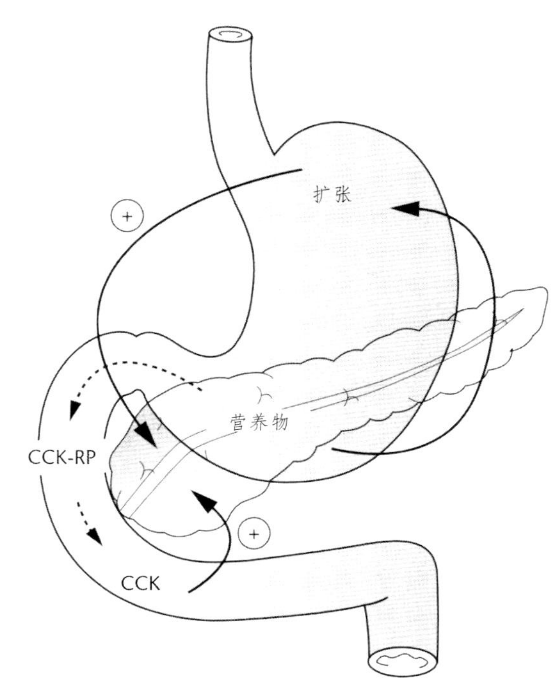

图37.1 餐后胰腺外分泌功能的调控机制。CCK，胆囊收缩素；CCK–RP，胆囊收缩素释放肽。

表 37.1　文献中记录的胰腺外科手术后患者脂肪泻出现频率

手术术式	术前脂肪泻出现频率	术后脂肪泻出现频率
胰头十二指肠切除术(Whipple)	5	55
保留幽门的胰头十二指肠切除术	4	64
远端切除(40% ~80%)	3	19
远端切除(80% ~95%)	9	38
胰空肠吻合术	19	33

源刺激下胰腺分泌仍然明显下降（用静脉内胰泌素和蛙皮缩胆囊肽刺激），与术前相比，酶和碳酸氢根分泌下降了74%~92%。这些证据证明在去神经支配术后可能继发出现一个原发的术后胰腺分泌功能不全。所有这些改变解释了胃切除术后的患者出现的消化不良问题。

胰头十二指肠切除术后消化生理学改变

胃大部切除术后，除了上述改变以外，十二指肠的切除阻碍了餐后正常的CCK分泌，即使空肠内营养物质可以刺激胰腺分泌，这种分泌物的餐后刺激仍是减少的。十二指肠切除破坏了胃排空的良好调控机制，消除了对胆胰分泌物的刺激，并严重影响到营养颗粒与消化酶的混合。在消化道的远端，也就是消化以及营养吸收的部位，营养物质与消化酶混合的不充分削弱了肠道对营养物质消化和吸收。

胰头切除后腺体分泌的减少更为突出。然而，保留幽门的胰头十二指肠切除术保留了胃底前反射的完整以及迷走神经介导的胰腺外分泌功能。胃窦对食物团块的研磨以及幽门对大食物团块的过滤功能也同样被保留了下来。即使这样，接受此术式的患者中仍有64%的患者出现消化不良和脂肪泻的症状（表37.1）。

由于术后建立了一个额外的空肠上部通路，加上胃酸分泌的减少，加速了细菌过度增殖，这与胃部及胰十二指肠切除术后出现的消化不良也有关。

此外，回肠中营养物质对胰腺分泌的负反馈作用也是胃部及胰十二指肠切除术后出现消化不良的发病机制之一。综合上述几个机制，一定数量的营养物质到达回肠肠腔，可以激活收缩调节机制并抑制胰腺分泌，在这类患者中诱发消化不良。

胰腺远侧切除术以及其衍生术(胰空肠侧位吻合)后的消化生理学改变

切除远侧胰腺不影响胃十二指肠对胃排空、胆胰分泌，以及营养物与消化酶混合的调控。但是胰腺实质的减少导致腺体分泌能力的下降，理论上，下降的程度与切除的范围相关：腺体切除小于80%者，有20%的患者出现脂肪泻，但若切除范围大于80%，就会有大约40%的病例出现脂肪泻（表37.1）。

胰空肠侧位吻合术建立了一个胰腺–消化不同步的模型，没有腺体或消化道的切除。在这些病例中，尽管此术式没有改变胃十二指肠的生理机能，也没有切除胰腺，但是，胰腺分泌物直接进入空肠依然导致消化不良，有1/3的患者出现了脂肪泻。

胰腺以及胃肠术后胰腺功能的评价

对于术后的患者，采用整体方法评价其消化过程是非常重要的，以此来确定是否需要酶的替代治疗并控制其疗效。在这个意义上，优化荧光素–二月桂酸甘油酯试验（Pancreolauryl test）太过于敏感：几乎每一例胃全切除或部分切除的患者和所有的胰头十二指肠切除的患者都显示阳性结果。对这组术后患者进行直接试验，例如胰泌素–蛙皮缩胆囊肽试验（secretin-cerulein test），方法上存在一个重要的问题，即很难正确地放置探测器，而且缺少方法的标准化。这就是为什么对于这些患者来说粪便弹性蛋白酶量化测定是最好的选择。用van de Kamer标准方法测量或新式近红外光谱分析法进行粪便脂肪量化测定，也是比较满意的选择。我们的小组最近开发了一种呼吸试验，采用^{13}C标记的混合甘油三酯进行测定，与传统的粪便脂肪定量分析相比，在诊断慢性胰腺炎及胃肠术后的胰腺外分泌功能不全中显示了很好的灵敏性和特异性。这是一个很好的选择，并且在临床实践中易于进行。

胃肠术后和/或胰腺术后消化不良的治疗

粪便脂肪排出量大于15g/天的术后患者应使用口服胰酶治疗。当然对于只有轻微脂肪泻的患者除非合并有其他症状(体重下降，腹泻或消化不良症状)，也必须进行治疗。然而，对于亚临床症状的脂肪泻患者(<15g/天)是否需要进行治疗仍不清楚。以我们的经验，即便患者尚处于亚临床状态，营养不良可以进行性加重，基于营养不良的危险(脂溶性维生素，微量元素)而胰酶安全无危害故推荐使用替代治疗方法。因此，大多数经过胃全切除术、胃部分切除术、胰腺切除或侧位吻合术的患者都应该接受酶替代治疗。

对胃肠和/或胰腺术后的患者用不同胰酶进行治疗，一些研究对疗效进行了比较。对经典胰头十二指肠切除术(Whipple 术)后的患者，肠溶胰酶治疗可以有效减少脂肪泻的发生。但对于保留幽门或十二指肠的改良Whipple 术后患者效果较差。若胃保留完整，加用质子泵抑制剂可以有效提高疗效。有些患者在使用了适宜的替代治疗后仍然有脂肪泻的症状发生，怀疑这些患者中肠内容物的通过速度较快，用洛哌丁胺(loperamide)等一些延长肠内容物通过时间的药物治疗有效。治疗脂肪消化不良所需要的酶的剂量与慢性胰腺炎所需剂量差不多。重点是选择适量的口服胰酶使替代治疗达到最好的效果。经典方法是通过粪便脂肪定量分析，以及上述的一些诊断方法(van de Kamer 试验，近红外光谱分析)来控制替代治疗用量。其他的选择还包括应用混合甘油三酯的优化呼吸试验，这种方法在临床更容易应用。图37.2将此类患者的治疗方法总结成表。

糖尿病患者的胰腺外分泌功能

行使内分泌功能的胰腺组织与行使外分泌功能的胰腺组织无论是在生理上还是解剖上都是紧密相关的。外分泌组织的病理状态可以诱发内分泌功能的改变，反之亦然。糖尿病患者的胰腺通常较小，主要累及外分泌胰腺组织。青少年糖尿病患者的胰腺常发生萎缩和纤维化，胰腺脂肪浸润，腺泡细胞丢失。在胰岛素依赖的糖尿病(IDDM)患者中，外分泌腺体组织的改变更加明显。事实上，近50%的糖尿病患者有胰腺的纤维化，发生病理改变是对照组的两倍。

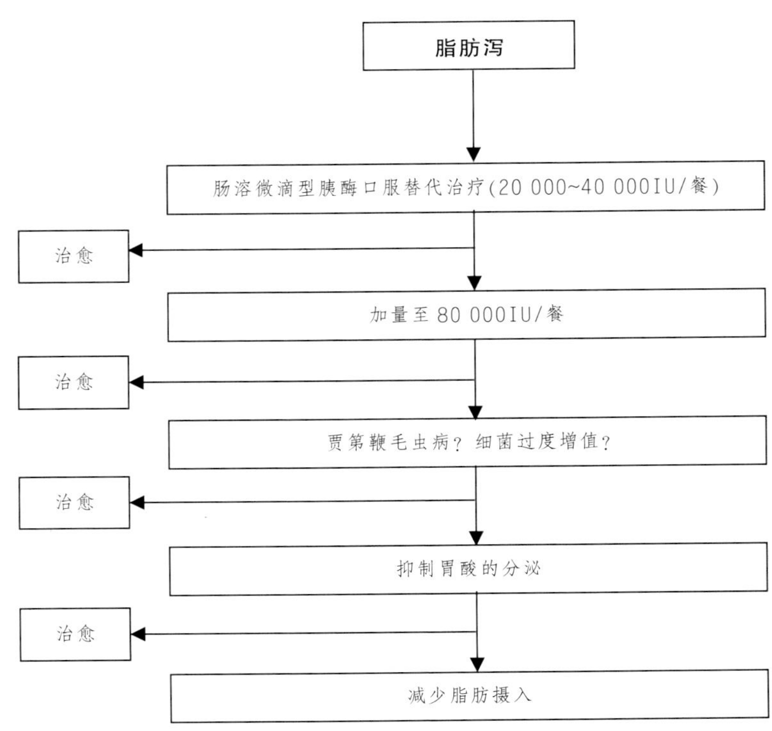

图37.2 胃切除和(或)胰十二指肠切除术后出现脂肪泻患者的治疗规程。

糖尿病患者胰腺外分泌功能的改变

一些研究论证了糖尿病患者胰腺功能的损伤。早期关于糖尿病患者的报告提出，在胰岛素依赖型糖尿病(IDDM)和非胰岛素依赖型糖尿病(NIDDM)中都发生了胰腺外分泌功能不全(表37.2)。通过胰泌素-蛙皮缩胆囊肽试验(secretin-cerulein test)进行外分泌分泌物分析，报告40%~80%病例显示有功能损伤。

粪便弹性蛋白酶-1试验等一些有效简单易行的胰腺功能检测的应用推动了进一步研究的发展。这些研究显示，两种类型糖尿病患者的粪便中弹性蛋白酶-1都是减少的，出现此结果的患者数量具有统计学意义。一项关于400多名糖尿病患者的调查(粪便弹性蛋白酶测定)显示59%的IDDM患者以及59%的NIDDM患者胰腺外分泌功能发生损害。规模最大的调查包括了536名糖尿病患者并设立对照，此调查显示11.8%的NIDDM患者粪便弹性蛋白酶-1水平低于100μg/g，对照组为3.8%。虽然这个检验方法对轻度的胰腺外分泌功能不全的敏感性不高，但约10%的患者出现粪便弹性蛋白酶水平的减低可认为是胰腺外分泌功能严重不足的特征表现。NIDDM患者中，胰腺外分泌功能不良的出现要少于IDDM患者，但仍远远高出对照组。

糖尿病外分泌功能紊乱的病生理机制

一些假说可以解释上述发现，其中最重要的几点列举如下：

·胰岛素分泌不足可以导致腺体的萎缩。

·胰岛激素对外分泌组织有调节功能，这种功能在糖尿病患者中可能受到损害。

·自主神经病变会损害肠生理反射，诱发胰腺功能不全。

·糖尿病微血管病变导致缺血损伤，引起胰腺纤维化，外分泌腺萎缩。

即便有这么多的假说，但这些仍不能很充分地解释糖尿病患者出现的胰腺病理改变。

其他的理论还包括自身免疫(存在外分泌组织的抑制性自身抗体)或者病毒感染导致的胰腺结构破坏。所有这些假说仍在争论中，现在还不能确定一个准确的机制来说明糖尿病相关的胰腺外分泌功能紊乱的病理机制。

糖尿病患者胰腺外分泌功能不全的治疗

胰腺外分泌功能不全得糖尿病患者，他们的临床范围变化很大。由于对不同的营养物质吸收的异常及变化，患者经常很难控制好血糖水平，糖化血红蛋白的值很高，需要不断调整胰岛素用量。严重的糖尿病酮症酸中毒或低血糖昏迷被认为与胰腺的外分泌功能不全相关。但是，在其他病例中也可以找到脂肪泻伴腹泻以及病理性脂肪便、体重下降这些的典型临床描述，以及一些与营养不良相关的其他临床表现。

用于研究和评价糖尿病患者胰腺功能的方法与

表37.2　糖尿病患者胰腺外分泌功能损伤

研究者	患者总数	胰腺功能不全的患者(%)	试验方法
IDDM			
Frier(1976)	20	80	胰泌素－CCK
Lankisch 等(1982年)	53	43	胰泌素－CCK
Hardt(2001年)	114*	57	粪便弹性蛋白酶
Rathmann(2001年)	112	26	粪便弹性蛋白酶
NIDDM			
Hardt(2000年)	114*	35	粪便弹性蛋白酶
Icks(2001年)	554	12	粪便弹性蛋白酶

CCK：胆囊收缩素；IDDM，胰岛素依赖型糖尿病；NIDDM，非胰岛素依赖型糖尿病；

*包括IDDM和NIDDM。

用于慢性胰腺炎、胃肠和胰腺术后患者的没有什么区别。可以通过检测粪便中的胰酶来评估胰腺的功能,主要是通过胰弹力蛋白酶,因为它在肠腔内很稳定,在粪便中的浓度是胰腺分泌液中的5倍。酶的浓度是用酶联免疫吸收剂分析(ELISA)来测定的,但对于通过肠道的一些可能未被激活的酶是检测不出来的,这是此方法的一个缺陷。这个检测方法诊断胰腺功能不全的精确性要高于粪便糜蛋白酶检测。由于这种方法的有效性和无创性,它被认为是用于检测糖尿病患者胰腺功能不全的最好选择。然而必须考虑到,粪便弹性蛋白酶测定还没有被确定应用于糖尿病患者中。粪便脂肪定量分析对于诊断脂肪泻仍然很重要,因为它使精确控制口服胰酶替代治疗成为可能。如上所述,用^{13}C标记的混合甘油三酯进行的优化呼吸试验是另一个选择,可以迅速、精确地评价胰腺的外分泌功能,且安全无创,在控制替代治疗方面得到应用。

口服胰酶的用法在这一组患者与治疗继发于慢性胰腺炎的胰腺分泌不足者大致相同。

基于前面所述,用口服胰酶治疗确定有胰腺外分泌不足的糖尿病患者会使体重增加并调节营养状态恢复正常,使机体对血糖稳态有更好的控制调节。在年轻的患者,还可以调节全身发育恢复正常。但是,不论胰腺功能,在所有的糖尿病患者中进行酶补充治疗尚没有资料支持。对怀疑合并有胰腺外分泌功能不全的糖尿病患者,最小限度的病情检查来排除腹泻的其他的原因是非常重要的。

AIDS患者的胰腺外分泌功能

据报道,在有临床症状的人免疫缺陷病毒(HIV)感染的患者中,无论成人或儿童,都存在小肠营养物质吸收不良。这些患者的小肠黏膜被破坏,常出现绒毛萎缩和隐窝肥大。虽然这些可以部分解释吸收不良综合征,但小肠黏膜的形态学改变仍不足以解释HIV感染患者出现的严重的吸收不良,胰腺外分泌功能与之相关,胰腺以某种方式参与其中。一项对HIV感染的儿童尸检研究显示,在没有明显胰腺疾病临床表现的病例中,85%存在胰腺的异常,提示在HIV综合征中存在原发的胰腺疾病。功能检查证明在HIV感染患者中胰腺异常有很高的发生率。尚没有文章评价HIV感染患者的胰腺功能以及脂肪吸收。一些研究使用N-苯甲酰-L-酪氨酰-对氨基苯甲酸(BT-PABA)试验,显示有10%的患者有轻度的胰腺外分泌功能不全。最新的一些研究用更灵敏的试验方法对胰腺功能进行评估,例如粪便弹性蛋白酶浓度。其中有一项包括35例患者的研究显示,至少一半的HIV感染的患者有一定程度的胰腺功能不全。总的来说,脂肪泻的发生率在HIV感染的儿童已达到26%,在成人高达71%。整体上看,因胰腺功能不全导致的脂肪泻不低于30%。但是HIV感染者发生脂肪泻的病因是多因素的;实际上,小肠吸收不良是脂肪泻的一个决定性因素。因此,一些患者脂肪吸收不良主要的主要原因在于小肠;但是这些患者可能已经继发有胰腺功能不全从而加重了消化不良。

因为HIV感染患者消化不良的病因不清,所以很难确定哪种方法是评估他们胰腺外分泌功能的最好方法。实际上,仅有少量关于在这类患者常规应用PABA和粪便弹性蛋白酶试验进行功能测试的资料。评估粪便脂肪定量或用混合甘油三酯进行的呼吸试验是很有用的,唯一的问题是结果会因小肠黏膜的破坏而发生改变。

用于治疗HIV感染者的口服胰酶与治疗其他类型的胰腺分泌不全的病例差不多。口服胰酶支持治疗可以减轻甚至治愈HIV感染者的脂肪吸收不良。一项已经发表的研究证明,在治疗过程中,脂肪值减少量有统计学意义。最近证实,脂肪泻的严重程度和支持治疗后对脂肪吸收的改善程度与HIV感染病情的严重程度相关。也就是说,临床情况越差,脂肪泻越严重,胰酶治疗后脂肪吸收改善得越好。替代治疗不仅对胰腺功能不全者有效,口服胰酶也可以调整小肠环境,例如,直接抑制细菌过度增生,促进小肠吸收。

对于由消化不良引起的其他症状,胰酶支持治疗可以减少粪便脂肪丢失,但只有少数的腹泻病例被治愈。因此,胰腺支持治疗可能对减少粪便脂肪丢失有效,但对于腹泻只有少数可以治愈。

最后一定要记住,新型高活性抗逆转录酶病毒治疗可以有效地恢复HIV感染患者的小肠功能,会改变对这类患者的处理,在这种情况下胰酶治疗的效果需要被重新评定。

(张隽 译 杨尹默 校)

推荐读物

Bruno MJ, Borm JJJ, Hoek FJ et al.Comparative effects of enteric-coated pancreatin microsphere therapy after conventional and pylorus-preserving pancreatoduo-denectomy. *Br J Surg* 1997;84:952–956.

Büchler M,Malfertheiner P,Glasbrenner B,Friess H,Beger H. Secondary pancreatic insufficiency following partial and total gastrectomy. *Nutrition* 1988;4:314–316.

Caroccio A,Di Prima L,Di Grigoli C *et al.* Exocrine pancreatic function and fat malabsorption in human immunodeficiency virus-infected patients. *Scand J Gastroenterol* 1999;34:729–734.

Caroccio A,Guarino A,Zuin G *et al.* Efficacy of oral pancreatic enzyme therapy for the treatment of fat malbsorption in HIV-infected patients. *Aliment Pharmacol Ther* 2001;15:1619–1625.

Frier BM,Saunders JHB,Wormsley KG,Bouchier IAD.Exocrine pancreatic function in juvenile-onset diabetes mellitus.*Gut* 1976;17:685–691.

Fries H,Böhm J,Müller MW *et al.* Maldigestion after total gastrectomy is associated with pancreatic insufficiency. *Am J Gastroenterol* 1996;91:341–347.

Gröger G,Layer P. Exocrine pancreatic function in diabetes mellitus. *Eur J Gastroenterol Hepatol* 1995;7:740–746.

Hardt PD,Krauss A,Btetz L *et al.* Pancreatic exocrine function in patients with type 1 and type 2 diabetes mellitus. *Acta Diabetol* 2000;37:105–110.

Icks A,Haastert B,Giani G,Rathmann W. Low fecal elastase-1 in type 1 daibetes mellitus. *Z Gastroenterol* 2001;39:823–830.

Lankisch PG,Manthey G,Otto J,Taulicar M,Willms B,Creutzfeldt W. Exocrine pancreatic function in insulin- dependent diabetes mellitus. *Digestion* 1982;25:210–216.

Rathmann W,Haastert B,Icks A *et al.* Low fecal elastase 1 concentration in type 2 diabetes mellitus. *Scand J Gastroenterol* 2001;36:1056–1061.

38 慢性胰腺炎的手术适应证与手术时机

Werner Hartwig, Jens Werner, Markus W. Büchler, Waldemar Uhl

慢性胰腺炎是胰腺的良性炎症性病变，其特征为腺体进行性破坏与纤维化以及由此导致的内外分泌紊乱。慢性胰腺炎患者发病后20~25年内的病死率接近50%。其中约15%~20%的患者死于本病的相关并发症，其余大多数患者的死因为创伤、营养不良、感染或大量吸烟，这些因素在慢性酗酒者中非常常见。

慢性胰腺炎的治疗并非主要依靠手术。然而，外科医生经常要面对许多希望通过外科治疗解除其病痛的就诊患者。慢性胰腺炎的突出症状为顽固性上腹痛，约85%以上的患者具有该症状。确诊后采用保守治疗的患者5年和10年中疼痛的发生率分别为85%与55%，且疼痛无法用止痛药缓解。慢性胰腺炎的其他临床表现主要与内外分泌功能不全有关。慢性胰腺炎患者发病10~20年内将会出现胰腺外分泌腺功能不全，表现为脂肪泻、吸收不良、体重减轻以及此后出现的恶液质。由于胰岛抗损伤能力较强，胰岛素依赖或非胰岛素依赖型糖尿病等内分泌功能不全的表现出现较晚。此外，慢性胰腺炎常出现胰周邻近器官的并发症。这些并发症源于胰腺假性囊肿或胰腺炎性包块，胰腺炎性包块常位于胰头，可以导致门静脉或脾静脉受压、十二指肠梗阻、胆总管狭窄以及主胰管梗阻。

慢性胰腺炎患者的充分治疗需要内科医生、胃肠病学家以及外科医生多学科参与。本章目的是明确在慢性胰腺炎治疗过程中，内科医生或胃肠病专家应该在何时或在何种情况下将患者转诊于外科医生以获得最佳治疗效果。慢性胰腺炎的外科治疗方法也将进行相应的介绍。

手术适应证

慢性胰腺炎的治疗主要归属于内科医生与胃肠病学家，其治疗主要针对严重腹痛。然而，众所周知50%的慢性胰腺炎患者最终需要外科治疗，这是因为药物保守治疗不能阻止疼痛进展，也不能阻止内外分泌功能不全或者慢性胰腺炎相关并发症的出现。所以当药物治疗失败后，许多患者终将求治于外科。此时，患者经常会存在麻醉药成瘾，同时，一般情况以及营养状况恶化。有文献报道，外科治疗可以延缓慢性胰腺炎的进展，推迟以内外分泌功能不全为特点的胰腺“衰竭”的出现。由于胰腺手术并发症的发生率与死亡率在近十年来已明显下降，“等待胰腺最终衰竭”的治疗理念虽在某些病例中可能会使患者疼痛减轻，但已不再是理想的治疗模式。因此，慢性胰腺炎的治疗应涵盖多个学科才能使保守治疗、内镜治疗、介入治疗以及外科治疗效果最优化。

慢性胰腺炎的外科治疗主要针对以下目标：

·缓解疼痛；

表 38.1　慢性胰腺炎的手术适应证

顽固性疼痛
纤维化/胰腺包块作用于胰腺邻近组织引起的并发症
胰管狭窄
胆道狭窄
十二指肠梗阻
脾静脉或门静脉梗阻
结肠梗阻
胰腺假性囊肿引起的并发症
持续存在或症状明显的胰腺假性囊肿
胰源性腹水和/或胸膜腔积液
胰瘘
可疑胰腺癌

·治疗局部并发症；

·保存或改善胰腺的内外分泌功能。

慢性胰腺炎的手术适应证见表38.1，并将在下文中详加讨论。外科手术方法及其远期疗效(这在治疗策略的评价中极其重要）也将相应地予以介绍。

疼痛

剧烈腹痛是慢性胰腺炎的主要临床症状，并且是外科治疗的一项重要指征。疼痛严重影响患者的生活质量,导致止痛药成瘾,并使患者因恐惧进食而致营养不良。尽管基于病理形态学发现提出了许多假说，但慢性胰腺炎疼痛的确切发生机制仍不是很清楚。不过其中两种假说有一定说服力。第一种假说为导管压力-疼痛假说，该假说认为由于胰管远端受压迫或狭窄引起导管内以及实质内压力增高从而引发疼痛。第二种假说综合近年来分子生物学与遗传学研究的大量证据，提出持续的炎性病变引起胰腺神经改变。基于这些发病机制确立了两种手术干预方法:引流术和切除术。近来,慢性胰腺炎新的手术方法综合应用了引流与切除两种治疗原则。

疼痛顽固且药物治疗无效的患者接受外科治疗时应首先考虑引流术，以便能保存胰腺内外分泌功能。内镜逆行胰胆管造影(ERCP)或磁共振胰胆管成像(MRCP)检查明确胰管直径大于7mm者,内引流术可获得良好减压。该术式认为通过引流扩张的主胰管可降低胰管内及胰腺实质内压力，从而减轻疼痛。Puestow与Gillesby提出的胰管空肠侧侧吻合术以及Partington与Rochelle随后提出的改良术式被广泛认为是有效治疗慢性胰腺炎疼痛的第一种外科手段。该手术方法并发症发生率及死亡率非常低,同时又保存了胰腺内外分泌功能。然而,尽管短期疼痛缓解率高达80%~90%，术后5年疼痛缓解率却只有50%~60%。由于炎性包块常伴发胰腺神经病变以及胰腺邻近器官改变，可能使得主胰管长期充分引流效果大打折扣,并可能导致引流术失败,因此胰管空肠侧侧吻合术只适用于不伴有胰头炎性包块者。

存在腹痛但胰管并不扩张的慢性胰腺炎患者不适于行引流术。因为考虑疼痛是因胰腺炎性病变引起，针对这类患者在20世纪60年代开始进行胰腺切除术。早期采用远侧胰腺切除术,但疼痛缓解效果不佳。后来,采用胰腺远侧次全切除(切除95%的胰腺组织),缓解疼痛效果显著,但大多数患者出现了糖尿病。目前,胰尾处存在大的胰腺假性囊肿或者左侧胰腺有明显的炎性包块者，才是胰腺左侧切除术后效果良好的唯一手术适应证。

许多年来，在伴有胰头并发症的患者中经典Whipple手术(胰十二指肠切除术)一直是标准术式，该术式首先于1909年由Walter Kausch成功施行,其后由 Allen Oldfather Whipple再次提出并进一步改进。尽管Whipple手术疼痛缓解率可达85%,但其远期疗效尤其是生活质量方面却很差。广泛切除胰腺炎症未累及的器官(胃的远侧部分、十二指肠、上段空肠以及肝外胆管)可引起术后消化功能障碍,包括倾倒综合征、腹泻、消化性溃疡以及消化不良。保留幽门的胰十二指肠切除术保存了胃、幽门以及十二指肠第一段,故可以预防胃倾倒综合征、胆汁反流和边缘溃疡等并发症，从而使患者术后有更高的生活质量。然而,该手术在30%~50%的患者中可引起术后胃排空延缓。应该牢记,经典的Whipple术与保留

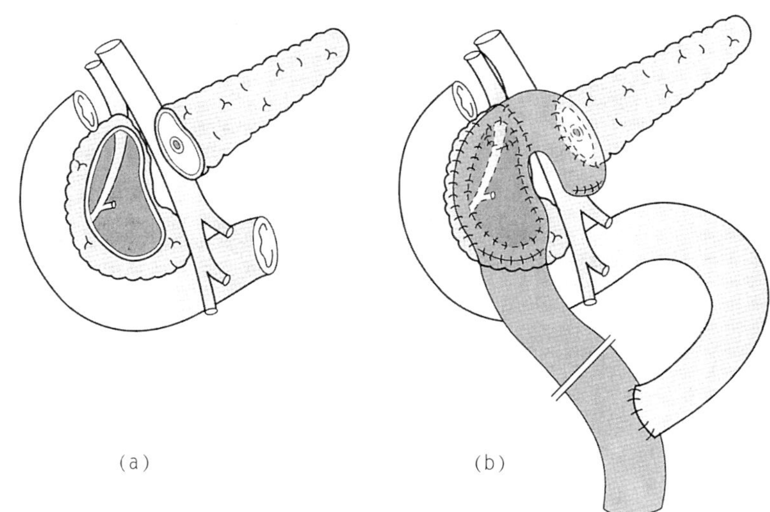

图38.1　Beger提出的保留十二指肠的胰头切除术。(a) 切除慢性炎性胰头之后。(b) 具有两处吻合口的空肠Roux-Y肠袢消化道重建后:(i) 端侧胰十二指肠吻合和(ii)侧侧胰空肠吻合。

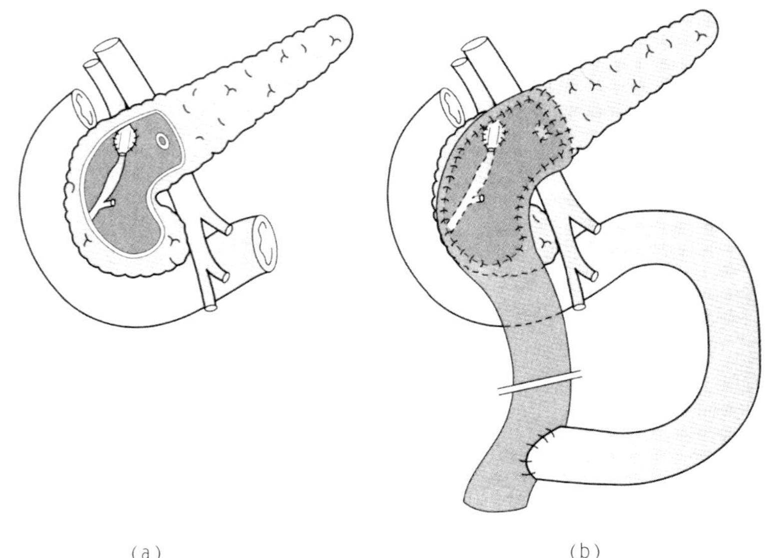

图38.2 Bern提出的保留十二指肠的胰头切除术。(a)切除慢性炎性胰头后，未于胰颈部切断胰腺。(b)利用空肠Roux-Y袢行胰空肠(包括胆管)侧侧吻合重建后。

幽门的胰十二指肠切除术起先都是为治疗恶性疾病而设计的，近些年来已经推出了更适于治疗慢性胰腺炎的手术方式。

考虑到目前治疗慢性胰腺炎手术方法的缺点，Beger等人于1972年提出保留十二指肠的胰头切除术(图38.1)。该手术次全切除胰头，同时保留胰体、胰尾、幽门、十二指肠以及肝外胆管，从而保存了上消化道正常的解剖结构，保证食物能正常通过胃及十二指肠。该手术目的只为处理增大的胰头，并同时保留了十二指肠以及其在消化调节与糖代谢中的重要作用。该手术适应证为顽固性腹痛患者伴发胰头炎性包块、胆总管梗阻、胰管梗阻和(或)胰后血管梗阻。对于经验丰富的外科医生来说，该术式手术并发症发生率及死亡率低(围手术期死亡率几乎为0)，远期疼痛缓解有效率(随访中位时间为5年)约80%，并且内分泌功能不全发生率低。

将引流术与保留器官胰腺切除术的手术原则结合起来，Frey和Smith提出了保留十二指肠胰头切除的改良术式：胰头局部切除，纵向胰空肠吻合术。该术式似乎与Beger手术类似。一项随机试验显示两种术式在以下方面疗效近似：疼痛缓解，邻近器官并发症控制，术后生活质量以及胰腺内外分泌功能的保存。唯一的区别在于Frey手术术后并发症发生率更低。因此，二者在治疗慢性胰腺炎方面是同样有效和安全的。

综合Beger手术和Frey手术的优点，Büchler与其同事提出一种改良术式。该术式切除胰头但并未在肠系膜上静脉前横断胰腺(图38.2)，仅在腺体背面保留一层薄的胰腺组织桥，从而将出血并发症降至最低，这对门脉高压患者是有益的。反之，在必要的情况下仍然可以实行胰头的彻底切除以及总胆管的切开。在左侧主胰管多处狭窄患者中，可以加用主胰管纵向切开，纵向胰空肠吻合重建术。该改良术式的远期疗效尚需前瞻性研究来评估。

胰管狭窄

根据胰管形态，ERCP或MRCP将慢性胰腺炎分为两大类：正常/小胰管(2~5mm)慢性胰腺炎与大胰管(>7mm)慢性胰腺炎。上文中已介绍了针对大胰管慢性胰腺炎的各种引流术。因为整个胰腺广泛纤维化与瘢痕形成，引流术并不适合小胰管慢性胰腺炎。这些患者应采用胰腺切除术。对于大多数患者来说，胰头处病变最为严重。外科治疗包括保留或不保留幽门的Whipple术或者各种保留十二指肠的胰头切除术。近年来，Izbicki及其同事提出一种手术方法，利用引流和局部切除原则来治疗小胰管慢性胰腺炎。具体术式为纵向V形切除腹侧胰腺，利用纵行胰空肠吻合术引流二级和三级胰管。该术式在一小部分患者中显示出良好的效果，但远期疗效还有待观察。

因壶腹部狭窄或胰管结石而致胰管梗阻的患者常接受内镜下经乳头支架放置术。很多报道提示，胰管内放置支架可以在大多数患者中缓解慢性胰腺炎所致疼痛，其他报道则显示疗效有限，有24%的患者放置支架后尚需手术治疗，另有报道则显示根本无效。但是，因为这些研究不是随机、前瞻或盲法的，所以尚缺乏有说服力数据。因此，慢性胰腺炎胰管长期放置支架应该在专门的医疗中心以及设定好的临床试验中进行。

胆道梗阻

胆道梗阻合并疼痛是慢性胰腺炎第二常见的手术适应证,进展期慢性胰腺炎患者中,有1/3以上出现此症状。与恶性疾病中胆总管突然截断不同,慢性胰腺炎的胆总管梗阻表现为长的逐渐变细的狭窄,并且常常累及其胰腺段。胆管梗阻常由胰头纤维化蔓延至胆管壁引起而非胰腺假性囊肿压迫所致。早期生化检测表现为碱性磷酸酶升高,后期出现黄疸。在疾病晚期,黄疸持续存在而非波动性或消失。这类患者易于患胆管炎,晚期可出现继发性胆汁性肝硬化。

内镜下经十二指肠乳头塑料支架引流术常作为胆总管狭窄伴黄疸患者的主要治疗方法,但该方法仅在不到30%的患者中可获成功。从长远来看,对于那些去除支架后狭窄持续存在的患者,手术治疗是必需的。因为在此良性疾病的长期病程中反复更换支架需多次住院以及可出现许多并发症。

伴有胆道梗阻的慢性胰腺炎手术治疗时必须同时解决胰管梗阻和胰头炎性病变与胆道梗阻这两个方面的问题。忽视胰管纤维性狭窄易使人陷入窘境,因为此时常对胰腺假性囊肿或被认为是胰管压迫原因的炎性包块施行减压术或切除术,而未同时施行胆总管引流术。在伴有胆道梗阻的慢性胰腺炎患者中,Beger提出的以及Büchler改良的保留十二指肠的胰头切除术非常适于处理胰头以及胆管的形态学改变。胆道空肠短路手术(例如胆管空肠Rouxen-Y吻合术)并不能获得长期的疼痛缓解,因为该术式并未切除引起疼痛的炎性病变。

十二指肠梗阻

慢性胰腺炎患者中约5%~10%会出现症状明显的十二指肠或胆道梗阻。Warshaw在一项58名患者的研究中发现,十二指肠梗阻几乎只出现于大胰管慢性胰腺炎患者中,而小胰管慢性胰腺炎患者中无十二指肠梗阻。此外,胰头处胰腺假性囊肿或纤维炎性病变直接播散也可引起十二指肠梗阻。十二指肠壁的纤维化以及可能的缺血性改变可导致不可逆的十二指肠狭窄,但相对罕见。更重要的是,必须通过内镜检查排除其他导致十二指肠狭窄的疾病,例如消化性溃疡。十二指肠狭窄的治疗立足于解除梗阻,可通过胰腺假囊肿的减压术或更为简单的方法如胃空肠吻合术。但是,十二指肠梗阻很少是慢性胰腺炎的孤立并发症,所以,胰头炎性包块或假性囊肿的切除术似乎在许多病例中是最佳的治疗方法。

脾静脉和/或门静脉梗阻

慢性胰腺炎患者中约7%~10%会出现门静脉或脾静脉的形态学改变。胰腺炎症、胰腺假囊肿或胰腺炎性包块会压迫门静脉或导致门静脉完全闭塞,从而引起门静脉血栓,形成门脉高压、胰周静脉海绵样变性以及出血性食道静脉曲张。尽管轻到中度门脉梗阻即需要行减压术(通常作为处理其他慢性胰腺炎机械性并发症手术的一部分),但如果血栓形成完全堵塞门脉,这种手术引起的出血会使人望而却步。因为可能术中出血,门静脉或肠系膜上静脉血栓形成伴门脉高压以及胰周静脉海绵样变使得胰腺手术非常困难,从而完全切除胰头变得非常危险而几乎不可能。一些外科医生认为门脉高压对于任何胰腺手术均应视为禁忌证。但是按照Büchler介绍的术式,切除胰头但保留胰腺背面组织则胰后扩张的血管的出血风险将会变得最小。

相反,脾静脉血栓形成并不是胰腺手术的禁忌证,因为这是一种“局部的门脉高压症”,仅造成胃底食道静脉曲张。在这部分患者中,脾切除术对于消除静脉曲张出血效果显著。

结肠梗阻

因胰腺炎性包块或胰腺假性囊肿导致的结肠梗阻是慢性胰腺炎罕见的并发症。这种梗阻类似于结肠癌所致的梗阻,但可通过结肠镜检查予以排除。Bradley在对34例伴有横结肠和结肠脾曲梗阻的慢性胰腺炎患者的研究中发现,当纤维化和缺血引起结肠壁不可逆改变和慢性梗阻时,治疗的唯一办法是局部切除受累结肠并行端端吻合术。在因胰腺假囊肿所致的结肠梗阻病例中,施行引流术会改善梗阻症状。

持续存在或症状明显的胰腺假性囊肿

胰腺假性囊肿是胰腺渗出物积聚被无上皮覆盖的肉芽组织纤维壁包裹所致。其在慢性胰腺炎患者中发病率约为10%~20%。部分胰腺假性囊肿没有明显症状并可自行吸收消失。进行性增大者、直径超过4~6cm者或症状明显的假囊肿如未及时治疗则有出血、破裂、感染或压迫邻近组织的可能。据推测胰腺假性囊肿破裂或囊内出血发生率约为5%~7%，并会相应引起腹膜炎或腹腔内或消化道出血。囊肿内的大出血常由脾动脉分支破裂引起，此时需急诊血管造影以及血管栓塞治疗，此后限期行切除术或出血点缝扎术。其相关并发症发病率与死亡率远高于择期手术者(胰腺假性囊肿死因40%~80%为出血)。因此，一般来说，症状明显的假性囊肿或假性囊肿直径大于4~6cm者应行择期手术治疗。

手术方法包括内引流术、外引流术和囊肿切除术。内引流术具体术式需根据囊肿部位而定。术式包括：囊肿胃吻合术、囊肿十二指肠吻合术以及Roux-en-Y囊肿空肠吻合术。对于囊肿位于胰尾者，在保留胰腺功能的前提下，远端胰腺切除术常是最好的选择。但是，单纯囊肿引流术或囊肿切除术并不能去除胰腺慢性炎症引起的形态学基础病变。因此，原有的胰管梗阻或持续疼痛仍需要附加引流术或切除术来解决。

内引流术或外引流术也可通过内镜方法或介入方法来实施。例如，经乳头放置支架或利用塑料支架建立经胃或十二指肠的内引流通道。这些方法可重复操作，甚至可在外科诊疗之前施行。在这些患者中囊肿的复发率较高并且有一定的危险。更重要的是，经内镜引流术的前提是假设囊肿与邻近肠道间存在粘连，而这种情况发生率只有40%。如果未形成这种炎性粘连，囊肿与肠引流部位的分离可导致高风险的活动性胰肠瘘发生。利用胰腺假性囊肿内留置引流管行外引流术，引流一周以上囊肿消失率约为70%。但是囊肿外引流术可导致反复感染或胰瘘发生。鉴于近来胰腺囊性肿瘤报道越来越多，这类介入治疗方法有可能引流临界性或恶性囊性肿瘤，而对于这类疾病来说根治性切除术可获得很好的长期生存率。因此，采用内引流或外引流技术时必须明确要引流的囊肿是假性囊肿而非囊性肿瘤。

胰源性腹水与胸腔积液

胰液可由破裂的胰管或假性囊肿流入腹腔，从而引起胰源性腹水，或者胰液进入胸膜腔引起胰胸膜瘘和胰源性胸腔积液。这两者虽较为罕见但均为慢性胰腺炎的严重并发症，如未积极治疗，死亡率高达20%。利用超声检查、腹腔或胸腔穿刺(穿刺液中淀粉酶及蛋白浓度增高）可以明确诊断，ERCP可确定瘘口位置。非手术疗法包括反复穿刺抽液、肠外营养以及使用奥曲肽抑制胰液分泌。治疗时间至少为2周，方有机会治愈患者。如果胰源性腹水持续存在，则需要内镜或手术治疗。如果ERCP可以精确确定瘘口位置，则经内镜支架放置术较手术为好。但是对于大多数患者来说，多采用无功能Roux-en-Y空肠袢与瘘口部位的吻合术、胰腺部分切除术或左侧胰腺切除术。

胰瘘

胰腺外瘘多发生于胰腺术后或经皮胰腺假性囊肿外引流术后，但在慢性胰腺炎自然病程中并不常见。如果胰腺术后皮肤瘘口处有清亮液体流出，且液体中淀粉酶浓度较高，则必须考虑到胰瘘可能。胰瘘流量每天可达1L。按照消化道外瘘的一般治疗措施处理，大多数胰瘘都能自行闭合。奥曲肽可以减少胰瘘引流量，但是并无充分证据表明奥曲肽可以加速胰瘘自行闭合。如果在胰液外漏起始处与十二指肠之间的胰管存在梗阻，则需行手术治疗以实现胰瘘愈合。通过空肠与胰液外漏起始处与空肠的Roux-en-Y吻合术、胰腺部分切除术并双侧吻合术或必要时的左半胰腺切除术，可以非常轻松地实现这一目的。

可疑恶性疾病

近来的有关报道进一步证实了先前的研究，即慢性胰腺炎确诊10年内与20年内胰腺癌的发生率分别为2%~3%和4%。即使应用现代影像技术，诸如计算机体层扫描(CT)、核磁共振(MRI)或超声内镜也难以术前排除癌的可能性，这使得慢性胰腺炎的诊治处于两难之地。ERCP结合刷取细胞学检查在一些病例中有一定价值，刷取细胞学检查的敏感性与特异性分别为20%~25%和100%。超过10mm的胰管的狭窄，如果不伴有侧支扩张，多提示存在恶性过程。胰腺病变处细针活检有一定假阴性率，因此所提供的信息有限，尤其是在需鉴别胰腺假性囊肿与胰腺囊性肿瘤之时。而且，细针穿刺有引发肿瘤播散的可能，因而备受争议。考虑到这些问题，在许多慢性胰腺炎前瞻性研究中约有5%~15%的患者因为怀疑胰腺癌肿或不能排除恶性可能而接受手术治疗。现在经过仔细的检查（包括全合一MRI)，95%的慢性胰腺炎病例的诊断应该是明确的，只有5%的患者有伴发癌症的风险。然而，外科医师必须提高警惕，因为胰腺假性囊肿或胰腺炎性包块可能与胰腺癌真假难辨。

手术时机

当慢性胰腺炎出现局部并发症时，手术时机多无争议。胰腺假性囊肿引起的并发症可以观察数周，这是因为胰腺假囊肿有自行吸收可能。除此之外，如果出现并发症或症状明显，应采取手术治疗。对于规划手术治疗，内镜或介入技术在术前必要的准备阶段有一定帮助，例如，因胆道梗阻而致的重度黄疸和胆管炎患者或者因(部分)门脉高压而致的曲张静脉出血患者的术前准备中。如果怀疑慢性炎症的胰腺中存在恶性病变，没有必要延迟手术治疗。然而，在其他许多慢性胰腺炎患者中，手术时机仍有争议。

慢性胰腺炎严重腹痛患者最佳手术时机仍无明缺结论。在慢性胰腺炎后期，当胰腺功能不全(胰腺耗竭)时疼痛可能会减轻。Ammann等人认为这种情况的中位出现时间为症状开始后4.5年。但是对于50%的慢性胰腺炎持续性剧烈疼痛患者来说这并不适用。尽管Lankisch等人也证实一定时间后疼痛可以明显缓解，但随访10年后仍有50%以上的患者存在严重疼痛。尽管出现胰腺外分泌功能不全需要行胰酶替代治疗，54%的酗酒者与73%的非酗酒者仍有腹痛，并且随着外分泌功能不全的加重，疼痛无明显缓解。相反，针对胰腺炎性包块或胰管扩张施行手术后，许多患者可获得疼痛长期缓解。近来一项长期前瞻性研究发现(术后随访12.7年)，单一术式(引流手术)可使2/3的患者疼痛完全缓解。因为这些手术方法术后并发症发生率以及死亡率很低，因此手术不应仅被视为顽固性疼痛治疗的最终选择。

最近胰腺研究提示手术可以显著降低慢性胰腺炎急性发病的频率。Nealon等人进行的一项研究发现，慢性胰腺炎急性发作平均频率术前约为每年6~7次，而术后仅为每年1~2次。一项包含504例行保留十二指肠的胰头切除术的慢性胰腺炎患者的单中心大宗病例研究也得出相似结论。急性发作期入院率由术前的每人5.4次降到2.7次。这些结果表明早期手术治疗通过改变慢性胰腺炎自然病程对于慢性胰腺炎复发性疼痛的治疗是有很大优势的。

有证据表明手术也可以延缓慢性胰腺炎胰腺内外分泌功能不全的进展。一项包含143例慢性胰腺炎患者的研究发现，胰管扩张行胰管引流术者胰腺功能恶化速度慢于胰管不扩张而接受非手术疗法者。然而，因为这种现象也可能由于患者差异所致，所以在这方面尚有争议。根据新近研究，慢性胰腺炎的治疗推荐多学科介入的个体化治疗。胰腺炎相关并发症可能在疾病早期或晚期出现，其最佳手术时机必须视情况而定。

（姜勇　译　　杨尹默　校）

推荐阅读

Ammann RW, Muellhaupt B. The natural history of pain in alcoholic chronic pancreatitis. *Gastroenterology* 1999;116:1132–1140.

Bauer A, Uhl W, Tcholakov O, Wagner M, Friess H, Büchler MW. Pancreatic left resection in chronic pancreatitis: indications and limitations. In: MW Büchler, H Friess, W Uhl, P Malfertheiner (eds) *Chronic Pancreatitis: Novel Concetps in Biology and Therapy.* Oxford: Blackwell Science, 2002:529–539.

Beger HG, Büchler M, Bittner RR, Oettinger W, Roscher R. Duodenumi-preserving resection of the head of the pancreas in severe chronic pancreatitis. Early and late results. *Ann Surg* 1989;209:273–278.

Beger HG, Schlosser W, Friess HM, Büchler MW. Duodenum-preserving head resection in chronic pancreatitis changes the natural course of the disease: a single-center 26-year experience. *Ann Surg* 1999;230:512–519.

Bittner R, Butters M, Büchler M, Nagele S, Roscher R, Beger HG. Glucose homeostasis and endocrine pancreatic function in patients with chronic pancreatitis before and after surgical therapy. *Pancreas* 1994;9:47–53.

Bockman DE, Büchler M, Malfertheiner P, Beger HG. Analysis of nerves in chronic pancreatitis. *Gastroenterology* 1989;94:1459–1469.

Büchler M, Weihe E, Friess H *et al.* Changes in peptidergic innervation in chronic pancreatitis. *Pancreas* 1992;7:183–192.

Ebbehoj N, Borly L, Bulow J *et al.* Pancreatic tissue fluid pressure in chronic pancreatitis. Relation to pain, morphology, and function. *Scand J Gastroenterol* 1990;25:1046–1051.

Frey CF, Smith GJ. Description and rationale of a new operation for chronic pancreatitis. *Pancreas* 1987;2:701–707.

Gloor B, Friess H, Uhl W, Büchler MW. A modified technique of the Beger and Frey procedure in patients with chronic pancreatitis. *Dig Surg* 2001;18:21–25.

Greenlee HB, Prinz RA, Aranha GV. Long-term results of side-to-side pancreaticojejunostomy. *World J Surg* 1990; 14:70–76.

Izbicki JR, Bloechle C, Knoefel WT *et al.* Drainage versus resection in surgical therapy of chronic pancreatitis of the head of the pancreas: a randomized study. *Chirurg* 1997; 68:369–377.

Izbicki JR, Bloechle C, Broering DC, Kuechler T, Broelsch CE. Longitudinal V-shaped excision of the ventral pancrease for small duct disease in severe chronic pancreatitis: prospective evaluation of a new surgical procedure. *Ann Surg* 1998; 227: 213–219.

Jalleh RP, Aslam M, Williamson RC. Pancreatic tissue and ductal pressures in chronic pancreatitis. *Br J Surg* 1991; 78: 1235–1237.

Kahl S, Zimmenrmann S, Genz I *et al.* Risk factors for failure of endoscopic stenting of biliary strictures in chronic pancreatitis: a prospective follow-up study. *Am J Gastroenterol* 2003; 98:2448–2453.

Lowenfels AB, Maisonneuve P, Cavallini G *et al.* Pancreatitis and the risk of pancreatic cancer. International Pancreatitis Study Group. *N Engl J Med* 1993; 328:1433–1437.

Martin RF, Rossi RL, Leslie KA. Long-term results of pylorus-preserving pancreatoduodenectomy for chronic pancreatitis. *Arch Surg* 1996; 131:247–252.

Nealon WH, Matin S. Analysis of surgical success in preventing recurrent acute exacerbations in chronic pancreatitis. *Ann Surg* 2001; 233:793–800.

Nealon WH, Thompson JC. Progressive loss of pancreatic function in chronic pancreatitis is delayed by main pancreatic duct decompression. A longitudinal prospective analysis of the modified Puestow procedure. *Ann Surg* 1993; 217; 458–466.

Nealon WH, Townsend CMJ, Thompson JC. Operative drainage of the pancreatic duct delays functional impairment in patients with chronic pancreatitis. A prospective anlysis. *Ann Surg* 1988; 208:321–329.

Rattner DW, Fernandez-Del CC, Warshaw AL. Pitfalls of distal pancreatectomy for relief of pain in chronic pancreatitis. *Am J Surg* 1996; 171:142–145.

Rosch T, Daniel S, Scholz M *et al.* Endoscopic treatment of chronic pancreatitis: a multicenter study of 1000 patients with long-term follow-up. *Endoscopy* 2002; 34:765–771.

Sakorafas GH, Sarr MG, Farley DR, Farnell MB. The significance of sinistral portal hepertension complicating chronic pancreatitis. *Am J Surg* 2000; 179:129–133.

Strasberg SM, Drebin JA, Soper NJ. Evolution and current status of the Whipple procedure: an update for gastroenterologists. *Gastroenterology* 1997; 113:983–994.

Trede M, Carter DC. Preoperative assessment and indications for operation in chronic panreatitis. In: M Trede, DC Carter (eds) Surgery of the Pancreas. Edinburgh: Churchill Livingstone, 1997:313–328.

39 慢性胰腺炎的外科治疗：术式选择与疗效

Hans G.Beger, Bernd Mühling, Naoki Hiki, Zhengfei Zhou, Zhanbing Liu, Bertram Poch

慢性胰腺炎是由胰腺内坏死—炎症过程引起的导管病变继发的胰腺组织不可逆性、反复发作及炎症修复演进而成的纤维化病变。在工业化国家，慢性酒精性胰腺炎是最常见的病因类型；在亚洲国家，热带型胰腺炎更常见（表39.1）。病理形态学上，胰头区炎性包块患者常常表现为局灶性坏死性包块、小的假性囊肿、胰腺实质钙化以及胰头区导管内结石。鉴于胰头部是慢性胰腺炎病变的重点，但是并非其病因，胰头部的炎性包块实际上是解剖学上各种不同因素作用的结果（表39.2）。从流行病学观点看，慢性胰腺炎是发展为胰腺导管细胞癌的危险因素。在罹患慢性胰腺炎伴有胰腺炎性包块的患者中，因为长期持续的慢性胰腺炎症而施行胰头部切除的病例证实有6%的患者为胰腺导管细胞癌（表39.1）。

除了诸如胰腺外分泌功能不足和内分泌功能不足（约占20%~40%）以外，疼痛是慢性胰腺炎决定性的症状，导致日常生活的不适和受限。一般认为，慢性胰腺炎疼痛是多因素作用的过程。导管和组织的高张力以及与慢性胰腺炎相关的神经炎和神经周围炎，在组织-神经环境中感觉性神经传导介质的增加等是主要的因素（表39.2）。

外科手术的适应证

在慢性胰腺炎患者中最重要的与临床相关的局部并发症是主胰管的狭窄，常常由胰管内的结石所致。内镜逆行性胰胆管造影（ERCP）发现，约一半的患者存在胰腺段胆总管狭窄。其中1/3患者遭受某种程度的胆汁淤积而15%患者会发展为临床黄疸。在慢性胰腺炎继发假性囊肿很常见；但是，外科引流仅限于介入治疗或经内镜引流无效的长期存在的巨大假性囊肿。在5%~10%的慢性胰腺炎患者存在严重的十二指肠狭窄；12%~20%的患者合并门静脉压迫或门静脉或脾静脉血栓形成（表39.3）。外科治疗的一个困难适应证是无法同恶性肿瘤相鉴别的胰头部包块。每日需要镇痛治疗者应该施行外科治疗（表39.4；同见表39.3）。

外科治疗有三个原则：胰管引流、保留十二指肠的胰头局部切除法以及主要的保留幽门胰头切除

表 39.1　慢性胰腺炎的病因

酒精性（69% ~90%）
特发性（20%）
遗传性（<10%）
热带型
甲状旁腺功能亢进
胰腺分割症（<1%）

表 39.2　胰头部是慢性胰腺炎病变的重点：可能引起胰头部炎性肿块的因素

胰头部解剖：40% ~50% 胰腺组织
胚胎学上两个部分：背侧胰腺和腹侧胰腺
不同区域的双导管引流系统：Santorini 管和 Wirsung 管
胰腺分割症
已经观察到胰头炎性包块的发展伴随胰管的显著改变，该改变直至管道汇合部（“膝”型）
乳头－导管连接
胰胆管合流异常

表39.3 慢性胰腺炎:局部并发症的发生率

	文献结果	作者经验*
胆总管狭窄	23%(Frey1990)	43%
主胰管结石	<90%(Nagai1989)	20%
假性囊肿	40%~60%(Grace1993)	32%
坏死	49%(Amman1996)	9%
十二指肠梗阻	0.8%(Frey1990)	23%
门静脉,肠纱膜上静脉,脾静脉:梗阻/血栓	10%~20%(Warshaw1997)	16%

* 德国Ulm大学普外科,1972-1998

表39.4 慢性胰腺炎的外科治疗方式

导管引流术:
Partington-Rochelle 法
改良 Frey 之核心剜除法
假性囊肿的胃肠道引流

局部切除术:
保留十二指肠的胰头切除术
保留脾脏的胰左侧部切除术

大部切除术:
保留幽门的胰头切除术
全胰切除术

历史性术式:
Whipple 切除术
短路术式
括约肌成型术
内脏神经切除术

术。只有少数存在外分泌和内分泌功能不足且伴有重度疼痛综合征而胰头部没有炎性包块的患者会受益于全胰切除术。Whipple手术、短路手术或者乳头成型术都已成为历史。对于良性疾病,Whipple手术是过度治疗,且从长远角度看对内分泌功能的维持和远期并发症十分不利。在怀疑恶性的病例,宜施行保留幽门的胰头切除术。最常应用的引流方法是Partington-Rochelle胰管引流法,胰管一律于乳头前区域切开直至胰尾部。核心剜除法(coring-out technique)是由Frey首先描述的Partington-Rochelle/Frey方法的改良,要求移除腹侧胰腺的一小部分。但该术式不同于保留十二指肠的胰头切除术,后者施行的是胰头次全切除。

慢性胰腺炎外科治疗的目的是:①缓解疼痛;②控制胰腺炎引起的胰腺临近组织的并发症;③保护胰腺的外分泌和内分泌功能;④恢复患者的社会属性和重返职业岗位;⑤提高生活质量。目前第一作者单位常用的外科术式参见表39.5。

表39.5 慢性胰腺炎的外科治疗:Ulm经验(905例患者)

导管引流:121例(13%)
左侧部胰腺切除:83例(9%)
保留十二指肠胰头切除*:548例(61%)
保留幽门胰头切除:78例(9%)
Kausch-Whipple:12例(1%)
其他:63例(7%)

* 1972年11月至1982年4月,柏林自由大学普外科及1982年5月至2000年9月,Ulm大学普外科。

引流术

应用改良Puestow之Partington-Rochelle方法行胰管引流要求自腹侧切开主胰管。引流手术最适宜那些主胰管扩张而没有多发侧支狭窄、且没有胰头炎性肿块的患者。Partington-Rochelle改良法的关键是切除胰头区乳头前导管区域的腹侧胰腺组织。Frey改良法的核心剜除术与Partington-Rochelle的引流术相似。切除的组织湿重约5g。Izbicki-Frey改良法核心剜除术同保留十二指肠的胰头次全切除术相当。应用Partington-Rochelle引流技术治疗(如胰管空肠吻合)的患者仅有约50%能够达到长期持续的疼痛缓解。表39.6中的数字显示在施行胰管引流的患者,20%疼痛缓解失败,而25%仍然继续经受疼痛的折磨,但程度较术前有所减轻。应用导管引流手术治疗所导致的疼痛控制失败是由导管系统外组织改变,最主要的是慢性胰腺炎和胰头区肿块的存在所引起。在上述情况下单纯导管空肠吻合引流治疗是不充分的。已经证实导管引流术后的疼痛复发是由炎性包块引起;如果在第二次手术时切除该炎性包块将会长期缓解疼痛且提高患者的生活质量。然而,

表 39.6　胰腺空肠吻事胰管引流术后疼痛缓解率：582 例患者术后随访 5 年以上的结果 *

完全疼痛缓解：55%
疼痛，但有改善：25%
疼痛控制无效：20%
长期疼痛控制结果不满意：25%+20%=45%

* 资料来源：Leger(1974)，White(1979)，Prinz(1981)，Morrow(1984)，Bradley(1987)，Drake(1999)，Greenie(1990)，Wilson(1992)，Adams(1994)，Kestens(1996)，Gonzales(1997)，Shama(1998)，Sidhu(2001).

在慢性胰腺炎伴有全胰腺侧支导管狭窄的患者胰管空肠侧侧吻合是无效的。

保留十二指肠的胰头切除术

慢性胰腺炎行保留十二指肠的胰头切除术的合理性是切除作为该病变重点区域的胰头部之炎性包块，而保留上胃肠道。该外科治疗保留胃、十二指肠和胆道，优于Whipple法切除术。保留十二指肠被证明是十分重要的，原因在于十二指肠对于调节葡萄糖代谢和胃排空是必要的。

保留十二指肠的胰头切除术有两个关键步骤：①胰头次全切除，移除炎性包块；保留十二指肠、肝外胆总管、胆囊和胃以及最大程度的胰腺实质。②应用Roux-en-Y法重建左侧胰腺，包括颈、体、尾部的胰液至上胃肠道的引流。从暴露胰头部开始，本方法有三个技术步骤(图39.1)。自门静脉腹侧沿门静脉沟游离胰颈部后，在门静脉十二指肠缘切断胰腺。接着将胰头和十二指肠翻转90°至腹背位(图39.2)。在大多数病例中，沿胰腺内胆总管行胰头次全切除可至狭窄的胆总管减压而毋须行胆总管切开。保留十二指肠的胰头次全切除术后切除胰腺组织标本的湿重在25~45g之间，平均28g。完成次全切除术后，妥加保护沿十二指肠“C”型曲线的壳状胰头残余。保留胰十二指肠背动脉，而在多数情况下，胃十二指肠动脉的腹侧分支必须结扎。分离并间置空肠袢以重建胰液至上部肠道的引流(图39.3)。需要行两个胰腺吻合。在胆总管狭窄的病例，由于管壁的炎症，需另加胆管与空肠襻之间的内引流(图39.4)。合并胆总管吻合时，有三个与空肠襻间的吻合：两个胰腺吻合和一个胆道吻合。在胰体尾部有多发狭窄和扩张的患者，需要额外行侧侧吻合术(图39.5)。慢性胰腺炎行保留胰头的十二指肠切除术后早期结果见表39.7。

采用保留十二指肠的胰头切除患者经长期随访约90%疼痛得以缓解(表39.8)。在内分泌功能方面，8%~15%患者葡萄糖代谢得到改善。然而，长期追踪发现，胰岛素依赖性糖尿病的发生呈增加趋势；平均随访5.7年后发现，约50%患者是糖尿病(表39.9)。表39.10显示保留十二指肠切除的胰头切除术同保留幽门切除术(Kausch-Whipple)及Izbicki-Frey改良术式之间的随机临床实验比较结果。保留十二指肠的胰头切除术在术后发病率、术后葡萄糖代谢的维持、

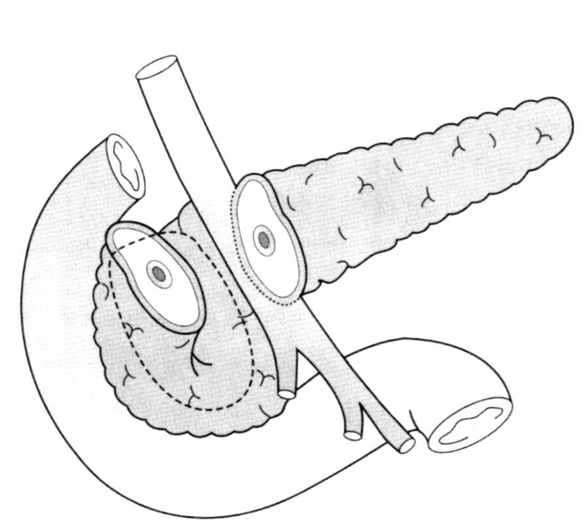

图39.1　保留十二指肠的胰头切除术：第一步是胰颈部横断；切线沿胰头钟块边缘。

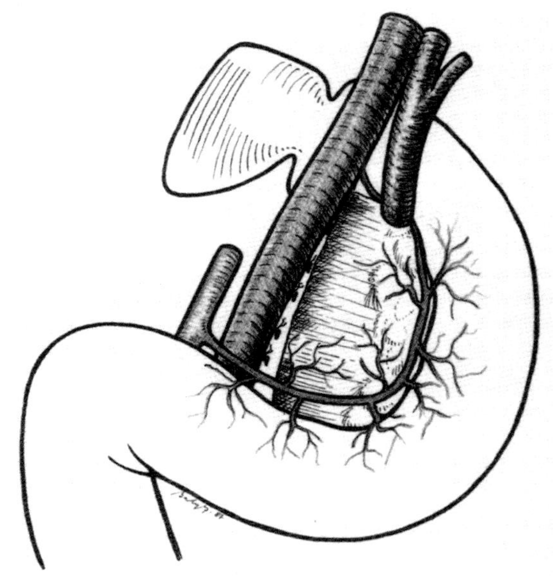

图39.2　保留十二指肠的胰头除术：胰腺背侧观。保留胰头背侧被膜。胰十二指肠背动脉弓保持完整。

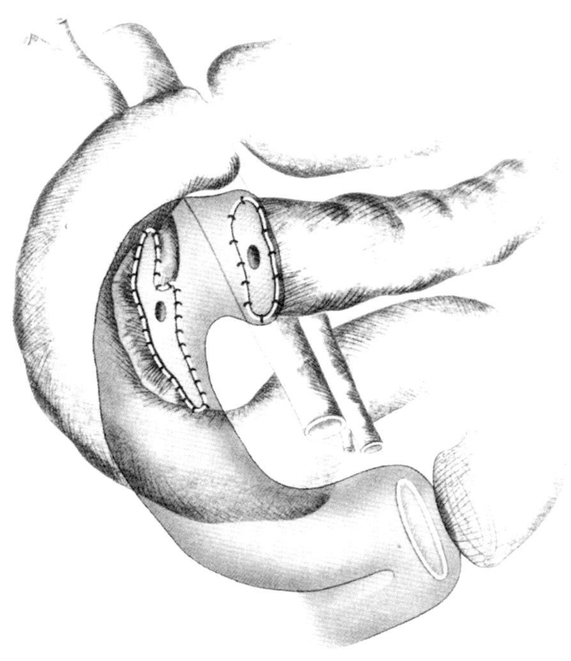

图39.3　保留十二指肠的胰头切除术：运用空肠襻重建。

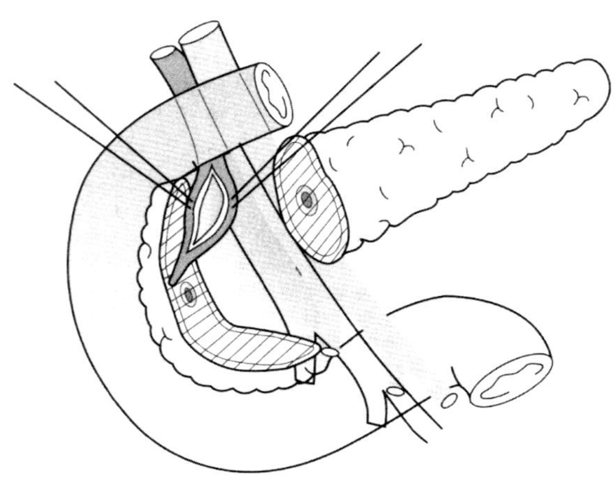

图39.4　保留十二指肠的胰头切除术伴胰腺内胆总管狭窄：必须另外施行胆道空肠引流。

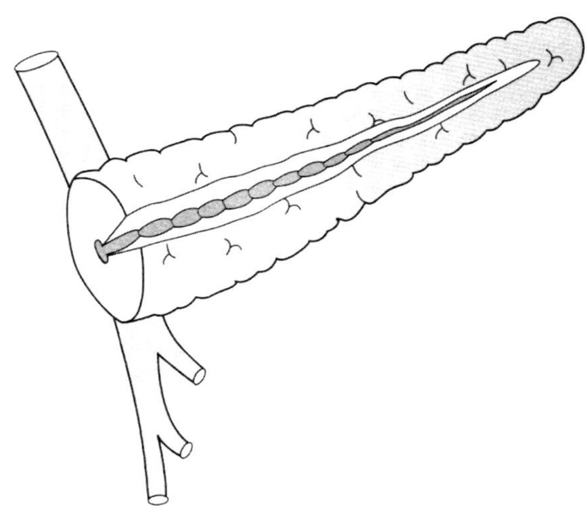

图39.5　胰体尾部主胰管多发狭窄：保留十二指肠的胰头切除联合胰空肠侧侧吻合。

表39.7　慢性胰腺炎保留十二指肠胰头切除：术后早期结果(504例患者)*

术后住院时间:14.5天(7~87天)
再次开腹探查:28例(5.6%)
住院死亡率:4例(0.8%)

*1972年11月至1982年4月，柏林自由大学普外科及1982年5月至1998年12月，Ulm大学普外科。

表39.8　慢性胰腺炎保留十二指肠胰头节除术术后远期疼痛情况(Beger1999)

	术后远期随访		
	1984年	1988年	1997年
	2.0年*	3.6年*	5.7年*
	57例	109例	303例
没有疼痛	92.8%	89%	91.3%
持续腹痛	7.2%	11%	8.7%
胜利部不适主诉	—	12%	12%
发作胰腺炎入院	14%	11%	9%

*平均随访时间。

表 39.9　保留十二指肠的胰头切除改变了慢性胰腺炎的自然进程

	1972 ~ 1983 58 例*	1972 ~ 1987 128 例**	1972 ~ 1994 298 例***	1982 ~ 1996 368****
随访	2.8 年(平均) 57 例	3.6 年 109 例	6.0 年 258 例	5.7 年(平均) 303 例
随访率	100%	96%	87%	94%
没有疼痛	93%	89%	88%	91%
持续腹痛	7%	11%	12%	9%
急性发作入院	14%	11%	10%	9%
远期死亡率	3.6%	4.7%	8.9%	13%
内分泌功能改善	15.8%	5.5%		11%
恢复工作	89%	67%	63%	69%
生活质量(Karnorfsky80 ~ 100)				82%

* 1972 年 11 月至 1983 年 10 月。
** 1972 年 11 月至 1987 年 12 月。
*** 1972 年 11 月至 1994 年 12 月。
**** 1982 年 5 月至 1996 年 10 月。

表 39.10　慢性胰腺炎保留十二指肠的胰头切除(DPPHR)
与 Whipple 切除术的比较:随机实验结果

研究者	比较方法	结果
Buechler 等(1995 年)	DPPHR vs. 保留幽门的 Whipple 切除术	在术后发病率,葡萄糖代谢,保留幽门的 Whipple 切除术胃排空和再入院率等方面, DPPHR 具有显著优越性
Klempa 等(1995 年)	DPPHR vs. Whipple 切除术	在术后发病率,葡萄糖代谢, 再入院率等方面,DPPHR 具有优越性
Izbicki 等(1995 年)	DPPHR vs. Beger-Frey DPPHR*	两种方法在疼痛控制,葡萄糖代谢,术后发病率和生活质量上效果相同
Izbicki 等(1998 年)	Frey DPPHR* vs. 保留幽门的 Whipple 切除术	在术后发病率,胃排空,生活质量上,DPPHR 占优
Witzigmann 等(2003 年)	DPPHR vs. Whipple 切除术	在术后发病率,内分泌功能的维持,再入院率和生活质量等方面,DPPHR 更好

* Frey 法,经 Izbicki 改良。

胃排空的延迟、低再入院率及生活质量的恢复等方面优于或等于其他术式。外科治疗后的长期结果令人信服地肯定了在小部分采用改良Izbicki-Frey法的Partington-Rochelle术式治疗的患者(如,导管引流法)延迟了胰腺功能的恶化(表39.10)。保留十二指肠的胰头切除术是慢性胰腺炎伴胰头肿块的患者外科治疗的当然选择。

慢性胰腺炎保留幽门的胰头切除术

慢性胰腺炎并可疑为胰腺癌的患者必须施行胰头完全切除术。在长期遭受慢性胰腺炎的患者中,4%~6%存在恶性病变。慢性胰腺炎存在20年以上时,癌症的风险增加16倍。

恶性标准包括双管征和黄疸患者胆道支架置入后持续增加的外周血CA19-9和/或CEA水平。最肯定的证据是活检或术中冰冻组织癌细胞染色阳性。在慢性胰腺炎鲜有门静脉或肠系膜上静脉壁受浸润但在胰腺癌则更为常见。K-ras、p53、p16和DPC4等基因的突变可用以胰腺癌发展过程的检测标志。

结　论

在慢性胰腺炎合并难以控制的疼痛,胆总管狭窄,主胰管狭窄,门静脉压迫及十二指肠狭窄;在胰腺分割症患者,施行伴或不伴胰管侧方引流的保留十二指肠胰头切除术可以获得术后的低发病率,90%患者无痛状态,将胰腺炎相关的再入院率降至5%以下,超过60%患者恢复职业和显著提高患者的生活质量。在没有多发主或副胰管狭窄且没有胰头部炎性肿块的主胰管扩张患者,Partington-Rochelle方法或Frey改良术式是外科治疗的首选。在胰头部肿块患者,如果疑为慢性胰腺炎合并胰腺癌,一旦冰冻切片证实阳性则必须施行保留幽门的切除术。

(周正飞　译　　杨尹默　校)

推荐读物

Barton CM,Hall PA,Hughes CM,Gullick WJ,Lemoine NR. Transforming growth factor alpha and epidermal growth factor in human pancreatic cancer. *J Pathol* 1991;163:111-116.

Beger HG,Büchler M.Duodenum-preserving resection of the head of the pancreas in chronic pancreatitis with inflammatory mass in the head. *World J Surg* 1990;14:83-87.

Beger HG,Büchler M,Bittner R,Oettinger W,Röscher R. Duodenum-preserving resection of the head of the pancreas in severe chronic pancreatitis:early and late results. *Ann Surg* 1989;209:273-278.

Birk D,Schoenberg MH,Gansauge F,Formentini A,Fortnagel G,Beger HG.Carcinoma of the head of the pancreas arising from the uncinate process: what makes the difference ? *Br J Surg* 1998;85:498-501.

Bockman DE,Buchler M,Malfertheriner P,Beger HG.Analysis of nerves in chronic pancreatitis. *Gastroenterology* 1988;94:1459-1469.

Bordalo O,Bapista A,Dreiling D,Noronha M. Early pathomorphological pancreatic changes in chronic alcoholism. In: KE Gyr,MV Singer,H Sarles (eds) Pancreatitis: Concepts and Classification. Amesterdam:Elsevier/North-Holland1984:642.

Büchler M,Malfertheiner P,Friess H,Senn T,Beger HG.Chronic pancreatitis with inflammatory mass in the head of the pancreas: a special entity? In: HG Beger,M Büchler,H Ditschuneit,PMalfertheiner (eds) *Chronic Pancreatitis*. Berlin: Springer-Verlag,1990:41-46.

Caldas C,Hahn SA,da Costa LT *et al*. Frequent somatic mutations and homozygous deletions of the p16 (MTSI) gene in pancreatic adenocarcinoma. *Nat Genet* 1994;8:27-32.

D'Ardenne AJ,Kirkpatric P,Sykes BC. Distribution of laminin, fibronectin,and interstitial collagen type III in soft tissue tumours. *J Clin Pathol* 1984;37:895-904.

Ebbehoj N.Pancreatic tissure fluid pressure and pain in chronic pancreatitis.Dan Med Bull 1992:39:128-133.

Friess H,Yamanaka Y,Büchler M et al.Increased expression of acidic and basic fibroblast growth factor in chronic pancreatitis. *Am J Pathol* 1994;144:117-128.

Friess H,Yamanaka Y,Büchler M,Kobrin MS,Tahara E,Köre M. Cripto,a member of the epidermal growth factor family,is overexpressed in human pancreatic cancer and chronic pancreatitis. *Int J Cancer* 1994;56:668-674.

Friess H,Yamanka A,Büchler M *et al*. A subgroup of patients with chronic pancreatitis overexpress the c-erbB-2 protooncogene. *Ann Surg* 1994;220:183-192.

Gansauge S,Gansauge F,Beger HG.Molecular oncology in pancreatic cancer. *J Mol Med* 1996;74:313-320.

Gansauge S,Schmid RM,Gansauge F *et al*. Genetic alterations in chronic pancreatitis: evidence for early occurrence of p53 but not K-ras mutations. *Br J Surg* 1998;85:337-340.

Gress TM,Muller-Pillasch F,Lerch MM *et al*. Balance of expression of genes coding for extracellular matrix proteins and extracellular matrix degrading proteases in chronic pancreatitis. *Z Gastroenterol* 1994;32:221–225.

Klöppel G, Maillet B.Pseudocysts in chronic pancreatitis: a morphological analysis of 57 resection specimens and 91 autopsy pancreata. *Pancreas* 1991;6:266–274.

Korc M, Friess H, Yamanaka Y, Kobrin MS, Büchler M, Beger HG. Chronic pancreatitis of is associated with increased concentrations of epidermal growth factor receptor, transforming growth factor α, and phospholipase C-gamma. *Gut* 1994;35:1468–1473.

Lowenfels AB, Maisonneuve P, Cavallini G *et al*. Pancreatitis and the risk of pancreatic cancer: International Pancreatitis Study Group. *N Engl J Med* 1993;328:1433–1437.

Matsubara T, Sakurai Y, Funabiki T *et al*. K-ras point mutation in cancerous and noncancerous biliary epithelium in patients with pancreaticobiliary maljunction. *Cancer* 1996;77:1752–1757.

Oertel JE, Heffess CS, Oertel YC.Pancreas. In:SS Sternberg(ed.) *Diagnostic Surgical Pathology*. New York: Raven Press, 1989:1057–1093.

Sarles H, Dagorn JC, Giorgi D, Bernard JP. Remaining pancreatic stone protein as "lithostatin". *Gastrenterology* 1990;99:900–905.

Schlosser W, Schoenberg MH, Siech M, Gansauge F, Beger HG.Development of pancreatic cancer in chronic pancreatitis. *Z Gastroenterol* 1996;34:3–8.

Shimoyama S, Gansauge F, Gansauge S, Oohara T, Beger HG.Altered expression of extrcellular matrix molecules and their receptors in chronic pancreatitis and adenocarcinoma of the pancreas in comparison to normal pancreas. *Int J Pancreatol* 1995;18:227–234.

van Laehem JL, Deviere J, Resibois A *et al*. Localization of transforming growth factor bera 1 and its latent binding protein in human chronic panreatitis. *Gastroenterology* 1995;108:1873–1881.

Warshaw AL Pancreas divisum : a case for surgical treatment. *Adv Surg* 1988;21:93–109.

Watanabe M, Tanaka J, Massauji N et al. Detection of point mutation of K-ras gene codon 12 in biliary tract and ampullary carcinoma by modified two-step polymerase chain reaction. *Nippon Shokakibyo Gakkai Zasshi* 1993;90:789–794.

Weihe E, Nohr D, Müller S, Büchler M, Friess H, Zentel HJ. The tachykinin neuromimmune connection in inflammatory pain. *Ann Ny Acad Sci* 1991;632:283–295.

Widmaier U, Schmidt A, Schlosser W, Beger HG.Die duodenumerhalterde Pankreaskopfresektion in der Therapie des Pancreas divisum. *Chirurg* 1997;68:180–186.

40 慢性胰腺假性囊肿的处理：何时观察？何时引流？如何引流？

William R.Brugge

概　述

胰腺假性囊肿是慢性炎症液体聚积。假性囊肿是急慢性胰腺炎最常见并发症，见于约1/3胰腺炎患者。囊腔没有被覆上皮所以不是真正意义的囊肿，假性囊肿由反应性肉芽组织包裹富含胰酶的液体、坏死组织和碎片。

胰腺假性囊肿治疗方法从观察到手术多种多样。引流术或介入、内镜治疗选择非常重要。理解慢性胰腺炎假性囊肿病理过程有助于治疗方法的选择。

胰液聚积和假性囊肿的病生理

慢性假性囊肿

胰腺假性囊肿形成于急性胰腺炎或慢性胰腺炎病程中，囊壁由纤维和炎性组织构成，囊液含有胰腺分泌物、炎性残渣及大量具有活性的蛋白酶。小的胰腺假性囊肿壁薄，通常在胰腺内，体积增大后则长出胰腺外。内镜下逆行胆胰管造影（ERCP）发现多数胰腺假性囊肿起源于胰管系统或大或小的胰漏。

急性胰周积液

急性胰周积液通常出现于急性胰腺炎的病程中，是导管破裂或胰腺组织坏死液化的结果。胰管漏导致的假性囊肿为单囊，囊液成分单一并富含胰液。胰周积液早期胰液并不只局限于胰腺周围，通常扩散至游离腹腔和腹膜后间隙。早期积液局限于邻近器官如胃、结肠、肝和肠系膜则形成后期的成熟囊肿，包括这些器官浆膜层在内的纤维炎性组织逐渐形成慢性积液的厚壁。

急性胰腺炎胰腺组织坏死后积液成分复杂，局部积液和phlegmons包含半固体的组织碎片、炎性渗出及高浓度的胰酶，并被纤维隔膜分成多个囊腔。这种积液容易继发感染，应取样化验及引流。

胰管破裂后积液

胰管破裂导致胰液渗漏和聚积可发生在没有胰腺炎或组织坏死的情况下。绝大多数单纯胰液漏发生在术后吻合口破裂时，胰液从胰管中漏出。非手术损伤比如腹部创伤或内镜检查也可导致胰管破裂。胰管破裂后积液通常为单腔，关闭破裂胰管治疗有效。

临床表现

多数胰腺假性囊肿的症状轻微，囊肿大小和持续时间是影响症状的最主要因素；76%~94%的患者表现厌食和腹胀。大囊肿可扪及胀满或包块，小囊肿和胃后、腹膜后囊肿则很少触及。囊肿压迫胃导致摄食减少及消化不良，20%的患者因此出现体重下降。10%患者出现黄疸、尿色深、搔痒、陶土样大便。假性囊肿或炎症胰腺压迫胆管导致的黄疸通常进展较慢。发热在单纯的假性囊肿患者中少见，一旦出现则有假性囊肿合并感染之可能。

压迫

假性囊肿膨胀和压迫可造成腹痛，胰头部体积大的假性囊肿可压迫胃造成排空障碍，患者通常诉早饱、恶心、呕吐，特别是在餐后。十二指肠梗阻可出现在假性囊肿形成和胰腺纤维化过程中。胰体或胰尾的大假性囊肿也可压迫胃导致早饱。另外囊液可以进入胃壁引起壁内的炎症。

出血

10%~20%的慢性假性囊肿的患者由于多种原因导致急性或慢性的胃肠道出血。最严重但罕见的出血原因是脾静脉栓塞导致胃底静脉曲张。常见的病变是门脉高压性胃病，可以导致慢性胃肠道出血。

出血偶尔来自囊肿内或坏死胰腺组织的动脉性出血，囊腔迅速明显膨胀增大，这种出血最常见的原因是假性动脉瘤出血。自发出血进入囊肿并与主胰管相通的导致血性胰液，是一种罕见的上消化道出血原因。出血的假性囊肿也可破入胃腔导致胃内出血。也有报道假性囊肿出血腐蚀胆管而造成胆道出血。下消化道出血可由假性囊肿侵蚀结肠所致。

感染

假性囊肿感染可以很轻微，但通常都很严重并导致败血症。原发感染是由假性囊肿富含蛋白质的囊液内微生物繁殖引起的，器械检查及不恰当的引流可导致假性囊肿感染，特别囊腔内有坏死组织时更易发生。假性囊肿感染临床表现为腹痛、发热或败血症。经腹B超和CT发现假性囊肿腔内气体征是继发感染的一个特异表现。CT或B超引导下穿刺取样培养和革兰染色，后者假阳性很少见。有选择进行穿刺超过30%的有感染征象患者有感染证据。尽管CT引导下穿刺可以早期引流假性囊肿化脓但是远期死亡率仍在17%左右。严重的全身感染发生在感染性液体进入腹膜腔或血液，通常伴有胰腺坏死。

长期经皮引流对60%~70%的感染性假性囊肿的患者有效，合并较多坏死组织囊液成分复杂者效果差。对多重感染的引流要求长期住院，需手术及经皮引流联合应用。对感染性胰腺假性囊肿的治疗首选经皮引流，若效果差则需手术治疗。长期置管外引流常合并皮肤胰液瘘，ERCP内镜下引流可以避免之，但可将细菌带入囊腔。超声内镜(EUS)引导内引流可避免皮肤胰液瘘，延期经胃壁行鼻囊肿引流可改善其疗效。感染性假性囊肿的手术引流用于内镜或X线引导引流无效的患者。尽管有这些有效引流方式，感染性假性囊肿的死亡率仍然很高(约10%)。

假性囊肿相关的血管损伤

脾静脉栓塞是假性囊肿患者最常见的血管损伤，发生率在13%左右，特别是慢性胰腺炎后胰体尾部假性囊肿患者。胰腺和/或假性囊肿压迫的脾静脉腔内出现血栓，也可导致胃短静脉扩张、脾大及胃底静脉曲张。除了间断出现的胃底静脉曲张和门脉高压性胃病性出血，这种并发症很少出现症状，体检有脾大或脾亢表现。脾静脉血栓蔓延至门静脉少见。

“脾亢”造成血小板和白细胞减少，但很少患者表现出相关的症状。对脾静脉腔血栓和脾切除的治疗适用于那些出现并发症者，如出血。脾切除治疗胃底静脉曲张出血长期效果很好。

假性动脉瘤是慢性胰腺炎和假性囊肿最具致命性的并发症，常出现在脾动脉及胃十二指肠动脉。CT表现为液体充盈扩张的低密度病灶，容易和胰液聚积相混淆。假性动脉瘤通常生长到大约14cm才需干预。然而，彩色多普勒和EUS能很容易鉴别积液和假性动脉瘤。多普勒也能诊断假性动脉瘤破裂。前瞻性调查发现10%的胰腺假性囊肿患者血管造影证实有假性动脉瘤。假性动脉瘤是胰腺假性囊肿腔内出血最常见原因。假性动脉瘤出血的治疗包括手术切除和介入技术。控制急性出血的手术方式是动脉结扎和动脉瘤切除。据报道手术控制假性动脉瘤出血的死亡率很高(>10%)。介入技术控制急性出血主要利用动脉栓塞，成功率在40%~50%。经皮动脉栓塞可以预防假性动脉瘤出血。

胰源性胆管梗阻

胰头内假性囊肿常造成胰源性胆管梗阻。局部压迫是最常见原因，还包括导管本身纤维化。虽然胆管可以明显梗阻，但胆管梗阻的症状如梗阻性黄疸很少见。长期胰胆管阻塞会使结石、碎屑淤积导致胆管炎。引流压迫胆管的假性囊肿可以缓解胆道梗阻。

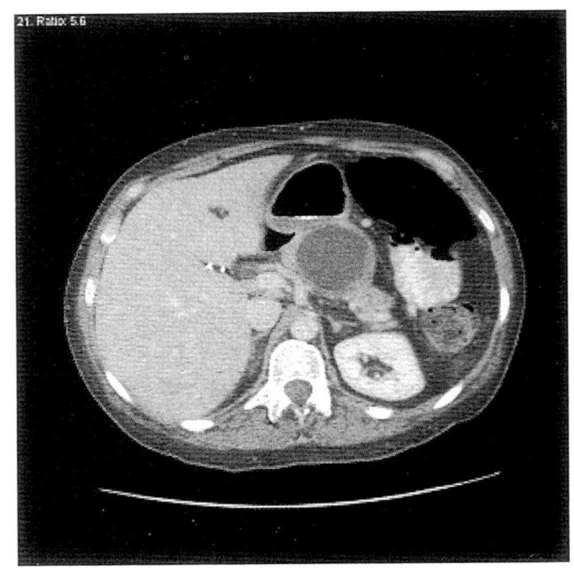

图40.1 CT扫描示胰体假性囊肿。

辅助检查

超声/CT

胰腺的低密度灶（图40.1）。慢性的假性囊肿通常为圆形并且被厚壁包裹。巨大的囊肿可以出现在纵隔或盆腔，或侵犯肠系膜。彩色Doppler可以发现假性囊肿壁较大的血管、胃壁静脉曲张和脾静脉栓塞。虽然假性囊肿通常为单腔，在胰腺炎后复合液体聚积的患者纤维条索也可在腔内形成多重分隔。囊腔内含有碎片、血液或因感染而表现为腔内高密度。若不经穿刺液分析很难区分假性囊肿和恶性的胰腺黏液囊肿。胆总管囊肿在CT上也可与假性囊肿相混淆。

ERCP

胰管造影反应出在慢性胰腺炎基础上胰管异常，主胰管可能被假性囊肿压迫导致不完全或完全梗阻。半数以上患者造影剂充满假性囊肿。胰管漏较常见，常起源于胰管或其分支。假如ERCP正常，更支持囊性肿物诊断。逆行注射造影剂可能导致假性囊肿感染，预防方法是使用抗生素和减少造影剂剂量。

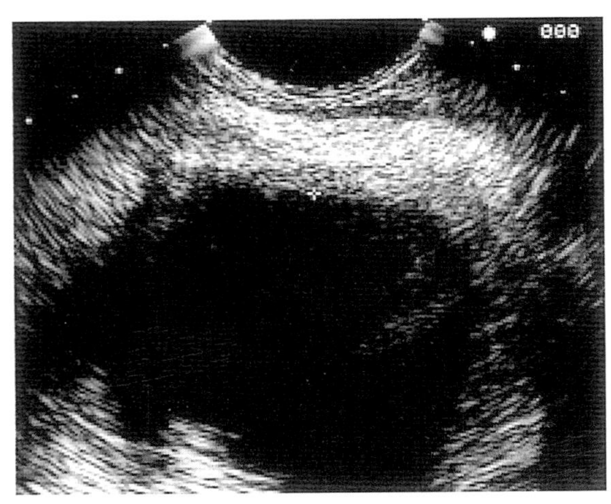

图40.2 厚壁胰腺假性囊肿超声内镜图像。

EUS

假性囊肿在超声内镜（EUS）下表现为邻近上消化道和胰腺的液性低回声区（图40.2）。急性胰腺炎所致积液无囊壁，而假性囊肿则通常被强回声的厚壁包裹。囊壁钙化高度提示为黏液囊腺瘤而非假性囊肿。EUS可辨别囊液性质，囊内常可见碎屑提示出血、感染或坏死组织。彩色多普勒常可发现囊壁的丰富血管如胃周曲张静脉。EUS引导下的细针穿刺（FNA）可鉴别假性囊肿和囊性肿瘤，准确率在90%以上。

囊肿穿刺

CT、超声或EUS引导下的假性囊肿细针穿刺（FNA）可以达到诊断和治疗的目的。20%的假性囊肿患者与胰腺真性囊肿难以区分，FNA可区分假性囊肿和各种良恶性胰腺囊性肿瘤。若怀疑假性囊肿感染，则应穿刺囊液培养。

FNA可以依靠很多技术完成。最常用的方式是在CT或超声引导下进行。穿刺针经腹壁进入囊腔并吸出少量囊液进行细胞学分析及肿瘤标记物检测（如CEA）。也可通过胃或十二指肠壁在EUS引导下穿刺，尤其适于小囊肿的穿刺。穿刺液细胞学分析寻找炎性细胞。出现染色的组织细胞有助于诊断假性囊肿，但很大一部分假性囊肿患者不表现这种特征。若囊液细胞学检查有上皮细胞则高度怀疑囊性肿瘤，出现粒细胞则是急性感染。高浓度淀粉酶提示囊腔与主胰管相通，这支持假性囊肿的诊断。

囊液有时因为细胞数少而不足以进行细胞学

分析，而检测肿瘤标记物有助于鉴别假性囊肿和囊性肿瘤。囊性黏液瘤的细胞分泌CEA，所以CEA是最常用的囊液肿瘤标记物，假性囊肿的CEA水平则较低。

若疑有囊肿感染，应将穿刺液进行培养和药敏试验。虽然G-的肠细菌是最常见的病原，少数情况下也有G+菌感染。病毒和分支杆菌感染很罕见，偶有念珠菌继发感染。

治　疗

自然病程

直径小于4cm的假性囊肿常自行消退且少有临床症状。在一项远期观察调查中，9%的患者出现假性囊肿的并发症。假性囊肿通过向胃肠道或胰管引流可自行消退。小于6cm的假性囊肿40%因为出现并发症或持续存在而需要引流。胰尾部小假性囊肿和急性胆源性胰腺炎继发的假性囊肿很容易自发引流。在一项大规模调查中，各种方法引流假性囊肿的总体死亡率9%~14%。引流之前通过囊液检测和细胞学分析确诊假性囊肿至关重要。经皮引流误诊的囊肿常不能解决问题，并有使之恶变的可能。

引流

胰腺假性囊肿有很多引流方法。假性囊肿常与胰管系统常相通，故单纯一次性穿刺一般不能使囊肿消退。CT或超声引导下外引流是最常用的引流方

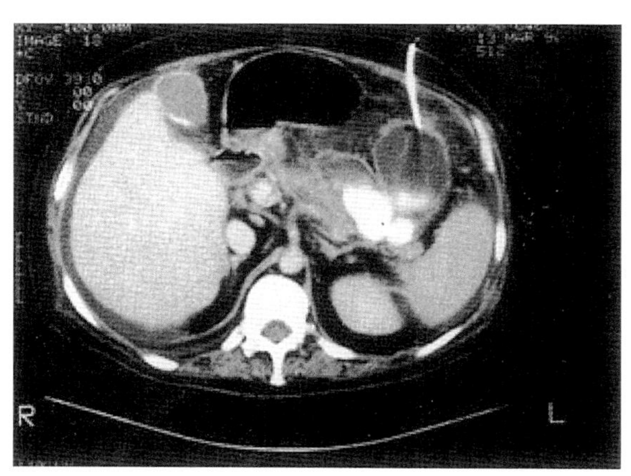

图40.3　胰腺假性囊肿经皮外引流。

式，应用多普勒或注入造影剂来鉴别小体积潴留液和血管。通过CT或超声的引导，经皮置入一根猪尾管，将囊液引至体外的收集装置(图40.3)。这种相对简单的引流短期成功率很高(>90%)。假性囊肿合并急性感染的患者应在床旁超声引导下紧急穿刺引流。囊液淀粉酶浓度高的交通性和合并胰管狭窄的假性囊肿不适于经皮引流，因为有长期引流有形成胰瘘的危险。外引流的长期成功率比穿刺成功率低得多，并有相当一部分外引流的患者需要手术引流，好在置管外引流失败并不影响手术切开引流。内镜下经胃置管引流可降低继发外瘘风险，并可二期放置支架。胰周积液合并感染也很容易通过CT引导置管外引流。假性囊肿外引流的平均时间在3周以上。当引流量很少时可以拔除引流管。将造影剂注入囊腔可以确定囊腔的大小并有助于指导长期引流。外引流后假性囊肿治疗成功率很高，缺点是继发感染，并需要引流袋。外引流平均时间为24天。

手术引流则是将假性囊肿壁和胃或小肠吻合。吻合口应在最适当的位置从而达到最大引流的目的。囊肿胃吻合或囊肿空肠吻合通常有效开放数月。手术前行ERCP评估主胰管是否有狭窄或漏。假性囊肿合并坏死或感染或是囊肿累及邻近器官如脾，手术引流也许是最好的方式。然而，4~6周的假性囊肿壁成熟增厚，吻合口更加牢固。囊肿胃吻合最简单，手术时间短于囊肿空肠吻合，但更容易出血。因为囊肿胃吻合引流不充分复发率高，故巨大假性囊肿适用于囊肿空肠吻合，吻合口通常选择胰空肠纵行吻合，具报道这种方式引流成功率高且吻合口出血机会少。胰管直径大于7mm可完成胰空肠吻合，若假性囊肿腔与主胰管相通则成功率更高。当假性囊肿消退后，引流量减少从而吻合口自行关闭。以往关于手术引流的报道，死亡率及并发症发生率较高。近来的一系列报道则指出手术引流成功率超过90%，并发症出现率9%，复发率3%。

腹腔镜技术的发展使外科医生能完成内引流和坏死组织的切除。但并发症发生率高，如囊壁出血和术后感染。若在腹腔镜手术过程中发现胰腺部分坏死，可在微创下切除坏死组织。

内镜引流是最新的假性囊肿的治疗方式。最常用于无并发症的单腔假性囊肿，包括内镜下经十二指肠乳头和直接穿过胃壁或十二指肠壁内引流。经乳头引流常用于假性囊肿与主胰管相通者，也可用于假性囊肿合并感染或合并主胰管狭窄或漏的患者。经胃壁或十二指肠壁的引流可用于囊肿直接贴

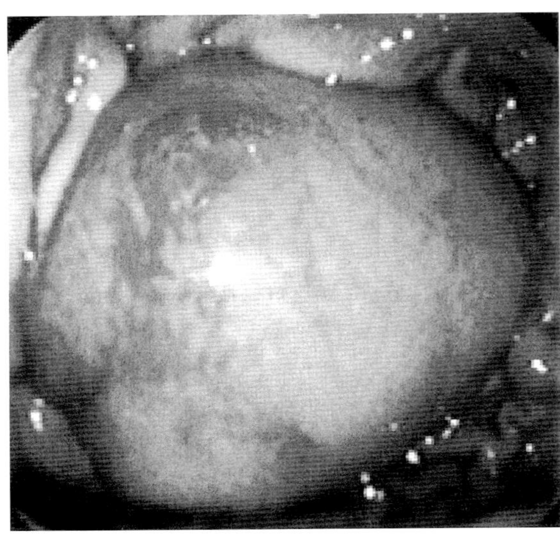

图40.4 胰腺假性囊肿导致胃壁凸起的内镜所见。

附胃十二指肠者。EUS可判断假性囊肿的大小、位置和囊壁厚度(图40.2)。若EUS发现囊肿壁厚超过1cm或有静脉曲张则禁止行内镜引流。内镜引流可在内镜直视或EUS引导下完成。前者经胃肠壁凸出处穿刺置管或支架完成引流(图40.4)。EUS引导主要用于内镜下没有胃肠壁凸出者。治疗性超声内镜一步法EUS引导置管引流假性囊肿成功率很高，并适用于囊肿合并感染者。近来,报道了3例内镜下囊肿胃造瘘引流胰腺坏死组织。据报道内镜引流3个月内的成功率在80%以上，对酒精性胰腺炎患者成功率较低。内镜技术的提高使超过20例的病例引流成功,并显著降低了并发症发生率和住院时间。总之,电子内镜引流的并发症发生率为13%,成功率超过90%,复发率为10%~20%。

结　论

慢性胰腺炎继发的无症状的小假性囊肿应观察,诊断困难或有感染征象,则应行穿刺检查。单纯、慢性、无感染、单腔的假性囊肿在条件允许情况下可行内镜引流；否则可在B超/CT引导下置管外引流。囊液成分复杂、坏死后的多腔假性囊肿则应行手术引流或切除。

(高红桥　译　　杨尹默　校)

推荐读物

Andersson R, Cwikiel W. Pacutaneous cystogastrostomy in patients with pancreatic pseudocysts. *Eur J Surg* 2002;168: 345–348.

Baril NB, Ralls PW, Wren SM *et al*. Dose an infected peripancreatic fluid collection or abscess mandate ope ration? *Ann Surg* 2000;231:361–367.

Beckingham IJ, Krige JE, Bornman PC, Terblanche J.Long term outcome of endoscopic drainage of pancreatic pseudocysts. *Am J Gastroenterol* 1999;94:71–74.

Bander JS, Bouwman DL, Levison MA, Weaver DW.Pseudocysts and pseudoaneurysms: surgical strategy. *Pancreas* 1995;10: 143–147.

Bhattacharya D, Ammori BJ. Minimally invasive approaches to the management of pancreatic pseudocysts: review of the literature. *Surg Laparosc Endosc Percutan Tech* 2003;13:141–148.

Boerma D, van Gulik TM, Obertop H, Gouma DJ. Endoscopic stent placement for pancreaticocutaneous fistula after surgical drainage of the pancreas. *Br J Surg* 2000;87:1506–1509.

Boggi U, Di Candio G, Campatelli A, Pietrabissa A, Mosca F. Nonoperative management of pancreatic pseudocysts. Problem in differential diagnosis. *Int J Pancreatol* 1999;25:123–133.

Burgge WR.EUS-guided pancreatic fine needle aspiration:instrumentation, results, and complications. *Tech Gastrointest Endosc* 2000;2:149–154.

Byrne MF, Mitchell RM, Baillie J. Pancreatic pseudocysts. *Curr Treat Options Gastroenterol* 2002;5:331–338.

Carr JA, Cho JS, Shepard AD, Nypaver TJ, Reddy DJ.Visceral pseudoaneurysms due to pancreatic pseudocysts:rare but lethal complication of pancreatitis. *J Vasc Surg* 2000;32: 722–730.

Cohen-Scali F, Vilgrain V, Brancatelli G *et al*. Discrimination of unilocular macrocystic serous cystadenoma from pancreatic pseudocyst and mucinous cystadenoma with CT: initial observations. *Radiology* 2003;228:727–733.

Deviere J, Bueso H, Baize M et al.Complete disruption of the main pancreatic duct: endoscopic management. *Gastrointest Endosc* 1995;42:445–451.

Fockens P, Johnson TG, van dullemen HM, Huibregtse K, Tytgat GN. Endosonographyic imaging of pancreatic pseudocysts before endcoscopic transmural drainage. *Gastrointest Endosc* 1997; 46:412–416.

Frossard JL, Amouyal P, Amouyal G *et al*. Performance of endosonography-guided fine needle aspiration and biopsy in the diagnosis of pancreatic cystic lesions. *Am J Gastroenterol* 2003;98:1516–1524.

Giovannini M,Pesenti C,Rolland AL,Moutardier V,Delpero JR. Endoscopic ultrasound-guided drainage of pancreatic pseudocysts or pancreatic abscesses using a therapeutic echo endoscope. *Endoscopy* 2001; 33:473–477.

Hammel P.Diagnostic value of cyst fluid analysis in cystic lesions of the pancreas:current data, limitations,and perpectives. *J Radiol* 2000; 81:487–490.

Harewood GC,Wright CA,Baron TH. Impact on patient outcomes of experience in the performance of endoscopic pancreatic fluid collection drainage. *Gastrointest Enosc* 2003; 58:230–235.

Heider R,Behrns KE. Pancreatic pseudocysts complicated by splenic parenchymal involvement: results of operative and percutaneous management. *Pancreas* 2001;23:20–25.

Heider R,Meyer AA,Galanko JA,Behrns KE. Percutaneous drainage of pancreatic pseudocysts is associated with a higher failure rate than surgical treatment in unselected patients. *Ann Surg* 1999; 229:781–787; discussion 787–789.

Mori T,Abe N,Sugiyama M,Atomi Y.Laparoscopic pancreatic cystgastrostomy. *J Hepatobiliary Pancreat Surg* 2002; 9:548–554.

Nealon WH,Walser E.Duct drainage alone is sufficient in the operative management of pancreatic pseudocyst in patients with chronic pancreatitis. *Ann Surg* 2003;237:614 –620; discussion 620–622.

Parks RW,Tzovaras G,Diamond T,Rowlands BJ. Management of pancreatic pseudocysts. *Ann R Coll Surg Engl* 2000; 82: 383–387.

Seifert H,Dietrich C,Schmitt T,Caspary W,Wehrmann T. Endoscopic ultrasound-guided one-step transmural drainage of cystic abdominal lesions with a large-channel echo endoscope. *Endoscopy* 2000;32:255–259.

Sharm SS,Bhargawa N,Govil A. Endoscopic management of pancreatic pseudocyst: a long-term follow-up. *Endoscopy* 2002; 34:203–207.

Usatoff V,Brancatisano R,Williamson RC. Operative treatment of pseudocysts in patients with chronic pancreatitis. *Br J Surg* 2000; 87:1494–1499.

Yeo CJ,Bastidas JA,Lynch-Nyhan A,Fishman EK,Zinner MJ, Cameron JL. The natural history of pancreatic pseudocysts documentary by computed tomography. *Surg Gynecol Obstet* 1990; 170:411–417.

PART

第3部分
胰 腺 癌

41 胰腺癌的流行病学特征

Joachim Mössner

概　　述

恶性肿瘤导致的死亡排序中，胰腺癌在男性居于第四位，在女性居于第五位。胰腺导管腺癌占胰腺恶性肿瘤的95%，其5年存活率约为1%~5%，是预后最差的恶性肿瘤之一。因此，确定高危人群是胰腺癌临床诊治中的重要环节，通过对高危人群监测实现早期诊断才能提高根治性手术的切除率。一项来自意大利的对照研究提示，胰腺癌的危险性14%归因于吸烟，14%归因于肉类的高摄入，12%归因于水果的低摄入。该研究认为胰腺癌的发生是多种危险因素综合作用的结果，并推测健康的生活方式可以预防约1/4的胰腺癌。

由于在胰腺癌发生的早期常常伴有胰腺炎症，因而慢性炎症被认为是胰腺癌的危险因素，特别是慢性家族遗传性胰腺炎。5%~10%的胰腺癌病例有遗传背景，识别这些关键的遗传学改变将是一个巨大的机遇与挑战。一项病例对照研究对526例胰腺癌及2 153例正常人进行了调查，发现胰腺癌的危险因素包括：热量摄取增加的同时伴有体重指数(BMI)增长；糖尿病(高胰岛素血症)；直系亲属患病；结肠癌、子宫内膜癌、卵巢癌及乳腺癌家族史；黑人中可能的酗酒因素。

本章着重探讨在胰腺癌发生过程中各种相关危险因素的作用。

发 病 率

在西方发达国家，胰腺癌发病率约为8~12/10万人，而且呈上升趋势。在欧洲，胰腺癌的发病率在北部和中部高于南部；在美国，路易斯安娜和密西西比州是胰腺癌的高发区。然而，这种地理性高发病率的原因尚不清楚。另外，胰腺癌发病率在有斯堪的纳维亚及东欧血统的城乡居民中较高。在所有国家中，胰腺癌发病率基本等于死亡率。40~44岁间人群年发病率为19/10万人，75~79岁间年发病率为43/10万人，因此发病率的上升趋势可能与寿命延长有关。20世纪早期的几十年中，美国胰腺癌的发病率和死亡率逐年升高，但是在过去的25年中已趋于稳定。

黑人的发病率可能高于白人，男性可能高于女性。然而，吸烟可能是一个混杂因素。在瑞典的Malmö，44岁以上的人群中男性的发病率普遍高于女性。随着时间推移，男性的发病率没有发现任何变化。老年和中年妇女的发病率则呈明显增长趋势。

危险因素

慢性胰腺炎

各种类型的慢性胰腺炎(例如酒精诱发型、热带型、遗传型）均可增加胰腺癌发病的危险性（表41.1)。炎症持续的时间可能是影响肿瘤由良性向恶性转化的主要因素。病例对照研究发现，慢性胰腺炎患者罹患胰腺癌的相关危险度RR变化在2.3~18.5之间。一项前瞻性单中心对列研究对约440人进行了平均9.2年随访，在每年3 437人中发现4例(1.1%)胰腺癌，预期病例数为0.15%(标准化发病率SIR=26.7)。在大多数酒精型慢性胰腺炎的胰腺癌患者中，应将吸烟考虑为一个重要的混杂因素。

对慢性胰腺炎患者中的胰腺癌病例进行早期诊断仍是一个未解决的问题。尽管K-ras基因突变在胰腺癌病变的过程中起着重要作用，但是在慢性胰腺炎患者胰液中检测到K-ras基因突变并不能确诊胰腺癌，因为一些发生K-ras基因突变的慢性胰腺炎患者并未发生胰腺癌。

糖尿病

糖尿病与罹患胰腺癌的危险性上升相关（表41.1），引起糖尿病的原因可能是癌症导致的胰腺损伤或者胰岛素抵抗。但是，长期II型糖尿病史似乎会增加胰腺癌患病的危险性。一种解释是胰岛素可能是胰腺癌发生的促进因素，因为人胰腺癌表达胰岛素受体，使得胰岛素可以刺激其分化。此外，高胰岛素水平可通过肝脏释放类胰岛素生长因子（IGF）-I直接促进胰腺癌的发生。食物对胰腺癌发生的部分影响可能是由胰岛素介导的。某些研究中发现，初次被诊断为糖尿病后，发生胰腺癌的危险性随着时间的延长而降低。关于这种降低的推测，一种解释是II型糖尿病早期高胰岛素血症减少；另一种解释是在大部分病例中，糖尿病是癌症或癌前病变的早期表现。但是，意大利一项病例对照研究认为糖尿病并没有增加罹患胰腺癌的危险性。因此，在糖尿病和胰腺癌的病例中，癌症可能是糖尿病发生的原因，但反之则不然。尤其是在非典型的糖尿病病例中，如缺少家族史的糖尿病、非肥胖及迅速进展为胰岛素依赖的糖尿病，应该考虑患者患胰腺癌的可能。进一步的流行病学研究在评价患胰腺癌的危险性时，应对I型（胰岛素依赖型）和II型糖尿病加以区别。

体力活动和体重

肥胖、身高及体力活动可能是胰腺癌的相关危险因素。在32 687个研究对象中，体力活动和BMI与胰腺癌死亡率无关。作者在早年报道了类似的发现。胰岛素抵抗与人体测量因子及体力活动有关。加拿大的一项基于普通人群的病例对照研究发现，BMI大于28.3kg/m^{2}的男性患胰腺癌的危险性增高〔调整优势比（OR）1.90；95%置信区间（CI）1.08~3.359〕，女性减轻体重和男性中等到剧烈的体力活动会降低这种危险性。因此，胰岛素抵抗可能是胰腺癌发生的一个致病因素。在两组通过邮寄调查表随访10~20年的群组研究中，BMI大于30kg/m^{2}的个体较BMI小于23kg/m^{2}的个体患胰腺癌的危险性高。另有研究报道，适度运动与胰腺癌发生呈负相关。根据这两项研究可以看出，肥胖明显增加胰腺癌患病的危险性，而超重者适度运动则会降低这种危险性。对美国黑种人和白种人而言，尤其是女性，肥胖似乎都是引起胰腺癌的危险因素。

吸烟

长期以来，吸烟一直被认为是胰腺癌发生的一个重要的危险因素。许多病例对照研究均显示吸烟可增加胰腺癌患病的危险性（表41.2）。根据一项计算机模拟研究，如果欧盟所有的吸烟者立即停止吸烟，到2015年新发病的胰腺癌患者将会减少15%。既然1/4的病例是由吸烟引起的，通过停止吸烟能否减少25%的胰腺癌患者？另一项研究发现，戒烟10年后才能观察到胰腺癌患病危险性降低。

饮食

根据病例对照研究，肉类及胆固醇会使胰腺癌患病的危险性轻度增加。烹制肉类食物时产生杂环胺类及多环芳香类碳氢化合物可能是致病因素。意大利的一项病例对照研究表明，胰腺癌发病率与肉类（OR 1.43）、肝脏（OR 1.43）、火腿和腊肠（OR 1.64）的摄入呈正相关，与新鲜水果（OR 0.59）、鱼类（OR 0.65）及橄榄油（OR 0.58）呈负相关。由于很多的描述性和病例对照研究都有方法学上的局限性，因此希望确定任何食物的危险性及益处是不可能的（表41.3）。

咖啡

许多流行病学研究调查了咖啡与胰腺癌之间的潜在关系（表41.3）。一项早期发表在主流科学杂志上的研究结果曾令科学团体——一个主要的咖啡消费群体震惊，这项研究证实了咖啡与胰腺癌发病相关。除了每日摄入多于3杯咖啡外，这种相关性无法被后续的大部分研究证实（表41.3）。

酒精

大部分研究没有发现酒精摄入与胰腺癌发病之间存在关系（表41.3）。瑞典一项基于入院记录的回顾性群组研究发现，酒精对胰腺癌发生仅有40%的

表 41.1　疾病及患胰腺癌的危险性

研究者	研究设计	危险性
哮喘		
Stolzenberg-Solomon 等(2002 年)	172 名在 1985～1997 年间患胰腺癌的样本的队列分析。对 29 048 名 50～69 岁的男性吸烟者进行了平均 10.2 年的随访	增加
糖尿病		
Stolzenberg-Solomon 等(2002 年)	172 名在 1985～1997 年间患胰腺癌的样本的队列分析。对 29 048 名 50～69 岁的男性吸烟者进行了平均 10.2 年的随访	增加
Fischer(2001 年)	Meta－分析,英文文献,1970～1999 年	患糖尿病 5 年以上:危险性增加
Silverman 等(1999 年)	基于人群的病例对照研究:484 例病例,2 099 例对照,访问	在癌症确诊之前,随着患病时间的延长危险性呈明显增加趋势
Wideroff 等(1997 年)	109 581 名在 1977～1989 年之间因诊断出糖尿病而住院的患者的出院记录联合 1993 年的国家癌症数据库记录	危险性增加:随访时间 1～4 年,SIR 2.1(CI 1.9～2.4)。随访时间 5～9 年后,SIR 降至 1.3(CI 1.1～1.6)
Lee 等(1996 年)	回顾性研究;282 例胰腺癌住院患者,282 例对照	危险性增加:OR 2.84
Everhart & Wright(1995 年)	Meta－分析:1975～1994 年间发表的研究;30 例对照及队列分析中有 20 例符合选择条件,例如,在癌症发生前至少一年患糖尿病,RR 计算可能	危险性上升:相对于非糖尿病患者,糖尿病患者的胰腺癌 RR 值为 2.1(CI 1.6～2.8)
La Vecchia 等(1994 年)	病例对照研究,意大利北部,1983～1992 年:75 岁以下的 9 991 名组织学上确诊为肿瘤的患者,其中包括 362 例胰腺癌患者,7 834 名患急性、非肿瘤、非代谢性疾病的患者作为对照	危险性增加:RR 2.1(CI 1.5～2.9)。诊断为糖尿病后 5～9 年胰腺癌 RR 值由诊断为糖尿病前 5 年的 3.2 降至 2.3,10 年以上者降至 1.3(CI 0.7～2.3)
Gullo 等(1994 年)	72 0 名患胰腺癌的患者与来自 14 所意大利研究中心的对照组比较	22.8% 的胰腺癌患者患有糖尿病,对照组 8.3% 患糖尿病;56.1% 癌症患者并发糖尿病(40.2%)或在诊断为癌症之前的 2 年内并发糖尿病(15.9%)
非胰岛素依赖型糖尿病 Balkau 等(1993 等)	6 988 名 44～55 岁的工人。随访 17 年。312 例糖尿病患者	排除随访前 5 年内死亡的个体,调整年龄及烟草消费量后,糖尿病患者对比于血糖正常个体的 RR 值为4.9(CI 1.3～1.8)
Jain 等(1991 等)	病例对照研究,多伦多:249 例癌症患者,505 例对照	危险性增加:糖尿病史小于 5 年
胆结石		
胆囊切除术后		
Schernhammer 等(2002 年)	回顾性研究:104 856 名女性,48 928 名男性,16 年随访	危险性无增加
Silverman 等(1999 年)	基于人群的病例对照研究:484 例病例,2099 例对照,访问	胆囊切除术至少 20 年后:70% 危险性增加
Chow 等(1999 年)	在 Denmark 的基于人群的队列研究 1977～1989 年间出院诊断为胆结石的60 176 名患者,随访至死亡或至 1993 年	胆结石:无危险性 胆囊切除术:随访壶腹癌(SIR2.0,CI 1.0～3.7)及胰腺癌(SIR 1.3,CI 1.1～1.6)患者,5 年后危险性增加

表41.1 续

研究者	研究设计	危险性
Schattner 等(1997 年)	回顾性病例对照研究。100 名胰腺癌病例连续研究的腹部超声和 140 名根据年龄及性别进行的配对对照病例	37 名胰腺癌患者患有胆石症(37%),对照组 23(16%)例患有胆石症($P<0.001$)
Ekbom 等(1996 年)	基于人群的队列研究:62 615 名行胆囊切除术的患者。随访胰腺癌及壶腹周围癌患者 23 年	261 名胰腺癌患者,预期 216.8 名,SIR 1.20(CI 1.06~1.37)
(十二指肠)乳头切开术后		
Karlson 等(1997 年)	瑞典死亡记录及瑞典癌症记录中 992 名患者	无危险性增加
胃切除术后		
Tascilar 等(2002 年)	多变量及人年分析:2 633 名患者的群组分析	术后 5~59 年,危险性增加 1.8(CI 1.3~2.6)
Heberg 等(1997 年)	基于尸检的病例对照研究	无关
Mack 等(1986 年)	病例对照研究,洛杉矶:490 名处于工作年龄的患者及 420 名对照。家庭访问:职业、吸烟与否、食物、饮料消耗、既往史	胃大部切除术史与胰腺癌有明显相关性
幽门螺旋杆菌		
Stolzenberg-Solomon 等(2001 年)	一组病例对照研究:50~59 岁间的 29 133 名芬兰男性吸烟者	幽门螺旋杆菌血清阳性率为 82%,对照组 73%。OR 1.87(CI 1.05~3.34)
恶性肿瘤		
Neugut 等(1995 年)	1973 年 1 月 1 日至 1990 年 12 月 31 日间来自于监护、流行病学及最终结果的数据。实测病例数除以预期病例数	患第二种原发癌的危险性增加: (a) 肺癌:男性(RR 1.3),女性(RR 2.5) (b)头颈部癌:女性(RR 1.8) (c)膀胱癌:女性(RR 1.5),与吸烟有关? (d)前列腺癌:(RR 1.2)
黑色素瘤(无家族史)		
Scheck 等(1998 年)	国家癌症研究所监督、流行病学及最终结果程序中挑选的患者:43 781 名黑色素瘤患者	50 岁前的恶性黑色素瘤患者继发胰腺癌的危险性大约增加了一倍,SIR 1.76(CI 0.80~3.34)。年轻白种女性的危险性最高,SIR 2.27(CI 0.73~5.30)
慢性胰腺炎		
任意类型		
Talamini 等(1999 年)	715 例慢性胰腺炎患者平均随访 10 年	非胰腺癌症(SIR 1.5,CI 1.1~2.0;$P<0.003$)及胰腺癌(SIR 18.5,CI 10~30;$P<0.0001$)的发病率均明显增加。吸烟使危险性增加
Karlson 等(1997 年)	1965~1983 年之间瑞典住院记录中被诊断为胰腺炎的患者。复发性胰腺炎,n=7 328;慢性胰腺炎,n=4 546。联合全国范围的瑞典癌症记录、死亡记录及移民记录的随访	所有亚群组均有胰腺癌发生的危险。时间延长危险性降低!10 年后持续的过分危险仅限于嗜酒的患者(SIR 3.8,CI 1.5~7.9)

表41.1　续

研究者	研究设计	危险性
Fernandez 等(1995 年)	基于医院的病例对照研究,意大利北部,1983 ~1992,362 癌症病例,1 408 名对照,有组织的访问	诊断为胰腺炎 5 年后患胰腺癌的危险性(RR 6.9)高于前 4 年(RR 2.1)。烟草和酒精可能是混杂因素
Ekbom 等(1994 年)	数据来自 1965 ~ 1983 年间所有瑞典住院医疗机构。7 956 名患者至少一项出院诊断为胰腺炎。随访 19 年	SIR 2.2(CI 1.6 ~ 2.9)。初次出院诊断为胰腺炎后 10 年或 10 年以上无危险性增高,与一般相关性矛盾。吸烟是一个混杂因素
Lowenfels 等(1993 年)	多中心的历史性队列研究,从六个国家的临床中心征募而来 2 015 名慢性胰腺炎患者。平均 7.4 年的随访中出现 56 例癌症患者。预期病例数根据年龄和性别调整:2.13	SIR 26.3(CI 19.9 ~ 34.2)。随访至少 2 年以上的患者患胰腺癌的累积危险性稳定增加,诊断为胰腺炎后 10 ~20 年的患者的患病机率为 1.8%
遗传型		
Lowenfels 等(1997 年)	纵向研究。初始标准:较早(≤30 岁)即出现早期症状,有家族史,无其他因素	与预期数 0.15 相比,随访 8 531 人年间有 8 例胰腺腺癌患者。SIR 53(CI 23 ~ 105)
热带型		
Chari 等(1994 年)	印度的 Madras 的糖尿病研究中心的 185 名患者。平均随访 4.5 年	六例(25%)死于胰腺癌。胰腺癌发病平均年龄 45.6 ± 7.3 年,比西方人群年轻得多

CI:95% 置信区间;OR:优势比;RR:相关危险度;SIR:标准化发病率。

表41.2　吸烟与胰腺癌的危险性

研究者	研究设计	危险性
吸烟		
Lin 等(2002 年)	前瞻性队列研究,110 792 个居民	当前吸烟者的 RR:男性 1.6(CI 0.95 ~2.6),女性 1.7(CI0.84 ~ 3.3)
Stolzenberg-Solomon 等(2001 年)	前瞻性研究,27 111 个在 50 ~ 69 岁的男性吸烟者	危险性增加(最高和最低的五分位数进行比较,吸烟每天 HR1.82;CI 1.10,3.03;趋势检验 *P* 0.05)
Ciu 等(2001 年)	基于人群的病例对照研究	危险性增加。 男性:OR1.8(CI1.2 ~ 2.8) 女性:OR2.1(CI1.4 ~ 3.1)
Nilsen 等(2000 年)	挪威一个农村的健康筛查:31 000 位男性,32 374位女性最后未得癌症。12 年随访	在当前吸烟者中危险性增加 2 倍。剂量 – 应答相关:吸烟数量(趋势检验 *P* 0.02),吸烟指数(趋势检验 *P*,男性 0.02,女性 0.01)
Villeneuve 等(2000 年)	病例中的 76% 依靠直接问卷调查得到数据:583 个胰腺癌对比 4813 个对照	危险性增加。有 35 年或者更高吸烟包年的男性:OR1.46(CI1.00 ~ 2.14)。女性报告了吸烟包年在 23 以上者:OR1.84(CI1.25 ~ 2.69)

表41.2 续

研究者	研究设计	危险性
Harnack 等(1997年)	33 976个爱荷华州绝经后妇女的前瞻性队列研究	危险性增加。暴露于<20和>20或更多的吸烟包年:比不吸烟者更易得胰腺癌1.14(CI0.53~2.45)和1.92(CI1.12~2.30)倍
Partanen 等(1997年)	基于人群的病例对照研究	危险性增加
Fuchs 等(1996年)	11 8 339位30~55岁女性,49 428位40~75岁男性,均未患癌症,2 116 229人年随访,有186名参与者患胰腺癌	对当前吸烟者的多变量RR:2.5(CI 1.7~3.6)。吸烟引起癌症的比率为25%
Lee 等(1996年)	回顾性研究:282名胰腺癌住院患者对比282名年龄性别匹配的对照	OR随着吸烟程度的增加而增加
Ji 等(1995年)	病例对照研究:451病例对比1 552对照。访问	危险性增加。男性OR 1.6(CI1.1~2~2)女性OR1.4(CI0.9~2.4)。OR随着长期吸烟者每天吸烟的数量增加而增加
Silverman 等(1994年)	在新泽西的十个乡村,亚特兰大,底特律进行的基于人群的病例对照研究(1986~1989)。直接访问。526例患者对比2 153例对照,年龄在30~79岁	危险性增加70%。吸烟持续时间与危险性正相关
Friedman & vanden Eeden (1993年)	初步的病例对照研究。旧金山海湾地区进行多方位的健康检查:452例胰腺癌患者对比2 687例对照	危险性增加:吸烟、糖尿病、高水平的血清铁、铁饱和度、体重
Ghadirian 等(1991年)	基于人群的病例对照研究。魁北克:179例癌症对比239例对照	吸烟:OR 3.76(CI1.80~7.83)。吸烟者在最高的五分位数:OR 5.15对不吸烟者的3.99
Howe 等(1991年)	基于人群的病例对照研究。多伦多:249例癌症对比505例对照。生存时间,吸烟史	危险性增加。当前吸烟者分组的剂量-反应关系RR是1.88,4.61,6.52。戒烟后迅速降低
Bueno de Mesquita 等(1991年)	基于人群的病例对照研究。荷兰:176例病例对比487例对照。通过问卷进行访问:58%直接访问	生存时间与吸烟数量的剂量-反应效应正相关。例如:无过滤的,有过滤的,OR为1.00,1.35,1.40
Farrow 等(1990年)	基于人群的病例对照研究。新墨西哥州:148例病例对比188例对照。访问患者或配偶	当前吸烟者:OR3.2(CI 1.8~5.7)
Olsen 等(1990年)	病例对照研究。Minneapolis-St-Paul地区:212例病例对比220例对照。访问家庭成员关于患者的吸烟,饮酒,咖啡和死亡前2年的其他危险因素	每天两包或更多香烟OR:3.92。每天喝酒4杯或更多OR:2.69。咖啡:没有危险因素。与牛肉和猪肉的消费正相关,与十字花科蔬菜负相关
Falk 等(1988年)	基于医院的病例对照研究,路易斯安那州:363例病例对比1 234例对照	当前吸烟者:中等(每天16~25根)和重度的(每天大于等于26根)吸烟者有两倍的危险性。不吸烟者不增加危险性

表41.2 续

研究者	研究设计	危险性
Wynder 等(1986 年)	基于医院的病例对照研究,18 家医院个体年龄 20～80 岁,USA。男性:127 例病例对比 371 例对照。女性:111 例病例对 325 例对照	吸烟者:两种性别都增加危险性
Mack 等(1986 年)	病例对照研究,洛杉矶:490 例处于工作年龄的病例对比 420 例对照。家庭访问:职业,吸烟,食物,茶,碳酸类饮料	危险性增加。十年不吸烟后影响消失。与过去的吸烟史,中等量的饮料史,啤酒,情绪,咖啡
Heuch 等(1983 年)	前瞻性研究,挪威:16 713 例个体,63 例发生胰腺癌	正相关:咀嚼烟草,用鼻子吸。弱相关:吸烟。不相关:用烟斗吸烟,咖啡
MacMahon 等(1981 年)	病例对照研究:369 例经组织学诊断为癌症的病例对比 644 例对照。访问包括吸烟,饮酒,茶和咖啡	弱正相关:香烟。不相关:雪茄,用烟斗,酒精性饮料,茶。强正相关:吸烟和体重
Ogren 等(1996 年)	19 74～1992,55 岁以下的 35 000 名男性和女性参与者进行全面健康检查。记录结合死亡原因记录和国家癌症记录	体重增长 > 10kg(从 30 岁以后):OR1.8(CI0.9～3.6)
Weiss & Benarde(1983 年)		在美国吸烟者与时间趋势有关的流行和胰腺癌之间的时间趋势(1920～1978)
Moolgavkar & Stevens (1981 年)		男性与女性胰腺癌发病率的区别归因于吸烟习惯的不同。死亡率的增长史由于引人注目的吸烟者数量的增长。非吸烟者死亡率的增长很缓慢
雪茄		
Shapiro 等(2000 年)	美国 137 243 名男性的前瞻队列研究。12 年随访	如果不吸入,危险性不增加
Farrow 等(1990 年)	基于人群的病例对照研究,新墨西哥州:148 例病例对比 188 例对照。访问患者或配偶	没有增加的危险性:用烟斗,雪茄,咀嚼烟草
停止吸烟		
Mulder 等(2002 年)	计算机仿真模拟,Markov 多阶段分型	危险性减低
停止吸烟超过 5 年		
Nilsen 等(2000 年)	挪威一个农村的健康筛查调查:31 000 名男性,32 374 名女性未得癌症。12 年随访	危险性不增加
Fuchs 等(1996 年)		10 年以内,与不吸烟者的危险性相等
Silverman 等(1994 年)	在新泽西的十个乡村,亚特兰大,底特律进行的基于人群的病例对照研究(1986～1989)。直接访问。526 例患者对比 2 153 例对照,年龄在 30～79 岁	停止吸烟超过 10 年:危险性降低 30% 停止吸烟 10 年或者以内:危险性不降低
Bueno de Mesquita 等 (1991 年)	基于人群的病例对照研究。荷兰:176 例病例对比 487 例对照。用问卷进行访问:58% 直接访问	在吸烟量少的组检查戒烟 15 年以上者的危险性:与不吸烟者没有区别

CI:95% 置信区间;HR:危险比;OR:优势比;RR:相关危险度。

表41.3 饮食的危险因素与胰腺癌

研究者	研究设计	危险性
酒精		
Lin 等(2002 年)	前瞻队列研究,110 792 个病例	没有影响
Michaud 等(2001 年)	半定量的食物 - 频率问卷(1986 健康专业随访研究,1980 护理健康研究),问卷随访	没有影响
Villeneuve 等(2000 年)	76 % 病例直接问卷数据:583 例胰腺癌,4813 例对照	没有影响
Kato 等(1992 年)	前瞻性研究(在夏威夷的有日本血统的 6 701 个美国男性)	不吸烟者中大量饮酒患上消化道癌症危险性增加:RR8.6(CI 2.1 ~36.0)
Bueno de Mesquita 等(1992 年)	基于人群的病例对照研究,1984 ~ 1988,荷兰:176 例胰腺癌对 487 例对照	危险性不增加:酒精,咖啡,茶
Ghadirian 等(1991 年)	基于人群的病例对照研究,魁北克:179 例癌症对 239 例对照	酒精:较低的危险性
Heuch 等(1983 年)	前瞻性研究,挪威,16 713 个个体,63 例发生胰腺癌	最强的正相关:酒精(RR5.4)
啤酒,葡萄酒和情绪		
Bouchardy 等(1990 年)	三个病例对照研究的共同分析:意大利,法国,新西兰。494 个病例对 1 704 例对照	危险性不增加
黑人和白人		
Silverman 等(1995 年)	基于人群的病例对照研究,直接访问发生胰腺癌的 307 个白人和 179 个黑人,用 1 164 个白人和 945 个黑人做对照	危险性增加:>57 杯/周 黑人:OR2.2(CI0.9 ~5.6) 白人:OR1.4(CI0.6 ~3.2) 与白人相比,由于大量饮酒,黑人有较高的 OR
咖啡		
Lin 等(2002 年)	前瞻队列研究,110 792 个病例	没有影响
Michaud 等(2001 年)	半定量的食物 - 频率问卷(1986 健康专业随访研究,1980 护理健康研究),问卷随访	没有影响
Villeneuve 等(2000 年)	76 % 病例直接问卷数据:583 例胰腺癌,4 813 例对照	没有影响
Porta 等(1999 年)	病例 - 对照研究	肿瘤中 K-ras 突变:77.7%。在常规喝咖啡的人中,突变更加常见:82% 对 55.6%,$P=0.018$。在每周咖啡杯数和突变之间有剂量相关性
Soler 等(1998 年)	病例对照研究,1983 ~ 1992,意大利北部,362 例组织学确诊未胰腺癌的患者,1 552 例对照	没有影响
Harnack 等(1997 年)	前瞻队列研究,33 976 例绝经后的爱荷华州女性	每周喝咖啡 >17.5 杯的比 <7 杯的危险性增加
Gullo 等(1995 年)	病例对照研究:570 例胰腺癌病例对 570 例对照;意大利的 14 个中心	每天喝咖啡 >3 杯者危险性增加:OR2.53(CI1.53 ~4.18)

表41.3　续

研究者	研究设计	危险性
Partanen 等(1995 年)	662 例胰腺癌被诊断前 20 年的咖啡消费数据对 1 770 例相关癌症(胃,结肠,直肠)的数据	没有关联
Stensvold 等(1994 年)	挪威的 35 ~ 54 岁的 21 735 个男性和 21 238 个女性 10 年完整的随访	没有关联
Lyon 等(1992 年)	基于人群的病例对照研究:代理应答中的 149 例	危险性增加:喝咖啡者(OR 胰腺癌对 363 例对照 2.38),吸烟者(OR 2.27)。去掉咖啡因的个体风险性更高
Jain 等(1991 年)	病例对照研究,多伦多:249 例癌症对 505 例对照	咖啡和酒精没有关连
Ghadirian 等(1991 年)	基于人群的病例对照研究,魁北克:179 例癌症对 239 例对照	咖啡:吃东西时喝咖啡比空胃喝咖啡危险性低
Clavel 等(1989 年)	基于人群的病例对照研究,法国:161 例病例对 268 例对照	烟草或酒精消费间没有关联。当每天消费 2 杯或以上的咖啡时危险性增加:女性 RR 2.27(CI1.11 ~ 4.64),男性 RR1.45(CI0.82 ~ 2.55)
La Vecchia 等(1987 年)	基于医院的病例对照研究,意大利北部:150 例癌症对 605 例对照	持续消费咖啡,去咖啡因的咖啡和茶之间没有关联
Nomura 等(1986 年)	前瞻队列研究:临床检查 7 355 位男性(1965 ~ 1968),21 位患胰腺癌	危险性不增加
Binstock(1983 年)	按人均计算的咖啡的影响,饮食总脂肪,饱和脂肪,胆固醇,烟草,香烟,国民收入,来自 22 个国家的男性和女性的按年龄调整的胰腺癌的死亡率之间的关系,1971 ~ 1974	咖啡和胰腺癌死亡率的二元部分相关系数:12 个分析中的 11 个有显著性(单尾),在 2 因素方差分析中(双尾)有边界显著性
Wynder 等(1983 年)	病例对照研究,美国:275 例病例对 7 994 例对照。随访	没有关联
Benarde&Weiss 等(1982 年)		1950 年以来美国人均咖啡消费和胰腺癌死亡率:时间相关,最后 10 年。吸烟:混杂因素
MacMahon 等(1981 年)	病例遂照研究:369 位组织学诊断位癌症的患者对 644 例对照。随访:烟草的使用,酒精,茶,咖啡	不同性别中的咖啡消费。剂量 - 应答相关。吸烟者调整后的 RR:每天 2 杯咖啡 1.8(CI1.0 ~ 3.0);每天 3 杯或更多,2.7(CI1.6 ~ 4.7)
去咖啡因的咖啡		
Wynder 等(1986 年)	基于医院的病例对照研究,18 家医院 20 ~ 80 岁的个体,美国。男性:127 例病例对 371 例对照 女性:111 例对 325 例对照	危险性未增加
脂肪		
饱和脂肪		
Stolzenberg-Solomon 等(2002 年)	前瞻性研究,50 ~ 69 岁的 27 111 个男性吸烟者	上升:HR1.60;CI0.96,2.64;趋势检验 *P*0.02

表41.3 续

研究者	研究设计	危险性
Binstock 等(1983 年)	按人均计算的咖啡的影响,饮食总脂肪,饱和脂肪,胆固醇,烟草,香烟,国民收入,来自22个国家的男性和女性的按年龄调整的胰腺癌的死亡率之间的关系,1971~1974	在单变量分析和12个二元部分相关分析中的11个显著相关;在方差分析中,12个分析中的10个有显著的界限
牛油和人造黄油		
La Vecchia 等(1997 年)	病例对照研究:362 例胰腺癌病例对 1 502 例对照	没有影响
所有来源的脂肪		
Lyon 等(1993 年)	病例对照研究:149 例病例对 363 例对照。犹他州	危险性增加:男性中 OR3.41(CI1.59~7.29),女性中,从肉类及日常以外来源的脂肪使 OR 在各组最大3.44(CI 1.35~8.78)。高水平摄取牛羊肉、鸡肉、鱼肉和日常食物不会增加危险性
肉类		
饱和脂肪		
Michaud 等(2003 年)	前瞻性的,18 年,邮寄的调查问卷	没有影响
烤的牛羊肉和肉制作的方法		
Anderson 等(2002 年)	病例对照研究	OR 增长:2.19
Ohba 等(1996 年)	基于社会的病例对照研究:141 例病例对 282 例对照	肉类和动物内脏增加危险性
熏肉		
Ghadirian 等(1995 年)	基于人群的病例对照研究,关于胰腺癌和营养(在蒙特利尔的讲法语的当地人中):179 例病例对 239 例对照	熏肉:RR4.68(CI2.05~10.69)
蛋白		
Farrow 等(1990 年)	基于人群的病例对照研究,新墨西哥州:148 例病例对 188 例对照	危险性随蛋白摄取的增加而增加。胰腺癌的危险性与以下食物摄取没有关联:总脂肪、饱和脂肪、胆固醇、ω-3 脂肪酸或者维生素 A 和 C
盐		
Ghadirian 等(1995 年)	基于人群的病例对照研究,关于胰腺癌和营养(蒙特利尔讲法语的当地人):179 例病例对 239 例对照	盐高消费:RR4.28(CI2.20~8.36)
各种食物		
Ghadirian 等(1995 年)	基于人群的病例对照研究,关于胰腺癌和营养(在蒙特利尔的讲法语的当地人中):179 例病例对 239 例对照	脱水的食物:RR3.10(CI1.55~6.22) 油炸食物:RR3.84(CI1.74~8.48) 精制糖:RR2.81(CI0.94-8.45)
Ji 等(1995 年)	病例对照研究(上海):451 病例对 1 552 对照	无相关:防腐的动物食物,新鲜的牛羊肉,内脏肉,家禽。危险性增加:防腐的蔬菜,深度油炸,烧烤,腌干的,烟熏的食物。

表41.3　续

研究者	研究设计	危险性
Baghurst 等(1991 年)	病例对照研究,澳大利亚南部:104 例癌症对 253 例对照。量化的食物频率问卷,179 项,大约诊断前 1 年的饮食	病例组消费比对照组高的食物:煮沸的鸡蛋,煎蛋,糖果,脂肪。胆固醇的最高五分位数 RR 3.19(CI1.58～6.47)
Bueno de Mesquita 等(1991 年)	病例对照研究,荷兰:164 例癌症对 480 例对照。半定量食物频率问卷,大约诊断前 1 年的饮食。半数病例直接访问	危险性增加:鸡蛋,鱼肉的高消费,蔬菜的低消费
Zatonski 等(1991 年)	病例对照研究,波兰西南部:110 例癌症对 190 例对照。饮食史	危险性增加:胆固醇,最上的三个组与最低的组五分位数之比为:RR1.90,3.77,4.31
Howe 等(1990 年)	病例对照研究,多伦多:249 例对 505 例对照	与总热量摄入正相关,RR2.39(CI1.18～4.83)(最高的五分位数对最低的)。与水果纤维,蔬菜,谷类负相关
Mills 等(1988 年)	前瞻性研究,在 34 000 名加利福尼亚第七日基督再临论者中,1976～1983;40 例死于胰腺癌	与全美白人比较,基督再临论者胰腺癌危险性降低,男性 SMR72,女性 90,没有统计学意义
Norell 等(1986 年)	基于人群的病例对照研究,瑞典:99 例病例对 138 例人群对照对 163 例医院对照	危险性增加:油炸,烧烤肉类高消费,每周摄入 RR 1.7(CI 1.1～2.7);发现的其他相关的油炸或烧烤食物 RR13.4(CI 2.4～74.7)。摄入人造黄油危险性增加,RR 9.7(CI 3.1～30.2)。牛油的高摄入没有带来额外的危险。经常使用水果,蔬菜,特别是胡萝卜可以降低危险,RR 0.3(CI 0.2～0.7),柑橘类水果 RR 0.5(CI 0.3～0.9)。不相关:咖啡,人造糖果,酒精。增加 3 倍危险性:每日至少一包烟
Gold 等(1985 年)	病例对照研究,巴尔的摩:201 例癌症对 201 例住院和非住院对照	增加:白面包。减小:生水果,蔬菜,苏打水,白酒。不相关:咖啡
Durbec 等(1983 年)	回顾性研究:69 例癌症对 199 例一般个体访问	脂肪和酒精使 RR 增加。与蛋白摄入无关。持续的酒精消费和碳水化合物摄入降低危险。

ANOVA:方差分析;CI:95% 可信区间;HR:危险比;OR:优势比;RR:相关危险度;SMR:标准化死亡率。

多余危险性。酗酒者患胰腺癌的危险性尚不明确,而且受吸烟这一混杂因素的影响。

职业及环境危险因素

对于所有的职业危险因素,即使是接触含氯的碳氢化合物的职业,与胰腺癌也只有极小的相关性(表 41.4)。环境始终可能与职业因素、生活方式、遗传易感性具有相互作用,因此没有明显的证据支持在大部分的胰腺癌病例中特殊的环境对其发病有影响。

基因因素

基因改变的致癌作用在逐渐被认识。已知的获得性突变是癌基因K-ras和HER2/neu及抑癌基因p16、p53、SMAD4和BRCA2。一些家族性综合征是由已知缺陷基因决定的,但是大多数的家族性疾病是由未确定基因导致的,因此家族性胰腺癌的遗传基因缺陷仍然

表41.4 胰腺癌的职业、医疗和环境危险因素

研究者	研究设计	危险性丙烯酰
胺		
Marsh 等(1999 年)	8 508 名可能接触丙烯酰胺的工人队列	累计接触丙烯酰胺 >0.3mg/m³·年者有明显的2.26倍的危险(CI1.03~4.29)。没有接触－应答关系
含铝的多环芳香碳氢化合物		
Romundstad 等(2000 年) Ronneberg 等(1999 年)	职业时间超过3年的11 103名男性中的癌症发生(1953~1996)	更高的发病率,无剂量相关性
镉		
Schwartz 等(2000 年)	Meta 分析	SMR166;CI98~280;$P=0.059$
含氯的碳氢化合物溶剂		
Ojajarvi 等(2001 年)	Meta 分析,1969~1998	较弱的额外危险性:三氯乙烯,MRR1.24; 多氯化联二苯,MRR1.44; 亚甲基氯化物,MRR1.42; 乙烯基氯化物,MRR1.17; 碳四氯乙烯,MRR3.08; 氯乙醇,MRR4.92。 未增加危险性:四氯化物
有机氯杀虫剂		
Clary & Ritz(2003 年)	高使用地区居民的杀虫剂报告系统:胰腺癌病例对随机对照	高剂量地区的居民长期接触增加危险性
Hoppin 等(2000 年)	年龄在32~85岁的108名胰腺癌患者血清和82例对照	多氯化联二苯(PCB)和 transnonachlor:比对照显著增加危险性。在接触PCB剂量最高的组(≥360ng/g 脂类):OR 4.2
杀虫剂,杀真菌剂和除草剂		
Ji 等(2001 年)	病例对照研究	增加危险性:接触低剂量杀虫剂 OR 1.3,中高剂量 OR1.4 杀真菌剂:OR1.5 除草剂:OR1.6
Alguacil 等(2000 年)	直接访问患者:164 例胰腺癌	不同类型杀虫剂组:高强度类导致 OR 中度增加,含砷杀虫剂最高(OR 3.4,CI0.9~12.0)。苯胺衍生物、染料和有机染料 OR:高强度接触后较高
铬:中等/大量的接触		
Weiderpass 等(2003 年)	队列包括所有的女性工人(出生于1906~1945)	接触后 RR1.8(CI1.0~3.1)
二氯二苯三氯乙烷(一种杀虫剂,DDT)		
Garabrant 等(1992 年)	队列死亡率研究:5 886 名化工制造工人。嵌套的病例对照研究:28例癌症对112例匹配的对照。近亲访问	危险性增加:曾经接触组与从未接触组比较 RR4.8(CI 1.3~17.6)。DDT 危险性:重度长期接触

表41.4 续

研究者	研究设计	危险性丙烯酰
教育		
Ferraroni 等(1989 年)	病例对照研究,意大利:214 例病例对 1 944 例对照	没有关联
甲醛		
Collins 等(2001 年)	Meta 分析:14 项研究	在所有研究中危险性很小增加(MRR 1.1,CI 1.0~1.3)限于尸体防腐者(MRR 1.3,CI 1.0~1.6),病理学、解剖学(MRR 1.3,CI 1.0~1.7)。其他因素?
Kernan 等(1999 年)	63 097 名 1984~1993 年间死于胰腺癌的患者;252 386 名非癌症死亡的患者	职业接触与适度危险性增加有关:低、中、高接触者的 ORs 分别为 1.2,1.2,1.4
纬度		
Kato 等		国际和日本,胰腺癌死亡率与纬度呈强正相关,与平均温度呈负相关:“牵涉到除饮食外与纬度或平均温度有关的其他因素?”
铅		
McDonald&Potter(1996 年)	454 名铅中毒儿童,1923~1966	许多年后有 2 例胰腺癌
皮革制品		
Mikoczy 等(1996 年)	2 487 名 1900~1989 年间在瑞典皮革厂工作至少 6 个月的工人病例的对照群组研究:68 例癌症(肺、胃、膀胱、肾、鼻、胰腺、软组织肉瘤)对 178 例对照	接触皮革粉尘与胰腺癌的相关性:OR 7.19(CI 1.44 至 35~89) 鉴于病例少,此数据为推测值
Costantini 等(1989 年)	2 926 名制革厂的男性工人与多数人相比	危险性轻微增加:SMR 146(CI 39~373)
树脂:乙烯和聚乙烯		
Selenskas 等(1995 年)	病例对照研究:28 例癌症对 140 例对照	男性接触大于 16 年危险性增加:RR 7.15(CI 1.28~40.1)
苯乙烯		
Kolstad 等(1995 年)	36 610 名 386 塑料制品公司工人和 14 293 名未接触苯乙烯的工人。1970~1990 年随访	IRR 2.2,17 例,CI 1.1~4.5
亚硫酸盐浆		
Rix 等(1997 年)	1955~1990 年间雇佣的 2 238 名工人,历史性群组,随访至 1993 年	胰腺癌危险性几乎加倍(观察到 7 例,SIR 1.88,CI 0.75~3.88)
钍造影剂		
Nyberg 等(2002 年)	计算机联合瑞典癌症数据库	癌症发生的 SIR 明显增加(3.0),原发性肝和膀胱癌最大(SIR 39.2)
Polednak 等(1983 年)	3 039 名 1940~1973 年间受雇于与钍生产相关的公司的男性群组	SMRs 高:2.01(CI 0.92~3.82)。吸烟是一个混杂因素
不明确的生物研究		
Rachet 等(2000 年)	Meta 分析:45 项研究	总体危险性低:RR 范围0.5~6.3。混杂因素?

表41.4 续

研究者	研究设计	危险性
各种职业接触		
Ojajarvi 等(2000年)	Meta 分析:1969~1998	含氯的碳氢化合物溶剂,MRR 1.4;镍,MRR1.9;铬,MRR1.4;多环芳香族碳氢化合物,MRR1.5;有机氯杀虫剂,MRR1.5;硅土粉尘,MRR1.4;脂肪族和脂环的碳氢化合物溶剂,MRR1.3。弱正相关或不相关:丙烯腈,砷,石棉,柴油发动机排气,电磁场,甲醛,面粉粉尘,镉,汽油,除草剂,铁,铅,合成的玻璃纤维,油雾,木料粉尘。由职业因素作为病原的胰腺癌估计为12%。
Kauppinen 等(1995年)	病例对照研究,芬兰:接触史(595例胰腺癌病例对1 622例对照)	风险性增加:电离辐射,OR4.3(CI1.6~11.4);不含氯溶剂 OR 1.6~1.8;杀虫剂 OR1.7(CI 0.8~3.4);含晶硅的无机粉尘,OR2.0(CI 1.2~3.5);热压,OR 2.2(CI 0.8~6.6);含丙烯腈的橡胶,OR 2.1(CI 0.9~4.7)无相关:石棉、铬酸盐、清洗剂、石蜡、上光剂
Ji 等(1999年)	1990~1993重新诊断为胰腺癌的451例患者对1 552例随机对照(从上海居民中选择)信息包括存活时间,工作史和其他因素,通过直接访问获得	男性中胰腺癌危险性增加:电工,OR7.5(CI 2.6~21.8);金属工人,OR 2.1(CI 1.0~4.8);工具工人,OR3.4(CI 1.4~7.1);水管工和焊接工,OR3.0(CI 1.2~7.5);玻璃制造工、制陶工、画家和建筑工,OR2.6(CI1.1~6.3)
Partanen 等(1994年)	工作史信息从近亲获得(625例胰腺癌对1 700例胃癌、结肠癌、直肠癌)	危险性增加:采矿业,OR3.7;水泥和建筑材料,OR11.1;药剂师和药店零售员,OR12.9;男性木工机械师,OR4.1;男性园艺工人,OR6.7;女性纺织工,OR5.4;男性运输检查员和管理员,OR9.4
Pietri 等(1990年)	病例对照研究,法国:171例病例对317例对照	在工人中危险性增加:食品工业,OR1.86;皮革加工,OR1.63;纺织工业,OR2.30;印刷工业,OR1.54;建筑材料,OR2.16
Falk 等(1990年)	基于医院的病例对照研究(在路易斯安那州的高风险地区,1979~1983):198例病例对209例对照	危险性增加:白领
垃圾		
Schwartz 等(1998年)	佛罗里达的基于人群的癌症记录。按照国家平均水平,白人的中等家庭收入。吸烟的流行。测算按照人均计算的政府的固体垃圾收集。	胰腺癌每年的发病率从0至8.1/100 000。与收入相关性(r=0.35),吸烟相关性(r=0.39),与固体垃圾相关性(r=0.47),尤其是院内垃圾(原因为除草剂、杀虫剂?)

CI:95%置信区间;IRR:个体相关危险度;MRR:meta-相关危险度;OR:优势比;RR:相关危险度;SIR:标准化发病率;SMR:标准化死亡率。

是未知的。遗传方式主要是常染色体显性遗传。在大约35%的家族中，黑色素瘤、乳腺癌以及前列腺癌等其他肿瘤的发生率也相应增加。在胰腺癌中，似乎一个基因对胰腺癌"发病年龄"的影响多于"易感性"的影响。对287个家族使用"发病年龄"模型进行隔离分析表明，大约7%的研究对象显示出患胰腺癌的高危险性。

胰腺癌与一些遗传综合征有关，包括遗传性乳腺癌（BRCA2）、家族型非典型性多发性黑色素瘤（CDKN2A（p16）种系突变）、Peutz–Jeghers综合征、Hippel–Lindau病以及遗传性非息肉性结直肠癌。一项对具有BRCA1突变的699个家族的11 847名个体进行的队列分析发现，突变携带者的胰腺癌发病率危险性具有明显的统计学上的升高（相关危险度2.26，95%CI 1.26~4.06，*P*=0.004）。

有胰腺癌家族史的人罹患胰腺癌的概率是普通人的1.5~13倍（表41.5）。在一项病例对照研究中，1/3的家庭显示有遗传因素影响，代与代之间的平均发病年龄延迟20年。此外，吸烟是家族性胰腺癌的一个非常重要的危险因素，在有多位直系亲属患病的家庭中危险性增加更显著。胰腺癌的家族聚集表现也可能是由于偶然接触环境因素如吸烟和/或多源发生的或孟德尔遗传因素引起的。一项对瑞典家族癌症数据库中的10 200 000个体和21 000名胰腺癌患者的研究显示，如果父亲或母亲患有胰腺癌，那么患胰腺癌的SIR将显著增加（1.73，95%CI 1.13~2.54）。胰腺癌发病与亲代中患肝癌、直肠癌或子宫内膜癌及黑素瘤有关。这些后代在50岁前诊断为胰腺癌的SIR值约为10。该研究中家族性胰腺癌的人群归因比仅为1.1%，低于文献中的数据。在另一项来自加拿大的研究中，直系亲属中患胰腺癌的人群一生中患胰腺癌的危险性为4.7%，对于直系亲属在60岁前诊断出胰腺癌的人群，该危险性上升至7.2%；对双亲中有多种原发癌的人群，该危险性上升至12.3%。另一项研究中，在散发的患胰腺癌的家族中患胰腺癌的危险性与预期相比并无明显增加，然而当有1位以上的家庭成员发生胰腺癌时，患胰腺癌的危险性增加了18倍。在一个家族性胰腺癌且有3位或更多患者的亚组中，危险性甚至增至57倍。按年龄分组时，主要危险性限于超过60岁的亲属。

多年来，美国黑人胰腺癌的发病率比白人高出50%~90%。已明确的危险因素如吸烟、长期的糖尿病和胰腺癌家族史占男性黑人发病的46%，占白人的37%，这可能是黑人危险性超出6%的原因。在女性中，其他因素可归因于种族差异，例如中等量至大量的酒精摄入和较高的BMI指数。如果排除这些危险因素，无论是男性还是女性，黑人的胰腺癌发病率可能并不会高于白人。

表41.6列出了已发现的可降低胰腺癌发病危险性的因素。表41.7报道了阿司匹林在这一方面的作用的较新研究工作。

（周涛　译　　宁力　赵玉沛　校）

表 41.5　胰腺癌的遗传危险因素

研究者	研究设计	危险性
家族史		
Fernandez 等（1994 年）	病例对照研究，意大利北部：362 例胰腺癌对 1 408例对照	RR 3.0（CI 1.4~6.6）
吸烟和家族成员中患胰腺癌的人数		
Rulyak 等（2003 年）	嵌套病例对照研究	家族性胰腺癌的附加危险因素：OR 3.7
黑人对白人		
Silverman 等（2003 年）	基于人群的病例对照研究	无差异。在黑人中生活方式不同，危险性增加
Young 等（1975 年）		黑人危险性增加
家族性非典型性多发黑素瘤（FAMMM）		
Vasen 等（2000 年）	有在 p16 基因（p16 – Leiden）编码顺序为 2 的 19 – bp 缺陷的荷兰 FAMMM 家庭	75 岁的累积危险度：17% 仅有 FAMMM 有 p16 基因突变

CI：95% 置信区间；OR：优势比；RR：相关危险度。

表41.6 降低胰腺癌危险性的因素

研究者	研究设计	危险性
阿司匹林		
Menezes 等(2002 年)	基于医院的病例对照研究	无减小
能量调整的碳水化合物摄入		
Stolzenberg-Solomon 等(2002 年)	前瞻性研究,27 111 名 50～69 岁的男性吸烟者:α-维生素 E,β-胡萝卜素癌症预防研究群组	HR 0.62;CI 0.37,1.03;趋势检测 P 0.02
饮食中的叶酸		
Stolzenberg-Solomon 等(2001 年)	前瞻性研究,27 111 名 50～69 岁的男性吸烟者	轻微的危险性下降:摄取饮食叶酸的最高与最低五分位数调整 HR:0.52(CI 0.31,0.87);趋势检测 *P* 0.05
各种非固醇类抗感染药		
Anderson 等(2002 年)	前瞻性研究	任何目前服用阿司匹林与未服用者的 RR 减少值:0.57
橄榄油		
La Vecchia 等(1997 年)	病例对照研究:362 例胰腺癌对 1 502 例对照	危险性降低:中等摄取量的多变量 OR 值 0.76,最高摄取量的 OR 值 0.60
各种水果、蔬菜等		
Ohba 等(1996 年)	基于社区的病例对照研究:141 病例,282 对照	蔬菜、传统日本料理,如豆腐、油炸豆腐、生鱼及天麸罗:危险性降低
Ji 等(1995 年)	上海的病例对照研究:451 对 1 552	危险性负相关:蔬菜、水果、饮食纤维、鸡蛋
Kalapothaki 等(1993 年)	基于医院的病例对照研究:181 名患者对 181 名对照。半定量的饮食频率调查表	与总能量、总蛋白、脂肪、饱合脂肪、单一非饱合脂肪、饮食中胆固醇、总碳水化合物、蔗糖、维生素 C、维生素 A、核黄素或钙的摄入量无关
Lyon 等(1993 年)	病例对照研究:149 例病例对 363 例对照,Utah	摄取大量水果、蔬菜或高纤维膳食的男性无保护效果。女性摄取这些食物后有保护作用:上述组中水果摄取的 OR 值:0.37(CI 0.18～0.81);上述组中蔬菜摄取的 OR 值:0.32(CI 0.13～0.74);上述组中纤维膳食摄取的 OR 值:0.28(CI 0.12～0.67)
Olsen 等(1991 年)	病例对照研究,明尼苏达州:212 例病例对 220 例对照。死亡前 2 年内饮食的家庭访问	观察多不饱合脂肪、亚油酸、维生素 C 如蔬菜、柑橘水果的摄取的负趋势
Baghurst 等(1991 年)	病例对照研究,南非:104 例癌症对 253 例对照。大量的食物频率调查表,179 项,诊断前约 1 年的饮食。	摄入较少的食物:蔬菜、水果
Zatonski 等(1991 年)	病例对照研究,波兰西南部:110 例癌症对 190 例对照。饮食史	降低危险性:维生素 C,RR 1.10,0.30,0.37
La Vecchia 等(1990 年)	基于医院的病例对照研究,意大利北部:247 例癌症对 1 089 例对照	摄入更多水果有危险性下降的趋势

表41.6　续

研究者	研究设计	危险性
Mills 等(1988 年)	对34 000 位加利福尼亚第七日基督再临论者的前瞻性研究,1976 ~ 1983;自胰腺癌发生日起40 例死亡	危险性下降:增加素食蛋白产品、豆类、小扁豆、豌豆、干果的摄入
维生素:α - 维生素 E,β - 胡萝卜素		
Rautalahti 等(1999 年)	29 133 名α - 维生素 E,β - 胡萝卜素癌症预防研究的参与者。女性吸烟者	没有影响

CI:95% 置信区间;HR:危险比;RR:相关危险度。

表41.7　阿司匹林的作用

研究者	研究设计	危险性
Menezes 等(2002 年)	基于医院的病例对照研究	没有减小
Schernhammer 等(2004 年)	88 378 位女性,护理健康研究,每两年访问一次	阿司匹林服用量 650mg/周 >20 年:危险性增加 58% RR 1.43;CI 1.05 ~ 1.95 潜在的混杂因素:选择偏见、体重过重、糖尿病、吸烟。 除去服用阿司匹林前两年内患癌症的患者:无危险性增加,RR 1.15;CI 0.83 ~ 1.59。潜在解释:在未知胰腺癌中阿司匹林导致疼痛(受暗示混淆)

推荐读物

Furuya N,Kawa S,Akamatsu T,Furihata K. Long-term follow-up of patients with chronic pancreatitis and K-ras gene mutation detected in pancreatic juice. *Gastroenterology* 1997;113:593-598.

Ghadirian P,Liu G,Gallinger S *et al*. Risk of pancreatic cancer among individuals with a family history of cancer of the pancreas. *Int J Cancer* 2002;97:807-810.

Gullo L,Pezzilli R,Morselli-Labate AM. Diabetes and the risk of pancreatic cancer. Italian Pancreatic Cancer Study Group. *N Engl J Med* 1994;331:81-84.

Gullo L,Pezzilli R,Morselli-Labate AM. Coffee and cancer of the pancreas: an Italian multicenter study. The Italian Pancreatic Cancer Study Group. *Pancreas* 1995;11:223-229.

Hanley AJ, Johnson KC, Villeneuve PJ, Mao Y, Canadian Cancer Registries Epidemiology Research Group.Physical activity,anthropometric factors and risk of pancreatic cancer: results from the Canadian enhanced cancer surveillance system. *Int J Cancer* 2001;94:140-147.

Hemminki K,Li X. Familial and second primary pancreatic cancers: a nationwide epidemiologic study from Sweden. *Int J Cancer* 2003;103:525-530.

Lowenfels AB, Maisonneuve P, Cavallini G *et al*. Pancreatitis and the risk of pancreatic cancer. International Pancreatitis Study Group. *N Engl Z Med* 1993;328:1433-1437.

Lowenfels AB,Maisonneuve P,Dimagno EP *et al*. Hereditary pancreatitis and the risk of pancreatic cancer.International Hereditary Pancreatitis Study Group. *J Natl Cancer Inst* 1997;89:442-446.

Lynch HT,Brand RE,Deters CA,Shaw TG,Lynch JF.Hereditary pancreatic cancer. *Pancreatology* 2001;1:466-471.

McCarty MF. Insulin secretion as a determinant of pancreatic cancer risk. *Med Hypotheses* 2001;57:146-150.

MacMahon B,Yen S,Trichopoulos D,Warren K,Nardi G. Coffee and cancer of the pancreas. *N Engl J Med* 1981;304:

630–633.

Maisonneuve P, Lowenfels AB. Chronic. pancreatitis and Pancreatic cancer. *Dig Dis* 2002;20:32–37.

Malka D, Hammel P, Maire F *et al.* Risk of pancreatic adenocarcinoma in chronic pancreatitis. *Gut* 2002;51:849–852.

Michaud DS, Giovannucci E, Willett WC, Colditz GA, Stampfer MJ, Fuchs CS. Physical activity, obesity, height, and the risk of pancreatic cancer. *JAMA* 2001;286:921–929.

Michaud DS, Giovannucci E, Willett WC, Colditz GA, Fuchs CS. Dietary meat, dairy products, fat and cholesterol and pancreatic cancer risk in a prospective study. *Am J Epidemiol* 2003;157:1115–1125.

Ogawa Y, Tanaka M, Inoue K *et al.* A prospective pancreatographic study of the prevalence of pancreatic carcinoma in patients with diabetes mellitus. *Cancer* 2002;94:2344–2349.

Rulyak SJ, Lowenfels AB, Maisonneuve P, Brentnall TA. Risk factors for the development of pancreatic cancer in familial pancreatic cancer kindreds. *Gastroenterology* 2003;124:1292–1299.

Silverman DT. Risk factors for pancreatic cancer: a case-control study based on direct interviews. *Teratogenesis Carcinog Mutagen* 2001;21:7–25.

Silverman DT, Hoover RN, Brown LM *et al.* Why do Black Americans have a higher risk of pancreatic cancer than White Americans? *Epidemiology* 2003;14:45–54.

Soler M, Chatenoud L, La Vecchia C, Franceschi S, Negri E. Diet, alcohol, coffee and pancreatic cancer: final results from an Italian study. *Eur J Cancer Prev* 1998;7:455–460.

Thompson D, Easton DF, Breast Cancer Linkage Consortium. Cancer incidence in BRCA1 mutation carriers. *J Natl Cancer Inst* 2002;94:1358–1365.

Ye W, Lagergren J, Weiderpass E, Nyren O, Adami HO, Ekbom A. Alcohol abuse and the risk of pancreatic cancer. *Gut* 2002;51:236–239.

42 胰腺癌发生的分子生物学机制：临床相关概念

Martin Wirtz, Joanne Nyarangi, Jörg Köninger, Helmut Friess

胰腺是由腺泡、导管和内分泌细胞组成的高度分化的组织器官。在过去的几十年中，我们对胰腺癌的分子生物学和病理生理学的认识有一个显著的进步，但是仍然有大量相关的机制没有被完全了解。

真核细胞的生长、分化和死亡是通过各种各样的精确调控的信号来介导的，从而维持细胞的动态平衡和稳定。在恶性肿瘤细胞中，例如在胰腺癌中，已经观察到重要信号通路异常调节的增多，而且癌细胞既不需要促有丝分裂信号来促进自身的生长和增殖，也不对抑制信号产生反应。这些现象被认为是分子水平改变的结果，包括原癌基因、癌基因、抑癌基因、DNA修复基因和长寿基因等的改变。Hanahan和Weinberg描述了肿瘤细胞生长的典型特征（表42.1）。

在胰腺癌中，一些基因和基因产物发生了变异、增强、减弱和过表达，包括生长因子及其受体（表42.2）和重要的细胞内信号传感器，如丝氨酸/苏氨酸蛋白激酶（如AKT2）、鸟嘌呤核苷结合蛋白（如K-ras）和核转录因子（如c-myc，c-fos）。

在这一章，我们将更详细地阐述一些与胰腺胰癌的分子生物学和病理生理学相关的重要因素，包括一些生长因子及其受体以及相关的治疗手段。

表皮生长因子受体家族及其配体

表皮生长因子（EGF）受体家族的成员包含四种能结合各种生长因子的同源跨膜蛋白，它们能够介导信号转导，其组成如下：

- 人EGFR1型（HER1/EGFR/c-erbB1）；
- 人EGFR2型（HER2/c-erbB2/Neu）；
- 人EGFR3型（HER3/c-erbB3）；
- 人EGFR4型（HER4/c-erbB4）.

EGFR-1是肿瘤学中研究最广泛的接触生长因子的受体之一，它在人胰腺癌中过度表达。EGFR-1是一种170 kDa的糖基化磷酸蛋白，在细胞分化中起重要作用。此外，它对来源于外胚层和中胚层的多种细胞具有促有丝分裂作用。EGFR的分子结构包括胞外配体结合区、跨膜区及具有酪氨酸激酶活性的胞内区。

EGF和转化生长因子（TGF）-α 可以与EGFR结合并激活EGFR。早期的胰腺癌研究显示EGFR的过度表达与EGF和TGF-α的表达增加有关，通过自分泌和旁分泌形成循环，刺激细胞增生以及恶性转化。除EGF和TGF-α外，EGFR也可以被不同的短肽配体激活，如肝素结合的类EGF生长因子（HB-EGF）、双向调节因子、betacellulin、神经调节因子以及epiregulin等。这些因子以高亲和力与EGFR的胞外区结合并触发信号的级联放大，从而诱导细胞增殖和并产生其他的细胞功能。所有这些生长因子与EGF都具有很高的同源性。

根据早期从人胰腺癌组织中获得的结果看，培养的人胰腺癌细胞株中发现了betacellulin的过度表达。EGF和HB-EGF促进了betacellulin mRNA的表达，而且betacellulin在胰腺癌细胞中的表达还可被EGF家族的其他配体调节。这些结果说明细胞因子的正向调节可能诱导增强了其他生长因子的表达，由此大大增加了癌细胞自身的有丝分裂。

另一个EGF家族的远系成员是双向调节因子。免疫组化的分析显示1/3的胰腺癌组织中存在胞质双向调节因子的表达，同时也发现这种表达经常伴有EGFR的共同表达。对肿瘤切除后患者的生存率分析表明：两种因子共同表达水平升高的患者的生存率比那些没有共同表达升高的患者低。

表42.1 肿瘤细胞的基本特征和生长因子及其受体在胰腺癌中的作用
(Hanahan & Weinberg 2000)

恶性生长的特征	胰腺癌*
控制自主生长	ECF,FGF,PDGF,IGF及其受体表达增加
抵抗生长抑制	TGF-β及其受体表达增加;Smad4突变,Smad6/7过度表达
抵抗细胞凋亡	ECF,IGF及其受体表达增加
血管生成	VEGF,FGF-2及其受体表达增加
侵袭和转移	HGF,TGF-β,NGF,uPA及其受体表达增加;KAI-1表达减少

*缩写词意义请参阅正文和表42.2。

表42.2 胰腺癌中起主要作用的重要生长因子及其受体家族

	生长因子	受体
表皮生长因子家族(EGF)	EGF	EGFR(HER1)
	TGF-α	HER2
	Cripto	HER3
	Amphiregulin	HER4
	Betacellulin	
	HB-EGF	
	Epiregulin	
成纤维细胞生长因子家族(FGF)	FGF-1	FGFR-1
	FGF-2	FGFR-2
	KGF	FGFR-3
		FGFR-4
胰岛素样生长因子家族(IGF)	IGF-I	IRS-1
	IGF-II	IRS-2
肝细胞生长因子家族(HGF)	HGF	c-met
血小板衍生生长因子家族(PDGF)	PDGF	PDGFR-α
		PDGFR-β
血管内皮生长因子家族(VEGF)	VEGF	Flk-/KDR
	VEGF-C	Flt-1
	PD-ECGF	
神经生长因子家族(NGF)	NGF	TrkA
转化生长因子-β家族(TGF-β)	TGF-β1	TβRI
	TGF-β2	TβRII
	TGF-β3	TβRIII
	Activin-βA	actRI/Ib
	Activin-βB	actRII
	Inhibin-α	BMPR-IA
	BMP-2	BMPR-II
尿激酶plamsinogen激活物	uPA	uPAR

BMP-2:骨形态发生蛋白-2;HB-EGF:肝素结合的类EGF生长因子;KGF:Kartilague生长因子。

相反，单一HB-EGF的表达与HB-EGF和EGFR的共同表达与患者的不良预后均无关联，说明生长因子的过度表达并不一定与患者较低的存活率和不良预后相关。近期研究证明,Epiregulin在胰腺癌中高表达,并且可以促进胰腺癌细胞的体外生长。

HER1信号路径在胰腺癌发生和生长过程中具有重要作用并与临床研究结果相关联。HER1、TGF-α和/或EGF的高表达与术后患者生存率下降有关,表明这种信号级联作用在胰腺癌细胞的生长和恶性转化中具有显著作用，对EGF信号的阻断可能是一项临床治疗目标。

c-erb2基因(HER2)编码一种不能直接结合配体的受体,这种受体可作为其他EGFRs的辅助受体。体外研究表明HER2导致恶性细胞的转化,正如先前其他EGFRs所表现的那样。有趣的是,HER2高水平的表达与肿瘤的较好分化有关，并且与较低生存率和不良预后无关。

与HER1受体一样,HER3在胰腺腺癌中也有十分显著的过度表达。相关的分析揭示HER3的过度表达与胰腺癌不良预后和较低的术后生存率有关。

HER4是许多不同配体的受体，如betacellulin,HB-EGF,epiregulin和neuregulins。最近有报道说HER4表达的缺乏有可能增加胰腺癌细胞的转移能力。然而,尽管在UICC(国际抗癌联合会)标准中,I和II期胰腺癌细胞中HER4水平升高了，但是在III和IV期癌细胞中,HER4水平与正常的胰腺组织中水平相当。HER4在胰腺癌中的作用仍然需要进一步的研究。

由于EGF及其受体家族参与并介导了胰腺癌的生长,因此干扰EGFR信号的转导以抑制肿瘤生长就成为新的治疗目标(表42.3)。体外研究揭示了双向调节因子反义寡核苷酸在胰腺癌细胞株中的抗肿瘤效应，这些反义寡核苷酸可以结合双向调节因子的mRNA并抑制其翻译为有功能的蛋白质，然而这种方法仍处于实验阶段，并没有在人类抗癌治疗中得到证实。另一种干扰EGFR信号传导的途径是引入显性抑制性EGFR。在这种方法中,配体与受体结合但是并不产生信号传导。近期的体外研究显示,这种方法具有良好的抑制胰腺癌细胞生长作用。此外,酪氨酸激酶抑制剂(例如,PKI116和ZD1839)已被用于抑制EGFR信号传导,从而导致胰腺癌细胞系和裸鼠异体移植胰腺癌细胞的生长抑制。

表 42.3 一些已被实验的通过抑制 EGF 家族短肽及其受体以达到抗癌目标的治疗途径

治疗途径	靶分子
酪氨酸激酶的抑制因子(如 PKI116,ZD1839)	HER1
抗体(如 CD225、Astra HER1 抗体、赫赛汀)	HER1,HER2
显性负相受体	HER1
核糖体酶	HER2
反义寡核苷酸	双向调节因子

HER抗体干扰生长因子及其信号级联放大是目前最有前景的治疗方法，如Herceptin（赫塞汀)和C225。最近,联合抗EGFR抗体、Gemcitabine(吉西他滨）和放疗对人胰腺癌细胞系和裸鼠肿瘤异体移植细胞的治疗结果显示，联合治疗在体外产生了最强的诱导凋亡和抑制增殖的作用。此外,联合治疗致异体移植肿瘤完全消退时间可超过250天。

HER单克隆抗体的I期临床试验表明,抗体与肿瘤EGFRs结合后受体可被饱和。Ib和IIa期临床试验表明，联合放化疗对于早期胰腺癌具有良好的临床疗效,500多名患者采用单克隆抗体C225治疗后仅4%的患者产生了抗C225抗体。

转化生长因子-β及其受体

TGF-β属于一个重要的细胞因子家族,该家族与特定的细胞表面受体结合。这些细胞因子影响细胞分化、凋亡、胞外间质结构和血管生成。三种TGF-β亚型(TGF-β1,TGF-β2,TGF-β3)和三种TGF-β受体(TβRI,TβRII,和TβRIII)已被鉴定。三种TGF-β亚型在体内胰腺癌中均过度表达，但是仅TβRI和TβRII在胰腺癌组织中过度表达。因为TGF-β信号通路在细胞外部是向上调节的，所以它曾经被认为可增强细胞侵袭力、潜在转移力及血管生成。对胰腺癌患者存活时间和TGF-β亚型表达分析证明了这种假设。这些因子的过表达与肿瘤的侵袭性生长和术后存活率下降有关。

TGF-β在上皮来源细胞的增殖过程中是一种强效抑制剂。令人不解的是,胰腺癌细胞对TGF-β的抑制信号表现出耐受。关于TGF-β通路的进一步分子水平分析表明，胰腺癌丧失生长抑制的现象可通过肿瘤抑制基因Smad4/DPC4的突变解释，该基因是TGF-β通路中的一个重要信号分子。Smad4/DPC4的突变表示TGF-β介导的生长抑制可能被中止。这个基因的突变在大约50%的胰腺腺癌中被检测到,表明Smad4/DPC4可能在胰腺癌的发生中起着特定的促进作用。

Smad4/DPC4基因的缺失或突变失活与TGF-β介导的生长抑制丧失及TGF-β介导的$p21^{waf1}$表达丧失有关。此外,野生株Smad4/DPC4转染可使无Smad4/

DPC4的人胰腺腺癌细胞系中的TGF-β介导受体基因活性得到重建，表示Smad4在胰腺癌致癌作用中具有重要功能。

在胰腺癌中，TGF-β信号传导通路抑制剂Smad6和Smad7也存在明显的过表达。Smad6和Smad7的表达主要是在癌细胞中，内皮细胞和肿瘤附近的慢性胰腺炎样区也有少量表达。人胰腺癌细胞的Smad6和Smad7转染实验显示，它们可完全中止TGF-β的生长抑制作用。这些体外及体内数据表明，胰腺癌细胞对TGF-β信号传递有多种阻碍途径，从而使癌细胞逃脱TGF-β介导的生长抑制，并且允许转移促进基因的表达。此外，肿瘤细胞衍生的TGF-β以旁分泌的方式增强血管生成及抑制针对癌症的免疫机制。

有关TβRII表达缺失及TGF-β信号传导缺失是否在胰腺癌细胞的放射性耐受中起作用的研究表明，TβRII功能的缺失可能会使癌细胞对放射引起的细胞凋亡的耐受性增强。

成纤维细胞生长因子及其受体

成纤维细胞生长因子(FGF)基因家族包括一系列同源生长促进多肽：

- FGF-1，又名酸性成纤维细胞生长因子(aFGF)；
- FGF-2，又名碱性成纤维细胞生长因子(bFGF)；
- FGF-3(又名int-2)；
- FGF-4(又名KaposiFGF)；
- FGF-5，FGF-6，FGF-7（又名角质细胞生长因子）；
- FGF-8(又名雄激素诱导生长因子)；
- FGF-9。

aFGF和bFGF是该家族中密切相关的原型因子，它们对成纤维细胞具有趋化性，促进细胞分化、转移以及血管生成，并且参与组织修复。

胰腺组织的aFGF和bFGF分析显示它们在胰腺癌中存在过表达。免疫组化数据与临床病理参数的相关性表明，aFGF与bFGF的表达与肿瘤早期阶段有关。此外，bFGF(而不是aFGF)在胰腺癌细胞中的免疫活性与术后患者存活时间缩短有关。

迄今为止，四种高亲和性的FGF受体(FGFR-1，FGFR-2，FGFR-3，FGFR-4)已被鉴定。它们在正常组织及胰腺癌组织中均有表达，其中FGF-1，FGF-3在胰腺癌组织中过表达，并伴有aFGF、bFGF和FGFR-1过表达，这表明生长促进通路中旁分泌和自分泌激活在癌症的诱导和演进中起到一定的作用。

抑制血管生成的治疗方法

恶性肿瘤与缺氧

正常人体器官的PO_2水平为24~66mmHg，而恶性肿瘤的PO_2水平为10~30mmHg，原因在于氧消耗上升及供氧失效或减少。胰腺癌组织中的PO_2水平更低，约为3mmHg。近期研究表明，肿瘤缺氧在局部和系统肿瘤演进中具有重要作用，缺氧导致了侵袭力更强的临床表型的产生。Graeber等人发现，p53突变细胞在低氧状态下的肿瘤组织中繁殖增加，而野生型p53克隆株在低氧状态下却发生了细胞凋亡(图42.1)。

高有丝分裂活性是肿瘤细胞的普遍特征，临床化疗及放疗均基于细胞的周期分裂，特别是在具有高有丝分裂活性的细胞中。由于增殖细胞比静止细胞消耗更多的氧，因而要使肿瘤对放疗及化疗敏感就需要有充足的氧。胰腺癌对放疗及化疗的不敏感与组织缺氧有一定的关系。

有趣的是，在恶性肿瘤中氧分布是非常不均一的。在氧正常区附近经常存在着极度缺氧区。考虑到这种现象，不同的实性肿瘤对抗癌治疗的反应是不同的。

肿瘤组织中的血管表现出与正常血管不同的许多特征(表42.4)。这些血管的形成主要与肿瘤特异

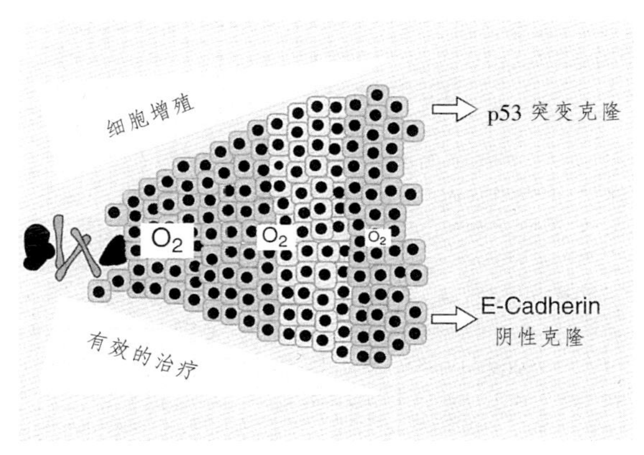

图42.1 肿瘤细胞与血管的距离增大导致了肿瘤缺氧。肿瘤细胞增殖速度降低越快，抗肿瘤治疗就越有效。缺氧可引起恶性肿瘤的选择，例如选择p53突变和E-钙蛋白表达低的细胞。

表 42.4　肿瘤组织的血管特征

异种不规则血管结构
血流减少
动静脉吻合旁路
盲端血管
神经支配丧失,无神经肌肉层
有孔内皮层及基底层

的“微环境”有关。在一块肿瘤组织中,经常有无血管区(>1mm),然而在邻近区可发现PO_2低于5mmHg的缺氧肿瘤大动脉血管(直径>20μm)。此外,缺氧区的存在不受周围血管的直径和距周围血管的距离的影响,且与动脉血流和氧分压水平无关。

Folkman首先发现了肿瘤血管生成的重要性,并发现了无新生血管形成时的“肿瘤休眠”现象。目前认为,血管生成不但在肿瘤生长中是必要的,而且在癌前病变向侵袭性肿瘤以及休眠微小转移灶向临床可检测的转移灶的演进中发挥了重要作用。

血管生成是一个通过多种前血管生成及血管生成因子调节的复杂过程。在生理学条件下,抑制因子(如内皮他汀)占主导优势,但是各种各样的信号可以打破平衡从而导致血管生成,称为“血管生成转化”。导致这种现象的主要信号分子有血管内皮生长因子(VEGF)和bFGF。更多的细节如图42.2所示。

近期研究表明,抗血管生成治疗可能成为抗肿瘤治疗有力工具。无血管肿瘤直径仅能达到1mm。肿瘤细胞生存与肿瘤血管生成具有密切关系,而血管生成主要由血管生成因子调节。最重要的血管生成因子是VEGF及其受体(VEGF-RI,VEGF-RIII)。内皮细胞表达这些受体,并且通过转移和增殖对VGEF产生应答。这种机制在生理条件下并没有被激活。如果由于动脉硬化或不可控的肿瘤生长而导致PO_2下降,则会产生并分泌VEGF诱导新血管生成。细胞识别低氧水平及信号通路对缺氧反应的具体机制尚不清楚,但已知缺氧可激活特定的转录因子,如缺氧诱导因子(HIF)-1。HIF-1本身可调节VEGF的合成,进而促进血管生成并且改善肿瘤细胞供氧。

在2003年的美国肿瘤专家协会的年度会议上,一项临床实验显示抗血管生成药Avastin可延长早期结肠癌患者的生存时间。然而,在早期乳腺癌实验中Avastin无明显效果。Avastin是一种抗原,可阻碍

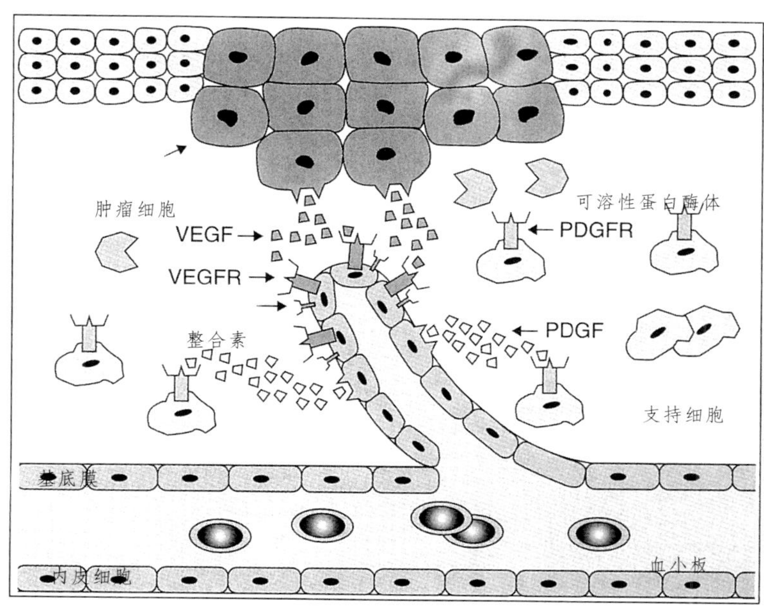

图42.2　血管生成中关键步骤的简要概括。肿瘤细胞释放前血管生长因子如血管内皮生长因子(VEGF)并扩散至周围组织。VEGF与已经存在的血管的内皮细胞结合并激活细胞。这种肿瘤细胞与内皮细胞的交叉结合导致各种蛋白水解酶的分泌和激活,如基质金属蛋白酶,它可以降解基底膜和细胞外间质。生长因子对活性上皮细胞的刺激导致上皮细胞向肿瘤转移。整联蛋白分子如avb3-整联蛋白可促进新血管生成。为了稳定新血管,在内皮细胞的牵引下,支持细胞形成新的基底膜并分泌生长因子,如血小管诱导生长因子(PDGF)。PDGFR,血小板诱导生长因子受体;VEGFR,血管内皮细胞生长因子受体。(Cristofanilli等,2002)

VEGF作用,进而阻止血管生成。抗VEGF抗体在结肠癌实验中有效而在乳腺癌实验中无效的原因尚不清楚，可能与两组患者及其肿瘤特征的不同有关。目前，有许多临床试验在评价不同的抗血管生成药物在肿瘤治疗中的作用。

采用随机对照临床试验研究这种针对胰腺癌的新疗法是必要的。自从Büchler等人揭示VEGF及其受体具有调节血管生成及局部肿瘤生长的作用以来，人们始终认为抗血管生成治疗在胰腺癌治疗中具有一定的作用。

现有知识的重要性

尽管我们对于胰腺癌的生物学和病理生理学的了解还是不完全的，但是前面提到的大量研究表明胰腺癌中特定的分子改变与肿瘤侵袭力增强和术后生存时间缩短有关。尽管一些具体的机制仍不清楚，但我们仍可以从现有的知识中获得应用，例如以特殊的蛋白作为诊断及预后指标，以便对潜在预后差的患者行进一步的手术及辅助治疗，从而延长他们的生存机率。一些上述的生长因子及其配体不仅可用于建立胰腺癌早期诊断的基因筛选试验，而且可以作为特异性的药物治疗的靶点。

抗EGF和抗HER抗体(Herceptin)的应用是这些研究的里程碑，它们已经在胰腺癌之外的一些癌症中开始临床应用。今后,将会有更多的研究旨在评价这些抗肿瘤方法在治疗胰腺癌中的作用。

胰腺癌的分子生物学及病理生理学方面的知识对更好地诊断及治疗胰腺癌是非常重要的，值得继续深入研究。

（周涛　潘博　译　　宁力　赵玉沛　校）

推荐读物

Buchler P,Reber HA,Buchler MW,Friess H,Hines OJ.VEGF-RII influences the prognosis of pancreatic cancer. *Ann Surg* 2002;236: 738-749.

Carraway KL III,Canthley LC.A new acquaintance for erbB3 and erbB4: a role for receptor heterodimerization in growth signaling.*Cell* 1994;78:5-8.

Cristofanilli M,Charnsangavej C,Hortobagyi GN.Angiogenesis modulation in cancer research: novel clinical approaches.*Nat Rev Drug Discov* 2002;1:415-426.

Folkman J,Klagsbrun M. Angiogenic factors. *Science* 1987; 235:442-447.

Friess H,Yamanaka Y,kobrin MS,Do DA,Buchler MW,Korc M. Enhanced erbB-3 expression in human pancreatic cancer correlates with tumor progression.*Clin Cancer Res* 1995;1: 1413-1420

Hanahan D,Weinberg RA. The hallmarks of cancer. *Cell* 2000; 100:57-70.

Kleeff J,Ishiwata T,Maruyama H *et al*. The TGF-beta signaling inhibitor Smad7 enhances tumorigenicity in pancreatic cancer.*Oncogene* 1999;18:5363-5372.

Kleeff J,Maruyama H,Friess H,Buchler MW,Falb D,Korc M. Smad6 suppresses TGF-beta-induced growth inhibition in COLO-357 pancreatic cancer cells and is overexpressed in pancreatic cancer. *Biochem Biophys Res Commun* 1999; 255:268-273.

Kleeff J,Maruyama H,Ishiwata T *et al*. Bone morphogenetic protein 2 exerts diverse effects on cell growth in vitro and is expressed in human pancreatic cancer in vivo.*Gastroenterology* 1999;116:1202-1216.

Korc M,Chandrasekar B,Yamanaka Y,Friess H,Buchler M,Beger HG. Overexpression of the epidermal growth factor receptor in human pancreatic cancer is associated with concomitant increases in the levels of epidermal growth factor and transforming growth factor alpha. *J Clin Invest* 1992;90:1352-1360.

Longnecker DS. Molecular pathology of invasive carcinoma. *Ann NY Acad Sci* 1999;880:74-82.

Lu Z,Friess H,Graber HU *et al*. Presence of two signaling TGF-beta receptors in human pancreatic cancer correlates with advanced tumor stage. *Dig Dis Sci* 1997;42:2054-2063;

Massague J,Chen YG. Controlling TGF-beta signaling.*Genes Dev* 2000;14:627-644.

Skobe M,Rockwell P,Goldstein N,Vosseler S,Fusening NE. Halting angiogenesis suppresses carcinoma cell invasion. *Nat Med* 1997;3:1222-1227.

Yamanaka Y,Friess H,Kobrin MS,Buchler M,Beger HG,Korc M. Coexpression of epidermal growth factor receptor and ligands in human pancreatic cancer is associated with enhanced tumor aggressiveness. *Anticancer Res* 1993;13:565-569.

43 胰腺癌发生的遗传学基础：哪些内容可能和临床相关？

Felix Lluis

1988年，Perucho等报道了大部分人胰腺癌有K-ras基因突变。在过去的15年中，为了阐明胰腺癌发生的遗传学机制已经进行了大量的研究，但由于研究所用的胰腺癌组织（图43.1）难以获得，这一情况直到大量的胰腺癌细胞系和胰腺癌动物模型建立起来后才得以改观。随着分子生物学技术的发展，人们对胰腺癌这样一个预后极其令人沮丧的疾病有了新的认识，一些广泛存在于研究者和临床医生中的模糊认识也得到了部分澄清。

本章将介绍一些与胰腺癌发生相关的癌基因和抑癌基因的最新研究进展，并简要介绍这些基因对改变胰腺癌细胞周期所起的作用。尽管初学者可能会觉得有点困难，但这对概括了解目前已知的关于胰腺癌发生的内容却是必需的。本章在末尾总结了胰腺癌重要的遗传学变异出现的频率。

胰腺癌发生的遗传学研究是一个快速发展的领域。在这里我们列出了癌前病变和早期病变中的有关遗传学事件的最新研究进展。此外，我们总结了方法学方面的进展，这可以加深我们对该疾病的了解。本章旨在通过简要介绍 “胰腺癌发生的遗传学”来增加读者的好奇心，因此在本章中还安排了一部分内容简短地介绍基因治疗。

本章还从临床的角度分两部分介绍一些有实用价值的知识。第一部分着眼于遗传性胰腺腺癌，概述了和该疾病相关的遗传学综合征。遗憾的是，关于推荐采用的筛查方法的讨论已经超过了本章的范围。有兴趣的读者可以在推荐阅读部分的大纲中找到所需的材料。在本章的末尾，总结了我们研究小组在过去十年中所做的检测K-ras基因突变在诊断胰腺癌中的作用的研究。当然，许多研究者也对这一领域做了重要贡献。我的目的是勾勒出一个容易理解的轮廓而避免陷入冗长的讨论，因为类似的讨论随处可见。

在胰腺癌发生的过程中，遗传变异对临床表现的影响还远未阐明。多个医学协会都建议胰腺疾病患者，如急性、慢性胰腺炎患者应该在专门的单元里接受治疗，这个单元应该包含多个专科，人员应该包括外科大夫、胃肠病科大夫、病理学大夫以及放射医学科大夫。但在胰腺癌中，除了上述的传统意义上的治疗人员以外，还需要分子生物学家和遗传咨询医生的合作。由于胰腺癌高危患者需要复杂的筛查方法，因此这些方法涉及到上述的由多个专科构成的复杂单元。

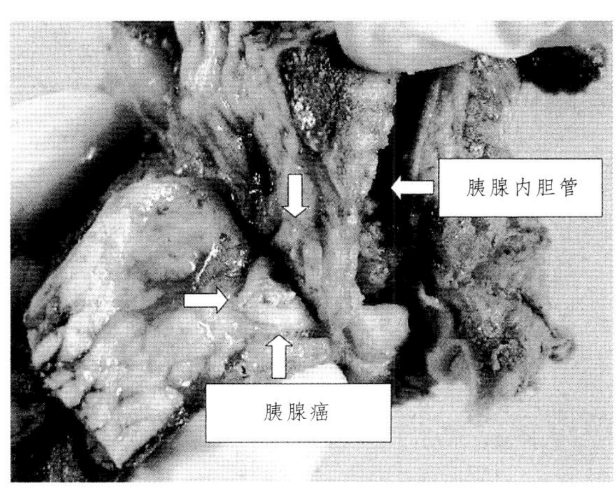

图43.1 胰十二指肠切除标本显示胰腺内胆管附近的一小胰腺癌。

人胰腺腺癌基本遗传学变异

K-ras

大部分胰腺癌患者都有K-ras基因12位密码子

突变。人群研究表明尽管K-ras基因突变频率存在地理位置的差异，但K-ras基因突变是一个早期事件，并且和胰腺癌发生以及癌前病变有关。在K-ras基因突变中，天冬氨酸(GAT)取代占50%，缬氨酸(GTT)取代占30%，精氨酸(CGT)取代占11%，半胱氨酸(TGT)取代占6%。胰腺癌中K-ras的突变谱可能表明存在地域差异或者是反应不同癌基因的作用。对于没有出现K-ras基因突变的胰腺癌患者，需要考虑存在其他不同类型的肿瘤发生模型。K-ras基因编码——21-kDa的蛋白，该蛋白介导了细胞内的信号级联反应，这个级联反应由生长因子触发，最终导致了蛋白质的合成。K-ras在细胞增殖和分化过程中起着重要的作用。突变了的K-ras基因活性发生了改变。

p53

胰腺癌中发现的p53肿瘤抑制基因突变大多数为无义突变，突变位置位于编码蛋白的保守区域，但也存在着移码突变。在胰腺癌中已发现了一些特殊的突变，这些突变和某些基因毒性因子的作用（例如：紫外线，富含黄曲霉毒素的饮食）相关。在某些情况下p53基因的突变导致了正常的p53蛋白抑制作用的缺失，使细胞周期调控机制受到影响，从而使细胞表现出恶性表型。p53在损伤细胞的凋亡中也起有重要作用。总之，p53的存在维护了基因组的稳定性。p53作用的缺失会使细胞调控机制严重受损。

p16

细胞周期调控是通过周期素依赖激酶(CDKs)交替的活化和失活来实现的。p16蛋白是CDK4-6的特殊抑制因子，能够顺次磷酸化视网膜母细胞瘤蛋白。p16位于9号染色体上的INK4α基因座，毗邻负责合成p15蛋白的INK4b基因座，p15蛋白是另外一个和转化生长因子(TGF-β)途径有关的抑制蛋白。在许多例胰腺癌中，p16由于发生突变或者纯合子缺失而失活。此外，p16种系突变的患者具有得黑色素瘤的遗传缺陷，而黑色素瘤被认为和胰腺腺癌相关。

DPC4/Smad4

在超过一半的胰腺癌患者中存在DPC4/Smad4突变，DPC4/Smad4在TGF-β抑制途径中起着重要作用。最近的一项对胰腺癌进行免疫组化染色研究结果表明，DPC4/Smad4的表达缺失能够提高切除率以及切除后的存活时间，但是对于肿瘤表达DPC4/Smad4的患者，切除肿瘤并不能使其受益。

Rb1

少部分的胰腺癌患者中存在Rb1基因突变。Rb1靠近BRCA2基因，后者基因和遗传性乳腺癌相关，并且和一些遗传类型的胰腺癌相关。

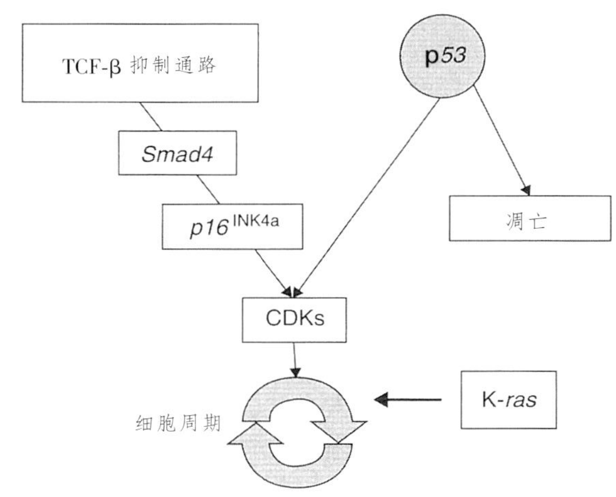

图43.2 胰腺腺癌细胞周期过程中最常见的有特异性的遗传学变异。CDKs：周期素依赖激酶；TGF：转化生长因子。（节选自Mangray & King1998）

胰腺腺癌中的细胞周期的改变

K-ras基因突变可能是胰腺癌发生过程中的第一步，接下来的主要事件涉及到细胞周期调控的失调，最先出现的是p53和p16突变，同时也有CDKs和TGF-β抑制途径的改变(图43.2)。

在少数肿瘤中，TGF-β通过Smad途径发挥其肿瘤抑制因子的作用，但在绝大多数胰腺癌中，TGF-β具有促进肿瘤转移的作用。事实上，在肿瘤发生的多步过程中，TGF-β抑制细胞生长的作用丢失了。更确切地说，TGF-β和ras的联合作用有利于肿瘤的发生（例如：迁移，侵袭，转化和血管形成）。最近的研究表明：在试验动物模型的循环系统中给予可溶性TGF-β抑制剂，能够有效地减少肿瘤的转移。

显微切割技术可以在癌前病变中检测到晚期胰腺癌才出现的基因突变，尽管检测到这些突变的频率较低。这些发现构成了胰腺癌发生的可能模型的基

表 43.1　胰腺癌基因突出的频率

K-ras	70% ~100%
p16[INK4a]	30% ~95%
p53	45% ~75%
DPC4	50% ~55%
Rb1	0% ~10%

础,胰腺癌的发生可能和结直肠癌的类似,而结直肠癌的发生模型已经较为完备。接下来发生癌基因K-ras、肿瘤抑制基因p53、DPC4和p16的突变,导致了细胞周期调控进一步发生不可逆的变化,正是这些变化导致了胰腺癌的发生和发展。癌细胞表达具有活性的Ras必然导致了肿瘤抑制基因如p53和p16INK4的不表达。这个机制促进了人胰腺癌的进展。

在各项研究中,由于研究人群和采用的分子生物学技术的不同,因而胰腺癌中各基因突变频率的差别很大(表43.1)。

流行病学和危险因素

吸烟和肿瘤诊断之前糖尿病病史超过一年是两个公认的胰腺癌发生的危险因素。据统计,多达四分之一的胰腺癌病例有吸烟史。最近有报道指出,在糖尿病患者当中,单独的K-ras突变就增加发生胰腺癌的风险。

导管内前体病变

介绍一些胰腺癌发生和发展的机制是必要的。正常细胞是如何发生癌变的,其机制还需要通过进一步的研究来阐明。胰腺癌细胞起源于胰腺导管上皮细胞。肿瘤细胞的生长必然是细胞分裂周期调控以及细胞程序性坏死(细胞凋亡)这两大机制发生改变的结果。

目前没有筛查和检测早期胰腺癌的方法,而且胰腺组织也只有通过有创的侵入性方法才能获得。大量的形态学研究表明,导管内不典型增生是可能的恶性侵袭性胰腺腺癌的前体病变。通过现代的分子生物学技术已经清楚,增生性胰腺导管病变是恶性肿瘤的前体病变。并且发现在前体病变早期就已经出现了K-ras突变,但是K-ras突变在进展成胰腺癌后并不是必然出现的事件,因为在一些侵袭性胰腺肿瘤中并没有出现这种突变。p16突变在稍后出现,并且随着细胞不典型程度的增加而增加。在导管上皮内病变的瘤变过程中,p53和Smad4的失活是稍后出现的事件(图43.3)。这些发现提示我们一旦找出合适的方法,则对于早期发现胰腺癌是可能的。

在胰腺癌发生过程中,导管内癌前病变可能是一个早期事件。过去已经有研究者通过免疫组化方法对p53进行了研究。微卫星分析发现,60%的癌前导管病变至少存在一个肿瘤抑制基因突变(p16、p53、DPC4),甚至在肿瘤附近的形态学正常的导管上皮细胞中也发现p53杂合性缺失。特定基因的等位基因缺失分析有助于了解胰腺腺癌发生的中间步骤。

然而,一些研究者认为,胰腺上皮内病变可能是真正的侵袭性肿瘤的前体或者仅仅是业已存在的恶性肿瘤的播散。此外,导管上皮细胞是不是胰腺癌的唯一起源也不清楚;胰腺多能干细胞,包括胰岛细胞,可能是胰腺癌的共同的祖先。

试验模型

裸鼠中胰腺区人胰腺癌固体片段原位移植具有很高的成功率,这种异种移植能够建立起肿瘤原位生长和远处播散的试验动物模型。在这种模型系统里,可以在胰腺肿瘤发生播散的晚期阶段获得K-ras,p53,p15,和Smad4基因的突变。

为了弄清K-ras基因突变在胰腺癌发生起始事件中的作用,研究者已经开发出了导管细胞K-ras点突变和细胞角蛋白19启动子突变的转基因老鼠。在这些转基因老鼠中出现了严重的导管周围淋巴细胞浸润和细胞黏附相关分子如N-钙黏蛋白表达的增加。这些是导管起源的胰腺恶性病变发生过程中出现另外的一些早期事件。

研究中的新方向

微卫星不稳定性

微卫星不稳定性是DNA复制中错配修复的结果。在包含所谓的突变基因表型的肿瘤中DNA复制错误很常见。对于高度不稳定性和低度不稳定性的

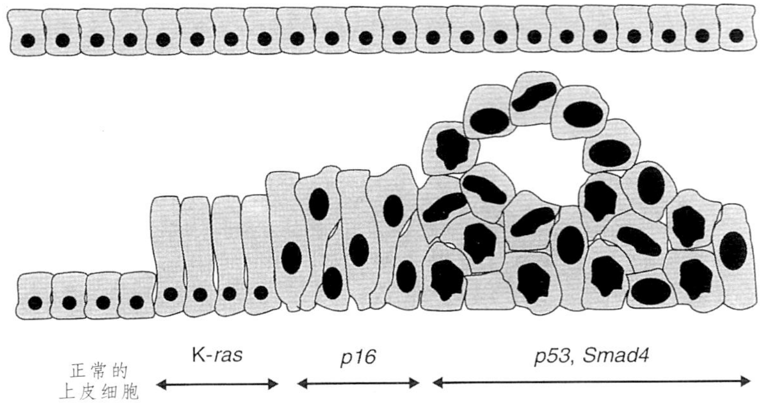

图43.3 胰腺上皮内肿瘤。遗传学变异的积累导致肿瘤的出现。(节选自Wilentz et al.2000)

肿瘤,在基因型和表现型上前者和后者没有区别。在一项研究中,高度不稳定性的胰腺腺癌(13%)和细胞分化差显著相关,并且患者的存活时间显著延长。相反,低度不稳定性的胰腺癌(13%)和较高频率的K-ras以及p53突变相关,而且该类患者的存活时间较短。这些结果表明在胰腺癌患者当中,高度微卫星不稳定性可能代表了一个较为良性的肿瘤发生途径。

集落形成

一种基于多聚酶集落形成新型的实验室方法已用于研究K-ras和p53基因突变以及杂合性缺失分析,这种方法有望用于胰腺癌的诊断。

肿瘤标记物

在胰腺癌中,CA19-9是使用最广泛的用于诊断和随访的血清学指标。CA19-9在慢性胰腺炎和其他种类的肿瘤中也会升高。CA19-9起源于血型相关抗原,是一种糖蛋白,该糖蛋白存在于上皮黏蛋白之中。目前,已经清楚了几个黏蛋白基因的特点,正在研究其在癌前病变以及肿瘤诊断中意义。

端粒酶

端粒酶是DNA依赖的RNA聚合酶,用以维持端粒的长度。研究发现这种酶存在于肿瘤细胞中,不存在于正常的组织细胞中,但存在于胚胎细胞和造血干细胞中。端粒酶的表达与胰腺癌的临床分期有显著关系,因而可能会成为胰腺癌诊断和预后判断的一个有用工具。

鉴别候选基因

胰腺癌的研究在过去的15年中取得了长足的进展,但是在胰腺癌发生和发展中还有许多未知的东西,需要进一步的研究。随着方法学的进展,发现和实体肿瘤发生相关的标记物和基因已经成为一个有希望的研究领域。就目前所知,有数百个新基因和胰腺癌可能有关。最近,使用cDNA微点阵的方法能够在全球范围内探究和肿瘤相关的成千上万个基因。显微切割肿瘤标本,和周围的纤维化组织和正常胰腺组织比较,能够发现胰腺癌中出现的新的基因突变。一些在胰腺癌发生过程中发挥作用的过度表达的基因有望成为日后治疗的靶点,这些基因包括细胞-细胞以及细胞-基质相互作用基因、细胞骨架重塑相关基因、蛋白水解活性相关基因、钙稳定相关基因等。

基因治疗

目前胰腺癌的治疗效果极其有限,肿瘤学家呼唤新的治疗策略。胰腺癌是一个很好的可以利用分子肿瘤学方法进行治疗的肿瘤。胰腺癌是一种恶性度很高的疾病(超过90%的患者死于诊断之后一年,并且通常是一个痛苦和虚弱的过程),具有分子生物学方面的特异性。在胰腺癌发生和发展过程中,有些基因失活而另一些基因被激活。

对胰腺癌发生的基因学基础研究的进展使确定治疗的靶点成为可能。基因治疗是指使用病毒或者其他物理载体(如脂质体)将靶基因转入肿瘤细胞中。通过转入基因的作用改变原有的基因,恢复肿瘤抑制基因或者抑制癌基因,提高针对肿瘤细胞的免疫反应,减少治疗细胞附近的临近效应。目前除少量的临床试验以外，胰腺癌的基因治疗仍限于临床前研究阶段。

肿瘤抑制基因疗法需要足够的基因投递系统。相比于其他的病毒和非病毒载体，腺病毒载体具有优势。腺病毒载体在已被成功的施行于体内研究。采用这种载体，把野生型p53转入突变细胞内，能降低增殖速度并且修复凋亡，使肿瘤细胞产生的子代细胞中没有出现其他新的基因突变。

一些研究表明，单纯阻断K-ras突变不足以完全根除胰腺癌细胞。最近发现，黑色素分化相关基因(mda-7)与某些胰腺癌的治疗相关。一项研究把抑制K-ras突变的和过量表达mda-7基因联合起来治疗胰腺癌，结果发现这一方法具有抑制细胞生长的协同效应以及抗细胞生长的作用。这些试验结果为胰腺癌的基因治疗提供了新的和有效的策略。

遗传性胰腺癌

有5%~10%的胰腺癌病例有各种各样的遗传因素。对于具有肿瘤综合征的家庭成员，推荐使用分子生物学技术和影像学技术以及进行基因咨询，对易感部位进行筛查。

1.亲属有胰腺癌的人，则罹患胰腺癌的风险增加。高风险的人包括：两个或者多个一级亲属患胰腺癌；一个一级亲属患有胰腺癌且年龄小于50岁；两个或者多个二级亲属患有胰腺癌，其中的一个年纪较轻。

2.BCRA2种系突变和发生胰腺癌的高风险相关，但外显率较低；在上皮内瘤样变的晚期阶段出现散发突变。

3.有不典型痣，家族性聚集性恶性黑素瘤的患者皮肤外肿瘤的发病率升高了，被称为家族性不典型多发性痣黑色素瘤(FAMMM)综合征，这是一种含有种系p16和CDK4突变的常染色体显性遗传综合征。

4.有报道4个有阳离子胰蛋白酶原基因PRSS1的遗传性胰腺炎患者，有发生胰腺癌的高风险。多次发作胰腺炎的刺激，使胰蛋白酶被自发激活，对细胞产生促有丝分裂作用从而最终导致胰腺癌。

5.导致微卫星不稳定性和遗传性非息肉性结指肠癌的DNA错配修复基因(bMSH2、bMLH1、bPMS1、bPMS2)的种系突变也和一些胰腺癌病例的发生有关。

美国Johns Hopkins医院建立了国家家族胰腺癌登记。2004年7月，1 329个家庭进行了登记，这是报道的最大的家族胰腺癌病例。家族中有胰腺癌，通过常染色体显性遗传的方式，使其后代具有发生该疾病的高风险。检测高风险的患者有助于早期治疗从而使患者获益。但是诊断癌前病变如胰腺不良增生可能较为困难。在这种情况下，单基因检测不能用于筛查胰腺癌患者的家族成员。

然而一项包括20例患者关于影响家庭成员的家庭性胰腺癌基因的研究表明，主要的决定基因位于4号染色体长臂。

K-ras突变检测诊断胰腺癌的临床意义

在过去的几十年里，我们做了很多前瞻性的研究来检测K-ras基因突变作为临床上诊断胰腺癌的辅助方法。我们通过超声或者CT引导下胰腺包块细针穿刺进而进行石蜡包埋，胰腺手术切除肿瘤组织，ERCP时收集胰液，或者取胰腺包块或者怀疑胰腺癌患者以及慢性胰腺炎患者的血浆等方法来获得检验的标本。

对怀疑胰腺癌的患者，使用石蜡包埋阻断技术检测K-ras基因的突变，比起单纯使用细胞学检测技术，能够提高诊断率大约10%。K-ras突变的检测分析因该严格的限制在含有可疑细胞的细胞集落以及外形正常的导管细胞，或者是没有足够的细胞进行细胞学检查。使用细针穿刺胰腺包块以及基于PCR(检测灵敏度为10^3个野生型的等位基因中有一个等位基因发生突变）的检测技术有利于鉴别出更多的胰腺癌患者。

对44例胰腺癌患者血浆标本进行DNA检测发现有12例K-ras基因突变（27%），并且该突变和肿瘤分期显著相关，有突变的病例大多已发生远处转移。此外，胰腺癌患者血浆DNA检测到K-ras突变的患者的存活时间显著短于野生型的K-ras患者。在37个慢性胰腺炎的患者进行血浆DNA检测发现有2例K-ras突变，在少数慢性胰腺炎患者的胰液标本中也检测到了p53和K-ras突变。因此，单独K-ras突变检测对于胰腺癌的临床诊断意义有限，但可以做为细胞学检测的一个补充方法。慢性胰腺炎患者中有K-ras突变的患者需要长期随访进行排查。

（郑永昌　译　　宁力　赵玉沛　校）

推荐读物

Akhurst RJ. TGF-β antagonists:why suppress a tumor suppressor? *J Clin Invest* 2002;109:1533–1536.

Brentnall TA,Bronner MP,Byrd DR,Haggitt RC,Kimmey MB. Early diagnosis and treatment of pancreatic dysplasia in patients with a family history of pancreatic cancer. *Ann Intern Med* 1999;131:247–255.

Butz J,Wickstrom E,Edwards J. Characterization of mutations and loss of heterozygosity of p53 and K-ras2 in pancreatic cancer cell lines by immobilized polymerase chain reaction. *BMC Biotechnology* 2003;3:11.Available from http://www.biomedcentral.com/1427–6750/3/11

Capellá G,Villanueva A,Erill N,Lluís F. Molecular epidemiology of protoonocogene and tumor-suppressor gene mutations. In: JP Neoptolemos,NR lemoine (eds) *Pancreatic Cancer: Molecular and Clinical Advances*.Oxford:Black-well Science, 1996:169–180.

Cascalló M,Mercadé E,Capellà G *et al*.Genetic background determines the response to adenovirus–mediated wild-type p53 expression in pancreatic tumor cells. *Cancer Gene Ther* 1999;6:428–436.

Castells A,Puig P,Mora J *et al*. K-ras mutations in DNA extracted from the plasma of patients with pancreatic carcinoma. Diagnostic utility and prognostic significance,*J Clin Oncol* 1999;17:578–584.

Eberle MA,Pfützer R,Pogue-Geile KL *et al*. A new susceptibility locus for autosomal dominant cancer maps to chromosome 4q32–34. *Am J Hum Genet* 2002;70:1044–1048.

Iacobuzio-Donahue CA,Maitra A,Olsen M *et al*. Exploration of global gene expression patterns in pancreatic adenocarcinoma using cDNA microarrays. *Am J Pathol* 2003;162:1151–1162.

Löhr M,Muller P,Mora J *et al*. p53 and K-ras mutations in pancreatic juice samples from patients with chronic pancreatitis.*Gastrointest Endosc* 2001;53:734–743.

Lüttges J,Galehdari H,Bröcker V *et al*. Allelic loss is often the first hit in the biallelic inactivation of the p53 and PC4 genes during pancreatic carcinogenesis. *Am J Pathol* 2001; 158:1677–1683.

Mangray S,King TC. Molecular pathology of pancreatic adenocarcinoma. *Front Biosci* 1998;3:1148–1160.

Mora J,Puig P,Boadas J *et al*. K-ras gene mutations in the diagnosis of fine-needle aspirates of pancreatic masses: prospective study using two techniques with different detection limits.*Clin Chem* 1998;44:2243–2248.

Pour PM,Pandey KK,Batra SK.What is the origin of pancreatic adenocarcinoma?*Mol Cancer* 2003;2:13. Available from http://www.molecular-cancer.com/content/2/1/13

Reyes G,Villanueva A,García C et al. Orthotopic xenografts of human pancreatic carcinomas acquire genetic aberrations during dissemination in nude mice.*Cancer Res* 1996;56: 5713–5719.

Schneider G,Schmid M.Genetic alterations in pancreatic carcinoma. *Mol Cancer* 2003;2:15. *Available from* http://www.molecular–cancer.com/content/2/1/15

Slebos RJC,Hoppin JA,Tolbert PE *et al*. K-ras and p53 in pancreatic cancer: association with medical history, histopathology,and environmental exposures in a population-based study.*Cancer Epidemiol Biomark Prev* 2000;9:1223–1232.

Su Z,Lebedeva IV,Gopalkrishnan RV *et al*. A combinatorial approach for selectively including programmed cell death in human pancreatic cancer cells. *Proc Natl Acad Sci USA* 2001;98:10332–10337.

Ulrich CD for the Consensus Committees if the European Registry of Hereditary Pancreatic Diseases,the Midwest Multi-Center Pancreatic Study Group,and the International Association of Pancreatology.Pancreatic cancer in hereditary pancreatitis:consensus guidelines for prevention,screening and treatment.*Pancreatology* 2001;1:416–422.

Villanueva A,García C,Paules AB *et al*. Disruption of the antiproliferative TGF-β signaling pathways in human pancreatic cancer.*Oncogene* 1998;17:1969–1978.

Wilentz RE,Iacabuzio –Donahue CA,Argani P *et al*. Loss of expression of DPC4 in pancreatic intraepithelial neoplasia: evidence that DPC4 inactivation occurs late in neoplastic progression. *Cancer Res* 2000;60:2002–2006.

44 胰腺癌的临床评估：早期诊断是否可行？

Parviz M.Pour

概　　述

尽管胰腺癌在临床和生物学研究取得了一定的进展，但目前该疾病的死亡率仍然很高。在男、女所有导致死亡的肿瘤当中，胰腺癌排在第五位，美国每年大约有超过27 000人死于胰腺癌。胰腺癌的五年生存率仍然低于5%。尽管在诊断工具方面取得了长足的进展，但目前胰腺癌仍然不能做到早期诊断，并且缺乏有效的治疗方法。外科手术切除——唯一有效的治疗方法，只能在不到25%的患者身上施行。即使患者经过手术，肿瘤复发仍然不可避免。造成这种结果的原因是我们目前对胰腺癌的自然病程和生物学特性缺乏足够的了解。目前的分子生物学方法对获得疾病的必要的信息帮助不大。一些试图在早期发现疾病进而获得治愈机会的诊断方法，如检测肿瘤相关抗原，使用复杂的影像学方法和分子生物学技术，其结果都令人失望。

疾病的预防需要足够的有关器官解剖、生理学、病理生理学的知识。胰腺由内分泌和外分泌细胞构成，具有复杂的结构，并且这些不同种类的细胞之间有精密的相互作用，所以目前即使是关于胰腺的最好认识也是不完备的。很明显，胰腺内分泌和外分泌组织之间的相互作用比我们通常理解的要精密的多。根据我们过去30年的经验，胰岛的功能远不止提供消化液和生长激素。事实上，胰岛可能起着胰腺“监护人”的作用。

从1974年开始，我们对于胰腺癌的研究让我们相信：糖代谢的改变是唯一可信的胰腺癌标记。以下的资料将显示无论在正常胰腺还是在病理情况下的胰腺，胰岛细胞都起着重要作用，并且在胰腺癌发生的早期阶段就出现胰岛细胞功能和分化的异常。这种变化应被视为胰腺癌发展的标志。

基于结构和生物学功能的考虑

β细胞只能在胰腺中发生，但是胰高血糖素和生长抑素在胃上皮中也能产生，这说明β细胞的发生和再生需要的特殊的环境（胰腺），这同时也说明了β细胞对胰腺的重要性。虽然许多的因素被认为和β细胞的发生有关，但是有关的确切机制还远不清楚。在体外研究中，除了转录因子（IDX1、Neuro D、STF-1等），胰高血糖素样肽1、extendin-4、葡萄糖依赖促胰岛素多肽、间充质和一定的培养基都可能在胰岛细胞的分化中起一定的作用。在体内研究中，赛璐玢包装、胰岛再生相关蛋白、胰腺部分切除或者导管结扎都能够诱导胰岛β细胞的再生，但在体外这都成了问题。最近研究体外产生β细胞的结果却是令人鼓舞的。我们研究了β细胞生长所需的特殊的代谢环境，强调了某些毒素对细胞的作用以及细胞的反应。这些毒素，如链脲霉素，在体内和体外都能选择性的破坏β细胞。但是试验显示，β细胞是否能从链脲霉素诱导所产生的损伤中恢复过来，可能取决于接受该毒素的试验动物的年龄，这再次说明了β细胞分化的复杂性。

通过对胰腺解剖和生理的知识的分析，不难发现胰岛对于整个胰腺的重要性。正像Henderson惊叹于胰腺内胰岛的分布，这种独一无二的分布——不像其他的内分泌组织都构成一个实性腺体——无可否认地证明了胰岛对胰腺功能和完整的重要性。胰岛的分布形式及它们几乎恒定的大小（胰腺大小在50~500μm范围之间）符合一个物理学原理——对于同样的体积而言,分散成多个小球(岛)的表面积要比形成一个大球(腺体)的表面积要大。这个恒定的尺寸可能是“最优的”,因为在所有的哺乳动物中,不论其体积大小,胰岛的大小和分布都是一样的。如叙利亚仓鼠中,每隔1.1mm的胰腺组织就有一个胰岛。但是,即使是对于同一种的哺乳动物,胰岛本身也有差异。胰叶中起源于钩突的胰岛细胞种群和起源于被侧原基(体和尾)的胰岛细胞种群就不同。在后者,包含有较多的致密球体,而前者则界限不清并且弥散。来源于这两个不同解剖区的胰岛的最大的差别在于细胞构成不同。在钩突的胰岛中,含量最多的细胞是胰多肽(PP)细胞,含量最少的细胞是胰高血糖素的细胞。而在其他的胰腺组织中,情况恰好相反。另外,胰腺的一个显著特征就是,内分泌细胞不仅仅局限于胰岛。在胰腺的外分泌组织中也能够发现随机分布的单个或者小簇的胰岛细胞,这种情况多见于正常的导管上皮。胰岛细胞的这种分布类型以及PP细胞无规律的弥散分布(图44.1)表明,胰岛细胞在总体上控制着胰腺外分泌部分的生长以及功能。

在胚胎时期,内分泌细胞对于外分泌组织的发生和生长具有重要作用。在老鼠中通过定向诱导,去除一种胰岛细胞特异性的转录因子PDX1,则胚胎不能够发生胰腺。该试验充分证明了胰岛细胞对于胰腺的发生是绝对必需。

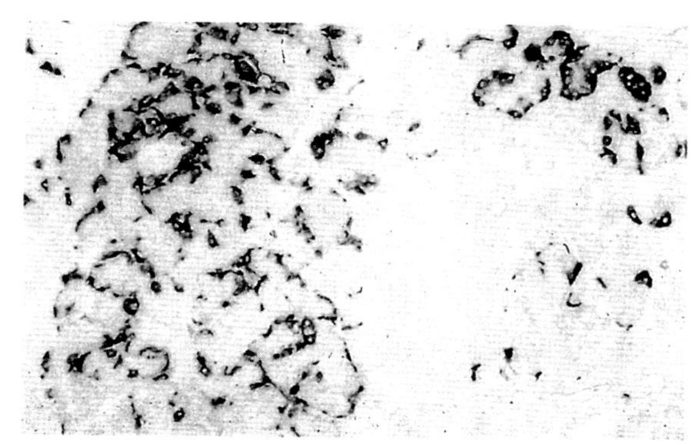

图44.1 正常胰腺中PP细胞的分布。注意这些细胞的不规则分布,很多细胞都分布到导管上皮细胞之中(右上角)。抗PP抗体,ABC(抗生物素蛋白–生物素复合物)方法,×70。

胰腺癌的发生

大多数胰腺癌的癌组织都表现出含有类似导管的结构,通常认为胰腺癌起源于导管细胞。由于晚期才出现临床症状,所以胰腺癌获得诊断时都到了晚期。仓鼠动物模型建立之后,对胰腺癌发生的每一步展开研究已成为可能。叙利亚黄金仓鼠经过给予致胰腺癌的致癌物N–亚硝基双[2–氧丙烷基]胺(BOP)处理后,能够在仓鼠上产生无论是在生物学、形态学和分子生物学都类似人胰腺癌的胰腺肿瘤。下面的发现能够支持胰岛在胰腺癌发生过程中的重要作用。

1 用链脲霉素预处理仓鼠,破坏其胰腺b细胞,能够抑制BOP所致的胰腺癌变进程。

2 胰岛发生萎缩患有遗传性糖尿病的仓鼠能够抵抗BOP的致胰腺癌作用,但是胰岛完好的非糖尿病老鼠却不能。

3 刺激胰岛细胞增生(胰岛母细胞增生症)能够增强BOP的致胰腺癌作用。

4 同种异体移植胰岛到仓鼠的下颌下腺(非BOP的靶组织),接下来对接受移植的仓鼠给予BOP处理,在移植的胰岛中出现了胰腺导管类型腺癌。

5 体外BOP转化诱导胰岛细胞恶变。培养的仓鼠胰腺导管细胞经BOP处理后也出现了导管腺癌。但是这种类型的肿瘤不同于起源于胰岛的肿瘤,因为这种肿瘤没有K–ras突变,而在人类胰腺癌中K–ras突变是最为常见的突变。而且,培养的胰岛细胞只有经过BOP处理才表现出$p16^{INK4a}$基因失活(纯合性缺失),而在90%~100%人胰腺腺癌中有这个突变。

胰腺癌的细胞起源

在胰腺癌发生的早期阶段最值得注意的发现就是出现微小的、难以检测的导管结构,这些导管结构往往出现在导管系统没有发生任何改变之前。这些导管结构逐渐扩大到占据整个胰岛,要么形成类似人浆液性囊腺瘤的结构,要么进展到过度增生或者不典型增生,最终形成恶性腺体。这些恶性腺体仅在显微镜下可见时就已经侵犯周围的组织。相反,在人类肿瘤中导管病变发生得较晚,并且在侵犯周围组织之前的很长一段时间里还位于导管边界之内。

目前胰岛内小导管的的发生机制还没有被完全认识清楚。据推测胰岛细胞很可能起源于前体细胞,而这些前体细胞位于小导管或者导管上皮内,正是这些前体细胞产生出导管细胞和胰岛细胞。运用免疫组化的方法,在导管上皮的基底部能够检测到单个或者小簇细胞，这些细胞能够和抗胰岛素抗体发生免疫反应。在检验的一些标本中，这些内分泌细胞的数目等于甚至超过了导管细胞的数目。采用常规的HE染色制备的片子中，能够看到一些相对较小、圆核、并存在典型的核周染色带的细胞（图44.2a）。这些细胞最先由奥地利病理学家Feyrter于1953年描述，当时称之为Helle Zellen（透明细胞）。这些细胞在细胞学方面并没有差异，但是有的和抗胰岛细胞激素的抗体发生免疫反应，有的则不发生。不发生免疫反应的细胞有的向腔内转移构成导管细胞，有的则向外生长变成免疫反应细胞（图44.2b）。

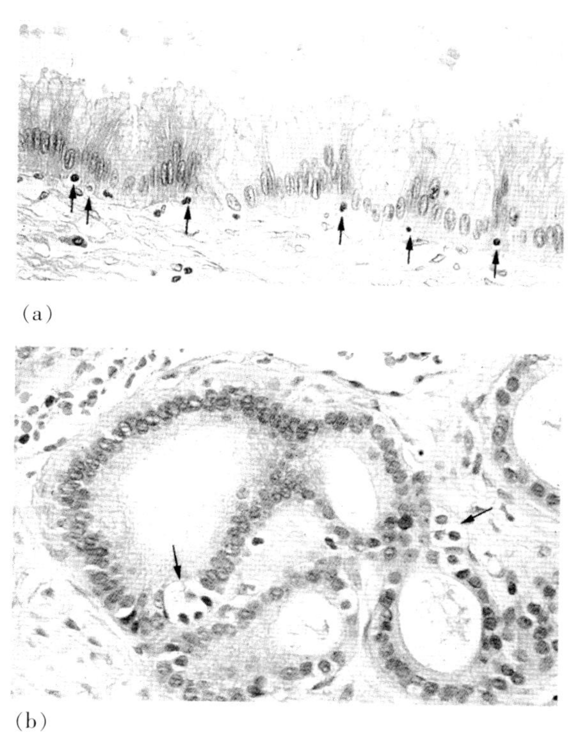

图44.2 导管上皮中的透明细胞。(a)早期胰腺癌患者增生的导管上皮细胞基底部的小细胞，核圆胞浆透明(Helle Zellen)（箭示）。(b)位于没有临床症状的早期胰腺癌患者增生的导管上皮中的几个透明细胞。成组的透明细胞向间质膨出（箭示）。上皮内和上皮中的几个透明细胞（中倍视野），H&E，×120。

因此，如果胰岛细胞和导管细胞都起源于前体细胞或者干细胞，那么为什么这些细胞不定植在胰岛内产生胰岛细胞或者导管细胞呢？事实上，使用特殊的技术，在一些哺乳动物包括人类的胰岛中都描述过这些细胞，这些所谓的干细胞，被冠以各种各样的名字如“胰岛母细胞”、“透明细胞”、“泥沙样细胞”、“前体细胞”或者“嫌色细胞”。

通过长期培养仓鼠胰岛和人胰岛的研究显示，两个物种的胰岛细胞都能转分化成导管细胞、中间细胞和腺泡细胞。这些转分化的细胞表达α1-抗胰蛋白酶、波形蛋白、神经巢蛋白、细胞角蛋白7、细胞角蛋白19或者血细胞角蛋白（pancytokeratin）、炭脱水酶酶Ⅱ、CA19-9和/或者DU-PAN-2。一些其他的独立研究者也报道了胰岛细胞具有转分化的潜能。在仓鼠胰腺里，转分化形成的细胞不仅包含导管细胞，还包括胰腺内其他的细胞类型以及胰腺外细胞类型，如肝细胞、透明细胞、黏液和嗜酸瘤样细胞。

胰岛细胞的转分化潜能并不是严格地局限于体外。我们发现大约70%的胰腺癌患者在临床上已经出现了糖耐量的异常，胰岛细胞丧失了对胰岛素抵抗的反应力，同时像癌细胞一样表达的肿瘤标记物，如CA19-9、DU-PAN-2和Tag-72，并且形成胰腺内导管结构（图44.3和图44.4）。同一个胰岛内的胰岛细胞

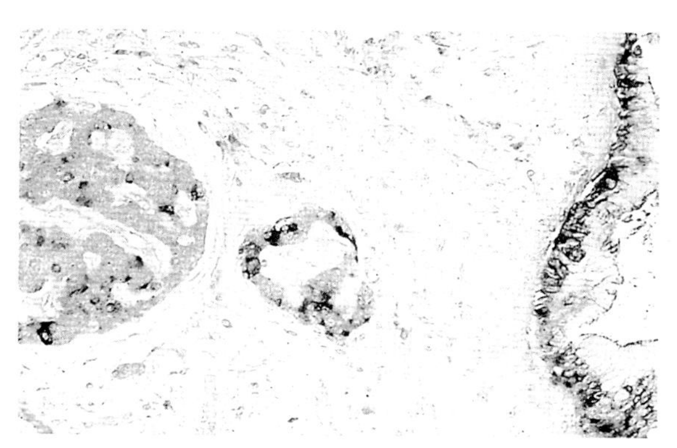

图44.3 大量胰岛细胞（左）和癌细胞（右）中表达CA19-9。萎缩胰岛中的大部分细胞也被染色（中）。抗CA19-9抗体，ABC（抗生物素蛋白-生物素复合物）方法，×120。

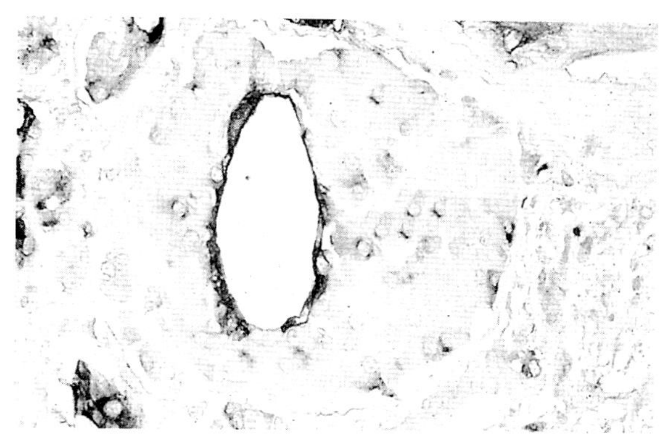

图44.4 胰腺癌患者中的胰岛。胰岛中大量的胰岛细胞和导管细胞以及胰岛周围细胞表达DU-PAN-2抗体。抗DU-PAN-2抗体，ABC（抗生物素蛋白-生物素复合物）方法，×120。

和胰岛内导管细胞表达同样抗原，表明了改变了的胰岛细胞和胰岛内导管细胞的一种偶然的联系，但其他的研究者在人类胰腺中从来没有描述过这样的病变。一种解释是，这样一个短时间存在的早期病变很难在人类胰腺中找到，可能是因为恶性细胞很快取代了胰岛，所以采用常规的组织学技术处理数目有限的标本，不大可能有这样的发现，只有在持续的研究中可能偶然获得。在肿瘤区域，很难区别恶性的胰岛内腺体和转移癌。胰岛是容易被肿瘤侵袭的部位（机制将在别的地方讨论），所以很难区分胰岛内的恶性细胞是原发的还是继发的，况且缺乏侵入性的方法，例如破坏或者压缩来帮助区分（图44.5）。在人类或者是仓鼠中，增生或恶变的导管上皮细胞中存在内分泌细胞，这说明胰岛细胞和肿瘤的发生有关。在一些标本中发现，内分泌细胞不仅仅存在于它们通常存在的地方——上皮基底部，而且还存在于上皮的多个层中以及乳头折叠处（图44.6），这些发现有力地说明了内分泌细胞与增生和恶变密切相关。在培养的胰岛中，这些内分泌细胞仅仅存在于分化良好的胰岛中，而不存在分化较差胰岛或者发生退行性变的肿瘤当中，这可能与细胞分化能力的进一步丧失有关，在这些细胞中几乎找不到任何已知的胰岛细胞标记物。

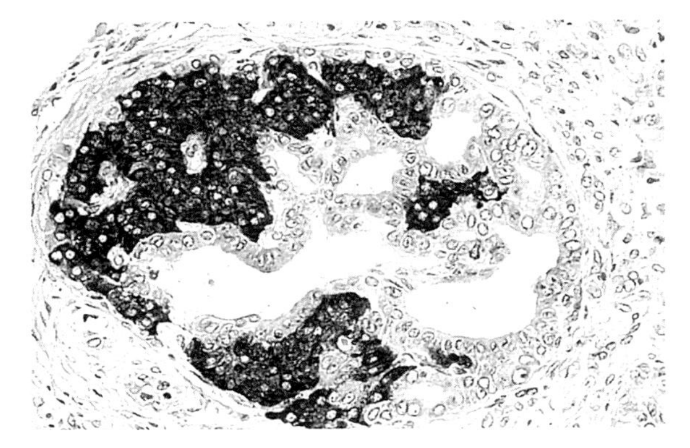

图44.5 胰腺癌患者中增大的胰腺。恶性增殖的腺体取代了大部分胰岛细胞，但未破坏胰岛细胞，包括胰岛细胞和周围组织的侵犯。在一些区域的恶性上皮中存在完好的胰岛细胞（如右下角）。抗胰岛素抗体，ABC（抗生物素蛋白-生物素复合物）方法，×120。

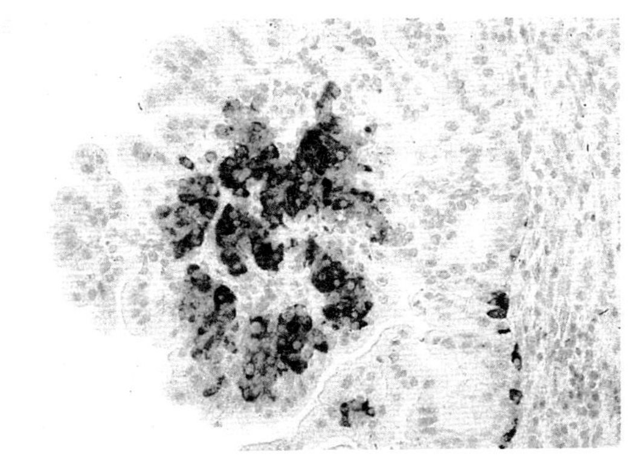

图44.6 一个分化良好的胰腺腺癌中突出的乳头。在乳头褶皱内和乳头基底部可见大量的产胰岛素细胞。抗胰岛素抗体，ABC（抗生物素蛋白-生物素复合物）方法，×120。

临床研究支持胰岛在胰腺癌发生中的作用

差不多在一个世纪之前就知道大约80%的胰腺癌患者有糖代谢受损，包括显性的糖尿病或者是糖耐量受损（IGT），原因目前仍然不清楚。值得一提的是，这些患者当中的IGT和糖尿病的程度各不相同。一些患者需要胰岛素治疗，而其他一些患者并不需要。一些胰腺癌患者进行快速血糖水平检查发现血糖可能在正常范围，但是进行口服糖耐量试验就可能发现糖耐量受损（IGT）。另一方面，少量的胰腺癌患者糖代谢正常。患者种群的差异可能是一方面的原因，但是形态学和分子生物学的研究却未能为这个令人沮丧的疾病提供任何解释。

糖尿病和胰腺癌的关系目前仍旧处在争论之中。按照目前的研究，IGT或者糖尿病在胰腺癌出现临床症状之前很短的一段时间出现，或者是作为胰腺癌的首诊症状。因而，有少部分人认为，糖尿病是胰腺癌的易患因素，特别是对那些在肿瘤诊断之前患糖尿病5年以上者。尽管胰腺癌的潜伏期还不清楚，某些人的胰腺癌发生可能需要长达10年的时间，所以糖尿病是否是一个易患因素仍然值得讨论。胰腺癌的发生可能和胰岛细胞功能异常相关，可能的机制包括：致癌物对胰岛细胞的原发损害；肿瘤细胞对胰岛细胞的继发损害，包括通过肿瘤细胞的直接作用或者是产生影响胰岛细胞功能的物质。

采用上文所说的仓鼠模型研究并进行无对照观察显示：在人胰腺癌的发生过程中，胰岛细胞可能有一定作用。在胰腺癌的早期阶段，即使是位于胰腺周围的不会导致慢性胰腺炎的微小肿瘤也能导致糖代谢改变，这个现象有力地支持了这一点。胰腺癌的发生涉及胰岛细胞，这至少能够部分地解释临床上所观察到的现象。

按照以前所发表的资料和我们自己的试验，对葡萄糖的不耐受是和胰腺癌相关的症状，是胰岛细胞功能发生原发性改变的结果，也是胰岛细胞对致癌物发生反应产生分化的结果。试验研究显示葡萄糖的不耐受和微小胰腺癌的出现相吻合。同时也显示了早期胰腺癌的出现即伴有胰岛素的改变。这种胰岛素水平的改变和胰岛素抵抗与胰腺癌患者中出现的代谢改变很类似。在人类当中，早期、局限的小胰腺癌中就已经观察到出现IGT或者糖尿病。在日本，IGT是小胰腺癌患者中出现的唯一异常。

胰腺癌起源于导管上皮细胞，这是绝大多数人信奉的观点，这个观点的存在解释了为什么胰腺癌患者中胰岛细胞的改变没有成为研究的热点。我们挑选了14个胰腺癌标本、14个慢性胰腺炎标本和10个正常胰腺标本研究胰岛细胞的类型，结果发现14个胰腺癌标本中有10个标本中明显缺乏胰岛β细胞。在这10个病例中，4个病例被确定有IGT，但剩下患者的糖代谢情况不得而知。根据我们的资料，在胰腺癌患者中，72%的胰岛细胞改变和糖代谢异常相关。值得注意的是，大部分改变了的胰岛细胞位于肿瘤的附近。只在一个病例中发现：在远离肿瘤的地方发现有胰岛细胞的异常。因为在标本中只有5个标本的胰腺组织不含有肿瘤，所以teletumoral区域的胰岛细胞的改变率无法获得。其他有意义的和胰岛细胞功能异常相关的发现就是；发生改变的胰岛细胞分化的标志，包括胰岛内导管结构的形成和表达肿瘤相关抗原CA19-9、TAG-72和/或DU-PAN-2（见图44.3）。这些发现表明在这些患者中胰岛细胞有能力构成异常的细胞群。

胰腺癌中糖代谢改变的可能机制

据推测，肿瘤细胞中释放出来的分子量为2 030的肽——糊精以及其他的一些不明物质和IGT的出现有关。因为我们相信大部分的胰腺癌起源于改变了的胰岛细胞，所以肿瘤细胞产生这类物质是可以解释的。通常认为，肿瘤细胞会继承一些起源细胞的生物学特性。事实上，一些研究显示胰腺癌细胞能表达神经内分泌标记物。从病理生理学的角度来看，胰岛细胞分泌一些物质导致糖尿病，这似乎更合理。因为已经知道胰岛细胞有同时产生多种胰腺内、外多肽的潜能。而且胰岛细胞也有从合成这种物质转移合成另外一种物质的能力。一个好的例子就是能够同时合成和分泌胰岛素和糊精，只不过在胰腺癌中这种和谐被打破了。肿瘤切除后IGT和糖尿病的改善(70%的胰腺全切或者治愈性切除)绝对不能说明肿瘤产生了致糖尿病物质，因为在切除肿瘤的同时也切除了发生改变的胰岛细胞，而真正分泌致糖尿病物质的可能正是这些细胞。此外，值得注意的是，几乎所有分化良好的胰腺癌都包含了内分泌细胞，某些时候这些内分泌细胞所占的比例还很高（图44.7），也可能发生改变的激素正是来源于这些细胞，但是在切除肿瘤的时候，这部分细胞也被切除了。另外胰腺癌伴发糖尿病的患者切除肿瘤后，患者的骨骼肌糖原合成显著减少，当检查这些肿瘤的时候发现肿瘤组织含有胰岛激素。虽然搞清楚致糖尿病物质是由肿瘤细胞产生还是由改变了的胰岛细胞产生是没有临床意义的，但是阐明这些机制却是有助于了解这类疾病的生物学特性，为将来设计出合理的诊断和治疗的模式提供帮助。

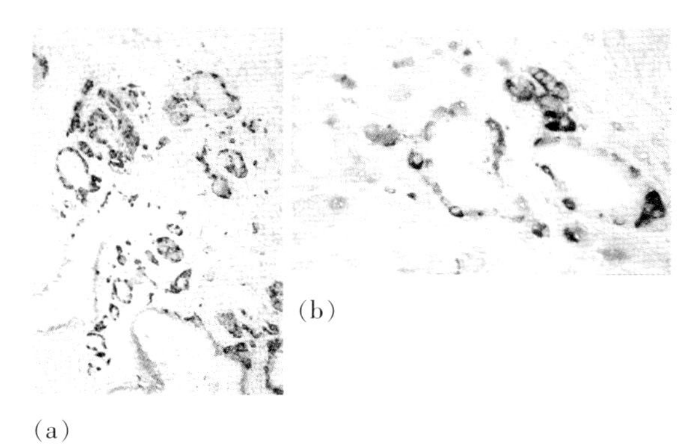

图44.7　恶性上皮组织中可见大量胰岛细胞。(a)大量β细胞参与组成腺体结构。抗胰岛素抗体，ABC方法，×25。(b)恶性腺体结构中，内分泌细胞数目多于癌细胞。多种抗体标记，×120。

胰腺癌临床表现的差异

糖代谢的改变似乎可以提供一个诊断的标记，但是一些观察报道却使这个问题变得复杂。按照临床观察，仅60%~70%的胰腺癌患者发生了IGT或者糖尿病，而少数的胰腺癌患者(30%~40%)却没有。虽然在手术后许多胰腺癌患者的IGT改善了，但是一些患者并没有获得改善甚至情况更差了。有关术前和术后、外周胰岛素抵抗、IGT和糖尿病的资料并不充分，并且有一些矛盾的地方。有报道，59%有糖代谢异常的胰腺癌患者［糖尿病（45%）或者IGT（14%）］在施行外科根治手术以后获得了改善；Permert等人的研究显示，运用升血糖夹的方法，大约60%的患者获得了正常的IGT或者糖尿病的改善。因而可以推断，10%~40%的患者在施行外科手术之后，糖代谢异常并没有得到改善，甚至IGT变得更为严重了。如果考虑术后IGT和糖尿病的改变可能由术后身体情况的改变和术后饮食的改变所造成，而不是由于肿瘤切除所造成，那么后者的数字还会更高。还有不清楚的是，观察到的糖代谢的改善是不是暂时的，并且随着肿瘤的复发，异常会不会再次出现。术后糖代谢没有获得改善的患者可能有很多的原因，其中很有可能的一种原因就是，产生致糖尿病物质的胰岛细胞存在于teletumoral区域，而这些区域没有被外科手术切除，或者一些隐匿的肿瘤（转移瘤）没有被切除而残存来了，例如肝脏里的转移灶。

在没有接受根治性外科手术的患者当中，血糖进行性变坏，肿瘤的增大和/或改变了的胰岛可能与糖代谢异常有关，但目前尚缺乏对肿瘤内、肿瘤周围、肿瘤远处的胰岛细胞改变程度的研究，而且手术后患者的随访研究也很有限。

胰腺癌中胰岛细胞改变的可能的原因

30年来进行人类胰腺癌和试验动物胰腺癌研究的经验让我们相信：胰岛细胞是致癌因素的原发作用靶点，所有的胰腺肿瘤，不论内分泌肿瘤还是外分泌肿瘤，都起源于胰岛。致癌物决定了肿瘤的表现型。链脲霉素、亚硝酰胺导致胰岛细胞肿瘤，而BOP、亚硝胺导致导管型肿瘤。在仓鼠和人类中，培养的胰岛细胞转分化成导管细胞。在仓鼠中，BOP处理分离纯化的胰岛导致肿瘤细胞的产生，在体内则形成导管腺瘤。当我们用BOP处理培养的人胰岛细胞和导管细胞时发现，只有胰岛细胞经过处理后能够在不要血浆的培养基里生长，并且出现K-ras突变，而K-ras突变被认为是胰腺癌的一个标记（该结果未发表）。在目前的研究当中，我们追踪这些细胞的特性，并期望它们发生恶性转化。

最令人信服并且支持我们观点的就是发现所有的药物代谢酶（这些酶被认为涉及到环境中致癌物质的代谢，这些致癌物质包括香烟特异性的致癌物，亚硝胺，多环芳香族复合物，芳香族胺），毫无例外地表达在人胰岛细胞和试验动物的胰岛。考虑到胰腺的血液供应和解剖，大部分的动脉血液进入胰腺之后不是营养胰腺外分泌部分，而是直接进入胰岛，因此胰岛细胞中存在药物代谢的酶也就可以理解了。胰岛细胞似乎起着胰腺过滤器的作用。这些酶的存在使得胰岛细胞成为血液来源的致癌物的最先作用靶点。因为大部分的酶分布在胰腺头部的胰岛，有的仅存在胰头的胰岛，所以该部分的酶有较高浓度，这可以用来解释为什么胰腺癌容易发生在胰头。致癌物作用于胰腺中teletumoral区域，导致胰岛的改变可能是激素产量改变的原因，因而在肿瘤切除之后血糖获得了改善。然而，这种解释并不是最终的结论，因为并不是所有的胰腺癌患者都出现糖代谢的异常。这究竟是和肿瘤不同的生物学特性有关，还是像一项研究所说的那样IGT的严重程度和肿瘤的组织学类型相关？还是因为有IGT或者糖尿病的胰腺癌患者的肿瘤细胞来自胰岛，而少量的无糖代谢异常的胰腺癌患者的肿瘤细胞来自别的细胞？或者是和胰岛细胞损害的程度和范围相关？无论如何，资料显示，无论有无糖代谢的改变，至少有三个亚组的胰腺癌患者，其肿瘤的生物学特性可能不同。根据发表的资料和我们的自己的经验总结出以下的亚组（图44.4）：

1　没有IGT或者糖尿病的胰腺癌患者（IGT-，大约20%~30%）。

2　有IGT或者糖尿病的胰腺癌患者（IGT+，大约70%~80%），这些人的糖耐量或者糖尿病在手术之后获得缓解（IGT+/-）。

3　胰腺癌患者的糖代谢异常在术后没有获得改善或者改善不大（IGT+/+）。

胰腺癌不同临床表现的可能机制

胰腺癌中糖代谢异常的原因还没有被很好地阐释。一种说法认为胰岛细胞被肿瘤细胞破坏所以产生了糖代谢的异常，这种说法遭到了质疑，主要的证据就是即使位于胰腺头部的小的和局限的肿瘤，患者也伴有糖耐量的异常。

在组织水平对胰岛激素改变机制的少数研究发现：胰腺癌患者中β细胞数目有减少，但是却关于这种减少的发生程度以及和胰腺癌的关系却不得而知。即便如此，β细胞数目有减少和胰腺癌的相关性很重要，因为在45%~75%的慢性胰腺炎患者中也有糖耐量异常或者糖尿病。因而，有理由认为：炎症和瘢组织对胰岛的损害可能就是背后隐藏的机制，当然炎症和瘢痕也和胰腺癌相关。

很明显，内分泌组织和外分泌组织之间精细的平衡被肿瘤伴发的炎症或者硬化干扰了，这种干扰导致了激素分泌调控水平的下降。因为即使是位于胰腺头部这些胰岛不是很丰富的地方的局限性的微小肿瘤也能导致糖代谢的异常，这很可能是某些因子或者肿瘤细胞产生的因子的作用。这个观点被以下的发现支持：外科手术切除胰腺肿瘤后，85%~90%的患者能够获得糖尿病的改善或者糖耐量恢复正常。

一些临床研究已经证实：胰腺癌患者中血浆胰岛激素水平发生了明显的改变，但是对于组织水平胰岛的改变却知之甚少。在一个研究中报道了胰岛β细胞数目的减少，但是却没有研究减少的程度和与胰腺癌的相关性。后一个问题尤其值得特别注意，因为在慢性胰腺炎中也出现葡萄糖代谢异常和糖尿病。基于此，我们系统地研究了胰腺癌中胰岛情况并和慢性胰腺炎以及正常胰腺做比较。我们选择了保存的胰腺癌切除标本中无肿瘤但是靠近肿瘤的部位和远离肿瘤的部位。这样选择是因为，就像前面讨论的一样，肿瘤细胞释放的因子能够通过旁分泌的方式直接作用于胰岛。

在10个胰腺癌标本中都发现了β细胞明显减少，并且其中的α细胞明显增多。该结果和胰腺癌患者中血浆胰岛素水平的病理性变化一致。为什么其他的4个患者中缺乏相同的改变原因尚不清楚，同时我们在胰岛改变、性别、年龄、吸烟习惯、酒精使用和疾病分级以及肿瘤形态学方面没有找到任何相关性。在慢性胰腺炎的标本中我们没有发现任何明显的胰岛细胞分步的改变，即使是在硬化和纤维化组织中。因而，关于和胰腺癌相关的纤维化和硬化通过阻塞血管来引起β细胞的减少的说法可以排除。也就是说，研究所描述的胰岛的改变似乎对于胰腺癌有特异性。因为在慢性胰腺炎患者中当中也发生血浆病理性胰岛激素水平改变，似乎是在两种疾病当中发生糖代谢异常的机制是不同的。在慢性胰腺炎患者当中是由于胰岛素的分泌受到了改变，而在胰腺癌中是由于存在胰岛素的合成的缺陷，证据就是胰岛素和C肽以及糊精的减少，通常这些物质和胰岛素同时分泌和储藏。在10个病例中有9例在恶性上皮组织中发现了内分泌细胞和β细胞的变化。类似的发现报道于高达所有病例的80%。此外，10个病例中存在4个胰岛母细胞增生症并且伴有β细胞数目的减少反应了β细胞减少的代偿过程。关于为什么胰腺癌当中唯独β细胞受影响这一问题仍然值得探讨。

与糠尿病患者相比，胰腺癌糠尿病患者组织当中α细胞的数目增加得更多，这和血清学的发现一致。此外，在慢性胰腺炎患者当中，我们不能检测到任何胰高血糖素细胞数目的改变，然而，和临床上观察到的胰腺癌患者当中生长抑素水平增加的情况矛盾的是，我们没有发现生长抑素细胞数目有显著的改变。可能的原因就是胰高血糖素的分泌不影响α细胞的数目。血浆中增加的生长抑素是起源于胰腺或者是胰腺外的生长素细胞仍然需要进一步研究。

肿瘤当中的胰岛以及与肿瘤紧密相连的胰岛的巨大改变支持这样一个假说：肿瘤细胞释放细胞因子在肿瘤形成过程中发挥了一定的作用。因为在远离肿瘤的组织也发现诸如水肿改变，虽然程度较轻，但提示似乎还存在着一个体液途径。对远离肿瘤的胰腺组织进行研究能够弄清楚这一点。假如真的存在这种情况，检测肿瘤细胞释放的致病因子可以作为一个早期胰腺癌的标记物，特别是也发现在小的和局限性的小肿瘤中也出现糖代谢的异常。

在发表的资料中，胰腺癌患者激素水平不同的一个原因就是这些研究中包含了不同亚组的胰腺癌患者。有可能是由于解剖位置的不同造成了这些差异。位于头部区域的肿瘤堵塞了主胰管会导致严重的慢性胰腺炎（继发性），因而产生糖尿病。然而，慢性胰腺炎导致的糖尿病和胰腺癌引起的糖尿病不同。例如，70%的胰腺癌进行胰腺切除后能够使糖尿病获得缓解，但是慢性胰腺炎切除后不会获得缓解。按照我们最近的研究，在原发性胰腺炎和肿瘤导致的胰腺炎中，胰岛的大小和细胞构成有显著的差异。与胰腺癌患者中胰岛（这些患者的胰岛尺寸正常或者扩大了）相反的是，95%的慢性胰腺炎患者的胰岛直径小于100μm。此外，肿瘤位于胰头的上半部和背部，对于胰管影响不大，因而不造成显著的慢性胰腺炎。这些肿瘤如何导致糖尿病还不清楚。另外，关于继发性胰腺炎在导致糖尿病中的作用来源于以下的经验：即使位于胰腺外周的不引起慢性胰腺炎的小肿瘤也表现出异常的糖耐量。

既往研究的主要缺点就是缺乏足够的对照组。没有一个研究把肿瘤的形态学发现和患者的血浆激素水平对应起来。据我们了解，只有一个有限的研究比较了胰腺癌患者激素水平和不需要胰岛素的糠尿病患者：在有糖尿病的胰腺癌患者和Ⅱ型糠尿病患者当中发现血浆糊精水平较低，而在没有糖尿病的胰腺癌患者当中发现血浆糊精水平升高。这种关联性研究可以为理解这个疾病提供有用的信息。例如，在一个低胰岛素水平的IGT患者和改变了的胰岛细胞能够反应胰岛中胰岛素释放和合成受损。事实上，在胰岛中胰岛素细胞和血浆快速血糖水平之间已经发现了一个反比关系，表明在这些患者当中，胰岛细胞的改变是葡萄糖代谢异常的始发因素。其他的研究也指出了胰岛细胞的原发性改变，包括胰岛素水平下降，糖负荷之后的C肽反应和前胰岛素分泌的增加。∑前胰岛素/∑C–肽比例，在胰腺癌合并IGT的患者中增加了，但是在肿瘤切除之后降低了，这进一步证实了胰岛细胞功能的改变。

从治疗的角度来看，鉴别出胰腺癌患者中的不同的亚群是重要的，因为这些人对于治疗的模式可能有不同的反应。例如，不同的胰腺癌亚群的患者的肿瘤基因相同吗？使用IGT能够更好地区别散发性和家族性胰腺癌吗？假如IGT是由于胰岛细胞释放出的物质造成的，那么IGT+/–的患者是否在肿瘤复发时变成IGT+/+？假如是这样的话，复发率及其严重程度可能有预测价值。已知的结果显示胰腺癌中糖尿病的发生的原因不能用单一的机制来解释。外周胰岛素抵抗的增加，胰岛素分泌的抑制，前胰岛素转化的受损，脂肪和碳水化合物代谢的改变，急性或者慢性胰腺炎的存在，疾病的药物治疗，饮食习惯的改变，体重减轻以及其他的很多因素似乎都在胰腺癌的发生和进展中起有重要的作用。

结　论

过去试图开发出早期诊断胰腺癌的方法被证明是无用的。肿瘤相关抗原的表达可能有监测疾病的价值，但是却不能够在疾病的早期发生阶段检测出疾病。对于最有希望的分子生物学方法K–ras检测对胰腺癌缺乏特异性，K–ras突变可以在慢性胰腺炎患者中出现，也可以在没有胰腺疾病的人当中出现。最复杂的影像学技术也不能够正确的检测出小于5cm的肿瘤。胰腺癌和IGT之间的密切联系提供了在大部分患者当中检测出小肿瘤的理想途径。这个方法可以方便地用于对有胰腺癌危险因素的个体进行检查，包括胰腺癌的家族成员和遗传性慢性胰腺炎。我们的研究指出了胰岛在胰腺癌中的作用以及在糖代谢异常中的作用，这仍需要进一步研究。对于最终完全地认识这个致命性的疾病，尚需要毒物学、营养学、细胞和分子生物学以及流行病学等多学科研究者的紧密合作。

（郑永昌 译　　宁力 赵玉沛 校）

推荐读物

Ahren B, Andren-Sandberg A. Glucose tolerance and insulin secretion in experimental pancreatic cancer in the Syrian hamster. *Res Exp Med* 1993;193:21–26.

Bonner-Weir S, Baxter LA, Schuppin GT, Smith FE. A second pathway for regeneration of adult exocrine and endocrine pancreas. A possible recapitulation of embryonic development. *Diabetes* 1993;42:1715–1720.

Bouwens L. Transdifferentiation versus stem cell hypothesis for the regeneration of islet beta-cells in the pancreas.*Microsc Res Tech* 1998;43:332–336.

Bouwens L, Kloppel G. Islet cell neogenesis in the pancreas. *Virchows Arch* 1996;427:553–560.

Cersosimo E, Pisters PW, Pesola G, McDermott K, Bajorunas D, Brennan MF. Insulin secretion and action in patients with pancreatic cancer. *Cancer* 1991;67:486–493.

Gittes GK, Galante PE, Hanahan D, Rutter WJ, Debase HT. Lineage-specific morphogenesis in the developing pancreas: role of mesenchymal factors. *Development* 1996;122:439–447.

Gullo L, Ancona D, Pezzilli R, Casadei R, Campione O.Glucose tolerance and insulin secretion in pancreatic cancer. *Ital J Gastroenterol* 1993;25:487–489.

Jonsson J, Carlsson L, Edlund T, Edlund H. Insulin–promoter-factor 1 is required for pancreas development in mice. *Nature* 1994;371:606–609.

Kimura W, Morikane K, Esaki Y, Chan WC, Pour PM.Histological and biological patterns of microscopic ductal adenocarcinomas detected incidentally at autopsy.*Cancer* 1998;82:1839–1849.

Muscarella P, Knobloch TJ, Ulrich AB *et al*. Identification and sequencing of the Syrian golden hamster (*Mesocricetus auratus*) p16(INK4a) and p15(INK4b) cDNAs and their homozygous gene deletion in cheek pouch and pancreatic tumor cells. *Gene* 2001;278:235–243.

Ordonez NG, Balsaver AM, Mackay B. Mucinous islet cell (amphicrine) carcinoma of the pancreas associated with watery diarrhea and hypokalemia syndrome. *Hum Pathol* 1988;19:1458–1461.

Permert J, Ihse I, Jorfeldt L, von Schenck H, Arnquist HJ, Larsson J. Improved glucose metabolism after subtotal pancreatectomy for pancreatic cancer. *Br J Surg* 1993;80:1047–1050.

Permert J, Ihse I, Jorfeldt L, von Schenck H, Arnquist HJ, Lasson J. Pancreatic cancer is associated with impaired glucosr metabolism. *Eur J Surg* 1993;159:101–107.

Permert J, Larsson J, Westermark GT *et al.* Islet amyloid polypeptide in patients with pancreatic cancer and diabetes. *N Engl J Med* 1994;330:313–318.

Pour PM, Kazakoff K, Carlson K. Inhibition of streptozotocin-induced islet cell tumors and N-nitrosobis (2-oxopropyl) amine-induced pancreatic exocrine tumors in Syrian hamsters by exogenous insulin. *Cancer Res* 1990;50:1634–1639.

Pour PM, Weide L, Liu G *et al.* Experimental evidence for the origin of ductal-type adenocarcinoma from the islets of Langerhans. *Am J Panthol* 1997;150:2167–2180.

Pour PM, Schmied BM, Ulrich AB, Friss H, AndrenSandberg A, Buchler MW. Abnormal differentiation of islet cells in pancreatic cancer. *Pancreatology* 2000;1:110–116.

Pour PM, Standop J, Batra SK. Are islet the gatekeepers of the pancreas? *Panceatology* 2002;2:440–448.

Rosenberg L, Rafaeloff R, Clas D *et al.* Induction of islet cell differentiation and new islet formation in the hamster: further support for a ductular origin. *Pancreas* 1996;13;38–46.

Schmied B, Liu G, Moyer MP *et al.* Induction of adenocarcinoma from hamster pancreatic islet cells treated with N-nitrosobis (2-oxopropyl)amine in vitro. *Carcinogenesis* 1999;20:317–324.

Schmied BM, Liu G, Matsuzaki H *et al.* Differentiation of islet cells in long-term culture. *Pancreas* 2000;20:337–347.

Standop J, Schneider MB, Ulrich A *et al.* The pattern of xenobiotic-metabolism enzymes in the human pancreas. *J Toxicol Environ Health* 2002, in press.

Ulrich AB, Schmied BM, Matsuzaki H *et al.* Increased expression of glutathione S-transferase-pi in the islets of patients with primary chronic pancreatitis but not secondary chronic pancreatitis. *Pancreas* 2001;22:388–394.

Yuan S, Rosenberg L, Paraskevas S, Agapitors D, Duguid WP. Transdifferntiation of human islets to pancreatic ductal cells in collagen matrix culture. *Differentiation* 1996;61;67–75.

45 肿瘤标记物能够给胰腺癌带来什么?

Thomas Seufferlein, Guido Adler

胰腺癌令人沮丧的预后大多是因为在诊断的时候都已经到了晚期阶段。临床上缺乏特异的早期症状,而且用于诊断的影像学方法有限,结果使胰腺癌在早期阶段往往逃避过了检查。因而,用于胰腺癌早期诊断和筛查的工具就显得特别重要。此外,我们也需要判断疾病预后和观察治疗反应的标记物,以帮助我们为患者选择最佳的治疗策略。

基因序列的改变、基因表达水平的改变以及蛋白质结构和功能的改变都可以被用来作为肿瘤标记物。这些领域虽然进展很快,但还是局限于已经发现的几种标记物上,非常少的肿瘤标记物能够顺利地从基础走向临床。在这个章节里我们着重讨论胰腺癌肿瘤标记物的现状,以及未来在诊断方面最有可能获得的突破。由于80%~90%的胰腺外分泌肿瘤为导管细胞起源的腺癌,所以我们讨论的重点在胰腺导管腺癌。

CA19–9

CA19–9是胰腺癌最常用的血浆标记物。该蛋白为细胞表面抗原,是一种糖蛋白(sialylated lacto–N–fucopentose),和Lewis血型物质相关。CA19–9最先在1979年被分离出来作为结、直肠的标记抗原,存在于正常的膀胱、胆管、胰腺和胃上皮细胞中。在胰腺癌和其他恶性肿瘤中CA19–9升高是由于恶性肿瘤细胞中该抗原的合成和分泌增多了。多项研究已经证实血浆中CA19–9水平升高对于上消化道腺癌的诊断以及对于结肠癌的监测方面具有意义,但是CA19–9最敏感的是用于胰腺腺癌的检测。到目前为止,CA19–9被认为是胰腺恶性肿瘤最有用的标记物。然而,高达30%的胰腺癌患者不表现出血浆CA19–9水平的升高。血浆CA19–9测定的敏感性为69%~93%,特异性为46%~98%。CA19–9的水平越高,其测定的敏感性和特异性也就越高。CA19–9水平的升高和肿瘤分化程度以及疾病的分期有关。CA19–9的水平在局限性疾病中较低,因而CA19–9作为筛查标记物检测早期胰腺癌的意义不大。极高水平的CA19–9表明肿瘤不可切除,并且手术前的CA19–9水平高低是极强的生存率预测因子。对于化疗和/或放疗的反应,CA19–9在预测存活率方面有无作用,研究显示出了矛盾的结果。另外,CA19–9是疾病复发的标记物,因而可以用于胰腺癌患者手术后复发的监测。

在临床上经常碰到的问题就是需要鉴别一个胰腺包块是恶性肿瘤还是慢性胰腺炎。另外,当诊断慢性胰腺炎的时候,很重要的一点就是要判断有无恶变。CA19–9在解决这类问题的价值不大,因为CA19–9升高可以出现在一些良性病当中,如急性或者慢性胰腺炎、慢性肝病、胆管疾病。对于怀疑由慢性胰腺炎导致的胰腺癌,血浆CA19–9水平在诊断胰腺癌的敏感性和特异性仅为44%和80%。在伴发胆管炎的胆道梗阻通常没有CA19–9水平的显著升高。阻塞性胆管炎中血浆CA19–9水平的升高的原因可能是一方面由于炎症导致内皮细胞CA19–9产量升高,另一方面是由于胆管压力升高导致其渗透到血浆中。在急性炎症中,血浆CA19–9值通常在胆汁引流通畅以及炎症控制后恢复到正常水平。因而,伴发肝胆炎症疾病的胰腺包块,使用血浆CA19–9水平升高来作为判断良、恶的标志时必须小心。

胰腺癌组织中遗传学标记的检测

随着对其他肿瘤发生过程认识的进展,癌基因和抑癌基因的DNA突变越来越多地被用做遗传学标志物。随着对胰腺癌及其癌前病变(所谓的胰腺上皮内瘤样变(PanIn)的研究，导致了胰腺癌发生早期阶段的特异遗传学变异的发现。例如，p21[WAF/CIP1]的过度表达是胰腺癌前体病变的一个早期事件，而在PanIn过程中，p53的变异和DPC4/Smad4表达缺失则是一个晚期事件。

K-ras突变

活化的K-ras突变基因是检测到的胰腺癌发生过程中第一个遗传学变异。在出现病理性组织学改变的最初阶段，K-ras基因突变出现在大约30%的病例中。因而对K-ras突变的分析被认为是胰腺癌早期诊断的一个里程碑。在75%~100%的胰腺癌组织中检测到K-ras12号密码子的点突变。然而，在慢性胰腺炎并发导管病变的患者以及正常人的胰腺中也检测到K-ras突变，但是在这些患者当中没有不良病变的迹象或者存在突变的p53蛋白。还有，在良性胰腺肿瘤中也发现有K-ras突变。在组织学标本中，K-ras突变作为单一的标记并不足以诊断胰腺癌。

p53

在PanIn过程中，p53的改变是一个晚期事件。p53过度表达几乎只见于胰腺癌而不见于其他的胰腺良性肿瘤。仅有约一半的胰腺癌有p53突变，因而限制了p53分析对于诊断胰腺癌的价值。

端粒酶

端粒酶是一种核糖核蛋白，该酶对于维持端粒的稳定性有作用。细胞的无限增殖需要端粒酶，端粒酶几乎在所有的恶性肿瘤中表达。高达90%的胰腺恶性肿瘤中发现了该酶的活性，但在良性肿瘤中却缺乏该酶，这表明随着癌症的发生端粒酶被激活。端粒酶的活性可以作为一个胰腺癌的标记物，但是应该精确地测定该酶的活性水平，因为在非癌变组织中可以检测到低水平的端粒酶活性，如果测量的精确性不够，则可能导致出现假阳性结果。

KOC

胰腺癌中高水平地过度表达KOC(含有肿瘤过度表达蛋白的KH区)基因。最近的资料显示，组织样品中的KOC是具有高度特异性和敏感性的胰腺癌标记物。

黏蛋白家族

黏蛋白是高度糖基化、高分子量的糖蛋白，对上皮组织有保护作用，可能和上皮的更新和分化以及细胞黏附和细胞分化有关。在各类恶性肿瘤中都能检测到黏蛋白表达水平的改变。黏蛋白通过改变细胞表面的黏附特性以及通过和形态发生有关的信号转导来实现促进肿瘤侵袭和转移作用。通过免疫组化的方法已经证实：MUC-1在胰腺腺癌和PanIns中过度表达。有报道称，黏蛋白组的其他成员MUC-4(MUC-4只在mRNA的水平表达)在胰腺癌中的表达水平不同。在胰腺癌中，MUC-4的表达高达89%并表达于所有期的PanIn，特别是PanIn3病变。然而，一些包括慢性胰腺炎中的反应性非肿瘤性的导管病变，采用免疫组化检测的时候仍然能够发现MUC-4阳性。

胰腺癌血清学标记物

对胰腺癌高危人群理想的筛查办法是检测敏感性和特异性都很高血清学标记物。除了CA19-9以外，还报道过另外几个类似的血清学标记物。但是就像上文所分析的那样，CA19-9不适合作为早期胰腺癌诊断的标记物，况且在高达30%的胰腺癌患者当中，CA19-9并不升高。

除了检测蛋白质以外，可以对血清和血浆中的DNA突变进行检测，但目前对于DNA释放到血液里的机制不是很清楚。研究发现在27%的胰腺癌患者血浆中检测K-ras突变，特别是对于肿瘤已经发生远处转移的患者，检出的比例更高。但是在5%的慢性胰腺炎患者当中也检测到这个突变。因而，血清中K-ras突变的检测具有一定的特异性但是敏感性较低。

大部分胰腺癌中过度表达表皮生长因子受体(EGFR)。在18%的胰腺癌患者的外周血中检测到EGFR mRNA，相比之下在健康人群所构成对照组中却没有检测到。所以这个标记物特异性很高，但用做筛查则不够敏感。

在胰腺癌患者的外周血的单核细胞中也能检测到MUC-4 mRNA，而在健康的志愿者、慢性胰腺炎患者和其他肿瘤的患者当中却没检测到，因而MUC-4对于鉴别胰腺包块是慢性胰腺炎还是胰腺癌具有意义。

胰液：胰腺癌筛查的最好材料？

对于怀疑胰腺癌的患者，由于活检获取标本较困难，并且血清学标记物检测的敏感性较低，因而研究者对胰液分析寄予了很大的希望。

遗憾的是，对胰液或者胆汁进行K-ras基因聚合酶链式反应（PCR）检测对于诊断胰腺癌的敏感性很低。在一项前瞻性研究中，在所有的胰液和胆汁中检测到K-ras基因12号密码子发生突变的人群，38%的人发生了胰腺癌，8%的人发生了慢性胰腺炎，18.7%的人发现了其他的恶性肿瘤，7.3%的人发生良性疾病或者是正常。在另外一项研究当中，在高达30%的非胰腺癌患者当中检测到了K-ras突变，在超过60%的具有胰腺导管慢性炎症良性黏液性细胞增生的患者当中也检测到这一突变。进行更加敏感的定量PCR检测，或者联合进行PCR和定量PCR检测，能够把胰腺癌从慢性胰腺炎中鉴别出来。使用比较分析的方法，如限制性片段长度多态性（RFLP）或者杂交保护分析，在胰腺癌当中检测到的K-ras突变分别达到84%和65%。

42%的胰腺癌患者被检测到p53突变，在产生粘蛋白的腺瘤和慢性胰腺炎以及正常的胰腺组织当中却没有检测到p53突变，因而p53是一个特异、但并不敏感的指标。联合检测K-ras突变和p53突变因而能够提高胰腺癌的基因诊断水平。

预后评估

目前认为，判断胰腺癌预后最有用的因素包括肿瘤分期、肿瘤大于45mm、切缘受累的情况，以及周围神经侵犯情况。一项研究发现，胰腺癌中DPC4/Smad4的表达缺失和可切除性相关，并且与术后生存期延长相关，而肿瘤中表达DPC4/Smad4的患者，手术切除并不能延长生存期。$p21^{WAF1}$、细胞周期蛋白D1和$p16^{INK4a}$的异常表达在生存时间的长短方面没有差异。

其他的一些标记物被认为和胰腺癌预后效果差有关。血浆中存在着抗p53抗体则可能预示胰腺癌手术切除后预后较差。血浆中检测到K-ras突变则对应于胰腺癌患者较短的生存期。表达十二指肠同源框基因（PDX1）（该基因通常只表达于胰腺发育过程中的胰腺导管细胞）的胰腺肿瘤患者，预后显著差于不表达十二指肠同源框基因（PDX1）的患者。此外，过度表达胰腺炎相关蛋白和较短的生存期相关。对于胰腺癌施行外科手术的患者，采用抗CA19-9抗体、17-1A肿瘤相关抗原、细胞角蛋白检测到腹腔和骨髓中播散的肿瘤细胞则与患者的生存期呈负相关。

胰腺癌中基因表达分析

微阵列分析被广泛的使用来分析癌症中基因表达的改变。该项技术能够快速地在一次试验中评价几千个基因的表达以及用来检测不同样品之间基因表达的差异。对胰腺癌进行基因表达分析的一个主要目的就是为检测相比较于正常的胰腺组织或者胰腺炎组织胰腺癌中那些基因发生了改变，通过这样的方法来筛选出“肿瘤候选基因”。在胰腺癌中过度表达的基因包括和以下过程相关的基因：细胞-细胞以及细胞-基质之间相互作用、细胞骨架重塑、蛋白水解活性、钙稳态，细胞增殖以及宿主促结缔组织增生反应。另外一个可供选择的方法是基因表达序列分析（SAGE），这是一种全面的克隆和测序方法，用来检测和量化基因表达，特别适用于低拷贝数的基因。使用基因表达序列分析方法，已经确定间皮素基因是一种新的胰腺癌标记基因。

另外还开发出了基于微芯片技术的用来进行高效分析的方法，例如可以扫描大量的样本来获得癌基因的突变。基于最终运用于诊断的目的，有希望选择一定数量的候选基因种植于诊断性芯片上，用来对肿瘤样品进行检测，检测的样品包括胰液和细针穿刺组织，该方法具有很高的敏感性和特异性。

基因表达谱的研究也进一步深化了我们对胰腺癌分子病理学的认识。目前进行的各类研究正在着眼于在基因表达的水平弄清楚不同的PanIn期的特点。利用生物信息学技术，可以把肿瘤特定的基因表达形式和预后以及药物治疗反应形式联系起来。在将来可以用来为某一治疗方法选择合适的患者，并可用于预测肿瘤对于化疗和其他治疗方法的反应。

标记物分析的未来：蛋白质组学分析

到目前为止，寻找用于早期诊断疾病的肿瘤相关蛋白的研究都是在单个病例中检测那些疾病发展过程中的过量表达并且进入体液的蛋白。这种方法，就像上面提到的一样，工作量巨大并且浪费时间。临床蛋白质组学的出现最适合用于寻找新的标记物并进行检测，包括检测新标记物翻译后的修饰产物。最近，使用集团光谱测定法进行蛋白质组分析，已经从前列腺癌和卵巢癌以及健康人的血浆中找到了相关的蛋白组，并建立了具有鉴别意义的前列腺癌和卵巢癌患者血浆肽模型。该方法可以检测一个人是否罹患前列腺癌或者卵巢癌。采用该方法取得了令人惊奇的结果，即使对于I期卵巢癌的患者，也能够正确地诊断出来。胰腺癌的蛋白质组学检测方法还未建立。但是，不论怎么说，利用蛋白质组对血浆样品进行检测可能迈出了早期诊断胰腺癌的真正一步。

可以期望从胰腺癌肿瘤标记物中获得什么？

在一段时间内，CA19-9将继续成为使用最广泛地用于监测疾病进程和治疗反应的标记物。多个研究单个肿瘤标记物的试验表明：不存在某一单一的标记物能够高特异而敏感地检测出早期胰腺癌。基于胰腺癌基因组的复杂性，也可以预测不大可能找到这样一个标记物。未来有可能采用包含有不同候选基因的诊断芯片进行微点阵分析来检测组织学样本或者胰液，以鉴别出正常胰腺组织、慢性胰腺炎还是胰腺癌，并对胰腺癌做出准确分期。值得关注的是，血浆样品的蛋白组学分析可能为胰腺癌的早期诊断带来一场革命。

（郑永昌　译　　张太平　赵玉沛　校）

推荐读物

Andrianifahanana M, Moniaux N, Schmied BM *et al.* Mu cin (MUC) gene expression in human pancreatic adenocarcinoma and chronic pancreatitis:a potential role of MUC4 as a tumor marker of diagnostic significance. *Clin Cancer Res* 2001; 7:4033-4040.

Argani P, Iacobuzio-Donahue C, Ryu B *et al.* Mesothelin is overexpressed in the vast majority of ductal adenocarcinomas of the pancreas: identification of a new pancreatic cancer marker by serial analysis of gene expression (SAGE). *Clin Cancer Res* 2001; 7:3862-3868.

Biankin AV, Morey AL, Lee CS *et al.* DPC4/Smad4 expression and outcome in pancreatic ductal adenocar cinoma. *J Clin Oncol* 2002; 20:4531-4542.

Buchholz M, Boeck W, Fensterer H. Use of DNA arrays/microarrays in pancreatic research. *Pancreatology* 2001; 1:581-586.

Caldas C, Kern SE. Related K-ras mutation and pancreatic adenocarcinoma. *Int J Pancreatol* 1995; 18:1-6.

Castells A, Puig P, Mora J *et al.* K-ras mutations in DNA extracted from the plasma of patients with pancreatic carcinoma: diagnostic utility and prognostic significance. *J Clin Oncol* 1999; 17:578-584.

Eskelinen M, Haglund U. Developments in serologic detection of human pancreatic adenocarcinoma. *Scand J Gastroenterol* 1999; 34:833-844.

Gress TM, Muller-Pillasch F, Geng M *et al.* A pancreatic cancer-specific expression profile. *Oncogene* 1996; 13:1819-1830.

Halm U, Schumann T, Schiefke I *et al.* Decrease of CA 19-9 during chemotherapy with gemcitabine predicts survival time in patients with advanced pancreatic cancer. *Br J Cancer* 2000; 82:1013-1016.

Iacobuzio-Donahue CA, Maitra A, Olsen M *et al.* Exploration of global gene expression patterns in pancreatic adenocarcinoma using cDNA microarrays. *Am J Pathol* 2003; 162:1151-1162.

Koizumi M, Doi R, Toyoda E *et al.* Increased PDX-1 expression is associated with outcome in patients with pancreatic cancer. *Surgery* 2003; 134:260-266.

Logsdon CD, Simeone DM, Binkley C *et al.* Molecular profiling of pancreatic adenocarcinoma and chronic pancreatitis identifies multiple genes differentially regulated in pancreatic cancer. *Cancer Res* 2003; 63:2649-2657.

Luttges J, Diederichs A, Menke MA *et al.* Ductal lesions in patients with chronic pancreatitis show K-ras mutations in a frequency similar to that in the normal pancreas and lack nuclear immunoreactivity for p53. *Cancer* 2000; 88:2495-2504.

Maitra A, Adsay NV, ArganiP *et al.* Multicomponent analysis of the pancreatic adenocarcinoma progression model using a pancreatic intraepithelial neoplasia tissue microarray. *Mod Pathol* 2003; 16:902-912.

Micke O, Bruns F, Schafer U *et al.* CA19-9 in the therapy monitoring and follow-up of locally advanced cancer of the exocrine pancreas treated with radiochemotherapy. *Anticancer Res* 2003; 23:835-840.

Mu DQ, Wang GF, Peng SY. p53 protein expression and CA19.9 values in differential cytological diagnosis of pancreatic cancer complicated with chronic pancreatitis. *World J*

Gastroenterol 2003;9:1815–1818.

Mueller F, Bommer M, Lacher U *et al*. KOC is a novel molecular indicator of malignancy. *Br J Cancer* 2003;8:699–701.

Ringel J, Faulmann FG, Brandt R *et al*. MUC4 mRNA in peripheral blood mononuclear cells(PBMC) as a potential tumor marker for pancreatic cancer. *Proc ASCO* 2001;42: A616.

Saad ED, Machado MC, Wajsbrot D *et al*. Pretreatment CA19–9 level as a prognostic factor in patients with advanced pancreatic cancer treated with gemcitabine. *Int J Gastrointest Cancer* 2002;32:35–41.

Schlieman, Ho HS, Bold RJ. Utility of tumor markers in determining resectability of pancreatic cancer. *Arch Surg* 2003; 138:951–955.

Slesak B, Harlozinska-Szmyrka A, Knast W *et al*. Tissue polypeptide specific antigen (TPS), a marker for differentiation between pancreatic carcinoma and chronic pancreatitis. A comparative study with CA19–9. *Cancer* 2000;89:83–88.

Trumper L, Menges M, Daus H *et al*. Low sensitivity of the ki-ras polymerase chain reaction for diagnosing pancreatic cancer from pancreatic juice and bile: a multicenter prospective trial. *J Clin Oncol* 2002;20:4331–4337.

Uemura K, Hiyama E, Murakami Y *et al*. Comparative analysis of K-ras point mutation, telomerase activity, and p53 overexpression in pancreatic tumours. *Oncol Rep* 2003;10:277–283.

Xie MJ, Motoo Y, Iovanna JL *et al*. Overexpression of pancreatitis-associated protein (PAP) in human pancreatic ductal adenocarcinoma. *Dig Dis Sci* 2003;48:459–464.

Yamaguchi Y, Watanabe H, Yrdiran S. Detection of mutations of p53 tumor suppressor gene in pancreatic juice and its application to diagnosis of patients with pancreatic cancer: comparison with K-ras mutation. *Clin Cancer Res* 1999;5:1147–1153.

46 胰腺癌的临床分期

Antonio Farré

概　　述

胰腺癌患者的长期预后尚不乐观。外科手术切除是唯一的有可能治愈胰腺癌的方法，但常常由于病变处于进展期或侵犯到胰外而无法施行。因此在术前必须通过评估和疾病分期以进行可切除性的分析，排除胰外侵犯并防止不必要的手术探查。当局部病变已经明确时，胰周主要大血管的解剖情况必须评估清楚。腹腔干、肝总动脉或肠系膜上动脉的侵犯或包绕是外科手术的绝对禁忌证。对于静脉系统，如果发现非梗阻性静脉侵犯，能否进行手术切除和重建的评估工作应由有经验的外科医师团队来进行，并由他们决定何时以及能否进行彻底切除，当发现有远处转移时就只能考虑姑息性治疗。

分级分期

临床观察中发现，患者的生存率在肿瘤局限在原位时高于肿瘤扩散于原始发生器官之外时，这也是癌症的分级、分期的依据。肿瘤的分期是用来分析和比较患者群组的。为了创建一个全球通用的并且同一语言的肿瘤分期，UICC和AJCC同意出版一份基于TNM系统的胰腺癌分期用于展示胰腺癌的解剖进展情况。新版的“恶性肿瘤TNM分期”(UICC)和“癌症分期指南”(AJCC)定期修订。胰腺外分泌癌的分期也包括在这个系统中。

在胰腺外分泌癌的分级分期中(表46.1)，T、N和M分别描述了肿瘤在原发位置的解剖大小(T)，是否有区域淋巴结转移(N)，是否有远处转移(M)。T包含4个主要分类(T1~T4)，依据是原发肿瘤的大小和扩展情况。N和M根据是否有区域淋巴结转移和远处转移分别分为两类(0~1)。通过免疫组化和分子生物学方法在局部淋巴结和远处组织器官中检测出的单个肿瘤细胞和小于0.2mm的肿瘤细胞团的肿瘤分期为N0和M0，但它们从生物学角度的区分标准还没有建立。

TNM分期系统先将T、N和M各自分类，然后在将它们综合在一起进行分期。胰腺外分泌癌的TNM分期分为五期(0~IV)。

0期：原位癌，N0，M0；

I期：分为IA期(仅包括T1)和IB期(仅包括T2)；

II期：分为IIA期(T3，N0，M0)和IIB期(T1–3，N1，M0)；

III期：T4，任何N，M0；

IV期：任何T，任何N，M1。

尽管在不同的外科团队中有一些分歧，但大部分外科医师认同以下的不可切除标准：①腹腔干或肝动脉的原发侵犯；②肠系膜上动脉侵犯；③门静脉或肠系膜上静脉侵犯（盘绕半周或侵犯范围超过15mm)；④远处转移。因此，根据UICC和AJCC分期，只有明确的T1期肿瘤，包括IA期是可切除的肿瘤，并且只有少数的IB和IIA期(T2~3，N0，M0)可以考虑手术切除。

病理分期(pTNM)是基于对术后切除标本的病理检验而进行的，可以作为辅助疗法和预后的指导。只有极少数的胰腺癌患者可以进行外科手术切除，并且TNM分期必须同时应用于临床和病理的诊断分期。

1993年，JPS (Japanese Pancreatic Society)提出了更复杂的胰腺癌分期，他们把肿瘤侵犯程度更加细化。相对于UICC/AJCC的分期系统，在JPS的TNM分期中，T仅仅指肿瘤的大小，T1是肿瘤≤2cm，T2是

表46.1 胰腺外分泌癌的TNM分期

原发肿瘤(T)			
TX	原发肿瘤无法估计		
T0	没有原发肿瘤		
Tis	原位癌		
T1	肿瘤局限于胰腺内,最大直径≤2cm		
T2	肿瘤局限于胰腺内,最大直径>2cm		
T3	肿瘤扩展到胰腺外但没有侵犯到腹腔干或肠系膜上动脉		
T4	肿瘤侵犯到腹腔干或肠系膜上动脉(无法切除的原发肿瘤)		
区域淋巴结(N)			
NX	区域淋巴结无法估计		
N0	无区域淋巴结转移		
N1	有区域淋巴结转移		
远处转移(M)			
MX	远处转移无法估计		
M0	无远处转移		
M1	远处转移		
TNM分期			
0期	Tis	N0	M0
IA期	T1	N0	M0
IB期	T2	N0	M0
IIA期	T3	N0	M0
IIB期	T1	N1	M0
	T2	N1	M0
	T3	N1	M0
III期	T4	任何N	M0
IV期	任何T	任何N	M1

2.1~4cm,T3是4.1~6cm,T4是>6cm的肿瘤。S用来表示肿瘤的局部进展中浆膜的侵犯程度(S0,1,2,3);RP表示腹膜后的侵犯情况(RP0,1,2,3);PV表示门静脉的侵犯情况(PV0,1,2,3)。其中0表示无侵犯,1是可疑侵犯,2是明确的侵犯,3是严重侵犯。N分为四个级别:N0是没有转移;N1原发部位的局部淋巴结转移;N2是二级淋巴结转移;N3三级淋巴结转移。M,也就是远处转移,分为M0,无远处转移,和M1,有远处转移。

UICC/AJCC分期和JPS分期的最大区别是原发部位肿瘤的扩展程度和区域淋巴结的转移情况。JPS分期更精确地反映了疾病的预后,但是由于其复杂程度导致在实际应用中的困难。考虑到两种分期系统(UICC/AJCC和JPS)的利与弊,日本学者提出了一种新的胰腺癌的TNM分期,这个分期系统基于对两个分期系统的整合,并且吸收了二者的优点。

TNM系统(UICC/AJCC和JPS)不包括目前正在应用和研究的其他非解剖性预后因子,如细胞和组织学观察,血清检测肿瘤表达,酶和基因检测等,尽管这些因素可能会影响治疗方案的决定和结果的预测。如果能够合理的检测和利用它们,这些数据将来可以作为TNM系统的补充。

同时,外科手术的扩大切除也促进了R分期的应用。R分期是通过组织病理方法来分析手术切除的标本,R0是完全切除,切缘阴性;R1是完全切除,但切缘阳性;R2是肿瘤大体标本无法完全切除。R分期不是TNM分期系统的一部分,但对预后的判断有重要意义。

肿瘤形态学分期

胰腺癌的早期诊断十分困难。在西方国家里,只有15%~20%的胰腺癌患者可以接受手术治疗,与之相对的是80%的胰腺癌患者只能接受姑息治疗。胰腺癌在其发生早期的无症状性进展和晚期时敏感而有效的诊断原发疾病方法的匮乏是导致大部分胰腺癌表现为晚期的主要原因。术前分期改进和手术患者的精心选择可以使新的综合治疗得以实现。正如前面所强调的,分期的主要目的是把那些可以手术切除的肿瘤患者从那些无法切除和已经发生转移的患者中区分开来。

术前和围手术期分期可以通过目前在胰腺癌诊断中应用较多的影像学方法来进行。在高度怀疑胰腺癌的患者进行敏感而又准确的影像学检查,可以预测患者是否能够手术切除以避免不必要的剖腹探查。如果结合术中表现,判断肿瘤无法切除的准确率可以达到90%,但是目前在准确判断肿瘤可切除性方面还存在着很大的困难,有近30%的认为可以手术切除的患者发现了小的肝脏或腹膜转移,或者血管的侵犯。

CT

螺旋CT是目前胰腺癌诊断和分期的最准确的诊断方法之一。CT引导下的细针穿刺活检可以通过CT扫描监控下获得组织学标本以明确诊断和/或判断转移的情况。螺旋CT在对无法切除的肿瘤的分期的准确性可以达到100%,但在预测可切除性时CT的准确性只能达到70%~80%。通过增强处理，螺旋CT可以提供关于肿瘤位置和可切除性的信息，并对肿瘤同周围血管的关系进行良好的评估，如腹腔干、肠系膜上动脉、门静脉以及肠系膜上静脉，也可以检出大的淋巴结和肝转移灶（图46.1）以及肿瘤对腹腔干、系膜动脉、门静脉、肠系膜上静脉以及后腹膜周围软组织的侵犯情况。但是，仅凭相关淋巴结的大小来分析淋巴结侵犯程度是不可行的，正常大小的淋巴结中可能含有肿瘤，而增大的淋巴结有可能是炎症或反应性增生。在发现小的肝脏和腹膜转移方面，螺旋CT有其局限性，发现不了小于1cm的肝脏和腹膜转移灶。尽管CT的准确性越来越高，还是有大约15%~20%的未被怀疑的转移存在。

近年来，多排螺旋CT的使用日益普遍。它可以提供更为清晰的解剖结构信息，并且可以区分动静脉相。通过胰周血管的三维重建，可以明确胰腺癌患者是否有血管侵犯。

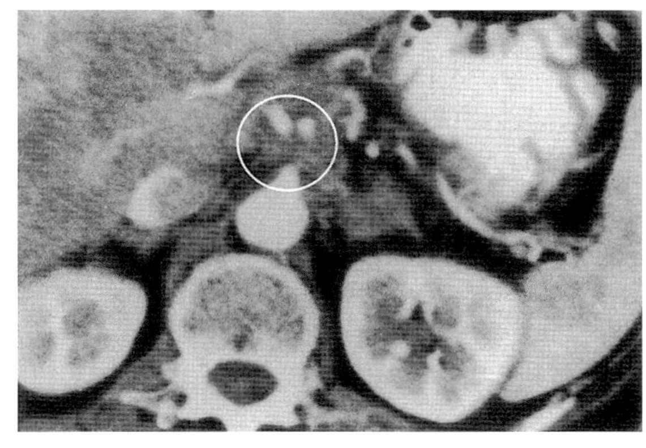

图46.1　不可切除胰腺癌。增强螺旋CT 示：胰体部3cm 低密度肿物(画圈处)，已侵袭阻塞腹腔干。

超声内镜

EUS是诊断胰腺肿瘤的一种可靠的方法。相比经皮的超声检查，EUS改善了在检查过程中胰腺组织的传导性。EUS可以发现直径小于5mm的肿瘤，显示肿瘤的性质，并可以通过检查淋巴结肿大程度和血管的侵犯程度来判断可切除性。早期初始的血管渗透是可以通过EUS检测到的并可以帮助预测可切除性。彩色多普勒超声技术的应用进一步提高了血管侵犯的检出率。对可疑组织进行EUS介导下的细针穿刺活检即安全又可以提供可靠的有助于患者处理方案的信息，同时还有助于肿瘤良、恶性的鉴别诊断，准确率达90%。这种技术的缺点是无法彻底地分析肝脏转移。

磁共振

尽管磁共振的结果优于螺旋CT的结果，它也不是胰腺癌患者术前分期的必需检查。MRI可以发现胰腺癌、肿大淋巴结和肝脏转移。高分辨率和功能成像显而易见可以提高动静脉侵犯程度的准确性，而这是判断可切除性所必需的。MRCP可以提供完善的关于肝胆管阻塞和壶腹部狭窄的位置和程度的信息，这样可以替代ERCP检查。MRCP结合胰腺MRI可以准确地预测肿瘤的可切除性。在胰腺癌分期中应用MRI的主要是由于肾功能不全或对增强造影剂过敏而不能进行增强螺旋CT检查的患者。

PET

PET的基本原理是结合葡萄糖的代谢，通过检测并对比正常组织和肿瘤组织中^{18}F-FDG来达到诊断目的的一种无创检查方法。^{18}F-FDG在肿瘤细胞中不再进一步代谢并可以保持检查成像所需的足够时间。PET不是诊断胰腺癌的一线检查方法。实际上，PET还没有完全应用胰腺癌的诊断。由于葡萄糖的高代谢状态不仅存在于肿瘤细胞，在某些炎症和感染的情况下也会出现，因此PET在胰腺炎患者中会出现假阳性。高分化肿瘤和血糖高于130mg/dL时PET的诊断标志物^{18}F-FDG不再代谢导致PET的假阴性结果很难解释。PET的主要优势是可以发现CT检测不到的远处转移。淋巴结转移的检出率PET最高。PET配合CT和/或MRI应用，可以提高肿瘤扩散的检出准确率。

腹腔镜

腹腔镜是胰腺癌分期中唯一的非影像学、有创的检查方法，因此不必要的腹腔镜检出是应该避免的。在胰腺癌患者中，肝脏表面的转移和腹膜播散是很常见的，这些病灶通常小于几毫米，只有通过剖腹探查和腹腔镜直视下才能发现。有研究表明，常规应用腹腔镜探查可以检出40%的隐藏转移病灶。在10%~20%的CT明确可以切除的胰头部的肿瘤患者，腹腔镜探查可以发现远处转移或局部侵犯而无法进行胰十二指肠切除术。对于胰体、尾部的肿瘤,这种检查方法更是非常流行的,但术前对胰腺癌患者,尤其是肿瘤位于胰头部的患者,常规腹腔镜探查分期还是存在争议的。比较合理的是,在剖腹探查前对有潜在切除可能性的肿瘤患者,尤其是肿瘤位于胰体尾时,进行腹腔镜探查。

结 论

在胰腺癌术前分期中得到的数据可以用于肿瘤的分级,来判断肿瘤的可切除性以选择合适的治疗方法。可切除的胰腺癌患者的长期生存率为20%,中位生存期为15~20个月,局部进展不伴转移的胰腺癌患者的中位生存期为6~10个月,而已有转移的胰腺癌患者的中位生存期最短,仅为3~6个月。

螺旋CT是对胰腺癌患者肿瘤局部可切除性、局部进展和转移进行分级分期的标准检查方法。EUS、MRI、MRCP和PET在患者螺旋CT的检查结果模棱两可或无法进行螺旋CT检查时是很好的选择。对已经明确可切除的胰腺癌患者在剖腹探查前进行腹腔镜检查是合理的,因为大约10%~20%的肝脏和腹膜转移灶无法通过影像学检查发现。

(杨盈赤 译 张太平 赵玉沛 校)

推荐读物

Alazraki N. Imaging of pancreatic cancer using fluorine-18 fluorodeoxyglucose positron emission tomography. *J Gastrointest Surg* 2002;6: 136-138

DiMagno EP, Reber HA, Tempero MA. AGA technical review on the epidemiology, diagnosis, and treatment of pancreatic ductal adenocarcinoma. American Gastroenterological Association. *Gastroenterology.* 1999 117:1464-1484.

Greene FL, Page DL, Fleming ID *et al.*(eds) *AJCC Cancer Staging Manual*, 6th edn. Berlin: Springer-Verlag, 2002: 157-164.

Habr F, Akerman P. Role of endoscopic ultrasound in the diagnosis and staging of pancreatic cancer. Front Biosci 2000; 5: 30-35.

Horton KM. Multidetector CT and three-dimensional imaging of the pancreas: state of the art. *J Gastrointest Surg* 2002;6: 126-8.

Japan Pancreas Society. *Classification of Pancreatic Carcinoma.* Tokyo: Kanehara & Co., 1996:1-65.

Pisters PW, Lee JE, Vauthey JN *et al.* Laparoscopy in the staging of pancreatic cancer. Br J Surg 2001;88:325-337.

Sheridan MB, Ward J, Guthrie JA, *et al.* Dynamic contrast-enhanced MR imaging and dual-phase helical CT in the preoperative assessment of suspected pancreatic cancer: a comparative study with receiver operating characteristic analysis. *Am J Roentgenol* 1999 173:583-590.

Sobin LH, Wittekind C (eds) *International Union Against Cancer (UICC), TNM Classification of Malignant Tumors*, 6th edn. New York: John Wiley & Sons, 2002: 93-96.

Tsunoda T, Eto T, Tsuchiya R. Staging of pancreatic cancer: a new Japanese stage classification based on TNM factors. In: H Beger, AL Warshaw, MW Büchler, DL Carr-Locke, JP Neoptolemos, C Russel, MG Sarr (eds) *The Pancreas*. Oxford: Blackwell Science, 1998: 943-949.

47 影像学在胰腺癌诊断与分期中的应用

Marchelle J.Bean, Karen M.Horton, Elliot K.Fishman

概 述

胰腺癌的放射诊断与分期主要依赖于高质量的横断面成像。随着计算机及扫描器技术的进步，三维软件程序及多排探头扫描器的普及应用，CT成为胰腺癌患者检测、分期和随访的影像学手段。对于胰腺的影像学而言，尽管其他手段（如MRI和超声）也作为辅助检查方式，但CT检查仍被认为是首选。

CT扫描技术的进展

CT于20世纪70年代后期引入临床，最终使胰腺的无创检查成为可能。在此之前，胰腺的影像学检查限于超声、核医学及钡餐透视。这些检查仅仅通过一些可见的间接征象，如肠位置改变及十二指肠C环扩大等，判断胰腺病变的存在。事实上，早期的检查方法反映的是肿瘤较大时的典型表现，而此时已往往失去根治性手术的机会。同样，血管造影仅限于构建血管影像而不能直接观察胰腺。与这些早期的影像学手段相比，CT能够以无创方式直接观察胰腺、胰周组织，包括肠系膜上血管和门静脉在内。另外，CT可以同时显示可能的转移病灶，包括肝脏和胰周淋巴结。

目前CT仍然是评估胰腺的首选检查。CT扫描技术的提高及三维成像技术的引入，已使胰腺影像得到本质的提高。了解这些变迁有助于全面评价现今CT在胰腺疾病影像学中的地位。高质量的CT检查可以较早地准确检出胰腺肿瘤，并能精确评估病变程度，以确认哪些患者可以接受积极的手术治疗，从而改善临床预后。

多排CT与三维成像

CT在胰腺癌的评估中是必需的，它已成为胰腺癌影像学诊断的金标准。这缘于两项主要的技术革新：多排CT（MDCT）的出现和三维成像软硬件的改良。

20世纪90年代末，MDCT使CT扫描发生了革命性的变化。MDCT既具有多排探头又具有更快速的螺旋扫描速度，是CT技术的新进展。早期的CT扫描每层需1分钟，层厚10mm，对于较小的肿瘤及邻近血管的显像效果有限。上世纪80年代末出现的单排螺旋CT相对于传统的动态扫描明显是一大进步，但速度和分辨率仍有限。相比之下，新的16层MDCT可以使得胰腺成像达到0.75mm层厚，全腹的扫描可以在10秒内完成。这就可以获得高分辨率的数据，大大提高了三维成像及CT血管造影（CTA）的质量。

CT三维成像对于疑有胰腺病变患者的诊断来说是必要的。过去，CT检查只有轴面的，这在评估复杂的解剖结构时显得不足。MDCT也是通过轴面获取数据，但其数据是一整包而非一层一层的，然后可以通过三维成像软件使这一数据包更好地显示解剖和（或）病变。三维CT数据转换是通过不同方向和截面的成像以便最佳显示胰腺及周围血管。同时，放射学专家也可以通过调整窗宽、视野、亮度和灰度而突出某种结构如软组织或血管。CTA则采用容积绘描和最大密度投射（MIP）技术重建影像。这种非侵入性技术可以更快速更精确地显示腹腔干、肠系膜上动静脉及门静脉的包绕及侵袭情况。

CT技术

口服与静脉对比剂

为了进行胰腺扫描，有必要进行适当的患者准备、选用适当的技术。患者准备包括选择对比剂(口服和静脉）以及薄层高分辨扫描。口服对比剂(1L水)的给入需超过20分钟,以保证显示小肠的轮廓和扩张。水作为口服对比剂,可以更好地显示乳头周围的肿块,且使胰周血管的CTA得以进行,而不需要复杂的编辑。

经肘前静脉用19~20号注射针头以3~5mL/s的速度快速注射100~120mL静脉对比剂，可以获得实质和血管强化的胰腺影像,以利于分辨和分期。

扫描方案

为了使胰腺更细微地显影，我们应用16层MDCT（Siemens Sensation 16,Siemens,Malvern,PA）对肝、胰进行0.75mm层厚的扫描。这些薄层扫描大大改善了三维数据。

基于高速扫描的能力，目前已可进行胰腺的双期扫描成像，即一次快速注射静脉增强剂获得动脉期及静脉期的数据。注射开始后的25秒获得动脉相，60秒得到门脉相，这样就可以重建出高分辨率的动静脉图像,其可与传统的血管造影相媲美,并可用于分期及术前评估。

胰腺癌的CT评估

胰腺癌的5年生存率不足5%,大部分(70%~90%)患者在确诊时已属晚期。CT检查的目的是检出肿瘤,并判断哪些患者可以手术切除。胰腺癌手术切除的指征包括:无肝转移、无腹膜种植或淋巴结转移、无血管侵犯。

影像学表现

正常胰腺

胰腺病变的检测依赖于对正常胰腺表现的认识。习惯上将胰腺分为头、颈、体和尾。胰头位于十二指肠环内，在左肾静脉汇入下腔静脉处的前方。胰头向左侧延伸的尾部为钩突，具有舌样轮廓,与肠系膜上血管相邻。连接胰头左侧位于肠系膜上血管前方的是胰颈。胰体位于小网膜囊及胃后方,其背侧紧邻脾静脉。胰尾位于胰体水平或偏头侧,随脾血管入脾门。

正常胰头宽度不超过2.5~3cm。正常胰体前后径变化不一，但多数认为不超过2.0cm。胰尾最宽约1.5cm。这些只是判断胰腺大小的粗略参考值。

正常胰腺在动脉期及静脉期表现为均匀强化。正常胰腺的胰管可以显示,但直径不应超过2mm。另外,胰周脂肪应均匀,良好的脂肪显像应在胰腺与邻近结构之间可见。

肿瘤扫描

胰腺癌大部分表现为局灶肿块,65%发生在胰头或颈部,20%在胰体,10%在胰尾（图47.1)。大约5%~10%的肿瘤散布整个腺体,诊断困难。整个胰腺增大既可能是肿瘤弥漫浸润腺体，也可能是局灶肿块致胰腺炎,有时单一CT扫描难以鉴别这两种情况。

过去CT诊断胰腺癌主要根据可见的孤立肿块，3~6cm的肿块是典型描述，但现今的CT技术可显示更小的肿块，并能区分密度或组织结构的细微差异从而发现恶性肿瘤线索。

在平扫片中,肿瘤可以表现为略低密度灶,主要是因为缺血和硬化。然而,若不使用静脉增强剂,多数胰腺肿瘤不易显影。高速双期（动脉及晚期动脉相)扫描对于保证腺体得到最佳的强化至关重要,这就可以通过改变胰腺密度的办法检测出微小瘤灶(<2cm),并可评价血管受侵犯情况。动脉期成像利于发现某些胰岛细胞肿瘤，而静脉期成像更利于在肿瘤与腺体强化差异较大时发现其他肿瘤（腺癌)。因此,动静脉双期扫描成像是必要的。

在增强扫描,多数腺癌的强化低于邻近的腺体,表现为低密度灶。小的肿瘤并不改变腺体的外形,检出可能只有靠动脉期成像，此时其表现为微小的低密度灶。在静脉相,这些小肿瘤常表现为与正常腺体等密度,因此无法检出。另外一些小肿瘤在动脉相并不显示而只能在晚期动脉相检出。

动脉期成像对于少血管的包括胰岛细胞瘤在内的胰腺肿瘤以及富血管的转移灶如肾细胞癌或类癌也很关键。动脉期成像,富血管的病变强化高于正常胰腺,表现为比正常胰腺密度高。这些病变通常很快即淡化，在静脉期变得与正常胰腺等密度。

在某些病例，可能无法直接显示胰腺小肿块。这时，间接征象如胰管扩张或胰腺萎缩，提示可能存在肿块。例如，在没有结石的胰管和胆总管扩张，应高度怀疑存在小的胰腺或乳头周围肿块，即使实际肿瘤并不可见。同样，胰管的突然截断应高度怀疑该部位的肿瘤，即使并不可见孤立的肿块。肿块远端的胰腺萎缩亦是常见的间接征象。

胰腺癌与胰腺炎

由于CT影像可以重叠，有时鉴别胰腺癌与胰腺炎困难。慢性胰腺炎时平扫CT特征包括腺体萎缩，胰胆管扩张和假性囊肿形成。但胰腺可局灶性肿大类似于癌。胰管管径突然变化更多见于癌，尽管可能未见病灶。慢性胰腺炎的胰管扩张呈不规则趋势，而癌性扩张常平滑或呈串珠样。

胰腺炎和胰腺癌，胰周脂肪密度都可增高。根据胰腺炎时肠系膜上动静脉周围脂肪边界仍存在的征象可与癌性病灶相鉴别。

与胰腺炎不同，胰腺肿瘤代谢旺盛，其消耗糖的量高于癌周的正常胰腺组织。基于此，^{18}F-氟脱氧葡萄糖(FDG)正电子发射断层扫描(PET)可鉴别胰腺癌与胰腺炎。胰腺癌病灶对FDG的摄入率增加，据准确报道为88%~90%。这一技术可能同样用以鉴别术后复发与术后/放疗后改变。另外，为鉴别局灶肿块性胰腺炎与胰腺癌，常须内镜逆行胰胆管造影(ER-

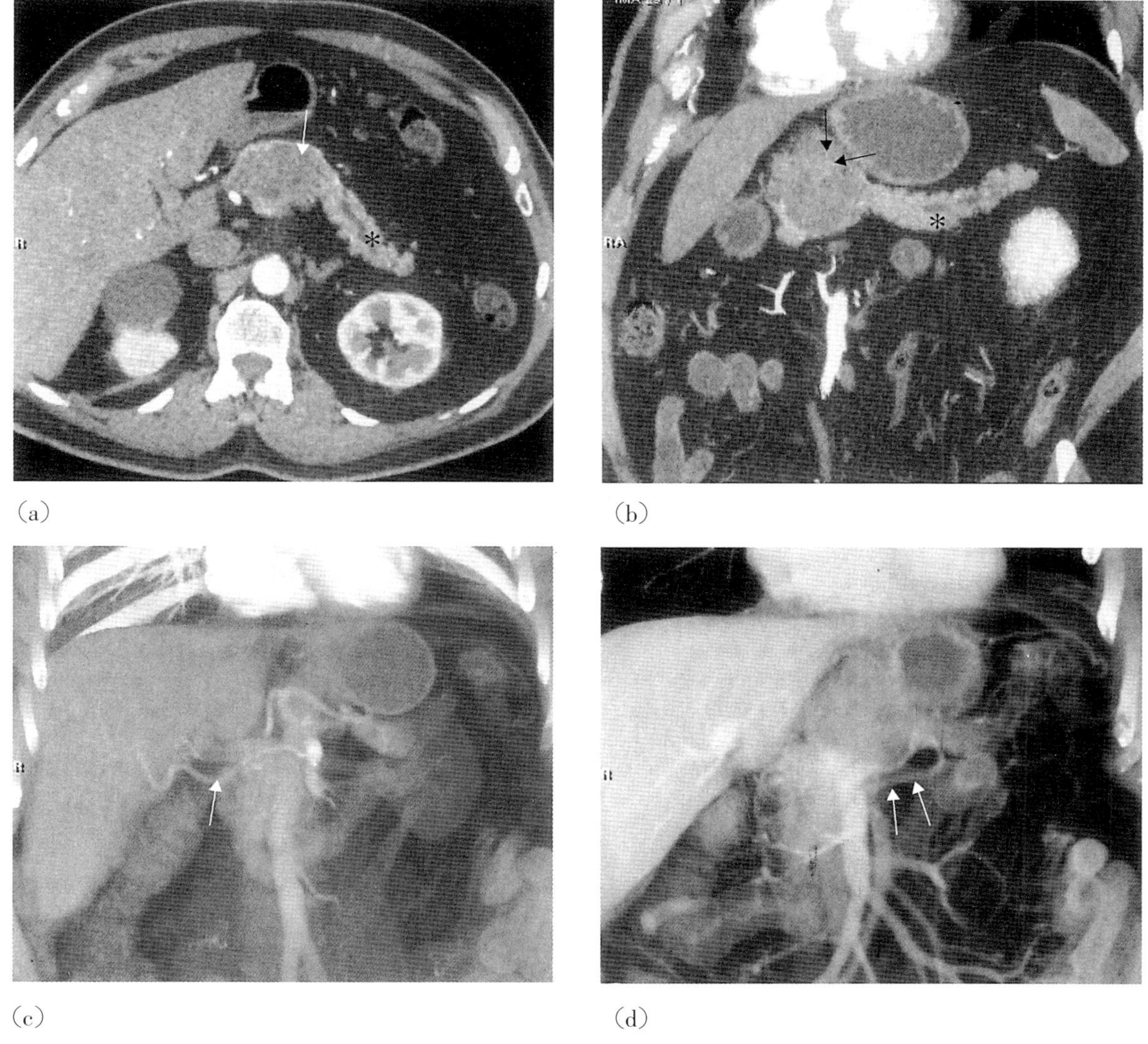

(a) (b) (c) (d)

图47.1 非洲裔美国男性，67岁，胰腺腺癌起于胰颈部并向头部生长。(a)轴位和(b)斜位影像示腺癌(箭示)造成胰腺局灶增大，引起胰管阻塞扩张(星号处)，且与胰腺剩余组织相比密度下降。(c)三维重建冠状位动脉示明显的动脉和被取代的右肝动脉(箭示)。(d)三维重建冠状位静脉示肿物造成脾静脉狭窄且几乎完全阻塞脾静脉(箭示)，这也使得肿物不可切除。

CP)和(或)CT系列随访。

血管侵犯

CT成像不仅可发现胰腺肿块，而且可以对疾病进行准确的分期。胰腺无真背膜，因此癌灶常侵犯胰周软组织，脂肪及血管。胰腺癌浸润使胰周脂肪消失。肿瘤进展可累及十二指肠、胃窦、胃后壁、横结肠、脾、结肠脾曲、肝门及血管。若胰腺肿块与邻近器官间的脂肪轮廓消失，可直接推断肿瘤存在。但在某些时候，脂肪轮廓的消失仅提示肿瘤桥接或者纤维增殖，而不是肿瘤本身。另外，镜下见肿瘤发生侵犯而肉眼可以未见脂肪轮廓消失。在没有转移的病例，能否行再手术切除取决于肿瘤局部浸润情况及血管侵犯程度。大多数时候，肿瘤发生血管侵犯提示无法手术切除(图47.2)。

对于动脉受侵犯的检查，螺旋CT与标准血管造影对比研究结果是，两种方法的诊断作用相当。对于小动脉，包括胰十二指肠前上和后上动脉，血管造影更占优势。这些小血管被包裹或侵犯并不是胰腺切除的禁忌证，因此也不是判断肿瘤可切除性的标准。

血管被肿瘤侵犯表现在环周包裹和狭窄、局部受累或完全闭塞。Lu等建立了肿瘤侵犯血管(动脉和静脉)的CT分级系统。根据肿瘤包绕血管的情况，将血管受侵犯程度分为0~4级。0级表示血管外周无肿瘤组织；血管周径每受侵25%增加一级，即1级=25%，4级=100%。这一研究发现，血管受侵犯3~4级(肿瘤侵犯血管周径超过50%)的病例无法手术切除，其敏感性和特异性分别为84%和98%。Nakayama等进行了类似的研究并建立了分别针对动静脉的不同的分级系统。Nakayama指出，静脉受累3~4级的肿瘤不可切除的结论是准确的，而动脉受累3~4级有时是被硬化或纤维组织而不是肿瘤包绕，因此这一标准对于胰周动脉的适用性略差。

肿瘤侵犯血管的其他征象包括血管管径变化或闭塞。三维重建可以更好地显示。血管走行于多个平面和角度。尽管有些血管在轴位像显示最佳，大多数血管能够通过三维实时数据处理的CTA更好地评估。一项研究表明，对于可切除的肿瘤，仅通过轴位像评估的阴性预测率为70%，加上CTA后可提高至96%。

在胰腺巨大包块的病例，腹腔动脉及其分支常受累，特别是胰体、胰尾的肿瘤。重要的是辨认腹腔干的几个主要分支，包括肝动脉、脾动脉和胃十二指肠动脉。肠系膜上动脉与胰头、颈部紧密相邻，在胰腺癌时其最常受累。这些血管可以通过冠状位/矢状位投影以及与传统介入性血管造影相似的前后位显像得到最佳的评估(图47.3)。

门静脉在轴位像垂直走行，可通过三维重建最佳显示，此时采用冠状斜位投射以便显示肝外门静脉全貌及其属支肠系膜静脉和脾静脉。脾静脉受侵发生于胰体和胰尾癌。脾静脉明显狭窄或闭塞时胃网膜侧支血管显影。单独脾静脉受侵犯很少见，而单独局限的脾静脉受侵犯仍被看作癌肿及脾切除的适应证。肠系膜上静脉受侵犯多提示肿瘤无法切除。由于血管与胰钩、头及颈部的紧密关系，这些部位的肿瘤侵犯亦常使肠系膜上静脉及脾静脉汇入部狭窄。显著的肠系膜上静脉狭窄而无充分的侧支循环可导

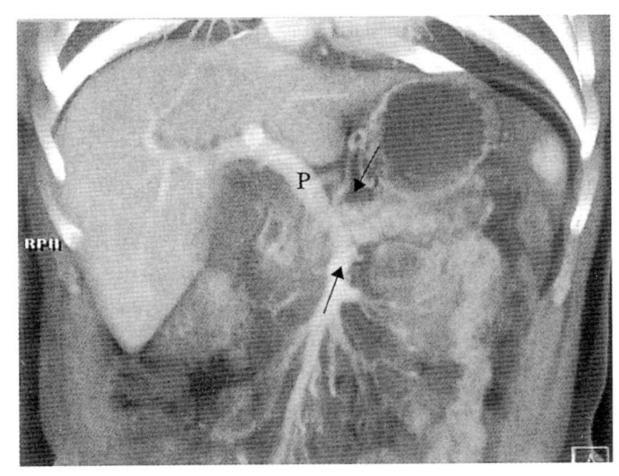

(a)

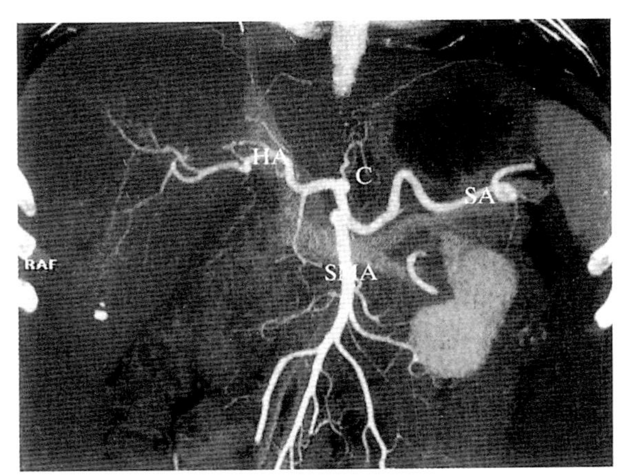

(b)

图47.2 白种人，男性，46岁，可切除的胰头部中分化腺癌。(a)冠状位三维重建显示胰头部腺癌毗邻门/脾静脉汇合处，轻度压迫门静脉。(箭示；P，门静脉)。总胆管及胰管扩张。(b)冠状位高清晰度三维重建示正常动脉结构。HA，肝动脉；C，腹腔干；SA，脾动脉；SMA，肠系膜上动脉。

致小肠缺血(图47.4)。

胆道梗阻

胰腺癌可造成胆道梗阻，临床表现为无痛性黄疸,须经皮肝穿胆道引流以缓解症状,防止发生脓毒血症或胆管炎。胆道梗阻的原因常常是因为肿瘤发生在胰头、钩突或壶腹,而这些部位胰管和胆总管的位置紧邻。在轴位CT,典型的梗阻表现是双管征:当病变导致胰管和胆总管同时梗阻扩张时，显示两个大而易见的管道。这一征象高度可疑胰腺癌,但其他情况也可以有类似表现,包括壶腹癌、胆管癌和慢性胰腺炎。正常胆总管直径最大为6mm,老年或胆囊切除术后患者的胆总管可略粗。正常胰管宽1~2mm。

超声、MRI或MRCP亦可显示胆管扩张。MRCP优于CT，胆汁在T2加权相表现为亮影因此不需增强剂。MRCP的主要缺点是采集数据时间较长。以前，CT胆道造影需口服或静脉注射胆道增强剂。三维重建技术减低了胆道增强剂的必要性。通过MDCT和三维重建技术，胆道系统可显示为高密度，可见性好，更利于评估，此技术称为3D-VRCP (three-dimensional volume-rendered cholangiopancreatography)。VRCP可以显示梗阻的长度和程度。应用此技

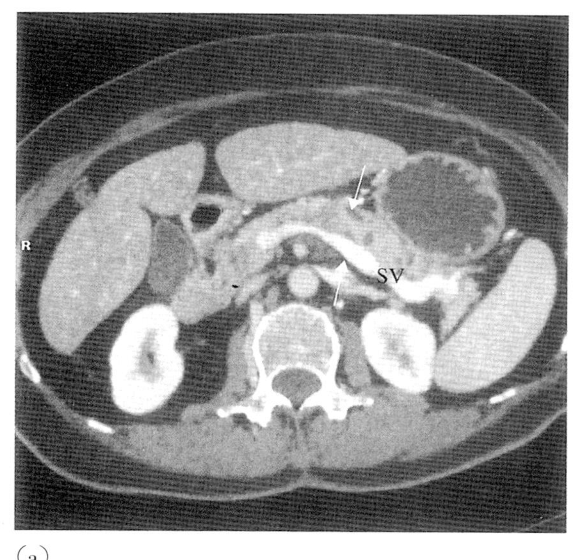

(a)

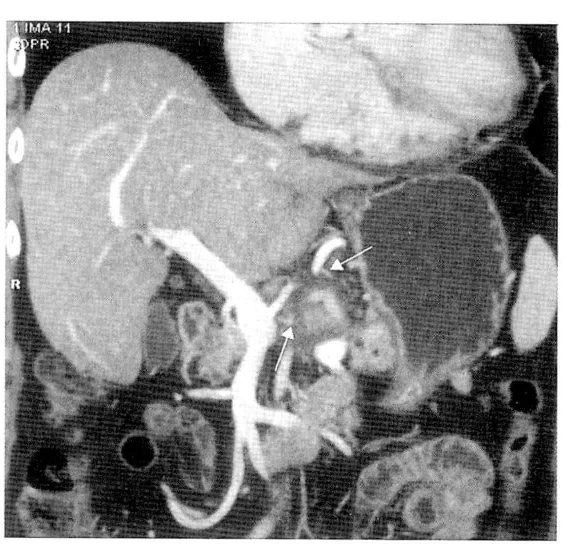

(b)

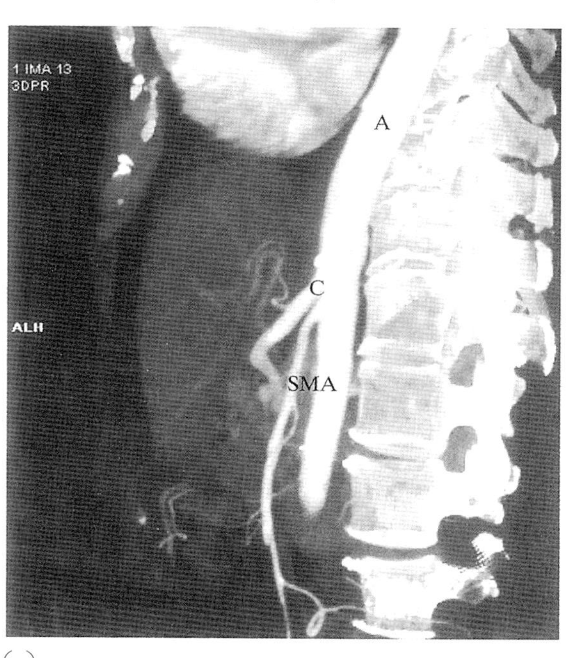

(c)

图47.3 非裔美国女性,69岁,胰体部腺癌。(a)轴位和(b)三维重建冠状位影像示胰腺肿瘤(箭示)包绕肠系膜上动脉和脾静脉(SV)。上述血管显著狭窄但未被阻塞。(c)侧位高清晰重建示肠系膜上动脉狭窄(SMA);C:腹腔干;A:主动脉。

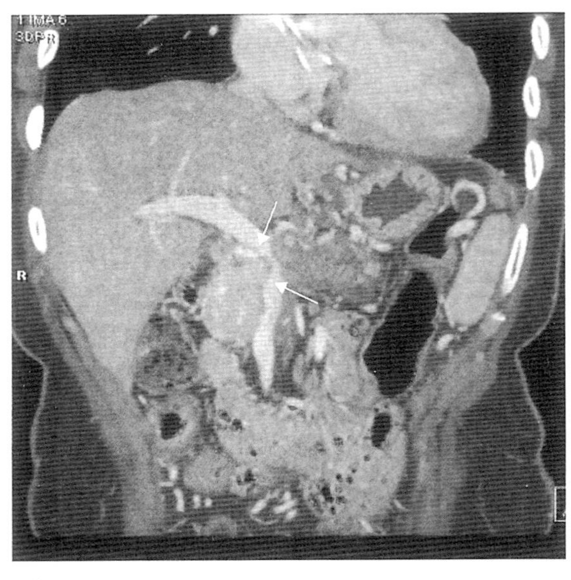

(a)

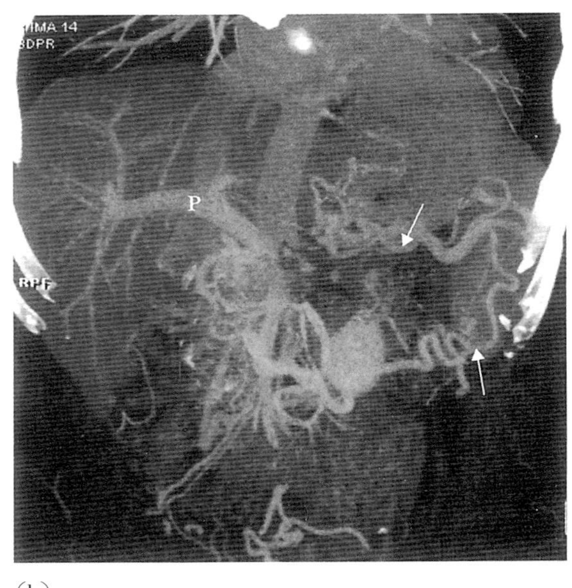

(b)

图47.4 非裔美国女性,52岁,浸润性非可切除胰颈/体部腺癌。(a)三维重建示胰腺腺癌阻塞门/脾静脉汇合处(箭示),包绕腹腔干和肠系膜上动脉。(b)冠状位高清晰三维重建示门/脾静脉汇合处闭塞并侧支循环建立(箭示)。P:门静脉。

术,胰腺病灶、血管、转移灶的检查及胆道引流计划可一次完成。VRCP不仅可显示梗阻程度,而且可显示解剖变异和多重梗阻或转移从而改变胆道引流。另一项通过CT显示胆管树的技术是三维仿真CT胆胰管镜。这一技术允许胆管树如内镜般显影,可与ERCP媲美。凭借仿真技术及实时显像功能可以处理采集数据,因此可以从各个角度显示肝内外胆管,这与PTC及ERCP不同。采用VRCP发现病变后,数据经处理可显示胰腺周围组织,使肿瘤的检查和分级变得容易。

胰外转移

胰腺癌转移大多发生在肝、淋巴结、腹膜和肺。仔细的肝脏检查是常规,因为肝脏受累即无法行根治手术。CT是针对肝转移的首选的、最准确的检查方法。应用4层MDCT检测大于1cm病变的准确率为91%。由于MDCT层厚更小扫描更快,肝脏更小的病变也能常规检出,甚至小于5mm。如此小的病变通常用大多数方法难以准确定性,因此其准确率可低至75%。肝表面的转移灶常难以通过影像学技术做出诊断,而多是在手术中探查肝脏时发现。

大多数肝转移灶是少血管的,更易在静脉相显像。有些胰腺肿瘤尤其是胰岛细胞瘤,其肝转移灶是富血管的,因此动脉相有利于发现转移灶。这些肝脏富血管病灶强化和恢复均快,若只进行静脉期扫描则可能遗漏病变。

胰腺癌通常转移至腹腔动脉和肠系膜上动脉淋巴结。其他可能受累的淋巴结包括主动脉旁、下腔静脉旁、胰头后和肝门淋巴结。正常情况下肝门和胰周常有小的淋巴结。CT诊断淋巴结转移灶主要根据其大小。大于1cm认为是转移性的,但是更小的(1~2mm)淋巴结也可能是转移性的,这些常不能通过CT发现。Zehman等的研究采用CT对胰腺癌进行TNM分期,结果发现淋巴结的准确率仅为58%。

腹膜的小转移灶可能在CT上检出,但常被遗漏而仅在手术中被发现。未明原因的腹水强烈提示腹膜转移,甚至可能未见孤立的病灶。

胰腺少见肿瘤

胰腺外分泌肿瘤,包括导管腺癌,约占胰腺肿瘤的95%。另5%为少见肿瘤,包括胰岛细胞肿瘤、淋巴瘤及转移性肿瘤。间质肿瘤罕见。

神经内分泌肿瘤与胰岛细胞瘤

神经内分泌肿瘤是发生在青年的少见肿瘤,年患病率约为0.05%。胰岛细胞瘤,当存在激素产生过多的临床症状时,认为是有功能的。这些少见肿瘤约半数有分泌激素的活性。具有分泌活性的肿瘤可在幼年时被诊断,因为肿瘤分泌的活性肽引起临床症状。这些几乎都是通过生化检查异常诊断的。无功能胰岛细胞瘤常在生长至一定大小而因为肿块或转移灶引发临床症状时方被发现。据报道,CT发现胰岛细胞瘤的敏感性为71%~82%。颈体部偏小的病变常被漏诊,有时与周围血管影相混淆。三维重建可多角度显像,更易检出小病灶,且与邻近血管相区分。

有分泌活性的胰岛细胞瘤根据其分泌的激素不同分为胰岛素瘤、胃泌素瘤、胰高糖素瘤、生长抑素瘤以及分泌血管活性肠肽的肿瘤。这些胰岛细胞瘤中,胰岛素瘤最常见且多为良性。胰岛素瘤致血胰岛素水平显著增高,血糖水平相应下降而发生低血糖症状。典型的胰岛素瘤直径不超过2cm。其次常见的胰岛细胞瘤是胃泌素瘤,其导致卓–艾综合征。患此种肿瘤的患者由于胃泌素水平增高而有严重的消化性溃疡、腹痛、腹泻、食管炎及体重下降。大约60%的胃泌素瘤是恶性的。胰岛素瘤及胃泌素瘤都与多内分泌腺瘤病1型(MEN 1)有关。其余的功能性胰岛细胞瘤不足所有胰岛细胞瘤的5%。

病变少见使得定性、定位的诊断方法充满争论。有创的成像方法包括选择性腹腔动脉和肠系膜上动静脉造影,以及静脉取血。微创的方法包括增强MRI、生长抑素受体成像和超声内镜。新的诊断进展是双期MDCT。胰岛细胞瘤无论有无功能,均为富血管性病变。这些肿瘤的诊断需要静脉快速注射增强剂,并采用双期扫描成像。胰岛细胞瘤强化明显,动脉相阳性率最高。肿瘤的灌注情况可以区分胰岛细胞瘤和少血管低密度的腺癌。虽然有临床症状但小的功能性胰岛素瘤通常不改变腺体外貌。肝的转移性胰岛细胞肿瘤也是富血管的,可在动脉相获得最佳显影,表现为肝脏高衰减的肿块。

手术切除是唯一根治办法。恶性者常生长缓慢、无痛,5年存活率为49%~56%。其他富血管的胰腺肿瘤是由其他脏器转移而来的,包括肾细胞癌和黑色素瘤。

胰腺囊性疾病

胰腺囊性肿瘤少见,不足胰腺肿瘤的1%、胰腺囊性病变的10%;胰腺囊肿中85%为假囊肿,真性囊肿少见。

胰腺假性囊肿与囊性肿瘤的区别在于其没有内衬上皮。典型的假性囊肿出现在急性胰腺炎、外伤及酗酒之后,胰液经破损的胰管外漏而形成液体积聚。假性囊肿区别于囊性肿瘤的影像学特点,包括薄壁囊肿、界限不清、不局限、无钙化、及无实性组织强化的特性。假性囊肿缺少血供,ERCP可显示囊腔与胰管相通。

胰腺囊性肿瘤生长缓慢,确诊时体积常已较大。患者常有慢性病史,如反复腹痛或后背痛、恶心呕吐、饱胀感等。肿瘤长大至一定大小时,偶尔可于左上腹触及肿块。

囊性肿瘤可分为黏液性囊腺瘤(巨囊性腺瘤或腺癌)、浆液性囊腺瘤(小囊的腺瘤)及导管内乳头状黏液瘤。具有潜在恶性的囊性肿瘤包括黏液性囊腺瘤、导管内乳头状黏液瘤、乳头状囊腺瘤及囊性胰岛细胞瘤。

黏液性囊腺瘤

黏液性囊腺瘤,是最常见的囊性肿瘤,源发于胰腺导管上皮囊性增生,具有潜在恶性。这些肿瘤大多发生在四五十岁的中年女性。90%以上发生在胰体尾。肿瘤表现为实性肿块,有少量大的(>2cm)囊。囊肿壁薄时易于诊断,但更常见的是厚壁的囊肿,有腔内乳头状突起,内有分隔,中隔变厚,钙化,有些部位在强化CT或MRI表现为明显强化。囊腔内由黏蛋白、血性渗出或其他坏死组织填充。超声表现为有多个内部充满液体小腔的肿块,透声性良好的强回声。超声优于CT或MRI,可更清晰地显示内分隔的界限、黏蛋白颗粒、囊内的固体成份及囊壁。CT或MRI见充满液体的肿块,常有钙化。注射增强剂后,囊壁、内分隔、黏蛋白颗粒及乳头状突起常强化。各种影像学检查均可显示病变的结构,但没有哪种检查能够鉴别其良恶性,除非活检或已出现转移。良性或交界性黏液性囊腺瘤5年存活率超过95%,而恶性肿瘤根治切除后长期存活率为50%~75%。

浆液性囊腺瘤

浆液性囊腺瘤在胰腺囊性肿瘤中发病率位居第二,多发于60岁以上女性或先天性家族性视网膜血管瘤病的患者。浆液性囊腺瘤多为良性,但对其良恶性的鉴别必须通过病理活检证实。良性病变通常引起腹部隐痛或可触及的肿块,肿块往往在诊断前就长至很大尺寸。浆液性囊腺瘤可以发生在腺体的各个部分,但多为于胰头部。肿瘤有多个小囊腔(1mm ~ 2cm)组成,但也可表现为实性。在这些肿瘤中,40%可发生钙化,13%具有中央处瘢痕。在肿瘤中,许多薄纤维膜将众多的小囊腔分隔开,使这一多血管的结构在CT扫描时常表现出蜂窝样的增强方式。

某些肿瘤可能具有与黏液性囊腺瘤相似的较大的囊腔。虽然浆液性囊腺瘤很少出现恶变，手术切除是唯一可以准确鉴别其与黏液性囊腺瘤的方法。

导管内乳头状黏液瘤

导管内乳头状黏液瘤(IPMT)是一种来源于主胰管和(或)其分支内生长缓慢的乳头状肿瘤。它占全部胰腺外分泌肿瘤的1%~2%，占胰腺囊性肿物的12%。这些肿瘤可以分泌黏稠的黏液，导致导管扩张阻塞和囊腔形成，并有可能诱发慢性胰腺炎。这一疾病多发于男性，平均发病年龄为65岁，被认为是一种需要手术治疗的癌前病变。

双期对比增强薄扫CT可以显示约97%IPMT患者的胰管异常。CT表现出主胰管扩张超过2mm并阻塞，同时伴有与慢性胰腺炎类似的异形胰管钙化时，即可根据CT做出诊断。55%~60%的此类肿瘤发生于胰腺的头部和钩突部。主胰管可能出现广泛或节段受侵，伴实质萎缩。侧支胰管的扩张可出现呈葡萄样的簇状小囊腔或分叶样的单发囊性病变，可以出现壁结节、肿块和胰管钙化等表现，也可表现为乳头状膨出和与胰管相交通的囊性病变。CT可以评价IPMT的浸润情况、淋巴结转移、血管受侵、肝转移和腹膜播散的情况。ERCP检查时发现壶腹部乳头扩张并向外分泌黏液，可以作为一项诊断依据。其他ERCP或MRCP的表现包括伴有导管扩张的息肉样或无定型充盈缺损。

总之，多数胰腺囊性肿瘤长期预后要优于胰腺腺癌，能获得早期诊断时更是如此。其他少见胰腺肿瘤包括淋巴瘤，原发于乳腺、肺、直肠的肿瘤和黑色素瘤的胰腺转移。

术后检查

在胰腺癌患者中，10%~15%在诊断时病变可以切除。胰十二指肠切除术(Whipple 术)为这些患者提供了一个获得治愈和延长生命的机会。接受Whipple术的患者5年生存率可超过30%，而肿瘤无法切除的患者，其3年生存率小于2%。

Whipple术包括十二指肠切除、胃窦切除、胆囊切除、胆总管切除和胰头切除。此后的消化道重建手术包括胃空肠吻合、肝胆管空肠吻合和胰空肠吻合。根据肿瘤的侵犯范围，在可能的情况下，Whipple术式可以保留胃窦，以十二指肠空肠吻合来代替胃空肠吻合。

Whipple手术后，螺旋CT可用于评价术后并发症、治疗效果、局部复发和肿瘤转移等。Whipple术后的表现非常复杂，手术、放射治疗和化疗均会引起患者症状和影像的改变。这些术后和治疗后并发症与残存或复发的肿瘤非常相像，使良、恶性疾病的鉴别变得很困难。详细了解手术过程、手术与影像检查间隔的时间、相关的放射治疗和化疗以及与既往情况的比较，对于准确地鉴别肿瘤复发和正常的术后改变，都是非常必要的。

正常术后表现

术后常规CT检查通常在术后3~6个月内进行。Whipple术后最常见的表现是胆道积气。根据肝内胆管到肝门处的气体可以识别出肝胆管空肠吻合位置。好的肠道造影对于鉴别复发肿瘤和正常肠道是必需的。胰腺空肠吻合术后，空肠通常位于剩余胰腺组织的右侧。胃空肠吻合通常位于胃的右侧，口服造影剂必须在检查前较短时间内服下，以保证获得完美的消化道扩展图像。手术区域内小于1cm的淋巴结通常是反应性的，可以随着时间延长逐渐消退。

手术区和主要血管旁的软组织增生是术后常见的非特异性表现。类似的软组织增生在放射治疗后也可能出现。典型的术后炎症性改变会在6个月内保持不变或逐渐减少，通常在13个月时完全消退。放射治疗可以引起胃窦和胃空肠吻合口的增厚，放射区域内肠系膜脂肪的增生，肝脂肪浸润和放射区域内肾组织功能的减退。

手术后并发症

如怀疑存在治疗并发症，患者应在术后早期进行影像检查。术后早期影像检查的主要作用在于评价手术并发症。由于再次手术往往预后不良，并可能降低长期生存率，因此当怀疑有治疗相关的并发症时，必须尽快做出诊断和鉴别诊断。必须再次手术的并发症包括出血、脓肿形成和腹膜开裂。

手术后，19%~23%的患者会由于胃输出段阻塞出现胃排空障碍。CT上表现为伴有输出段狭窄的膨大的胃；然而，上消化道吞咽试验能够更准确地判断狭窄和阻塞的部位。

在Whipple术后，17%的患者会出现胰瘘，手术切除的肿物位于壶腹周围时更易发生这一并发症。

主要根据临床表现做出诊断，手术10天后手术区域内仍可引流出50mL以上富含淀粉酶的引流液，即可诊断。手术治疗并非必需，CT主要用于检测局部有无引流不畅的囊腔。

其他术后并发症包括伤口感染、筋膜裂开、腹腔脓肿、手术吻合口破裂引发的腹膜炎和胰腺炎。血管并发症很少出现，包括肝动脉损伤，门静脉栓塞和脾梗塞等。

复发和转移性肿瘤

Whipple术后定期复查CT影像对于诊断肿瘤是否复发是必需的。某些术后或放疗后的正常表现可能与肿瘤复发非常类似。影像技术是来鉴别这两者的主要手段，以观察病变的稳定性或病变随时间的愈合情况。一些少见的，难以分辨的病变则可通过活检明确。随访的影像检查更多地被用于评价病变的稳定性。随访中病变不断进展的患者就存在更高的复发可能。其他提示恶性肿瘤的征象有：手术中阳性切缘病史、CA19-9的升高、原有病变的增大或新出现软组织肿物。

胰腺癌可以在手术区域内复发（53%），特别是已知肿瘤残存和存在远处转移的患者。肝转移灶为低密度病灶，增强扫描时仅有少量增强或表现为延迟增强。手术后不久手术区域中可以存在许多直径小于1cm的淋巴结肿大，但在不存在肿瘤的情况下，这些淋巴结会随着时间的延长而消失。肺转移和腹膜癌结节种植非常常见，主要表现为局部软组织肿块。包围胰旁血管的软组织可能是肿瘤残存，也可能是炎症后或手术后改变。典型的肿瘤复发表现为围绕肠系膜上动静脉的肿物。

成功的Whipple手术后常规进行放射治疗。放射治疗使得对术后肿瘤复发的鉴别变得更加困难，甚至可能诱发其他并发症，如照射野范围内胃和小肠壁的增厚。胰周组织和治疗床内的炎性病变可以引起局部软组织密度的增加和硬化。对以上治疗后改变的了解有助于更准确地识别肿瘤复发。

结　论

对胰腺癌的可切除性和术后状态的评价是一项非常复杂的工作，不仅需要合适的影像学检查技术，更需要具备有关疾病临床表现、生物学行为方面的准确知识。虽然许多技术对胰腺癌的诊断评价均起到了不小的作用，但CT仍然是一项可以详细描述病变的诊断金标准。CT技术的不断进步，包括MDCT，CTA和三维重建技术的发展，使得胰腺CT影像技术日趋完善，从而可以对胰腺癌做出更准确的诊断和分期。

（曹越 译　宁力 赵玉沛 校）

推荐读物

Balci NC, Semelkab RC. Radiologic diagnosis and staging of pancreatic ductal adenocarcinoma. *Eur J Radiol* 2001; 38: 105-112.

Cieszanowski A, Chomicka D, Andrzejewska MG. Imaging techniques in patients with biliary obstruction. *Med Sci Monit* 2000;6:1197-1202.

Curry CA, Eng J, Horton KM. CT of primary cystic pancreatic neoplasms: can CT be used for patient triage and treatment? *Am J Roentgenol* 2000;175:99-103.

De Lima JE Jr, Javitt MC, Mathur SC. Mucinous cystic neoplasm of the pancreas. *Radiographics* 1999;19:807-811.

Fernandez-del Castillo C, Warshaw AL. Cystic tumors of the pancreas.*Surg Clin North Am* 1995;75:1001 -1016.Horton KM, Fishman EK. Multidetector CT angiography of pancreatic carcinoma. Part 1:evaluation of arterial involvement. *Am J Roentgenol* 2002;178: 827-831.

Horton KM, Fishman EK. Multidetector CT angiography of pancreatic carcinoma. Part 2:evaluation of venous involvement. *Am J Roentgenol* 2002;178: 833-836.

Ichikawa T, Peterson MS, Federle MP *et al.* Islet cell tumor of the pancreas: Biphasic CT versus MR imaging in tumor detection. *Radiology* 2002;216:163-171.

Johnson PT, Heath DG, Hofmann LV *et al.* Multidetector-row computed tomography with three-dimensional volume rendering of pancreatic cancer: a complete preoperative staging tool using computed tomography angiography and volume-rendered cholangiopancreatography. *J Comput Assist Tomogr* 2003;27: 347-353.

Kato T, Fukatsu H, Kengo I *et al.* Fluorodeoxyglucose positron emission tomography in pancreatic cancer: an unsolved problem. *Eur J Nucl Med* 1995;22: 32-39.

Kuszyk BS, Blueratee DA, Urban BA *et al.* Portal-phase contrast-enhanced helical CT for the detection of malignant hepatic tumors: sensitivity based on comparison with intra-operative and pathogenic findings. *Am J Roentgenol* 1996;166: 91-95.

Lu DS, Reber HA, Krasny RM *et al.* Local staging of pancreatic cancer: criteria for unresectability of major vessels as revealed by pancreatic-phase, thin section helical CT. *Am J Roentgenol* 1997;168:1439–1443.

Nakayama Y, Yamashita Y, Kadota M *et al.* Vascular encasement by pancreatic cancer: correlation of CT findings with surgical and pathologic results. *J Comput Assist Tomogr* 2001;25: 337–342.

Nino-Murcia M, Jeffrey RB Jr. Multidetector-row CT and volumetric imaging of pancreatic neoplasms. *Gastroenterol Clin* 2002;31(3).

Phan GQ, Yeo CJ, Hruban RH *et al.* Surgical experience with pancreatic and peripancreatic neruoendocrine tumors: review of 125 patients. *J Gastrointest Surg* 1998;2: 472–482.

Prassopoulos P, Raptopoulos V, Chuttani R *et al.* Development of virtual CT cholangiopancreatoscopy. *Radiology* 1998;209: 570–574.

Raptopoulos V, Steer ML, Sheiman RG *et al.* Use of helical CT and CT angiography to predict vascular involvement from pancreatic cancer: correlation with findings at surgery. *Am J Roentgenol* 1997;168: 971–977.

Sachs JR, Deren JJ, Sohn M *et al.* Mucinous cystadenoma: pitfalls of differential diagnosis. *Am J Gastroenterol* 1989;84: 811–816.

Scatarige JC, Urban BA, Horton KM. Visual survey of cancer dissemination: classic patterns on helical CT. Abdomen and pelvis.2001;25.

Scatarige JC, Horton KM, Sheth SS *et al.* Pancreatic parenchymal metastases: observation on helical CT. *Am J Roentgenol* 2001;176: 695–699.

Sheth SS, Hruban RK, Fishman EK. Helical CT of islet cell tumors of the pancreas: typical and atypical manifestations. *Am J Roentgenol* 2002;179: 725–730.

Taouli B, Vilgrain V, O'Toole D et al. Intraductal papillary mucinous tumors of the pancreas: features with multimodality imaging. *J Comput Assist Tomogr* 2002;26: 223–231.

Thompson GB, van Heerden JA, Grant CS *et al.* Islet cell carcinomas of the pancreas: a twenty-year experience. *Surgery* 1988;104: 1011–1017.

Tsuneo I, Kunihiro M, Hiroshi F *et al.* Radiologic diagnosis of pancreatic carcinoma. *Semin surg Oncol* 1998;15: 23–32.

Valls C, Andía E, Sanchez A. Dual-phase helical CT of pancreatic adenocarcinoma: assessment of respectability before surgery. *Am J Roentgenol* 2002;178: 821–826.

Zeman RK, Cooper C, Zeiberg AS *et al.* TNM staging of pancreatic carcinoma using helical CT. *Am J Roentgenol* 1997; 169: 459–464.

48 超声内镜在胰腺癌诊断及可切除性评价中的作用

Marc Giovannini

概　　述

消化道的超声内镜(EUS)是一项较新的技术，第一篇介绍EUS的文献发表于20 世纪80年代早期。EUS的发展历史可以分为两个阶段，第一阶段即20世纪80年代至90年代间，建立了EUS的基本概念。在这期间，EUS使食管癌、胃癌、胰腺癌和直肠癌的局部分期更为准确。EUS还可以用于诊断胆道结石，与内镜逆行胰胆管造影术(ERCP)相比损伤性更小。然而，EUS的诊断特异性很低(大约50%~60%)，在神经节肿瘤和胰腺肿物的诊断上更是如此。1991年，扇扩线阵探头的发明使上述疾病在EUS引导下行穿刺活检成为了可能。这使EUS诊断的特异性，特别是对癌性疾病的诊断特异性得到了显著提高（目前大约为95%）。

EUS与胰腺癌的分期

EUS在胰腺恶性疾病诊断中的作用主要体现在两个方面：

1　EUS是诊断小肿瘤(直径<3cm)的最佳手段。它的敏感性显著高于体层密度测量技术（TDM)、经皮超声、磁共振成像(MRI)，ERCP与其敏感性相当，但不具备EUS的非创伤性。然而，EUS鉴别慢性胰腺炎结节和胰腺癌的能力很差。

2　EUS还被认为可用于评价肿瘤的局部浸润情况，并可根据基于TDM检查对肿瘤的可切除性的标准进行分级。虽然近来的研究结果不如1992~1994年间的研究数据有利，但EUS仍被认为在发现血管和淋巴结的转移方面优于其他影像检查。

本章分析了利用超声内镜对胰腺腺癌可切除性进行分析的结果，并与常规的检查方法，如经皮超声、TDM(扫描器)、MRI和血管造影进行了比较。

基于EUS对胰腺肿瘤的分类

利用EUS评价胰腺癌的局部浸润情况需要回答下列5个问题：

1　是否有静脉受侵(门静脉、肠系膜上静脉、脾静脉)？

2　是否有动脉受侵(肠系膜上动脉、腹腔动脉)？

3　是否有淋巴结受侵？

4　是否有腹膜癌结节种植表现(腹水表现)？

5　是否有肝左叶的继发受累？

根据对上述问题的回答可以将肿瘤做以下分类：

T1：肿瘤局限于胰腺，无血管受累。

T2：肿瘤侵犯范围超过胰腺，不伴血管受累。

T3：浸润性肿瘤，伴动脉或静脉受累。

N0：无淋巴结受累。

N1：存在受侵的淋巴结。

M0：无远处淋巴结转移或器官受侵，无腹膜癌结节种植表现。

M1：远处淋巴结转移：腹腔淋巴结(对胰头癌)、主动脉腔静脉周围淋巴结、纵隔淋巴结。

虽然我们承认，在不同的手术工作组中，不可切除的概念往往会有很大变化，但我们将T3N0或T3N1的肿瘤定义为是不可切除的。因为某些术者会对受侵的门静脉行切除重建术，但并没有此手术可增加患者生存率的报道。

EUS在诊断胰腺腺癌中的作用

EUS是诊断胰腺小肿瘤(直径<3cm)最适当的影像技术(图48.1)。EUS的诊断敏感性远高于CT、经皮超声和MRI,与ERCP敏感性相仿但创伤性小。然而,EUS区分慢性胰腺炎结节和腺癌的能力仍然很差(60%~75%)。EUS的主要问题在于很难诊断在慢性胰腺炎基础上发展而来的腺癌,因为要准确判断慢性胰腺炎组织中的低回声区是否为恶性非常困难。阳性结论需要通过病理活检方能获得。

有两项研究显示,与螺旋CT相比,EUS在诊断直径25mm以下的肿瘤方面很有优势。第一项研究由Midwinter等人报道,比较了58例病例螺旋CT和EUS的检查结果。这项研究显示,EUS在诊断直径25mm的小胰腺肿瘤并判断其位置方面更为精确,与经肠系膜上静脉或门静脉穿刺所得的结果类似。第二项研究由Bender等人报道,对65例经螺旋CT检查怀疑为胰腺病变的患者使用纵轴式EUS进行检查。EUS结果证实其中33人存在胰腺病变,而其他32人胰腺则属正常。与之后手术的结果相比,EUS诊断胰腺癌的特异性显著高于螺旋CT(88%和41%;$P<0.005$)。另一项由Mertz等人进行的研究将EUS与正电子发射体层摄影(PET)对胰腺肿瘤局部浸润情况的评价进行比较。EUS对诊断胰腺癌的敏感性为93%,PET为87%,而螺旋CT仅为53%。在诊断门静脉受侵方面,EUS较螺旋CT更为敏感。最后,PET诊断出4例未被螺旋CT发现的转移灶。研究者认为,EUS和PET联合应用在诊断和评价胰腺癌的局部浸润情况方面具有很大优越性。

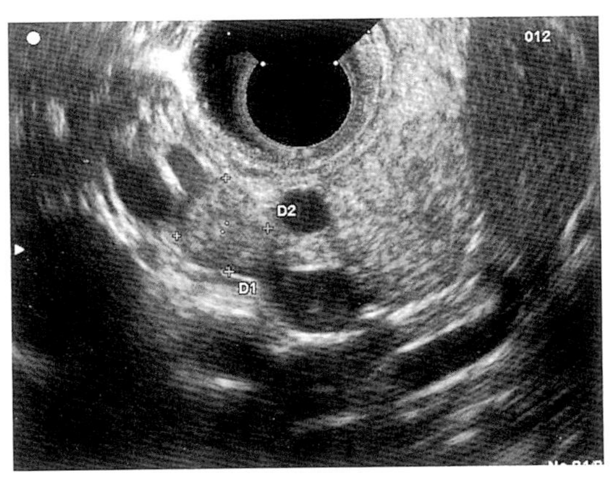

图48.1 胰腺体部直径11mm的小胰腺腺癌。

尽管EUS是诊断小型胰腺癌的最佳手段,然而它仍然应于螺旋CT检查后进行。EUS对胰腺肿瘤的诊断特异性高于其他检查,而EUS引导下的穿刺更可进一步提高诊断的特异性。

EUS评价肿瘤局部浸润情况的结果与其他影像技术的比较

利用EUS评价T和N分期:文献数据报道

文献数据显示,EUS对胰腺癌局部T分期的可靠性为80%~85%,对淋巴结分期的可靠性为72%~75%(表48.1)。这一结果来自Rösch等人1995年对250例患者的分析。在所有这些研究中,EUS的结果均与手术探查结果进行了比较。总而言之,EUS可以对80%的胰腺肿瘤局部病灶本身作出准确的分期,在72%的病例中,EUS可以对其神经节受累情况做出准确评价(表48.2)。总之,EUS可能是对胰腺癌局部浸润情况做出评价的最佳影像学手段(表48.3)。

对血管受侵的评价

门静脉受侵(图48.2)

早期研究显示可靠性为85%(表48.4)。1999年Rösch报道可靠性大约在70%~75%之间。面临的主要问题在于如何定义肿瘤与门静脉之间分界面的消失:要鉴别分界面的消失是由于肿瘤浸润或仅为炎症反应相当困难。

表48.1 利用超声内镜(EUS)对肿瘤进行T分期和N分期

研究者	病例数	EUS 可靠性	
		T 分期	N 分期
Grimm 等(1990)	26	85%	72%
Tio 等(1990)	36	92%	72%
Kallimanis(1991)	32	78%	66%
Rosch(1992)	35	94%	80%
Palazzo 等(1993)	38	–	74%
Wiersema(1994)	39	76%	82%
Yasuda 等(1993)	29	–	66%
Giovannini(1994)	25	–	92%
Müller 等(1994)	22	82%	64%
Akahoshi 等(1995)	25	64%	48%
Rosch(1995)	35	69%	60%
总计		250(80%)	327(72%)

表48.2 EUS对胰腺病变进行分期的可靠性

分期	患者数	EUS分期正确性(%)
T1	24	80
T2	67	81
T3	75	85
N0	79	76
N1	142	81

表48.3 EUS对胰腺癌局部浸润情况的评价

分期	患者数	EUS(%)	超声(%)	TDM(%)
T分期	82	82	35	44
N分期	143	68	42	48

TDM:体层密度测量技术。

动脉受侵

仅有少数研究分析了EUS在评价动脉受侵中的作用。在所有相关文献("血管受侵")中,只有3篇对EUS的作用进行了分析(表48.5)。利用机械旋转探头评价肠系膜上动脉受累情况非常困难。在Rösch等人的研究中,他们仅能在75%的病例中识别出肠系膜上动脉区。利用电子线阵探头检测这一区域就容易得多了。

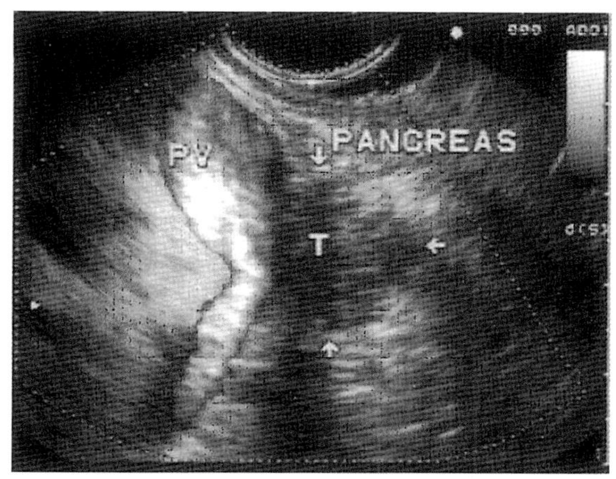

图48.2 彩色多普勒显示被胰头癌侵犯的门静脉。

淋巴结受侵

最后的问题是如何判断淋巴结受侵。特别是在梗阻性黄疸的患者中,常伴有肝门部淋巴结的炎性肿大,这一问题就更显得棘手。在介入操作后进行EUS检查,这一问题就变得更难解决了。当然,对于远处淋巴结,如纵隔或主动脉腔静脉淋巴结等,必须通过EUS介导下活检来鉴别炎性或转移性淋巴结。

螺旋CT技术的进展使1995年后报导的文献数据产生了变化。Legmann等人对30例患者进行研究,每例均利用EUS和螺旋CT判断肿瘤的可切除性。研究者发现,两种方法在诊断的敏感性(100%和92%)、阳性可切除性(93%和93%)和阴性可切除性(86%和100%)方面均无差异。EUS在诊断远处淋巴

表48.4 利用EUS评价门脉系统受胰腺癌侵犯的情况

研究者	患者数	EUS(%)	超声(%)	TDM(%)	血管造影(%)	MRI(%)
Sugiyama(1992)	5	100	60	20	100	–
Yasuda等(1993)	37	81	–	–	–	–
Amouyal(1993)	5	80	40	80	–	–
Snady等(2000)	30	97	–	53	80	–
Rosch(1992)	40	95	55	73	85	–
Ralazzo等(1993)	38	87	47	75	–	–
Giovannini(1994)	25	88	19	76	–	–
Müller等(1994)	16	88	–	88	–	63
Rosch(1995)	35	66	–	–	–	–
Akahoshi等(1995)	25	79	68	61	81	–
总计	256	85	49	69	83	63

MRI:磁共振成像;TDM:体层密度测量技术。

表48.5 利用超声内镜(EUS)评价动脉系统受胰腺癌侵犯的情况

研究者	患者数	EUS(%)	超声(%)	TDM(%)	血管造影(%)
Kobayashi 等(1993)	30	73	-	-	-
Wiersma(1993)	18	80	-	-	-
Yasuda 等(1993)	29	79	55	41	72

TDM:体层密度测量技术。

结转移，特别是在胰头癌腹腔淋巴结和腹主动脉丛淋巴结的诊断上,可以提供更多的信息。显然,只有EUS引导下活检可以确诊肿瘤的淋巴结转移。

EUS还可以显示腹膜癌结节转移的征象，如胃或十二指肠周围的极少量腹水。这一表现对于腹膜癌结节转移具有特征性，在不存在门静脉栓塞的情况下,其敏感性大约为85%。EUS还可以精确地显示肝左叶的情况,在某些病例中,甚至可以显示在CT下可能被忽略的,小于1cm的转移灶。

EUS介导的活检对胰腺实性肿瘤的作用

EUS技术的发展使得胰腺癌的扩散可以被更精确地显示出来。然而,EUS并不能明确鉴别胰腺肿物的良恶性。最近8年间,扇扩线阵EUS技术的发展使得我们可以对类似病变进行EUS介导下活检。

设备

超声内镜

两种类型的设备(辐射型或基于扇面的线阵型)均可以实现EUS介导的活检，但是使用辐射型设备进行活检时,由于不能对全过程进行监控,整个过程费时长,操作困难,危险也更大。

扇扩线阵EUS设备包括一个固定在标准内镜表面的小尺寸的凸面电子探头。EUS是一个视野角为60°的纤维光学设备，配有一个可以通过活检钳、活检针或治疗过程中其它用品的操作管道，根据设备不同，管道直径可以为2、2.4、2.8、3.2、3.7或3.8mm。利用这种基于扇面的探头，全程引导下活检是可以实现的。活检针离开操作管道后,可以在探头的指引下进入病变组织。这一过程之所以可以实现,是因为这种探头可以沿着与内镜长轴相同的方向发射超声波,而不像辐射型超声内镜,超声波只能沿着与内镜长轴垂直方向前进。

目前用于介导活检的线阵超声内镜有两种。

宾得-日立

已有数种设备投入临床使用:FG 34-X(操作管道2mm)(图48.3)和FG38-X(操作管道3.2mm),均配置相同的超声探头。FG36-X (操作管道2.4mm)和EG38UT(操作管道3.8mm)(图48.4)还配置了一个升降器,使得某些困难的EUS介导下活检(如胰腺钩突活检)和治疗(如胰腺假性囊肿引流)的操作变得更为方便。这种基于扇面的探头与6 500型日立超声机相连,可发射3种不同频率(5,7.5和10MHz)。这种探头也可与彩色多普勒或血管多普勒成像仪相连。

奥林巴斯

奥林巴斯制造了两种线阵电子超声内镜：GFUC30P(操作管道3.7mm)和GFUCT30(操作管道3.7mm);后者是一种介入设备,并配有升降器。这两种设备均可与一个可发射7.5和12.5MHz频率的探头及一台彩色多普勒仪相连。然而,此设备由于缺乏低频超声波,抑制了超声波的穿透性,可能给穿刺活检

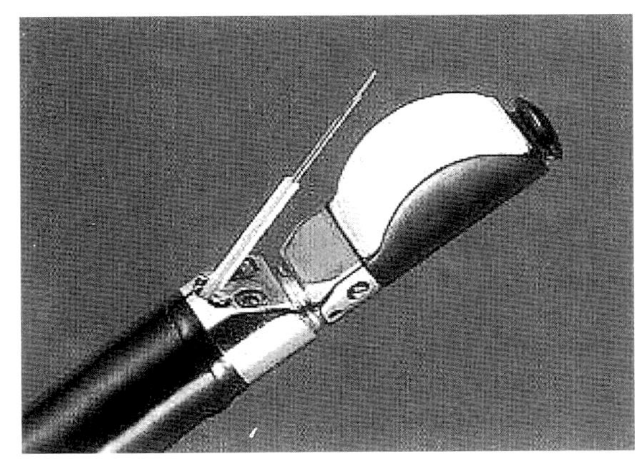

图48.3 FG34-X线阵超声内镜(宾得-日立公司),配有22号活检针。

操作，特别是某些深在部位如小淋巴结的活检带来困难。

活检针

目前临床使用数种长度及直径不同的活检针：25号(5cm)，22号(5cm)，22号回声针尖(6cm)(调整后)。这些产品的共同缺陷是，存在刺破操作管道的可能。

两种克服了这一缺陷的活检针已经投入商用：Wilson-Cook活检针和由Mediglobe公司(Gassau, Germany)生产的Vilkmann-Hancke活检针。他们都具有一个聚四氟乙烯树脂或金属制成的外鞘。他们特殊之处在于，一个手动开关被旋转固定在内镜上，从而避免了活检针在操作管道中的任何意外操作。22号的此种穿刺针大约长8~12cm。Wilson-Cook活检针的优点是完全一次性；而GIP型的金属外鞘和活检针控制开关则是可重复使用的。然而，在使用若干次后，金属外鞘会趋向变长(金属的螺旋形伸展)。由于活检针在穿刺过程中会穿过消化道壁，就有可能导致活检针卡在病变处。近来，Mediglobe公司发明出新的可回收的19号和22号穿刺针。Wilson-Cook公司生产多种不同尺寸(19，22和25号)和不同外鞘(金属或聚四氟乙烯树脂)的EUS活检针。据报道，一种组织活检针(Quick-Core 针)正在试验评估过程中。

操作技术

活检操作于超声内镜检查结束时进行，患者取左侧卧位。安定麻醉是必需的。活检技术非常简单，可以遵循下列步骤进行：

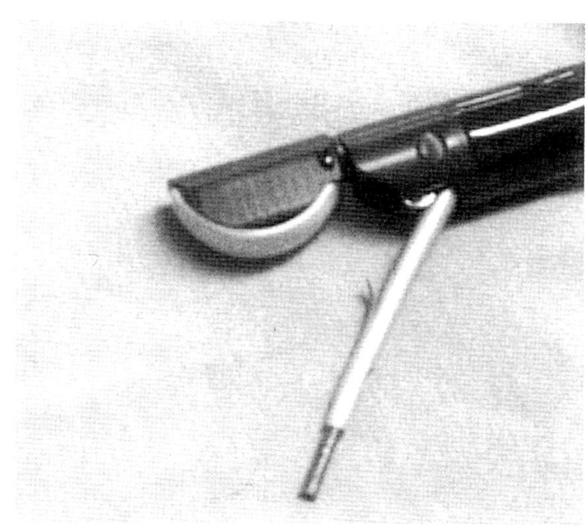

图48.4　EG38UT介入内镜(宾得-日立公司)，配有大孔径操作管道(3.8mm)。

·使病变位于穿刺针的针道上。

·探针退出，穿刺针刺入肿瘤内(图48.5)。操作者可以通过超声观察针尖位置，使其准确定位于肿瘤内。

·当活检针在肿瘤内作进-出运动时，通过一个约20mL的吸管抽吸组织。通常需要1~3次推移方可获得微小的活检组织。

目前，利用22号、12cm长的Vilkmann-Hancke型活检针，大约90%的病例都可获得组织的微小片断(图48.4)。微小组织可以通过以下方法获得：①将一个泡沫状探针伸入活检针中，将针内的全部组织推出针外(图48.6)；②将组织样本放入福尔马林或溶胞质液中，然后利用石蜡包埋固定。

与美国研究者不同，我们在取活检后，并不常规给予抗生素。在检查结束后，应至少观察患者3个小时。大多数EUS介导的活检不需住院。这一技术的主要限制是病变直径小于5mm，病变深度超过活检针长度6~7cm以及凝血功能障碍（凝血酶原时间<

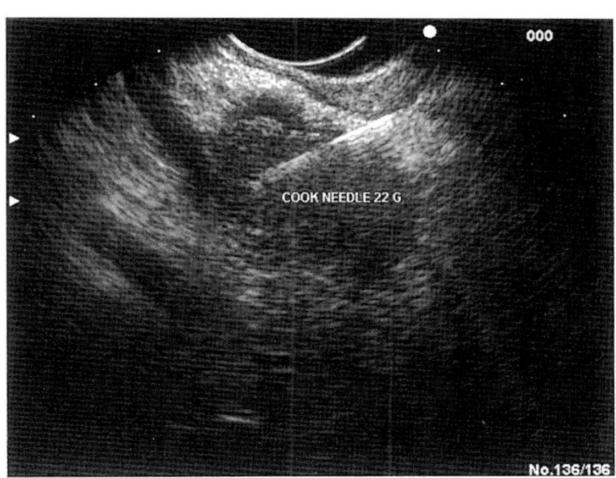

图48.5　超声内镜引导下对胰腺病灶进行细针穿刺并抽吸引流。

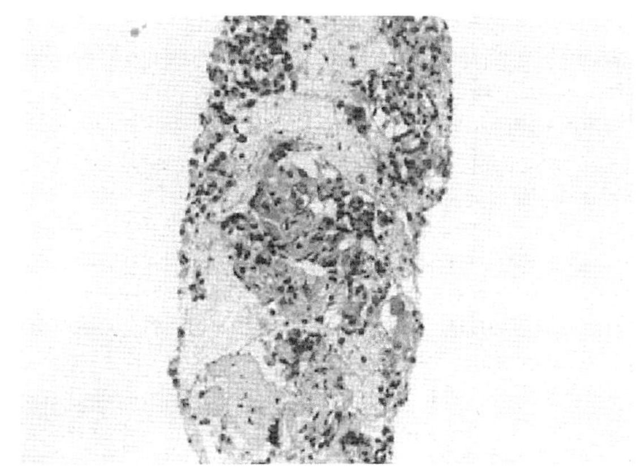

图48.6　用22号活检针穿刺一例胰腺导管腺癌患者胰腺所获标本。

60%，血小板<80 000/mm³）。

适应证和结果

文献数据

我们对大约1 500例患者进行了活检操作。活检材料包括淋巴结、纵隔、腹腔和盆腔肿物，粘膜下肿瘤，内镜检查阴性的胃蜂窝织炎样肿瘤和胰腺肿瘤等。对淋巴结、肿瘤转移复发病灶、外部压迫病灶的活检，和对胰腺癌的活检一样，都取得了非常好的结果。对于胰腺癌，EUS介导的活检对于较小的病变(直径<4cm)最为有效。这是因为较大的肿瘤中存在坏死和(或)肿瘤内纤维化，影响了取得标本的质量。

一旦取得了一份“微小组织”，就可以做出更为准确的组织学诊断。同时，大约80%被诊断为肿瘤的患者其病变组织的病理特点可以被更准确地描述。某些工作组甚至要求在活检时有一名解剖病理学家在场，以保证获得的样本具有较高质量。未发现文献中有关于这种操作引起肿瘤播散的可能性的研究。

文献中引用的结果显示，这种技术总的敏感性是76%~91%，特异性为84%~100%，而可靠性为78%~94%。一项调查了四个中心457例患者(印第安那波利斯，哥本哈根，马赛和加利福尼亚橘镇)的前瞻性研究已经发表(表48.6)。在这项研究中，对淋巴结(94%)和腔外肿瘤(86%)活检的敏感性显著高于侧壁病变，即黏膜下肿瘤和大的胃壁褶皱(61%)活检的敏感性($P<0.001$)。另一方面，对这三组病变活检的特异性则无显著性差别。另一项多中心研究同样由上一试验的研究者完成，主要研究EUS介导下对胰腺癌的活检。这项研究涉及164例患者(表48.7)；肿物平均直径介于28.5~41.3mm之间。对胰腺癌诊断的敏感性、特异性、阳性预测率和阴性预测率分别为83%、90%、100%和80%；诊断可靠性为85%。

EUS介导活检对胰腺实性肿瘤的诊断和(或)治疗的影响

最重要的问题在于，EUS介导的活检是否可以改变诊断和/或治疗的过程。在诊断方面，EUS介导的活检已被认为是创伤性最小的一种技术(457例病例中仅5例出现轻度并发症，3例直接由活检引起，其中2例发热，抗生素治疗后好转，1例在对胰腺囊肿的

表48.6 关于基于扇面的超声内镜技术的多中心研究(涉及457例患者和554处病变)

病变	敏感性(%)	特异性(%)	NPV(%)	可靠性(%)
淋巴结	94	95	82	94*
胰腺肿物	86	95	67	88
消化道壁	61	76	46	67*

NPV：阴性预测率。

* $P=0.001$。

表48.7 超声内镜介导下胰腺肿瘤活检的多中心协作研究(涉及164例患者)

	1中心	2中心	3中心	4中心
胰腺病变数	37	44	43	40
平均肿瘤直径(mm)	41	33	32	28
TDM下病变可见(%)	61	52	70	48
敏感性(%)	62	78	94	91
特异性(%)	78	100	100	92
可靠性(%)	67	82	95	92
阴性预测率(%)	54	79	100	92
细胞学家参与	否	否	是	是

TDM：体层密度测量技术。

穿刺过程中出血)。活检可以获得关于组织性质的直接资料。EUS介导的活检对胰腺肿瘤,特别是对那些仅在EUS下可见的肿瘤来说,似乎更是不可缺少的。这是因为经胃或十二指肠的入径减少了肿瘤播散的危险,对胰头癌的活检途径更是在行胃-十二指肠胰腺切除术时会被一并切除。

对实性胰腺肿物来说,EUS对其选定的治疗是否会影响呢?这一影响可能比文献报道的更低。可能与文献中涉及的EUS图像的特异性较低,文献中数据仅考虑到EUS介导活检可能影响到手术切除的选择有关。我们针对EUS介导的活检对胰腺肿物患者的影响进行了一项前瞻性研究。174例患者(90例男性,84例女性),平均年龄66岁,接受了EUS介导的胰腺肿物活检:20例患者病变位于钩突部,43例位于头部,31例位于峡部,41例位于体部,另外39例病变位于胰腺尾部。肿瘤的平均直径为29mm(8~40mm),39例患者病变直径小于20mm。每例患者均接受穿刺活检,一份标本用于细胞学检查,另一份标本用于组织学检查。患者的病历交给一个由胃肠病学家、外科医生、肿瘤学家、放射学家和放疗专科医生组成的医疗小组讨论,以确定EUS介导的活检是否可能对治疗的选择产生影响。

EUS介导的活检对恶性肿瘤诊断的敏感性、特异性和可靠性分别为87.2%、100%和87.9%。143例患者的EUS介导下活检结果支持恶性肿瘤(107例腺癌,28例神经内分泌肿瘤,7例胰腺转移癌,1例原发于胰腺的淋巴瘤)。7例患者活检结果符合慢性胰腺炎,3例表现为继发于急性胰腺炎的胰腺脓肿。其余21例EUS介导的活检并未能明确诊断,其中腺癌19例、生长抑素瘤1例、胰腺肉瘤1例。在7例提示为慢性胰腺炎结节的病例中,经手术证实5例,另2例临床病史符合(在此后24~36个月内病情无进展)。胰腺脓肿的诊断被穿刺抽出脓液所证实,3个月后复查EUS,原有肿物消失,提示原诊断正确。EUS介导的活检调整或影响了28例神经内分泌肿瘤、7例胰腺转移癌、3例胰腺脓肿和7例慢性胰腺炎中2例患者的治疗方式,而107例胰腺腺癌患者中,70例患者的病变并未在TDM检查中被发现(总计63.2%)。EUS介导的活检是获得胰腺肿物病理资料的最佳手段,敏感性可达85%~87%。EUS介导的活检对于决定采用何种治疗手段也有很大的影响,特别是对于那些TDM检查无法发现的腺癌患者而言。这一发现很重要,因为对可切除病变的术前放化疗研究正在进行之中。

近来,我们公布了1544例患者接受EUS介导下细针穿刺(FNA)的结果。活检结果经手术探查、腹腔镜活检或对患者的随访观察得到证实。15例患者出现并发症(0.97%),其中9例出现发热,5例出现急性胰腺炎,1例出血。值得注意的是,急性胰腺炎患者中,仅1例需要超过1周的住院治疗并出现假性囊肿。所有的发热患者均对抗生素治疗有效(合用阿莫西林、克拉维酸和环丙沙星)。最后,出血的病例是在EUS介导的胰腺肿瘤细针穿刺后出现胰管出血,出血很快停止,未引起血流动力学变化,也不需要输血。

在恶性肿瘤的诊断方面,1544例患者行EUS介导下FNA的敏感性、特异性、阳性预测率、阴性预测率和准确性分别为84.6%、98.4%、99.6%、54.7%和86.9%。在那些存在胰腺实性肿瘤的患者中(n=534),囊性病变未被包括在内,EUS介导的FNA诊断腺癌331例,内分泌肿瘤76例,胰腺转移癌28例,慢性胰腺炎结节25例,胰腺脓肿17例,胰腺肉瘤4例,原发胰腺淋巴瘤5例,胰腺上皮细胞肿瘤3例。EUS介导下的细针穿刺对45例患者未作出诊断。在这些胰腺实性肿瘤的诊断方面,EUS介导下的FNA敏感性、特异性和准确性分别为89.8%、98.8%和90.1%。45例EUS介导FNA未能明确诊断的患者均接受了手术治疗,切除的病理标本提示28例为腺癌,3例为内分泌肿瘤,1例为胰腺肉瘤,13例为慢性胰腺炎结节。

EUS介导的FNA也同样影响了242例胰腺肿瘤的治疗,包括91例CT和MRI未能诊断的腺癌和151例其他非腺癌肿物(69例内分泌肿瘤,28例转移癌,25例慢性胰腺炎,17例脓肿,4例肉瘤,5例淋巴瘤和3例上皮细胞癌)。总之,EUS介导的FNA改变了1544例中1081例患者的诊断和治疗(70.0%)。

EUS对实性胰腺肿物治疗决策的影响目前已经得到普遍承认。然而,在我们的研究中发现,534例表现为胰腺肿物的患者中,268例为非腺癌肿物(内分泌肿瘤,胰腺转移癌),提示EUS非常有意义。更重要的是,它使91例在传统影像技术(CT,MRI)下均未被诊断的胰腺癌患者得以确诊。

总结

一旦扇扩线阵EUS被发明出来,EUS介导的FNA就成了一项很简单的技术。目前80%~85%接受活检的患者可获得足够的组织,用于辨认其组织学特性。针对可切除胰腺癌的术前放化疗等治疗手段的发展需要进行术前胰腺活检。配有电子线阵探头的EUS

可以在介导活检的同时对肿瘤的扩展程度给出准确评价。这项技术的敏感性接近85%，而并不像经皮穿刺那样，具有可能引起腹膜扩散的危险性。这一活检技术可以进一步鉴别仅在EUS下可见的病变，除胰腺癌外，尚可用于其他肿瘤。

EUS介导的腹腔神经松解术

腹腔区域酒精注射是治疗内脏神经丛受侵导致的疼痛的一种有效手段。到目前为止，这主要是在X线或CT引导下完成。其经皮操作路径容易产生一些非常严重的副反应（脾损伤或由于酒精注射不当引起的截瘫）。EUS介导的腹腔神经松解术操作简单，将来必将取代超声或CT介导下的经皮穿刺途径。

技术

建议首先确定腹腔丛区域。内镜必须被放置在胃小弯，据门齿40~45cm处。将镜头旋转大约90°以显示腹主动脉、腹腔干和肠系膜上动脉。两个神经节位于腹腔干的两侧。位于右侧者在腹腔干起点下方约6mm处，另一位于左侧，在腹腔干起点下方约9mm处。

用于酒精注射的穿刺针可使用EUS介导下活检时使用的活检针，也可使用由Wilson-Cook公司制造的专用腹腔神经松解术穿刺针（具有为右侧及左侧神经节注射用的外孔）。

下面介绍两种技术。

1 一旦发现了腹腔干，将内镜向右手方向旋转大约10°~20°，将穿刺针放置到位。在EUS控制下，先注射5mL利多卡因，再注射10mL无水酒精。将内镜转至左手方向10°~20°，重复上述操作。然而，这一技术要求很高，正确地将酒精注射到腹腔干旁的这两个区域很困难，因为注射的酒精会产生高回声颗粒，使胃旁结构显示不清。

2 将穿刺针更简单地定位在腹腔干从主动脉发出处，局部注射10mL 1%的利多卡因，继而注射15~20mL无水酒精。围绕腹腔干注射的酒精可以扩散至腹腔神经。

该技术的两项主要适应证是：①由胰腺癌和腹腔转移淋巴结引起的腹痛；②慢性胰腺炎。文献显示，85%~90%的患者治疗后疼痛显著缓解，优于经皮操作技术。与CT引导下经皮穿刺技术相比，这项技术更为简单、迅速，危险更小。

结果

Wiersema等人报道了45例恶性胰腺癌和腹腔淋巴结转移患者接受该项治疗的结果。在注射了20mL无水酒精后，52%患者不再要求加大服用吗啡的剂量，30%的患者甚至可以显著减少吗啡的口服剂量。Gress等人发表了一项针对慢性胰腺炎伴无法缓解的胃痛的患者的随机研究，研究者将EUS介导和CT引导的腹腔酒精注射相比较。以根据模拟量表测定的疼痛评分的下降作为评判标准。在接受EUS介导下注射治疗组中，43%的患者表现出显著的疼痛评分下降，而在CT引导治疗组中，这一比例仅为25%（P=0.008）。

并发症

两种并发症被报道：疼痛进展和治疗后腹泻24~48小时。在注射糖皮质激素而不是酒精的病例中，据报道有2例出现了腹膜后脓肿，另有1例糖皮质激素注射后引起假性动脉瘤，导致出血。建议使用纯酒精，避免使用糖皮质激素。

胰腺EUS技术的未来进展

近来，推出了一项新型的能进行三维重建的超声扫描仪。重建完成得很快(<30秒)，重建图像可以被记录在仪器连接的计算机上(图48.7)。仅有很少的信息提及此项技术在胰腺癌方面的应用，但我们的实际工作表明，它可以更好地显示小肿瘤，对血管分期的效果也更佳(图48.8)。

另一项有趣的进展是将超声造影剂，如Levovist或Sonovue，用于鉴别慢性胰腺炎结节和胰腺癌。第一篇应用这一技术的文章指出，他们在注射造影剂后使用血管多普勒检查，发现慢性胰腺炎结节、内分泌肿瘤和粘液性囊腺瘤的血流明显增多，而胰腺癌则并未表现出血流化作用。这一技术对于EUS介导下穿刺阴性的胰腺肿物病例很可能有重要价值。

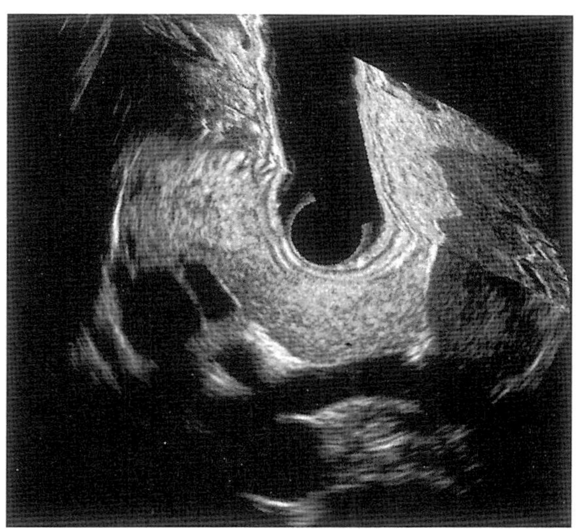

图48.7　正常胰腺的三维重建。

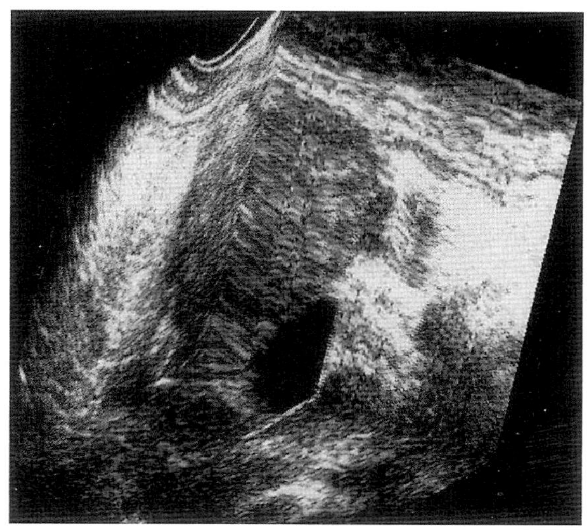

图48.8　三维重建的胰体部肿瘤，伴有二维超声内镜下未能发现的门静脉受侵。

结　论

EUS是诊断小型胰腺肿瘤的最佳和创伤性最小的检查。EUS介导活检技术的发展增加了这项技术的诊断特异性，显示并非所有的胰腺肿物均为腺癌（大约70%为腺癌，30%属于其他组织类型）。随着可切除胰腺肿瘤术前放化疗的不断进步，EUS介导的活检在未来必将发挥更大的作用。未来发展的三维EUS技术和超声造影剂的应用将进一步完善这项技术。

（曹越　译　　宁力　张太平　校）

推荐读物

Afify AM, Al-Khafaji BM, Klim B, Scheiman JM. EUS guided FNA of the pancreas. Diagnostic utility and accuracy. *Acta Cytol* 2003;47: 341–348.

Akahoshi K, Chijiiwa Y, Nakano I *et al*. Role of endosonography in diagnosis and staging of pancreatic cancer. *Endoscopy* 1995; 8: 612–615.

Bender GN, Case B, Tsuchida A *et al*. Using sector endoluminal ultrasound to identify the normal pancreas when axial computed tomography is falsely positive. *Invest Radiol* 1999; 34: 71–74.

Bhutani M, Hoffman BJ, Van Velse A, Hawes RH. Contrast-enhanced endoscopic ultrasonography with galactose microparticles. SHU508 A (Levovist). *Endoscopy* 1997; 29: 635–639.

Buscail L, Pages P, Berthelemy P, Fourtanier G, Frexinos J, Escourrou J. Role of EUS in the management of pancreatic and ampullary carcinoma: a prospective study assessing respectability and prognosis. *Gastrointest Endosc* 1999;50: 34–40.

Chang KJ, Katz KD Durbin TE *et al*. Endoscopic ultrasound guided fine-needle aspiration. *Gastrointest Endosc* 1994; 40: 694–699.

Fritscher-Ravens A, Brand L, Knofel WT *et al*. Comparison of EUS guided FNA for focal pancreatic lesions in patients with normal parenchyma and chronic pancreatitis. *AmJ Gastroenterol* 2002; 97: 2768–2775.

Giovannini M, Seitz JF. Endoscopic ultrasonography with a linear type echoendoscope in the evaluation of 94 patients with pancreatobiliary disease. *Endoscopy* 1994; 26: 579–585.

Giovannini M, Seitz JF, Monges G, Perrier H, Rabbia I. Fine needle aspiration cytology guided by endoscopic ultrasonography: results in 141 patients. *Endoscopy* 1995; 27:171–177.

Giovannini M, Monges G Bories E, Pesenti CH, Danisi C. EUS guided biopsy: results of a monocentric study of 1544 patients. *Endoscopia Digestiva* 2003; 26: 121–128.

Gress F, Giaccia D, Kiel J, Sherman S, Lehman G. Endoscopic ultrasound guided celiac plexus block for management of pain due to chronic pancreatitis. *Gastrointest Endosc* 1999; 45: 594–599.

Grimm H, Maydeo A, Sohendra N. Endoluminal ultrasound for the diagnosis and staging of pancreatic cancer. *Baillieres Clin Gastroenterol* 1990; 4: 869–887.

Kobayashi G, Fujita N, Noda Y *et al*. The evaluation of portal venous invasion of pancreatic cancer by endoscopic ultrasonography. *Jpn J Gastroenterol* 1993: 90: 49–56.

Mertz H, Sechopoulos P, Delbeke D, Steven D, Leach D. EUS, PET, and CT scanning for evaluation of pancreatic adenocarcinoma. *Gastrointest Endosc* 2000; 52: 367–370.

Midwinter MJ, Beveridge CJ, Wilsdon JB, Benett MK, Baudoin CJ, Charnley RM. Correlation between spiral computed tomography, endoscopic ultrasonography and findings at operation in pancreatic and ampullary tumors. *Br J Surg* 1999; 86: 189–193.

Müller MF, Meyenberger C, Bertschinger P *et al.* Pancreatic tumors: evaluation with endoscopic US, CT and MR imaging. *Radiology* 1994; 190: 745–751.

Palazzo L, Roseau G, Gayet B *et al.* Endoscopic ultrasonography in the diagnosis and the staging of pancreatic adenocarcinoma. Results of a prospective study with comparison to ultrasonography and CT scan. *Endoscopy* 1993; 25: 143–150.

Raut CP, Grau AM, Staerkel GA *et al.* Diagnostic accuracy of EUS guided FNA in patients with presumed pancreatic cancer. *J Gastrointest Surg* 2003; 7: 118–128.

Rösch T.Staging of pancreatic cancer. Analysis of literature results.*Gastrointest Endosc Clin North Am* 1995; 4: 735–739.

Rösch T, Dittler HJ, Lorenz R *et al.* Endsonographisches Staging des pankreaskarzinoms. *Dtsch Med Wocherschr* 1992; 117: 563–569.

Rösch T, Braig C, Cain T *et al.* Staging of pancreatic and ampullary carcinoma by endoscopic ultrasonography. *Gastroenterology* 1992; 102: 188–199.

Snady H, Bruckner H, Cooperman A, Paradiso J, KieferL. Survival advantage of combined chemoradiotherapy compared with resection as the initial treatment of patients with regional pancreatic carcinoma. *Cancer* 2000; 89: 314–327.

Tio TL, Tytgat GNJ, Cikot RJLM *et al.* Ampullopancreatic carcinoma: preoperative TNM classification with endosonography. *Radiology* 1990; 175: 455–461.

Ueno N, Tomiyama T, Tano S. Utility of endoscopic ultrasonography with colour Doppler function for the diagnosis of islet cell tumour. *Am J Gastroenterol* 1995; 91: 772–776.

Vilmann P, Hancke S. A new biopsy handle instrument for endoscopic ultrasound-guided fine needle aspiration biopsy. *Gastrointest Endosc* 1996; 43: 238–242.

Vilmann P, Hancke S, Henriksen FW, Jacobsen GK. Endoscopic ultrasonography with fine needle aspiration biopsy in pancreatic disease.*Endoscopy* 1993; 25: 523–527.

Wiersema MJ. Endosonography guided celiac plexus neurolysis. In: M Bhutani (ed.) *Interventional Endoscopic Ultrasonography*. Harwood Academic Publishers, 1999: 117–123.

Wiersema M, Chak A, Hawes RH *et al.* Evaluation of endosonography in distinguishing malignant from inflammatory pancreatic masses (abstract). *Gastrointest Endosc* 1993; 39: A336.

Wiersema MJ, Kochman ML, Cramer HM, Tao LC, Wiersema LM.Endosonography-guided real-time fineneedle aspiration biopsy. *Gastrointest Endosc* 1994; 40: 700–707.

Wiersema M, Vilmann P, Giovannini M, Chang KJ. Endosonography-guided fine needle aspiration biopsy: diagnosis accuracy and complication assessment.*Gastroenterology* 1997; 112: 1087–1095.

Williams DB, Sahai AV, Aabaken L *et al.* Endoscopic ultrasound guided fine needle aspiration biopsy: a large single center experience. *Gut* 1999; 44: 720–726.

Yasuda K, Mukai H, Nakajima M *et al.* Staging of pancreatic carcinoma by endoscopic ultrasonography. *Endoscopy* 1993; 25: 151–155.

49 胰腺癌根治术前的病理组织学诊断是否必需?

Matthew M.Hutter, Andrew L.Warshaw

概 述

过去，由于胰腺十二指肠切除术的手术死亡率较高，所以外科医生们大多不愿在没有胰腺癌组织学诊断的情况下施行这种手术。例如20年前Whipple手术的死亡率高达20%~30%，所以在术前先获取组织学或细胞学诊断成为胰腺癌可疑患者的标准诊治程序。近年来，随着医疗科技和外科技术等方面的巨大进步，人们开始重新评估这些治疗程序。

现在，胰十二指肠切除术的死亡率是5%，在许多开展这种手术较多的治疗中心其死亡率更低。不仅如此，现在已经可以为息肉和慢性胰腺炎等良性疾病患者安全地实施胰十二指肠切除术了。

另外，影像学也有了长足的发展。例如，随着计算机断层扫描(CT)、磁共振成像(MRI)、正电子发射断层成像(PET)以及CT、超声、超声内镜引导下行细针穿刺与针吸细胞学等诊断技术的逐步完善，我们能够更准确地识别可疑的恶性病变。尽管如此，当上述诊断结果均为阴性时，其正确率也低于90%，还不足以完全排除恶性病变。

由于上述技术上的局限性，那些高度怀疑是恶性、并且可切除的胰腺病变应该予以切除。事实上，如果单纯为了诊断胰腺癌而获取组织学标本，则有可能同时在细针穿刺处造成癌细胞扩散，从而丧失治疗的机会。

在一些特殊的情况下，组织学诊断是必需的。对出现转移或局部浸润的、不可切除的病例，必须进行组织学诊断以评估病变状况，为可能进行的化疗、放疗、手术构建旁路和(或)腹腔神经丛阻断等姑息性治疗提供依据。同样，如果考虑采用新辅助疗法，也必须先进行组织学诊断，以避免因错误诊断而给机体带来不必要的毒性反应与副作用。当两种不同的诊断会导致完全不同的治疗方案时，则需要施行组织活检以便在两种可能的诊断中做出鉴别。例如，当X线检查结果或临床表现提示胰腺淋巴瘤或胰腺结核时，推荐进行组织学活检，因为这些罕见的疾病与胰腺腺癌的治疗完全不同。

临床上最难与胰腺癌鉴别的是胰腺良性局灶性炎性病变，例如存在胰管的狭窄但尚未形成明确肿物的病变，或局灶性、肿块型胰腺炎等。同样，尚未形成较大肿块的胰腺微小、局灶癌细胞巢也很难与胰腺占位鉴别。肿瘤标记物如CEA、CA19-9等水平升高可能提示恶性病变，但其敏感性或特异性尚不尽如人意，使它们不能作为确诊癌症的依据。临床上遇到类似情况时，通常不能除外恶性疾病，故应该尽量争取获得组织学诊断结果。主张不先做组织学诊断就进行切除手术的外科医生们或患者，都应做好接受最终诊断是良性疾病的准备，但依据我们的经验，发生这种情况的概率低于5%。

影像学技术的进步

在胰腺癌鉴别诊断、检测转移灶和评估肿瘤可切除性等方面，影像学诊断技术的敏感性和特异性始终在不断进步。目前新的影像学技术包括：螺旋CT和多排CT及组织和血管的三维重建，磁共振血管造影(MRA)、磁共振胆胰管造影(MRCP)，注射锰对比剂，PET成像，PET-CT，超声内镜成像。

胰腺CT是用来评估胰腺占位的常用诊断手段。方法是在上腹部进行薄层(1~1.5mm)扫描，通过静脉注射增强剂，在动脉期和门静脉期分别拍照。螺旋扫描仪是现在的标准装置，对胰腺癌诊断的准确率可达到90%~95%，预测肿瘤可切除性的准确率可达到70%~90%。由于CT对1cm以下的转移灶通常很难发现，因此CT诊断肝转移灶的敏感性只有38%~73%。

多排（多控测器）螺旋CT能更快地获得数据，从而具有区分多相的能力；间距更窄的分层扫描能提供更准确的细节，增加解剖覆盖度，可为动、静脉和胆道的三维重建提供条件。因而多排扫描技术将可以提高CT诊断、分期、可切除性评估的准确性。

磁共振技术在胰腺癌的诊断和分期方面也有新的进展，包括快速屏气脉冲序列通过减小呼吸的影响可以提供更多细节信息；钆对比剂增强MRI能清楚分辨动脉和静脉，MRCP重建能取代内镜逆行胰胆管造影（ERCP）的一部分作用；鉴于胰腺癌组织不摄取锰，注入锰剂能显现胰腺肿瘤的轮廓。MRI在检出微小肝转移灶方面比螺旋CT具有更高的敏感性。与CT相比，MRI应用的较少，费用较高，采集和解读数据需要耗费更多的时间。

氟脱氧葡萄糖（FDG）PET的理论基础是恶性肿瘤细胞选择性摄取和保留放射性标记的FDG。胰腺癌组织代谢葡萄糖有所增加，怀疑癌变的胰腺区域存在葡萄糖的大量摄取。对2cm以下胰腺癌的诊断，PET比CT更为敏感；而对于4cm以上胰腺癌的诊断，CT更有优势。总体而言，PET诊断胰腺癌的敏感性和特异性分别是96%和78%，稍高于CT。此外，PET能发现CT等检查未曾发现的肝、骨、肺和淋巴结上的转移病灶；通过CT和血管造影认为肿瘤可切除的病例中有17%通过PET发现分期要更高一些。PET在胰腺癌和胰腺慢性炎症的鉴别方面更为有效，并且对接受化疗、放疗和/或已行切除手术的患者的随诊方面也有帮助。

由于PET不能提供精确的立体或对比的效果，图像缺乏解剖学细节，所以PET无法分辨病变是否局部浸润到血管或邻近组织。但PET能为CT提供补充信息，PET-CT技术正在获得越来越广泛的应用。

EUS是在过去的十年中发展起来的技术，通过装在可以弯曲的内镜顶端的高频超声探针发挥作用。清晰度取决于探针与目标的距离及能否避开肠内气体，所以EUS适于发现小肿瘤及观察淋巴结和血管浸润的情况。作为一种诊断手段，EUS有时能观察到CT难于发现的微小病灶，但由于观察视野有限，EUS难以发现肝转移灶和腹膜转移灶。在EUS引导下进行FNA可精确地获得组织样本，这方面的内容将在后文中述及。

综上所述，CT检查仍然是诊断、分期以及可切除性评估的首选；EUS、MRI和PET在发现较小肿物、肝转移灶和鉴别胰腺癌与局灶性胰腺炎等方面可发挥一定作用，为CT提供补充信息。

获取组织学诊断的相关技术

病理诊断可通过组织学与细胞学分析得到。组织学分析需要获取一块组织学样本，观察它的组织结构和细胞形态；细胞学分析则是通过观察由细针剥离、抽吸得到的或从腹膜灌洗液中得到的单个细胞。

细胞学可以发现细胞核异形，核膜不规则，细胞核拥挤、重叠及细胞核增大等。遗憾的是，炎症所特有的炎性反应与再生过程使组织细胞形态发生改变，从而与恶性病变很难区分，尤其与高分化的胰腺癌难以鉴别。

在本章中，将讨论可以用于组织诊断的特殊技术，包括它们的适应证，敏感性和特异性，以及它们在对可疑的胰腺癌的治疗方面的作用。对于下面提到的方法，效果取决于病变的部位和特点、临床操作的水平及细胞病理学家或病理学家对样本的观察。

细胞病理学的新进展使之能提高细胞学分析的敏感性。结合了数字影像分析后，能更好地做染色体多倍性分析，这项技术与检测葡萄糖-6-磷酸脱氢酶活性的技术都是很有希望将来发挥重要作用的。现在对K-ras基因突变的研究期望要小一些。评分标准似乎可以增加细胞学分析的敏感性，尤其是对高分化腺癌。

ERCP：抽吸，冲刷及经乳头活检

胰腺细胞能自然剥离进入胰腺分泌物，也能通过注入胰泌素的方法化学刺激剥离，或者通过冲刷的方法机械剥离。经自然剥离和化学刺激剥离的细胞通常会被胰腺和十二指肠中的细胞酶破坏，而使这两种技术的效率降低。单独抽吸法的敏感性是33%~58%。冲刷法细胞学采集能在进行ERCP时，结合透视技术进行，并能较高效率地获得保存较好的细胞，尤其对于处于近端的病变。冲刷法细胞学分析的敏感度在50%~75%之间，而且在胆管癌时应用的效果比在胰腺癌时更好。据报道，并发症（特别是胰腺炎）发生的概率在0~20%之间。这几种剥离技术的特异性是很好的,在96%~100%之间。可以很容易地在ERCP中获得剥离细胞,其阳性结果对于诊断恶性疾病具有非常高的特异性。但是,低敏感性意味着阴性并不能除外恶性疾病。

在行ERCP时还能进行经乳头活检,为组织学检查提供标本。敏感度能提高到61%~88%,尤其在结合冲刷法细胞学检查时。同时,这种更具侵犯性的检查也伴有更高的并发症发生率。

随着CT、MRI、MRA和MRCP等非侵犯性影像学检查变得更加先进,ERCP在胰腺癌的治疗中所起的作用削弱,尤其因为它可能会伴有穿孔、出血、胰腺炎和胆道感染等并发症。ERCP也许会被限制为仅用于胆管狭窄的诊断和治疗。随着ERCP的作用削弱及EUS的作用提高(见下文),冲刷法细胞学检查在胰腺癌组织学诊断方面的作用也降低了。

经皮FNA或粗针活检

组织学诊断的经皮取标本技术包括CT引导下和超声引导下FNA及粗针活检。由于诊断影像学的精确度提高,结合应用这些技术的组织学诊断的精确度也在提高。经皮技术的敏感度比ERCP抽吸法或冲刷法要更高,平均在70%~90%,但是很少比90%更高。特异性很好。敏感性随着针刺路径的增加而提高,并发症的发生率也随之提高。可能出现的并发症包括出血、胆汁渗漏、脓肿和瘘管形成。

对于这种技术的主要的忧虑是经皮经腹膜穿刺时有可能造成在腹腔和腹壁上的种植转移。曾报道过经穿刺道的种植转移,尽管很少发现出现这种情况。一项研究结果显示,在影像学检查认为肿瘤可以切除、术前未进行过经皮取活检的病例中,19%的患者的腹膜盥洗液中发现恶性细胞;术前进行过经皮FNA的病例中,75%的患者的腹膜盥洗液中发现恶性细胞。腹膜盥洗液中恶性细胞阳性的患者被认为出现微转移灶,预后不佳。因此,为了证实胰腺癌的诊断而采用经皮取活检的方式可能丧失治疗的机会。此外,微小的早期病变是很难取到样本的,而这种病变是进行手术切除的最好时机。所以该操作应该限制,只有当不能选择手术切除时,为了确定胰腺癌的诊断才施行经皮FNA。对于有局灶性浸润性疾病、转移癌或有其他疾病而致不能进行手术切除时,有必要做组织学诊断,以指导进一步的治疗,如化疗、放疗或姑息手术。当放射影像学检查发现一个位于胰腺的可切除的原发性局灶性肿瘤,同时还发现另一处怀疑是转移癌的病灶时,经皮FNA可用于除外转移癌。要对可疑的转移癌进行经皮取活检,而不要对原发肿瘤取活检。因此,只要肿瘤可以切除,就不应进行经皮FNA,这是为了避免取错活检及造成癌细胞的播散。

EUS结合FNA

EUS是在过去十年中发展起来的技术,这种诊断性影像学技术可用于分期和为FNA定位。由于探针可以近距离接近目标,还可以避开肠内气体,使EUS适于发现小肿瘤及血管浸润的情况。还可以观察淋巴结并取样本。EUS最适用于观察位于脾-门结合部或顺着门静脉更向上的位置的病灶。肠系膜上静脉距离探针较远,钩突位置的病变也很难看到。

在EUS引导下行FNA,可以精确可靠地取组织样本。因为探针放置在腔内,所以EUS引导下进行的FNA造成癌细胞腹腔种植的风险降低了,这个风险是经皮技术最大的缺点。

EUS引导下行FNA的敏感度是60%~95%,其平均值要高于ERCP冲刷法和经皮FNA。特异性仍旧是相当高的。尽管敏感度较好,但小的可切除的病灶仍旧不能绝对除外。在我们学院进行的一项关于胰腺组织取样的回顾性比较研究显示,在EUS、CT、超声和开腹手术下进行组织取样的精确度几乎相同(约80%)。

EUS非常依赖于操作者的技术,它需要一名经验丰富,技术过硬的内镜操作者,这样获得的结果才可靠。EUS现在还不普及,时间会告诉我们,当这项技术从大型医疗中心普及到其他较小医疗机构,它是否还会具有现在这样的表现。

EUS是一种有希望的新技术,能发现小病灶、评估血管浸润情况、精确地采集组织标本和淋巴结及减小癌细胞腹腔种植的风险。并发症发生率也较低。诊断恶性疾病的敏感度在80%~90%。但是,这项技术非常依赖操作者的水平,而且不够普及。即使在阴性实验中,仍存在担心漏掉一个小的可切除的肿瘤。只有敏感度达到90%以上时,这种担心才会减轻。如果发展出这样一种高敏感度的的技术,只要影像学和其他临床表现提示恶性疾病,就可以行外科手术切除,即使没有肯定的组织学诊断结果也无关大局。

EUS的作用已在第48章进行了详尽的讨论。

腹腔镜和腹膜细胞学

胰腺癌经常通过小到毫米大小的沉着物播散到腹腔中，它们可以种植在肝包膜的表面、腹壁或膈的腹膜面或网膜上。这些转移癌很小，很难被影像学技术发现。分期腹腔镜能帮助发现转移癌，从而避免不必要的开腹探查。对腹膜盥洗液的细胞学分析能发现恶性细胞，即使这时没有发现明显的宏观转移灶。腹膜上发现的恶性细胞被认为是微小转移癌，腹膜上发现恶性细胞的患者与发现宏观转移的患者的自然病程是相似的。细胞学分析发现恶性细胞阳性是进行切除、放疗等进一步的局部治疗措施的禁忌证。影像学检查提示可以行切除手术的胰腺癌患者的腹膜盥洗液中恶性细胞的阳性率达8%~30%。

在行胰腺十二指肠切除术之前，应该先考虑做腹腔镜检查结合腹膜盥洗。腹腔镜擅长发现胰腺癌患者肝脏或腹膜表面的小转移癌灶，这些患者的胰腺腺癌病灶大都大于2cm，而且可能累及了静脉。在这些病例中，腹腔镜结果阳性将提供明确的组织学诊断。那些不可切除的患者，当没有其他证据证明存在转移癌时，腹腔镜可作为除外转移癌的手段，没有转移癌的患者可以选择进行放疗（外部照射或者术中放疗）。腹腔镜对于壶腹癌或者十二指肠癌的作用不大，因为这些癌很少转移到肝或腹膜。

腹腔镜分期和腹膜细胞学的作用将在第50章进一步讨论。

结　论

在过去，由于Whipple手术死亡率高，外科医生通常不愿在没有明确的病理学诊断的情况下做手术。现在，在胰腺手术量较大的大型医疗中心，胰十二指肠切除术死亡率已降至5%以下，这使我们需要对胰腺癌根治术前组织学病理诊断的价值重新进行评估。

近年来多种影像学检查在技术上有了突飞猛进的提高；CT、MRI、PET等提高了我们识别胰腺恶性病变的能力。相关病理组织学诊断技术包括ERCP引导下的针吸细胞学、冲刷法和(或)经乳头活检，CT引导下经皮穿刺或超声引导下FNA，EUS引导下FNA等等。然而虽然上述技术已有了长足的进步，但仍不具备除外恶性病变所需要的敏感度。早期的小病灶是手术切除的最好时机，但同时也是最难精确取得样本的。经皮取样有造成癌细胞腹腔种植的风险，这种风险可能使局限性的可切除的肿瘤变成转移癌。

如果考虑做新辅助疗法，就必须进行组织学诊断。如果要进行化疗、放疗或手术构建旁路，组织学诊断也必须进行。

基于目前诊断技术的局限性，那些高度怀疑是恶性的、可切除的病灶就应该被切除，即使术前获得的组织学样本未证实是恶性的。具备了符合的临床表现和相关的诊断性影像学检查结果后，没有必要再要求术前组织学证实，即使活检结果是阴性的，有经验的胰腺外科医生也会实施肿瘤切除手术。事实上，想通过组织学样本证实胰腺癌诊断的行动可能使潜在的治疗机会丧失。

（万世奇　潘博　译　　宁力　赵玉沛　校）

推荐读物

Abraham SC, Wilentz RE, Yeo CJ *et al*. Pancreaticoduodenectomy (Whipple resections) in patients without malignancy. Are they all "chronic pancreatitis"? *Am J Surg Pathol* 2003; 27:110–120.

Kalra MK, Maher MM, Sahani DV, Digmurthy S, Saini S. Current status of imaging pancreatic diseases. *J Comput Assist Tomogr* 2002; 26:661–675.

Kalra MK, Maher MM, Boland GW, Saini S, Fischman AJ. Correlation of positron emission tomography and CT in evaluating pancreatic tumors:technical and clinical implications. *Am J Roentgenol* 2003; 181:387–393.

Makary MA, Warshaw AL, Centeno BA, Willett CG, Rattner DW, Fernandez-del Castillo C. Implications of peritoneal cytology for pancreatic cancer management. *Arch Surg* 1998; 133:361–365.

Mallery JS, Centeno BA, Hahn PF, Chang Y, Warshaw AL, Brugge WR. Pancreatic tissue sampling guided by EUS, CT/US, and surgery:a comparison of sensitivity and specificity. *Gastrointest Endosc* 2002; 56:218–224.

Warshaw AL. Implications of peritoneal cytology for staging of early pancreatic cancer. *Am J Surg* 1991; 161:26–30. Warshaw AL,

Fernandez-del Castillo C. Pancreatic carcinoma. *N Engl J Med* 1992; 326:455–465.

50 腹腔镜与腹膜细胞学检查在胰腺癌术前分期中的应用

Ramon E.Jimenez, Carlos Fernández-del Castillo

概　　述

腹腔镜检查对于胰腺、肝脏、食道及胃等器官恶性疾病的诊断分期与治疗有着重要的意义。这些肿瘤的共同特点是除血行及淋巴转移之外，瘤细胞还可以在腹腔内形成种植转移。肿瘤进展至该阶段时患者往往失去了外科干预的机会，原发病灶的切除并不能改善其预后。腹腔镜检查可以对胰腺癌患者做出准确的分期，明确其手术的可行性，从而使部分患者避免了不必要的剖腹探查。

CT扫描是目前胰腺癌的基本诊断手段之一。拥有计算机成像系统的医疗机构大多可获得胰腺实质的薄层扫描增强CT影像。影像学资料可以明确显示病灶的位置、结构及与周围组织的关系，同时对于发现肿瘤在肝脏等腹腔脏器的转移灶也非常敏感。胰腺的薄扫增强CT已在胰腺癌患者的随访中逐步取代了血管造影检查。尽管影像学检查有许多优点，但对于直径小于1cm的病灶，尤其是腹膜上的种植转移灶仍欠敏感。

腹腔镜检查可弥补CT在微小病灶诊断方面的不足。该方法一方面可以检测出影像学忽略的病灶，另一方面可以明确影像学所见异常病变的性质。通过腹腔镜还可以行腹膜细胞学活检发现微小转移灶。CT及腹腔镜检查均为阴性的患者则可以避免不必要的剖腹探查。对于无法切除原发病灶的患者，腹腔镜可协助明确病变的病理学及基因分型，从而尽快制定相应的放疗或化疗方案。因此，为了对胰腺恶性病变进行完善正确的分期，其诊断措施中应包括腹腔镜及相应腹膜细胞学检查。

本章中，我们将对腹腔镜在胰腺癌术前分期中的应用及操作方法加以总结。

适应证

腹部CT可帮助筛选需行腹腔镜检查的胰腺癌患者。已明确存在肝脏、腹膜、肺等脏器转移的患者不需做该项检查。如仅仅为了获得细胞学证据，放射线引导下经皮细针穿刺及经内镜穿刺均可获得较高诊断率。

腹腔镜检查的适应证为CT未能明确肿瘤有无转移的患者。尤其是对于胰体尾部的肿瘤，由于缺乏早期症状，患者就诊时往往肿瘤已进展到一定程度且存在潜在的转移灶，此时腹腔镜检查具有重要意义。胰头占位的患者可有选择地进行腹腔镜检查。麻省总医院资料表明，胰头占位小于2cm者腹腔镜发现转移灶的机会较少，故无须将腹腔镜列为常规检查。

腹腔镜的另一适应证是局部进展期病变。此类病变在CT影像上往往表现为肠系膜动脉、腹主动脉和(或)门静脉均有受侵。放射治疗的适应证为不伴有腹腔脏器转移的局部进展期病变，此时腔镜检查的意义在于明确患者是否应当选择放疗。该类患者肿瘤往往对新辅助治疗手段较为敏感，通过治疗甚至可以使肿瘤分期降至可以手术切除的范围。

操作方法

腹腔镜检查通常在全麻下进行。气腹形成后，于脐旁切口置入直径为10mm的套针，再插入30°角腔镜。首先观察盆腔及下腹部。下腹部为胰腺癌腹膜种植转移的多发区，腔镜较开腹更利于发现病变。术中同时抽吸腹水行细胞学检查，然后翻转腔镜观察上腹部，由网膜及膈下腔隙开始。肝脏探查需腔镜下应用血管钳或吸引器头接触其表面明确有无病变，仔细检察镰状韧带与肝脏各裂隙中有无转移结节。为了更好地观察肝脏脏面，应在右上腹放置一个直径为5mm的套针，从该位置放入的吸引器、血管钳等牵引装置可更有效地协助观察胆囊窝及肝门等位置。

术中如进行腹腔冲洗，应在行进一步组织活检或穿刺前收集冲洗液，这样可以避免标本污染。可通过右上腹的戳卡孔放入活检钳进行腹膜活检。盆腔病灶活检则往往需要在下腹正中位置放置第三个直径5mm的套针。对于肝脏的病变，经皮肝穿或经右上腹套针均可直接到达病灶。穿刺还可以获得异常肿大淋巴结的组织学标本。

通过腹腔镜还能够对胰腺病灶进行更全面的评估。在镜下分离肝胃间隙，可进一步获得肝脏尾状叶、肝门部及腹腔动脉旁的病变组织活检。通过胃结肠间隙还可以详尽观察胰体尾部的情况。近年来，超声腔镜的发展使腹腔镜检查日臻完善。通过该项技术可以观察到肝脏的深部病灶，同时评价胃、结肠及腹膜后病灶的大小与浸润程度。超声腔镜更为重要的意义在于可以明确胰周血管及淋巴结的病变，能够清晰观察到腹腔动脉、肠系膜血管及门脉有无受侵。

当明确胰腺原发病灶无法切除时，可通过超声腔镜进行姑息性治疗。文献中已有通过腹腔镜进行胆肠吻合及胃空肠吻合术的报道。

探查转移病灶

表50.1中列出了近年来应用腹腔镜检查对胰腺癌进行术前分期的相关病例报道。自上世纪90年代起医学界开始广泛应用高分辨薄层扫描CT作为术前常规检查，故资料中仅对1990年之后的患者进行了分析。表50.1中列出的所有患者均接受了术前CT检查，未发现明确转移灶，但其中经腹腔镜检查发现肝脏及腹膜转移者占25%。换言之，CT检查的假阴性率约为1/4。我们的资料表明，胰体尾部肿瘤较胰头病变更容易发生肝脏及腹膜转移(39%和17%)。临床上，因早期缺乏黄疸等特异性症状，胰体、尾部肿瘤患者就诊时通常病变已有一定的进展，这与我们资料的结果相符合。

其他诊断方法也可与腹腔镜检查联合应用，增加其敏感性以进一步提高胰腺肿瘤分期的准确性。麻省总医院在腹腔镜检查时常规收集腹腔冲洗液行细胞学检查(详见后文)。John等的资料表明腹腔镜超声技术可使微小病变检出率由35%升至58%。MSK癌症中心的Minnard等研究人员也有类似报道。同时该中心报道了腹腔镜下切开网膜囊，进镜至腹腔动脉及肠系膜上血管周围观察病变的技术。与单纯腹腔镜技术相比，该技术使病变检出率由26%增加至38%。腔镜超声及腔镜下网膜囊切开术能够发

表50.1 胰腺癌腹腔转移经腔镜检出率

研究者	病例数	转移例数	附加诊断措施	不可切除例数*
Bemelman 等(1995)	72	10(14)	超声	16(22)
John 等(1995)	40**	14(35)	超声	23(58)
Fernandez-del 等(1995)	114	27(24)	腹膜细胞活检	33(29)
Conlon 等(1996)	108**	28(26)	病灶切除	41(38)
Minnard 等(1998)	90	19(21)	病灶切除＋超声	49(54)
Jimenez 等(2000)	125	30(24)	腹膜细胞活检	42(34)
Vollmer 等(2002)	84	18(21)	超声	26(31)

* 由腹腔镜检查分期后认为原发肿瘤无法切除。

** 其中包括小部分非胰腺恶性肿瘤的壶腹周围癌患者。

括号中数字代表百分率。

现腹腔动脉、门脉及肠系膜上血管周围的病变,但在临床上通常依靠CT影像学而不是有创腹腔镜检查获得以上部位的资料。

评价腹腔镜检查在胰腺癌分期中的应用价值,还需对其特异性及敏感性进行评估。转移癌的确诊主要依赖于组织病理,而不是单纯的影像学资料,故腹腔镜的特异性毋庸置疑。腔镜的敏感性则可以通过镜检后短期内即行剖腹探查的患者资料进行统计总结。表50.2的数字表明其敏感性为88%~98%。令人惊讶的是,统计显示腔镜辅助技术,如超声、网膜囊切开等并不能增加其敏感性。

表 50.2 腔镜辅助分期后肿瘤切除率

研究者	敏感性(%)	可切除率*
Bemelman 等(1995)	76	27/35(77)
John 等(1995)	88	11/12(92)
Fernandez-del Castillo 等(1995)	94	30/40(75)
Conlon 等(1996)	88	61/67(91)
Minnard 等(1998)	100	39/40(98)
Jimenez 等(2000)	98	23/30(77)
Vollmer 等(2002)	88	47/60(78)

* 仅包括进行剖腹探查的患者。
括号中数字代表百分率。

腹膜细胞学检查

腹腔镜检查可同时收集腹腔冲洗液进行细胞学检查。操作原则为在取组织活检或穿刺前收集冲洗液以避免标本污染。冲洗的正确方法为将400mL 0.9%生理盐水均匀滴洒至肝下间隙,或通过改变手术床方位来达到均匀灌洗的目的。然后在直视下吸出冲洗液,留做细胞学检查。标本常规行细胞形态分析,当混淆有炎症细胞或反应性间皮细胞时,可行免疫组织化学检查确定有无恶变细胞存在。如果能够常规应用免疫组化作为检测手段,肿瘤细胞检出率会较单独应用形态学检查明显增高。

表50.3归纳了腹腔细胞学检查应用于胰腺癌术前分期的相关文献资料。除Martin及Li等研究人员的数据外,其余资料都仅涵盖腔镜术前认为肿瘤可切除的患者。数据表明胰腺癌患者中有7%~30%可通过腹腔灌洗发现恶性细胞。麻省总医院共统计了251例患者,其中细胞学阳性率为21%。在细胞学检查阳性患者中50%~60%可经腹腔镜观察到明确转移灶。我们的统计资料表明有明确转移灶的患者中45%细胞学检查为阳性,未见转移灶者则有14%细胞学为阳性。

许多研究表明,无明确转移灶的胰腺癌患者中腹膜细胞学检查有一定的阳性率。大多数研究者均对腹膜细胞学检查做出了肯定,认为细胞学阳性为胰腺癌早期转移及预后不良的指标。事实上,腔镜发现明确转移灶患者与细胞学阳性但肉眼未见转移灶的患者生存率并无显著性差异。我们按照胃癌、卵巢癌及子宫内膜癌的分类方法,将腹膜细胞学阳性患者归入TNM分期中的M1期。此类患者手术与放疗的效果均不佳。腹腔镜结合腹膜细胞学检查使我们对于转移病灶的检出率由24%增加至31%

表 50.3 胰腺癌患者腹膜细胞学检查阳性率

研究者	病例数	细胞学阳性例数	转移灶检出例数*
Martin & Goellner(1986)	23	5(22)	3(60)
Warshaw 等(1991)	40	12(30)	2(17)
Lei 等(1994)	36	3(8)	3(100)
Leach 等(1995)	60	4(7)	0(0)
Fernandez-del Castillo 等(1995)	94	16(17)	10(63)
Merchant 等(1999)	228	34(15)	26(76)
Jimenez 等(2000)	117	24(21)	12(50)

* 转移灶由腹腔镜检出。
括号中数字代表百分率。

(详见表50.1)。

腔镜分期方法

目前美国关于腹腔镜检查应用于胰腺癌分期的绝大部分文献来自麻省总医院与MSK癌症中心。双方对于胰腺癌的分期分级标准及腔镜具体操作有所不同。

麻省总医院将腹腔镜结合腹膜细胞学检查作为胰腺癌术前评估的常规手段。腔镜操作尽量简单化,仅包括观察体腔及实质脏器,收集腹膜细胞学标本,及在可疑部位进行针刺活检。手术时间通常在30分钟内。为避免出血等风险,腔镜下一般不进行过多的操作,如切开分离网膜囊等。腔镜下肝脏超声并不能提供比胰腺高分辨CT更多的信息,故很少常规应用。根据细胞学检查结果在开腹手术前制定最终手术方案。该项措施简单易行,能够由社区医院普外科医生实施,从而正确决定哪些患者需转入上一级医疗单位治疗,使患者从中受益。

MSK癌症中心则推行较为复杂的腹腔镜下网膜囊切开术,术中探查小网膜囊并主张对大血管旁可疑病灶及淋巴结行组织活检,同时对大多数患者进行肝脏、门脉、肠系膜上血管及腹腔动脉的腔镜下超声检查。腹腔灌洗液常规行细胞学检查,但不作为手术方案的指导,而是用来判断该患者是否应当进行辅助化学治疗。腔镜检查结果为阴性的患者(冰冻切片为阴性或腹腔动脉及肠系膜上血管旁未发现明确病灶)直接继续行开腹胰腺手术。MSK癌症中心的专家通过其腹腔镜检查使患者在术前分期的同时进行胰腺专科治疗。

尽管在MSK癌症中心与麻省总医院腹腔镜的操作步骤及方法有所不同,文献资料显示两者胰腺癌患者的手术切除率及生存率并无显著性差异。但我们认为麻省总医院的腔镜检查方法医生更易于操作,患者承担的风险较小,且对医院而言更加经济。

治疗措施的选择

术前腹腔镜检查的主要目的之一是筛选出适合手术的患者。很多文献报道腹腔镜检查可以完善对于胰腺癌患者的术前分期分级,检查结果为阴性的患者胰腺癌手术切除率较高。表50.2列出了相关文献中报道的原发肿瘤切除率。经腹腔镜检查阴性的患者中约有3/4可以手术切除肿瘤。Conlon及John等研究者进行了相对复杂的腔镜操作,其报道的原发肿瘤切除率略高。总的来说,表50.2中统计的胰腺癌手术切除率要显著高于其他文献中未行腔镜检查者。

腹腔镜检查对于合理运用医疗资源,决定胰腺癌患者是否手术有着重要的意义。在麻省总医院,腹腔镜检查转移灶阳性患者中90%避免了开腹手术。MSK癌症中心的Espat等研究者也总结了类似经验。绝大多数肿瘤导致胆道梗阻的患者都通过内镜或经皮穿刺等保守治疗方法获得了良好的疗效。内镜下治疗使许多患者在门诊经过创伤较小的措施就可以缓解梗阻的症状,减轻了患者不必要的创伤。

目前放疗与化疗相结合的新辅助治疗不断发展,使胰腺癌患者的筛选显得尤为重要。这些新治疗方法的病死率、费用及所花费的时间不容忽视,因此应当和选择手术一样慎重选择辅助疗法。多数新辅助治疗方法在开始前都应当常规行腹腔镜检查,当一个疗程结束后,复查CT显示放化疗效果较好的患者可再次行腹腔镜检查明确原发肿瘤是否可以经手术切除。

未来展望

腹腔镜检查是胰腺癌术前综合分期的检查手段之一。尽管研究者们对于手术适应证的选择做出了大量的工作,胰腺癌术后5年生存率仍仅为15%~20%。胰腺癌的分期分级标准仍有待完善。但对目前腹腔镜检查方法的复杂化并不能有效增加胰腺癌患者的生存率。

临床上仍需要应用新的检查手段来指导患者治疗方案的选择。正电子发射断层成像(positron emission tomography,PET)已成为检查胰腺囊性肿块的有效手段。它能够鉴别出囊性包块的癌性或癌前改变,许多胰腺囊性病变的患者可以通过定期复查PET安全监测病情变化,从而避免了外科手术。

总之,肿瘤的正确分期分级仍有待于我们对疾病本质的认识,即明确其基因改变。基因序列分析已成为多种肿瘤的研究方法之一,肿瘤的基因类型决定了它对化疗及放疗的敏感性。相信在不久的将来,该项技术将可以帮助临床医生根据不同肿瘤的"基因指纹"为每个患者制定个性化的治疗方案。

（龙笑　译　　宁力　赵玉沛　校）

推荐读物

Bemelman WA, de Wit LT, van Delden OM *et al.* Diagnostic laparoscopy combined with laparoscopic ultrasonography in staging of cancer of the pancreatic head region. *Br J Surg* 1995; 82:820–824.

Conlon KC, Dougherty E, Klimstra DS *et al.* The value of minimal access surgery in the staging of patients with potentially respectable peripancreatic malignancy. *Ann Surg* 1996; 223: 134–140.

Espat NJ, Brennan MF, Conlon KC. Patients with laparoscopically staged unresectable pancreatic adenocarcinoma do not require subsequent surgical biliary or gastric bypass. *J Am Coll Surg* 1999; 188:649–655.

Fernandez-del Castillo C, Rattner DW, Warshaw AL. Further experience with laparoscopy and peritoneal cytology in the staging of pancreatic cancer. *Br J Surg* 1995; 82:1127–1129.

Jimenez RE, Warshaw AL, Rattner DW *et al.* Impact of laparoscopic staging in the treatment of pancreatic cancer. *Arch Surg* 2000; 135:409–414.

John TG, Greig JD, Carter DC, Garden OJ. Carcinoma of the pancreatic head and periampullary region. Tumor staging with laparoscopy and laparoscopic ultrasonography. *Ann Surg* 1995; 221:156–164.

Leach SD, Rose JA, Lowy AM *et al.* Significance of peritoneal cytology in patients with potentially resectable adenocarcinoma of the pancreatic head. *Surgery* 1995; 118:472–478.

Lei S, Kini J, Kim K, Howard JM. Pancreatic cancer. Cytologic study of peritoneal washings. *Arch Surg* 1994; 129:639–642.

Martin JKJ, Goellner JR. Abdominal fluid cytology in patients with gastrointestinal malignant lesions. *Mayo Clin Proc* 1986; 61:467–471.

Merchant NB, Colon KC, Saigo P *et al.* Positive peritoneal cytology predicts unresectability of pancreatic adenocarcinoma. *J AM Coll Surg* 1999; 188:421–426.

Minnard EA, Conlon KC, Hoos A *et al.* Laparoscopic ultrasound enhances standard laparoscopy in the staging of pancreatic cancer. *Ann Surg* 1998; 228:182–187.

Vollmer CM, Drebin JA, Middleton WD *et al.* Utility of staging laparoscopy in subsets of peripancreatic and biliary malignancies. *Ann Surg* 2002; 235:1–7.

Warshaw AL. Implications of peritoneal cytology for staging of early pancreatic cancer. *Am J Surg* 1991; 161:26–29.

51 胰腺癌的疼痛治疗原则

Ake Andrén-Sandberg

世界卫生组织（WHO）已经明确指出将缓解疼痛和姑息治疗放在其全球癌症控制计划中的优先考虑位置。尽管我们可以对90%以上的患者给予适当的疼痛控制，但是因为知识和技术的缺乏、较少站在患者的角度考虑问题、服务态度较差等多种多样的原因，实际情况却是大不相同。在胰腺癌的治疗方面，几乎没人有兴趣去关心患者的这些问题，那些未加以控制的疼痛所导致的各种不良后果常常被人们忽视。应该强调的是，疼痛总是包含重要的情感成分在里面，疼痛不仅危害患者本人，同时还会危害到患者的家人以及所有关心他的人，所以医生应尽其一切努力来减轻患者的疼痛。尽管关于疼痛控制的指南早已出版并广泛传播，但很多胰腺癌患者仍在接受着不适宜的镇痛治疗。

当进行有关疼痛治疗的讨论时，必须首先指出切除肿瘤是最好的治疗方式；如果技术条件允许，手术切除总是最优先进行的选择。所以下面进行的讨论都是关于在无法进行手术切除的情况下的疼痛治疗。

痛是综合症状的一部分

尽管黄疸、胃出口梗阻和体重下降都是文献中重点描述的胰腺癌症状，但胰腺癌最常见的症状还是疼痛。还有其他一些症状也常常被关注，如伴或不伴有贫血的胃肠道出血、厌食症、恶病质、吞咽困难、恶心、呕吐、脱水和口腔干燥、疲乏、抑郁、焦虑、失眠、腹水、坠积性水肿、静脉血栓栓塞、反复感染、腹泻、便秘、瘘管等手术后遗症、内分泌和外分泌功能不全（糖尿病和脂肪泻）等。同时，胰腺癌患者还可能需要面对某些社会问题，比如经济问题，感到需要依赖家属或其他人，因为极度消瘦而不愿出现在公共场合，不愿公开讨论他们的健康状况，不能像以前那样进行工作和社会生活，性功能减退，总是着急去卫生间等等。患者的家属也对怎样才是最好的治疗和护理有不同的看法。但是，患者最需要的是希望，如果患者认为没有什么意义值得活下去，他会放弃与疾病的抗争。

尽管疼痛是主要的症状，但是总还是有“更坏的”，那就是，即使成功地治疗了疼痛，还会有其他的“新的”症状引起关注。所以，重要的是对于疼痛治疗要有整体观念，专门治疗疼痛的医生也要有这样的观念。

胰腺癌患者中疼痛的发生率

约半数以上的胰腺癌患者以疼痛为首发症状，而所有的患者在死于癌症前的某些阶段都会出现明显的疼痛（表51.1）。

在进展期胰腺癌患者中至少85%有疼痛症状（表51.1），疼痛也与其低存活率密切相关，特别是那

表 51.1　连续 66 例进行胰腺切除手术的胰腺癌患者（1995～1998 年，瑞典）

疼痛为首发症状	37%
诊断时疼痛情况	58%
不需要药物	37%
需要非阿片类物质	16%
需要阿片类物质	5%
疼痛时需要反复给与镇痛药	88%
在死亡前 1 个月需要镇痛药	98%

表 51.2　160 例进行姑息手术的胰腺癌患者在诊断时的疼痛登记（1995～1998 年,斯堪的纳维亚）

视觉量度	百分比	应用吗啡的病人（占总体百分比）	生存中位数（天）	依赖吗啡病例的生存中位数（天）
0	27	6	280	222
1	14	3	263	171
2	14	2	223	178
3	2	–	238	–
4	8	2	167	113
5	15	7	138	111
6	10	5	101	62
7	5	–	97	–
8	5	–	63	–
9	–	–	–	–
10	–	–	–	–

些应用阿片类物质的患者(表51.2)。有些患者的疼痛非常严重，以至于他们在所有清醒的时间里都需要进行疼痛治疗,这导致他们的生活质量很差。一般来说，胰腺癌患者的疼痛远比其他癌症患者的疼痛更为严重。

胰腺癌发生疼痛的原因

引起胰腺癌疼痛的原因分为躯体性、内脏性和神经性。躯体性疼痛的发生是表皮和深部组织中伤害感受器激活的结果。躯体性疼痛症状持续,定位明确,经常被描述为疼痛、跳痛或咬噬感。骨转移和黏膜损伤都会产生躯体性疼痛。内脏性疼痛源于交感神经支配的器官的损伤。内脏性疼痛的机制包括内脏肌肉的坏死、缺血,镇痛剂对黏膜或浆膜的激惹,空腔脏器的平滑肌壁不正常地舒张或收缩等，其疼痛的特点是深部钝痛或阵发性疝气样疼痛。神经性疼痛是由于神经损伤引起的，可以发生在手术后或放疗后。另外,某些化疗药(如紫杉醇类,长春新碱,长春碱,顺铂等)也可引起神经性疼痛,其疼痛的特点是烧灼感、麻刺感和感觉麻木。

从解剖学的观点看，胰腺癌的疼痛可能是由于胰腺内和胰腺周围的炎性过程,主胰管闭塞,肿瘤侵犯周围的神经组织等。胰腺实质反复缺血,胰腺内的原因如急性假性囊肿，胰腺外的原因如胆总管或十二指肠狭窄都可能导致疼痛。炎症、梗阻、神经炎和瘢痕化与疼痛发生机制的关系仍不明确，不同的患者也可能有不同的机制。胰管梗阻曾长期被认为是慢性胰腺炎和胰腺癌疼痛的主要原因。

但是,形态学改变、导管压力和疼痛之间的关系是非常多变的,其他因素也交织在一起。当胰腺假性囊肿与狭窄的导管相通时,囊内压力可能升高。另一方面,相同的解剖学异常可能并不出现疼痛。尽管数据显示，胰腺癌时胰管内和实质压力增高与疼痛有关,但是压力增加导致疼痛的病理学机制并不清楚。

新近有关胰腺癌疼痛的观点认为,在疼痛的产生过程中,一个主要的病理生理学事件是胰腺神经的直接改变。据报道,初级感觉神经元发生表型改变,可能在持续性疼痛的产生过程中起作用。在早期阶段,组织坏死伴自身消化,胰腺及其周围炎症反应可以改变肽能神经局部释放和摄取神经介质的功能,这可能是引起疼痛的重要原因。当负责外分泌的胰腺实质萎缩、变性、纤维化时,胰腺神经优先保留。而且,胰腺癌与正常胰腺相比,胰腺神经的数量和直径都明显增加,对神经可塑性标记物的分析表明神经活性增强。这导致在长期受激惹的胰腺中,P物质、血管活性肠肽(VIP)等神经多肽的表达出现差异。另外,电子显微镜下发现,这些神经的神经束膜部分破坏,表示神经纤维和神经周围的生物活性物质间失去屏障。Bockman等人提出一个叫做“胰腺相关性神经炎”的概念,是指在发生炎性反应的胰腺组织中感觉神经的数目相对增多伴圆细胞浸润及神经束膜的大量崩解。神经周围屏障的丧失可能导致炎性介质或活性胰酶的流入,这些物质可以直接作用到神经细胞上。据推测,胰腺压力增加和神经炎这两种机制可能同时起作用。组织内的高压力可促进疼痛介质流入神经,从而导致持续的疼痛。

还有证据显示,胰腺缺血可能出现在慢性胰腺炎的试验模型和可能的胰腺癌中,导致胰腺血流减少,缺血组织局部实质内pH降低。缺血时,黄嘌呤氧化酶激活,产生毒性氧代谢产物,这可能导致慢性胰腺炎疼痛。但是,在随机、双期、交换试验中,黄嘌呤氧化酶抑制剂别嘌呤醇并不能减轻疼痛。

胰腺癌疼痛特点

胰腺癌特征性的疼痛是中上腹深部疼痛,放射至背部,尤其在胰体尾癌时。疼痛通常夜间加重,而且可能是痉挛性痛。这个症状并不常在内脏实体癌时出现。典型的疼痛在身体后仰时加重,前倾时减轻。疼痛随时间进展,而且不会完全缓解,通常治疗后也不能完全缓解。对比慢性胰腺炎的疼痛,两者疼痛分布位置相同,但慢性胰腺炎的疼痛性质每天都相似,波动性不大,而且受饮食的影响也小一些。

当把疼痛的原因分别解释给胰腺癌和慢性胰腺炎的患者听后,还有一个明显的区别。胰腺癌的患者很不情愿吃镇痛药。而慢性胰腺炎的患者不但不用说服他们吃镇痛药,而且他们还喜欢从一开始就服用药效过强的镇痛药。这种情况在胰腺癌的患者中很罕见。

有时,胰腺癌的患者开始的时候描述疼痛是一种后背的疲劳感,使他们难以工作和放松。随后,疲劳感和疼痛难以分辨,他们很难坐和站。在这一阶段,患者显得很不安,不断地变换姿势以寻找一种可以减轻疲劳感和疼痛的体位。再后来,患者喜欢躺在床上,尽可能不动。这样做进一步降低了他们肌肉的力量,使运动更加困难。

胰腺癌疼痛控制流程

关于胰腺癌的疼痛控制,有几种流程,它们中的大多数都有独特的优点。但是,不幸的是,它们中的大多数都只集中在药理学治疗上。WHO“镇痛阶梯”中最重要的部分同时也是它成功的原因可能是,对中到重度疼痛应用口服阿片类物质,这种治疗是非常有效的,依赖问题可以忽略不计。但是,这并不意味不应该使用其他镇痛药。例如,对乙酰氨基酚是一种有效的、廉价的镇痛药,副作用非常少,像吗啡一样有中枢镇痛作用,但是没有后者的药物滥用问题。

展示的这种流程,药理学治疗仅是其胰腺癌疼痛治疗的一个部分。它可以和那些更着重于药物及如何正确使用药物的文献结合起来应用(图51.1)。

胰腺癌的诊断正确吗?

当一个患者首次因为胰源性疼痛寻求治疗,医生有必要回顾诊断的依据:这个患者是否真的有胰腺癌?在过去,很多患者的胰腺癌诊断,在以后的随访中显示真正的疾病其实是别的病,如慢性胰腺炎等。这是个严重的误诊,因为胰腺癌的患者疼痛在不断加重,除非患者不痛,否则没有必要限制镇痛药的使用,但是慢性胰腺炎的患者对于其他疗法的反应比胰腺癌患者更好一些。

患其他类型癌症的患者也可以采用其他的治疗。比如,对于内分泌性胰腺癌就有很多种治疗方案,镇痛剂治疗只是其中一种,而且可能还不是首选。胰腺淋巴瘤和肉瘤等罕见肿瘤也有一些很好的治疗方法可用。再强调一次,如果可以,手术切除永远是胰腺癌治疗最好的选择。

疼痛是癌症还是伴发的疾病造成的?

需要强调,胰腺癌患者的症状不全是由癌症造成的。特别常见的是胆石病和胃及十二指肠的消化性溃疡。胰腺癌外的其他原因造成的肠梗阻和不全肠梗阻也偶有发现。在这些病例中,如果严格按照WHO“镇痛阶梯”治疗疼痛,患者的身体受损害的危险性很高,而且可能疼痛也没治好。如果可以,治疗引起疼痛的疾病比治疗疼痛这一症状效果要好

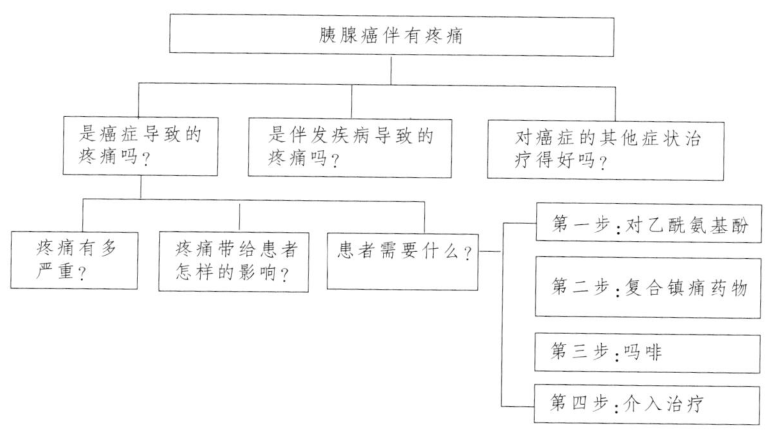

图 51.1 胰腺癌的疼痛治疗流程。

得多。

癌症其他症状治疗情况如何?

胰腺癌还有很多其他的症状影响疼痛的体验。例如,疲倦的患者感到更疼;抑郁的患者不能很好地参与治疗;体重下降严重的患者感到更疼;腹水、便秘和肺炎等症状本身也会出现疼痛。而且,一些药物也会导致不适感或疼痛,例如,阿品类物质诱导的便秘和非甾体类抗炎药(NSAID)诱导的消化性溃疡。

所以,理解这一点很重要,即必须将疼痛作为复合症状的一部分来治疗,而不是仅仅治疗疼痛本身。患者经常这样说:"医生,只要我能睡得好一点/少一点恶心感/腹部不再这么胀,我就能更好地忍住疼痛。"所以,在疼痛控制中,营养支持和对失眠症等的治疗也是很重要的。

疼痛有多严重?

不幸的是,经常出现这样的情况,患者的表达和那些照顾他们的人的表达可能有差别,而且这会导致误解。有些患者会夸大疼痛,有些患者则会隐瞒真实的疼痛感受,让照顾他的人相信他并不是很疼。为了解决这一问题,要避免使用"严重"和"可怕"之类的字眼,而是使用标准标度。

今天,对疼痛程度的测量依靠10cm类比标度(VAS),0~10数字比例标度(NAS)也经常使用。但是从科学的观点看,VAS和NAS之间有一些虽小但是固有的差异。所有常用的标度都被认为是可信的,而且能给出可靠性相似的结果。但是一个特殊的问题是,胰腺癌的患者和他们的照顾者(包括医生),在讨论一个随时间而变化的疼痛时,觉得很难理解VAS和NAS。需要了解的是,NAS或VAS分数上任何变动都是没有实质意义的。另一方面,从VAS及与其类似的标度衍生的疼痛评分和那些从绝对疼痛缓解标度和图示比例分度衍生的疼痛评分有很好的一致性。在做分度评分时,老年患者比年轻患者要困难些。而且,患者对测量疼痛程度缺乏兴趣也会影响他们的疼痛评分的结果。医生对于患者疼痛程度的判断与患者报告的疼痛程度存在偏差是疼痛控制不当的预示。

疼痛带给患者怎样的影响及患者想要什么?

国际疼痛研究协会将疼痛定义为"与实际存在的或潜在的组织损伤或以特定术语描述的这类损伤有关的不愉快的感觉和情绪体验",定义中重要的部分是"情绪体验",这意味着即使疼痛程度被标准化,有着相同疼痛程度的患者也不都需要相同的治疗。

有些患者对于疼痛可能加重非常担心,他们需要镇痛药预防"万一它加重";另一些患者直到"确实需要"之前,他们不想要任何镇痛药。这个问题的解决办法是观察患者的行为:如果患者因为疼痛而不能做什么他想做的,医生就应该给予他疼痛控制治疗;如果患者尽管疼痛,但仍能继续过正常的生活,明智的医生应该等到患者开口要求帮助时才给予他疼痛控制治疗。

如果患者有想工作或想做一些对他们很重要的事的意愿,他们对于疼痛可能有更强的忍受能力。另诊断正确吗?
肿瘤能切除吗?
治疗并发疾病:胆石症,消化性溃疡,肠梗阻等
肿瘤伴发症状:恶心,呕吐,顽固性便秘,体重下降,抑郁等
营养支持:包括维生素,微量元素,能量和水
胰酶
了解患者的言语、反应和期望。患者害怕吗?
调查社会支持网和支持者网
使患者了解我们,知道如何治疗癌症的疼痛
签订疼痛治疗的知情同意书(保证患者及其家属在内的所有参与者都同意)
对乙酰氨基酚每天4次,每次1克(不要仅在疼痛时使用)

图51.2 镇痛阶梯:第一步。

一方面,如果患者不想做什么重要的事,他可能会承受更多的疼痛。

镇痛阶梯

第一步(图51.2)

疼痛控制第一步的内容中最重要的部分是营养支持。典型的体重下降与不能耐受疼痛及抑郁和疲劳感加重有关,而体重下降又可使疼痛更难以忍受。营养支持一定要个体化。有些患者只要给他们提供他们喜欢的食物就可以了;有些患者需要流食;有些患者需要在更好的社会环境中进餐;有些患者需要特别的液体配方饮食。增加胰酶经常能使患者对摄入的食物能更好地吸收,这一点至少应该试一试。

患者必须清楚,胰酶应该和饭一起吃,而且要在10~14天后再评价效果。如果效果欠佳,应该停用胰酶,然后再评估一次效果。

了解患者的反应和他们的期望也同样重要。患者是否害怕提及他与他的亲属之间的关系怎么样?发现病情后,他与他的亲属之间的关系是否发生了变化?这类的问题对护理患者很有帮助。社会支持经常比任何药物都更有价值。如果病程长,调查患者的支持网络也很重要:这样超乎寻常的压力他们能够忍受多久?他们能得到精神上和身体上的支持吗?

同样重要的是使患者了解到医生清楚如何治疗癌症疼痛。如果他们相信疼痛能通过治疗而缓解,那么他们就能较容易在达到需要接受治疗的界限前忍受疼痛。重要的是所有参与护理患者的人员,包括患者自己和他的亲属,都知道采用了何种治疗措施。这意味着所有涉及治疗的决定都要备有书面证明。

当需要用药时,应选择对乙酰氨基酚每次1克,每天4次。科学依据证明,这种药物应是所有胰腺癌的疼痛治疗的基础,应该规律服药,而不是疼痛时再服。

对乙酰氨基酚+ NSAID(不是阿司匹林和右丙氧芬)
NSAID+ω-脂肪酸
可待因
其他非阿片类药物
根据焦虑的程度:地西泮,选择性5-羟色胺再摄取抑制剂(SSRI)
保证病人睡眠质量

图51.3 镇痛阶梯:第二步。

第二步(图51.3)

如果对乙酰氨基酚不足以消除疼痛,就应该再联合应用NSAID类药物。这样用药会有协同作用,明显优于单一用药。剂量可以和通常治疗关节痛所用的剂量相同。可能抗炎作用与镇痛作用同样重要,当患者有高水平的细胞因子和C反应蛋白时,患者缺乏食欲的症状会不太明显,这也可能产生镇痛作用。ω-脂肪酸也可能有镇痛作用,而且没有副作用。从镇痛的角度看,阿司匹林和右丙氧芬与对乙酰氨基酚的作用相当,但是在临床实践中,前两者有一些重要的副作用(分别有出血倾向和肝毒性),所以不应作为常规使用。如果需要进一步加强镇痛作用,可以选择可待因和其他非阿片类药物,但是总要和对乙酰氨基酚联合使用。可待因也可以看作是阿片类药物,但是也可以在上述的情况下使用。

如果这些措施力度不够,就应该想到其他药物。神经镇静药可能对其他药的药效有增强作用,但一些患者会出现易困倦、疼痛减轻不明显及烦躁不安。如果出现焦虑的表现,地西泮是更好的选择。选择性5-羟色胺再摄取抑制剂(SSRI)对一些患者也有效,但从来不作为常规使用:悲伤的感觉是对疾病的自然和真实的反应,只有当出现医学上诊断成立的抑郁症时,才可以用SSRI。

保证患者睡好很重要。但是,许多患者白天活动太少,所以晚上并不疲倦,尤其当他们白天也睡觉时。所以治疗他们夜间失眠症最好的方法是让他们白天多活动。中午小睡没有关系,但是患者下午必须活动。只有当这些措施都试过但效果欠佳时,才考虑给安眠药。

第三步(图51.4)

没有什么镇痛药比吗啡和它的衍生物更好,吗啡是个“纯”镇痛药。但是,是否应该用氢吗啡酮、芬太尼、羟考酮或其他的药代替吗啡,主要依靠医生的经验来判断。没有任何证据证明这些药中的哪一种明显优于另外一种。所以,有一个较好的原则是,你不需要用几种阿片类药,而需要熟悉通常用的那种药。

吗啡的半衰期是2~4小时,临床上,它的缓解疼痛时间通常持续3~5小时。在肾衰患者体内会堆积代谢产物,所以肾功能减退的患者在多次给吗啡后,必须严密观察。不同个体血浆中阿片类物质的浓度很大,但是没发现阿片类物质及其代谢产物的浓度与疼痛缓解程度之间存在关系,尽管有个别报道称,疼痛控制比较好的癌症患者体内,稳定期吗啡的浓度趋向于增多。

吗啡
- 只要患者需要就给10mg(如果患者不呕吐就给片剂)
- 当达到稳定状态:用长效制剂每天两次
- 经皮给药费用较高,但是对持续疼痛的患者有好处

如果出现过多副作用,就转到第四步,副作用包括:
- 需要吗啡的频率迅速升高
- 不能与疼痛治疗合作
- 静坐不能
- 药效减弱(快速耐受)
- 严重的顽固性便秘
- 困倦至情感淡漠,不能恢复日常生活的积极性

图51.4　镇痛阶梯:第三步。

阿片类药物除了通常选择的口服给药方式,还有其他几种途径:舌下、皮下、静脉内、硬膜外/鞘内、经皮和经直肠,但是不能肌肉内注射,因为这样会导致疼痛,尤其是对于肌肉废用的体弱患者。所有这些给药途径都有各自的优缺点。

如果使用吗啡,应在患者需要的时候给药。比如,最开始可以给10mg(如果患者不呕吐就给片剂,否则经直肠给药)。用药不仅要使患者摆脱疼痛,还要使他相信吗啡总能帮助他祛痛,只要根据需要调整剂量就能做到。当达到吗啡的稳定剂量,患者用一天两次的长效制剂更轻松些。这意味患者每天两次,定时应用相同剂量的吗啡,而不再仅是疼痛时才使用。如果需要时(例如“穿透”痛),通常的吗啡片剂(10mg)可以作为补充剂量。如果总要用这个补充剂量,就需要增加长效制剂的剂量。但是,需要对患者强调的是,长效制剂在5天内并不能达到稳定的药效,有时候甚至在10天内也不能。所以一周内,最好不要更改剂量1次以上,通常是1个月才更改一次剂量。经皮给药更贵一些,但是对于持续疼痛的患者有一些好处。首先,患者不用每3天就要就医一次以上,也不用担心错过用药。从医生的观点看,这可以使患者有完全的依从性。不好的一方面是,一些患者经皮给药时,药效要差一些,可能因为不同个体之间皮肤和血液循环的特点不同。同时,只能在大的步骤中改变剂量,每6~9天改变剂量1次以上是没有作用的。

开始用药后会出现镇静和恶心的表现,虽然这通常不久就消失了,但当剂量增大时,还会再出现。恶心症状可以通过预防性应用中枢止吐药而避免。

为了镇痛,临床上没有规定镇痛剂使用量的上限:为了达到相同的疼痛缓解效果,口服吗啡的剂量可以增大1000倍或更多。当用一种阿片类药物控制疼痛不理想或出现无法忍受的副作用时,可以尝试换一种阿片类药,尤其当控制疼痛需要成比例的增加剂量时。不能过分强调疼痛是多因素的,成功的治疗需要综合评估。当患者忍受疼痛时,医生需要做的就是使其尽快缓解疼痛,这意味着需要使用半衰期短的阿片类药物。一旦稳定后,将长效制剂的用药频率减到每天1~2次。用同一种药的附加剂量(24小时所需阿片类药的总剂量的1/6)控制穿透痛。半衰期太短的药物(如哌替啶)不适合,因为需要频繁地重复给药,不方便而且容易造成毒性代谢产物的堆积。半衰期长的药物(如美沙酮)对于不稳定的疼痛较难确定剂量。很多胰腺癌的患者是老年人,而且还有其他疾病,这两个因素都会影响阿片类药物的药代动力学。肾功能损害是最严重的问题,因为这会影响很多阿片类药物的清除。有一个建议是,当出现中等程度的肾清除障碍时,常规的给药间隔时间应增加50%左右。同时存在的其他疾病所用的药物也会影响阿片类药物的药代动力学。

通常,经过1~3步,至少90%的胰腺癌患者的疼痛都能得到有效治疗。但是,如果阿片类药物有太多的副作用,就应该尝试第四步。这些副作用包括对药物的需求迅速增加,不能与疼痛治疗合作,静坐不能,快速耐受(作用下降)等。对很多患者来说,麻烦最大的副作用是顽固性便秘。这是由于阿片类药物对肠运动的直接抑制作用,以及摄入食物少,终日活动减少等。因为这种副作用太常见了,所以所有的患者都要每天服一次乳果糖,预防顽固性便秘。

一些患者出现困倦乃致感情淡漠，及感到不能恢复日常生活的积极性等症状。如果患者明显表现出感到生命的价值非常有限，这时就应调整治疗方案。没有证据证明，对慢性姑息性治疗的患者使用大剂量的吗啡会导致呼吸抑制，甚至是有呼吸系统损害的患者。

第四步(图51.5)

对一些患者采用皮下或静脉内输液泵的方式给予吗啡和芬太尼，能收到很好的效果。这种方式的一个优点是患者能按照自己的需要，在某种程度范围内增加药物的剂量，这个范围有一个上限以防止突然意识不清的患者给自己过量用药。患者经常都能将治疗纳入自己的日常生活计划，但对一些人来说，依赖于机械装置是他们无法接受的。老年人尤其不喜欢这样，因为他们对学习操作装置有困难。

用吗啡和布比卡因进行硬膜外阻滞能缓解疼痛，但是发生副作用的危险也增加了，例如椎管内感染、肺炎、尿路感染和胃肠道功能紊乱。而且患者需要正规的24小时医疗监护。

胰腺神经包括交感神经、副交感神经、感觉神经和运动神经。感觉神经经过腹腔神经丛和内脏神经进入胸椎，从而将疼痛刺激传送到中枢神经，其间没有经过突触传递。理论上讲，切断这条通路上的任何一处都可以祛除疼痛。腹腔神经丛阻滞是对腹腔神经丛的破坏性阻滞。在很长一段时间内，用50%酒精阻滞是最常用及描述得很清楚的对胰腺癌患者特殊的后背疼痛的疗法，在大量的患者中开展，效果很好。该操作可以在手术中施行，也可以从背部或腹部经皮进行操作。经皮操作方式需要依靠骨性标志，或在X线透视、血管造影、超声、CT、MRI引导下进行。随机试验不能确定从这两种方式中应该选择哪一种，可能是由于这两种方式的操作者的技术水平和技术背景存在很大差异。但是，随机试验证实，在手术中进行腹腔神经丛阻滞的患者的状况明显好于未进行此项治疗的患者。有一个问题是，肿瘤可能使腹腔神经丛移位，当应用传统的依赖骨性标志的方法进行腹腔神经丛阻滞时，成功率在33%~94%之间变动。这项技术的使用受到限制是由于它的有效时间短(通常成功的操作的效果也只维持3个月左右)，需要依赖操作者的技术水平和药理学的选择性。

胸腔镜内脏神经切除术从20世纪90年代中期开始应用。这是一项安全而简单的操作，帮助了很多疼痛严重的患者。但是，因为缺少证明其效果的合适的数据，这种方法还没有在胰腺癌的疼痛控制流程中占据固定的位置。缺少合适数据的原因可能在于试图用这种技术不仅治疗局部痛，还治疗病灶转移到腹壁的疼痛，而那里的疼痛感觉不经由内脏神经传导。

还没有文献证明，从胰腺肿瘤近端扩张的胰管引流，是否能缓解患者的疼痛。也只有零星的报道涉及经皮神经刺激术，胸膜内阻滞和脊髓(前侧柱)切断术。这些操作只能在同时具备丰富的经验和评估各种操作方法的能力的专科中心中进行。

皮下/静脉内输液泵(吗啡/芬太尼)
腹腔神经丛阻滞
- 开腹手术切断或阻滞
- 血管造影术时阻滞
- 在超声，CT，超声内镜或X线透视下行阻滞

胸腔镜内脏神经切除术
硬膜外阻滞(吗啡/布比卡因)
经皮神经刺激术
脊髓(前侧柱)切断术

图51.5 镇痛阶梯：第四步。

治疗方式的评估

确诊胰腺癌的患者即便分期（早期或晚期)、胰腺外的继发症状或者形态学特征相同，表现也不会完全一致。这也会影响到疼痛表现形式，以及试图同时治疗症状和患者整体的努力。新治疗方式的主要目的必须是从多方面提高患者的生活质量。

必须了解患者的总体健康状况，才能比较不同的治疗方式的效果。但是，即使在最近的文献中，也没有对于评定疼痛缓解程度和生活质量改善程度的标准方法的统一意见。因为没有这样一个标准方法，所以建议使用欧洲癌症研究与治疗机构(EORTC)的QLQ-30。这个问卷的核心由30个普遍使用的项目组成，还包括身体功能的量度，功能的作用，认知、情感和社会功能，疼痛，疲劳感，恶心和呕吐。这个问卷可以和它的胰腺专科部分PAN26联合应用，包括胰源性疼痛的分度，消化功能，大便习惯，身体，体征，对治疗的满意度，性功能等。

总结及未来的选择

治疗胰腺癌的疼痛的首要前提是与患者建立良

好的接触,这样患者和医生才能尝试合作。如果患者对疾病惧怕,上述的接触和合作就很难实现。但是,如果患者信任医生的治疗,他或她就能忍受更剧烈的疼痛而不用加大镇痛药的剂量。所以,持续良好的医患关系对这些患者是最重要的。患者和医生(包括外科医生、肿瘤学家、全科医生、胃肠病学家)之间建立的关系能帮助评估每种治疗方式以选择最优的方案。药物治疗对于胰腺癌患者是最重要的,但是它不是唯一的选择,应该把它视为被其他方式支持强化的一种治疗手段。

(万世奇 译 陈革 赵玉沛 校)

推荐读物

Aaronson NK, Ahmedzai S, Bergman B *et al*. The European Organisation for Research and Treatment of Cancer QLQ-C30:a quality-of-life instrument for use in international clinical trials in oncology. *J Natl Cancer Inst* 1993;85:365-376.

Andrén-Sandberg Å. Pain relief in pancreatic disease (editorial). *Br J Surg* 1997;84:1041-1042.

Bockman DE, Büchler M, Malfertheiner P, Beger H. Analysis of nerves in chronic pancreatitis. *Gastroenterology* 1988;94:1459-1469.

Fitzsimmons D, Johnson CD, George S *et al*. Development of a disease specific quality of life (QoL) questionnaire module to supplement the EORTC core cancer QoL questionnaire, the QLQ-C30 in patients with pancreatic cancer. *Eur J Cancer* 1999;35:939-941.

Grahm AL, Andrén-Sandberg Å. Prospective evaluation of pain in exocrine pancreatic cancer. *Digestion* 1997;58:572-579.

Ihse I, Zoucas E, Gyllstedt E, Lillo-Gil R, Andrén-Sandberg Å. Bilateral thoracoscopic splanchnicectomy:effects on pancreatic pain and function. *Ann Surg* 1999;230:785-791.

Ischia S, Ischia A, Polati E, Finco G. Three posterior percutaneous celiac plexus block techniques.A prospective, randomized study in 61 patients with pancreatic cancer pain. *Anesthesiology* 1992;76:534-540.

52 可切除胰腺癌的最佳手术方案

Beat M.Künzli, Helmut Friess, Markus W.Büchler

概　述

胰腺癌恶性程度极高，即使能手术切除，多数预后仍很差，是目前西方国家癌症相关死亡的第4或第5位死因。全球每年死于胰腺癌的患者达150 000人，在欧洲为40 000人，是5大癌症相关死因之一，也是恶性程度最高的人类肿瘤之一。近几十年来，胰腺癌的5年总体生存率都低于1%，目前仍没有明显进展。虽然胰腺癌诊断越早治愈的机会越大，但早期诊断非常困难。胰腺癌的切除率文献报道为0.4%~33%，但总体切除率只有10%~15%。另外，胰腺癌进展迅速，对化疗、放疗、免疫治疗以及抗激素治疗都不敏感，这都是其预后差的原因。这些因素综合起来导致肿瘤诊断后切除率低、切除后早期出现复发以及总体生存率低。胰腺癌的生存率很差，中位生存率仅为10~18个月。在过去的十年中，由于围手术期治疗的改善，手术的结局已经有所改善。Begg和Birkmeyer等报道，在患者数量较多的诊疗中心，手术相关的并发症和死亡率都有明显的下降。许多研究都已经表明，建立大规模的诊疗中心对于提高胰腺手术结局具有重要意义。在专业手术中心，胰腺切除术后的死亡率不到5%，明显低于胰腺手术量少的治疗单位。长期以来，胰腺吻合一直被公认为手术的关键步骤，是引起胰腺手术并发症和死亡的主要原因。为了减少并发症，一些大规模随机安慰剂对照多中心试验以及荟萃分析对奥曲肽抑制胰酶分泌的作用进行了研究，结果表明奥曲肽能明显减少术后的并发症和费用。在大规模的诊疗中心，非手术治疗、手术质量以及术后处理的改善明显提高了患者术后的结局。这些治疗措施也提高了患者术后的生活质量。不幸的是，胰腺癌患者的治愈率还没有得到明显改善。

可切除胰腺癌目前有哪些治疗方法？

经典的Kausch-Whipple手术

1935年，Allen O.Whipple描述的胰十二指肠切除术目前仍是胰头癌、壶腹癌和远端胆管癌的标准术式。在1935年之前，由于担心胰腺切除相关的术后并发症（例如吻合口瘘），对于胰腺恶性肿瘤，大多数的外科医生都不愿进行胰腺切除，而选择胃肠吻合来重建食物通道。虽然1912年Walter Kausch就已经报道了首例成功胰十二指肠切除术，但是由于死亡率高，这种术式并没有被外科医生立即接受。在Kausch报道后的20年中，外科医生仍犹豫将胰十二指肠切除术作为胰头肿瘤的手术方式。但是，在1935年Allen O.Whipple报道了3例成功的胰十二指肠切除术后，胰腺切除引起了广泛的兴趣。这种术式的知名度不断提高并得到标准化，为了纪念这位一生中共进行了37例胰腺切除的外科医生，这种术式被称之为Whipple术。

大约60%~70%的胰腺癌都位于胰头，Kausch-Whipple术是这些患者的主要手术方式。对美国外科医生进行的一项调查显示，2/3的胰头癌切除都采用了Kausch-Whipple术式。

这种术式的切除范围包括胰头（将胰腺在门静脉/肠系膜上静脉上方横断）、十二指肠、胃远端大部、胆总管以及胆囊。切断Treitz韧带后，分离空肠的第一段并切除。为了达到切缘阴性，有时还需要切除

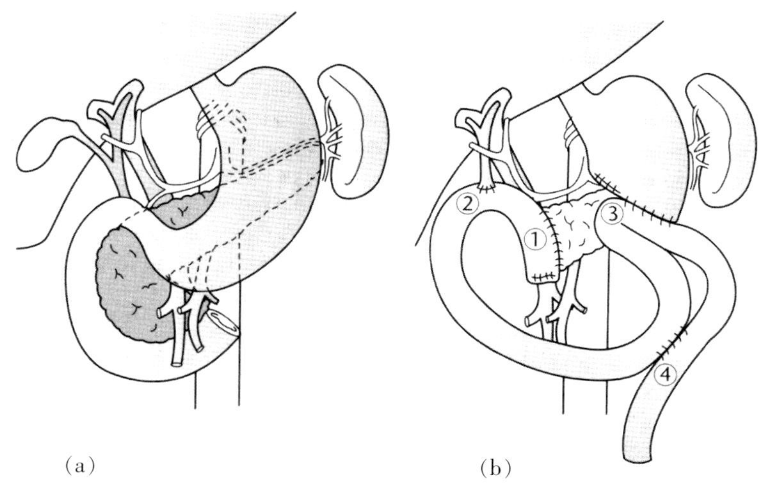

图52.1 经典Whipple手术。(a)手术前的正常解剖位置。(b)胰头已切除并进行了以下吻合:1,胰空肠吻合;2,胆管空肠吻合;3,胃空肠吻合;4,Braun'sche吻合。

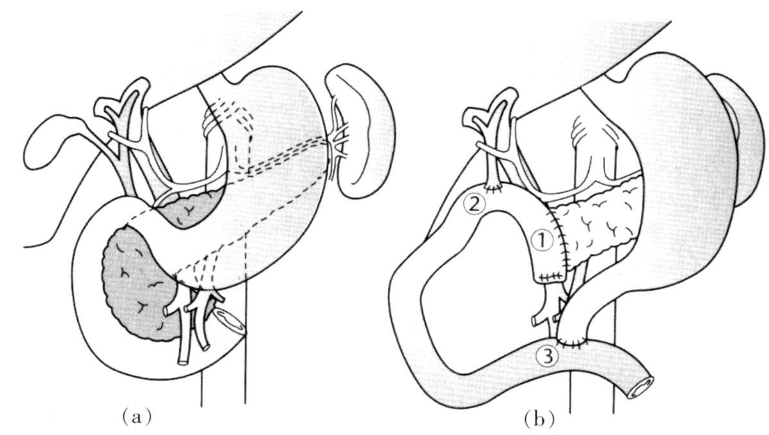

图52.2 保留幽门的Whipple手术。(a)手术前的正常解剖位置。(b)胰头已切除并进行了以下吻合:1,胰空肠吻合;2,胆管空肠吻合;3,胃空肠吻合。

门静脉和(或)附属的器官结构。在标准、根治以及扩大根治手术中,各站淋巴结的分离和切除范围将在以后进行讨论(图52.1)。

保留幽门的Whipple手术

保留幽门的Whipple术是对经典Kausch-Whipple术式进行的一种改进。这种手术方式最早是由一位英国的外科医生Wenneth Watson于1942年在一例壶腹癌手术中完成的。其实,在33年前,Walter Kausch就进行了一例保留幽门的手术,但是他没有充分利用保留的幽门进行十二指肠(幽门)空肠吻合而采用了胃空肠吻合。Watson发现保留胃的完整性很有意义,因为这些患者发生术后空肠溃疡的风险明显低于胃部分切除患者。虽然如此,但是一直到将近40年后的1978年,Traverso和Longmire的报道才再次将保留幽门的胰十二指肠切除引入手术界。他们的观点与Watson相似,认为保留胃的完整性不但可以降低术后溃疡的发生率,而且还能减少胃空肠吻合引起的并发症。虽然在最初保留幽门的Whipple术受到了质疑,但是此后越来越多的外科医生开始采用保留幽门的Whipple术来治疗胰头癌以及壶腹部肿瘤(图52.2)。

根据淋巴结清扫范围不同,这里将不管是否保留幽门的胰十二指肠切除术(经典的Kausch-Whipple或者保留幽门的Whipple术)分成三类:标准、根治性以及扩大根治性胰十二指肠切除术。

1 标准胰十二指肠切除术:清扫围绕十二指肠和切除胰腺的区域淋巴结。

2 根治性胰十二指肠切除术:除了清扫区域淋巴结以外,还需骨骼化肝动脉、在主动脉和胰十二指肠下动脉之间的肠系膜上动脉以及腹腔干,清扫主动脉的前外侧面和腔静脉,包括Gerota筋膜。

3 扩大根治性胰十二指肠切除术:除了根治性淋巴结清扫外,还需清扫膈裂孔(腹腔干周围)和髂总动脉起始端之间的主动脉前侧。

胰腺左侧切除术

门静脉左外侧胰腺癌(胰体尾部)的标准手术方式为胰腺左侧+脾切除术（也称远端胰腺切除术）。如果左侧切除的范围没有超过门静脉这个天然标志,那么称为经典的左侧切除,但如果切除范围跨过了门静脉,则称之为扩大的左侧切除。胰腺左侧次全切除范围如果达到了胰腺实质的95%，则称为Child术式。

胰体尾癌发病率较低，但诊断时大部分已经是晚期。胰腺左侧切除需要切除胰体和胰尾、胰周淋巴结以及脾脏,从而达到根治的目的。切除范围的选择取决于肿瘤的进展程度和位置。胰腺残端的封闭可以采用两种方式:直接封闭残端或者胰肠吻合(与空肠或者胃进行吻合)。

根据淋巴结清扫范围的不同，手术可以分为两种:标准切除和根治切除。

1 标准左侧切除:区域淋巴结清扫,包括腹腔干、脾门、脾动脉以及胰体尾下缘的淋巴结组。

2 根治左侧切除：除了区域淋巴结清扫外,还需清扫肝动脉、主动脉的前外侧面和腔静脉，包括Gerota筋膜。

胰体尾癌诊断时肿瘤已经不是局部可切除了，或者已经发生了远处转移(肝转移最常见)。因此,胰体尾癌的中位生存期低于胰头癌。扩大根治手术是可行的,而且可以提高切除率。日本的研究表明,扩大根治切除可以提高治愈(R0)切除率。Konoshi等的研究表明，腹腔干切除以及肝动脉和门静脉的部分重建是胰体尾癌更加彻底根治的一种术式。Sohn等对616例胰腺癌患者进行的一项单中心研究进一步证实了上述结论。在616例患者中,526例（85%)胰头、胰颈或者胰腺钩突癌的患者接受了胰十二指肠切除术,52例(9%)胰体或者胰尾癌的患者接受了胰腺左侧/远端切除,38例(6%)患者因肿瘤侵犯整个胰腺而接受了全胰切除。进行胰腺左侧切除的胰腺左侧肿瘤体积大于进行胰十二指肠切除的胰腺右侧肿瘤,但是淋巴结转移以及低分化肿瘤较少。整个研究组的1年生存率为63%,5年为17%,中位生存期为17个月。右侧肿瘤的1年和5年生存率分别为64%和17%,而左侧肿瘤分别为50%和15%。虽然左侧胰腺癌的淋巴结转移较少,但预后却比右侧胰腺癌差,其原因还不清楚。但是,对于左侧胰腺癌来说,肿瘤的体积对预后的影响可能比淋巴结转移更重要。毫无疑问的是,切除的彻底性以及肿瘤的生物学特性,包括肿瘤的体积和向周围组织的转移能力都是影响预后的重要因素。

另外一项对590例胰体尾癌进行的研究表明,只有淋巴结阴性、肿瘤直径小于4cm并且没有远处转移的患者才具有生存优势。发生远处转移的患者,不管采取何种手术方式(切除,旁路手术或者探查)都只有平均3.4个月的生存时间。如果有淋巴结转移，肿瘤切除和姑息手术对生存时间的影响没有差异。没有远处转移且淋巴结阴性的患者接受手术切除后的1年和3年生存率分别为38%和12%。但是,这项研究的切除率只有10%,明显低于其他研究。虽然左侧胰腺癌患者的长期生存率仍不满意，但是手术对患者生存率以及无病生存时间的改善优于其他任何治疗方案。早期诊断以及早期更加彻底的手术能提高切除率,从而改善预后。

全胰切除

第一例全胰切除由Ross在1954年完成，并在同年由Porter进行了报道。在1960年,Howard报道全胰切除的围手术期死亡率为37%，这也正是当时这种术式没有被大多数外科医生接受的主要原因。但是由于当时经典的Whipple术围手术期死亡率高,未能达到预期的目标，因此全胰切除一度被作为提高胰腺癌短期和长期生存的首选手术方式。全胰切除相当于标准的胰十二指肠切除术(Whipple术)加上包括脾切除的胰腺左侧切除。整个胰腺以及胃左动脉、脾动脉和腹腔干周围的淋巴结都被切除。重建包括肝空肠端侧吻合以及胃肠吻合。在刚开始,全胰切除似乎比Whipple术具有更多的优势。一些作者认为胰腺肿瘤发生具有多中心性，因此有必要切除整个胰腺(全胰切除)。而且,胰肠吻合在当时的并发症率较高,全胰切除则可以避免该并发症的发生。这样,进行全胰切除就能降低围手术期的并发症发生率和患者死亡率。人们也相信更加彻底的根治手术能提高患者术后的生存时间。上述观点是全胰切除之所以被许多外科医生选择作为胰腺癌首选术式的一些原因。但是，全胰切除有许多其优点所不能弥补的缺点。而且围手术期的死亡率和长期的生存率与Whipple术相比被证实没有统计学上的差异。全胰切除的最大缺点是代谢情况的恶化，产生胰岛素依赖性的糖尿病,而且血糖水平很难进行控制。从长期来看,全胰切除使肝病和骨质疏松的发病率明显增加。

不过，患者因不可控制的糖尿病而死亡以及生活质量的下降是全胰切除最终没有被作为胰腺癌标准手术的主要原因。由于全胰切除的这些缺点，再加上目前经验丰富的外科医生能安全地进行胰腺吻合，因此全胰切除不再作为胰腺癌的常规手术，其适应证仅限于以下情况：肿瘤累及整个胰腺，胰腺多发病灶或者无法进行胰腺吻合。

胰腺癌手术的争议

胰头癌：哪种手术方式更好？

60%以上的胰腺癌出现在胰头。在那些病例中，首选的手术方式为胰十二指肠切除术（经典的Kausch-Whipple术或者保留幽门的Whipple术）。但是，对于哪种Whipple术是最佳的术式目前还有争议。

一些随机对照研究对经典Kausch-Whipple术和保留幽门的Whipple术进行了比较。Lin等对15例经典Kausch-Whipple术和16例保留幽门的Whipple术进行比较的结果表明，两种术式的手术时间以及术后的并发症和死亡率都相似。但是胃排空延迟更常见于保留幽门的Whipple术（没有达到统计学差异）。Wenger等对24例经典Kausch-Whipple术和34例保留幽门的Whipple术进行了比较。这项研究也没有发现手术相关的并发症和死亡率具有统计学的差异。但是，经典的Whipple术手术时间比保留幽门的Whipple术长，导致患者生活质量下降。到目前为止，入组患者数最多的研究是由Seiler等报道的。他们对51例经典Kausch-Whipple术和42例保留幽门的Whipple术进行了比较。两组之间的死亡率以及胃排空延迟的发生率仍没有差异。经典Kausch-Whipple手术时间较长，围手术期并发症发生率较高。除此以外，需要强调的是，在这项研究中，两种术式之间患者的生活质量以及长期生存之间没有差异。

总而言之，这些结果表明，保留幽门的Whipple术疗效与经典的Kausch-Whipple术相同，两者之间的术后并发症和生活质量没有统计学差异。由于保留幽门的Whipple术保留了器官而且缩短了手术时间，因此这种术式正在被越来越多的外科医生所采用。但是，需要更大规模的随机对照研究来进一步评估这两种胰腺癌手术方式各自的优点和缺点。

胰腺吻合：应该采用哪种方式？

另一个持续至今的争议是胰腺吻合采用哪种方式最好。一些外科医生采用将胰腺断端埋入胃的方式（胰胃吻合），而更多的外科医生则采用胰空肠吻合。目前没有明确的证据表明哪种方式更好；相反地，是外科医生的经验和手术技巧最终决定了吻合口的愈合情况。

我们医院采用胰腺残端与空肠吻合的方式，即双层单针胰空肠吻合（5/0 PDS缝合外层：浆肌层对胰腺包膜/实质；内层缝合：黏膜对胰腺导管黏膜）（图52.3）。从1993年到1999年，共331例患者接受了胰头切除手术（133例保留幽门的Whipple术，83例经

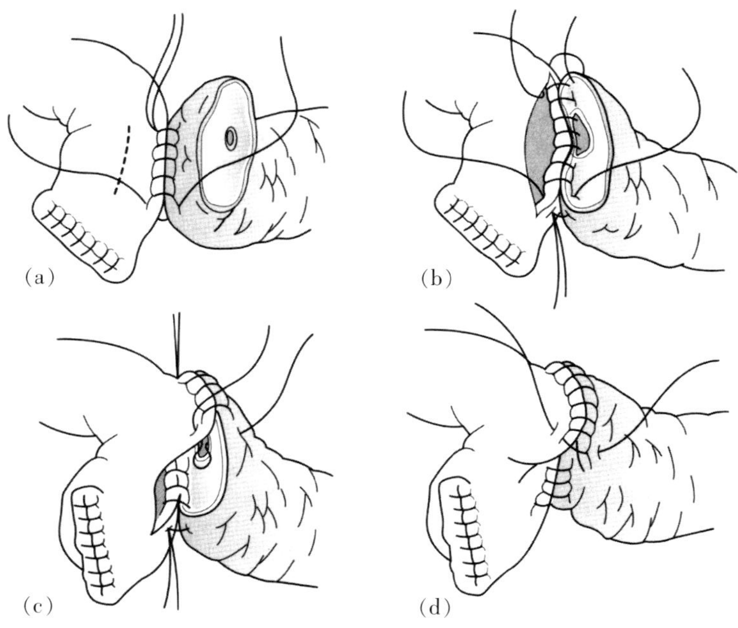

图52.3 胰空肠吻合技术。双层单针胰空肠吻合：(a，d)5/0 PDS缝合外层：浆肌层对胰腺包膜/实质；(b，c)内层缝合：黏膜对胰腺导管黏膜。

典的Kausch-Whipple术),经典Kausch-Whipple术胰瘘的发生率为0%,保留幽门的Whipple术为3%。这些数据表明,在患者数量多的胰腺癌诊治中心,由经验丰富的外科医生进行的胰空肠吻合是很安全的。虽然报道的胰胃吻合术后胰瘘发生率都比这高,但每个外科医生都应该选择最适合自己的术式。胰胃吻合术可能更适合一些行胰腺切除患者数量较少的单位,因为这种吻合技术相对比较简单,从而可以减少胰瘘的发生率以及胰十二指肠切除相关的术后并发症以及死亡率。

胰腺左侧切除通常不需要进行吻合，但是在一些特殊情况下可能需要考虑进行胰肠吻合。围手术期以及术后应用奥曲肽（一种合成的生长抑素类似物,可以抑制胰腺的外分泌)也能降低切除相关的术后并发症。

淋巴结清扫范围:更加广泛的淋巴结清扫能改善预后吗?

虽然胰腺癌手术取得了进展，但是胰腺癌患者的长期生存率仍不满意。大约80%的患者在就诊时已经发生了淋巴结转移和/或远处转移。大多数手术切除的患者在术后又出现局部转移和/或远处转移。因此,我们不禁产生了一个疑问:更加彻底的根治手术能改善胰腺癌患者的长期预后吗?

日本的外科医生在局部淋巴结清扫的基础上发展了胰腺癌扩大淋巴结清扫术。根据肿瘤的位置以及外科技术，这项技术清扫的淋巴结范围为：主动脉、下腔静脉、肠系膜上下动脉、脾动脉以及腹腔干周围各站淋巴结。各个报道的扩大淋巴结清扫略有差异，但大部分都是由日本的外科医生报道的。但是，只有一项前瞻性随机对照试验研究了扩大淋巴结清扫对患者生存的影响。

Pedrazzoli等对81例行胰十二指肠切除术的胰头导管腺癌患者进行了研究。通过多中心合作的方式,共40例患者随机加入标准淋巴结清扫组,41例患者加入扩大淋巴结清扫组。标准淋巴结清扫范围包括胰十二指肠的前后、幽门和胆管、胰头和胰体上下淋巴结。扩大的淋巴结清扫范围在标准淋巴结清扫的基础上，清扫肝门以及从膈裂孔到肠系膜下动脉之间的主动脉周围淋巴结，同时还需要清扫腹腔干和肠系膜上动脉的起始部周围淋巴结。结果表明,两组之间的输血需要、术后发病率和死亡率以及总体生存率都没有差异。只有对淋巴结阳性患者进行的亚组分析(研究设计时并没有此计划)表明,扩大淋巴结清扫患者的生存时间(18个月)明显超过标准淋巴结清扫患者(11个月)($P<0.05$)。虽然如此,淋巴结清扫范围的扩大并没有改善淋巴结阴性患者的生存曲线。这项研究的结论很简单:胰十二指肠切除术扩大淋巴结清扫以及腹膜后软组织的清扫不增加并发症率发生率和患者死亡率，但是从总体上来说并不能改善患者的长期生存率。

约翰·霍普金斯大学也研究了扩大淋巴结清扫对294例患者的影响，这些患者中146例接受了标准清扫,148例接受了扩大淋巴结清扫。扩大清扫组中所有患者都进行了远端胃切除，但是标准组中86%的患者都保留了幽门。扩大清扫组的平均手术时间为6.4小时,标准组为5.9小时。两组之间的术中出血、输血需要、肿瘤位置、肿瘤平均体积、淋巴结阳性情况或者术后石蜡病理切缘阳性情况都没有显著性差异。标准组的总体并发症发生率为29%,扩大清扫组为43%，扩大清扫组患者胃排空延迟和胰瘘的发生率明显增加,平均住院时间也明显延长。这项研究最引人注目的是两组之间的长期生存率没有任何差异。

总而言之，所有的资料都未能证实胰腺癌远端胃切除和(或)扩大淋巴结清扫能比标准切除给患者带来更多的生存获益。

展望:胰腺切除的多种治疗模式以及现代策略

如果肿瘤能切除，那么手术切除能毫无疑问地比未切除者明显延长患者中位生存时间，提高治愈的机会。虽然手术切除后,小肿瘤(直径<3cm)的预后明显优于大肿瘤,但是他们仍具有很高的复发率,其生存率也很有限。由于单独手术切除很难控制疾病，因此其他的辅助治疗例如放疗和化疗已经被尝试用于改善胰腺癌患者的手术结局。

美国胃肠肿瘤研究组(GITSG)试验表明,术后辅助放化疗(40Gy放疗联合氟尿嘧啶,然后每周一次氟尿嘧啶连续2年）可以改善R0切除胰腺癌患者的短期和长期预后。与22例没有接受放化疗的患者相比,21例接受放化疗患者的生存期明显延长,他们的中位生存时间分别为11个月和20个月,5年生存率分别为5%和20%。但是,欧洲癌症研究和治疗组织(EORTC）的胃肠道癌症协作组试验却得出了相反的结论，他们的研究表明放化疗并不能延长已切除胰腺癌患者的生存期（治疗组和未治疗组的中位生存时间分别为17.1个月和12.6个月，2年生存率分别为51%和41%，P>0.05)，这项研究共纳入了114例胰腺癌患者（60例接受治疗，54例进行观察），采用与GITSG相同的治疗方案。在1994年2月，欧洲胰腺癌研究组(ESPAC)启动了一项2×2析因分析随机研究来比较术后放化疗与否的差异，R0或者R1切除的胰腺癌患者分别接受6个周期的化疗（5-氟尿嘧啶+叶酸)，或者放化疗联合治疗后再接受6个周期的化疗，或者不接受辅助治疗(观察组)。放疗是在手术恢复后通过外放射的方式给予的，并采用5-氟尿嘧啶作为放疗增敏剂。40Gy的剂量通过2次每次20Gy的剂量给予，两次间隔2周。在每次20Gy的放疗前3天都静脉推注500mg/m²体表面积的5-氟尿嘧啶。全身化疗先静脉注射20mg/m²的叶酸，然后静脉注射425mg/m²的5-氟尿嘧啶。化疗每间隔28天给一次，每次持续5天，总共进行6个周期共28周的治疗。

经过10个月的随访后，227例患者仍然存活。总体结果表明放化疗并不能带来生存获益(175例接受放化疗患者的中位生存时间为15.5个月，178例没接受治疗患者为16.1个月，P=0.24)。但是，化疗却能带来明显的生存获益(238例接受化疗患者的中位生存时间为19.7个月，235例没接受治疗患者为14.0个月，P=0.0005)。如果考虑那部分接受放化疗的患者，那么化疗的作用就被削弱了(P=0.001)，这表明放化疗会降低化疗带来的总体生存获益。最近ESPAC-1进行的一项中位随访时间为24个月的研究再次证实了这个研究结果，表明5-氟尿嘧啶和叶酸辅助化疗能使已切除的胰腺癌患者获益（数据未发表，但是在2003年6月的利物浦EPC会议上做了报道)。

既然胰腺癌切除后复发主要出现在胰床（胰腺后间隙)和肝脏，因此肿瘤根治切除后进行区域辅助化疗以及术中放疗应该有助于提高生存率。应用这个概念，有报道发现5年生存率可以提高到32%。目前，ESPAC正在进行一项前瞻性随机试验（ESPAC-2)来评价区域辅助化疗的疗效。而且，一些评价健择(2,2-二氟脱氧胞嘧啶核苷）在辅助治疗中作用的新试验也正在进行中(例如，ESPAC-3)。

讨　论

选择性胰腺切除已经是一种安全的手术方式了，目前在专业的治疗中心死亡率已经下降至2%~5%。一些提高胰腺手术安全性的理念已经被应用到临床实践中。这些理念包括建立大规模胰腺中心，包括抑制胰腺分泌的围手术期标准治疗，各种提高胰腺切除安全性的技术以及正确胰肠吻合方式的确立。在许多手术领域，包括胰腺手术，都已经表明中心化概念能降低术后并发症率和死亡率，其重要性在于改善术后结局，而不是在于手术技术的差异。

保留幽门的Whipple术是胰腺癌手术最重要的进步之一。它具有与经典Kausch-Whipple术相同的根治性，但由于避免了胃切除，因此能减少手术时间和出血量。而且，与经典的Kausch-Whipple术相比，术后内镜检查能更容易到达胆道吻合口。保留幽门的Whipple术围手术期的并发症和死亡率要低于或者至少与经典的Kausch-Whipple术相似。另外，与经典的Kausch-Whipple术相比，保留幽门的Whipple术后患者的体重增加以及生活质量也明显改善。所有争论的结论都认为，只要能R0切除肿瘤，都应该优先采用保留幽门的Whipple术，而不是经典的Kausch-Whipple术，因为前者保留了胃的完整性。对于术后胃肠道功能的恢复，目前还没有证据表明哪种手术效果更好。但是，保留幽门的Whipple术出现上消化道并发症的风险明显降低。根据这些前瞻性随机试验结果，胰腺手术尤其是壶腹周围肿瘤手术应首选保留幽门的Whipple术。

但是，到目前为止，能毫无偏倚地回答这些重要问题的前瞻性随机对照试验还很少。这也是为何没有结论性的循证医学指南来确定对于胰腺肿瘤根治手术、长期生存、术后死亡率和并发症、术后生活质量、术中出血和手术时间来说最好的手术方式。目前的资料大部分都是基于回顾性研究或者小规模的前瞻性研究或者单中心的研究。目前亟需无偏倚的前瞻性随机对照大规模以及尽可能多的多中心的试验来解决这些问题。只有这些类型的研究才能确定目前推荐的胰腺癌治疗策略是基于真实证据的还是仅能在个别中心得到重复。胰腺癌治疗的未来取决于多中心随机对照试验来验证分子生物学研究中发现的新方法。

结　论

在最近几年，胰腺癌的治疗已经取得了很大进展。现在胰腺肿瘤已经可以被安全地切除，术后的并发症和死亡率都很低。虽然在患者数量多的治疗中心手术很安全,但是对于手术局部切除的范围(经典Kausch-Whipple术与保留幽门的Whipple术)、淋巴结清扫的范围以及胰肠重建的方式还有争议。解决这些手术相关问题以及进一步改善胰腺癌患者的预后还需大规模多中心的研究。

ESPAC启动的研究为胰腺癌治疗的进展做出了重要贡献。ESPAC-1首次用明确的统计学数据(将近600例患者)证实辅助化疗(5-氟尿嘧啶+叶酸)能延长胰腺癌患者的生存期。目前正在进行的ESPAC-3将提供证据来确定健择的疗效是否优于5-氟尿嘧啶+叶酸。

虽然可切除胰腺癌患者的预后已经有所改善,但还有待于未来进一步提高。

(沈松杰 译 陈革 赵玉沛 校)

推荐读物

Büchler M, Friess H, Klempa I *et al*. The role of octrotide in the prevention of postoperative complications following pancreatic resection. *Am J Surg* 1992;163:125-131.

Lin PW, Lin YJ. Prospective randomized comparinson between pylorus-preserving and standard pancreaticoduodenectomy. *Br J Surg* 1999;86:603.

Neoptolemos JP, Russell RCG, Bramhall S, Theis B. Low mortality following resection for pancreatic and periampullary tumours in 1026 patients: UK survey of specialist pancreatic units. UK Pancreatic Cancer Group. *Br J Surg* 1997;84:1370-1376.

Neoptolemos JP, Stocken DD, Dunn JA *et al*. Influence of resection margins on survival for patients with pancreatic cancer treated by adjuvant chemoradiation and/or chemotherapy in the ESPAC-1 randomized controlled trial. *Ann Surg* 2001;234;758-768.

Neoptolemos JP, Dunn JA, Stocken DD *et al*. Adjuvant chemoradiotherapy and chemotherapy in respectable pancreatic cancer: a randomized controlled trial. *Lancet* 2001;358:1576-85.

Seiler CA, Wagner M, Schaller B, Sadowski C, Kulli C, Büchler MW. Randomized prospective trial of pylorus-preserving vs. classical duodenopancreatectomy: initial clinical results. *J Gastrointest Surg* 2000;4;443-452.

Yeo CJ, Cameron JL, Sohn TA *et al*. Six hundred fifty consecutive pancreaticoduodenectomies in the 1990s: pathology, complications, and outcomes. *Ann Surg* 1997;226;248-257.

Yeo CJ, Cameron JL, Lillemoe KD *et al*. Does prophylactic octreotide decrease the rates of pancreatic fistula and other complications after pancreaticoduodenectomy? Results of a prospective randomized placebo-controlled trial. *Ann Surg* 2000;232;419-429.

Yeo CJ, Cameron JL, Lillemoe KD *et al*. Pancreaticoduodenectomy with or without distal gastrectomy and extended retroperitoneal lymphadenectomy for periampullary adenocarcinoma, part 2: randomized controlled trial evaluating survival, morbidity and mortality. *Ann Surg* 2002;236:355-365.

53 可切除胰腺癌的综合治疗：辅助治疗及新辅助治疗

Michael G.T.Raraty, Paula Ghaneb, John P.Neoptolemos

概 述

一直以来胰腺癌都被认为是高度恶性、同时对化疗高度耐药的恶性肿瘤。手术切除是唯一有希望根治胰腺癌的治疗方法。由于胰腺癌早期诊断困难,多数患者就诊时均偏晚。即使在较好的专科医院,胰腺癌患者就诊时手术切除率也仅可达到10%~15%,而大部分报道的手术切除率仅为4%。接受手术治疗后的患者预后也不理想,通常情况下,中位生存期约为13~15个月,5年存活率为15%~20%；若在较好的专科医院,手术患者的预后稍可提高。通过扩大根治手术切除的范围及淋巴结清扫的范围的手术方式,虽然不明显增加患者的死亡率,对患者预后也无明显改善。近几年,为了改善胰腺癌患者的预后,有人提出了胰腺癌的辅助治疗(adjuvant therapy)及新辅助治疗(neoadjuvant therapy)方案。

辅助化疗

目前发表的单独关于胰腺癌辅助化疗的文章较少,评价单独化疗疗效的资料较缺乏。大部分文章是关于包括化疗在内的胰腺癌综合治疗。表53.1总结了目前为止胰腺癌化疗方面的一些文献。Splinter等在上个世纪80年代,通过包含5-氟尿嘧啶(5-FU)、丝裂霉素(mitomycin C)、阿霉素(Adriamycin)的化疗方案(FAM方案)治疗了16例胰腺癌患者,化疗持续5个疗程,并比较其与36例未进行化疗的患者的预后。Splinter的研究中,患者对FAM的耐受性较差,有一半化疗组的患者最终的化疗剂量没有达到预期的60%。与非化疗组患者相比,化疗的患者预后没有改善,治疗组3年生存率为24%,对照组3年生存率为28%。Bakkevold等于1993年首次采用前瞻性、随机对照试验研究化疗对胰腺癌的治疗效果。研究中,纳入了47例手术治疗的胰腺癌患者（其中包括14例壶腹癌患者）,术后随机分配到联合化疗组及对照组。联合化疗组选用5-FU、阿霉素、丝裂霉素,每3周使用一次或术中单独使用一次。研究结果显示,联合化疗组中位生存期可达23个月,明显高于对照组的11个月;但两者之间3年及5年存活率无明显差异。化疗并发症方面,有一例患者发生药物中毒,继发败血症,反复住院治疗无效,最终死亡。虽然Bakkevold的研究选择了较有说服力的随机对照试验,但由于研究样本中包含了壶腹癌患者,尚不能根据试验结果推测联合化疗对胰腺癌的治疗效果。1994年,Baumel等报道了包含787例胰腺癌术后患者的临床调查研究。其中43例患者术后接受了辅助化疗。由于该研究为回顾性调查研究,不能做到化疗方案及剂量的标准化,仅能根据调查结果认为术后联合化疗并不能改善患者的预后。

欧洲胰腺癌研究组织(European Study Group for Pancreatic Cancer,ESPAC),进行了一项跨11个欧洲国家的临床试验研究,取名叫ESPAC-1,试验纳入了550例胰腺癌患者,通过2×2因素设计或单纯随机的方法,将患者随机分配到术后辅助化疗组、放化疗组及单纯手术治疗组。选取的化疗方案以28天为一疗程,每个疗程中,使用5天静脉快速注射5-FU($425mg/m^2$)联合静脉输注四氢叶酸($20\ mg/m^2$),休息23天。共使用6个疗程。化疗组的中位生存期为21.6个月,而非化疗组的中位生存期为14.8个月。当不考虑手术切除范围差异及手术发生并发症的差异,化疗组的预后明显高于非化疗组。同时,当根据

表53.1 胰腺癌的辅助化疗研究

研究者	时间	病例数	化疗方案	中位生存期（月）	实际生存率（%）			
					1年	2年	3年	5年
Splinter 等	1989	36	—				28	
		16	FAM				24	
Bakkevold 等*	1993	31(24PDAC)	—	11	45		30	8
		30(23PDAC)	FAM	23	70		27	4
Baumel 等	1994	527	—	12.4				
		43	多方案	11.5				
Neoptolemos 等*	2001~2004	237	—	14.8		28.7		9.9
		244	5-FU/FA	21.6		43.3		23.3
Takada 等*	2002	77PDAC	—	~12**				18
		81PDAC	MMC/5-FU					11.5

FA：四氢叶酸；FAM：5-FU，阿霉素，丝裂霉素；MMC：丝裂霉素；PDAC：胰腺导管细胞癌。

* 随机对照试验。

** 根据图表推导出的数据。

肿瘤手术切缘情况、是否有淋巴结侵犯、及肿瘤的大小和分化情况对研究对象进行分级后观察，化疗组的中位生存期仍高于非化疗组。化疗的244例患者中，有46例（占19%）发生了3~4级的化疗毒副作用，其中仅有3例发生死亡。在观察的178例化疗患者中，122例在研究期间出现了肿瘤复发（占69%）；而165例非化疗患者中，132例发生了肿瘤复发（占80%）。化疗组患者术后肿瘤复发的平均时间为15.6个月，而非化疗组患者为8.8个月，之间差异有统计学意义（$P<0.001$）。ESPAC-1的研究结果显示辅助化疗的术后肿瘤复发危险比为0.64，可信区间为0.52~0.78，能降低36%的胰腺癌术后复发的危险比。

虽然在ESPAC-1研究中，运用2×2因素设计分析时并无明显的差异，但作为前期试验研究，ESPAC-1显示了辅助化疗能改善胰腺癌患者生存期。研究者们为了延续以前的研究，在ESPAC-3研究中，对ESPAC-1试验中存活的受试者继续进行了随访观察。该研究中，将990例手术治疗的胰腺癌患者随机分配到非化疗的对照组，5-FU+四氢叶酸化疗组及健择化疗组。随着研究的延续，对ESPAC-1研究结果进一步的随访，辅助化疗对胰腺癌术后生存期的改善作用已经越来越明确，相关的文献也纷纷报道；ESPAC-1研究中的对照组患者存活的越来越少，仅剩下一小组壶腹癌及胰胆管内肿瘤的患者。总的来说，共有250例前期研究的患者被纳入到ESPAC-3研究中。

最近关于胰腺癌辅助化疗的研究报道来自于日本，作者研究了5-FU及丝裂霉素对胰腺导管腺癌术后的治疗效果。该研究持续了6年，总共有508例患者进入了研究，其中173例为胰腺导管腺癌。89例患者被随机分配到化疗组，84例患者被随机分配到对照组。化疗组中手术治疗的有45例，对照组中手术治疗的有47例。化疗方案如下：在手术当天，快速静脉使用丝裂霉素，接着在第1及第3周的前5天，连续静脉滴注5-FU，之后给予口服5-FU。研究结果显示，化疗组及对照组的中位生存期大致均为12个月，5年生存率之间也无明显差异，化疗组为11.5%，对照组为18%。化疗组患者的长期生存率均较低，考虑与口服5-FU导致的一些难以估计的药物吸收副作用及药物的低吸收率有关。

局部辅助化疗

为了最大限度地增加局部化疗药物的浓度，同时减少化疗药物的全身副作用，局部应用化疗药物正受到越来越多的研究者青睐。目前，关于这方面研究的报道相对较少，但已有的研究结果显示局部辅助化疗有着较好的应用前景。表53.2列出了目前发表的一些相关研究。在这些研究中，选择的化疗方案不同，选择的给药方式包括动脉系统或静脉系统。Ishikawa等的研究中，选择肝动脉及门静脉放置导

表 53.2　胰腺导管腺癌的的局部辅助化疗研究

研究者	时间	病例数	化疗方案	中位生存期（月）	实际生存率(%)			
					1 年	3 年	4 年	5 年
Ishikawa 等	1994～1997	67	—		62	35		25
		27	HAI + HPVI		92	51		41
Gansauge 等*	1996	18	CAI	17.8				
Link 等*	1997	29	—	9.3				
		20(18PDAC)	CAI	21				
Beger 等*	1999	?	—	10.5			9.5	
		24	CAI	23			54	
Ozaki 等	2000	27**	IORT + HPVI 或 HAI	31.1				31
		19***	IORT + HPVI 或 HAI	36	95	50		28
Papachristou 等	2003	31(27PDAC)	CAI	21				

CAI：腹腔干动脉灌注；HAI：肝动脉灌注；HPVI：肝动脉门静脉灌注；IORT：术中放疗；PDAC：胰腺导管腺癌。

*指在同一研究的基础上，增加研究病例后发表的的后续研究。

**实际患者为 27 例（原 30 例），除外 3 例发生肝转移、肺转移或腹膜转移的患者。

***实际患者为 19 例（原 30 例），除外 11 例发生局部淋巴结转移患者。

管，术后通过导管灌注5-FU，化疗总共持续28~35天。总共有27例患者接受了手术治疗并拟行局部化疗，术后有20例患者存活并接受了灌注化疗，没有一例发生与化疗相关的并发症。患者3年存活率达到了54%，因肝转移而死亡的仅占8%。研究者通过与历史文献资料相比较，认为局部辅助化疗效果明显优于非化疗者。Hans Beger的研究小组选择的化疗方案有5-FU、米托蒽醌、叶酸及顺铂等。总共有20例患者，包括18例胰腺导管腺癌及2例胰腺囊腺癌，给药方式选择的是腹腔干灌注。研究显示，患者的中位生存期达21个月，而文献中非化疗者的中位生存期仅为9.3个月。其后，作者又报道了相关的后续研究，结果显示，24例接受治疗的患者中位生存期达23个月，4年的生存率达54%。根据目前的研究结果，局部辅助化疗是胰腺癌综合治疗中较有前景的研究方向，但还需要设计更为科学的随机对照试验来进一步证实。

辅助放化疗

在美国，一些研究者进行了一些非随机对照试验，以检验辅助性的外放疗（external beam radiotherapy，EBRT）配合化疗对胰腺癌的治疗作用（表53.3）。这些研究结果并没有显示辅助性放化疗结合对胰腺癌的手术治疗优于单纯辅助化疗或单纯手术治疗。欧洲癌症治疗研究组织进行的一项多中心III期临床随机对照试验，比较辅助性放化疗和单纯手术治疗对胰腺癌或壶腹癌的治疗作用。218例术后的胰腺癌或壶腹癌患者被随机分组，其中110例分配到治疗组，接受40Gy的辅助外放疗（EBRT），同时配合5-FU的静脉化疗，治疗组中最终有93例完成了治疗。该研究中胰腺癌患者共有114例，治疗组60例，对照组54例，治疗组患者的中位生存期达17.1个月，高于对照组的中位生存期12.6个月，两者之间无统计学意义。由于该研究中，有20%的治疗组患者未按计划接受治疗，最终研究结果的指导意义有限。本研究与以下将介绍的胃肠道肿瘤研究组的研究相比，在辅助化疗方案方面，没有选择持续5-FU化疗。同时本研究没有肿瘤切缘病理的相关资料。根据欧洲癌症治疗研究组织的研究，胰腺癌的辅助性放化疗的安全性及患者耐受性均较好，但并不能改善患者的生存期，其研究结果也与欧洲胰腺癌研究组的ESPAC-1研究结果相符。后者报道，接受辅助性放化疗的175例胰腺癌患者的中位生存期为15.5个月，而单纯手术治疗的180例患者的中位生存期为16.7个月；对于切缘阳性的患者来说，辅助性放化疗也不能改善患者生存期。而且，后者研究显示了与预期完全相反的结果，即单纯手术治疗的风险比辅助性放化疗组还低23%。根

表 53.3 胰腺导管腺癌的辅助放化疗

研究者	时间	病例数	EBRT(Gy)	IORT	中位生存期(月)	生存率(%)			
						1 年	2 年	3 年	5 年
Willett 等	1993	16(nm)	40~50		21				29
		23(pm)	40~50		11				0
Johnstone 等	1993	26	45~55	20	18				
Zerbi 等	1994	43		12.5~20	19	71		7	
		47			12	49		10	
Di Carlo 等	1997	27			14				
		27		12.5~20	17				
Dobelbower 等	1997	14			6.5	15		0	0
		6		10~20	9	50		35	33
		14	50~67		14.5	64		28	0
		10	27~54	10~25	18	70		10	0
Farrell 等	1997	14	60	12~15	16	62		22	15
Hishinuma 等	1998	34	n=24	n=13	13	59			19
				EBRT+IORT					
Klinkenbijl 等	1999	54 PDAC			12.6				10
(EORTC)*		60 PDAC	40		17.1				20
Mehta 等	2000	52 PDAC	45~54 (PVI 5-FU)	n=8	32		62	39	
		17 PDAC	未特殊说明(5-FU推注)		12				
Lee 等	2000	22						47	
		13	49					81	
Kokubo 等	2000	34PDAC**		25	15		25		
		18PDAC**	45~55		17		24		
Alfieri 等	2001	20			10.8				6
		26	n=26	n=21	14.3				16
Allen 等	2002	29PDAC	42(联用吉西他滨)		16.2				
Neoptolemos 等*	2004	178 PDAC	40		15.5		27.7		10.3
		180 PDAC			16.7		37.9		19.5

EBRT:外放疗剂量;5-FU:5-氟尿嘧啶;IORT:术中放疗;nm:切缘阴性;pm:切缘阳性;PDAC:胰腺导管腺癌;PVI:延长的静脉输注。

* 随机对照研究。

** 所有患者皆为切缘阴性(R0),同时其中一些患者接受了局部化疗。

据该项研究的结果,并不支持选择术后的辅助性放化疗。

斯坦福大学的Metha及其同事进行了一项非随机对照研究,对1994~1999年收治的52例胰腺癌患者进行术后辅助性放化疗。这些患者术后均接受45Gy肿瘤术区及局部淋巴结部位的放疗(1.8Gy/次),对于35%的切缘阳性患者,再增加肿瘤术区的放射剂量(总计54Gy)。在放疗同时,从门静脉灌注5-FU(每天200~250mg/m²,持续使用)。他们的研究结果显示,辅助性放化疗术后的中位生存期明显增加,可达

32个月。同时，与目前报道的其他持续静脉大剂量5-FU或持续静脉灌注5-FU辅助化疗的研究结果相比，这一研究的中位生存期有明显的提高。

密西根大学的Allen等人，进行了一项I期临床试验，研究辅助性放化疗联合时EBRT的最大放射耐受剂量。总共有9例单纯切缘阳性的胰腺癌患者，27例单纯淋巴结阳性患者，7例切缘及淋巴结均阳性的患者参加了研究。化疗方案选择足量的健择（1000mg/m^2，1次/周，持续使用3周）。起始的放疗总剂量为24Gy，每次1.6Gy。其后按比例增加，每次增加0.2Gy，总共持续3周。共有25例完成了整个治疗计划，放疗的最终剂量达42Gy，有2例发生了胃肠道毒副作用。这些患者的中位生存期为16.2个月。

辅助性放化疗配合持续辅助化疗

胃肠道肿瘤研究组早在上个世纪70年代，就在晚期胰腺癌的治疗中通过随机对照试验研究了辅助性放化疗配合持续辅助化疗的治疗作用（表53.4）。共有43例手术切缘阳性的胰腺癌患者（R0），随机分配到单纯手术治疗组，及手术联合总剂量40Gy的放疗和持续静脉化疗组，化疗时患者每周使用一次5-FU，化疗过程持续2年或待肿瘤复发时停止。联合治疗组的中位生存期达20个月，2年存活率达42%，而单纯手术治疗组的中位生存期为11个月，2年存活率为15%。其后治疗组又增加了30例患者，最后治疗组总的中位生存期达18个月，2年存活率达46%。虽然本研究结果喜人，但由于即使增加病例后病例数仍较少，还不能得出说服力足够强的结论，同时也不能明确生存期延长的原因是联合放化疗的结果，还是单纯放疗或单纯化疗的结果。虽然这方面研究受限制的因素较多，但仍有许多的研究者正投入到这方面工作中，设计了不同的试验组合方案，尤其是在美国（表53.4）。

来自霍普金斯医院的Yeo等人回顾性比较了三种不同的辅助治疗方案对诊断为胰腺癌并行胰十二指肠切除术的患者的治疗效果。研究共分为三组：①术后给予40~45Gy的EBRT治疗，接着通过静脉大剂量推注5-FU化疗，时间持续4个月；②术后给予50~57Gy的EBRT治疗，同时加用肝脏放疗，及5-FU/四氢叶酸的持续静脉化疗，时间持续4个月；③对照组，术后不给予任何辅助治疗。第一组患者术后的中位生存期为21个月，2年生存率为44%，明显高于对照组的13.5个月及30%的2年生存率。该试验中，第二组与对照组患者的中位生存期无明显差异，研究结果甚至让研究者怀疑胰腺癌辅助治疗的真实价值。另有23例患者按照与第二组相似治疗方案接受治疗。放疗的同时给予5-FU/四氢叶酸的持续静脉化疗，每周持续化疗5天。放疗结束满1月后，给予同样化疗方案，以4周为一疗程，每疗程化疗持续2周。根据放疗剂量不同，分为低剂量放疗组及高剂量放疗组。前者包含肝脏23.4Gy，局部淋巴结50.4Gy，原发肿瘤区域50.4Gy；后者包含肝脏27Gy，局部淋巴结54Gy，原发肿瘤区域57.6Gy。这部分患者的中位生存期为15.9个月，低剂量放疗组与高剂量放疗组中位生存期无明显差异，分别为14.4个月及16.9个月。该医院还通过分程区域外放射疗法配合化疗治疗了29例患者，化疗方案选择5-FU、四氢叶酸、双嘧达莫、丝裂霉素。患者总共接受20次分程区域外放疗，总剂量50Gy，完成前10次后的25Gy照射后，休息2周继续完成后10次放疗。同时患者配合静脉化疗，每4周后的1~3天，给予患者静脉推注5-FU（400mg/m^2）、四氢叶酸（20mg/m^2），每8周起始当天到第三天给予口服双嘧达莫（75mg，一日四次）；在外放疗期间的第一天使用丝裂霉素（10mg/m^2，最大剂量20mg）。当辅助外放疗结束1个月后，按以上化疗方案继续使用4个疗程。结果显示，患者的中位生存期达16个月，1年生存率达58%。在1984~1999年期间，霍普金斯医院从616例手术切除的胰腺导管腺癌患者中选择了333例患者完成了辅助性放化疗配合持续化疗的辅助治疗方案。虽然该研究纳入的患者存在一定的偏倚，但从总的结果来看，手术后辅助性放化疗配合持续化疗患者的中位生存期达19个月，1年生存率达71%，5年生存率达20%。

UKPACA-1研究运用了与胃肠道肿瘤研究组相同的肿瘤辅助治疗方案，该研究包括了34例胰腺导管腺癌患者及6例壶腹癌患者。最终，胰腺癌患者的中位生存期为13.2个月，5年存活率为15%。无淋巴结转移患者的2年生存率为60%，而淋巴结阳性患者2年生存率仅18%。在欧洲胰腺癌研究组的研究中，患者术后给予了较长时间的化疗，但无辅助性放化疗治疗相关的死亡报道，及因放化疗毒副作用再入院的报道。

目前还在进行的关于辅助性放化疗配合持续辅助化疗的研究中，还有RTOG Ⅲ期临床试验，该试验总共纳入近500例患者。患者首先接受3周化疗，然后

表53.4 胰腺导管腺癌的联合辅助放化疗及后续化疗

研究者	时间	病例数	放疗(Gy)	化疗	中位生存期(月)	生存率(%)			
						1年	2年	3年	5年
Kalser 等*	1985	21	EBRT 40	5-FU	20	67	42	24	18
		22			11	50	15	7	8
GITSG 等	1987	30	EBRT 40	5-FU	18		46		
Conlon 等	1996	56	EBRT 45	5-FU	20		35		
Yeo 等	1997	99	EBRT 40~45	5-FU	21		44		
		21	EBRT 50~57	5-FU+FA	17.5		22		
		53			13.5		30		
UKPACA	1998	34	EBRT 40	5-FU	13	56	38	29	15
Abrams 等	1999	23	EBRT+FA	5-FU	15.9				
Paulino 等	1999	30	EBRT	5-FU	26				
		8	EBRT	5-FU	5.5				
Andre 等	2000	10	EBRT	5-FU+FA+Cis	17				
Nukui 等	2000	16	EBRT 40	5-FU			54		
		17	EBRT 45~54	5-FU+Cis+IFN-α			84		
Sohn 等	2000	333	EBRT 40~50	多数使用5-FU,偶有FA、MMC、双嘧达莫	19	71			20
		119			11	48			9
Chakravarthy 等	2000	29	EBRT 50	5-FU、FA、MMC、双嘧达莫	16	52			
Kachnic 等	2001	9	EBRT 40~50.4	吉西他滨	16	78	39	39	
Van Laetham 等	2003	22	EBRT 40	吉西他滨	15				

Cis:顺铂;ERBT:外置放射源放疗剂量;FA:叶酸;5-FU:5-氟尿嘧啶;INF-α:α干扰素;MMC:丝裂霉素。

* 随机对照研究。

进行放化疗,最后接受3个月的化疗。根据辅助性放化疗之前化疗的方案差异,患者又随机分为两组,包括持续静脉5-FU(250mg/m^2)化疗组及每周一次健择化疗组(1000mg/m^2)。5-FU治疗组在放化疗后,接着接受两疗程的5-FU化疗, 每个疗程中先接受3周静脉5-FU化疗(250mg/m^2),再休息2周,共持续3个月。健择治疗组在放化疗后,接着接受3个疗程的健择化疗,每个疗程中给予3次健择化疗(1000mg/m^2),每周一次,接着休息1周,共持续3个月。患者在治疗中期,同时还接受辅助性放化疗,方案为化疗结束后1~2周及手术治疗后13周内,总共接受50.4Gy剂量的放射治疗,持续5.5周,每次1.8Gy。同时每天给予5-FU静脉化疗(250mg/m^2)。该项研究的结果将会有助于了解辅助性放化疗配合持续辅助化疗与其他辅助治疗方案之间对胰腺癌术后生存期影响。

新辅助治疗

新辅助治疗的支持者认为，胰腺癌术后并发症的发生率达30%~45%，不太适合接受传统的辅助治疗。而新辅助治疗能达到降低肿瘤局部分期，增加肿瘤手术切除率的可能。

目前关于胰腺癌的新辅助治疗的随机对照研究相关报道较少(表53.5)。新辅助治疗后，实际接受过手术治疗的病例更少。表53.5中还包括了一些重复的病例，这是因为随着研究的扩大，先前报道的病例被重复使用。如：Anderson等人的研究报道的肿瘤切除率也不统一，术前估计可切除的肿瘤，报道的切除率从45%~100%不等；术前估计不可切除的肿瘤，报道的切除率从20%~64%不等。中位生存期从16个月到21个月，与其他辅助化疗及区域化疗的治疗效果有一定可比性。

下面将特别介绍两项与新辅助治疗相关的研究，这两项研究报道的中位生存期分别达到31及32个月。Snady等的报道中，从先前接受分程外放疗及5-FU+链脲酶素+顺铂化疗(RT+FSP)的68例患者中选择了20例患者，给予新辅助治疗，再进行手术治疗。68例患者的中位生存期为23.6个月，20例患者接受新辅助治疗后，进行了手术切除，其中位生存期达32个月。在Snady研究的同期，进行了另一项包括91例患者的研究，其中63例(69%)接受了辅助化疗(部分还接受了外放疗)。这91例患者均接受了手术治疗(手术死亡率5%)，中位生存期为14个月，与RT+FSP治疗方案相比差异有统计学意义(P=0.006)。手术治疗配合辅助治疗患者的中位生存期为16个月，而单纯手术治疗组的中位生存期为11个月，差异有统计学意义(P=0.0025)。然而，Anderson等人进行的非随机对照研究显示，新辅助治疗与辅助治疗相比，对生存期的改善无明显差异。Mehta等最近研究显示新辅助治疗患者的中位生存期可达30个月，但由于仅有9例病例，该研究尚待进一步观察。

前面提到的所有研究，皆或多或少受到一些混杂因素的影响。一些被认为"不能手术切除的局部进展患者"，由专业治疗胰腺癌的手术治疗组来进行手术，可达到手术切除。例如：霍普金斯医院收治了78例在其他医院进行过手术或被认为不能手术切除的患者，其中有52例(67%)成功进行了手术治疗。胰胆管内肿瘤及壶腹癌患者的预后好于胰腺导管腺癌，而在新辅助治疗的研究中未将这些区分开。在实际治疗过程中，除了手术标本能区分开胰胆管内肿瘤及胰腺导管腺癌外，很难通过其他方式进行诊断。外放疗常对胰头部肿瘤及其周围一定范围有较恒定的治疗作用，但是治疗之前常难以确定原发肿瘤来自于胰头还是其他部位。新辅助治疗后，通常对患者进行再分期(常在诊断后数月)，已发生转移的患者将不适于手术治疗。因此，最终接受手术治疗的患者与辅助治疗开始时的患者存在一定的差异，排除了发生转移的患者，预后好于研究之初的群体。最后，通过对来自于单个研究单位的患者进行分组分析了解新辅助治疗的总体效果，本身这种方法存在较大的统计学误差，尤其当病例数较少时。因此，当缺乏随机对照研究结果时，新辅助治疗对胰腺癌患者治疗效果仅能停留于试验研究。

结　论

胰腺癌治疗研究中较突出的问题是缺乏高质量的随机对照研究，目前这种现状有逐渐改善的趋势。从目前已有的研究看，没有证据支持在胰腺导管腺癌的手术治疗中使用放疗或放化疗结合的辅助治疗。由于缺乏对照研究的病例，局部化疗及新辅助治疗的作用尚不明确，但可能被选择作为辅助治疗方案。目前最有说服力的研究结果，显示辅助化疗最好选择在手术切除后进行，可获得最好的治疗效果。化疗方案通常选择5-FU/四氢叶酸，但由于ESPAC-3等的研究结果，该方案可能被健择取代或作为化疗的补充。ESPAC-1的研究结果显示持续化疗前给予外放疗反而对治疗有害，可能降低肿瘤细胞对化疗的敏感性。

目前为止，关于胰腺癌辅助治疗，规模最大的三个随机对照研究结果相互一致，这些研究结果完全可替代先前的胃肠道肿瘤研究组的小样本试验。但是，目前对于ESPAC-1的研究仍有一些反对意见，认为辅助放化疗更有利于改善预后。来自霍普金斯医院的回顾性研究及小样本的前瞻试验研究结果更支持辅助放化疗的治疗方案。即使不论样本选择的偏倚，霍普金斯医院选择联合放化疗及维持化疗治疗胰腺癌，患者的中位生存期(19.0个月)也与ESPAC-1研究中辅助化疗的中位生存期无明显差异(21.6个月)。有研究者认为不能否认辅助放化疗的效果，因

表53.5 胰腺导管腺癌的新辅助治疗

研究者	时间	病例数	新辅助治疗方案	治疗前可切除性评估	辅助治疗后切除病例数(%)	中位生存期(月)	生存率(%)		
							3年	4年	5年
Ishikawa 等	1994	23	EBRT	均有可能	17(74)				22
Coia 等	1994	27	EBRT +5 - FU/MMC	均有可能	13(48)	16	43		
Staley 等	1996	39	EBRT + IORT +5 - FU	可切除	39(100)	19		19	
Spitz 等	1997	91	EBRT +5 - FU	可切除	41(51)	19.2			
Hoffman 等	1998	53	EBRT +5 - FU/MMC	可切除	24(45)	15.7			
White 等	1999	25	EBRT +5 - FU/MMC /Cis	不可切除	5(20)				
Wanebo 等	2000	14	EBRT +5 - FU/Cis	不可切除	9(64)				
Snady 等	2000	68	EBRT +5 - FU/Cis /Strep	不可切除	20(29)	32	32		
					48 例未切除	21	13		
		91*	±辅助化疗 ±EBRT	可切除	63 例接受辅助治疗者	16	13		
					28 例未接受辅助治疗者	11	11		
Mehta 等	2001	15	EBRT +5 - FU	不可切除	9(60)	30			
Breslin 等	2001	132	EBRT +5 - FU/Pac /Gem	可切除	132(未应用)	21			

Cis:顺铂;EBRT:外放疗剂量;5 - FU:5 - 氟尿嘧啶;Gem:吉西他滨;IORT:术中放疗;MMC:丝裂霉素;Pac:紫杉醇;Strep:链脲霉素。

* 所有这些患者均接受了切除术,且无一接受了新辅助治疗,但其中一些接受了术后辅助治疗。

为前面提及的欧洲进行的两项辅助放化疗相关的研究没有采用足量的放射剂量，但实际情况是这两项研究中放疗的剂量与胃肠道肿瘤研究组的放疗剂量一致。随着ESPAC-1研究的启动,等角光束放疗逐渐被人们了解,它能使腹部放射区域获得更多的照射。单独使用等角外放射治疗或密集放射治疗或化疗的患者的中位生存期分别为14.4个月、16.0个月及16.9个月。但是,将这些辅助治疗方法联合,其中位生存期与ESPAC-1的研究中运用分程外放射治疗的中位生存期相比无明显差异，后者总共包含178例患者，中位生存期为15.5个月，也与欧洲癌症治疗研究组织试验研究的17.1个月的中位生存期一致。实际上，ESPAC-1研究中，术后不进行任何辅助治疗的患者预后更好,180例患者的中位生存期达16.7个月。其他一些运用联合辅助治疗方案治疗胰腺癌患者的预后也与ESPAC-1中单纯辅助化疗的预后相似，包括术中放疗(表53.3)、新辅助放化疗(表53.5)。辅助及新辅助放化疗，使患者承受更多的治疗负担并可能遭受更多的毒副作用，因此只有在明确其能延长患者预后时才能推荐使用。这尤其对于胰腺癌术后,本身生存期相当有限的患者而言,极其重要。

目前围绕胰腺癌的辅助治疗，尚有许多治疗方案或药物处于研究中，这些研究可能获得关于胰腺癌辅助治疗方面较有意义的研究结果。对于目前这些正在研究的方案而言，如能加入到一些大规模的试验研究,将使研究结果更加可靠。同时,增加临床I期及Ⅱ期试验研究的数量非常必要。因为任何研究要用于临床实践，需要有可靠的Ⅲ期临床试验结果做基础。从目前情况看,在胰腺癌辅助治疗方面,尚没有满意的结论，为了制定胰腺癌最优的辅助治疗方案,还有很长一段路程要走。

(冯宾 译 陈革 赵玉沛 校)

推荐读物

Abrams RA, Grochow LB, Chakravathy A *et al.* Intensified adjuvant therapy for pancreatic and periampullary adenocarcinoma:survival results and observations regarding patterns of failure, radiotherapy dose and CA19-9 levels. *Int J Radiat Oncol Biol Phys* 1999;44:1039–1046.

Allen AM, Zalupski MM, Eckhauser FE *et al.* A phase I trial of radiation (RT) dose escalation with concurrent full dose gemcitabine (GEM) following resection of pancreatic cancer. *Proc Am Soc Clin Oncol* 2002;21:138(abstract 549).

Bakkevold KE, Arnesjo B, Dahl O *et al.* Adjuvant combination chemotherapy (AMF) following radical resection of carcinoma of the pancreas and papilla of Vater:results of a controlled, prospective, randomized multicentre study. *Eur J Cancer* 1993;29A:698–703.

Baumel H, Huguier M, Manderscheid JC *et al.* Results of resection for cancer of the exocrine pancreas:a study from the French Association of Surgery. *Br J Surg* 1994;81:102–107.

Beger H, Gansauge F, Büchler MW *et al.* Intraarterial adjuvant chemotherapy after pancreaticoduodenectomy for pancreatic cancer:significant reduction in occurrence of liver metastasis. *World J Surg* 1999;23:946–949.

Breslin TM, Hess KR, Harbison DB *et al.* Neoadjuvant chemoradiotherapy for adenocarcinoma of the pancreas:treatment variables and survival duration. *Ann Surg Oncol* 2001;8:123–132.

Chakravarthy A, Abrams RA, Yeo CJ *et al.* Intensified adjuvant combined modality therapy for resected periampullary adenocarcinoma:acceptable toxicity and suggestion of improved 1-year disease-free survival. *Int Radiat Oncol Biol Phys* 2000;48:1089–1096.

Coia L, Hoffman J, Scher R *et al.* Preoperative chemoradiation for adenocarcinoma of the pancreas and duodenum. *Int J Radiat Oncol Biol Phys* 1994;30:161–167.

Douglass HO Jr. Further evidence of effective adjuvant combined radiation and chemotherapy following curative resection of pancreatic cancer. Gastrointestinal Tumor Study Group. *Cancer* 1987;59:2006–2010.

Ishikawa O, Ohigashi H, Sasaki Y *et al.* Regional chemotherapy to prevent hepatic metastasis after resection of pancreatic cancer. *Hepatogastroenterology* 1997;44:1541–1546.

Ishikawa O, Ohhigashi H, Imaoka S *et al.* Extended pancreatectomy and liver perfusion chemotherapy for resectable adenocarcinoma of the pancreas. *Digestion* 1990;60 (Suppl1):135–138.

Kachnic LA, Shaw JE, Manning MA *et al.* Gemcitabine following radiotherapy with concurrent 5-fluorouracil for nonmetastatic adenocarcinoma of the pancreas. *Int J Cancer* 2001;96:132–139.

Klinkenbijl JH, Jeekel J, Sahmoud T *et al.* Adjuvant radiotherapy and 5-fluorouracil after curative resection of cancer of the pancreas and periampullary region:phase III trial of the EORTC gastrointestinal tract cancer cooperative group. *Ann Surg 1999*;230:776–782;discussion 782–784.

Mehta VK, Fisher GA, Ford JM *et al.* Adjuvant radiotherapy and concomitant 5-fluorouracil by protracted venous infusion for resecrted pancreatic cancer. *Int J Radiat Oncol Biol Phys* 2000;48:1483–1487.

Neoptolemos JP, Baker P, Spooner D *et al.* Adjuvant radiotherapy and follow-on chemotherapy in patients with pancreatic cancer.Results of the UK Pancreatic Cancer Group Study (UKPACA-1). *GI Cancer* 1998;2:235–245.

Neoptolemos JP,Dunn JA,Stocken DD *et al.* Adjuvant chemoradiotherapy and chemotherapy in resectable panereatic cancer:a randomised controlled trial. *Lancet* 2001;358:1576–1585.

Neoptolemos J, Cunningham D, Freiss H *et al.* Adjuvant therapy in pancreatic cancer:historical and current perspectives. *Ann Oncol* 2003;14:675–692.

Neoptolemos JP, Stocken DD, Freiss H *et al.* The final results of European Study Group for Pancreatic Cancer randomized controlled trial of adjuvant chemoradiotherapy and chemotherapy in patients with resectable pancreatic cancer. *N Engl J Med* 2004;350:1200–1210.

Raraty MGT, Magee CJ, Ghaneh P *et al.* New technique and agents in the adjuvant therapy of pancreatic cancer. *Acta Oncol* 2002;41:582–595.

Shore S, Raraty MGT, Ghaneh P *et al.* Chemotherpy for pancreatic cancer. *Aliment Pharmacol Ther* 2003;18:1049–1069.

Snady H, Bruckner H, Cooperman A *et al.* Survival advantage of combined chemoradiotherapy compared with resection as the initial treatment of patients with regional pancreatic carcinoma.An outcomes trial. *Cancer* 2000;89:314–327.

Spitz FR, Abbruzzese JL, Lee JE *et al.* Preoperative and postoperative chemoradiation strategies in patients treated with pancreaticoduodenectomy for adenocarcinoma of the pancreas. *J Clin Oncol* 1997;15:928–937.

Splinter TA, Obertop H, Kok TC *et al.* Adjuvant chemotherapy after resection of adenocarcinoma of the periampullary region and the head of the pancreas.A non-randomized pilot study. *J Cancer Res Clin Oncol* 1989;115:200–202.

Takada A, Amano H, Yasuda H *et al.* Is postoperative adjuvant chemotherapy useful for gallbladder carcinoma?A phase III multicentre prospective randomized controlled trial in patients with resected pancreaticobiliary carcinoma. *Cancer* 2002;95:1685–1695.

Yeo CJ, Abrams RA, Grochow LB *et al*. Pancreaticoduodenectomy for pancreatic adenocarcinoma:postoperative adjuvant chemoradiation improves survival A prospective, single-institution experience. *Ann Surg* 1997;225:621–633;discussion 633–636.

54 内镜技术在不可切除胰腺癌治疗中的应用

Richard A.Kozarek

概　　述

在美国，每年大约有25 000例新诊断的胰腺癌患者。虽然通过目前的放化疗方法，能达到降低肿瘤临床分期的目的，但绝大多数文献报道，仅20%~30%的胰腺癌患者诊断时能手术切除，而手术后的平均存活期亦不足2年。从诊断方面看，目前对于胰腺癌并发的恶性梗阻性黄疸的诊断，内镜能发挥一定的作用。随着无创诊断技术的进步，诊断胰腺癌的无创性腹部影像学检查包括：超声、CT、MRI、PET技术等，可做为诊断时重要的辅助检查。在临床上，无创的诊断技术常配合有创的内镜逆行胰胆管造影（endoscopic retrograde cholangiopancreatography，ERCP）或有时替代有创检查来用于胰腺癌相关的诊断。虽然，配合细胞括片、导管内活检、经导管细针穿刺活检等技术，目前报道的ERCP诊断胰腺癌的阳性率仅为40%~50%。有时为了获得病理组织诊断，在ERCP检查之前或之后，尚需借助其他的有创检查方法，如：超声或CT引导下穿刺活检、细针抽吸（fine needle aspiration，FNA）、内镜下超声（endoscopic ultrasound，EUS）、诊断用腹腔镜技术和开腹探查术等。目前，对于可疑恶性梗阻性黄疸的患者，若没有癌胚抗原或CA19-9等肿瘤标记物异常，并不常规采用诊断性ERCP检查。

从胰腺癌的治疗角度看，对于不可切除的胰腺癌，手术仍是最传统的姑息治疗方案，包括胆管空肠吻合术治疗恶性梗阻性黄疸，胃空肠吻合术治疗幽门或胃出口梗阻。目前，在胰腺癌的姑息性手术中，越来越多的人选择腹腔镜胆道分流或腹腔镜下胃空肠吻合手术。开腹姑息性手术仅限于某些术前考虑能手术根治而术中才发现不能手术切除者。经皮经肝胆汁引流也被用于不能手术切除的胰腺癌并发的恶性胆道梗阻的减黄治疗，前提条件是操作者能熟练掌握介入操作技术。目前，在大部分的胰腺癌治疗中心，ERCP已取代PTCD用于胆道减压。

胰腺癌内镜姑息治疗包括和放置塑料或金属支架治疗恶性梗阻性黄疸，自扩张金属支架（self-expandable metal stent，SEMS）治疗胃出口梗阻。其他相对少见的内镜下治疗方法还有放置胰管支架治疗梗阻性胰腺炎，内镜下治疗肿瘤导致的胃十二指肠出血。肿瘤导致胃十二指肠出血的原因，包括门静脉癌栓导致门静脉高压、食道胃底静脉曲张和肿瘤侵犯十二指肠。此时内镜多用于保守治疗不能缓解的出血。表54.1总结了目前胰腺癌姑息治疗中能通过内镜下完成的操作。

表 54.1　胰腺癌的内镜治疗

梗阻性黄疸
塑料支架放置
自扩张金属支架（SEMS）
胃出口梗阻
±球囊扩张
±热切除，如激光、氩气刀
自扩张金属支架（SEMS）
胃十二指肠出血
±曲张静脉套扎/曲张静脉注射硬化剂
±热疗

胆道梗阻的姑息治疗

当CT或超声检查发现胰腺癌患者存在肝转移、恶性腹水、多发肿大淋巴结、胰腺周围血管受侵或肿瘤体积大于5cm时，往往提示胰腺癌已不能手术切除。此时，大多数患者合并梗阻性黄疸，这时ERCP不仅有助于在组织学上诊断胰腺癌，同时还可以通过放置支架缓解患者胆道梗阻的情况。

塑料支架(图54.1)

1980年，Soehendra等人最早运用塑料支架缓解胰腺癌导致的恶性梗阻性黄疸。到目前为止，已有大量的回顾性或前瞻性研究证实，塑料支架或聚四氟乙烯树脂支架在恶性梗阻性黄疸治疗中的有效性。塑料支架的优点在于费用相对便宜，支架放置较容易，而且即使放置支架后，对手术及术前胆道解压亦无明显影响。

放置支架时，需要使患者充分镇静，常需静脉使用麻醉药物，如：苯二氮䓬类药物或异丙酚，同时需预防性使用抗生素治疗。操作时需要一个密切合作的团队，包括熟练的内镜医师、配合熟练的护理人员、放射科医师等。放置支架前，需要通过胆道造影充分了解整个胆道的情况，保证能顺利放置亲水导丝，以便于在胆道内操作，同时需准确测量狭窄的长度(图54.2)。放置导丝后，根据情况行Oddi括约肌切开。狭窄的地方，常需导管或球囊进行扩张，根据之前ERCP活检或FNA活检的结果，可同时考虑行狭窄处病理括片、细针穿刺或直接病理活检。支架规格常选用10~11.5Fr，支架长度要长于狭窄处2~3cm。放置支架时，在导丝或坚硬导管的引导下，放置于胆道内合适的位置。当撤出导丝或坚硬导管时，若内镜下看见胆汁立即从支架内流出，表明支架放置正确。

自扩张金属支架(图54.1)

目前有多种SEMS系统供恶性胆道梗阻治疗的选择。表54.2总结了常见的SEMS系统。这些支架从设计、种类、规格、支架中相互编织的金属线等方面存在差异。不同支架也有着专门的放置装置，放置方法有通过撤出约束外鞘放置，也有通过释放牵引线使回缩的记忆金属再次扩张。与塑料支架不同，SMS通常不需要事先通过导管或球囊来扩张狭窄段，SEMS的释放系统直径仅7~8Fr，能直接通过狭窄处(图54.3)。放置SEMS也有其并发症，由于支架可能存在垂直变形，导致支架位置放置错误，有时需放置第二个支架才能达到治疗目的。而且，放置支架时，若留在十二指肠内的支架太长，可能导致支架对侧十二指肠壁溃疡形成或十二指肠穿孔。与其他放置支架过程一样，单纯放置完支架并不能代表梗阻缓解，只有当看见注射到狭窄远端的造影剂流入十二指肠腔或看见胆汁从支架顺利流出，才能说明支架腔通畅。

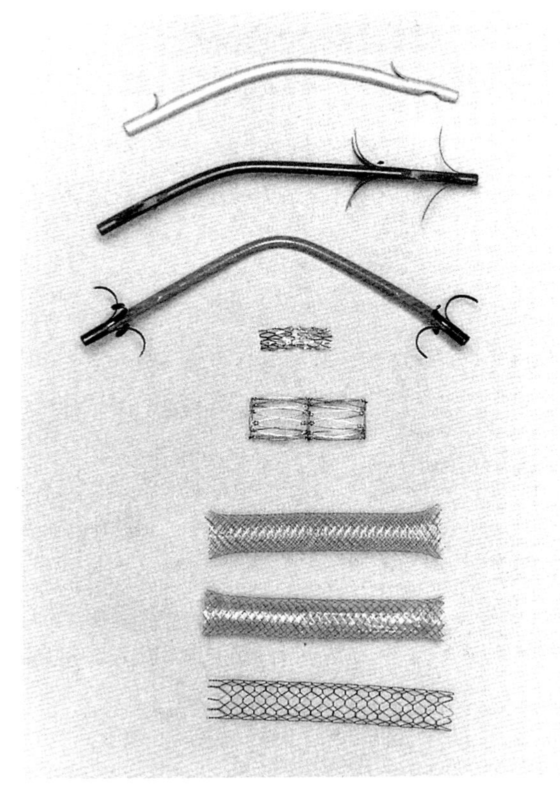

图54.1 用于恶性梗阻性黄疸治疗的支架。图中上部显示不同的塑料、聚四氟乙烯树脂支架及人工合成的支架；图中下部显示目前市面上可购买的自扩张金属支架(SEMS)。

研究结果

大部分关于塑料支架治疗胆道梗阻的研究报道已经过时了。Nagger等最近通过荟萃分析(meta-analysis)，将来自世界各地的9个相关研究总结在一起，总共包括了856例患者，研究结果显示成功放置

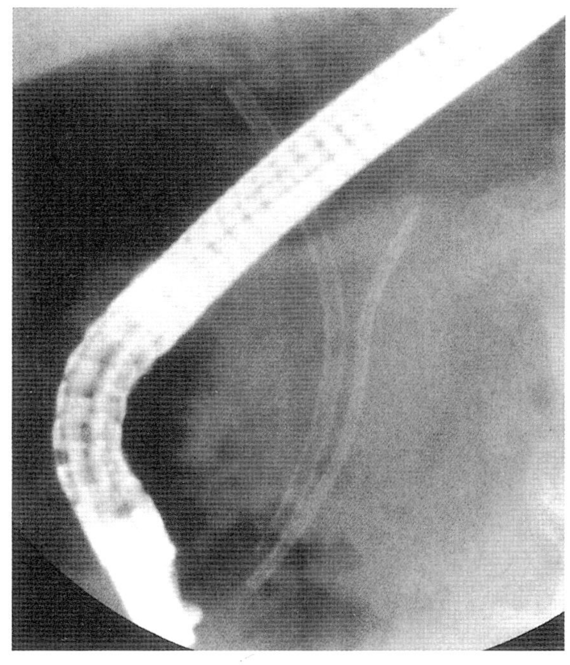
(a)

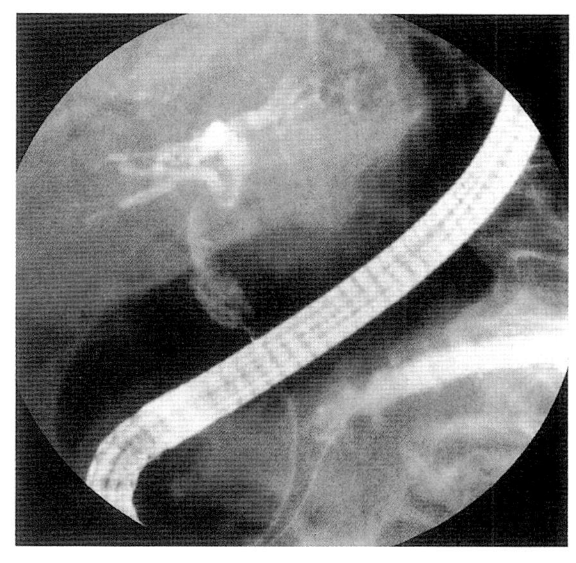
(b)

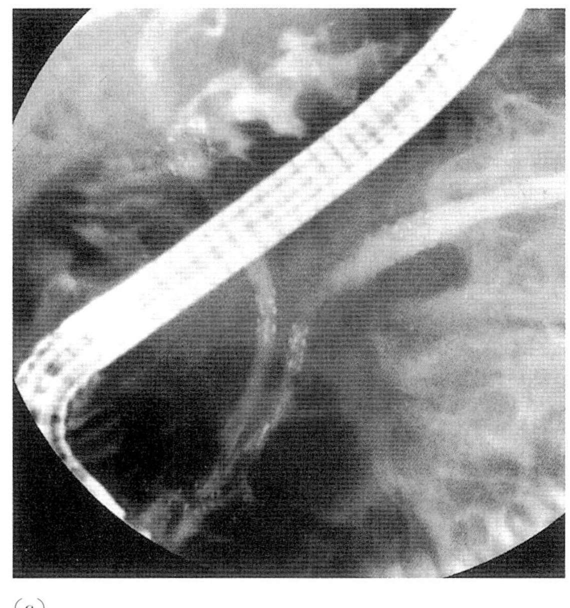
(c)

图54.2　(a)显示合并黄疸、梗阻性胰腺炎的一例不可切除胰腺癌患者的ERCP造影结果，该患者曾放置了塑料胰胆管支架。(b) 显示胰管明显狭窄。(c) 重新放置两个Diamond SEMS支架,缓解黄疸。

的胆道支架能缓解90%的梗阻性黄疸。这些患者的平均中位生存期为5个月。目前还有前瞻性研究比较了对于不可切除的远端胆管癌或胰腺癌,内镜或经皮胆道引流与手术胆道分流的效果差异。从目前发表的5个研究结果看，这两种治疗方法在治疗成功率、并发症发生率、30天死亡率或中位生存期(平均3~6个月)方面无明显差异。主要差异在于,对于放置支架的患者,可能因梗阻性黄疸或胆管炎的复发而导致支架狭窄,或者放置支架后胃出口梗阻的危险性会增加。在比较支架与手术治疗的差异时，我们还需从资源利用方面加以考虑。因为根据我们治疗中心报道的结果,胰腺癌患者从诊断到死亡的期间内,放置支架的患者在医疗花费上比手术分流的患者少50%。目前为了延长塑料支架的通畅时间，人们做了大量的研究尝试。如:增大支架的直径,同时配合口服熊去氧胆酸,或放置支架前用抗生素充分浸润支架预防胆道感染,调整支架的材料(如聚四氟乙烯树脂材料、镀银材料、亲水聚合体材料),调整支架的设计(如减少支架近端及远端的网眼)。从目前的研究结果来看,支架管腔的梗阻主要原因

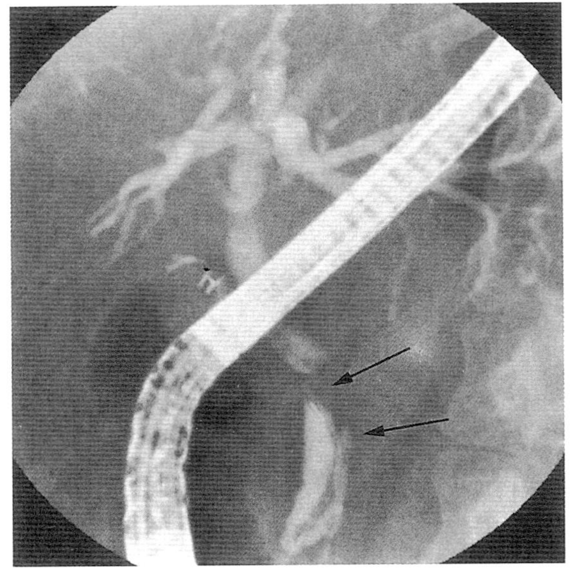
(a)

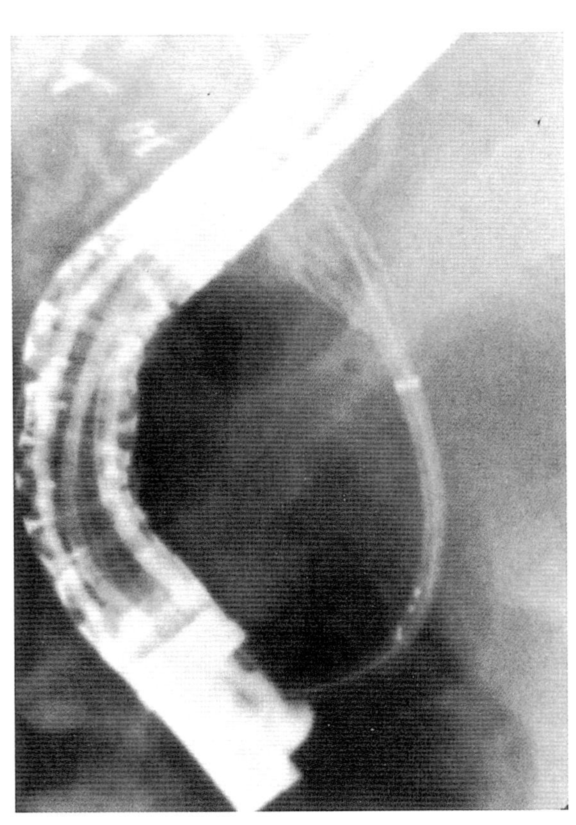
(b)

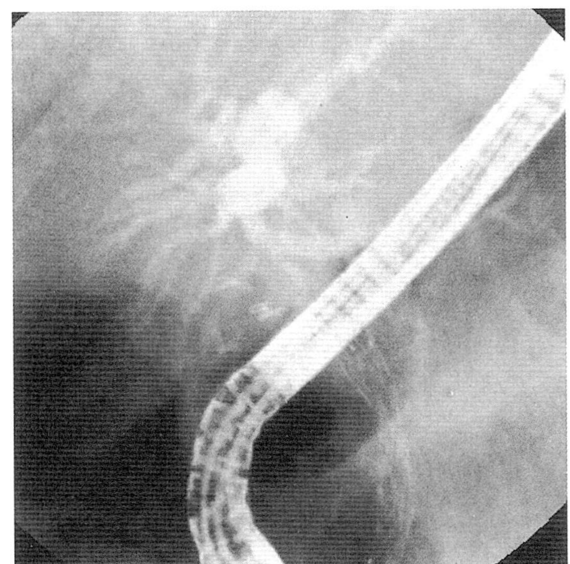
(c)

图54.3 SEMS支架放置后ERCP结果。(a)箭头显示放置支架时的双管征。(b,c)显示通过内镜下放置SEMS支架后的图像。

表54.2 用于恶性梗阻性黄疸的自扩张金属支架

	Wallstent	Endocoil	Diamond	Spiral Z	Za	Zilver	Luminex
设计	网眼	螺旋线圈	网眼	网眼	网眼	网眼	网眼
材料	不锈钢	镍钛记忆合金	镍钛记忆合金	不锈钢	镍钛记忆合金	镍钛记忆合金	镍钛记忆合金
长度(cm)	4,6,8,10	6,7.5	4,6,8	5.7,7.5	4,6,8	4,6,8	6,8
直径(mm)	8,10	6,8	10	10	10	6,8,10	10
垂直变形	是	是	是	否	否	否	否
放置直径(Fr)	7,7.5	8,10	9	8.5	8.5	7.5	7.5

是在支架内面形成了细菌膜。

SEMS支架能减少30%~80%塑料支架梗阻的发生。尽管目前还没有随机对照试验比较SEMS与手术治疗对胰腺癌合并黄疸患者的治疗效果差异，尚不能做出比较结论。但在比较SEMS与传统的塑料支架的效果差异方面，至少已有5篇相关的随机对照试验报道。这些研究均显示，SEMS的通畅时间（10~12个月）明显长于传统支架（3~4个月），而从放置到患者死亡期间，SEMS的有效率高于传统支架，差异均有统计学意义。在患者的中位生存期方面，两者无明显差异（3~6个月）。这些研究中运用的SEMS支架均为Wallstent胆道支架（Boston Scientific，Natick，MA），其中仅有一项随机前瞻性研究比较了Spiral Z支架（Wison-Cook，Inc.，Winston-Salem，NC）与Wallstent支架放置后通畅情况的差异，但尚不能将比较的结果推广到目前市场上其他种类的SEMS支架。根据目前资料显示，大网眼的支架更容易出现肿瘤长入支架的情况，网丝越宽越易于出现肉芽组织生长，而肉芽组织生长及反复发作的胆管炎正是导致SEMS功能障碍的首要原因。超过SEMS可扩张范围而进行不恰当的扩张，也会导致支架阻塞。虽然目前有资料显示，由于胆道括约肌功能障碍导致成石性胆汁的形成，及非包裹支架近端黏膜更容易增生等因素，非包裹性SEMS支架较包裹支架更容易发生阻塞，但这一研究结果尚不完全可信。偶然情况下，放置SEMS支架后，会出现支架近端边缘胆管穿孔，导致支架功能障碍。这常发生于放置Wallstents支架后，因支架的钢丝挤压并侵蚀严重狭窄的胆管而产生（图54.4）。

尽管目前关于SEMS的研究资料不全面，同时SEMS支架存在以上的一些问题。但对于不可切除的胰腺癌合并恶性梗阻性黄疸的治疗而言，从成本-效益分析来看，放置SEMS支架仍是最经济实用的方法。虽然SEMS支架价格为传统的塑料支架的20~30倍，但由于SEMS支架的保持通畅时间更长，而传统聚乙烯支架出现梗阻后常需更多花费来行ERCP检查。

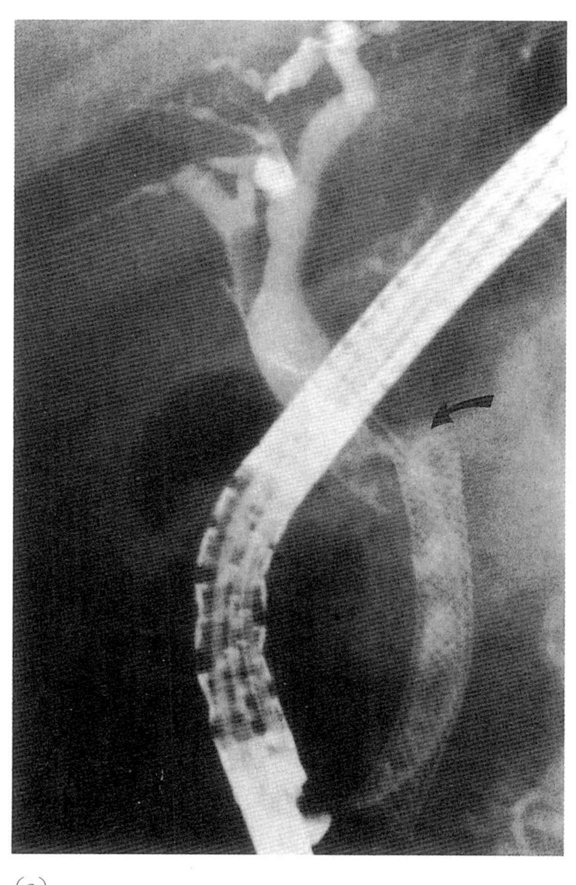
(a)

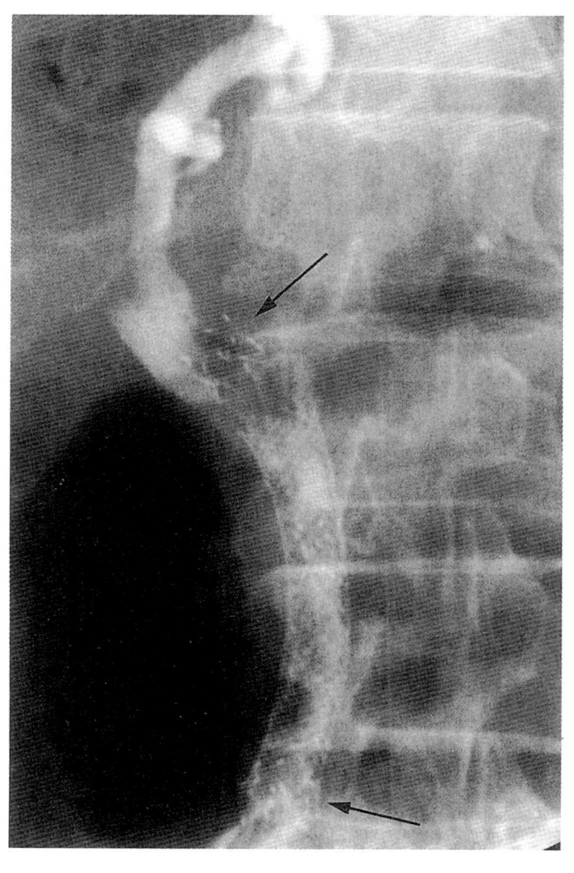
(b)

图54.4　Wallstent支架置入后胆道穿孔的ERCP图像。(a)箭头显示胆道穿孔的部位。(b)穿孔后通过再次放置SEMS支架修复缺损，箭头显示放置的第二个支架。

胰腺导管梗阻的姑息治疗（图54.2）

过去多认为胰腺癌患者的疼痛主要是因为肿瘤侵犯腹膜后神经或肿瘤侵犯邻近脏器。直到最近，有人通过放置胰管支架及胰酶替代疗法治疗胰管梗阻导致的脂肪泻后，这一理论才受到挑战。通过放置支架，部分患者进食后疼痛获得了缓解，同时部分胰腺癌并发的梗阻性胰腺炎的症状也获得了缓解。尽管放置胰管支架可能出现较多的并发症及危险，如操作中导致急性胰腺炎、支架梗阻及并发胰腺脓肿或梗阻性胰腺炎，但由于其可能缓解患者的症状，目前很多中心开始评价胰管支架的临床应用。目前围绕不可切除胰腺癌的治疗方面，更为早期的研究还包括胰管内镜辅助下的肿瘤光动力治疗及腔内近距离治疗。

胃出口梗阻的内镜姑息治疗

以往的前瞻性资料显示，不可切除胰腺癌患者，行胆道分流手术治疗后有5%~30%会发生胃出口梗阻。为了预防胃出口梗阻，许多外科医生在行胆管空肠吻合术或肝管空肠吻合术时，会预防性的同时行胃空肠吻合术。同时对于放置胆道支架的患者，也有一定的几率会发生胃出口梗阻。对于处于肿瘤晚期的患者，若发生胃出口梗阻，常见的治疗方案包括：临终关怀、经皮穿刺内镜胃造瘘联合空肠造瘘术，空肠营养支持治疗。对于手术风险不大的患者可考虑行姑息性手术分流——胃空肠吻合术。

通过对狭窄处进行球囊扩张，胃出口部分狭窄的患者的餐后疼痛、胃食管返流、呕吐等症状能获得暂时缓解。对于重度狭窄的患者，除手术治疗外，内镜下放置胃肠道SEMS支架成为较理想的有效治疗手段。由于胃肠道支架放置后常阻塞十二指肠壶腹部，影响胰胆管内的操作，通常选择在放置完胆道支架后放置胃肠道SEMS支架。目前，美国FDA批准能用于治疗的胃肠道支架仅有Wallstent（Boston Scientific，Natick，MA）一家。放置支架前，先通过上消化道造影或ERCP造影检查了解狭窄的长度，通常需要放置的支架长度一般为3~4cm。目前，可提供的支架为6cm或9cm长（放置后长度），直径18~22mm，除了对于狭窄段特别短的患者外，一般倾向于放置稍长的支架。放置支架时，需要有纤维胃镜或十二指肠镜辅助，通过胃镜或十二指肠镜引导导丝通过狭窄段及预放置支架的部位，再将支架放置系统放置于狭窄段。牵拉出限制支架的外鞘，便完成SEMS支架的放置。同放置胆道支架类似，SEMS支架扩张后，长度会较出厂长度短1/3左右，短缩最长发生于远端；偶尔还需通过球囊扩张支架，以使支架完全扩张（图54.5）。通常情况下，放置支架后24~48小时，支架能达到完全扩张。少部分患者，或者因狭窄长度较长，或者因支架远近端肠道成角影响支架的通畅情况，需同时放置2个Wallstent支架。

研究结果

目前研究结果已证实SEMS支架治疗胃出口梗阻的可行性，也有单中心或多中心研究比较支架与手术治疗的差异，不足之处在于，目前尚缺乏相关的前瞻性随机对照研究。Nassif等报道了通过SEMS治疗63例胃出口梗阻的患者，60例患者获得了手术成功（成功率95%），手术死亡率为0，平均中位生存期达7周（1~64周）。从放置支架到死亡，44例患者没有发生任何并发症（70%），有30%的患者发生了一些较严重的并发症，包括：2例十二指肠穿孔再次行手术治疗，4例支架移位，13例支架阻塞。Wong等人前瞻性评价了250例胰腺癌患者，10%合并胃出口梗阻。2/3的梗阻患者进行了分流手术或肿瘤姑息性切除，1/3的患者放置了SEMS支架。手术治疗组的中位生存期为64个月，支架治疗组的中位生存期为110.5天。手术组患者术后平均住院15天，而支架治疗组仅为4天；术后30天死亡率，手术组为17.6%，支架治疗组术后30天没有死亡病例。而且，手术分流的患者，术后一半以上均发生了胃排空障碍的并发症。由于这些研究结果，目前临床上对于晚期恶性肿瘤合并胃出口梗阻患者的治疗方案发生了戏剧性转变，大多数医疗中心首选支架放置治疗。

肿瘤相关性胃肠道出血的姑息治疗

胰头癌常侵犯门静脉导致门静脉血栓形成，胰尾及胰体的肿瘤也可能合并门静脉血栓形成。这些都可导致食管、胃底静脉曲张。这些曲张静脉偶尔会发生出血，需通过硬化剂注射治疗或曲张静脉套扎

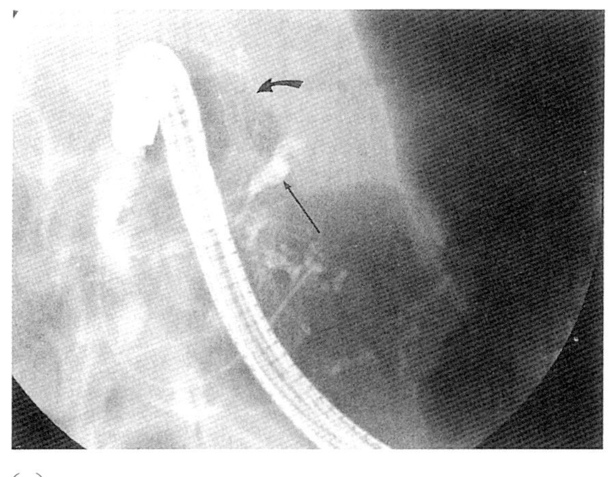

(a)

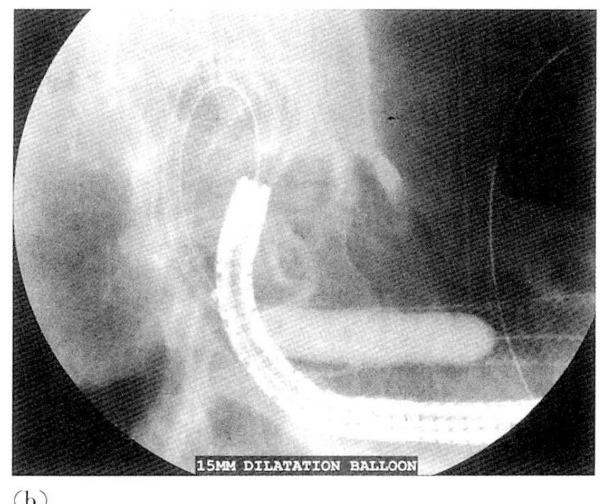

(b)

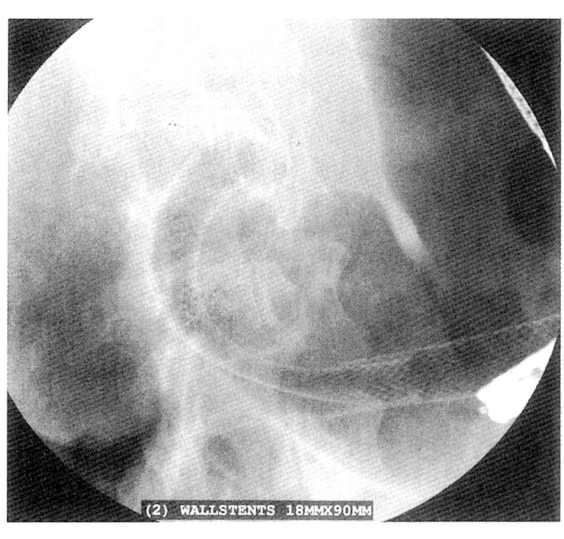

(c)

图54.5　胰腺癌患者合并胰管梗阻、胃出口梗阻。(a)ERCP影像,小箭头显示梗阻的胰管,大箭头显示放置的自扩张金属支架。(b,c)显示放置了两个Wallstents连锁SEMS胃肠道支架后,胃出口梗阻得到缓解。

治疗。但是从我们的临床经验看,出血常提示患者接近临终状态,即使出血能得到局部控制,也可能因感染、肝功能衰竭而死亡。

当与胰胆管相通的假性动脉瘤破裂出血,临床上可表现为胆管出血或胰管出血。内镜对于出血的诊断有一定帮助,但有效的治疗还是手术切除术。临床上,对于这种出血更多的是选择血管造影、介入栓塞治疗。

对于缓慢生长的肿瘤或合并十二指肠瘘时,常出现肿瘤直接侵犯血管导致出血。对于这种出血,内镜治疗效果常不太满意,还需反复多次治疗。目前运用较多的是,通过热电极、双极电凝、钕YAG激光及氩电凝等热治疗方案,或者通过注射去甲肾上腺素、硬化剂或无水酒精止血。

结　论

胰腺癌的内镜姑息治疗效果尚不确切。目前看对于某些情况,如胰腺癌合并恶性梗阻性黄疸,内镜治疗较传统的手术分流可节省50%的医疗资源及花费。SEMS支架的运用,使既往那些合并胃出口梗阻,而身体状况太差而不能耐受手术治疗的患者,得到治疗的机会。同时内镜治疗创伤小的优点,使那些晚期肿瘤的患者获得接受治疗、缓解症状的机会,而同时不用承担太多的痛苦。

内镜下胰管减压的治疗方案正处于发展阶段,目前看可能在梗阻性胰腺炎或合并有明显餐后疼痛的患者中发挥一定的治疗作用。对于肿瘤合并消化道出血的患者,内镜治疗的效果欠佳,而且这类患者的肿瘤常为晚期,治疗效果也不明显。

(冯宾 译 陈革 赵玉沛 校)

推荐读物

Brandabur JJ,Kozarek RA,Ryan JA Jr *et al.* Nonoperative versus operative treatment of obstructive jaundice in pancreatic cancer:cost and survival analysis. *Am J Gastroentercol* 1988;83:1132–1139.

Bruha R,Petryl J,Kubecova M *et al* Intraluminal brachytherapy and self expandable stents in nonresectable biliary malignancies: the question of long-term palliation. *Hepatogastroenterology* 2001;48:631–637.

Costamagna G,Gabbrielli A,Mutigani M *et al.* Treatment of "obstructive pain" by endoscopic drainage in patients with pancreatic head carcinoma. *Gastrointest Endosc* 1993;39:774–777.

DeBellis M,Sherman S,Fogel EL *et al.* Tissue sampling at ERCP in suspected malignant biliary strictures (part 1). *Gastrointest Endosc* 2002;56:552–561.

DeBellis M,Sherman S,Fogel EL *et al.* Tissue sampling at ERCP in suspected malignant biliary stricture (part 2). *Gastrointest Endosc* 2002;56:720–730.

Ferlitsch A,Oesterreicher C,Dumonceau JM *et al.* Diamond stents for palliation of malignant bile duct obstruction:a prospective multicenter evaluation. *Endoscopy* 2001;33:645–650.

Fogel EL,Sherman S,Park S-H *et al.* Therapeutic biliary endoscopy. *Endoscopy* 2003;35:156–163.

Hawes RH. Diagnostic and therapeutic uses of ERCP in pancreatic and biliary tract malignancies. *Gastrointest Endosc* 2002;56:5201–5205.

Kaassis M,Boyer J,Dumas R *et al.* Plastic or metal stents for malignant stricture of the common bile duct?Results of a randomized prospective study. *Gastrointest Endosc* 2003;57:178–182.

Kim HS,Lee DK,Kim HG *et al.* Features of malignant biliary obstruction affecting the patency of metallic stents:a multicenter study. *Gastrointest Endosc* 2002;55:359–365.

Kozarek RA,Endoscopic maneuvers for diagnosis and palliative treatment of pancreatic cancer. In:LW Traverso (ed.) *Pancreatic Cancer.* New York:Lippincott Raven,1997:13–26.

Mergener K,Kozarek RA. Pancreatic endotherapy 2002. *Endoscopy* 2003;35:48–54.

Nagger E,Krag E,Matzen P. Endoscopically inserted biliary endoprosthesis in malignant obstructive jaundice:a survey of the literature.*Liver* 1990;10:321–324.

Nakamura T,Hiral R,Kitagawa M *et al.* Treatment of common bile duct obstruction by pancreatic cancer using various stents:single center experience. *Cardiovasc Intervent Radiol* 2002;25:373–380.

Nassif T,Prat F,Medari B *et al.* Endoscopic palliation of malignant gastric outlet obstruction using self-expandable metallic stents: results of a multicenter study. *Endoscopy* 2003;35:483–489.

Pinol V,Castells JM,Bordas JM *et al.* Percutaneous self-expanding metal stents versus endoscopic polyethylene endoprostheses for treating malignant biliary obstruction:randomized clinical trial. *Radiology* 2002;225:27–34.

Reknimitr R,Fogel EL,Kalay CL *et al.* Microbiology of bile in patients with cholangitis or cholestasis with and without plastic biliary endoprosthsis. *Gastrointest Endosc* 2002;56:885–889.

Rey JF,Dumas R,Canard JM *et al.* Guidelines of the French Society of Digestive Endoscopy:biliary stenting. *Endoscopy* 2002;34:169–173.

Rösch T,Meining A,Frümergen S *et al.* A prospective comparison of the diagnostic accuracy of ERCP,MRCP,CT,and EUS in biliary strictures. *Gastrointest Endosc* 2002;55:870–876.

Shah RJ,Howell DA,Desilets DJ *et al.* Multicenter randomized trial of the spiral Z-stent compared with the Wallstent for malignant biliary obstruction. *Gastrointest* Endosc 2003;57:830–836.

Strasberg SM.ERCP and surgical intervention in pancreatic and biliary malignancies. *Gastrointest Endosc* 2002;36(6 Suppl):S213–S217.

Van Berkel AM,Brando MJ,Bergman JJGHM *et al.* A prospective randomized study of hydrophilic polymercoated polyurethane versus polyethylene stents in distal malignant biliary obstruction. *Endoscopy* 2003;35:478–482.

Van Wagensveld BA,Coene PPLO,Van Galik TM *et al.* Outcome of palliative billiary and gastric bypass surgery for pancreatic head carcinoma in 126 patients. *Br J Surg* 1997;84:1402–1406.

Wong YT,Brams DM,Munson L *et al.* Gastric outlet obstruction secondary to pancreatic cancer. *Surg Endosc* 2002;16:310–312.

55 胰腺癌的姑息性化疗及放疗

Matthias Löhr, Frederik Wenz

概　　述

胰腺癌的治疗一直以来都是对医务工作者的巨大挑战，因为其自然病程较短，而目前尚无有效方法来延缓病程的进展。本章将主要讨论胰腺癌的传统化疗和放疗以及它们的联合应用，其他的新兴治疗方法我们将会在下一章节中涉及。本书最关注的，也是本章中我们将重点介绍的内容是已经经过临床研究和应用的药物。我们能为胰腺癌患者做的最重要的事情就是给予他们"最佳支持治疗"，不仅仅只针对最主要的症状——疼痛以及食欲减退、体重下降，还包括癌症可能带给他们的焦虑症状。

姑息性化疗

单药化疗

5-氟尿嘧啶(5-FU)以往一直是应用最多的胰腺癌化疗药物，可以单独使用或者与其他药物联合应用。然而当1997年吉西他滨开始进入市场后，迅速取代了5-FU成为胰腺癌的一线化疗药物。吉西他滨是一种脱氧胞苷类似物（二氟脱氧胞苷，dFdC)，它可以在细胞内被脱氧胞苷激酶磷酸化，变成具有活性的二氟脱氧胞苷三磷酸(dFdCTP)。如果dFdCTP取代磷酸脱氧胞苷（dCTP）进入复制初期的DNA链，DNA合成将受到抑制。有趣的是，dFdCTP的插入可以在DNA聚合酶被抑制前允许另一个碱基对的插入，这一"伪装的终止信号"将使DNA的修复变得更加困难。

吉西他滨还具有自增效的作用，原因如下：①刺激胞内脱氧胞苷激酶的活化，从而提高靶细胞内吉西他滨的浓度；②抑制核苷酸还原酶的活性，从而降低细胞内三磷酸脱氧核苷（dNTP）的浓度，包括dCTP；③抑制能够降解吉西他滨的脱氧胞苷酸脱氨基酶的活性。

吉西他滨被认为是胰腺癌的首选化疗药物，不仅仅是根据传统的标准——如肿瘤的反应、生存期的延长以及疾病进展的延缓，更主要是因为它能够改善患者的临床症状，比如疼痛，改善患者的一般状况，增加体重等。在前期试验获益的基础上，一项多中心的III期临床研究将63例接受吉西他滨治疗的患者与63例接受5-FU治疗的患者进行了对比。尽管超过70%的受试者为IV期胰腺癌患者，但接受吉西他滨治疗组的中位生存期(5.7个月)与接受5-FU治疗组的中位生存期(4.4个月)相比，其差异仍具有统计学意义。同时，吉西他滨治疗组的1年生存率达到18%，也高于5-FU治疗组(2%)。但不管接受何种治疗，两组患者中没有生存时间超过19个月者。所以，正如上面所提到的，临床症状的改善成为该项研究的最主要目标。经吉西他滨治疗的患者中大约24%能达到这一目标，而5-FU只有5%。而且II期临床实验表明，吉西他滨对经5-FU治疗后效果欠佳的患者亦有效。

患者通常能够很好地耐受吉西他滨的治疗，只有不到10%的患者因副反应中止了治疗。最常见的副反应包括：中性粒细胞减少，发热，恶心呕吐，肝功能异常等。大约15%的患者会有少量但可再生的脱发现象。

尽管吉西他滨已经在临床上被广泛作为胰腺癌化疗的首先药物，但必须看到，最好的综合治疗方案的中位生存期也不到1年。几千例患者的综合统计数据表明，其反应率只有大约15%。除了对上述化疗方案的探讨之外，该项研究同时也在寻找新的、非传统的药物，通过单独或与吉西他滨、5-FU或其他药物联合应用，希望可以显著提高胰腺癌患者的中位生存期。

联合化疗

吉西他滨与其他化疗药物的联合应用可能提高胰腺癌患者的中位生存期，并缓解相应的临床症状。一项II期临床研究对54例胰腺癌患者应用了吉西他滨和5-FU的联合化疗，其中位生存期达到7个月，临床有效反应率为51%。在另一项研究中，5-FU用量保持不变，而将吉西他滨的给药量逐渐增加，获得了10.4个月的中位生存期。而在另一项II期临床研究中，将吉西他滨和一种5-FU的口服制剂（卡培他滨）联合应用，患者的生存期没有得到有效提高。

在一项大型的III期临床研究中，300余例进展期的胰腺癌患者接受了吉西他滨单药治疗或者吉西他滨和奥沙利铂的联合化疗（GEMOX）。其初期数据发布于2003年美国临床肿瘤学会（ASCO）年会，数据表明，接受吉西他滨和奥沙利铂的联合化疗（GEMOX）的患者获得了更好的反应率和生存期。目前这项研究仍在继续。而尽管吉西他滨和顺铂的联合化疗相对于吉西他滨的单药治疗并没有表现出明显的优势，仍有数项大型III期临床研究正在美国（美国胃肠肿瘤研究组，GITSG）和欧洲（欧洲癌症治疗研究组织，EORTC）进行。

根据临床经验，部分胰腺癌患者在接受化疗后可以使肿瘤暂时停止进展，但一段时间之后又会重新开始生长。在其他癌症如乳腺癌和结直肠癌中，二线化疗已经成为一种标准疗法，而胰腺癌方面却缺少同样的研究，因而相关的试验便显得非常重要。目前的一项研究正试图将联合化疗（奥沙利铂，5-FU，亚叶酸）和最佳的支持治疗（包括促红细胞生成素）进行比较。

综上所述，吉西他滨单药治疗已经成为无法手术的胰腺癌姑息性化疗的基准。到目前为止，联合化疗还未能取得突破性的进展，但加用某些药物如奥沙利铂，可以提高患者的整体生存率。那些能够在化疗初期产生反应，但一般状况比较好的患者最终将接受二线化疗。

新型药物和酶类

基质金属蛋白酶抑制剂

I型膜基质金属蛋白酶（MT1-MMP）在细胞外基质的重建中发挥了重要的作用。它能够裂解胞外基质成分，如纤维结合素和I型胶原蛋白，也可以激活其他胞外基质重建蛋白，如明胶酶原A和Ⅲ型胶原酶原。MT1-MMP在恶性肿瘤周围的间质细胞和浸润的肿瘤细胞中都过度表达，可能在肿瘤的转移过程中起了重要作用，因而成为新型抗肿瘤疗法的潜在靶向目标。马立马司他（marimastat）正是这样一种基质金属蛋白酶抑制剂，使用其进行胰腺癌治疗的I/II期临床研究已经结束。不幸的是，虽然初期结果不错，但IIb/III期的多中心研究表明，其单独用于胰腺癌治疗的效果并不理想。一项多中心、安慰剂组对照的III期大型临床研究也未得出理想的结果，相比于吉西他滨的单药化疗，马立马司他的联合应用并没有提高患者的生存率或者获得更好的临床反应，仅在增强对药物的耐受性和减少用药量方面有所表现。

拓扑异构酶抑制剂

在DNA的复制过程中，拓扑异构酶介导了DNA的切割和解旋。复制完成之后，DNA又在它的作用之下完成重连和复螺旋。拓扑异构酶抑制剂通过拮抗拓扑异构酶的作用阻止DNA复制之后的重连，以此来干扰DNA的合成。在裸鼠上进行的试验表明，即使给予大剂量的拓扑异构酶抑制剂也是安全的，并且对植入的异基因肿瘤表现了不错的抗癌活性。拓扑异构酶抑制剂，如伊立替康（Irinotecan）和喜树碱的半合成衍生物拓扑替康（Topotecan，亦称Hycamtin），经常用于结直肠癌和卵巢癌的治疗。

拓扑异构酶抑制剂，如伊立替康、拓扑替康、鲁比替康（Rubitecan）和DX-8951f等，已经在胰腺癌的临床试验中被广泛研究。一般说来，它们与传统化疗药物如吉西他滨、多烯紫杉醇或5-FU合用时疗效较好，但从试验数据中获得的最好结果也只有6个月左右的中位生存期。它们最主要的副作用是腹泻，还有部分证据提示其可能存在耐药，到目前为止的临床试验还没有给出相关的确切数据。

1996年伊立替康在美国被批准用于复发性结直肠癌的治疗，在此之后进行了一系列的试验来研究其对多种实体瘤的抗癌作用。在两个单独应用伊立替康的II期试验中，约10%的进展期胰腺癌患者产生有效反应。这些试验为进一步的I/II期临床试验提供了基础数据，用于比较吉西他滨单药治疗和联合应用伊立替康的效果。在45例联合使用吉西他滨和伊立替康的患者中，有9例产生了有效反应，中位生存期6个月。在以上数据指导之下，评估吉西他滨和伊立替康的联合化疗的III期试验，以及评估多烯紫杉醇和伊立替康的联合化疗的II期试验目前正在进行中。

拓扑替康联合应用吉西他滨的I期临床试验结果已经发表。在这一寻找最佳剂量的试验中，400~1 000 mg/m²的吉西他滨30分钟内通过静脉滴注，然后0.75~2.5mg/m²的拓扑替康在15分钟内静点，每周一次，连续3周，4周为一个完整疗程。38例进展期难治性的实体瘤患者（包括胰腺癌）接受了这一治疗，获得了不错的效果。骨髓抑制是最主要的毒副作用。2例获得了部分反应（其中一例为胰腺癌患者），5例的病情稳定（3例胰腺癌，1例直肠癌，1例原发灶不明的转移癌患者）。1 000 mg/m²吉西他滨+2.5 mg/m²拓扑替康是此联合疗法的最大可耐受剂量。

一项II期临床试验研究了鲁比替康（或称RFS2000）对胰腺癌的疗效。60例患者口服这一拓扑异构酶抑制剂至少2个月，19例（31.7%）对药物产生反应（其中1例生存了4年），另有19例（31.7%）病情稳定，剩下的22例（36.6%）对药物无反应。这一研究已经进展至关键的III期多中心临床研究，在美国拥有50个试验单位，将鲁比替康与吉西他滨或其他最适治疗进行比较。

另一种拓扑异构酶抑制剂DX-8951f已经完成了I期评估，显示了对于多种肿瘤的广谱抗癌作用。DX-8951f可以减少胞内药物蓄积，以此回避细胞对喜树碱类似物产生耐药的机制，因此获得了特别的关注。在一个已完成的II期试验中使用DX-8951f治疗进展期和已发生转移的39例胰腺癌患者，报道的中位生存期为5.5个月，1年生存率27%。如果只统计之前没有接受其他化疗的19例患者，这两项指标分别能达到10.6个月和35%。比较DX-8951f+吉西他滨联合化疗与吉西他滨单药治疗的III期研究目前正在进行中。

核苷类似物

曲沙他滨（Troxacitabine，又名BCH-4556，Troxatyl，SPD 758）是胞苷的二氧戊环类似物。在DNA复制过程中引入这一核苷类似物将导致DNA聚合酶的失活和DNA合成的终止。相比于其他用于癌症的基因治疗的胞苷类似物，曲沙他滨具有不被胞苷脱氨酶降解的优点。在人类胰腺癌的异基因动物模型上，I期试验得到了令人振奋的数据。II期研究将在约250例患有各种实体瘤（包括胰腺癌）的患者中展开，目前正在进行中。

碳水化合物

碳水化合物在肿瘤生物学中发挥了重要的作用，但却经常被低估。例如在动物模型中，半乳糖凝集素-3（Galectin-3）受体与肿瘤的转移密切相关。某些碳水化合物如果胶的衍生物GBC-590可与半乳糖凝集素-3受体结合，减少肿瘤转移的可能性，并直接使瘤体收缩。I 期试验研究了可能限制 GBC-590 用量的毒副作用，并获得了不错的试验结果。目前 II 期试验正在进行中，使用 GBC-590 治疗难治性或复发性癌症的初期数据已于 2001 年美国临床肿瘤学会（ASCO）年会发表，但后续研究尚未发表完整的论文。在这一研究中，20 mg/m²GBC-590 在 3 小时内通过静脉滴注，每周两次，毒性很小，最常见的副作用是进行性乏力。初步得到的结论是：在这一剂量下 GBC-590 虽然能被患者很好地耐受，但并未表现出对胰腺癌的治疗作用。

酰基富烯

酰基富烯是由一种蘑菇（Omphalotus illudens）中提取的倍半萜烯合成而来。其中有一种羟甲基酰基富烯伊洛福芬（HMAF 或 Irofulven），是有效的抗肿瘤增殖药物。伊洛福芬通过胞内亲核物质的烷基化作用，与蛋白质、DNA、RNA 形成加合物，导致单链 DNA 的断裂，使细胞停留在细胞周期的 S 期，并通过半胱天冬酶介导引起细胞凋亡。这一抗肿瘤活性是特异性的，而不依赖于肿瘤细胞内抑癌蛋白 p21 和 p53 的状态。伊洛福芬的有效抗肿瘤活性通过与胞内众多靶向物质的相互作用体现，已在多种人类肿瘤异基因动物模型上得到验证，即使那些用其他药物难以奏效的肿瘤，也能对伊洛福芬的治疗发生反应。使用一种能同时与蛋白质、DNA 和 RNA 发生反应的药物，通常预示着难以承受的副作用。不过I期试验表明，在最大剂量范围内，可在动物模型上获得明显的抗肿瘤反应。副作用也与动物试验得到的结果相平行，最主要的副作用是骨髓抑制。II期试验给22例使用吉西他滨治疗无效的胰腺癌患者应用伊洛福芬进行治疗，8例（36%）在6个月后仍然生存，2例的瘤体体积缩小超过50%。关键的III期试验仍然针对使用吉西他滨治疗无效的胰腺癌患者，于2001年2月启动，目前仍在进行中。有关伊洛福芬与吉西他滨或其他药物联合应用的研究也已提上议程。美国食品与药物监督管理局(FDA)为此提供了“快速通道”以促进其研究进展。

激酶抑制剂

根据目前对胰腺癌的肿瘤生物学的研究结果，科研人员很自然会考虑如何发掘那些关键酶抑制剂的治疗潜力。其中一种便是法尼基转移酶(farnesyltransferase)——激活ras基因的关键酶。使用R11577治疗胰腺癌，I期试验证明了它的安全性，II期试验获得的中位生存期为20个星期，与自然进程或吉西他滨单药治疗的结果类似。一些其他制剂的相关研究也在进行中。使用酪氨酸激酶抑制剂raltitrexed(Tomudex)治疗25例胰腺癌患者的II期试验也得到了类似的结果，中位生存期为200天(7.3个月)。

姑息性放疗

局部进展期胰腺癌的联合放化疗

在所有的胰腺癌患者中，大约有25%处于局部进展期，已无法手术切除，但尚未发生远处转移。如果不进行治疗，这些患者的中位生存期只有大约3个月，并且他们中的大部分人会经受各种局部症状的折磨，例如因为腹腔神经丛或椎管的浸润导致的背部疼痛，或肠梗阻等。

20世纪80年代初，包括美国胃肠肿瘤研究组(GITSG)在内的一系列临床随机试验以5-FU作为这些患者的联合放化疗的标准药物，得到的中位生存期大约是8~9个月，优于单独放射治疗。将射线量从40Gy逐渐增加到60Gy并未显著提高疗效。因放疗产生胃肠道副作用的概率很高，所以不少人提出质疑，对于生存期如此有限的患者，是否有必要应用放疗。

随后的一些新药如吉西他滨、紫杉醇等表现出了更好的抗胰腺癌作用，一些值得期待的II期临床试验使用它们治疗经过筛选后的胰腺癌患者，结果显示其中位生存期可长达11个月，明显优于以往的放化疗方案。令人遗憾的是，后续更大规模的三期试验的研究对象未经筛选，结果比较令人失望，中位生存期只有6个月，1年生存率15%，完全和部分反应率也只有11%。

在过去的二十年中，放疗的方案和实施取得了长足的进步，不逊于化疗所取得的进步。同时，精确的非侵入性影像学方法(例如高分辨率B超、MRI)提高了远处转移的检出率，避免给这类患者使用过于激烈的治疗方法。

对局部进展期胰腺癌而言，最重要的放射肿瘤学进展是三维适形放射治疗的诞生，它极大地降低了正常组织接受的照射量。这一点对小肠而言尤其重要，因为恶心、呕吐、迟发的小肠损伤是上腹部器官放疗的最主要限制因素。与20年前的标准疗法相比，现在使用的四向照射技术能够使高剂量区内的小肠体积减少50%，同时肾脏接受的照射量也显著减少，尤其是放化疗联合使用时，可降低造成迟发性放射损伤的概率。当今的放射技术能够给予胰腺高达72Gy的照射剂量，同时能够最大限度减小急慢性放射损伤的可能性。在日本进行的一项II期临床研究证实了以上观点，并获得了11个月的中位生存期和39%的1年生存率。

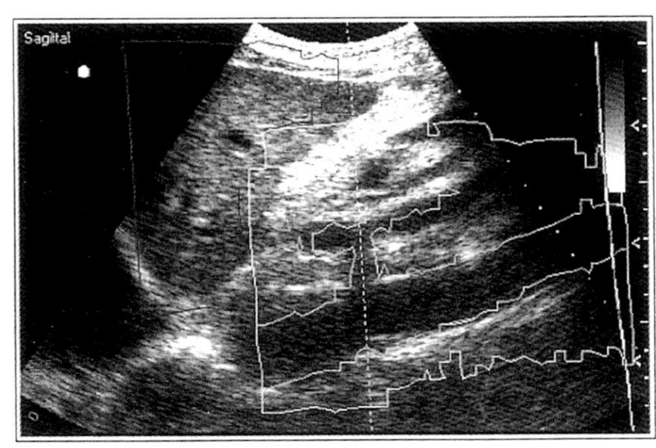

图55.1 在每次放疗前利用超声对胰腺和腹腔干进行定位，可以提高照射精度，减少正常组织接受的辐射。

使用适形技术可以在联合放化疗中安全地给予50Gy以上的照射剂量。最近的一个III期研究联合应用5-FU和放疗，中位生存期达到13个月，1年生存率53%。而对照组的患者接受了最好的支持治疗，中位生存期却仅有6.4个月。

无法手术切除的局部进展期胰腺癌是影像学定位——使用超声(图55.1)和(或)CT，以及联合化疗的理想标靶。持续的5-FU、吉西他滨、紫杉醇、奥沙利铂、顺铂灌注，能够作为放射增敏剂作用于肿瘤实体。据文献报道,在化疗的基础上加上放疗,对于那些没有发生远处转移、一般情况较好的患者能产生很好的治疗效果。

转移或复发癌的姑息性治疗

大部分胰腺癌患者在确诊时或在其后的生存期内都会出现远处转移。局部转移如肝转移、肺转移或骨转移可能使患者遭受病痛折磨,放疗是缓解这些症状的有力武器。另一方面,局部复发或进展期胰腺癌可能会浸润腹腔神经丛或肠道,导致一系列严重的症状。姑息性放疗一般在门诊完成,在2~3周时间内分10~15次进行,是一种非常有效的治疗方式。

肝转移和肺转移

多年以来,胃肠道肿瘤内脏转移的局部照射治疗一直没有得到足够的重视。在儿科肿瘤学的临床实践中,只有少数远处转移灶的患者通常都接受了积极的治疗尝试,这些经验激起了医学界对于使用局部射频消融治疗孤立或少数远处转移的兴趣,尤其是肝转移和肺转移。一系列的研究表明,尤其是对结直肠癌的转移进行局部照射治疗,患者的5年生存率可以超过25%。

有一种新型的治疗内脏转移的方法叫立体定向放射治疗或颅外放射外科治疗(图55.2)。放射外科学疗法通常是在立体定位引导下,使大剂量射线(>20Gy)聚焦集中照射,这一技术已经从颅内应用推广到了全身各个部位。使用α支架和真空枕固定患者,在CT引导下确定照射区域,根据个人情况调整方案,然后在60分钟内分10~15次完成对转移灶的照射,局部控制率可以达到80%~90%。

局部复发和进展

无法手术切除或复发性的胰腺癌难以控制的局部进展过程,通常伴随着严重的临床症状,主要是由腹腔神经丛的浸润或压迫,或者部分肠道受压所引起。当药物治疗不能缓解神经丛浸润导致的疼痛时,姑息性放疗可以成为镇痛的选择。这一镇痛机制同样适用于骨转移所致的疼痛。肿瘤体积略为缩小便可以减轻对神经根的压迫。淋巴细胞是肿瘤实质和瘤周炎症反应的重要细胞组成,它对于射线非常敏感,是少数的几种暴露于射线之后可以迅速引起细胞凋亡的细胞之一,因此在接受放疗的最初几天患者可能会产生一些全身性副作用。

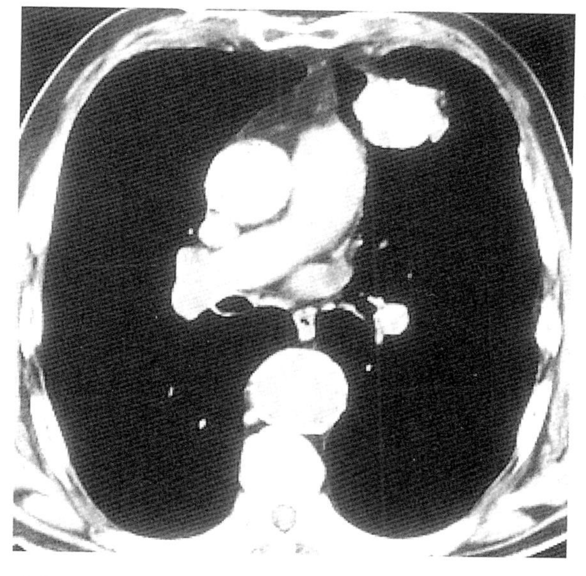

(a)

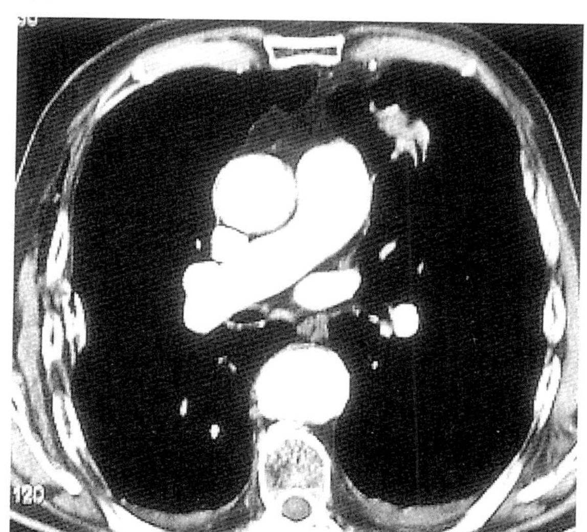

(b)

图55.2　肺转移在治疗前(a)和接受20Gy放射外科治疗1年之后(b)的CT表现。

结　　论

我们对姑息性化疗或放化疗持有怎样的期待呢?首先,胰腺癌的治疗方法不能比疾病本身更激烈、更富侵略性,这是临床肿瘤学的基本要求和行为准则之一。这一标准已被吉西他滨单药治疗实现。但吉西他滨单药治疗的有效反应率只有大约15%,严格来讲并不符合肿瘤学意义上的标准疗法的定义。联合化疗,尤其是和奥沙利铂的联合应用似乎收效更好,但是副作用也较多,可能造成患者的生活质量下降。不过随着各种新药进入临床试验,可能会取得新的临床进展。传统化疗与其他方法(例如酶抑制剂或抗体)的联合应用就很有启发性,非常值得期待,尤其是考虑到文献所报告的低副作用率。联合放化疗为局部进展或局部复发的患者提供了可靠的选择。目前这一领域的相关技术发展迅速,有望在接下来的几年内取得更大进步。

(冯晨 闫长青 译 陈革 张太平 校)

推荐读物

Alberts SR, Townley PM, Goldberg RM *et al.* Gemcitabine and oxaliplatin for metastatic pancreatic adenocarcinoma: a North Central Cancer Treatment Group phase II study. *Ann Oncol* 2003; 14:580-585.

Ashamalla H, Zaki B, Mokhtar B *et al.* Hyperfractionated radiotherapy and paclitaxel for locally advanced/unresectable pancreatic cancer. *Int J Radiat Oncol Biol Phys* 2003; 55: 679-687.

Atkins JH, Gershell LJ. Selective anticancer drugs.From the analyst's couch. *Nat Rev Cancer* 2002; 1:645-646.

Cohen SJ, Ho L, Ranganathan S *et al.* Phase II and pharmacodynamic study of the farnesyltransferase inhibitor R115777 as initial therapy in patients with metastatic pancreatic adenocarcinoma. *J Clin Oncol* 2003; 21:1301-1306.

El-Rayes BF, Zalupski MM, Shields AF *et al.* Phase II study of gemcitabine, cisplatin, and infusional flurouracil in advanced pancreatic cancer. *J Clin Oncol* 2003; 21:2920-2925.

Haller DG.New perspectives in the management of pancreas cancer. *Semin Oncol* 2003; 30(Suppl 11):3-10.

Kralidis E, Aebi S, Friess H, Buchler MW, Borner MM. Activity of raltitrexed and gemcitabine in advanced pancreatic cancer. *Ann Oncol* 2003; 14:574-579.

Kurtz JE, Negrier S, Husseini F *et al.* A phase II study of docetaxel-irinotecan combination in advanced pancreatic cancer. *Hepatogastroenterology* 2003; 50:567-570.

Mckenna S, Eatock M. The medical management of pancreatic cancer: a review. *Oncologist* 2003; 8:149-160.

Wenz F, Tiefenbacher U, Fuss M, Lohr F. Should patients with locally advanced, non-metastatic carcinoma of the pancreas be irradiated? *Pancreatology* 2003; 3:359-366.

56 胰腺癌的新兴疗法及基因治疗

Matthias Löhr , Nicholas R.Lemoine

本章主要介绍除传统放化疗之外的其他用于胰腺癌治疗的新进展,包括目前发展迅速的基因治疗,它们已经在实验室中取得了巨大的进展。目前的焦点是那些已经进入临床试验的药物和方法，尽管它们暂时只能达到I/II期临床试验阶段。毫无疑问,其中一些实验室成果最终会进入早期临床研究，比如针对显-隐性受体的表达、以及p53缺乏的肿瘤细胞的治疗方法等。

免疫学方法

单克隆抗体

某些单克隆抗体制剂已经被批准临床应用,如赫赛汀(Herceptin)用于表达HER-2的乳腺癌和利妥昔单抗(Rituxan,通用名rituximab)用于表达CD-20的非何杰金淋巴瘤的临床治疗。抗体与肿瘤相关的目标蛋白相结合,激活人体自身的防御机制,攻击并消灭那些被标记的B细胞。包括胰腺癌(30%)在内的多种肿瘤均表达癌胚抗原(CEA),一种人工合成的抗CEA单克隆抗体作为抗胰腺癌药物已经获得了美国食品与药物监督管理局(FDA)的罕见疾病用药认可,正在接受I期临床试验的评估。

C242是糖蛋白Lewis A上的一个抗原决定簇,超过90%以上的胰腺癌以及其他类型的癌症中均有表达。SB408075就是一种可识别C242的单克隆抗体,目前通常与抑制微管蛋白合成的化疗药物美登素(maytansine)联合应用。37例患胰腺癌、结直肠癌或特定的非小细胞肺癌的患者在接受了SB408075治疗之后反应良好。另一种针对C242的药物是葡萄球菌内毒素A(SEA),可与C242抗体的Fab片段特异性结合。SEA是一种能与T细胞受体以及MHC-II类抗原结合的超抗原,可使超过10%的T细胞被激活并表达细胞因子。与特定抗体结合所产生的免疫反应,以及活化的T细胞表达的细胞因子被认为是其抗肿瘤活性的主要基础。但在圣安东尼奥癌症研究所进行的I期试验却发生了意料之外的严重不良反应,使这项研究不得不中止。

多种人类肿瘤细胞的表面都表达内皮细胞生长因子受体(EGFR),包括30%~50%的胰腺癌,而且这类患者通常预后不良。单克隆抗体艾比特思(Erbitux,IMC-C225)可直接作用于EGFR,阻断内皮细胞生长因子对受体的活化，因此阻断了肿瘤的生长信号传导通路。在一项II期临床试验中联合应用艾比特思和吉西他滨治疗表达EGFR的肿瘤,反应率为12%,1年生存期32.5%。目前还有一些研究艾比特思和传统化疗方案联合应用的随机性II期试验正在进行中或刚刚完成。

上文提到的赫赛汀是针对另一种EGFR(HER2/neu)的抗体,它与吉西他滨的联合应用目前也正处于I期临床试验阶段。尽管32例被试患者中表达HER-2的只有21%,反应率却达到了24%,中位生存期7.5个月,1年生存期24%。

免疫调节

维力金(Virulizin)是一种从牛胆汁中提取的免疫反应调节剂。它可以促进单核细胞和巨噬细胞的生长,刺激肿瘤细胞表达TNF-α,介导肿瘤细胞的凋亡,不过确切的作用机制并未完全研究清楚,目前正在继续研究中。内布拉斯加大学医学中心进行的一项关于维力金的小型试验得到的数据如下：中位生存期6.7个月,19例中有11例生存超过6个月,其中一例生存了2年。而且与其他化疗药物或生物反应调节剂相比,其所需的使用剂量远未达到最大耐受量。因为毒性小这一特点,相比于经典化疗方案它能使患者获得更好的生活质量,与传统化疗联合应用时也避免带来更多的副作用。一个II期试验的对象是22例经组织学活检证实的胰腺癌患者,其中可评价的17例中有6例病情稳定不再进展,但这17例中没有一例的肿瘤体积减小。最近启动的一项III期研究,希望通过对350例进展期(无法手术切除的,复发的,或发生转移的)胰腺癌患者的研究,找到一个值得应用的新药。这些患者将被随机分组,接受吉西他滨或吉西他滨+维力金的治疗。对吉西他滨治疗反应不良的患者将使用5-FU治疗,单独用药或加用维力金。

治疗性疫苗

治疗性疫苗能够对特定的进展期病程产生抑制作用,因此在概念上与常见和常用的预防性疫苗有着本质的区别。大部分具有肿瘤细胞特异性的疫苗都是治疗性的,主要目的在于介导免疫系统治疗特定的肿瘤,而不是预防可能发生的肿瘤。不过如果有效的治疗性疫苗能够研制成功,它可能也会具有长期的预防作用,正如有关宫颈癌的研究所得到的结论一样。

大约90%的胰腺癌患者的致癌基因K-ras发生了具有生物活性的变异,这一点使它成为了可行的治疗靶向目标。一种方法是通过法尼基转移酶(见第55章)抑制Ras蛋白活化的级联反应,另一种则是疫苗接种。在针对Ras基因的疗法中,自身抗原递呈细胞与Ras蛋白的多肽片段结合并携带上述变异,或者经过转换后重新输入到患者体内。在一项相关研究中,5例患者中有2例产生了多肽特异性的免疫反应。根据这一方法,研究者希望能够通过多种疫苗的注射,激活免疫反应,杀死肿瘤细胞。不过这一研究的结果目前尚未发表。另一项研究则使用人工合成的变异的Ras多肽,加上粒细胞-巨噬细胞集落刺激因子(GM-CSF)作为免疫增效剂,在58%的患者中观察到了明显的免疫反应,中位生存期也相对延长(发生和未发生反应的患者的中位生存期分别是148天和63天)。

人绒毛膜促性腺激素(hCG)能够促进多种肿瘤的生长,并刺激血管生成,因而增加了肿瘤转移的可能性。Avicine,一种得自hCG的多肽,可作为治疗性抗癌疫苗治疗多种实体瘤,包括胰腺癌在内。II期多中心临床研究已于1999年6月启动,通过比较Avicine单独使用或与吉西他滨联合使用的效果,研究其可能存在的与吉西他滨的协同作用。Avicine单药治疗的1年生存率与使用吉西他滨治疗的差别不大,不过相比较而言,Avicine产生的副作用更小。联合应用Avicine和吉西他滨时的1年生存率则要明显优于其中任意一种的单药治疗。这一研究目前仍在进行,其中有一例患者的生存期超过了22个月。除了生存期之外,这一研究还关注疫苗介导的特异性抗体反应,以及化疗对抗体反应的影响。同时使用化疗药物和疫苗的患者产生的抗体反应与单独使用疫苗时基本相当,说明吉西他滨并不能提高胰腺癌患者对免疫刺激的反应能力。

和hCG一样,胃泌素(gastrin)也能促进多种胃肠道肿瘤的生长。因此,另一种治疗性疫苗便由胃泌素的N端与白喉类毒素相连而组成。这种疫苗可使人体产生一种抗体,阻断胃泌素的N端与它的受体的相互作用。II期试验的结果是令人振奋的,据一项研究报道,在分别给予小剂量和大剂量疫苗的情况下,各有46%和82%的患者产生了胃泌素抗体。统计全部患者的中位生存期为187天,如果只统计产生了胃泌素抗体的那部分患者则为217天,接受最佳支持治疗的患者则仅有130天。在另一项研究中仅使用大剂量疫苗进行治疗,中位生存期能达到297天。超过1/3的患者在接受治疗后体重增加了。对这一治疗性疫苗的单独疗效和联合应用吉西他滨的疗效进行比较的III期研究于2000年启动,但因为某个至今仍未得到解决的问题被公司和FDA中止了。

热休克蛋白(HSP)则扮演了细胞内的警察角色,使其他蛋白在胞内处于正确的位置,保持正确的构型。因为这一特性,它与很多蛋白关系密切,并参与了抗原呈递的过程。提纯出热休克蛋白的同时就提纯出了多种多肽。如果这些热休克蛋白是从肿瘤细胞中提纯的,就会携带具有肿瘤特异性的多肽,可以用作肿瘤特异性疫苗。从某一胰腺癌患者体内提取自身HSP-多肽复合物(HSPPC-96)作为他个人的特异性抗肿瘤疫苗,这一方法已经完成了I期研究。每例患者均多次接受HSP-多肽疫苗注射,5例中有1例表现出了明显的$CD8^+$T细胞介导的抗肿瘤反应。和免疫刺激疗法一样,如下文将提到的GM-CSF,这一方法只能在实验室使用,因为每例患者的疫苗必须单独制备,对设备和技术的依赖性很大。

GM-CSF转染异基因肿瘤细胞

免疫疗法的一个常见思路就是激活患者自身的免疫系统,对抗各种肿瘤细胞。这种疗法认为免疫系统不能识别肿瘤细胞,因而无法杀死它们。如果将肿瘤细胞进行基因修饰,使它们表达能够使免疫系统激活的细胞因子,免疫系统将杀灭这些肿瘤细胞。GM-CSF便是这样一种细胞因子,它在抗原呈递细胞的分化和再生过程中具有十分关键的作用,而正是这些抗原呈递细胞介导了有效的免疫反应。从患者的肿瘤细胞中可以制得一种叫做GAX的疫苗。通过活检取到肿瘤细胞并进行培养,用携带GM-CSF基因的逆转录病毒载体转染和修饰肿瘤细胞,经射线灭活然后再注入患者体内,这一方法被称作体外间接转导法。巴尔的摩约翰霍普金斯大学医学中心的研究者们使用这一方法修饰异基因的胰腺癌细胞,I期试验不仅表现出良好的抗肿瘤免疫作用,还获得了长达4年并仍在继续的无癌生存期,虽然仅有一部分患者能得到这样的结果。最近发表的一篇II期研究报告中,60例胰腺癌术后的患者接受GVAX的治疗,并进行常规辅助放化疗。尽管无癌生存期只有10~15个月,但有一部分患者再未出现肿瘤复发。

虽然有很多免疫刺激分子可供选择,但只有一两种可被用于肿瘤的免疫治疗。免疫系统是通过一系列的信号协同效应而发挥作用的,所以这样的治疗方法可能不是很充分。

基因治疗

反义核酸疗法

许多以反义核酸为基础的治疗方法都是针对那些编码肿瘤发生过程中必需蛋白的信使RNA(mRNA)。信号转导通路中的Ras蛋白家族就是这样一种目标蛋白。第12(目前最常见)、13、61位密码子的变异扰乱了正常的调控机制,使它们过度活跃,并导致细胞形态异常。关于它们在肿瘤的转化及持续增殖过程中的关键作用,我们目前已有充分的证据证明。

ISIS 2503是针对H-ras基因表达的一种化学合成的、有效的、选择性的反义抑制剂。它特异性地与表达H-ras蛋白的mRNA结合,对ras家族的其他基因都不产生作用,因此它可能产生远高于传统药物的基因特异性。I期试验的4例受试者(包括1例胰腺癌患者)的生存期都有所延长,病情稳定。但是75%~90%的胰腺癌是K-ras基因发生了变异,而H-ras基因并没有发生变异。实际上,试验证明,K-ras基因的反义抑制剂确实能够抑制小鼠体内胰腺癌细胞的播散。所以对于胰腺癌的治疗而言,K-ras基因的反义药物可能更有研究价值。

ISIS 5132也是一种类似的反义抑制剂,作用于编码人类c-raf激酶的mRNA。c-raf激酶也是一种信号转导蛋白,在级联反应中处于Ras的下游,可以作用于raf或ras基因发生变异的肿瘤细胞。Raf的反义药物已经在裸鼠的肺癌模型中被证明具有抗肿瘤作用,并在临床试验中被用于进展期实体瘤的治疗。一种raf的反义寡核苷酸的脂质制剂,已被临床证明具有抗肿瘤的放射增效作用。不过在2000年美国临床肿瘤学会(ASCO)、美国癌症研究学会(AACR)、美国国家癌症研究所(NCI)、欧洲癌症治疗研究组织(EORTC)年会上发表的结果中,仅报道了一例使用ISIS5132、5-FU、亚叶酸治疗的胰腺癌患者,其病情稳定。

尽管使用这种方法治疗多种癌症已经获得了不错的研究数据,但在用药剂量方面仍然存在疑问。另一点值得注意的是,反义寡核苷酸究竟有多少与目标基因发生了作用很难准确定量,而这恰恰是关键的一点。

使用自杀基因的经典基因疗法

自杀基因通常与前体药物联合应用,被称为基因前体药物激活治疗(GPAT)或基因介导的酶前体药物治疗,是一种极具发展潜力的癌症疗法。最常用的是来自单纯疱疹病毒(HSV-tk)的胸苷激酶,它能使前体药物丙氧鸟苷(GCV)磷酸化,插入正在合成的DNA使合成终止,并导致细胞死亡。观察发现,GCV杀伤的肿瘤细胞并非都转导有HSV-tk基因,这种现象被称为旁观者效应(bystander effect)。在裸鼠的异基因胰腺癌模型中,腺病毒或逆转录病毒被用做基因转导的载体。表达胞嘧啶脱氨酶(CD)的基因也可被用做自杀基因。这一基因表达的蛋白能使前体药物5-氟胞嘧啶(5-FC)转化为具有细胞毒性的5-FU。从胰腺癌中获得的细胞系,经过修饰并表达

CD后，显示出对5-FC治疗的敏感性，而且在具有免疫活性的动物模型中，免疫系统被细胞的死亡激活，可进一步加强CD/5-FC的治疗效果。

另一种经前体药物介导具有自杀作用的基因是大肠杆菌的硝基还原酶基因。这一基因编码的蛋白能使前体药物CB1954转化为DNA烷化剂。有关这一自杀基因的动物研究得到的结果相当激动人心。不过必须提到的是，目前临床应用的任何一种非复制基因转运系统，都不能做到100%完整的基因转运，而且经典的自杀基因治疗到目前为止还没有用于临床治疗。不过英国刚批准了动脉灌注药物Metxia（Oxford Biomedica公司）——一种载有细胞色素P450（CYP2B6）的逆转录病毒载体——的临床试验，与前体药物环磷酰胺联合应用于胰腺癌的治疗。

细胞水平的基因治疗

抗肿瘤药物异环磷酰胺可被用于多种肿瘤的治疗，也具有一定的抗胰腺癌活性，不过目前仍存在争议。而且由于所需要的剂量过大也限制了它的常规应用。异环磷酰胺本身是无毒的，但是被肝内细胞色素P450酶（比如CYP2B1）代谢为4-羟基异环磷酰胺后可表现出细胞毒性。4-羟基异环磷酰胺可自然衰变成磷酰胺芥和丙烯醛，分别烷化DNA和蛋白质，分化的细胞比如肿瘤细胞将被杀灭，而未分化细胞则不受损伤。因为这种药物在血浆中的半衰期只有数分钟，必须使用难以耐受的大剂量才能在经过肝脏的活化后达到预期的抗胰腺癌效果。活化异环磷酰胺的细胞色素P450酶有两种用法。最初是将CYP2B1转运至裸鼠的肿瘤细胞中以达到杀灭的效果，在这种情况下，转基因的细胞以及受旁观者效应影响的细胞都能被有效清除。另一种方法使用转染了CYP2B1的细胞系并进一步进行微胶囊化，同样在裸鼠模型中表现出很好的抗胰腺癌作用。在临床上，细胞水平的基因治疗被用于进展期胰腺癌的动脉灌注治疗。已完成的I/II期试验显示，使用微胶囊化的CYP2B1转染细胞（注册为CapCell）和小剂量异环磷酰胺治疗的14例患者中有12例病情稳定，2例产生部分反应，并且没有发生任何副作用。生存期几乎是对照组的2倍（44周与22周）。根据以往的标准，同时也获得了有效的临床症状的缓解。但II期研究开始不久就因为制造CapCell的造价过高而不得不暂停。

抑癌基因替代治疗

抑癌基因通路是癌症治疗中颇受关注的一个通路。最早的相关试验自1996年开始，至少有20项研究试图恢复p53的作用，不过不管单独应用还是联合应用化疗，得到的结果都不是很理想。最近的一些研究则试图利用p53表达过程中的异常，进行腺病毒载体如dl1520（Onyx-015）的肿瘤选择性复制。其他的抑癌基因如Rb、PTEN也都可以作为今后的基因治疗研究对象。

在p53基因替代治疗非小细胞肺癌的I期试验取得成功之后，接下来的2年里的相关报道却多少有些令人失望。7例局部进展期膀胱癌的患者接受膀胱灌注p53腺病毒治疗，只有2例（29%）检测到p53的转基因表达，而$p21^{waf1/Cip1}$或Bax的表达没有任何变化。在一项有关复发性神经胶质瘤的I期试验中，12例患者在肿瘤切除术中使用大剂量p53腺病毒注射入瘤床，术后继续接受$3×10^{10}$至$3×10^{12}$单位的p53腺病毒肿瘤内注射。在治疗之前，接受了检查的8例中只有1例的肿瘤是p53阳性的，注射后12例中有10例p53染色为阳性，并且经检查的8例中有7例$p21^{waf1/Cip1}$染色阳性。不过注射后被转染的细胞范围不超过注射范围8mm，整体的中位生存期也仅有43周。

在非小细胞肺癌的治疗中，每21天或28天一次瘤内注射$7.5×10^{12}$单位的p53腺病毒，可在25例中产生17例转基因表达（68%）。患者同时接受化疗（卡铂/紫杉醇或顺铂/长春瑞滨），接受p53腺病毒注射组与不接受p53腺病毒注射的对照组相比，整体的反应率基本一致（52%与48%）。

一项III期试验为卵巢癌的p53基因治疗提供了大量经验。p53缺失或变异的卵巢癌患者被随机分为两组，在手术治疗之后，分别接受化疗或化疗加腹膜内p53腺病毒注射。不过中期分析结果显示，注射p53腺病毒不仅没有提高治疗效果，反而增加了毒副作用，因此研究被中止了。最近的一项研究则发现，在胃癌异基因动物模型中，同时表达p53和前细胞凋亡基因Bax的二元腺病毒转运系统，在治疗腹膜内肿瘤方面的效果不错。

Rb是一种能够转化病毒蛋白的抑癌基因，比如人类乳头状瘤病毒（HPV）E7和腺病毒E1A。这一通路中有许多环节可以作为抗肿瘤治疗的目标。奇怪的是，有关Rb家族的基因替代治疗的研究要远远少于p53。早期报告显示，Rb家族不同成员抑制肿瘤细胞生长的能力是各不相同的，而且Rb的表达可能抑制p53介导的细胞凋亡。相比较而言，具有磷酸化变异或者被截短的Rb可能具有更强的抑癌活性。Rb[94]正是这样一种衍生物，从Rb mRNA的第二个AUG密码子开始出现拼接变异，使得N端第112个氨基酸缺如。有证据表明，Rb[94]的半衰期和保持高磷酸化状态的时间都比Rb更长。最近有两篇文献报道，腺病毒介导的Rb[94]基因转运能导致头、颈、膀胱癌模型的细胞凋亡，而对正常细胞的作用很小。除了半胱天冬醇介导的细胞凋亡作用之外，Rb[94]还能使细胞分裂停止在G2/M期（而不是G1期），并且破坏端粒进而导致染色体不稳定。虽然过去的报道中也提到过，全长的Rb能抑制端粒酶活性，但干扰细胞周期却是新发现的，目前还无法解释清楚。

Rb[56]则是Rb的一种C端衍生物，它包含一段结合E2F必需的代码区域，比Rb具有更强的抑制E2F介导的DNA转录的能力。最近的研究则提示，一种由Rb[56]和E2F的DP-1结合域组成的融合蛋白，具有使细胞周期停留在血管平滑肌细胞阶段、并抑制平滑肌细胞对血管内皮损伤的反应性增生的能力。综上所述，变异的Rb可能是比Rb更好的抑癌基因。Rb家族的另外两个成员，p107和p103在基因治疗方面的作用则比较有限。不过利用逆转录病毒转运的p130基因，在体外和体内都具有抑制肺癌生长的能力。

溶瘤病毒

一方面腺病毒能够在被感染的细胞内复制并导致细胞溶解，而另一方面大部分胰腺癌细胞的p53基因均发生变异，这似乎为选择性的肿瘤杀伤提供了不错的治疗思路。在利用人类宫颈癌、喉癌或结直肠癌异基因裸鼠模型进行的试验取得了值得期待的结果之后，一系列有关Onyx-015病毒的人体临床试验开始启动了。这些试验到目前为止还没发现相关的严重副作用。虽然最初的试验结果很令人振奋，随后进行的两个I期临床试验都失败了，在把病毒直接注射到瘤体内（CT或超声内镜定位）之后，既没有病毒复制的证据，也没有观察到瘤体的缩小。所有的患者肿瘤继续生长并最终死亡。

自dl1520失败之后，第二代选择性复制腺病毒载体已经被制造出来了。最接近临床试验阶段的病毒是针对Rb的。腺病毒的E1A蛋白含有两个保守区域，CR-1（30~60号氨基酸）和CR-2（120~127号氨基酸），后者是与Rb结合并使Rb失活的关键域，CR-2的缺失将阻止E1A-Rb复合体形成。最近又报道出两个类似的变异：dl922/947缺失122~129号氨基酸，而△24则缺少121~128号氨基酸。这两种病毒都经过了体内、体外癌症模型的评估。dl922/947在一组肿瘤细胞系（包括胰腺癌）内的复制能力均强于dl1520，而且极少诱发非活跃期细胞进入S期。最近，△24被进一步修饰，包含一段RGD-4C多肽片断，这段多肽能够使病毒的注入不再依赖于柯萨奇腺病毒受体，这种受体在肿瘤细胞表面表达得不多。△24-RGD能够在体外使癌细胞溶解，并且能够提高作为异基因肿瘤模型的小鼠的生存期。不过△24-RGD引起细胞病变的可能性明显高于△24，而且它在正常人体细胞中的复制能力比野生型的腺病毒要低至少三个对数级。△24-RGD和dl922/947的相关临床试验都即将展开。

更多新发现的变异腺病毒也是针对Rb通路的。Ar6pAE2fF和Onyx-411都含有一个E2F启动子，代替了原来的E1A启动子。Onyx-411还另外包含第二个E2F启动子以启动E4区域的表达，而且和dl922/947一样，它E1A的CR-2区域缺失。这些进一步的修饰背后的基本原理是：当Rb通路或E4基因表达产物异常时，E2F启动子被选择性地激活，与E1A和E1B蛋白共同作用，创造一个适于病毒蛋白表达的胞内环境，制造更多的病毒感染。Ar6pAE2fF和Onyx-411都能在肿瘤细胞（包括增生的上皮细胞）内特异性复制，而对正常细胞影响很小，比dl1520具有更强的抗肿瘤作用和更好的肿瘤选择性。

为了提高溶瘤病毒的疗效，一项有关头颈部癌的II期试验将之与顺铂、5-FU联合应用，显示了不错的协同作用效果。这样的联合治疗同样可以用于胰腺癌。虽然目前对这一协同作用的机制仍不是很清楚，但因为对肿瘤细胞的杀伤作用是互相独立的，因而不用担心产生交叉耐受。事实上，对化疗耐药的部分细胞，对溶瘤病毒的反应似乎更好。

结　论

尽管胰腺癌患者的整体前景目前看来仍是一片黯淡，但至少已经有几缕曙光出现。其中的一些有可能转化为行之有效的治疗手段。最有可能使胰腺癌患者的预期寿命突破1年这一瓶颈的，应该是上面提到的新兴疗法与传统疗法的有机结合。实际上，这些有趣的新疗法要迈出的第一步，就是在新的试验中评价它们与吉西他滨联合应用的效果。

（冯晨 闫长青 译 陈革 张太平 校）

推荐读物

Adjei AA.Blocking oncogenic Ras signaling for cancer therapy. *J Natl Cancer Inst* 2001;93:1062–1074.

Bauerschmitz GJ,Lam JT,Kanerva A *et al*. Treatment of ovarian cancer with a tropism modified oncolytic adenovirus. *Cancer Res* 2002;62:1266–1270.

Branton PE,Roopchand DE.The role of adenovirus E4orf4 protein in viral replication and cell killing. *Oncogene* 2001;20:7855–7865.

Fueyo J,Gomez-Manzano C,Alemany R *et al*. A mutant oncolytic adenovirus targeting the Rb pathway produces anti-glioma effect *in vivo*. *Oncogene* 2000;19:2–12.

Günzberg WH,Löhr M,Salmons B. Novel treatments and therapies in development for pancreatic cancer. *Expert Opin Invest Drugs* 2002;11:769–786.

Hawkins LK,Lemoine NR,Kirn D.Oncolytic biotherapy: a novel therapeutic platform. *Lancet Oncol* 2002;3:17–26.

Heise C *et al*. An adenovirus E1A mutant that demonstrates potent and selective systemic anti-tumoral efficacy. *Nat Med* 2000;6:1134–1139.

Jakubczak JL,Ryan P,Gorziglia M *et al*. An oncolytic adenovirus selective for retinoblastoma tumor suppressor protein pathway-defective tumors: dependence on E1A,the E2F-1 promoter,and viral replication for selectivity and efficacy. *Cancer Res* 2003;63:1490–1499.

Johnson L,Shen A,Boyle L *et al*. Selectively replicating adenoviruses targeting deregulated E2F activity are potent,systemic antitumor agents. *Cancer Cell* 2002;1:325–337.

Kasid U,Dritschilo A. RAF antisense oligonucleotide as a tumor radiosensitizer.*Oncogene* 2003;22:5876–5884.

Löhr M,Hoffmeyer A,Kröger J *et al*. Microencapsulated cell-mediated treatment of inoperable pancreatic carcinoma. *Lancet* 2001;357: 1591–1592.

Mulvihill S,Warren R,Venook A *et al*. Safety and feasibility of injection with an E1B-55 kDa gene-deleted,replication-selective adenovirus （ONYX-015） into primary carcinomas of the pancreas: a phase I trial. *Gene Ther* 2001;8:308–315.

Parr M,Manome Y,Tanaka T *et al*. Tumor selective expression *in vivo* mediated by an E2F-responsive adenoviral vector. *Nat Med* 1997;3:1145–1149.

Rosenberg L,Lipsett M.Biotherapeutic approaches to pancreatic cancer. *Expert Opin Biol Ther* 2003;3:319–337.

Tseng JF,Mulligan RC.Gene therapy for pancreatic cancer. *Surg Oncol Clin North Am* 2002;11:537–569.

PART

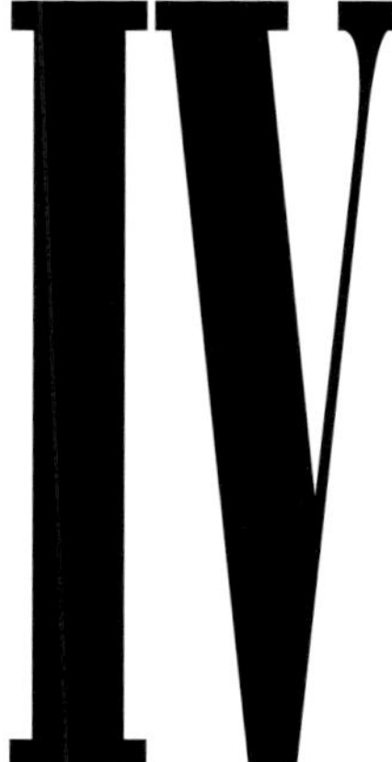

第 4 部分 胰腺囊性肿瘤

57 胰腺囊性肿瘤的谱系及分类

Markus Kosmahl, Günter Klöppel

概　　述

与胰腺导管腺癌相比，胰腺囊性肿瘤并不常见。尽管如此，胰腺囊性肿瘤仍十分重要，因为无论它们的病理学或生物学特点如何，目前大多数的胰腺囊性病变和肿瘤都可以治愈。

直到20世纪70年代末，胰腺囊性疾病的谱系还比较狭窄，主要包括浆液性和黏液性肿瘤两大类。到了80年代，随着影像学技术日益发展和广泛应用，胰腺囊性和假囊性的新肿瘤类型得以被发现和描述，例如导管内乳头状黏液瘤（也称黏液性肿瘤，黏液性导管扩张，或者导管内乳头状黏液分泌过量肿瘤），以及实性假乳头状肿瘤（也称实性囊性肿瘤）。在过去的十年中，高新影像学技术的系统应用提高了胰腺囊性病变的检出率，从而显著提高了胰腺囊性病变的切除率，同样也使得我们对于这些病变的认识和了解得到明显的提高。一些新的胰腺疾病（例如巨大囊肿型浆液性囊腺瘤，少囊肿型浆液性肿瘤，浆液性囊腺瘤实性变异体，导管内乳头状囊性肿瘤，非肿瘤性黏液性囊肿，腺泡细胞囊腺瘤等）陆续被详细地描述出来，对于这些胰腺病变的发病机制、形态特征以及生物学特性等方面都得到了更深入的了解和掌握。

我们对于这些胰腺囊性病变的了解，除了知道其比较罕见以外，对于它们确切的发病率等方面的知识非常欠缺。造成这一现象的原因是因为大多数胰腺囊性病变的发生率的报道均来自不同的研究中心，各研究中心基于其自己的资料给出和胰腺实性肿瘤相类似的，不同类型胰腺囊性病变的确切发病率，因而造成了各中心间较大的偏差。上述原因对于我们研究中心418例胰腺囊性病变病例分析结果也同样适用（未发表的观察报告）。在这个研究结果中，下列肿瘤的发生率由高到低排列：实性假乳头状瘤囊性变（21.2%），导管内乳头状黏液瘤（18.3%），浆液性囊性肿瘤（11%），黏液性囊性肿瘤（7.6%），导管腺癌囊性变（7.6%）。其他罕见的胰腺囊性肿瘤包括淋巴上皮囊肿，囊性内分泌肿瘤，以及囊性非上皮肿瘤等病变。胰腺假性囊肿占16.1%。而来自纽约斯隆-凯特林纪念研究中心的研究结果中，最常见的胰腺囊性肿瘤是微小囊肿型浆液性囊腺瘤（35.8%），其次为导管内乳头状黏液瘤（30.6%），实性假乳头状肿瘤（11.9%），黏液性囊性肿瘤（9.7%），以及囊性导管腺癌（3.7%）。

胰腺囊性病变及肿瘤的分类

在本章中，“囊性病变”(cystic lesion)是指所有非肿瘤性的囊性改变，而“囊性肿瘤”(cystic tumor)是指所有的囊性肿块，无论它是不是肿瘤性的。最早的胰腺囊性肿瘤分类系统是由亚美恩（Yamane）和魏格林（Wegelin）提出的，均发表于1921年，其中区分了先天性囊肿，潴留囊肿，假性囊肿，以及囊腺瘤。这种划分几乎原封不动地被另一本《肿瘤病理学图谱》(Atlas of Tumor Pathology)采用。然而，人们对胰腺囊性肿瘤的认识、了解日益提高。本章介绍了部分近年来才被描述的胰腺新病种。本章中我们使用的分类方法充分考虑到了全部有关胰腺囊性肿瘤的病理组织学特征和生物学特性，共分为四组：非肿瘤性上皮肿块，非肿瘤性非上皮肿块，肿瘤性上皮肿块以及肿瘤性非上皮肿块。肿瘤性上皮肿块是范围最广，也是最重要的一组，其中包括了最为常见的胰腺囊性肿瘤，如导管内乳头状黏液瘤（IPMN），黏液性囊性肿瘤（MCN），浆液性囊性肿瘤（SCN），实性假乳头状肿瘤（SPN），囊性导管腺癌（DAC）以及囊性内分泌肿瘤。根据世界卫生组织（WHO）的分类，我们进一步的划分为良性组、交界性组和恶性组，这样的分类方法可以更好地体现不同肿瘤各自的生物学特性（表57.1）。

导管内乳头状黏液瘤

少见的胰腺外分泌肿瘤中，近年来随着对导管内乳头状黏液瘤（IPMN）的关注和了解，目前可以更准确地诊断这种疾病，已经认识到IPMN具有特殊的临床特点、良好的预后，但是对其肿瘤的生物学特性、发病机制及其和囊性导管腺癌（DAC）之间的关系等尚不明确。尽管如此，近期的研究在这些方面已有了很大的进展。

IPMN以导管内黏液生成细胞的增生为特征，这些增生的细胞排列成乳头状。多数IPMN由于分泌过量的黏蛋白而最终导致受累导管的囊性扩张（图57.1）。部份IPMN的导管扩张是由于局限性或弥漫性导管内乳头状增生而引起的。IPMN的细胞不典型增生可分为轻度到重度，因此可将它们划分为：腺瘤、交界性肿瘤以及导管内癌。尽管这些肿瘤通常生长速度比较缓慢，但大约30%的IPMN最终可能浸润邻近组织或者出现远处转移。IPMN多位于胰头的主胰管内，二级胰管内的IPMN通常比主胰管内的预后更好一些。

通常认为IPMN十分罕见，仅占胰腺外分泌肿瘤

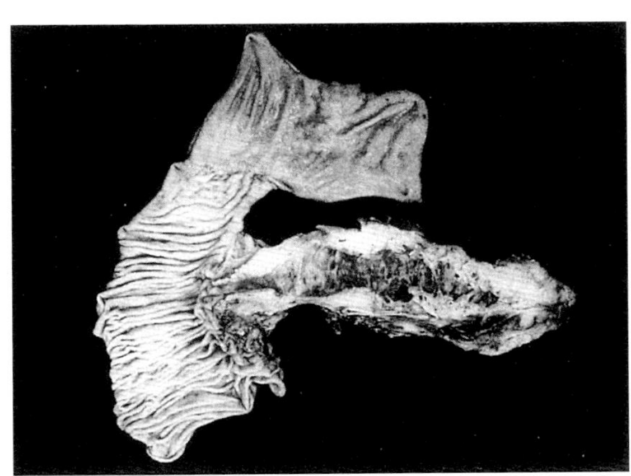

图57.1 导管内乳头状黏液瘤，47岁男性患者，Whipple手术切除标本可见主胰管内息肉样增生。

表57.1 胰腺囊性肿瘤和非肿瘤性病变的分类

肿瘤性上皮肿块
良性组：
导管内乳头状黏液性腺瘤
黏液性囊腺瘤
浆液性微小型囊腺瘤
浆液性少囊型边界不规则腺瘤
实性浆液性腺瘤
伴有希-林病（Von Hippel-Lindau）的囊性肿瘤
腺泡细胞囊腺瘤
良性囊性神经内分泌肿瘤
囊性畸胎瘤（皮样囊肿）
副脾表皮囊肿
淋巴上皮囊肿
交界组：
交界性导管内乳头状黏液瘤
交界性黏液性囊性肿瘤
恶性组：
导管内乳头状黏液癌（浸润性或非浸润性）
黏液性囊性癌（浸润性或非浸润性）
囊性导管腺癌
浆液性囊腺癌
囊性腺泡细胞癌
囊性胰腺胚细胞瘤
实性假乳头状肿瘤
低度恶性囊性神经内分泌肿瘤
囊性转移性上皮肿瘤
罕见囊性上皮肿瘤（如副神经节瘤）

肿瘤性非上皮肿块
良性组：
囊性淋巴管瘤
其他罕见的非上皮肿瘤（如神经鞘瘤）
恶性组：
罕见的非上皮肿瘤（如肉瘤）

非肿瘤性上皮肿块
潴留囊肿
黏液性非肿瘤性囊肿
肠源性囊肿
十二指肠壁囊肿
子宫内膜囊肿
先天性囊肿（如胰腺内胆总管囊肿）
囊性错构瘤

非肿瘤性非上皮肿块
假性囊肿
寄生虫囊肿

的1%，甚至更少。但是近年来随着对IPMN的认识，统计出的发病率明显提高。我们对胰腺外分泌肿瘤的研究总结中，IPMN的发病率大约是3%，占囊性肿瘤的18.3%。IPMN在男性中的发病率稍高于女性，发病年龄为37~80岁，平均年龄是64岁（表57.2）。IPMN以急、慢性胰腺炎的症状最为常见，但也可能查体时偶然发现。最近，有些研究指出IPMN患者患有胰腺外恶性肿瘤的比例逐渐升高。

表 57.2　胰腺导管内乳头状黏液瘤的临床病理特征

男女比例:1.5:1
患病年龄范围:35 ~ 85 岁（平均年龄 64 岁）
部位:74% 位于胰头部
形态:导管内乳头状生长并可产生黏液
预后:至少 70% 以上的患者预后良好

IPMN的病因及发病机制还不完全清楚，但值得注意的是浸润性的IPMN浸润到周围邻近组织内部的肿瘤细胞多表现为管状或黏液状形态。管状形态的浸润模式与DAC相似，而黏液状模式则具有胶质（黏液性非囊性）癌的特征。而且，具有DAC样管状浸润模式的IPMN表现出胰胆细胞表型，而具有黏液结节性浸润模式的IPMN则显示出胃肠细胞表型。

近期的研究表明具有胃肠细胞表型的IPMN产生的黏蛋白是MUC2而不是MUC1，而具有胰胆细胞表型的IPMN却缺乏MUC2表达，但可能被MUC1染色。除了这两种截然不同类型的IPMN以外，第三种类型的IPMN可以同时表达MUCI和MUC2，此类型包括了最近被描述出来的IPMN的亚型。这些研究表明IPMN形成了肿瘤异质组，根据黏蛋白的免疫表型可以被分成至少三种类型：常见的MUC2$^+$胃肠类型以及两种少见的类型MUC2$^-$/MUC1$^+$胰胆型或MUC1$^+$/MUC2$^+$肿瘤细胞型。尽管常见的MUC2$^+$胃肠型IPMN和MUC2$^+$胶质（黏液性非囊性）癌组成了一组，并可以被认为是癌前病变。MUC2$^-$/MUC1$^+$胰胆型IPMN与DAC有着更密切的关联。第三种IPMN类型MUC1$^+$/MUC2$^+$肿瘤细胞型可以自成一组。IPMN内的MUC基因调控的分子机制尚不清楚，但其可能与这些肿瘤中其他细胞谱系的瘤变过程密切相关。研究还表明，不同类型的IPMN预后也不尽相同，MUC2$^+$的IPMN明显比其他类型的IPMN预后好一些。最近，两例Peutz-Jeghers综合征的患者被发现合并有IPMN。

黏液性囊性肿瘤

胰腺黏液性囊性肿瘤（MCN）几乎都发生于女性患者，主要位于胰腺体、尾部，与胰管系统不相通，可以表现为单腔或多腔（表57.3）。自从1978年康帕格诺（Compagno）和欧赫戴勒（Oertel）别具新意的论文发表后，关于这类肿瘤的预后和起源的话题一直争论不休。最近的两项研究似乎已经解决了预后的问题，关于起源的讨论，目前有一种假说已经得到广泛的认可。

超过90%的MCN均位于胰腺的体、尾部，形成巨大的圆形囊性肿瘤（图57.2），肿瘤切面可见单腔或多腔结构，直径在2.7~23cm之间。通常伴有多腔的，乳头状突起和基质结节，同时位于胰头部的MCN多具有浸润的特点。囊腔内排列着许多可以产生黏液的上皮细胞，这些上皮细胞附着在一种卵巢样间质上生长，而此间质局部可能已经发生玻璃样变了。如果MCN的细胞只伴有轻度不典型增生，称之为腺瘤；如果伴有中度不典型增生，即为交界性肿瘤；如果出现重度不典型增生，则为恶性肿瘤。浸润性MCN可以表现为DAC类型或者是破骨细胞样巨细胞未分化癌。其间质内也可能含有肉瘤结节。

表 57.3　黏液性囊性肿瘤的临床病理特征

男女比例:1:9
患病年龄范围:23 ~ 78 岁（平均年龄 47 岁）
部位: >90% 位于胰腺体、尾部
形态:黏液性囊肿和胰管不相通
预后:彻底手术切除后预后良好

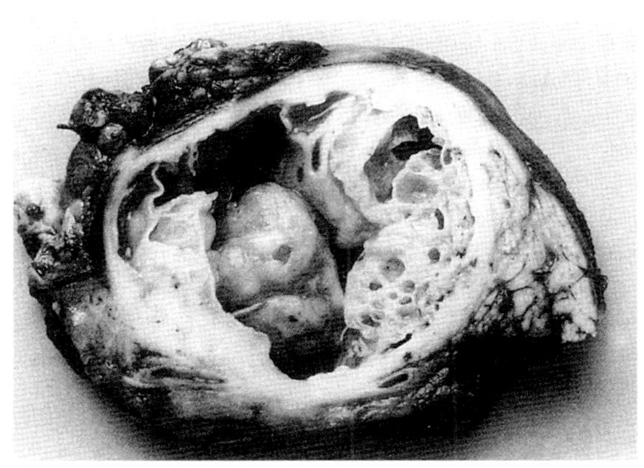

图57.2　黏液囊腺瘤，42岁女性患者，边界清楚的多囊性肿瘤。

MCN约占胰腺外分泌肿瘤的1%，占胰腺囊性肿瘤的7.6%。既往的一些研究中的发病率要高于这个值，原因可能是当时还没能将IPMN和MCN完全区分，或者是将这两种病变类型视为同一病种。将MCN和IPMN完全区分开后，我们发现MCN极少发生在男性患者。患病年龄范围为23~78岁，患有浸润性MCN的患者年龄通常都超过50岁（表57.3）。超过60%的患者都伴有不同程度的腹部不适或腹痛，或者可触及腹部肿块，其他的患者是查体偶然诊断的。肿瘤囊内液体中富含癌胚抗原（CEA）和CA19-9，并且含有许多柱状细胞。

研究表明如果能够将肿瘤彻底切除（目前资料表明90%的患者均可以达到完全切除），则MCN的预后较好。最近的两项关于广泛肿瘤样本收集的研究表明，只有深度浸润的MCN才会导致肿瘤复发以及患者死亡。

胰腺MCN和卵巢MCN类型基本相似。与卵巢MCN一样，胰腺MCN上皮细胞表现为胃肠胰样分化，而且间质细胞可以表达雌、孕激素受体和抑制素，这些被表达的物质已经被推荐作为包括MCN在内的卵巢肿瘤的标记物。基于胰腺MCN和卵巢MCN的相似而使得“生殖腺嵴假说”得到了发展和推广，这意味着生殖腺嵴的细胞间质元素可能与背胰原基有关，而几乎与腹胰原基无关。

MCN应特别注意需要与IPMN进行鉴别诊断，IPMN通常位于胰头部，和胰管系统相通，其男性患者多于女性。从免疫细胞化学的角度上讲，非浸润性MCN不表达MUC1和MUC2（除单独对MUC2阳性表达的杯形细胞外）。MUC1只表达于浸润性MCN。

浆液性囊性肿瘤

浆液性微小囊肿型腺瘤（SMA），浆液性少囊型边界不规则腺瘤（SOIA），以及伴有希-林病的囊性肿瘤（VHL-CN）都是由相同类型的细胞组成的，这种细胞的胞质富含糖原，具有导管的免疫特征。尽管具有细胞学上的相似之处，但是这三种类型的SCN在发病部位，肿瘤大体形态特征，患者性别比例，遗传变异等方面均不相同，这也正意味着它们是各具特点的不同病种（表57.4）。浆液性囊性腺瘤和浆液性囊腺癌的实性变异体在SCN谱系中的位置还不清楚，这主要是由于此类病例报道数量甚少的原因。

表57.4 胰腺浆液性囊性肿瘤的临床病理特征

浆液性微小囊性腺瘤
男女比例:1:9
患病年龄范围:45~91岁(平均71岁)
部位:超过75%位于胰腺体、尾部
预后:良好

浆液性少囊性腺瘤
男女比例相近
患病年龄范围:38~85岁(平均63岁)
部位:胰头(60%)
预后:良好

伴有希－林病的囊性肿瘤
男女比例相近
患病年龄范围:30~70岁(平均42岁)
部位:弥漫性生长
预后:良好

在我们的研究中，SMA和MCN的发病率基本相同（5.7%和7.6%）。如果将SOIA和VHL-CN都算在内，SCN将占胰腺囊性病变和囊性肿瘤的11%左右。最常见的是SMA，占SCN病例的50%。SMA通常是单发的、边界清楚、伴有突起的圆形肿瘤，直径范围2.5~16cm。SMA的切面观可见围绕在（旁）中央的星状瘢痕周围分布有很多（蜂巢样）小囊肿（图57.3），星状瘢痕可能有部分钙化。大约2/3的SMA均位于胰腺的体、尾部，而且几乎均发生于女性患者，通常都是被偶然发现的。SOIA占SCN病例的35%，是由一些相对较大的囊肿组成（因而SOIA也被称为巨大囊肿型浆液性腺瘤），无星状瘢痕，无圆形的外观，主要在胰头部，可导致总胆管梗阻而最终引起梗阻性黄疸。男女患者的比例基本相同。对于伴有VHL的患者体内的SCN可表现为多灶性生长，疾病的晚期阶段肿瘤可累及整个胰腺。由于VHL-CN对胰腺有弥漫性影响，此类肿瘤在大体形态上与SMA以及SOIA完全不同。从生理学角度上讲，还有重要的一点值得注意，那就是VHL与SOIA相似并不以女性患者为主，这一点和SMA截然不同。这意味着SMA在发病机制上与VHL-CN和SOIA不相同。最近发表的分子学资料支持了这一推论。尽管VHL-CN的特征表现为在染色体3p（包含VHL基因）缺乏杂合现象（LOH），并且缺乏VHL基因的种系突变，但是只有40%的SMA在染色体3p具有LOH，而在这些肿瘤中只有2例

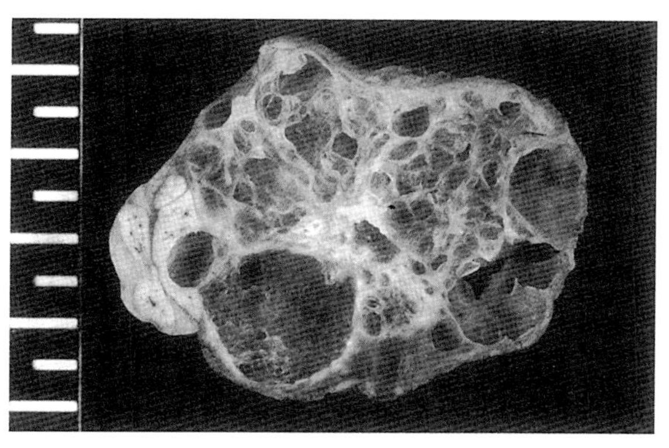

图57.3　浆液性微小囊性腺瘤(中央瘢痕,边界规则的多囊性肿瘤),69岁女性患者。

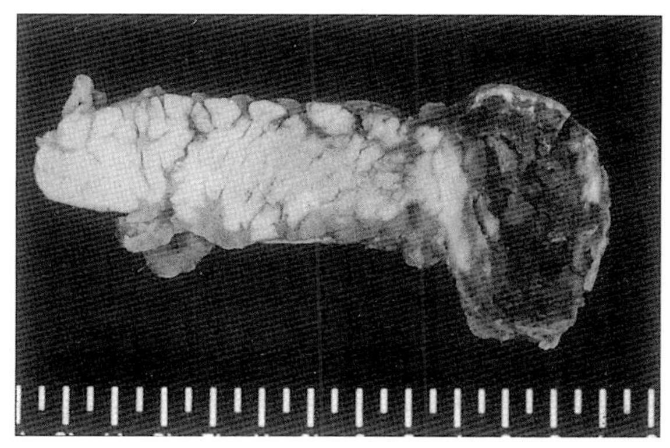

图57.4　实性假乳头状肿瘤（胰尾部的假性囊肿及部分出血),42岁女性患者。

(22%)出现了体细胞的VHL基因突变。有趣的是,超过50%的SMA在10q出现了LOH。因此VHL基因的突变似乎对于SMA的影响作用不大，但是在10q的基因改变可能发挥了主要作用。究竟VHL基因在SOIA的发病机制中是否发挥了作用现在还不得而知,同样也无法解释它对于最罕见的浆液性囊腺癌的影响作用。

SMA是一种多腔的MCN，具有蜂巢样的内部结构及星状瘢痕的结构特点，可以准确的进行临床诊断。而SOIA具有复杂多样的大体形态特点,比较难与其他胰腺囊性病变进行鉴别。最近我们研究发现抑制素在所有类型的SCN上皮细胞中均有表达,但在MCN的上皮层中却没有表达（未发表的研究结果)。在MCN中抑制素只出现在间质细胞中,这样就使抑制素成为了一种能够很好地区分SCN和MCN的标记物。

实性假乳头状肿瘤

实性假乳头状肿瘤(SPN)是一种大体形态为圆形的肿瘤,直径为2~17cm。可以生长或附着在胰腺的任何部位。肿瘤切面可见典型易碎的、暗色的肿瘤组织,中央部位的肿瘤组织常出血形成囊性改变,最终出现形状不规则的，含有血液的囊腔结构（图57.4)。通常SPN被一个边界规则的假囊所包裹,其中可能有部分钙化。从组织学角度讲,SPN有三个主要特征:①肿瘤的实性部分和假乳头状、出血的假性囊肿结构连在一起;②肿瘤组织具有微小的血管系统,这个微血管系统形成了假玫瑰体，或者伴有透明化或粘液样的间质;③这种肿瘤细胞本身十分独特,和任何已知的胰腺细胞类型都不一样。它可表现出嗜伊红细胞染色特性或者泡沫性细胞质（通常包含PAS阳性小体)以及杂交性免疫特征,可以将间充质的(波形蛋白,α1-抗胰蛋白酶),内分泌的(神经元特异的烯醇化酶,突触囊泡蛋白,孕激素受体),以及上皮的(细胞角蛋白)形态特点集于一身。

既往认为SPN十分罕见，但是随着对其认识的加深,SPN的发病率亦显著上升，我们的资料表明,SPN大约占所有胰腺外分泌肿瘤的6%。如果仅考虑胰腺囊性肿瘤,SPN(具有囊性变化的)应该是最常见的类型(21.2%)。患者主要以年轻女性(15~35岁)为主,但也可发生于老年妇女或男性患者(表57.5)。许多SPN都是通过查体偶然发现的。然而,患者可能会突然出现疼痛症状(肿瘤出血所致)或者肿瘤压迫邻近器官而引起的相关症状。

大约90%的SPN患者的预后都很好，而其他患者多是在肿瘤诊断时已经出现了远处转移(如腹膜、肝）或者是在手术切除了原发肿瘤病灶之后发生的转移。即使患者已经出现了其他部位的转移,大部分患者也应考虑行手术切除，通常手术切除后的患者仍可长期存活。现在尚没有明确的预后因素可以用来帮助区分SPN是否有恶变。因此,对于所有的SPN患者均行完全的外科手术切除是十分必要的。

SPN的发病机理还不清楚。由于其具有复杂

表 57.5　实性假乳头状肿瘤的临床病理特征

男女比例:1:9
患病年龄范围:11 ~73 岁(平均 30 岁)
部位:无特异
形态:肿瘤内出血形成假性囊肿
预后:罕见恶性(5% ~10%)

性、杂交性的免疫特征，SPN的细胞表型和所有已知的胰腺细胞类型都不相同。综合考虑到SPN以女性患者为主，以及已知的在胚胎形成时期生殖腺嵴和胰腺原基十分接近，一直以来，有假说认为SPN可能和MCN一样都是从生殖腺嵴/卵巢原基细胞中衍生出来的，而这些生殖腺嵴/卵巢原基细胞在胚胎形成的早期就附着在胰腺组织上了。近期研究发现，大多数SPN细胞核中表达β-连环蛋白，这与β-连环蛋白基因的3号外显子突变相关。

囊性SPN主要与假性囊肿和胰腺囊性内分泌肿瘤相鉴别。且不说SPN典型的组织学特征，只要凭借以下特点就可以将其与胰腺的其他肿瘤相区分：肿瘤可以表达波形蛋白，以及缺乏嗜铬粒多肽A的神经元特异的烯醇化酶，以及微弱表达细胞角蛋白和突触囊泡蛋白。

具有囊性特征的导管腺癌和变异体

具有囊性特征的导管腺癌（DAC）和变异体在临床中比较常见，在我们的资料中占囊性肿瘤的7.6%。三种病理学机制假说可以解释这些最初为实性的肿瘤的囊性变化过程。分化良好的DAC可以表现为扩张的导管样结构，可形成微小囊肿，在大体形态中可见。然而，微小囊肿通常都不超过0.5cm。根据第二种假说，DAC和变异体中央部位的肿瘤坏死形成囊性化。这种情况可能会发生在体积较大的肿瘤，特别是在分化程度较差或者是未分化的肉瘤样的癌症中出现。最后一种假说，DAC不仅可以阻塞主胰管，而且也可阻塞单一的二级胰管，因而形成体积较小的非肿瘤性潴留囊肿。根据第一种和第三种假说形成的囊肿体积微小，常规的影像学方法无法识别，但肿瘤中央坏死形成的囊腔却可以被放射造影检查所辨别。

罕见的囊性肿瘤和病变

在罕见的胰腺囊性肿瘤中亦存在多种肿瘤性和非肿瘤性的类型。肿瘤类型包括：囊性腺泡细胞癌、囊性内分泌肿瘤、囊性转移瘤（如来源于肾细胞癌）、皮样囊肿以及一些囊性非上皮肿瘤。罕见的良性囊性病变类型包括淋巴上皮囊肿、通常伴有十二指肠壁胰腺炎（也称沟槽状胰腺炎）的壶腹周围十二指肠壁囊肿、纤毛前肠囊肿、肠道双联囊肿、皮样囊肿、多囊性错构瘤、先天性囊肿、子宫内膜囊肿、寄生虫囊肿以及最近提出的黏液性非肿瘤性囊肿和腺泡细胞囊腺瘤。囊性上皮肿瘤的预后取决于不同类型肿瘤的恶性程度，而非肿瘤性囊性病变的预后良好。

假性囊肿

常见的伴有胰腺炎的假性囊肿属于非肿瘤性和非上皮的，假性囊肿是一种良性病变。假性囊肿是肉眼可见的边界规则的囊性病变，囊内可含有坏死的出血物质和/或富含胰酶的混浊液体。缺乏上皮细胞层的炎性纤维组织形成囊壁，并包裹着囊内容物。假性囊肿通常附着在胰腺上，是由于酒精、胆汁或者创伤性急性胰腺炎引起的自体消化组织大面积坏死后形成的囊性结构。

假性囊肿被认为是最常见的胰腺囊性病变，发病率约为75%。在我们的谱系排列中，假性囊肿只占所有病例的16.1%，这可能是因为我们搜集的假性囊肿病例数量很少所致。但是准确的患病率应该在16.1%~75%。因为75%来源的数据库中仅收集胰腺巨大囊肿性病例，因而可能使得假性囊肿的发病率偏高。

重症急性胰腺炎发作后可能形成假性囊肿，特别是酒精性胰腺炎。患者多数为31~62岁的男性（表57.6）。遗传性胰腺炎或创伤性胰腺炎常可引起儿童和青少年形成胰腺炎后的假性囊肿。

假性囊肿最需要与IPMN、MCN及SPN进行鉴别诊断，因为后三种肿瘤的大体形态与假性囊肿相似。但是从组织学和细胞学角度讲，假性囊肿和囊性肿瘤不同，假性囊肿没有上皮层但是可残留许多出血的碎屑以及炎性细胞。此外，假性囊肿中可含有不同的胰酶，例如淀粉酶、脂肪酶等，而且血清中的CEA和CA19-9水平不会升高。

表57.6 伴有胰腺炎的胰腺假性囊肿的临床病理特征

男女比例：3:1
患病年龄范围：31～62岁
部位：胰腺外>胰腺内
形态：无上皮层，有出血碎屑
发病机制：由急性重症胰腺炎发作引起

（王维斌 译 陈革 张太平 校）

推荐读物

Abraham SC, Klimstra DS, Wilentz RE *et al*. Solid-pseudopapillary tumors of the pancreas are genetically distinct from pancreatic ductal adenocarcinomas and almost always harbor β-catenin mutations. *Am J Pathol* 2002;160:1361–1369.

Adsay NV, Klimstra DS. *Cystic Lesions of the pancreas*. Philadelphia: Saunders, 2000.

Adsay NV, Longnecker DS, Klimstra DS. Pancreatic tumors with cystic dilatation of the ducts: intradutal papillary mucinous neoplasms and intraductal oncocytic papillary neoplasms. *Semin Diagn Pathol* 2000; 17:16–30.

Adsay NV, Pierson C, Sarkar F *et al*. Colloid (mucinous non-cystic) carcinoma of the pancreas. *Am J Surg Pathol* 2001;25: 26–42.

Adsay NV, Merati K, Andea A *et al*. The dichotomy in the preinvasive neoplasia to invasive carcinoma sequence in the pancreas: differential expression of MUC1 and MUC2 supports the existence of two separate pathways of carcinogenesis. *Mod Pathol* 2002;15:1087–1095.

Adsay NV, Hasteh F, Cheng JD *et al*. Lymphoepithelial cysts of the pancreas: a report of 12 cases and a review of the literature. *Mod Pathol* 2002;15:492–501.

Capella C, Solcia E, Klöppel G, Hruban RH. Serous cystic neoplasms of the pancreas. In: SR Hamilton, LA Aaltonen (eds) *Pathology and Genetics of tumours of the Digestive System. WHO Classification of Tumours*. Lyon: IARC Press, 2000: 231–233.

Kimura W, Makuuchi M, Kuroda A. Characteristics and treatment of mucin-producing tumor of the pancreas. *Hepatogastroenterology* 1998;45:2001–2008.

Klöppel G. Clinicopathologic view of intraductal papillary-mucinous tumor of the pancreas. *Hepatogastroenterology* 1998;45: 1981–1985.

Klöppel G. Pesudocysts and other non-neoplastic cysts of the pancreas. *Semin Diagn Pathol* 2000;17:7–15.

Klöppel G, Hruban RH, Longnecker DS, Adler G, Kern SE, Partanen TJ. Ductal adenocarcinoma of the pancreas. In: SR Hamilton, LA Aaltonen (eds) *Pathology and Genetics of tumours of the Digestive System. WHO Classification of Tumours*. Lyon: IARC Press, 2000:221–230.

Klöppel G, Lüttges J, Klimstra D, Hruban R, Kern S, Adler G. Solid-pseudopapillary neoplasm. In: SR Hamilton, LA Aaltonen (eds) *Pathology and Genetics of tumours of the Digestive System. WHO Classification of Tumours*. Lyon: IARC Press, 2000:246–248.

Kosmahl M, Seada LS, Jänig U, Harms D, Klöppel G. Solid-pseudopapillary tumor of the pancreas: its origin revisited. *Virchows Arch* 2000;436:437–480.

Longnecker DS, Adler G, Hruban RH, Klöppel G. Intraductal papillary-mucinous neoplasms of the pancreas. In: SR Hamilton, LA Aaltonen (eds) *Pathology and Genetics of tumours of the Digestive System. WHO Classification of Tumours*. Lyon: IARC Press, 2000:237–240.

Lüttges J, Zamboni G, Longnecker D, Klöppel G. The immunohistochemical mucin expression pattern distinguishes different types of intraductal papillary mucinous neoplasms of the pancreas and determines their relationship to mucinous non-cystic carcinoma and ductal adenocarcinoma. *Am J Surg Pathol* 2001;25:942–948.

Lüttges J, Feyerabend B, Buchelt T, Pacena M, Klöppel G. The mucin profile of noninvasive and invasive mucinous cystic neoplasms of the pancreas. *Am J Surg Pathol* 2002;26:466–471.

Mohr VH, Vortmeyer AO, Zhuang Z *et al*. Histopathology and molecular genetics of multiple cysts and microcystic (serous) adenomas of the pancreas in von Hippel–Lindau patients. *Am J Surg Pathol* 2000;157:1615–1621.

Moore PS, Zamboni G, Brighenti A *et al*. Molecular characterization of pancreatic serous microcystic adenomas. Evidence for a tumor suppressor gene on chromosome 10q. *Am J Surg Pathol* 2001;158:317–321.

Nakamura A, Horinouchi M, Goto M *et al*. New classification of pancreatic intraductal papillary-mucinous tumour by mucin expression: its relationship with potential for malignancy. *J Pathol* 2002;197:201–210.

Rattner DW, Fernandez-del Castillo C, Warshaw AL. Cystic pancreatic neoplasms. *Ann Oncol* 1999;10(suppl):S104–S106.

Sugiyama M, Atomi Y. Extrapancreatic neoplasms occur with unusual frequency in patients with intraductal papillary mucinous tumors of the pancreas. *Am J Gastroenterol* 1999;94: 470–473.

Terris B, Ponsot T, Paye F *et al*. Intraductal papillary mucinous tumors of the pancreas confined to secondary ducts show less aggressive pathologic features as compared with those involving the main pancreatic duct. *Am J Surg Pathol* 2000;24: 1372–1377.

Wilentz RE, Albores-Saavedra J, Zahurak M *et al*. Pathologic examination accurately predicts prognosis in mucinous cystic neoplasms of the pancreas. *Am J Surg Pathol* 1999;23:1320–1327.

Wilentz RE, Albores-Saaverdra J, Hruban RH. Mucinous cystic neoplasms of the pancreas. *Semin Diagn Pathol* 2000;17:31–42.

Zamboni G, Scarpa A, Bogina G *et al*. Mucinous cystic tumors of the pancreas.Clinicopathological features, prognosis and relationship to other mucinous cystic tumors. *Am J Surg Pathol* 1999;23:410–422.

Zamboni G, Klöppel G, Hruban RH, Longnecker DS, Adler G. Mucinous cystic neoplasms of the pancreas. In: SR Hamilton, LA Aaltonen (eds) *Pathology and Genetics of tumours of the Digestive System. WHO Classification of Tumours*. Lyon: IARC Press, 2000:234–236.

Zamboni G, Terris B, Scarpa A *et al*. Acinar cell cystadenoma of the pancreas. A new entity? *Am J Surg Pathol* 2002;26:698–704.

58 胰腺囊性肿瘤的诊断与鉴别诊断

Roberto Salvia, Isabella Frigerio, Claudio Bassi, Massimo Falconi, Paolo Pederzoli

概　述

自从1930年Becourt最先报道胰腺囊性肿瘤以来，人们对该疾病的认识和了解日益加深，目前存在的主要问题是术前如何能够明确诊断，从而确保针对不同的囊性肿瘤选择不同的适宜的治疗方法。既往对于胰腺囊性病变的鉴别诊断主要是区分囊性肿瘤和囊性非肿瘤性病变，主要依靠囊壁中是否存在上皮层来区分囊性肿物和假性囊肿。如果能够证实囊壁中确实存在上皮层，就可以根据其生物学特性的不同进一步分为许多不同种类的囊性肿瘤。

本章的主要目的就是要解决胰腺囊性肿瘤的诊断问题，从而帮助临床医生特别是外科医生选择合理的治疗方法。

依据WHO对肿瘤的分类方法，胰腺囊性肿瘤分类如表所示(表58.1)。

实验室检查

目前尚没有可靠的血清肿瘤标志物能够帮助确诊浆液性囊性肿瘤(Serous Cystic Tumor, SCT)，从而使部分患者可以选择非手术的治疗方法。然而，血清中癌胚抗原(CEA)阳性和(或)肿瘤标志物超过2项阳性(CEA, CA19-9, CA-125)可以提示黏液性囊性肿瘤(Mucinous Cystic Tumor, MCT)的存在。另外，CEA或超过2项肿瘤标志物阳性多提示潜在的或明确的恶性肿瘤的存在，从而避免延误诊断。

浆液性囊性肿瘤

50岁左右的妇女是SCT的高发人群。SCT可以发生在整个胰腺的任何部位，尤以胰头部最为常见。从组织学角度来说，SCT是由胞浆中富含糖原的扁平立方上皮呈多囊性结构排列而成。从形态学角度来说，SCT可分为三类：微小囊肿型、巨大或少囊肿型和混合型。

浆液性囊腺瘤

临床表现

浆液性囊腺瘤 (Serous Cystic Adenoma, SCA)，

表 58.1　胰腺囊性肿瘤的组织学分类

浆液性囊性肿瘤
浆液性囊腺瘤
浆液性囊腺癌
黏液性囊性肿瘤
黏液性囊腺瘤
黏液性囊腺瘤伴中度不典型增生
黏液性囊腺癌
非浸润性
浸润性
导管内乳头状黏液性腺瘤
导管内乳头状黏液性腺瘤伴中度不典型增生
导管内乳头状黏液癌
非浸润性
浸润性

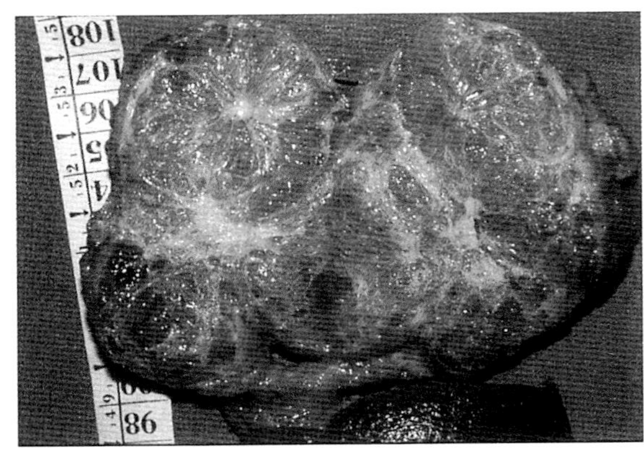

图58.1 浆液性囊腺瘤的大体形态(巨大囊肿型)。

通常无明显特殊的临床症状,患者常常是因为与胰腺无关的其他症状行腹部放射线检查时意外发现(图58.1)。最常见的临床症状主要是不同程度的腹部不适或疼痛,其他症状如体重下降、腹部包块、黄疸、上消化道梗阻等非常少见,或者是由于病灶浸润性生长而继发引起。SCA是一种胰腺良性肿瘤,治疗的早期应尽可能选择保守的治疗方法。尽管患者的临床症状对该病的诊断意义不大,但却可以帮助鉴别良性或恶性肿瘤。

影像学检查

腹部超声目前是SCA的首选检查方法,由于超声检查的广泛应用及对SCA认识的加深,临床行超声检查偶然发现SCA的患者日渐增多。超声图像中,SCA多呈分叶状、边界清楚的囊性肿物,后方声影无增强现象。肿物内部可见"蜂巢样"结构,分隔成许多体积较小的囊腔(直径<2cm)。对于少数10%~30%的患者,超声检查可见肿物内部分隔发生钙化,有时亦可见肿物中央部位发生钙化。对于伴有Von Hippel-Lindau 综合征的患者,尽管这些肿瘤是多中心的,有的病变甚至可弥漫侵及整个胰腺,亦可见到SCA这种微小囊肿结构。目前超声检查对于两种类型的微小囊肿型SCA仍不能明确诊断:海绵样的SCA,因其具有很多小的囊腔和很厚的纤维基质结构,而常被误诊为实性肿物;另外一种是混合型SCA,常常因为并存的巨大囊肿掩盖了微小囊肿而被误认为巨大囊肿型SCA。而真正的巨大囊肿型SCA,即使是体积小的也相对容易诊断。因为其具有边缘轮廓清楚,内容物无回声等特点。但是对于囊肿内部中央分隔较稀疏,囊壁很薄的肿物,鉴别诊断相对比较困难。混合型SCA需同时具有体积微小的囊腔和直径大于2cm的较大囊腔并存。对于巨大囊肿型SCA肿物直径可达8~10cm,使得临床上与假性囊肿鉴别成为困难,但是此类型肿瘤诊断的假阴性率较低。

SCA在CT上的形态主要取决于两方面的因素:肿物的大体形态特点和扫描时间数据的获得。微小囊肿型SCA在CT图像中表现为不被明显增强的肿块,多伴有胰腺形态大体轮廓的改变。肿瘤腔内液体的密度等同或稍高于水的密度,肿瘤实质的密度与胰腺实质相同。如果肿瘤发生钙化,钙化部位多位于肿瘤的中央,呈点状或球状钙化,其形态特点与MCT中薄片状钙化表现不同,在体积较大的肿瘤中可见到中心部位纤维化。CT扫描的胰腺实质期可见到肿瘤内部"蜂巢样"结构的分隔,如果图像中能够见到分隔或其连接处出现中心钙化的囊性肿物基本就可以明确诊断。对于混合型的SCA,位于肿瘤外周的巨大囊肿有助于早期诊断。在增强CT的延迟相,SCA内部的分隔结构因为和囊内液体的密度十分相似而很难识别。在CT图像中巨大囊肿型的SCA与胰腺的其他囊性肿瘤较难区别。

MRI检查对于SCA的诊断非常重要,它可以清晰地显示肿瘤内部的细微结构,尤其对于微小囊肿型SCA,MRI可以检测到肿瘤内部存在的很少量的液体,图像中呈现出"海绵样"的结构,但是对于肿瘤内部钙化的检出率较低。同理MRI对于混合型SCA的诊断率也较高。尤其是MRCP可以很好地显示肿瘤与胆管或胰管的毗邻关系,当肿瘤位于胰头或胰腺钩突部位时,通过MRCP可以准确地与导管内乳头状黏液性肿瘤相区别。MRCP对于微小囊肿型SCA与胰管内部带有分隔肿瘤的区分具有明显的优势,如果能够证实囊肿内的液体与Wirsung管不相通,即可以明确SCA的诊断。但是如果MRI图像中表现为非特异的,少囊肿型囊性肿瘤就不能以此作为确诊黏液性肿瘤的标准。

浆液性囊腺癌

浆液性囊腺癌是SCT家族中的一种恶性肿瘤,多表现为微小囊肿型。目前,通常认为如果能够确诊为SCT,无明显相关临床并发症则多数考虑为良性肿瘤,可以采取保守治疗,但需注意密切随诊。

鉴别诊断

对于女性患者,胰头部囊性肿物伴有部分钙化灶,胰腺实质回声正常、均匀,无胰管扩张,多可以明确诊断为SCT。若图像可见肿瘤内部微小囊肿与周围巨大囊肿混合并存时，即应考虑为混合型SCT。对于男性微小囊肿型SCT患者，若病变位于胰腺钩突部位，同时伴有胰管扩张，需与导管内乳头状黏液瘤(IPMN)进行鉴别，此时应明确肿瘤是否与Wirsung管相交通，MRCP检查对此很有帮助，若发现肿瘤确实与主胰管密切相邻或相通时，ERCP检查可进一步明确。由于多方面的因素，若肿瘤在图像中表现为实性肿瘤时，临床中常被误诊为可以被增强剂强化的其他类型的胰腺实质性肿瘤，如无功能性神经内分泌肿瘤等，此时，应用MRI可以帮助对微小囊肿型SCT进行明确诊断。

超声、CT、MRI等尚不能提供关于巨大囊肿型SCT精确的放射影像学资料，但超声内镜检查相比之下具有更大的应用前景。

黏液性囊性肿瘤

流行病学

黏液性囊性肿瘤 (Mucinous Cystic Tumors, MCT)仅发生于女性患者，肿瘤多位于胰腺体、尾部，表现为单腔或多腔囊肿，与胰管不相通。肿瘤被柱状黏液细胞及卵巢样基质所包被，因此可参与女性的外分泌系统。发病年龄范围较广，发病年龄与肿瘤的恶性程度密切相关。恶性MCT患者发病年龄通常较大，这可能与MCT肿瘤由良性向恶性转变需要时间较长相关。MCT一旦形成恶性肿瘤后，其恶性程度与胰腺导管腺癌非常相似，但是如果能够在肿瘤还处于原位癌时就行手术切除，一般均可达到治愈效果。

严格来说MCT是一种癌前病变，因此，临床中与其他胰腺囊性肿瘤的鉴别非常重要。从病理学角度来说，在同一肿瘤内部肿瘤分化过程不同时期病理变化可同时存在，这正是证明腺癌是由腺瘤转化而来的典型证据。

临床特点

由于MCT缺乏特异的临床症状，因此患者的临床表现对诊断帮助不大。良性或恶性肿瘤均可出现不同程度的腹部不适或疼痛，偶可出现胰腺疾病特异的双侧肋腰部放射性腹痛。恶性肿瘤患者多伴有体重下降、食欲减退、梗阻性黄疸等症状。

影像学检查

通过影像学检查可以将MCT分为巨大囊肿单腔型和巨大囊肿多腔型。巨大囊肿单腔型MCT多位于胰腺体、尾部，超声检查可见厚度不均但边界清楚的囊壁，并可见到肿瘤内部厚度较薄伴有不同程度钙化的分隔。平扫CT可以清楚地识别肿瘤的囊壁及内部钙化的分隔，囊腔中内容物的密度取决于黏液成分的含量及肿瘤基底部的血流量。在增强CT图像中，囊壁及腔内分隔密度相似，二者的强化效果比周围胰腺实质要弱得多，主要是因为肿瘤的纤维组织成分较多，血流较少所致。巨大囊肿单腔型MCT缺乏特异性的影像学特点，因此单纯通过CT及超声检查很难与其他胰腺囊性肿瘤相鉴别，尤其是对于单腔薄壁、无钙化、无外周结节状分叶的肿瘤在诊断方面需更加慎重。

影像学方面，对于那些囊壁较厚、囊壁及内部分隔上有乳头状突起、外周组织钙化，同时伴有肿瘤侵犯周围血管组织者，临床中多考虑为恶性肿瘤（图58.2）。如果增强CT图像中发现肿瘤向周围组织扩展、侵袭，恶性肿瘤的诊断可进一步明确。若肿瘤同时伴有较厚的囊壁、厚分隔和钙化，该肿瘤为恶性的可能性高达95%。若肿瘤仅具备其中的两个或更少的特征，其恶性的可能性亦将随之降低；若肿瘤无钙化、无分隔、囊壁很薄，其为恶性的可能性几乎为零。因为MRI检查对肿瘤的钙化不敏感，而CT在这方面具有明显的优势，故成为MCT检查的首选方法（图58.3和图58.4）。

因黏液性囊性肿瘤腔内多为液体成分，MRI的

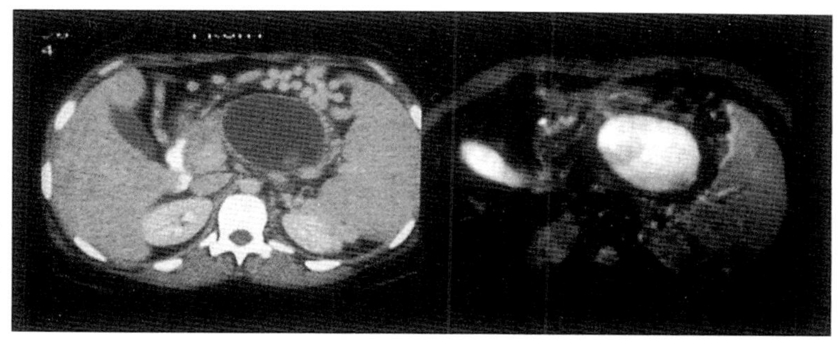

图58.2 胰腺尾部放射学影像提示恶变特征：厚壁，囊腔后壁乳头样突起，周围血管形成压迫浸润(图示分别为CT和MRI图像)。

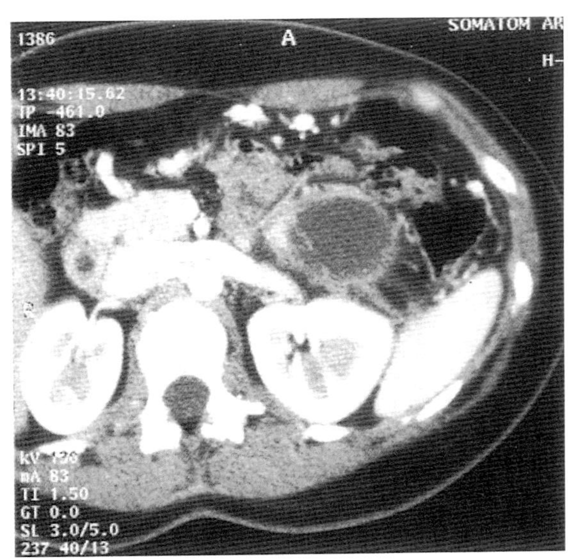

图58.3 胰腺尾部黏液性囊性肿瘤(MCT),CT显示为瘤内分隔结构。

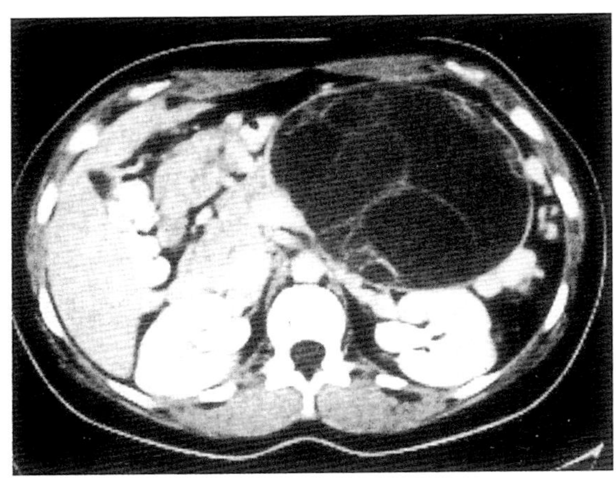

图58.4 胰腺体尾部黏液性囊性肿瘤(MCT),CT显示薄壁分隔。

T2相可明显增强,肿瘤内部的分隔亦可清楚地显示。MRI的T2相可以同时很好的显示Wirsung管,如 果能够明确肿瘤与胰管不相通，那么就可除外导管内肿瘤的可能,也就没有必要进一步行ERCP检查了。

鉴别诊断

巨大囊肿多腔型MCT缺乏特异的影像学特征，与少囊肿型的SCT、实性假乳头状瘤、囊性内分泌肿瘤具有相似的影像学表现。对于这类肿瘤,患者的临床特点及完整的实验室检查数据是明确诊断的重要依据，少囊肿型的SCT术前几乎无法与良性的MCT区别。

神经内分泌肿瘤和实性假乳头状瘤的囊内成分主要是由肿瘤组织坏死或肿瘤实质内部出血而形成的。因此,患者早期的临床症状可以帮助诊断。在肿瘤生长后期,MRI检查可以通过强化囊内不同成分的液体而形成各自不同的影像学特点。

对于巨大囊肿单腔型MCT，假性囊肿往往容易与之混淆,因此,如果患者既往有能够形成假性囊肿的急性重症胰腺炎病史，那么MCT的诊断就值得怀疑。

导管内乳头状黏液瘤

胰腺导管内乳头状黏液瘤(Intraductal Papillary Mucinous Tumor,IPMN)是一类相对概念较新的黏液性囊性肿瘤,1982年最初被描述为可产生黏液、伴有Wirsung导管扩张、呈乳头状突起的胰腺肿瘤。近些年,流行病学证实其发病率迅速增长。该肿瘤起源于胰腺导管上皮,全部的生理、病理生长阶段在肿瘤中可同时存在(由轻度不典型增生到恶性肿瘤)。目前,多数学者认为,此肿瘤最终将发展为恶性肿瘤,但其恶变速度较缓慢。

临床中诊断IPMN主要须与慢性胰腺炎相鉴别,部分IPMN常被误诊为慢性胰腺炎。目前,临床医生急切地希望术前就能够明确该肿瘤的组织学分级，这对指导临床治疗十分重要。临床中需要根据其组织学分级来选择具体手术方式，如部分姑息性切除或者根治性手术切除等。尽管IPMN患者多数为65~70岁的老年人,但是合理的、正确的手术方式的选择可使大多数患者从中获益,而对于良性肿瘤患者,须进行严密的随访工作。

因此，术前通过临床及影像学等检查方法对IPMN进行合理、全面的评估,可以有效地指导临床治疗,意义重大深远。

流行病学

IPMN的发患者群男女比例基本相同，主要以60~70岁老年人为主，而慢性胰腺炎患者多以男性为主,平均发病年龄为42岁,多与饮酒及吸烟有关。

临床表现

IPMN不同于其他类型的胰腺囊性肿瘤,而与慢性胰腺炎相似,反复发作的腹部疼痛比较常见,疼痛部位多位于上腹部，可向后背部放射。临床中不足2%的IPMN患者可同时合并急性胰腺炎并假性囊肿形成。其他常见的临床症状有不同程度的体重下降，其发病率约为42%，在疾病的不同时期，导致体重下降的机制亦不相同。在疾病的早期阶段，肿瘤本身产生较多的黏液可阻塞微小的胰腺导管，影响正常的胰腺分泌功能，导致患者餐后腹痛，多数患者为了避免餐后疼痛而节制饮食，最终导致体重减轻，这与慢性胰腺炎体重下降机制相似。对于多数晚期肿瘤患者，体重减轻多与肿瘤本身产生的肿瘤相关因子导致的恶液质相关。全身无力症状多出现在晚期肿瘤患者。突然发生的糖尿病多考虑与胰腺导管腺癌相关，研究证明11%的IPMN患者可伴发糖尿病。近期出现糖尿病，并在一年内进展迅速的多发生于晚期肿瘤患者。因此，有些重要的临床症状可在很大程度上提示恶性肿瘤的发生。黄疸和糖尿病相似，是胰头疾病的典型临床表现，是晚期肿瘤患者的重要体征之一。总之，因体检偶然发现的IPMN患者仅占30%~35%，而大多数IPMN患者均伴有不同程度的临床症状。

影像学检查

随着超声检查和CT的日益普及，人们对IPMN临床特点的日趋了解和掌握，IPMN的诊断率逐年升高。IPMN的影像学特点主要取决于肿瘤是否与主胰管或分支胰管相交通(图58.5~图58.7)。

如果超声检查发现主胰管扩张，但未发现引起主胰管扩张的明确肿物，或患者缺乏导致胰管炎性狭窄的病史，此时需考虑节段性IPMN的可能。对于弥漫型IPMN的影像学特点，整个胰管呈不同程度的扩张和膨胀，主要以胰头部为主。此类肿瘤患者，有时通过超声检查很难明确整个胰管是否均受累，或是由于胰头部的占位性病变而引起的近段胰管扩张。超声图像中胰腺实质萎缩常与胰管扩张相伴随，但有时超声检查难以辨别强回声点来源于黏液栓或是乳头状增生。胰腺分支导管的IPMN相对容易识别，因其常位于胰头或胰腺钩突部位。“蜂巢样”结构的微小囊肿型和单腔/多腔巨大囊肿型IPMN超声检查通常为非实性肿物。目前，超声检查对于明确胰腺囊性肿物是否与胰管相通仍具有较大的局限性。

CT检查可以显著提高IPMN的诊断率，平扫CT即可以识别扩张的胰管，检查前可以用水将十二指肠充盈，这样可以明确辨别十二指肠乳头的具体位置。CT图像中的钙化点可能是来源于慢性胰腺炎，或者是由于位于胰管肿瘤的中心部位黏液中的钙沉积所致。若肿瘤起源于胰腺分支导管，一旦形成局部

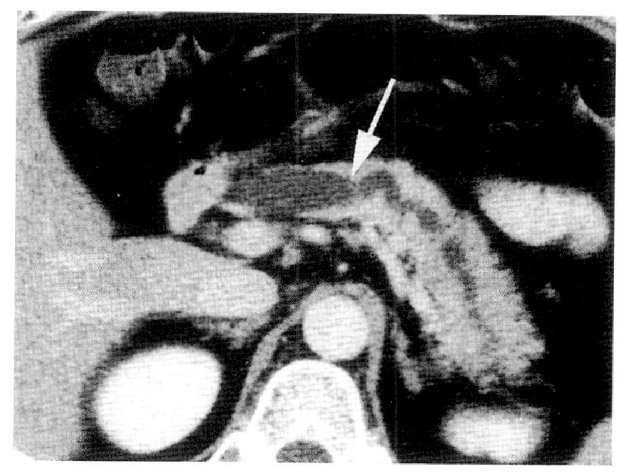

图58.5　CT显示主胰管内弥漫性导管内乳头状黏液瘤。

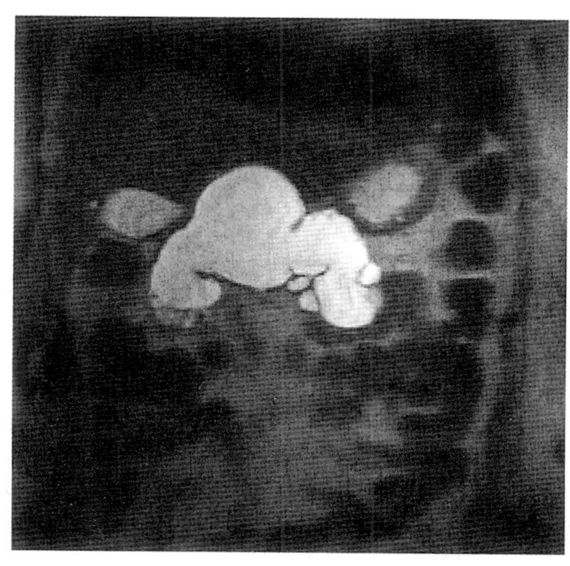

图58.6　MRI显示主胰管内弥漫性导管内乳头状黏液瘤，伴有Wirsung导管的扩张。

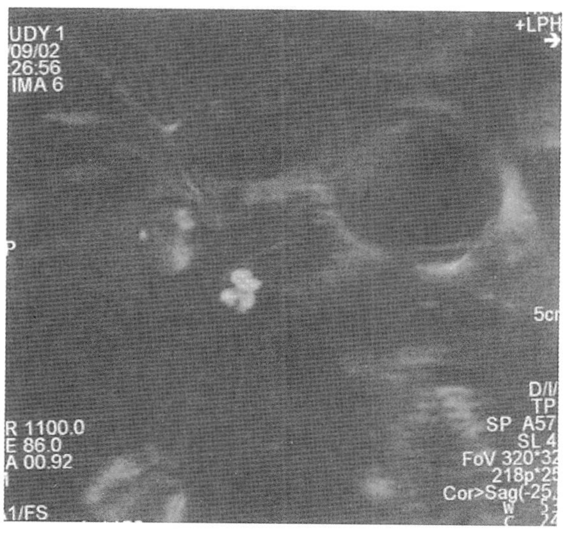

图58.7　MRI显示胰腺钩突部位导管内乳头状黏液瘤分支图像。

肿物即可被CT识别。增强CT图像中，肿瘤中央部位的强化程度明显高于周围胰腺实质。胰管腔内，因黏液或乳头状增生的密度高而容易在CT图像中识别。当主胰管出现明显扩张，同时伴有正常的或相对较厚的胰腺实质时，需考虑肿瘤恶变的可能。另外，肿瘤内乳头状增生亦支持肿瘤恶变的存在。即使在恶性肿瘤的晚期阶段，IPMN的囊性结构亦可被识别，从而可与胰腺导管癌相区别。胰腺分支导管的囊性扩张和乳头状增生同时存在时，弥漫型IPMN的诊断更加容易。节段型IPMN在CT图像中无明显特异性表现，但是如果肿瘤多位于胰尾部，则肿瘤与胰管相交通。

通常情况下，胰腺分支导管的IPMN具有单病灶的特点。如果为多病灶时，肿瘤可延及整个胰腺的任何部位。评估肿瘤囊壁及囊内分隔的厚度是判断肿瘤良恶性的重要指标，但是，囊壁较薄的肿瘤不能完全除外恶性的可能。

通过影像学来明确肿瘤与胰管的毗邻、交通情况，是明确诊断的必要条件之一。既往只能依靠ERCP检查提供此方面的详细信息，目前CT和MRI的薄层扫描技术同样可以获得此方面的信息，尤其是应用促胰液素静脉注射后行MRCP检查敏感性更高。浓稠的黏液可以阻塞细小的胰腺分支导管，因此增强对比度的方法可能因造影剂不能到达细小分支导管而不能发现较小的扩张导管。对于同时侵及主胰管及分支导管的IPMN，其原发部位很难确定。超声检查确实可以区分主胰管和分支胰管，但通常情况由于巨大肿物占据整个胰头部位而导致超声区分困难。CT图像中，胰腺多处胰管扩张多与主胰管扩张相伴随。晚期IPMN患者CT图像中常表现为多处病灶，肿瘤囊壁较薄，向腹膜腔突出，常伴有腹水，有时可见肿瘤内部黏液沉积。

鉴别诊断

人口统计学数据(如性别、年龄等)和生活方式有助于区分IPMN和慢性胰腺炎。如果IPMN诊断成立，若同时合并梗阻性黄疸和糖尿病多提示为恶性肿瘤。起源于胰腺主胰管的IPMN与慢性胰腺炎非常相似，当肿瘤累及分支胰管时，必须与其他胰腺囊性肿瘤相鉴别。

临床中起源于胰腺分支导管的IPMN与SCA的鉴别诊断较为困难，但却尤为重要。因为大部分的SCA多为良性肿瘤。SCA患者主要以女性为主(女性与男性发病比率为6.7:1)，平均发病年龄为51.8岁，比IPMN的平均发病年龄小10岁。SCA主要位于胰头部位，45%位于胰头、颈部，27%位于胰体部，28%位于胰尾部。人口统计学数据证明既往病史、生活方式对两者的鉴别诊断无明确帮助。临床表现中如果出现梗阻性黄疸、糖尿病、胰腺炎样腹痛多提示为IPMN，因为临床中75%的SCA患者常无特异性临床表现，为偶然查体发现的。

相比之下，IPMN与MCT的鉴别诊断显得不那么十分重要，因为两者均为潜在恶性肿瘤，均需行手术治疗。MCT几乎都发生于45岁左右的女性患者，当其为恶性肿瘤时，平均患病年龄即大于45岁。肿瘤的局部解剖位置对于临床的鉴别诊断非常重要，IPMN通常位于胰腺钩突部位，而93%的MCT位于胰腺体、尾部。另外，IPMN患者几乎均伴有不同程度的临床症状，与慢性胰腺炎相似，而MCT几乎均无明显临床症状。因此，放射科医生也需要了解患者的临床病史及特点，才能进一步明确诊断。

(王维斌 译 陈革 张太平 校)

推荐读物

Bassi C, Salvia R, Gumbs AA, Butturini G, Falconi M, Pederzoli P. The value of standard serum tumor markers in differentiating mucinous from serous cysic tumors of the pancreas: CEA, Ca 19-9, Ca 125, Ca 15-3. *Langenbecks Arch Surg* 2002;387:281–285.

Bassi C, Salvia R, Molinari E, Biasiutti C, Falconi M, Pederzoli P. Management of 100 consecutive cases of pancreatic serous cystadenoma: wait for symptoms and see at imaging or vice versa? *World J Surg* 2003;27:319–323.

Brat DJ, Lillemoe KD, Yeo CJ, Warfield PB, Hruban RH. Progression of pancreatic intraductal neoplasias to infiltrating adenocarcinoma of the pancreas. *Am J Surg Pathol* 1998;22:163–169.

Buetow PC, Rao P, Thompson LD. From the archives of the AFIP.Mucinous cystic neoplasms of the pancreas:radiologic-pathologic correlation. *Radiographics* 1998;18:433–449.

Carbognin G.*Serous Cystic Tumors.* New York: Springer-Verlag, 2003.

Eriguchi N, Aoyagi S, Nakayama T *et al.* Serous cystadenocarcinoma of the pancreas with liver metastasis. *J Hepatobiliary Pancreat Surg* 1998;5:467–470.

Falconi M, Salvia R, Bassi C, Zamboni G, Talamini G, Pederzoli P. Clinicopathologic features and treatment of intraductal papillary mucinous tumors of the pancreas. *Br J Surg* 2001;

88:376–381.

Fukukura Y, Fujiyoshi F, Sasaki M, Inoue H, Yonezawa S, Nakajo M. Intraductal papillary mucinous tumors of the pancreas:thin-section helical CT findings. *Am J Roentgenol* 2000;174:441–447.

Fukukara Y, Takahashi T, Kobari M, Matsuno S. The mucus-hypersecreting tumor of the pancreas. Development and extension visualized by three-dimensional computerized mapping. *Cancer* 1992;70:1505–1513.

Klöppel GSE, Longnecker DS, Capella C, Sobin LH. Histogical typing of tumours of the exocrine pancreas. In: *World Health Organization International Histological Classification of Tumours*. Berlin:Springer-Verlag, 1996.

Koito K, Namieno T, Ichimura T *et al.* Mucin-producting pancreatic tumors: comparison of MR cholangiopancreatography with endoscopic retrograde cholangiopancreatography. *Radiology* 1998;208:231–237.

Longnecker DS. Observations on the etiology and pathogenesis of intraductal papillary-mucinous neoplasms of the pancreas. *Hepatogastroenterology* 1998;45:1973–1980.

Navarro F, Michel J, Bauret P *et al.* Management of intraductal papillary mucinous tumours of the pancreas. *Eur J Surg* 1999;165:43–48.

Neumann HP, Dinkel E, Brambs H *et al.* Pancreatic lesions in the von Hippel-Lindau syndrome. *Gastroenterology* 1991; 101:465–471.

Nishihara K, Kawabata A, Ueno T, Miyahara M, Hamanaka Y, Suzuki T. The differerntial diagnosis of pancreatic cysts by MR imaging. *Hepatogastroenterology* 1996;43:714–720.

Ohashi K, Murakami Y, Murayama M *et al.* Four cases of mucus secreting pancreatic cancer. *Prog Dig Endosc* 1982;20:348–351.

Procacci C.Intraductal papillary mucinous tumors:imaging. In: Procacci C, Megibow AJ, eds. *Imaging of the Pancreas*. New York:Springer-Verlag, 2003:97–137.

Procacci C, Graziani R, Bicego E *et al.* Intraductal mucin-producting tumors of the pancreas:imaging findings. *Radiology* 1996; 198:249–257.

Procacci C, Graziani R, Bicego E *et al.* Serous cystadenoma of the pancreas:report of 30 cases with emphasis on the imaging findings. *J Comput Assit Tomogr* 1997;21:373–382.

Procacci C, Biasiutti C, Carbognin G *et al.* Characterization of cystic tumors of the pancreas:CT accuracy. *J Comput Assist Tomogr* 1999;23:906–912.

Rivera JA, Fernandez-del Castillo C, Pins M *et al.* Pancreatic mucinous ductal ectasia and intraductal papillary neoplasms. A single malignant clinicopathologic entity. *Ann Surg* 1997; 225:637–644; discussion 644–646.

Salvia R.Intraductal cystic tumors: clinical manifestations and therapeutic management.In: Procacci C, Megibow AJ, eds. *Imaging of the Pancreas*. New York: Springer-Verlag, 2003.

Sperti C, Cappellazzo F, Pasquali C *et al.* Cystic neoplasms of the pancreas:problems in differential diagnosis. *Am Surg* 1993;59:740–745.

Sugiyama M, Atomi Y. Intraductal papillary mucinous tumors of the pancreas:imaging studies and treatment strategies. *Ann Surg* 1998;228:685–691.

Traverso LW, Peralta EA, Ryan JA Jr, Kozarek RA. Intraductal neoplasms of the pancreas. *Am J Surg* 1998;175:426–432.

Warshaw AL. Mucinous cystic tumors and mucinous ductal ectasia of the pancreas. *Gastrointest Endosc* 1991;37:199–201.

Widmaier U, Mattfeldt T, Siech M, Beger HG. Serous cystadenocarcinoma of the pancreas. *Int J Pancreatol* 1996;20:135–139.

Zamboni G, Scarpa A, Bogina G *et al.* Mucinous cystic tumors of the pancreas:clinicopathological features, prognosis, and relationship to other mucinous cystic tumors. *Am J Surg Pathol* 1999;23:410–422.

59 超声内镜在胰腺囊性肿瘤诊治中的应用

Enrique Vazquez-Sequeiros, Julio Iglesias-García

概　述

胰腺囊肿可以划分为良性、恶性或癌前病变。由于治疗方法的选择以及患者的预后均取决于囊肿的自然特性，因此正确鉴别那些可能会发生恶变和不会发生恶变的囊肿非常重要。通常基于临床症状、实验室检查以及诸如腹部超声、CT和MRI来进行鉴别诊断，有时需要结合活检和囊肿穿刺抽吸囊液进行分析。但是，对于有些病例，影像学检查有限的分辨率可能会忽略一些小的胰腺囊肿或不能对巨大黏液性肿瘤和炎性假瘤进行鉴别诊断。目前的超声内镜（EUS）提供的分辨率要高于传统的影像学检查技术，该技术已经被用来发现传统影像学检查因为太小而不能发现的胰腺小囊肿，或作为对被周围血管结构包围的囊肿进行经皮穿刺活检时的定位方法。由于这些原因，超声内镜和超声内镜引导下的细针穿刺活检在近年里在对一些已知或可疑胰腺囊肿病变的患者评估中发挥了显著的作用。

设　备

目前使用的超声内镜有一个传统的带有斜向前观察的纤维内镜或成像视频系统以及位于内镜头上的高频超声转换器。可以通过超声内镜获得肠壁和周围器官包括胰腺的高分辨率的图像。

目前有两种专门用于超声内镜检查的系统。最常用的是环状超声内镜（机械性的Olympus GIF-UM 160：5~20MHz，360°成像；电子Pentax EG-3630UR：5~10MHz，270°成像），其能够提供垂直于内镜纵轴的横向图像。超声转换器能够在不同的频率下工作，能够在检查时远程地从一个频率转换到另一个频率，以修正穿透的深度和清晰度（如高频超声与低频相比，能够提供较高的图像分辨率和较低的组织穿透性）。电子曲线线阵超声内镜（Pentax EG-3630U，Pentax EG-3830UT，FG-34/36/38X：5~10MHz；Olympus GF-UC30P，GF-UCT160-OL5：7.5MHz）提供平行于矢状面的内镜纵轴的扫描图像，可以在超声实时引导下进行病变活检。也可以通过多普勒和彩色多普勒来确认血管结构。现在，市面上有多种超声内镜引导下细针穿刺活检的穿刺针。临床上最常用的穿刺针生产商包括Wilson Cook（Echotip EUSN-1，Echotip EUSN-19T，Quick-Core Echotip EUSN1-19QC：19~22号），GIP-Mediglobe（Sonotip：19~22号）和Olympus（NA-10J-1：19号）。

技　术

超声内镜通常使用环状超声内镜发现病变和区分其位置、形态（是否存在隔膜、实性成份、碎片）、大小等特征，以便形成一个系统的诊断。当临床有适应证时，可以对胰腺囊肿进行活检和抽吸囊液进行分析。超声内镜引导下的囊肿细针穿刺可以通过逐渐向囊肿中心进针来完成。有时穿过固有肌层和囊壁会比较困难，偶尔有必要通过快速的穿刺来完成。当穿刺针进入病变部位时，拔出穿刺针，通过负压抽吸囊液。偶尔抽出的囊液会非常黏稠（黏液性肿瘤和慢性假瘤），可能会花一些时间来吸出囊液。

虽然并不常见，但是囊肿感染、出血或胰腺炎也可能发生。为了减少感染发生的可能性，大多数专家建议使用单根穿刺针进入囊内以便吸干囊液，然后预防性服用几天抗生素。为了避免误伤血管出血，建议使用多普勒，为了预防胰腺炎，在进行抽吸囊液时应该小心避免穿过正常的胰腺组织。

胰腺囊肿

由于胰腺囊肿的病理学种类较多，很难将其区分为恶性、潜在恶性（黏液性肿瘤）还是良性的肿瘤（如浆液性囊腺瘤、假瘤）（表59.1），因此胰腺囊肿的诊断非常复杂。正如前述，治疗方法取决于肿瘤的病理类型。黏液性囊腺瘤应该进行手术切除，因为有一些报道称大约有20%的手术切除标本已经发生了恶变。黏液性囊腺瘤患者的预后相对较差，有文献报道5年存活率只有30%~64%。而浆液性囊腺瘤的预后则要好得多，而且很少恶变。基于这个原因，只有出现了十二指肠梗阻的症状时才建议手术。有急性或慢性胰腺炎基础病变的患者可能会出现炎性假瘤，大多数经过保守治疗会自行缓解。但是当这些假瘤导致腹痛、十二指肠梗阻或引起感染时，就应该通过介入、内镜或手术等方法进行引流。

尽管超声、CT和MRI都能够发现胰腺囊肿，但是在大多数情况下，使用这些检查手段并不能确定病变的本质特点。对于这些病例，目前的高分辨率超声内镜（精确至0.7mm）有助于获得正确的诊断。超声内镜提供的准确的图像有助于确认某些形态特征，对这些病变的鉴别诊断提供巨大的帮助，如有无分隔，分隔的厚度和分隔的不规则程度，囊壁内有无突起，囊液内有无碎片，与主胰管有无交通，囊肿大小（微囊肿或巨大囊肿），是否存在中央瘢痕（微小囊腺瘤）等。超声内镜对于这些患者的诊断准确率比较高，大多数报道准确率超过80%。超声内镜还有助于区分通过其他影像学检查发现的囊性病变：①来源于胰腺外的病变（如肠系膜、肾脏）；②横断面上表现为扩张的胰管或胆管；③显示十二指肠内充满液体的憩室，类似于胰腺囊肿。

表 59.1　良性和恶性胰腺囊性病变

良性/无潜在恶性
炎症（假瘤）
浆液性囊腺瘤（微小囊肿）
淋巴管瘤
血管瘤
囊性畸胎瘤
副神经节瘤
恶性/潜在恶性
黏液性囊腺瘤
黏液性囊腺癌
导管内乳头状黏液瘤
囊性胰岛细胞瘤

下面详述通过超声内镜和超声内镜引导下的细针穿刺来处理最常见的胰腺囊性病变。

浆液性肿瘤（浆液性囊腺瘤）

这种类型病变的特征性的超声表现为一串小的囊肿（小于1cm）被薄壁所分隔呈蜂窝状分布（微囊病变）（图59.1a）。偶尔在病变的中心会有断裂或钙化。典型的微囊腺瘤不会侵犯胰管。从囊内抽出的囊液不是粘稠的，可以表现有糖原染色的细胞，即可诊断浆液性囊腺瘤。抽出囊液的细胞学分析对病理学诊断帮助不大（准确率<50%）。

黏液性肿瘤

黏液性囊腺瘤和黏液性囊腺癌

与浆液性囊腺瘤相反，黏液性囊腺瘤通常表现为巨大的囊肿（直径>1cm）（图59.1b）。这类病变常见为单腔，但有时在囊内也会看到薄的分隔。在病变囊肿内出现实性成份或局灶性增厚时应高度警惕发生恶变的可能。在患有黏液性囊腺瘤的患者中可以发现胰管有侵犯的情况。

从这种病变的囊肿内抽出的通常是浓稠冻样液体，有时需要使用粗的大号穿刺针来抽。建议穿刺时穿刺针要穿过囊壁或任何有实性成份的部分以便获得细胞学结果。抽出囊液的细胞学分析表现为柱状上皮细胞和大约有48%的细胞内有黏液素。如果发生了恶变（囊腺癌），可以在抽出物中看到恶变的上皮细胞。

导管内乳头状黏液瘤

导管内乳头状黏液瘤是一种相对比较少见的起源于胰管的肿瘤，表现为扩张的内有黏液、乳头状突起、偶尔会有实性成份的导管。最近，导管内超声已经显示是诊断这类病变有用的工具，能够确定其范围。在某些情况下，导管内乳头状黏液瘤可以表现为胰腺内囊性病变（巨大的囊肿或微小囊肿）。当怀疑

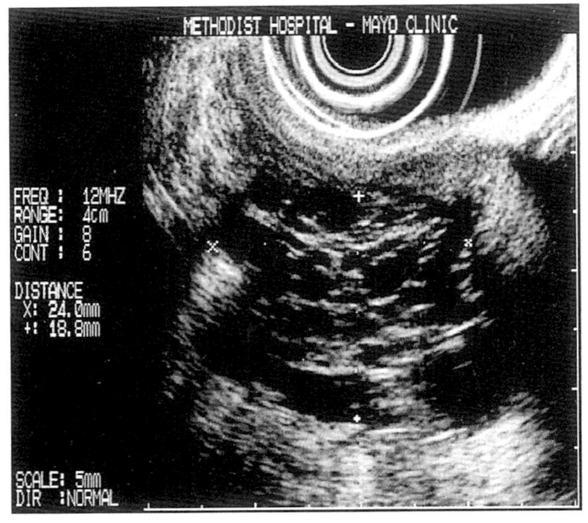

(a)

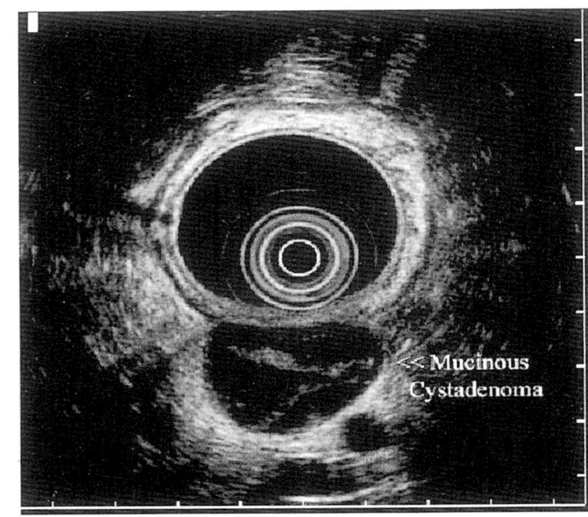

(b)

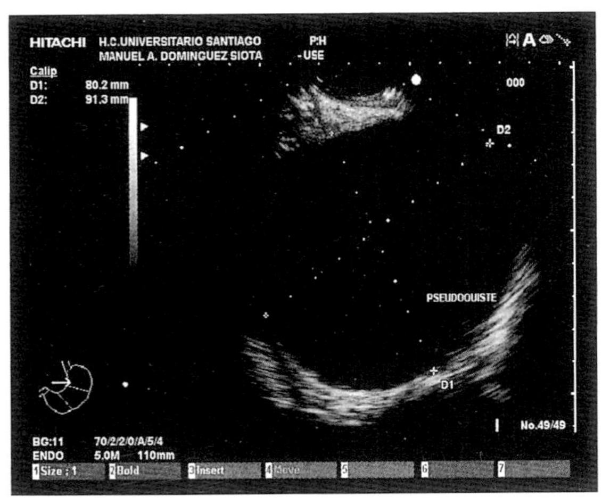

(c)

图59.1 (a)浆液性囊腺瘤：胰腺的一个微小肿瘤(囊肿直径小于10mm)。该病变大小为18mm×24mm，表现有特征性的中间分隔(箭示)。(b)黏液性囊腺瘤：胰腺囊肿表现为纵行的囊腔分隔(箭示)。病变的超声内镜表现与胰腺肿瘤一致(囊肿直径大于10mm)。对于这个特定的病例，手术证实为黏液性囊腺瘤。(c)炎性假瘤：在一例最近发作的急性胰腺炎患者胰腺上发现的一个巨大囊肿(80mm×91mm)。囊肿表现为薄壁，没有分隔，内有碎片回声(箭示)。这些发现提示炎性假瘤处于急性/亚急性期。

导管内乳头状黏液瘤时，应该对胰管和囊肿都进行穿刺、获得囊液以便获得细胞学方面的信息。细胞学发现与黏液性囊腺瘤类似。

炎性假瘤

这些病变可以为单腔或多腔。慢性炎性假瘤通常有复合间隔，有厚壁与胃或十二指肠壁粘连，囊内有实性物质(碎片或坏死组织)(图59.1c)。抽出的液体通常是黑色的，在显微镜下可以发现炎性细胞。这类患者囊液内的淀粉酶通常较高，而肿瘤标记物的水平通常在正常范围内。

胰液分析

如前文所述，超声引导下的细针穿刺可以抽出囊肿内的液体(图59.2)。但是对胰液分析的用途还存在争议。虽然有些研究提供数据支持，但是其他的研究并未能够得出同样的阳性结果。

除细胞学外，有几个肿瘤标记物已经被用来研究胰腺囊肿的特性(表59.2)。抽出囊液的黏稠度升高多发生在黏液性囊腺瘤中，而不是炎性假瘤或浆液性囊腺瘤。囊液内淀粉酶的水平在病变与胰管有交通的情况下是升高的，如炎性假瘤(非常高的水平)或有侧支的导管内乳头状黏液瘤。有几个研究已经显示黏液性肿瘤囊液的癌胚抗原(CEA)和CA72-4的水平是升高的，而在炎性假瘤或浆液性囊肿是不升高的（CA72-4：敏感性87.5%，特异性94%）。CA19-9的水平在良性和恶性病变中均可升高，似乎对这类疾病的评估作用不大。虽然有研究显示K-ras基因突变不存在于所有的浆液性囊腺瘤中，而存在于所有的黏液性囊腺瘤中，但对这些患者进行K-ras基因的检测仍然

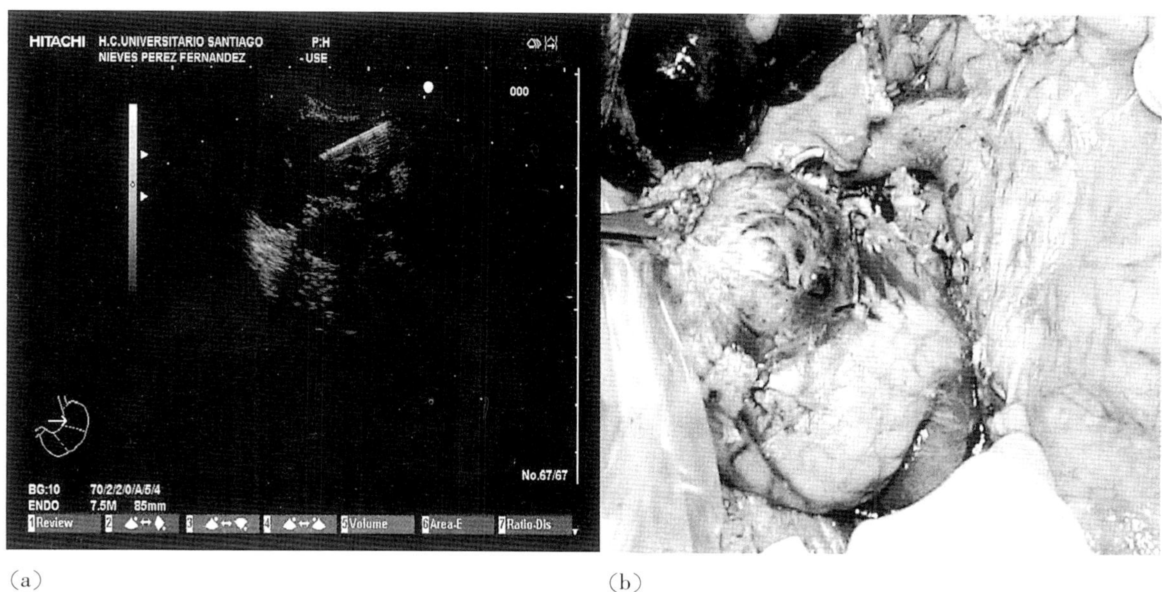

(a)　(b)

图59.2　超声内镜细针穿刺抽吸胰腺囊液和手术切除的病变。(a)经超声证实的胰腺囊肿。在超声引导下，一22号细针穿入囊肿，囊液被抽出进行分析。(b)手术切除的胰腺囊肿的大体观。病理诊断为浆液性囊腺瘤。

表 59.2　胰腺囊肿囊液实验室分析发现

诊断	黏稠度	淀粉酶	CA72－4	CEA	CA15－3	CA19－9
炎性假瘤	低	高	低	低	低	不定
浆液性囊腺瘤	低	不定	低	低	低	不定
黏液性囊腺瘤	多数高	不定	高	高	高	不定
黏液性囊腺癌	高	不定	高	高	高	不定

CEA：癌胚抗原。

仅处于试验阶段。

超声内镜引导下腹腔神经丛阻滞

患有胰腺恶性肿瘤的患者经常寻求方法以减轻与胰腺疾病相关的疼痛。当这些患者的镇痛药物对控制疼痛不再有效时，应该考虑对这些患者进行腹腔神经丛阻滞。对于晚期胰腺囊性肿瘤的患者可能会从腹腔神经丛阻滞中获益。腹腔神经节位于腹腔动脉干从主动脉发出位置的水平，由于其与胃后壁很靠近，因此在超声内镜下很容易观察到。由于距离较近，能够允许穿刺针在超声内镜的引导下插入到腹腔神经节内，注入酒精以达到腹腔神经节神经的化学溶解。Wiersema和Gunaratnam对58例患者进行了胰腺癌疼痛的超声内镜引导下腹腔神经丛阻滞，在治疗后2周有78%的患者获得了疼痛的显著缓解。患者症状的改善持续了至少24周(6个月)，他们单独或辅助服用了镇痛剂。在该研究中没有严重并发症的发生。

结　论

超声内镜是发现胰腺囊性病变以及病变特性的一种非常有用的技术。超声内镜引导下细针囊肿穿刺以及囊液分析可以提供胰腺病变一个准确的诊断。表59.3总结了胰腺囊肿病变患者最常见的临床、超声内镜和实验室发现。

表 59.3 胰腺囊肿病变的临床、超声内镜和实验室的常见表现

	黏液性囊肿	浆液性囊肿	炎性囊肿
患者特点	女性,40～50 岁	>60 岁	任何年龄
病史	胰腺炎(±)	偶然发现	胰腺炎(+)
囊肿结构	单腔(薄隔)	多腔(多分隔)	单腔(厚隔)
囊肿大小	大囊(>1cm)	小囊(<1cm)	大囊(>1cm)
囊肿壁	薄	薄	薄(急性) 厚(慢性)
囊肿内的实性成份	±	-	±
与主胰管(MPD)的交通	±	-	+
囊液成分	类黏液物质(黏稠度↑)	浆液性(黏稠度↓)	混浊液性(黏稠度↑↓)
囊液黏液素染色	++	-	-
囊液淀粉酶	±	-	++++
囊液 CEA	++	±	±
囊液 CA72-4	++	±	±
囊液 CA19-9	±	±	±

CEA:癌胚抗原;MPD:主胰管。

(涂协群 译 张太平 赵玉沛 校)

推荐读物

Bartsch D,Bastian D,Barth P *et al.* K-ras oncogene mutations indicate malignancy in cystic tumors of the pancreas. *Ann Surg* 1998;228:79-86.

Breslin N,Wallace MB. Diagnosis and fine needle aspiration of pancreatic pseudocysts:the role of endoscopic ultrasound. *Gastrointest Endosc Clin North Am* 2002;12:781-790.

Brugge WR.The role of EUS in the diagnosis of cystic lesions of the pancreas. *Gastrointest Endosc* 2000;52:S18-S22.

Gunaratnam NT,Sarma AV,Norton ID,Wiersema MJ. Endosonography guided celiac plexus neurolysis (EUS CPN) for pancreatic cancer (PCA) pain:indications,efficacy, complications and patient outcomes. *Gastrointest Endosc* 2001;54:316-324.

Hammel P,Voitot H,Vilgrain V,Levy P,Ruszniewski P,Bernades P. Diagnostic value of CA72-4 and carcinoembryogenic antigen determination in the fluid of pancreatic cystic lesions. *Eur J Gastroenterol Hepatol* 1998;10:345-348.

Hara T,Yamaguchi T,Ishihara T *et al.* Diagnosis and patient management of intraductal papillary mucinous tumor of the pancreas by using peroral pancreatoscopy and intraductal ultrasonography. *Gastroenterology* 2002;122:34-43.

Kawano T,Oshima M,Endo M. Endoscopic ultrasonographic diagnosis. *Stomach Intestine* 1995;30:365-371.

Koito K,Namieno T,Nagakawa N,Morita K. Solitary cystic tumors of the pancreas:EUS pathologic correlation. *Gastrointest Endosc* 1997;45:268-276.

Mallery S,Quirk D,Lewandrowski K,Centeno B,Warshaw A,Brugge WR.EUS-guided FNA with cyst fluid analysis in pancreatic cystic lesions. *Gastrointest Endosc* 1998;47:AB149.

Menzel J,Domschke W. Gastrointestinal miniprobe sonography:the current status. *Am J Gastrenterol* 2000;95:605-616.

Michael H,Gress F. Diagnosis of cystic neoplasms with endoscopic ultrasound. *Gastrointest Endosc Clin North Am* 2002;12:719-733.

Procacci C,Biasutti C,Carbognin G *et al.* Characterization of cystic tumors of the pancreas:CT accuracy. *J Comput Assist Tomogr* 1999;23:906-912.

Sand JA,Hyoty MJK,Mattila J,Dagorn JC,Notback IH. Clinical assessment compared with cyst fluid analysis in the differential diagnosis of cystic lesions in the pancreas. *Surgery* 1996;119:275-280.

Sarr MG,Carpenter HA,Prabhakar LP *et al.* Clinical and pathologic correlation of 84 mucinous cystic neoplasms of the pancreas:can one reliably differentiate benign from malignant (or premalignant) neoplasms?Ann Surg 2000;231:205-212.

Sedlack R,Affi A, Vazquez-Sequeiros E, Norton ID, Clain JE, Wiersema MJ.Utility of EUS in the evaluation of cystic pancreatic lesions. *Gastrointest Endosc* 2002;56:543-547.

Siech M,Tripp K,Schmidt-Rohlfing B *et al.* Cystic tumors of the pancreas:diagnostic accuracy,pathologic observations and surgical consequences. *Langenbecks Arch Surg* 1998;383:56-61.

60 胰腺囊性肿瘤的治疗方法

Laureano Fernádez-Cruz, Isidro Martínez, Rosa Gelabert, Gleydson Cesar-Borges, Emiliano Astudillo, Salvador Navarro

概　述

胰腺囊性肿瘤的治疗多根据不同的肿瘤类型而采取相应的治疗方法，如有肿瘤占位引起的症状或者无法与黏液性囊性肿瘤相鉴别时可予手术切除。而胰腺黏液性囊腺瘤被认为是癌前病变或癌，应尽可能手术切除。对于胰体和尾部的囊性肿瘤，经典的远端胰腺切除术加脾切除术可能是最好的治疗。不过，远端胰腺切除同时保留脾脏的术式也有报道。Warshaw描述了一种远端胰腺切除同时保留脾脏的手术方法，手术中结扎脾血管而保留胃短血管和胃网膜左血管。还有人提出了保留脾动、静脉的方案。这两种策略均行之有效且各有特点。

腹腔镜胰腺手术仍在就其适应证和技术变革进行评估，目前主要应用于恶性胰腺肿瘤的分期，有时用于处理胰腺炎症性疾病，以及用于良性胰腺肿瘤的切除。

腹腔镜超声的使用以及腹腔镜设备的不断改进使我们开始评价腹腔镜手术在胰腺囊性肿瘤患者治疗中的作用。本章着重讨论腹腔镜下保留脾脏的远端胰腺切除术（Laparoscopic spleen-preserving distal pancreatectomy，LapSPDP）在胰腺囊性肿瘤患者中应用的可行性和结果，并阐述了该手术的适应证和局限性。

患者和方法

1999年1月一项关于在胰腺囊性肿瘤患者中应用腹腔镜手术的前瞻性研究开始启动。整个研究包括19例患者，其中包括17例女性和2例男性，平均年龄55岁（34~70岁）。最常见的主诉是腹部或背部疼痛。CT显示肿瘤的平均直径为5.2cm（4~8cm），位于胰腺体尾部。

所有患者都制定了LapSPDP方案。其中一个亚组包括11例患者，行保留脾血管手术。该组中肿瘤的平均直径为5.3cm。另一个亚组包括8例患者，按Warshaw的方案行不保留脾血管的LapSPDP手术。在后一亚组中，通过保留胃短血管和胃网膜左血管来保持脾脏的血供。该组患者肿瘤的平均直径为5.1cm。

腹腔镜手术

在我们的术式中，患者取半右侧卧位。术者和助手站在患者左边，持镜者及手术护士位于对侧。在腹壁脐上3~4cm处、剑突区、肋缘腋中线处、肋缘锁骨中线处分别插入4根直径10~12mm的戳孔器。使用两台显示器及二氧化碳气腹。监测并维持腹腔压力小于14mmHg。使用30°的观察镜。通过外表的观察以及使用腹腔镜超声（7.5MHz探针，直径10mm；B-K Medical，Gentolfe，Denmark）来探查肝脏。

第一步切断脾肾韧带，解剖其下方位于脾脏外侧的筋膜。使用超声刀分离脾结肠韧带（图60.1）。将结肠脾曲移至下方。充分打开大网膜至肠系膜血管水平，暴露胰体尾部。通过分离胃后壁与胰腺的黏连暴露胰腺前壁。注意保留胃短血管以及胃网膜左血管。解剖胰腺下界，将胰腺体尾部完全游离于后腹膜。移动左半胰可以看到胰腺的后壁，此处很容易识别脾静脉（图60.2）。通过轻柔的钝性分离将脾静脉与胰腺后壁分开。通过腔镜放大视野便于很好地处理小的胰腺静脉，可以使用LigaSure、超声刀或者钛夹夹闭的方法使其闭合。在脾静脉和胰腺之间建立一条隧道。使用弯剥离器通过该隧道钝性分离显露脾动脉。然后使用30mm的内镜下直线切割闭合器横切胰腺。通常需要用两个切割闭合器。然后用5mm的抓钳抓住胰尾部并向前牵拉以显露脾动静脉的小分支,使用LigaSure将其凝固(图60.3)。一直解剖至脾门。所有标本都可通过塑料收集袋收集起来。

不保留脾血管的SPDP方案采用与上文相同的步骤,直到胰颈体部后方及肠系膜上血管和门静脉前方的平面。在该处结扎并切断脾静脉。使用腹腔镜超声定位胰腺横切线距肿瘤2cm以上。横切胰腺后结扎并切断脾动脉。然后将左半胰和脾动静脉一起抬高并移向后方。后者在从胰尾部进入脾门处夹闭并切断。脾脏仅通过胃短血管以及胃网膜左血管保持血供(图60.4)。所有标本收集在塑料收集袋中。在残胰附近的胰窝放置硅胶引流管。

评估标准包括手术因素如估计失血量、手术时间和术中并发症,以及术后因素如住院天数和术后并发症,特别关注胰漏、腹腔内脓肿、脾脏并发症以及其他主要的感染并发症(如肺炎、伤口感染)。在没有临床症状时术后胰漏定义为引流液淀粉酶水平(在术后第3天后)高于3倍血浆正常水平。临床胰漏则定义为有临床症状的胰漏,如发热或白细胞计数升高。腹腔内脓肿需要穿刺引流或再次手术。

彩色多普勒超声的检查采用带有多频2~4MHz探头的Toshiba Powervision或Sequoia (Acuson, Siemens)。所有接受未保留脾血管LapSPDP手术的患者在术后及出现临床指征(如不明原因发热、腹痛或白细胞计数升高)时进行彩色多普勒超声检查。该检查包括全面的腹部检查:肝脏、胆道、门静脉、肾脏、胰腺区、脾脏以及寻找腹腔内积液。脾脏评估包括大小、回声结构以及积液,在实时超声下进行评估。多普勒检查(脉冲和彩色)在脾门和脾实质的水平,就在血管分支进入脾脏的点。动脉波形通过抵抗指数(RI)进行定量,RI=(高峰收缩速率-终末舒张速率)/高峰收缩速率。设定多普勒参数以使低血流速率的探测达到最优化。

统计学分析采用Sigma Plot软件包 (SPSS Inc., Chicago, IL)。数据以均数±标准差表示。统计方法采用Kruskal-Wallis检验和t检验。$P<0.05$表示差异有统计学意义。

结　　果

在接受保留脾血管LapSPDP手术的11例患者亚组,有6例患者成功保留了脾血管;而另5例患者因术中出血,其中2例患者出血发生在胰腺横切时,而另3例患者出血发生在解剖脾血管将胰腺与肿瘤分离时。为了处理术中出血,在3例患者中结扎了脾动脉,使用4个血管夹夹闭血管然后切断,因此有2个血管夹保留在脾脏上,而脾静脉保持完好。1例患者通过使用切割闭合器将脾血管离断。在另1例肿瘤直径达8cm的患者中,在将脾血管钉合之后,手术转为手助操作,因肿瘤与脾门黏连紧密而将脾脏与肿瘤一并切除。整个保留脾血管亚组的平均手术时间是222.7±65.2分钟(180~400分钟),术中失血量为495±228.5mL(200~850mL),所有患者均未输血。在接受不保留脾血管LapSPDP手术的8例患者亚组,平均手术时间为165±16.9分钟(150~190分钟),平均失血量为275±84.5mL(200~450mL),所有患者均未输血(表

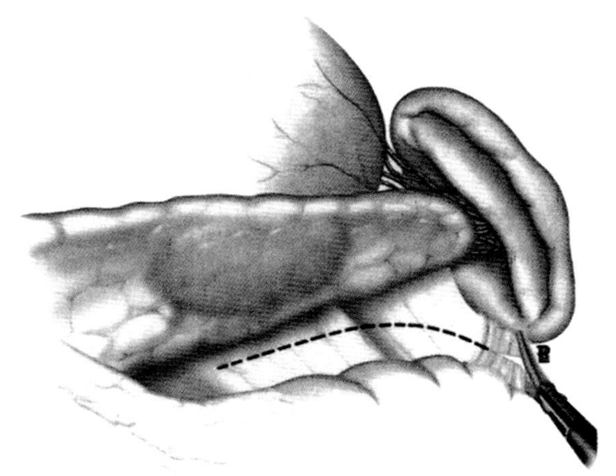

图60.1 使用超声刀切开脾结肠韧带。将结肠脾曲移向下方。

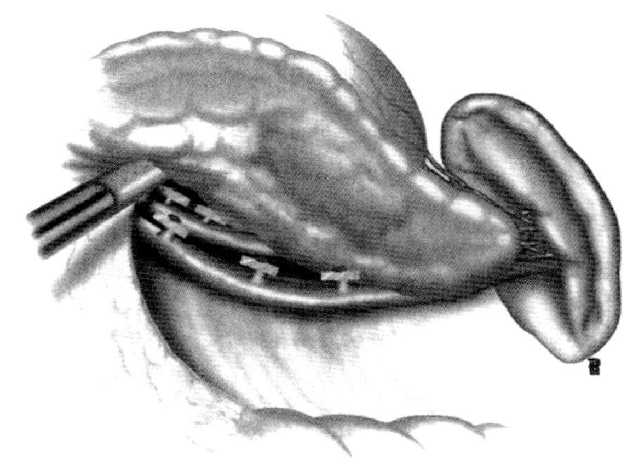

图60.2 在脾血管和胰腺之间建立隧道。

表 60.1　保留或不保留脾血管的腹腔镜下保留脾脏远端胰腺切除术

	保留脾血管	不保留脾血管	*P*
患者数(n)	11	8	NS
肿瘤平均直径(cm)	5.3	5.1	NS
术中并发症例数(出血)	5	0	NS
平均手术时间(min)	222.7 ±65.2	165 ±16.9	0.002
平均失血量(mL)	495.5 ±228.5	275 ±84.5	0.017
术后并发症			
胰腺相关	2	1	NS
脾脏相关	1	2	NS
平均住院天数(天)	5.45	5.63	NS

NS:没有显著差异。

60.1)。两组对照研究显示在采用Warshaw方案的LapSPDP手术组平均手术时间显著缩短(P=0.002),平均失血量显著减少(P=0.017)。

共有6例患者(占全部患者的31.6%)发生LapSPDP术后并发症。2例接受保留脾血管LapSPDP手术的患者和1例接受未保留脾血管LapSPDP手术的患者在术后发生少量胰瘘(<100mL),并且引流液淀粉酶高于5 000U/L,但都没有临床症状。上述患者人均住院5天,因引流液量保持稳定而予以保留引流管出院。在术后2周时拔除引流管。

通过多普勒超声对脾脏血供情况进行评估显示接受未保留脾血管LapSPDP手术的患者中RI值在0.44~0.52。3例患者发生脾脏并发症(RI值分别为0.44、0.46、0.48)。1例因术中出血而离断脾血管的患者在术后第5天出院;但2天后出现发热(38℃)和临床败血症。该患者再次入院并因脾脏大块坏死而行脾切除术。另2例接受未保留脾血管LapSPDP手术的患者在术后早期出现左上腹痛。彩色多普勒超声显示局灶性脾梗死,大小分别为3cm、4cm。两例患者均接受了抗生素治疗以防止脾梗塞脓肿形成。

术后平均住院时间为5.7天(5~8天)。无并发症的患者术后平均住院时间为5天,而有并发症的患者术后平均住院时间为6.6天;两者具有统计学差异(P=0.01)。在术后30天内,所有患者均没有发生晚期

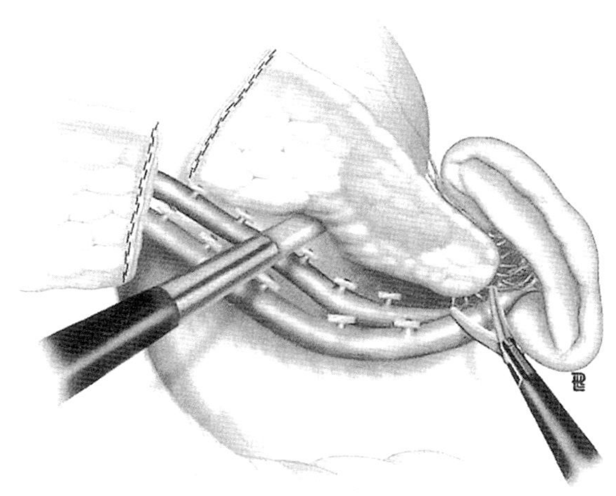

图60.3　使用30mm的内镜下直线切割闭合器横切胰腺。向前牵拉胰头以显露脾动静脉的小分支,使用LigaSure将其凝固。

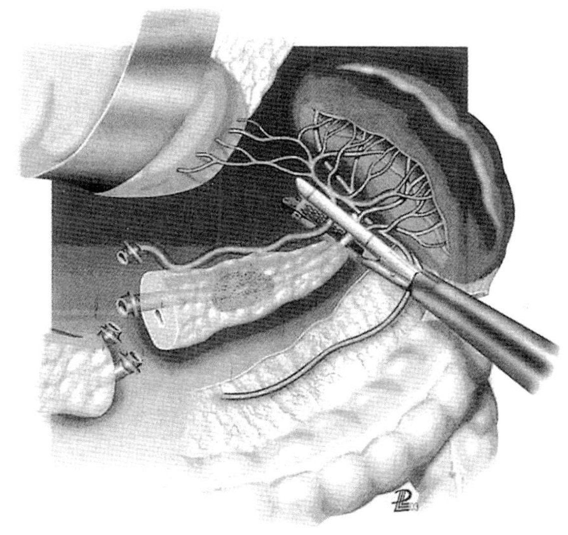

图60.4　未保留脾血管的腹腔镜下保留脾脏远端胰腺切除术。脾脏血供由胃短血管和胃网膜左血管维持。

术后并发症或者死亡。大多数患者在术后3周时恢复正常活动。最终病理报告显示17例患者为黏液性囊性肿瘤，1例患者为交界性黏液性囊性肿瘤，另1例患者为黏液性囊腺癌。平均随访时间为22个月(6~42个月)。没有发现肿瘤复发。

讨　论

应用腹腔镜技术治疗良性胰腺肿瘤尚未完全成熟。开展一项新型腹腔镜技术大多需要经历特定的周期，包括引入期(发展外科技术)，形成期(对技术变革的探索和手术指征的确定)以及推广期。腹腔镜胰腺手术目前正处于形成期。腹腔镜胰腺手术应被作为一项高级腹腔镜操作，只在少数具有胰腺手术专家的机构里由擅长腹腔镜手术的小组进行操作。多数关于腹腔镜胰腺切除术的报道只是单个病例或者有限的患者。而且随访时间短，远期疗效所知甚少。在对这项新操作的适应证进行规定时，需考虑以下三个因素：合适的患者，合理的方案，正确的操作。

合适的患者

胰腺囊性肿瘤的治疗方法因肿瘤类型不同而具有较大差异。浆液性胰腺囊性肿瘤主要影响平均年龄50岁左右(35~84岁)的女性患者。大多数患者有腹部隐痛，且症状似乎与肿瘤占位效应有关。浆液性囊性肿瘤可通过其特征而较可靠地被识别：多发小囊性区(<2cm)，无论大体还是镜下都类似蜂巢样。有时可呈星形放射状，中心为钙化灶。这些肿瘤通常都是良性的，尽管有个案报道组织学呈恶性浆液性囊腺癌。手术治疗的指征是有症状的患者。黏液性囊性肿瘤是最常见的胰腺囊性肿瘤，占45%。这类肿瘤好发于平均年龄53岁(19~82岁)的女性。最常见的症状似乎与肿瘤的局部占位有关。这类肿瘤多发生于胰腺体或尾部(70%)，由充满黏性液体物质的囊区组成，囊壁为致密的纤维组织，有时可有钙化。CT特征性表现为在个别囊区里有薄或厚的乳头状叶状体或隔膜。Sarr等人对其临床病理进行了阐述，将这类肿瘤分为三组：①黏液性囊性肿瘤，占黏液性肿瘤的65%；②增生性囊性黏液性肿瘤(占黏液性肿瘤的30%)包括各级不典型增生、发育异常、甚至原位癌无组织浸润者；③黏液性囊腺癌(占所有黏液性囊性肿瘤<10%)已明显侵犯出上皮者。

最后一组生物学行为类似胰腺导管腺癌。但根据Mayo Clinic的经验，无论是囊性肿瘤还是增生性黏液性囊性肿瘤，在随访30年时均无复发。然而，最近两项关于黏液性囊性肿瘤的报道显示浸润性癌的比例分别为36%和29%。

我们相信浆液性囊性肿瘤和黏液性囊性肿瘤均适合于腹腔镜手术，因为它们好发于胰腺体尾部，且有很高的几率是良性肿瘤或者癌前病变。腹腔镜方法可能不适合于有恶性证据的较大肿瘤。

合理的方案

在这里，我们重新阐述开放性胰腺手术中使用的技术以及肿瘤手术原则的应用。对这类肿瘤的开放性手术通常主张施行肿物摘除术或者胰腺切除术。胰腺囊性肿瘤摘除术可以在完整切除肿瘤的同时而不发生胰腺实质的破坏、可能的糖尿病以及脾脏切除。摘除术可以在腹腔镜下安全施行，且被建议选做胰岛素瘤患者的治疗措施。但在胰腺囊性肿瘤患者中，摘除术的应用仍有争议。肿瘤摘除术并不能处理肿瘤的恶性可能，因此在应用时(对特定病例)要注意避免肿瘤边缘切除不干净。此外，据报道肿瘤摘除术后胰瘘的发生率为30%~50%，导致了住院天数的延长(Johns Hopkins的研究中为19.5天)。

在文献中，对于胰体尾处的肿瘤，最常用的方案是远端胰腺切除术，包括连同脾脏整体切除。Talamini等人报道在因患黏液性囊性肿瘤而行远端胰腺切除术的患者中，74%的人同时行脾切除。该组研究中有一例因感染而死亡。但仍有许多人提倡保留脾脏的远端胰腺切除术。关于该问题仍有争议。最近，Lillemoe等人报道了关于远端胰腺切除术的最大的一项单中心研究(235例患者)，用于治疗多种胰腺疾病，包括慢性胰腺炎、良性和恶性胰腺肿瘤；仅有16%的患者保留了脾脏。在Fernandez-del Castillo等人报道的另一项71例患者的研究中，脾脏保留占20%。对确定要行远端胰腺切除术的患者，常规同时行脾脏切除也许是因为这样在技术上显得更简便。但显而易见的是，脾脏切除术后感染的发生率约0.28%~1.9%，而死亡率达2.2%，因此，保留脾脏的重要性逐渐被广泛认识和接受。

两项回顾性研究比较了创伤或胰腺炎患者行保留脾脏和不保留脾脏的远端胰腺切除术，数据表明两组之间并发症的发生率没有显著差异，因此得出结论脾脏切除不应该作为远端胰腺切除术的常规组成部分。另一方面,Benoist等人分析了行远端胰腺切除术的40例患者,适应证不仅仅包括慢性胰腺炎,15例患者行保留脾脏的远端胰腺切除术,另25例患者切除脾脏。胰腺左半切除加脾脏切除术死亡率更低,因为在保留脾脏的患者中胰腺并发症如胰瘘或膈下脓肿的发生率更高。最近,来自Memorial Sloan-Kettering癌症中心的Shoup等人报道了一项包括125例行远端胰腺切除术患者的研究。其中,79例患者(63%)行脾脏切除,46例患者(37%)保留了脾脏。最多的组织病理学类型为神经内分泌肿瘤(45例)和良性囊性肿瘤(44例)。切除脾脏的患者中围手术期并发症发生率为49%,而保留脾脏者为39%。切除脾脏组围手术期感染及其他严重并发症的发生率(28%,11%)也显著高于保留脾脏组(9%,2%)。切除脾脏组平均住院天数为9天,而保留脾脏组为7天。

我们鼓励腹腔镜下保留脾脏胰腺切除术以防止脾脏切除相关的长期和短期并发症。问题在于是否应该保留脾血管。在Warshaw描述的不保留脾血管的方案中,胃短动脉和胃网膜动脉是脾脏的唯一血供。脾大是这种方法的禁忌证,因为单纯依靠胃短血管并不能营养增大的脾脏。毫无疑问的是保留脾动脉和静脉可以使脾脏得到良好的血供,从而减少脾坏死和脾脓肿的危险。另一方面,保留脾动脉和静脉的远端胰腺切除术费时又费力。当肿瘤干扰或压迫血管行程时,将脾血管分离开胰腺会有一定难度。

在本报道中,我们进行一项前瞻性研究以评估保留或不保留脾血管LapSPDP手术的可行性和结局。在本研究中,肿瘤的平均直径为5.2cm。11例患者保留脾血管。只有6例患者(54.5%)完整地保留了脾动脉和静脉。其余患者中,术中脾血管损伤导致出血而不得不结扎脾动脉(脾静脉完整保留)或结扎脾动静脉,脾脏的血供由胃短血管和胃网膜左血管维持。我们的结果表明脾血管的保留并非都可行,尤其在处理大肿瘤时。在另8例患者中,脾动脉和静脉通过血管夹夹闭,保留胃短血管和胃网膜血管营养脾脏。脾血管保留与不保留组间的比较显示手术时间和因分离脾血管所致术中失血等参数之间有显著差别。

在所有情况中,我们提倡保留胃短血管和胃网膜血管的LapSPDP手术,因此当需要去除脾动脉和静脉时,脾脏依然能维持血供。而且,与分离和保留脾动脉和静脉相比,Warshaw方案对操作技术的要求更低。对于是否保留脾血管的回答,我们相信与Warshaw是一致的,“如果目标是保留脾脏,应该允许外科医生自己进行决策。”

正确的操作

微创手术的目的不仅仅是减少腹壁损伤,还要减少术后并发症的发生率。在本报道中,并发症总发生率为31.6%,包括胰漏和脾脏并发症。

开腹远端胰腺切除术后患者并发症的发生率较高。文献报道,胰腺相关并发症占5%~26%。关于残存胰腺的最佳闭合方法以及保留脾脏对胰漏的影响文献中还没有一致的意见。同样,在选择性左胰切除术后常规使用生长抑素类似物的作用也未可知。在我们的研究中,19例患者中有3例(15.7%)在腹腔镜胰腺切除术(机械性钉合)后发生少量胰瘘,因没有临床症状而被定义为生化漏。有此并发症的患者可在门诊进行处理,直到引流量减少再拔除引流管。最近的一项报道提出,在开腹左胰切除术中识别、分离并结扎胰管可以明显减少胰漏的发生率。这一技术性操作可以在腹腔镜机械性钉合胰腺实质后一并施行。这一技术的改进可能会降低术后胰漏的发生率。

大多数患者都可以实现保留脾脏。只有一例患者因为肿瘤(直径8cm)与脾门黏连紧密而行手助腹腔镜远端胰腺切除术,连同脾脏一并切除。LapSPDP术后脾脏并发症为16.6%,有趣的是这些并发症只发生于接受Warshaw方案的患者。可能的解释是在解剖胰尾下缘时无意中损伤胃网膜血管,其后在离断了脾血管后,脾脏仅接受胃短血管供血,缺少了脾脏上下叶间的血流交通而导致脾梗死的发生。临床可以根据发热和左上腹痛而怀疑此并发症。彩色多普勒超声可以显示梗死区。应用抗生素可以预防脓肿形成。更严重的并发症是因局灶性感染导致的脾脏大面积坏死,需要行脾脏切除。Shein等人报道一旦发生了脾脏坏死,脾切除术必须在Warshaw术后24小时内进行。但是,血供不足所致脾脏坏死的发生可能需要数天时间,正如我们的患者一样,在术后第5天出院,2天后因为临床感染再次入院,通过左肋下切口施行了脾切除术。Warshaw术后脾脏并发症的发生可能并非该方案失败的结果,而是未能正确地进行操作,因为保留所有侧支血管以营养脾脏的方法尚属首次报道。

我们的研究提示应用Warshaw方案的保留脾脏远端胰腺切除术患者术后应该立刻开始通过彩色多普勒超声密切观察,以早期检测到脾脏梗死的大体形态改变,因此在发现局灶性脾脏梗死时即提示应用抗生素以防止脓肿形成。值得注意的是在未保留脾血管的LapSPDP手术后脾门RI值在0.48~0.52，比文献中健康对照者(0.53~0.56)低。这一结果可能是因为营养脾脏的侧支血管的管径较小。类似的低阻力动脉波形(<0.5)也见于因肝动脉血栓形成而行肝移植的患者，这类患者有新侧支动脉血管的形成，此外还见于肝动脉狭窄的患者。

在本研究中，总体平均住院时间为5.7天。与关于远端胰腺切除术的最大单中心研究结果（平均15天）相比，术后住院天数的缩短值得注意。麻省总医院最近的一项报道证实远端胰腺切除术后住院天数从9天缩短至7天。

结 论

腹腔镜下远端胰腺切除术在胰腺囊性肿瘤患者中的应用是可行的，并发症的发生率尚可接受。腹腔镜超声应该在术中常规应用以协助达到最合适的切除范围。在胰腺切除术中，通过保留脾血管或不保留脾血管的方法可以使94.7%的病例保留脾脏。与保留脾血管相比，Warshaw方案更快速，技术要求较低，但相关的脾脏并发症需谨慎处理。对结扎脾血管的患者应在术后立刻开始应用彩色多普勒超声检测脾脏异常。腹腔镜手术的优点在于缩短了住院天数且更早地恢复正常活动。因为不会在腹部留下长的切口，美观的优点也很明显。大多数胰腺囊性肿瘤患者都可达到外科治愈，临床症状也完全缓解。目前没有发现肿瘤复发，但可能因为随访时间相对较短。

（涂协群 译 张太平 赵玉沛 校）

推荐读物

Balcom JH, Rattner DW, Warshaw AL. Chang Y, Fernándezdel Castillo C. Ten year experience with 733 pancreatic resections. Changing indications, older patients, and decreasing length of hospitalization. *Arch. Surg* 2001; 136:391-398.

Benoist S, Dugué L, Sauvanent A *et al.* Is there a role of preservation of the spleen in distal pancreatectomy? *J Am Coll Surg* 1999; 188:255-260.

Bilimoria MM, Cormier JN, Mun Y, Lee JE, Evans DB, Pisters PWT. Pancreatic leak after pancreatectomy is reduced following main pancreatic duct ligation. *Br J Surg* 2003;90:190-196.

Cuschieri A. Laparoscopic surgery of the pancreas. *J R Coll Surg Edinb* 1994; 39:178-184.

Fabre JM, Dulucq JL, Vacher C, Lemoine MC, Wintringer P, Nocca D. Is laparoscopic left pancreatic resection justified? *Surg Endosc* 2002; 19:507-510.

Fernández-Cruz L, Sáenz A, Astudillo E, Pantoja JP, Uzcátegui E, Navarro S. Laparoscopic pancreatic surgery in patients with chronic pancreatitis. *Surg Endosc* 2002; 16:996-1003.

Fernández-Cruz L, Sáenz A, Astudillo E *et al.* Outcome of laparoscopic pancreatic surgery: endocrine and non endocrine tumors. *World J Surg* 2002; 26:1057-1065.

Fernández-del Castillo C, Rattner DW, Warshaw L. Standards for pancreatic resection in the 1990s. *Arch Surg* 1995; 130:295-300.

Gagner M, Pomp A. Laparoscopic pancreatic resection. Is it worthwhile? *J Gastrointest Surg* 1997; 1:20-26.

Kimura W, Inone T, Futawake N, Shiukai H, Hau I, Muto T. Spleen-preserving distal pancreatectomy with conservation of the splenic artery and vein. *Surgery* 1996; 120:885-890.

Klinger PJ, Hinder RA, Menke DM. Hand-assisted laparoscopic distal pancreatectomy for pancreatic cystoadenoma. *Surg Laparosc Endosc* 1998; 8:180-184.

Lillemoe KD, Kaushal S, Cameron JL, Sohn TA, Pitt HA, Yeo CJ. Distal pancreatectomy: indications and outcomes in 235 patients. *Ann Surg* 1999; 229:693-700.

Ohwada S, Ogawa T, Tanahashi Y *et al.* Fibrin glue sandwich prevents pancreatic fistula following distal pancreatectomy. *World J Surg* 1998; 22:494-498.

Park AE, Heniford BT. Therapeutic laparoscopy of the pancreas. *Ann Surg* 2002; 236:149-158.

Park A, Schwartz R, Tandan V, Anvari M. Laparoscopic pancreatic surgery. *Am J Surg* 1999; 177:158-163.

Sarr M, Carpenter H, Prabhakar L. Clinical and pathological correlation of 84 mucinous cystic neoplasms of the pancreas. *Ann Surg* 2000; 231:205-212.

Sarr MG, Murr M, Smyrk TC *et al.* Primary cystic neoplasms of the pancreas. Neoplastic disorders of emerging importance. Current state of the art and unanswered questions. *J Gastrointest Surg* 2003; 7:417-428.

Shoup M, Brennan MF, McWhite K, Leung DHY, Klimstra D, Conlon KC. The value of splenic preservation with distal pancreatectomy. *Arch Surg* 2002; 137:164-168.

Talamini M, Moesinger R, Yeo CH. Cystadenoma of the pancreasis: is enucleation an adequate operation? *Ann Surg* 1998; 227:896-903.

Vezakis A, Davides D, Larvin M. Laparoscopic surgery combined with preservation of the spleen for distal pancreatic tumors. *Surg Endosc* 1999; 13:26-29.

Warshaw L. Conservation of the spleen with distal pancreatectomy. *Arch Surg* 1998; 123:550-553.

Watanabe Y, Motomichi S, Kikkawa H *et al.* Spleen-preserving laparoscopic distal pancreatectomy for cystic adenoma. *Hepatogastroenterology* 2002; 49:148-152.